麦卡锡
整形外科学
Plastic Surgery: Breast

第 4 版

乳房卷

人民卫生出版社
·北 京·

图书在版编目（CIP）数据

麦卡锡整形外科学．乳房卷 /（美）莫里斯·Y. 纳哈贝迪安（Maurice Y. Nahabedian）主编；江华，范巨峰，朱晓海主译．—北京：人民卫生出版社，2021.4

ISBN 978-7-117-31221-9

Ⅰ. ①麦… Ⅱ. ①莫…②江…③范…④朱… Ⅲ. ①乳房 – 整形外科学 Ⅳ. ①R62②R655.8

中国版本图书馆 CIP 数据核字（2021）第 019842 号

人卫智网	www.ipmph.com	医学教育、学术、考试、健康，购书智慧智能综合服务平台
人卫官网	www.pmph.com	人卫官方资讯发布平台

图字：01-2020-2977 号

麦卡锡整形外科学：乳房卷

Maikaxi Zhengxing Waikexue: Rufang Juan

主　　译：江　华　范巨峰　朱晓海
出版发行：人民卫生出版社（中继线 010-59780011）
地　　址：北京市朝阳区潘家园南里 19 号
邮　　编：100021
E - mail：pmph @ pmph.com
购书热线：010-59787592　010-59787584　010-65264830
印　　刷：北京盛通印刷股份有限公司
经　　销：新华书店
开　　本：889 × 1194　1/16　　印张：31
字　　数：1240 千字
版　　次：2021 年 4 月第 1 版
印　　次：2021 年 5 月第 1 次印刷
标准书号：ISBN 978-7-117-31221-9
定　　价：498.00 元
打击盗版举报电话：010-59787491　E-mail：WQ @ pmph.com
质量问题联系电话：010-59787234　E-mail：zhiliang @ pmph.com

总主编　Peter C. Neligan
总主译　范巨峰

麦卡锡
整形外科学
Plastic Surgery: Breast

第 4 版

乳房卷

主　　编　Maurice Y. Nahabedian
多媒体主编　Daniel Z. Liu
主　　译　江　华　范巨峰　朱晓海
主　　审　李世荣　范巨峰

人民卫生出版社
·北　京·

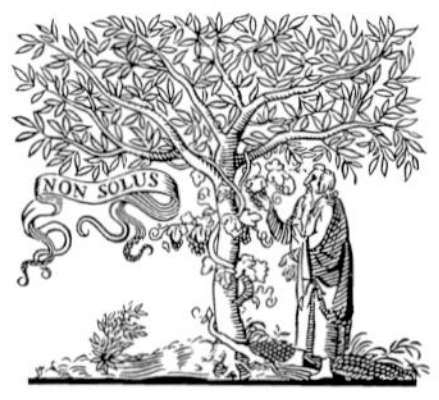

ELSEVIER

Elsevier (Singapore) Pte Ltd.
3 Killiney Road
#08-01 Winsland House I
Singapore 239519
Tel: (65) 6349-0200
Fax: (65) 6733-1817

Plastic Surgery: Volume 5: Breast, 4/E

First edition 1990; Second edition 2006; Third edition 2013; Fourth edition 2018
ISBN-13: 978-0-323-35709-8

This translation of Plastic Surgery: Volume 5: Breast, 4/E by Maurice Y. Nahabedian was undertaken by People's Medical Publishing House and is published by arrangement with Elsevier (Singapore) Pte Ltd.
Plastic Surgery: Volume 5: Breast, 4/E by Maurice Y. Nahabedian 由人民卫生出版社进行翻译，并根据人民卫生出版社与爱思唯尔（新加坡）私人有限公司的协议约定出版。
《麦卡锡整形外科学：乳房卷》（第 4 版）（江华、范巨峰、朱晓海　主译）
ISBN: 978-7-117-31221-9

注　意

本译本由 Elsevier（Singapore）Pte Ltd. 和人民卫生出版社完成。相关从业及研究人员必须凭借其自身经验和知识对文中描述的信息数据、方法策略、搭配组合、实验操作进行评估和使用。由于医学科学发展迅速，临床诊断和给药剂量尤其需要经过独立验证。在法律允许的最大范围内，爱思唯尔、译文的原文作者、原文编辑及原文内容提供者均不对译文或因产品责任、疏忽或其他操作造成的人身和 / 或财产伤害和 / 或损失承担责任，亦不对由于使用文中提到的方法、产品、说明或思想而导致的人身和 / 或财产伤害和 / 或损失承担责任。

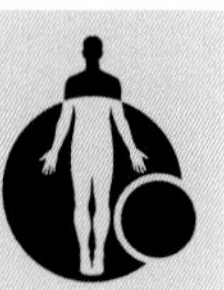

总主译

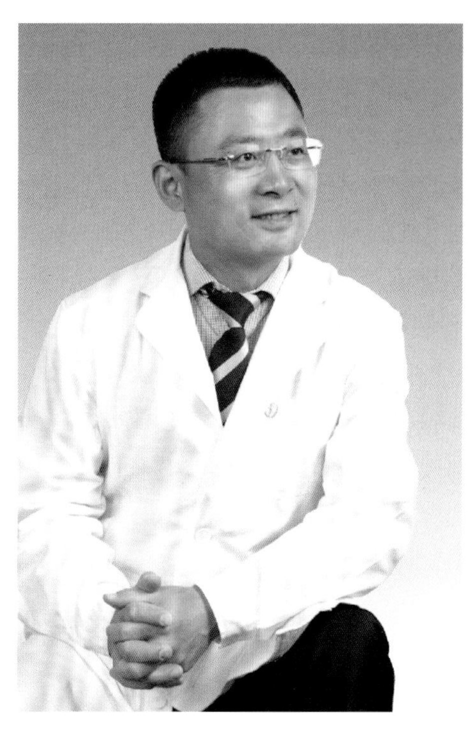

范巨峰，教授，主任医师，博士生导师。中国协和医科大学博士，哈佛大学医学院博士后。

中国医学科学院整形外科医院博士（硕士师从岳纪良教授，博士师从李森恺教授），美国哈佛大学医学院博士后（师从Micheal Yaremchuk），美国宾夕法尼亚大学附属医院访问学者（师从Linton Whitaker），美国纽约大学医学院访问学者（师从Joseph McCarthy）。美国哈佛大学医学院附属波士顿儿童医院、附属麻省眼耳医院、附属布列根和妇女医院，美国费城儿童医院访问学者。

现任北京朝阳医院整形美容中心主任，首都医科大学博士研究生导师，国家远程医疗与互联网医学中心整形美容专家委员会主任委员，中华医学会医学美容分会常务委员、美容技术学组组长，中国医师协会美容与整形医师分会常务委员、新技术学组组长，北京医学会医学美学与美容学分会副主任委员，中国整形美容协会脂肪医学分会副会长、抗衰老分会副会长，《中国美容整形外科杂志》副主编等职。

从事整形外科工作20余年，主要擅长面部年轻化手术，脂肪移植，眼部、鼻部、乳房美容整形，面部埋线提升，瘢痕治疗等。作为课题负责人与课题组主要成员，主持并参加国家自然科学基金项目、卫健委临床学科重点项目、教育部博士点基金等多个科研项目。入选北京市"215"高层次卫生技术人才项目、北京市科技新星计划、北京市优秀人才计划、首都医学发展科研基金项目、北京市"十百千"卫生人才"百"级项目。获北京市科学技术奖三等奖。发表SCI论文和国内核心期刊论文40余篇。

主编、主译人民卫生出版社专著10部：总主译第3版《麦卡锡整形外科学》（共6卷，3 000万字）；主编《注射美容外科学》，主编《埋线美容外科学》，主编《简明美容外科手术精要》，主编《医学抗衰老》。

译者名录

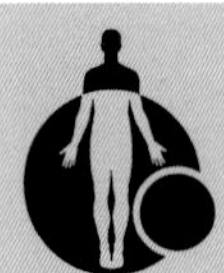

江　华　同济大学附属东方医院
郭　荣　同济大学附属东方医院
汪　汇　同济大学附属东方医院
胡　皓　同济大学附属东方医院
应江辉　同济大学附属东方医院
朱晓海　上海长征医院
刘安堂　上海长征医院
朱　鹮　上海长征医院
张文俊　上海长征医院
刘蔡钺　上海长征医院
胡哲源　上海长征医院
结　祥　上海长征医院
高亚坤　上海长征医院
李旭东　上海长征医院
吴包金　复旦大学附属华山医院
方　帆　中国人民解放军空军特色医学中心
魏　娴　上海交通大学医学院附属第九人民医院
吴玉家　中国人民解放军总医院第八医学中心
丁　伟　上海交通大学医学院附属第九人民医院
张盈帆　上海交通大学医学院附属第九人民医院
李　宾　上海长征医院
陈　刚　江苏省中医院
钱　维　首都医科大学附属北京朝阳医院
曹　迁　首都医科大学附属北京朝阳医院
罗　晓　华中科技大学同济医学院附属同济医院
朱梦茹　大连医科大学附属第一医院

范巨峰　首都医科大学附属北京朝阳医院
郝立君　哈尔滨医科大学附属第一医院
亓发芝　复旦大学附属中山医院
冯传波　南方医科大学南方医院
吴毅平　华中科技大学同济医学院附属同济医院
李　比　北京大学第三医院
曾　东　中国人民解放军南部战区总医院
陶　然　中国人民解放军总医院第四医学中心
唐世杰　汕头大学医学院第二附属医院
秦宏智　大连医科大学附属第一医院

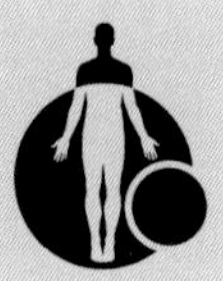

编者名录

主编团队

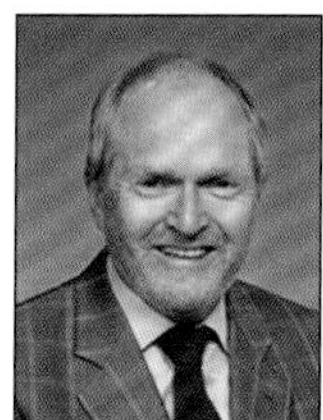

Editor-in-Chief
Peter C. Neligan, MB, FRCS(I), FRCSC, FACS
Professor of Surgery
Department of Surgery, Division of Plastic Surgery
University of Washington
Seattle, WA, USA

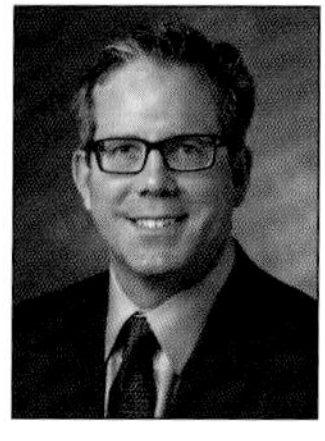

Volume 1: Principles
Geoffrey C. Gurtner, MD, FACS
Johnson and Johnson Distinguished Professor of Surgery and Vice Chairman,
Department of Surgery (Plastic Surgery)
Stanford University
Stanford, CA, USA

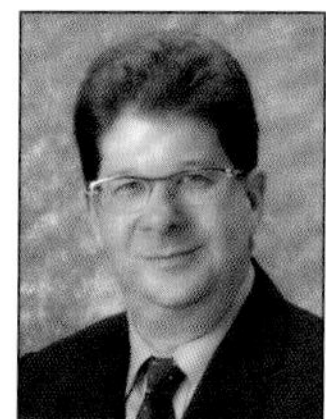

Volume 2: Aesthetic
J. Peter Rubin, MD, FACS
UPMC Professor of Plastic Surgery
Chair, Department of Plastic Surgery
Professor of Bioengineering
University of Pittsburgh
Pittsburgh, PA, USA

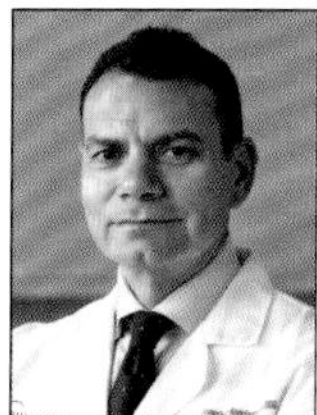

Volume 3: Craniofacial, Head and Neck Surgery
Eduardo D. Rodriguez, MD, DDS
Helen L. Kimmel Professor of Reconstructive Plastic Surgery
Chair, Hansjörg Wyss Department of Plastic Surgery
NYU School of Medicine
NYU Langone Medical Center
New York, NY, USA

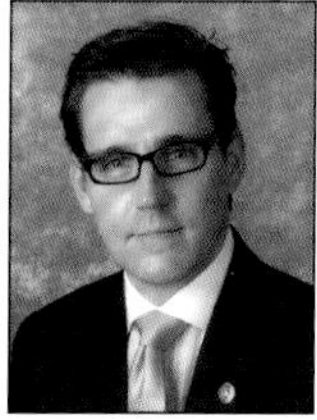

Volume 3: Pediatric Plastic Surgery
Joseph E. Losee, MD
Ross H. Musgrave Professor of Pediatric Plastic Surgery
Department of Plastic Surgery
University of Pittsburgh Medical Center;
Chief Division of Pediatric Plastic Surgery
Children's Hospital of Pittsburgh
Pittsburgh, PA, USA

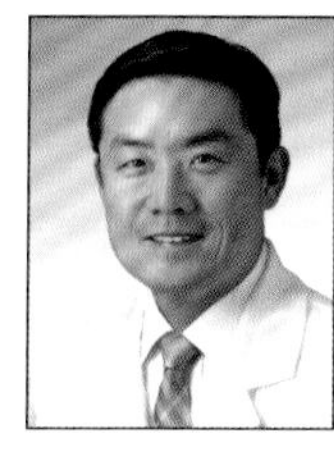

Volume 4: Lower Extremity, Trunk, and Burns
David H. Song, MD, MBA, FACS
Regional Chief, MedStar Health
Plastic and Reconstructive Surgery
Professor and Chairman
Department of Plastic Surgery
Georgetown University School of Medicine
Washington, DC, USA

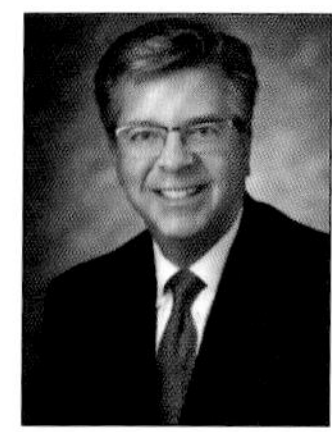

Volume 5: Breast
Maurice Y. Nahabedian, MD, FACS
Professor and Chief
Section of Plastic Surgery
MedStar Washington Hospital Center
Washington, DC, USA;
Vice Chairman
Department of Plastic Surgery
MedStar Georgetown University Hospital
Washington, DC, USA

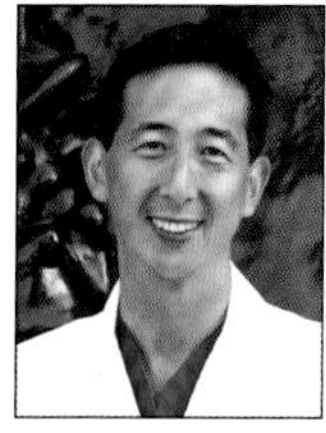

Volume 6: Hand and Upper Extremity
James Chang, MD
Johnson & Johnson Distinguished Professor and Chief
Division of Plastic and Reconstructive Surgery
Stanford University Medical Center
Stanford, CA, USA

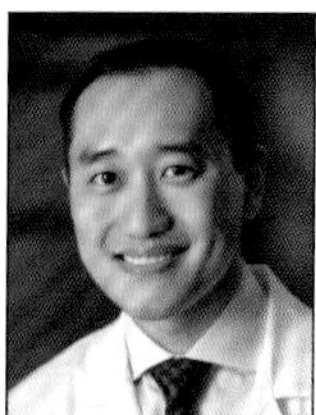

Multimedia editor
Daniel Z. Liu, MD
Plastic and Reconstructive Surgeon
Cancer Treatment Centers of America at Midwestern Regional Medical Center
Zion, IL, USA

乳房卷编者

Jamil Ahmad, MD, FRCSC
Director of Research and Education
The Plastic Surgery Clinic
Mississauga, Ontario, Canada;
Assistant Professor of Surgery
University of Toronto
Toronto, Ontario, Canada

Robert J. Allen Sr., MD
Clinical Professor of Plastic Surgery
Department of Plastic Surgery
New York University Medical Center
Charleston, NC, USA

Ryan E. Austin, MD, FRCSC
Plastic Surgeon
The Plastic Surgery Clinic
Mississauga, ON, Canada

Brett Beber, BA, MD, FRCSC
Plastic and Reconstructive Surgeon
Lecturer, Department of Surgery
University of Toronto
Toronto, Ontario, Canada

Philip N. Blondeel, MD
Professor of Plastic Surgery
Department of Plastic Surgery
University Hospital Ghent
Ghent, Belgium

Benjamin J. Brown, MD
Gulf Coast Plastic Surgery
Pensacola, FL, USA

Mitchell H. Brown, MD, MEd, FRCSC
Plastic and Reconstructive Surgeon
Associate Professor, Department of Surgery
University of Toronto
Toronto, Ontario, Canada

M. Bradley Calobrace, MD, FACS
Plastic Surgeon
Calobrace and Mizuguchi Plastic Surgery Center
Departments of Surgery, Divisions of Plastic Surgery
Clinical Faculty, University of Louisville and University of Kentucky
Louisville, KY, USA

Grant W. Carlson, MD
Wadley R. Glenn Professor of Surgery
Emory University
Atlanta, GA, USA

Bernard W. Chang, MD
Chief of Plastic and Reconstructive Surgery
Mercy Medical Center
Baltimore, MD, USA

Mark W. Clemens II, MD, FACS
Assistant Professor Plastic Surgery
M. D. Anderson Cancer Center
Houston, TX, USA

Robert Cohen MD, FACS
Medical Director
Plastic Surgery
Scottsdale Center for Plastic Surgery
Paradise Valley, AZ and;
Santa Monica, CA, USA

Amy S. Colwell, MD
Associate Professor
Harvard Medical School
Massachusetts General Hospital
Boston, MA, USA

Edward H. Davidson, MA(Cantab), MB, BS
Resident Plastic Surgeon
Department of Plastic Surgery
University of Pittsburgh Medical Center
Pittsburgh, PA, USA

Emmanuel Delay, MD, PhD
Unité de Chirurgie Plastique et Reconstructrice
Centre Léon Bérard
Lyon, France

Francesco M. Egro, MB ChB, MSc, MRCS
Department of Plastic Surgery
University of Pittsburgh Medical Center
Pittsburgh, PA, USA

Neil A. Fine, MD
President
Northwestern Specialists in Plastic Surgery;
Associate Professor (Clinical) Surgery/Plastics
Northwestern University Fienberg School of Medicine
Chicago, IL, USA

Jaime Flores, MD
Plastic and Reconstructive Microvascular Surgeon
Miami, FL, USA

Joshua Fosnot, MD
Assistant Professor of Surgery
Division of Plastic Surgery
The Perelman School of Medicine
University of Pennsylvania Health System
Philadelphia, PA, USA

Allen Gabriel, MD
Clinical Associate Professor
Department of Plastic Surgery
Loma Linda University Medical Center
Loma Linda, CA, USA

Michael S. Gart, MD
Resident Physician
Division of Plastic Surgery
Northwestern University Feinberg School of Medicine
Chicago, IL, USA

Matthew D. Goodwin, MD
Plastic Surgeon
Plastic Reconstructive and Cosmetic Surgery
Boca Raton Regional Hospital
Boca Raton, FL, USA

Samia Guerid, MD
Cabinet
50 rue de la République
Lyon, France

Moustapha Hamdi, MD, PhD
Professor of Plastic and Reconstructive Surgery
Brussels University Hospital
Vrij Universitaire Brussels
Brussels, Belgium

Alexandra M. Hart, MD
Emory Division of Plastic and Reconstructive Surgery
Emory University School of Medicine
Atlanta, GA, USA

Emily C. Hartmann, MD, MS
Aesthetic Surgery Fellow
Plastic and Reconstructive Surgery
University of Southern California
Los Angeles, CA, USA

Nima Khavanin, MD
Resident Physician
Department of Plastic and Reconstructive Surgery
Johns Hopkins Hospital
Baltimore, MD, USA

John Y. S. Kim, MD
Professor and Clinical Director
Department of Surgery
Division of Plastic Surgery
Northwestern University Feinberg School of Medicine
Chicago, IL, USA

Steven Kronowitz, MD
Owner, Kronowitz Plastics PLLC;
University of Texas, M. D. Anderson Medical Center
Houston, TX, USA

John V. Larson, MD
Resident Physician
Division of Plastic and Reconstructive Surgery
Keck School of Medicine of USC
University of Southern California
Los Angeles, CA, USA

Z-Hye Lee, MD
Resident
Department of Plastic Surgery
New York University Medical Center
New York, NY, USA

Frank Lista, MD, FRCSC
Medical Director
The Plastic Surgery Clinic
Mississauga, Ontario, Canada;
Assistant Professor Surgery
University of Toronto
Toronto, Ontario, Canada

Albert Losken, MD, FACS
Professor of plastic surgery and Program Director
Emory Division of Plastic and Reconstructive Surgery
Emory University School of Medicine
Atlanta, GA, USA

Charles M. Malata, BSc(HB), MB ChB, LRCP, MRCS, FRCS(Glasg), FRCS(Plast)
Professor of Academic Plastic Surgery
Postgraduate Medical Institute
Faculty of Health Sciences
Anglia Ruskin University
Cambridge and Chelmsford, UK;
Consultant Plastic and Reconstructive Surgeon
Department of Plastic and Reconstructive Surgery
Cambridge Breast Unit at Addenbrooke's Hospital
Cambridge University Hospitals NHS Foundation Trust
Cambridge, UK

Jaume Masià, MD, PhD
Chief and Professor of Plastic Surgery
Sant Pau University Hospital
Barcelona, Spain

G. Patrick Maxwell, MD, FACS
Clinical Professor of Surgery
Department of Plastic Surgery
Loma Linda University Medical Center
Loma Linda, CA, USA

James L. Mayo, MD
Microsurgery Fellow
Plastic Surgery
New York University
New York, NY, USA

Roberto N. Miranda, MD
Professor
Department of Hematopathology
Division of Pathology and Laboratory Medicine
MD Anderson Cancer Center
Houston, TX, USA

Colin M. Morrison, MSc (Hons) FRCSI (Plast)
Consultant Plastic Surgeon
St. Vincent's University Hospital
Dublin, Ireland

Maurice Y. Nahabedian, MD, FACS
Professor and Chief
Section of Plastic Surgery
MedStar Washington Hospital Center
Washington DC, USA;
Vice Chairman
Department of Plastic Surgery
MedStar Georgetown University Hospital
Washington DC, USA

James D. Namnoum, MD
Clinical Professor of Plastic Surgery
Atlanta Plastic Surgery
Emory University School of Medicine
Atlanta, GA, USA

Maria E. Nelson, MD
Assistant Professor of Clinical Surgery
Department of Surgery, Division of Upper GI/General Surgery, Section of Surgical Oncology
Keck School of Medicine
University of Southern California
Los Angeles, CA, USA

Julie Park, MD
Associate Professor of Surgery
Section of Plastic Surgery
University of Chicago
Chicago, IL, USA

Ketan M. Patel, MD
Assistant Professor of Surgery
Division of Plastic and Reconstructive Surgery
Keck Medical Center of USC
University of Southern California
Los Angeles, CA, USA

Nakul Gamanlal Patel, BSc(Hons), MBBS(Lond), FRCS(Plast)
Senior Microsurgery Fellow
St. Andrew's Centre for Plastic Surgery
Broomfield Hospital
Chelmsford, UK

Gemma Pons, MD, PhD
Head
Microsurgery Unit
Plastic Surgery
Hospital de Sant Pau
Barcelona, Spain

Julian J. Pribaz, MD
Professor of Surgery
Brigham and Women's Hospital
Harvard Medical School
Boston, MA, USA

Venkat V. Ramakrishnan, MS, FRCS, FRACS(Plast Surg)
Consultant Plastic Surgeon
St. Andrew's Centre for Plastic Surgery
Broomfield Hospital
Chelmsford, UK

Elena Rodríguez-Bauzà, MD
Plastic Surgery Department
Hospital Santa Creu i Sant Pau
Barcelona, Spain

Michael R. Schwartz, MD
Board Certified Plastic Surgeon
Private Practice
Westlake Village, CA, USA

Stephen F. Sener, MD
Professor of Surgery, Clinical Scholar
Chief of Breast, Endocrine, and Soft Tissue Surgery
Department of Surgery, Keck School of Medicine of USC
Chief of Surgery and Associate Medical Director
Perioperative Services
LAC+USC (LA County) Hospital
Los Angeles, CA, USA

Joseph M. Serletti, MD, FACS
The Henry Royster–William Maul Measey
Professor of Surgery and Chief
Division of Plastic Surgery
University of Pennsylvania Health System
Philadelphia, PA, USA

Deana S. Shenaq, MD
Chief Resident
Department of Surgery - Plastic Surgery
The University of Chicago Hospitals
Chicago, IL, USA

Kenneth C. Shestak, MD
Professor, Department of Plastic Surgery
University of Pittsburgh Medical Center
Pittsburgh, PA, USA

Ron B. Somogyi, MD MSc FRCSC
Plastic and Reconstructive Surgeon
Assistant Professor, Department of Surgery
University of Toronto
Toronto, ON, Canada

David H. Song, MD, MBA, FACS
Regional Chief, MedStar Health
Plastic and Reconstructive Surgery
Professor and Chairman
Department of Plastic Surgery
Georgetown University School of Medicine
Washington, DC, USA

The late Scott L. Spear†, MD
Formerly Professor of Plastic Surgery
Division of Plastic Surgery
Georgetown University
Washington, MD, USA

Michelle A. Spring, MD, FACS
Program Director
Glacier View Plastic Surgery
Kalispell Regional Medical Center
Kalispell, MT, USA

W. Grant Stevens, MD, FACS
Clinical Professor of Surgery
Marina Plastic Surgery Associates;
Keck School of Medicine of USC
Los Angeles, CA, USA

Elizabeth Stirling Craig, MD
Plastic Surgeon and Assistant Professor
Department of Plastic Surgery
University of Texas
MD Anderson Cancer Center
Houston, TX, USA

Simon G. Talbot, MD
Assistant Professor of Surgery
Brigham and Women's Hospital
Harvard Medical School
Boston, MA, USA

Jana Van Thielen, MD
Plastic Surgery Department
Brussels University Hospital
Vrij Universitaire Brussel (VUB)
Brussels, Belgium

Henry Wilson, MD, FACS
Attending Plastic Surgeon
Private Practice
Plastic Surgery Associates
Lynchburg, VA, USA

Kai Yuen Wong, MA, MB BChir, MRCS, FHEA, FRSPH
Specialist Registrar in Plastic Surgery
Department of Plastic and Reconstructive Surgery
Cambridge University Hospitals NHS Foundation Trust
Cambridge, UK

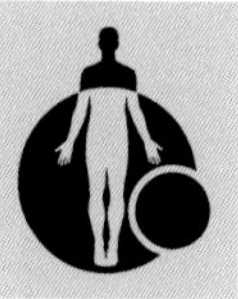

中文版序

Plastic Surgery 是世界整形外科的经典教材和权威著作，原名 *Reconstructive Plastic Surgery*，它总结了之前已出版的各整形专科著作，第 1 版成书于 1964 年，主编 John Converse。1977 年，Converse 出版了第 2 版 *Reconstructive Plastic Surgery*。1990 年，Joseph McCarthy 担任了这套书的主编，并改名为 *Plastic Surgery*（第 1 版），该丛书共 8 卷，无论是对国外整形外科还是对中国整形外科，都产生了巨大的影响。2006 年，Stephen J. Mathes 主编出版了 *Plastic Surgery*（第 2 版）。遗憾的是，当时尚无中文译本，语言成了中国医生学习这套著作的障碍！

2013 年，Peter C. Neligan 主编出版了 *Plastic Surgery*（第 3 版）。同年，首都医科大学附属北京朝阳医院整形外科的范巨峰主任担任总主译，组织了全国 120 多位专家开始翻译这套巨著。至 2019 年，这套 6 卷、共 3 000 万字的中文译本终于由人民卫生出版社全部出版，取名为《麦卡锡整形外科学》，以纪念本套书中最著名、影响力最大的由 McCarthy 主编的 1990 年版本。中译本的译者们不仅为中国医生解决了语言问题，而且在翻译中融入自身经验，非常有助于加深年轻医生对经典著作的学习和理解，为帮助中国医生走向国际整形外科学术殿堂搭起了桥梁。

2018 年，Peter C. Neligan 主编出版了 *Plastic Surgery*（第 4 版），范巨峰教授于第一时间组织了全国最优秀的整形外科专家开始翻译，他们根据第 3 版读者们的反映和需求，先从《乳房卷》开始翻译。

《乳房卷》分两篇，上篇是乳房美容外科，主要包括隆乳手术、二次隆乳手术、乳房上提手术以及乳房缩小手术。下篇是乳房重建外科，主要包括后天性乳房重建（以肿瘤切除术后乳房重建为主）和先天性乳房发育畸形的乳房重建。由于两版间隔 6 年，世界乳房整形外科出现了很多新的观念（如假体相关性大细胞淋巴瘤），相关学科有了很多进展（如脂肪移植领域），另外本版和第 3 版《乳房卷》的主编不同，编委也有变化，其学术观点和手术专长明显不同，因此，虽然两版的结构和章节目录大致相同，但内容却不尽相同。这些变化，很多代表了国际整形外科最新进展、最前沿的研究结果和乳房领域权威专家的最新观点。

中译本的翻译和审校工作非常有特色，集中了国内近年来乳房整形领域最优秀、最活跃的一批大专家、大教授们——他们的个人临床经验丰富、乳房整形专业水平高；都有国外留学经历，英文水平高；最重要的是，他们对中国整形外科事业有着强烈的责任感和使命感。正是由于参与翻译和审校的专家们投入了巨大的心血和努力，才呈现给了我们这部学术经典和权威著作。初步感觉本书的翻译质量较上一版更高。当然，最终的评价取决于广大读者。

2020 年翻译开始，正值新冠疫情肆虐，每位专家既要克服疫情带来的巨大心理压力，又要投入各自岗位的抗疫工作中去，同时还要保质保量地完成翻译工作，实属不易！这段人类历史上的特殊时期令我们铭记！

我为第 4 版《麦卡锡整形外科学：乳房卷》能在疫情期间高效完成翻译且保证了高水平的翻译质量而感到高兴和欣慰。希望这部新版经典著作能在上一版的基础上，进一步帮助更多的中国医生打开眼界、了解世界、学到知识、提高技术，从而与世界接轨，更好地提高医术，更好地为患者服务。

我很荣幸为第 4 版《麦卡锡整形外科学：乳房卷》作序。

李世荣
中国人民解放军陆军军医大学 三级教授 主任医师 博士生导师
中华医学会医学美容分会 主任委员
《中华医学美学美容杂志》主编
中华医学会医学美容教育学院 院长
2020 年 12 月

译 序

Plastic Surgery 是国际上经典的整形外科学著作，被誉为“整形外科学的圣经”。然而受语言的影响，国内真正能够通读整套英文原著的医生并不多，这大大限制了国内医生对世界整形外科学先进技术和理念的学习。我一直有一个想法，如果能把 *Plastic Surgery* 翻译成中文，该有多好——这个念头，开始于我读研究生时。当 2006 年我在纽约大学见到 *Plastic Surgery* 的主编 Dr. McCarthy 本人时，这个念头变得更为强烈，直到 2013 年人民卫生出版社的一位老师鼓励我把理想实现。

2013 年，刚好 Elsevier 出版社出版了第 3 版 *Plastic Surgery*，当时还只有电子版。Elsevier 出版社和人民卫生出版社都非常支持我的想法，翻译此书的事情一拍即合。我们邀请到了全国 120 余位专家参与翻译工作。邀请的专家都有着共同的特点：博士学历、丰富的临床工作和手术实践经验、扎实的英文及中文功底，最重要的是对这项工作都有着极大的热情和使命感。大家倾注了大量的心血，历经数载，至 2019 年 6 月，终于为读者呈现了全 6 卷、3 000 余万字的《麦卡锡整形外科学》（第 3 版）。正是由于参与翻译工作的专家们极高的专业水平和认真的工作态度，第 3 版《麦卡锡整形外科学》出版后收获了很好的反响，证明了 *Plastic Surgery* 著作本身的权威性和专业性，并为中国的整形外科医生们提供了宝贵的学习资源。

第 3 版《麦卡锡整形外科学》的翻译和出版受到了整形外科学界前辈们的悉心关怀和大力支持。张涤生院士于去世前两个月在病榻上为本书题词“翻译此书，对学科意义深远。我很赞赏译者的眼光和努力！”中华医学会医学美容分会李世荣主任委员为多部分卷作序，并为全书题词“学术经典，权威著作”。而每当听到一位医生或在读博士告诉我，他从《麦卡锡整形外科学》中学到了知识、更新了观念时，我都倍感欣慰和兴奋。

所以，当第 4 版 *Plastic Surgery* 出版后，人民卫生出版社又与我商讨继续翻译新版著作时，我毫不犹豫地答应了。中国医师协会美容与整形医师分会会长江华教授给予了我大力支持，他的团队和朱晓海教授的团队主动承担了《麦卡锡整形外科学：乳房卷》全部的翻译工作。江华教授悉心组织、亲力亲为，投入了大量的时间和宝贵的精力。为了在上一版的翻译水平上再进一步，本书的审校工作邀请了五位中国整形外科学界乳房整形领域具有极高学术造诣和丰富实践经验的专家参与。时值国内新冠病毒肺炎疫情，这五位专家心无旁骛，亲自审校，确保了高水平的翻译质量。

比起上一版，新版《乳房卷》更新和补充了不少内容，增加了最新的乳房整形美容的知识和观点，对于我们参与翻译的医生而言，这也是最好的学习和更新知识的机会。至少就我个人而言，深感受益良多。

在翻译和审校的过程中，也发现了一些问题。这些年，随着国内外学术界的频繁交流，国内专家的很多认识和观念已经与世界同步。在新版《乳房卷》的翻译过程中，译者们发现原著中个别作者的观点与主流的国际前沿观点存在差异，如毛面假体和光面假体的优劣问题、乳房再造的分步和分期问题。我们本着充分尊重原著的精神进行了翻译，但同时也标注了学术界的主流观点，以此希望提醒广大国内读者，对于一些学术观点差异，要兼收并蓄，既重视原著，也要坚持自己的独立思考。

在第 4 版 *Plastic Surgery* 翻译和审校过程中，我们尽量做到了与第 3 版在词汇上的统一和标准化，同时沿用了上一版中文版的出版顺序和书名，所以命名为第 4 版《麦卡锡整形外科学》。

衷心感谢所有参与第 3 版、第 4 版《麦卡锡整形外科学》翻译和审校的专家们！衷心感谢学术界的前辈们！衷心感谢所有为《麦卡锡整形外科学》顺利出版作出贡献的朋友们！衷心感谢一直支持《麦卡锡整形外科学》的读者同道们！

特别感谢疫情之下初心不改、一如既往地支持中国整形事业，寒冬里为第 4 版《麦卡锡整形外科学：乳房卷》伸出温暖之手的：上海威宁整形制品有限公司、强生（上海）医疗器材有限公司。

第 4 版《麦卡锡整形外科学:乳房卷》的翻译和出版过程,是疫情之下整形界同道不忘初衷、同舟共济、砥砺前行的过程,让我们铭记这段人类历史上的特殊时期!

愿全球疫情早日结束,愿抗疫早日成功,愿人类永远健康!

范巨峰
首都医科大学附属北京朝阳医院整形外科 主任
2020 年 12 月

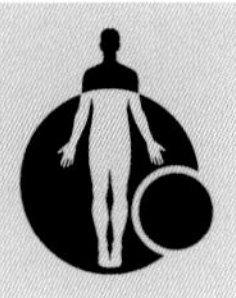

原　序

我在写本书第 3 版前言的时候提到，能够成为这部伟大系列著作的主编，我感到无比荣幸和惊喜。这一次，对于能够参与这部巨著的修订工作，我同样感到无比感激。当 Elsevier 出版社给我来电，建议我开始准备第 4 版的时候，我的第一反应是为时过早。从 2012 年第 3 版出版到现在，整形外科领域能发生什么变化呢？而事实上，该领域在过去几年已经取得了长足的发展，我也希望本版著作能够将最新的知识纳入其中。

我们这一专业领域可谓意义非凡。最近，Chadra 和两位 Agarwal 在 *Plastic and Reconstructive Surgery—Global Open* 杂志发表了一篇题为《整形外科学细分》的文章，并在文中提出了以下定义："整形外科学是外科学的一个专业分支，它解决的是器官在感观、活动与保护身体外向通道方面的畸形、缺陷和异常问题，方法包括但不限于组织的再造、植入、回植与移植，目的是恢复和改善器官的形态与功能，并使其更加美观。"这是一个包罗万象却又十分恰当的定义，体现了本专业领域所涉的范围之广。

在第 3 版中，我介绍了每一分卷主编。事实上，整形外科的分支已十分多元，一个人已无法成为所有分支领域的专家，我本人自然也不是这样的专家。我认为我们的编写工作能够顺利进行，是因为各个分卷的主编不仅能凭借其专业知识成为各个分支领域的最佳代表，且十分熟悉各自领域的最新进展和推动其发展的人物。我们在新版著作中延续了这样的合作模式。上一版著作的七位主编中的四位继续为本版作出了贡献，带来了最新、最专业的内容。Gurtner，Song，Rodriguez，Losee 和 Chang 负责各自分卷的更新工作，对部分内容作了保留，部分作了大范围修订，部分作了补充，还有部分作了删减。Peter Rubin 接替了 Rick Warren，负责《美容卷》的编写工作。美学分支在整形外科领域的地位有些特别，但同样十分重要。Warren 出色地完成了第 3 版《美容卷》的汇编工作。然而，尽管他十分热爱这样的工作，但再次接受这一任务超出了他本人的意愿。与之类似，Jim Grotting 也出色地完成了上一版《乳房卷》的工作，但他决定，在新版中对该卷内容作大量修改的工作应该由一位观点新颖的人来担任。于是，Maurice Nahabedian 接过了这一任务。我希望读者会喜欢这两卷中修改的内容。

Allen Van Beek 是上一版的视频主编，他汇总了大量优质的视频资料，作为对文本的补充。这一次，我们希望更进一步。虽然我们对视频进行了大量补充（视频总数超过了 170 个），但我们同时还补充了与所选章节相关的讲座视频。我们筛选出了关键的章节，并将章节中所用的图片加入讲座视频中，制作了章节的口述展示版本，并在线上发布。Daniel Liu 接替了 Van Beek，担任了本版的多媒体主编（非视频主编），对本书的出版作出了巨大的贡献。本书各关键章节的展示视频一共超过 70 个，最大程度上方便各位读者以最简单的方式获取知识。其中的许多展示都是由各对应章节的作者亲自完成，其余展示由 Liu 教授和我根据各章节内容进行汇编。希望这些内容能够对读者有所帮助。

读者或许想知道这一系列工作都是如何完成的。在对本版进行规划期间，由 Belinda Kuhn 带领的 Elsevier 团队和我在旧金山进行了一次面对面会谈。各分卷的编辑以及在伦敦工作的编辑团队也都参加了会议。我们花了整整 1 周的时间，把第 3 版著作逐章、逐卷审阅了一遍。随后，我们决定了哪些内容需要保留，哪些需要补充，哪些需要修订，哪些需要改写。我们同时还决定了各章节的作者，保留了许多现有的作者，也让一些新作者接替了原作者，这样做的目的是让著作能够真实反映该领域所发生的变化。此外，我们还决定对著作进行一些务实的改动。例如，读者会注意到，我们省略了 6 个分卷中第二到第六分卷的全部索引，只突出了这几个分卷的目录。这让我们得以为每个分卷省下几百页的篇幅，降低了出版成本，并将这部分成本用于升级的网络内容的制作。

自第 3 版出版以来，我走遍了世界各地，见证了这一版著作对该领域产生的巨大影响，尤其是人才培养方面的影响，并对此深感触动。无论我走到哪里，都有人告诉我，这部著作是他们教学的重要部分，是知识的源泉。第 3 版著作已被译为葡萄牙文、西班牙文和中文，我对此倍感欣慰，也得到了极大的鼓励。我希望此次出版的第 4 版能够继续为该领域作出贡献，为执业外科医生提供宝贵的资源，也能够让正在接受培训的人员做好准备，迎接未来在整形外科领域的职业生涯。

Peter C. Neligan

于美国华盛顿州西雅图市

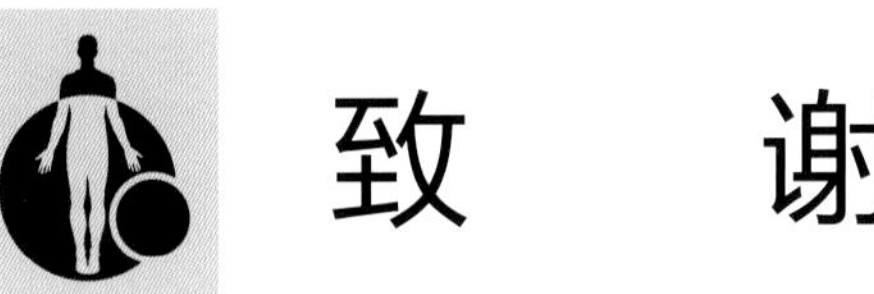

致　　谢

我的妻子 Gabrielle Kane 一直是我的坚强后盾。在工作中，她不仅给予我鼓励，还依据她本人在医学领域的工作和教育经验，对我提出了建设性的批评意见。对此，我无以为报。本系列著作得以付梓，得益于 Elsevier 出版社的编辑团队。感谢 Belinda Kuhn 带领的团队，成员包括 Alexandra Mortimer，Louise Cook，Sam Crowe。Elsevier 出版社的加工团队在本书的推进过程中同样发挥了关键作用。Geoff Gurtner，Peter Rubin，Ed Rodriguez，Joe Losee，David Song，Mo Nahabedian，Jim Chang 和 Dan Liu 作为分卷主编对本版著作进行了编写和修订，对保持本系列著作的专业性和时效性作出了重要贡献。Nick Vedder 带领的、我在华盛顿大学的同事团队为我提供了持续不断的鼓励与支持。最后，也是最重要的，感谢参与本项目的各位住院医师和实习医师，是他们让我们保持专注并为他们提供最佳的解决方案。

Peter C. Neligan，MB，FRCS(I)，FRCSC，FACS

最新版《乳房卷》代表了该领域完整、深入和最新的知识，涵盖了乳房美容与重建手术的各个方面。我在全球范围内邀请了乳房外科手术学术与实践领域的领军人物分享他们的知识和经验，这对所有外科医生而言无疑是一份宝贵的资源。我要感谢他们当中的每一位为准备本书各章节所付出的辛勤工作与宝贵时间。

我还要以个人名义感谢一些人。对我而言，Scott Spear 是一位伟大的导师和朋友。过去的 12 年里，他在乔治城大学（Georgetown University）对我的启发和教导一直是我前行的指引。他于 2017 年 3 月 16 日意外过早离世，对于我们的专业领域和所有认识他的人而言都是一个损失。我还要感谢过去 22 年里我有幸指导和培训过的 66 位总住院医师和所有的学生。他们的理念、创新和才华，对我而言既是一种挑战，也是一种鼓舞。最后，感谢我的妻子和两位女儿——Anissa，Danielle 和 Sophia，这一切的实现离不开她们的爱和支持，是她们让我意识到了家庭的重要性，并明智地将家人放在第一位。

Maurice Nahabedian，MD

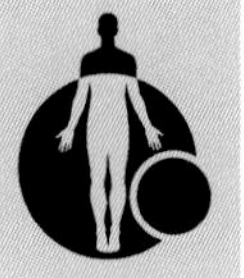

目　录

上篇　乳房美容外科

下篇　乳房重建外科

视 频

献给未来的整形医生们。

接过火炬，带领我们前进吧！

Dedicated to future plastic surgeons.

Take up the torch and lead us forward!

上篇

乳房美容外科

第 1 章

乳房整形外科解剖

John V. Larson, Maria E. Nelson, Stephen F. Sener, Ketan M. Patel

概要

- 乳房的大小、形态、对称性、比例及其在胸壁上的位置都会影响乳房的美观。
- 乳房的形状取决于许多因素，包括脂肪和腺体的含量，皮肤和结缔组织增生以及肌肉和骨骼的形状。
- 对乳房及其相关结构的解剖学知识和谨慎的手术技术，对于最大程度地减少手术并发症和实现患者完美形态极为重要。

简介

全面的乳房解剖学知识使许多乳房美容和重建手术能够安全有效地进行。隆乳术、乳房缩小术、乳房上提固定术以及乳房切除术后再造术都需要对正常以及病理解剖学有透彻的了解。血管和软组织的解剖结构可以使手术过程更安全可靠，对术后效果能更好地作出预期判断，并最大程度地减少并发症的发生。

胚胎学与乳房发育

了解胸壁和乳房的发育可以使我们更好地了解乳腺疾病发生过程，乳房的自然变化过程以及胸壁表面畸形。从妊娠的第 4 周开始，外胚层和下层中胚层开始增殖和增生并分化成皮肤。正是在这段时间里，乳房的腺体成分也开始分化。成对的外胚层增厚，称为乳突，在胚胎的腹面发育，从腋窝延伸到腹股沟，除了在前外侧胸壁的第 4 肋间隙处有保留外，其余乳突随后消失（图 1.1）。乳突开始增生成初级乳芽，然后向下增殖到下面的真皮中并开始形成分支，形成次级乳芽，最终发育成乳腺小叶。随着这些芽继续延长和分支，在

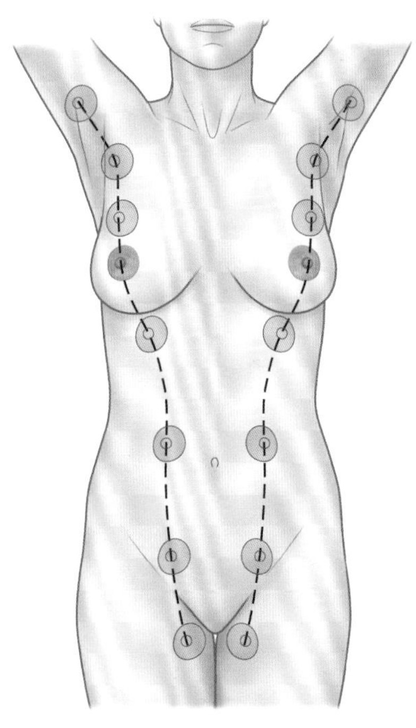

图 1.1 乳线

Reproduced with permission from Standring S(ed). Gray's Anatomy, 40th edn. London: Churchill Livingston; 2008.

芽内形成乳腺导管的小腔。足月时，已形成大约 20 个腺组织的小叶，每个小叶都包含一个乳管。外胚层扩增最终形成乳腺，而围着该区域的中胚层也会增生，形成乳头的圆形和纵向的平滑肌纤维。最后，周围的乳晕是由外胚层形成的。

女性乳房会经历一些与年龄相关的解剖和生理变化(图 1.2)。如前所述，乳房的腺组织由大约 20 个主小叶组成，每个小叶由产乳性腺泡组成。出生后不久，乳房因孕妇催乳素的作用而进行短暂发育后，会一直停滞发育到青春期，其导管和间质组织随着体型成正比增大，但小叶未发育。在青春

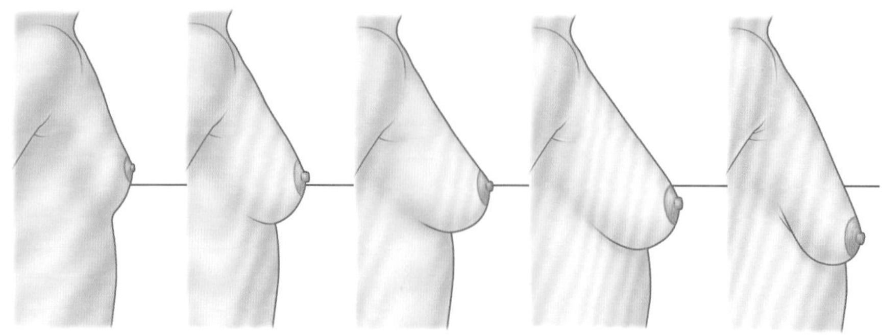

图 1.2 乳房发育阶段。青春期前后女性乳房发育和结构显示乳房形状和轮廓的变化

Reproduced with permission from Standring S (ed). Gray's Anatomy, 40th edn. London: Churchill Livingston; 2008.

期，尽管某些导管系统也会生长，但乳房的快速增大主要是由于脂肪和结缔组织的沉积造成的。通常，乳房实质的发育并成熟从 14 岁开始，并在 20 岁时完成。在怀孕期间，腺体成分完成分化并随着分泌性小泡的形成达到功能性成熟。哺乳期间，母体激素刺激小泡上皮产生乳汁。然而，随着女性年龄的增长，乳腺组织开始萎缩，乳腺小叶逐渐消失，每个小叶的腺泡数量和大小减少[1,2]。随着时间的流逝，乳腺的腺体逐渐被脂肪和结缔组织取代。脂肪组织堆积以及筋膜支持的减弱会导致乳房更加柔软，并随着年龄的增长而发生乳房下垂（图 1.3）。

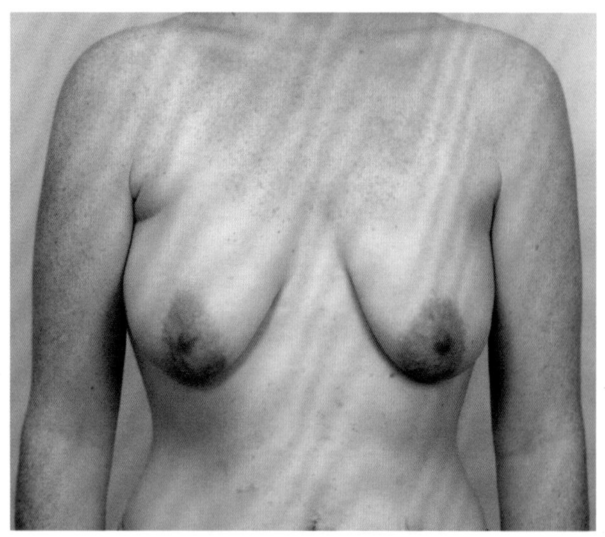

图 1.3 中度乳房下垂患者的临床案例。乳头乳晕复合体低于乳房下部的乳房下皱襞水平

乳房体积和结构

乳房的外观是定义女性形态的关键方面。尽管乳房的大小、形状、对称性、比例性和位置在胸壁上都会影响乳房的美观，但评估理想乳房的外观是相当主观的。每个患者对乳房的外观都有自己的看法，因此在对任何手术干预措施进行规划时都应予以考虑。

乳房的形状取决于许多因素，包括脂肪和腺体含量，皮肤和结缔组织的厚度，以及肌肉和骨骼的形状（图 1.4）。乳房的边界包括上限到锁骨，下限到乳房下皱襞，内侧到胸骨和外侧到背阔肌的前边界。延伸的乳房组织横向地通过腋筋膜进入被称为"腋尾（Spence 尾）"的腋脂垫。乳房的重要标志包括乳房的上极、乳头乳晕复合体（NAC）的位置、乳房下皱襞和乳房外皱襞。在非下垂性乳房中，乳房位于第 2 肋和第 6 肋之间的胸大肌上方[3]。乳房的上极从锁骨下方延伸到乳头水平，该轮廓既不是凹陷的也不是凸起的，而应是一个光滑平面延伸到乳房最大突出点，即乳头水平处。在理想的乳房形态中，乳头乳晕复合体应位于乳房下皱襞的水平上方。乳房下皱襞是女性乳房形状的决定性特征，也是乳房外科手术中极为重要的标志。但是，乳房下皱襞的解剖结构和组织成分仍存在争议。一些作者认为乳房下皱襞是由皱襞区域的真皮与胸腔或胸肌筋膜之间支撑韧带延伸产生[4-6]。另外，有些人认为，并不存在任何关于韧带结构的证据，并将皱襞描述为由胶原蛋白排列组成的固有真皮结构[7]。此外，还有一些人将皱襞描述为深筋膜的不同结构与浅筋膜融合，或浅筋膜层插入真皮造成的[8]。

已有多人报道过乳房大小的统计标准[9-15]（图 1.5）。从胸骨切迹到乳头的距离为 19~21cm，锁骨中线到乳头的距离也是 19~21cm，乳头至乳头下皱襞的距离为 5~7cm，乳头到中线的距离为 9~11cm。尽管这些测量值可用作乳房整形的准则，但必须根据大小、形状、比例、胸壁解剖结构的差异以及患者的喜好对每个患者进行个性化设置。

血液供应

乳房的血液由多个血流丰富的动脉血管供应（图 1.6）。皮肤的血液由丰富的皮下丛提供，它通过穿支与供应乳腺实质的深层血管相通。这种侧支循环为上覆皮肤提供了冗余的血液供应。乳腺实质由乳内动脉穿支、胸外侧动脉、前外侧肋间穿支和前内侧肋间穿支以及胸肩峰动脉供应（图 1.7~图 1.9）[16,17]。充分的动脉供应体系使得医生只要保留一个

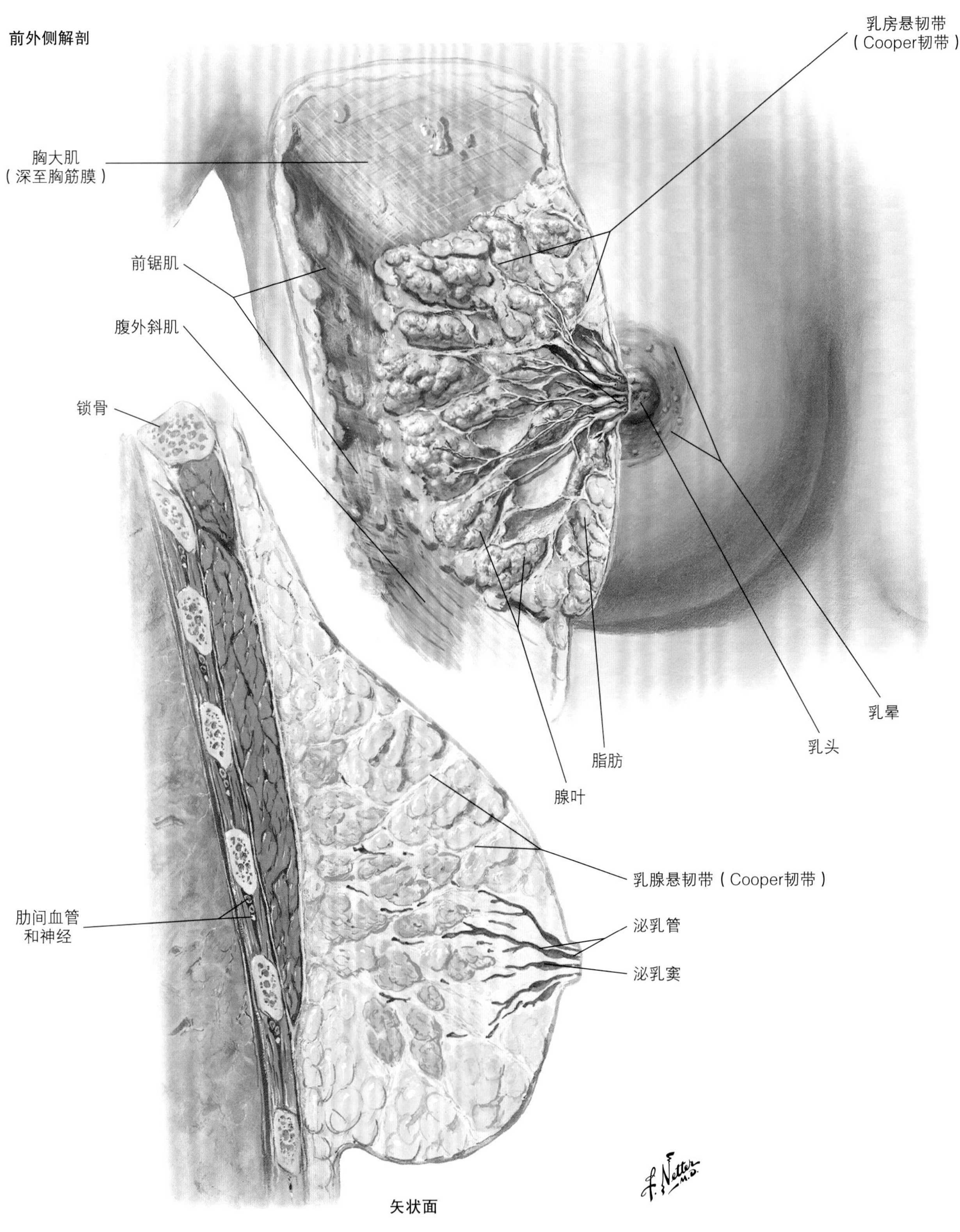
前外侧解剖
乳房悬韧带
（Cooper韧带）
胸大肌
（深至胸筋膜）
前锯肌
腹外斜肌
锁骨
乳晕
乳头
脂肪
腺叶
乳腺悬韧带（Cooper韧带）
肋间血管
和神经
泌乳管
泌乳窦
矢状面

图 1.4　乳房结构

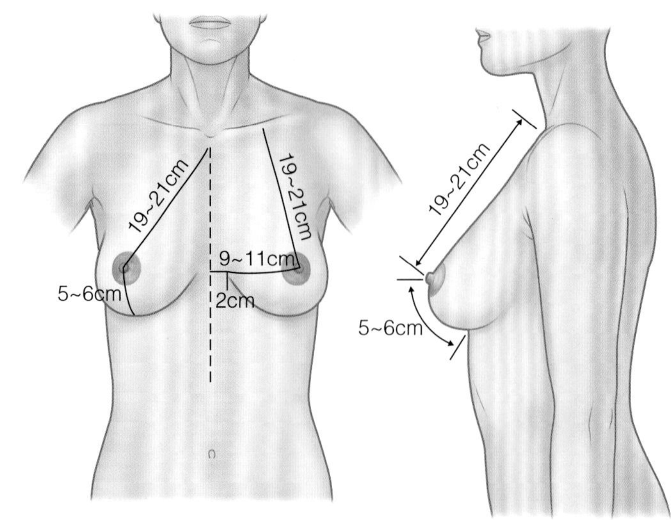

图 1.5 乳房尺寸的统计标准

胸廓内动脉
胸肩峰动脉胸肌支
胸廓内动脉穿支
顶部腋窝淋巴结
中内腋窝淋巴结
胸外侧动脉
腋窝外侧淋巴结
胸腋窝淋巴结
腋尾
淋巴和静脉引流从乳房的外侧和上半部分进入腋窝
前外侧肋间穿支
乳晕
胸大肌
分泌小叶悬韧带
乳腺导管
乳窦
乳腺后间隙
胸骨旁淋巴
胸廓内动脉乳腺分支
淋巴和静脉引流从胸骨旁胸骨内侧通过
前内侧肋间穿支血管

图 1.6 乳房的关系

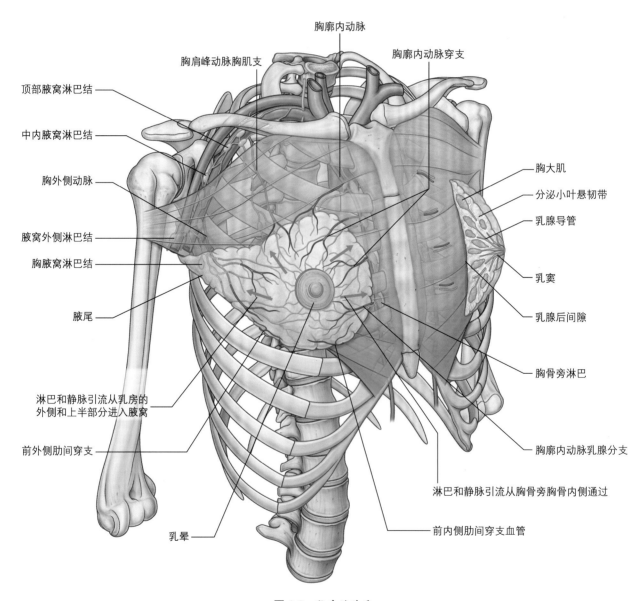

Reproduced with permission from Drake R, et al. Gray's Anatomy for Students. London: Churchill Livingstone; 2005.

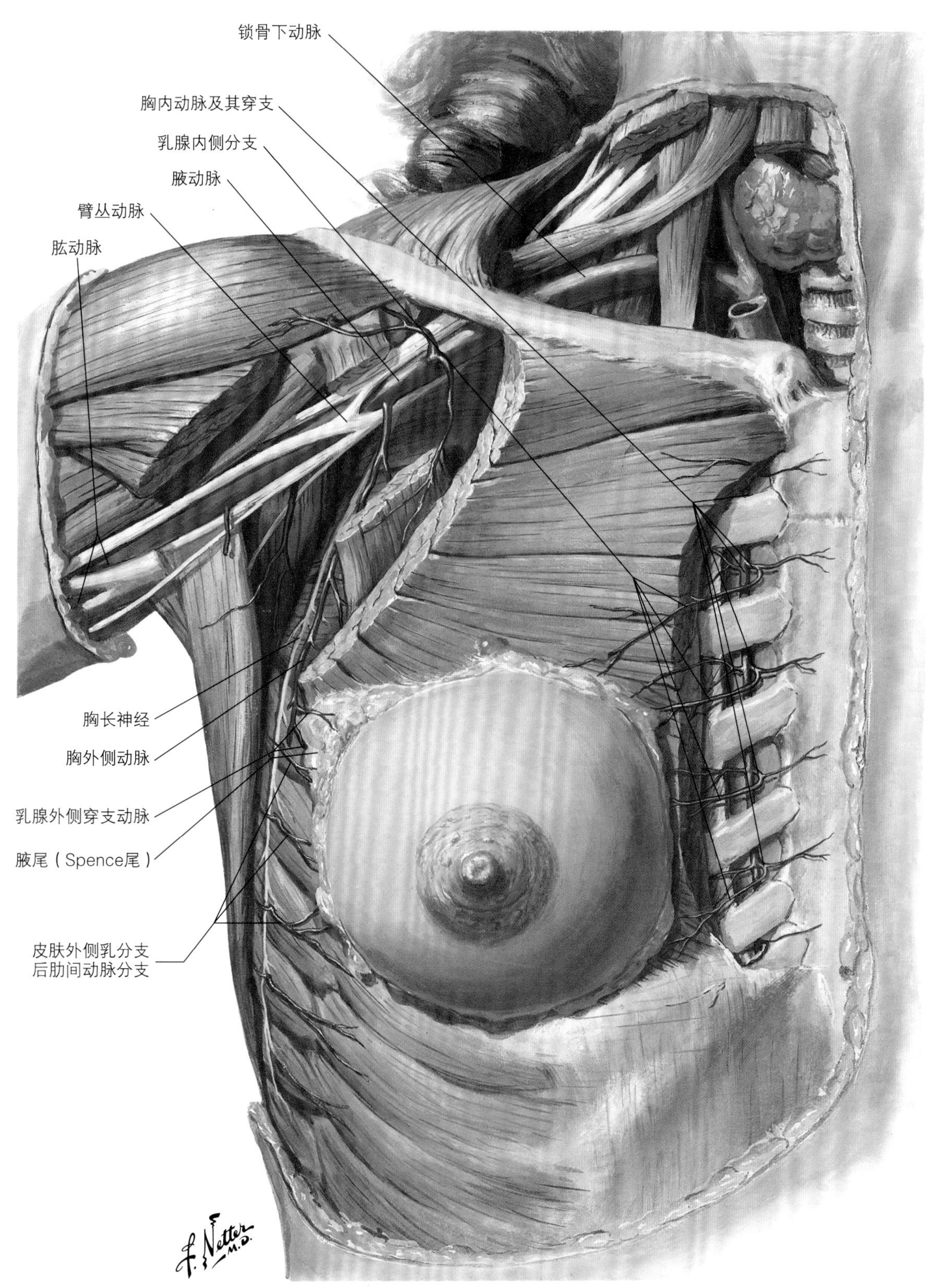
锁骨下动脉
胸内动脉及其穿支
乳腺内侧分支
腋动脉
臂丛动脉
肱动脉
胸长神经
胸外侧动脉
乳腺外侧穿支动脉
腋尾（Spence尾）
皮肤外侧乳分支
后肋间动脉分支

图 1.7　乳房的血液供应

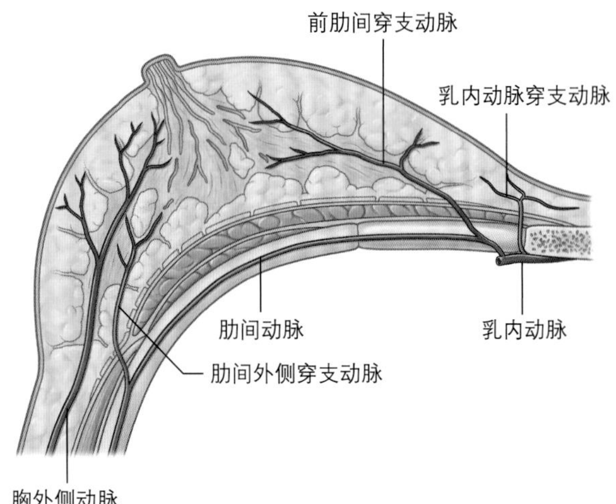

图 1.8 乳房的血液供应:横截面

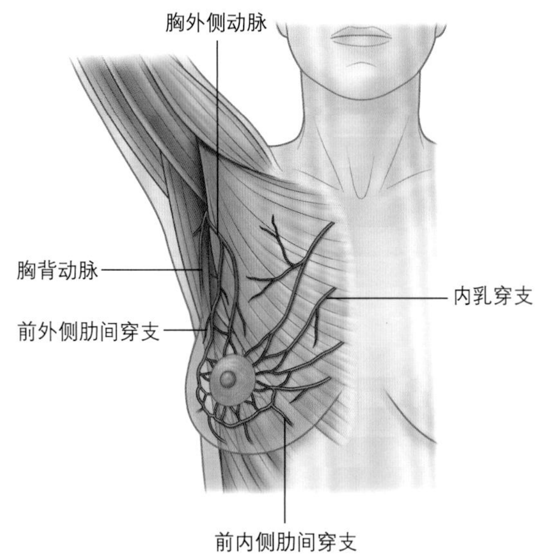

图 1.9 乳房的血液供应表明来自多个动脉源的冗余

或多个血管轴,就可以安全地切除乳腺组织,只要各种血管蒂中的任何一个为乳腺实质皮瓣供血。

乳房内动脉或胸腔内动脉是成对的动脉,从锁骨下动脉中出来后沿着胸骨的每一侧行进。乳房内动脉的穿支通过第 2~ 第 6 肋间间隙进入乳房的内上侧部分,并为乳房提供约 60% 的血管供应。第二个和第三个穿支是这些穿支血管中直径最大的,是使用乳腺内穿支血管进行游离组织重建的首选血管[18,19]。胸廓外侧动脉或乳腺外动脉提供乳房的上外侧血供。该血管是腋动脉的主要分支,沿胸小肌下部边界绕过胸大肌外侧边界后进入乳房。乳房的外侧是由前肋间动脉的穿支血管供血的。这些血管在胸膜边界的外侧穿过前锯肌,并在背阔肌的前缘进入乳房。乳房的下部中央由肋前内侧穿支血管供血。肋间前动脉从胸内动脉分支出来后,肋间前内侧穿支由深到浅,供应乳腺实质和乳头乳晕复合体。最后源于腋动脉的胸肩峰动脉分为胸小肌和胸大肌之间的胸支。该动脉供应乳房的上部,与胸内动脉肋间前支和胸外侧动脉吻合。

乳房的静脉引流是通过两个系统进行的。浅筋膜上方的皮下静脉丛代表浅表系统,与深部系统吻合;深层系统与动脉供血平行,静脉与各自的动脉配对。沿着乳腺内部穿支后的静脉穿支经乳腺内部静脉引流至头臂静脉或无名静脉。胸外侧静脉经腋静脉引流至上腔静脉。

神经支配

乳房的感觉神经支配包括胸肋间神经的前外侧和前内侧分支以及颈丛。颈丛的分支在皮下组织中浅层分布,并为乳房的上内侧提供感觉神经。胸肋间神经的前外侧和前内侧分支负责大部分的乳房感觉,这种感觉以皮区的形式出现(图 1.10)。第 3~ 第 6 前外侧肋间神经穿过前锯肌的交点进入乳房的外侧,为乳房外侧至乳头乳晕复合体的区域提供感觉。同样,第 2~ 第 6 前内侧肋间神经沿着乳腺内穿支血管进入乳腺实质的内侧,为内侧乳腺和乳头乳晕复合体提供神经支配[20,21]。

乳头乳晕复合体

乳头乳晕复合体是乳房的焦点,通常位于乳丘的突出处。乳头本身被角质化的复层鳞状上皮覆盖,复层鳞状上皮与覆盖在乳房皮肤上的鳞状上皮连续,突出可以达 1cm 或以上,直径约 4~7mm(图 1.11)。乳头内有许多乳窦开口,每个开口都会连接一个输乳管,输乳管从乳头表面的乳窦开口一直延伸至乳腺实质。导管的衬里从乳头表面的复层鳞状上皮过渡到乳窦内的复层立方上皮,再到输乳管内的单纯立方上皮管道。乳晕包括乳头周围的色素性皮肤,直径约为 4~5cm,尽管直径通常超出此范围。它由角质化复层鳞状上皮组成,并包含乳窦开口、皮脂腺和蒙哥马利腺。乳头和乳晕深处是沿周向和径向分布排列的平滑肌纤维,附着在乳晕的厚结缔组织上,并产生乳头勃起。

进行乳房手术时,正确定位和保持乳头功能至关重要。例如,在乳房缩小术或乳房上提固定术中使用的血管蒂是基于保存对乳头的血液供应。幸运的是,乳头的血管供应非常充盈,由真皮下血管丛和前面提到的实质血管供应[22]。因此,保留下层实质的血管蒂可以维持乳头的生存能力。还必须考虑乳头感觉。乳头的神经主要来自第 4 肋间神经的皮外支,通过两个分支,一个分支进入浅表腺,另一个穿过乳腺后间隙[23]。第 3 和第 5 肋间神经也提供了一些乳头的感觉。

结缔组织

来自浅筋膜系统的复杂筋膜层支撑着乳腺组织(图 1.12)。乳腺实质由浅筋膜系统固定。他的浅筋膜系统从腹部延伸到头部,分成浅层和深层,包裹着乳腺组织,并保持与乳腺壁的连接[24,25]。浅层筋膜的浅层将腺体组织覆盖到真

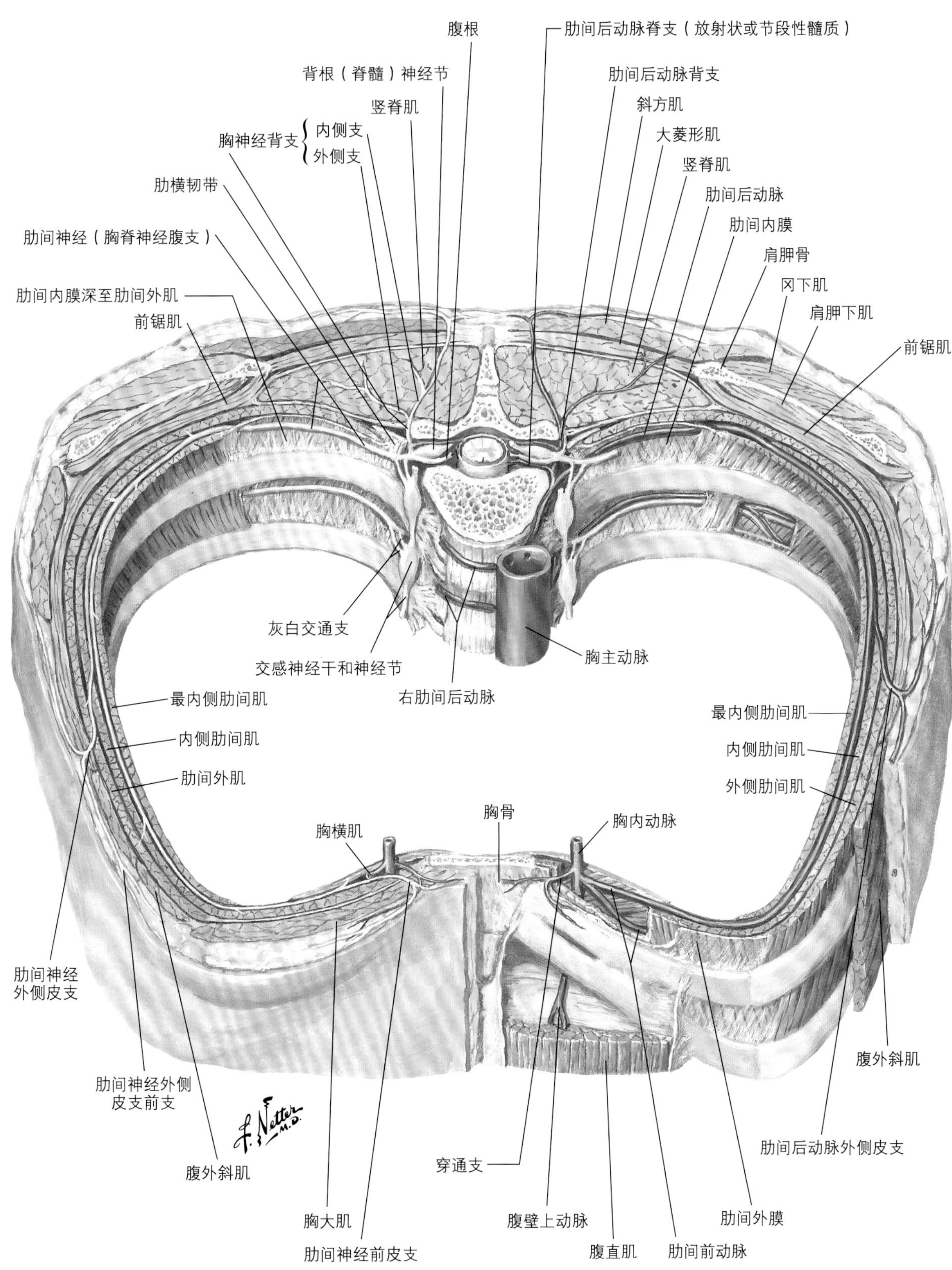

图 1.10　乳腺血管和感觉神经支配的横截面：胸肋间神经的前外侧和前内侧分支

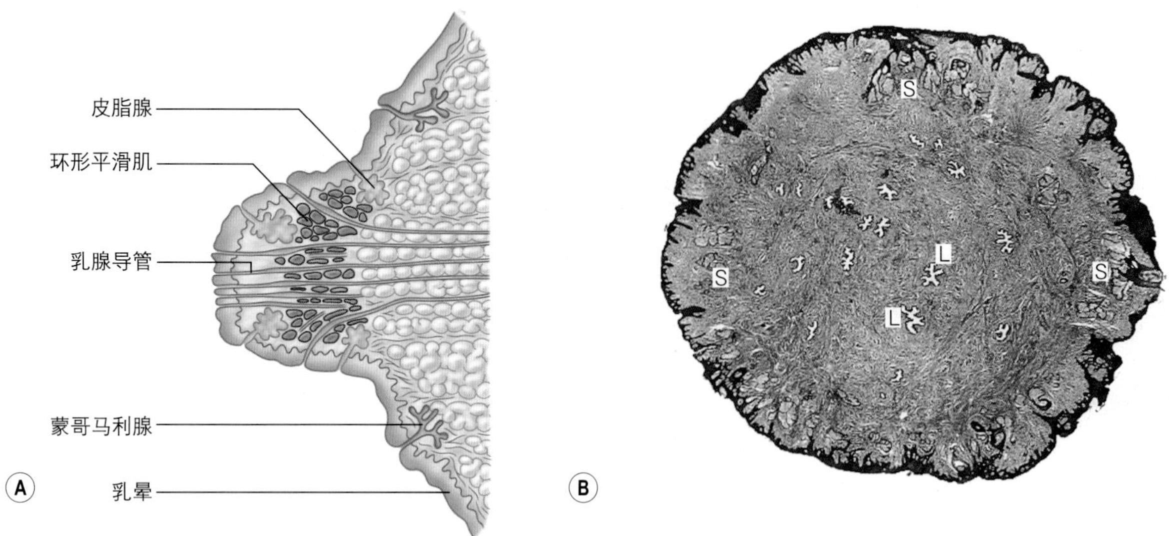

图 1.11 (A)乳头的横截面;(B)乳头表面有一层分层的鳞状上皮,输乳管数量约为 20 个;(L)打开表面,皮脂腺;(S)位于表皮深处

A, reproduced with permission from Standring S (ed). Gray's Anatomy, 40th edn. London: Churchill Livingstone; 2008; B, from Kerr JB. Atlas of Functional Histology. London: Mosby; 1999, with permission from Dr. J.B. Kerr, Monash University.

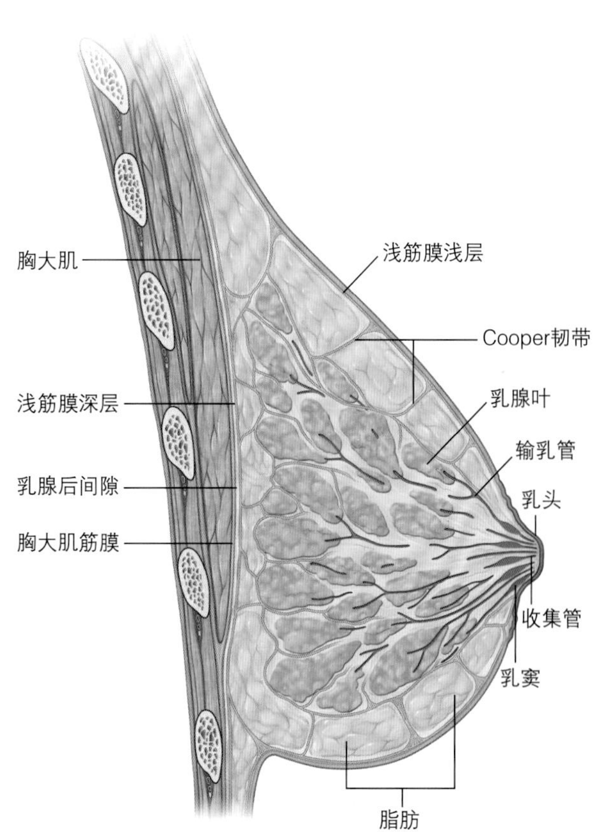

图 1.12 浅筋膜系统的乳房横截面分为浅层和深层,并包裹乳房组织

Reproduced with permission from Standring S (ed). Gray's Anatomy, 40th edn. London: Churchill Livingstone; 2008.

皮层的深处,很难与真皮区分开。但是,真皮和表层之间的皮下脂肪组织区分了这两层。浅层筋膜的深层在第 6 肋的水平处分岔,其中乳房下皱襞是乳腺实质的下缘,位于乳腺的深部胸筋膜表面。在浅筋膜的深层和胸大肌筋膜之间的是乳腺后间隙,其中充满了松散的组织,使乳房可以在胸壁上移动。Cooper 韧带在深层和浅层之间提供了许多互连,这些韧带穿透浅筋膜的深层并伸入乳房实质至浅筋膜浅层。随着年龄的增长,悬吊结构变得更加脆弱,导致进行性乳房下垂。

乳房实质

乳房的腺组织在产后时期发挥泌乳作用。它由腺泡组成,腺体的分泌单位聚集在一起,由结缔组织和脂肪分隔成大约 20 个小叶。这些腺泡通过小叶间导管连接,小叶间导管连接形成大约 20 条初级乳腺导管。在乳头下方,扩张的泌乳管形成乳窦,向乳头乳晕复合体开口。如前所述,导管内衬立方细胞,在泌乳窦中向复层鳞状上皮过渡。腺体实质分布在大量的脂肪组织内[26]。尽管脂肪组织含量因人而异,但脂肪组织通常占乳房总体积的相当大比例,约为 50%~70%[27]。在大多数乳房中,真皮与乳房实质之间存在一层明显的皮下组织,厚度约 1cm(图 1.13)[28]。通过在保留皮肤的乳房切除时识别并保留该层,肿瘤外科医师可以进行肿瘤学上安全的切除术,同时还能获得可预测的可行的皮瓣,其中几乎没有乳房实质。保留这一层皮下组织,不仅可以保持皮瓣的活性,而且还可以通过提供一层均匀的皮层来增强最终的乳房再造效果。

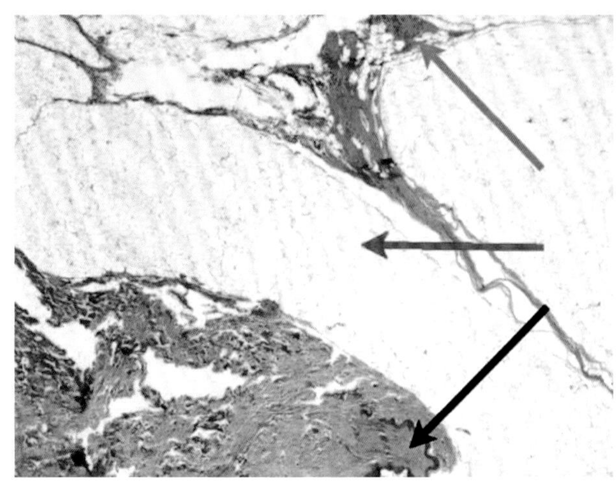

图 1.13　显微照片显示表皮(黑色箭头),皮下组织(红色箭头)和最浅表的乳腺小叶(蓝色箭头)之间的关系。苏木精和伊红染色,放大 2 倍

Reproduced with permission from Larson D, Basir Z, Bruce T. Is oncologic safety compatible with a predictably viable mastectomy skin flap? Plast Reconstr Surg. 2011;127:27-33.

肌肉组织

与前胸壁相关的肌肉包括胸大肌、胸小肌、前锯肌、腹直肌和腹外斜肌(图 1.14)。虽然主要附着在胸大肌上,但乳房组织也附着于锯肌前、腹外斜肌和腹直肌上半部分。

胸大肌是一条宽的肌肉,起源于锁骨内侧、胸骨外侧和第 2 肋 ~ 第 6 肋,延伸至肱骨上端结节间沟外侧。胸大肌的作用是使手臂向内弯曲,内收和旋转。它的血供以胸肩峰动脉为主,另外胸外侧动脉、肋间穿支和内乳穿支辅助供血。肌肉由胸内侧和外侧神经支配,胸内侧和外侧神分别经后侧和外侧进入肌肉。

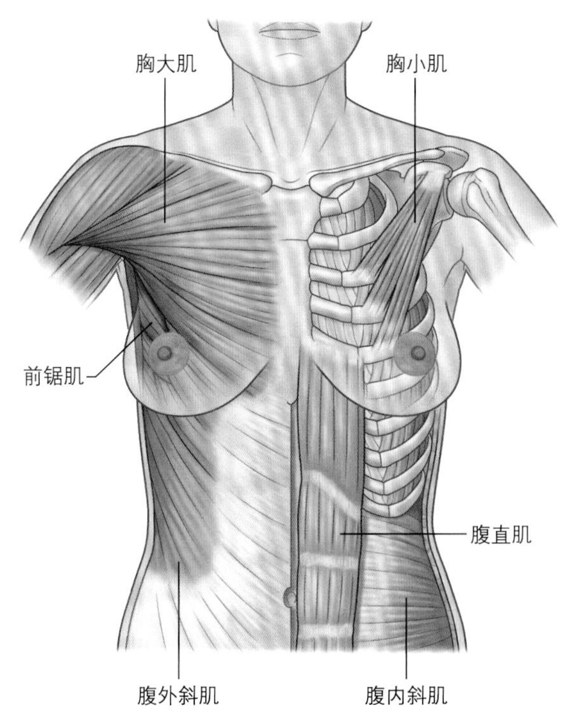

图 1.14　胸壁肌肉

通过为乳房假体提供肌肉覆盖,胸大肌在乳房美容和再造手术中都发挥着极其重要的作用。在乳房再造中,因为乳房切除术后的皮肤和下面的皮下组织通常很薄,胸大肌通过覆盖假体,从而降低了假体暴露的风险。另外,肌肉通过在假体和皮肤之间提供额外的组织来降低假体的可触性。但是,假体在胸大肌下放置会导致假体产生波动并在肌肉收缩时被触及。离断胸肌的下部和内侧附着可以减轻这个问题。此外,胸大肌的下缘释放可以使得假体放置的位置更低,从而使术后的乳房更加美观。

胸小肌是位于胸大肌和胸壁之间的扁平且呈扇形的肌肉,其起源于第 3 肋 ~ 第 5 肋的前外侧表面,延伸至肩胛骨的喙突中。肌肉的血液直接由腋动脉供应,或由胸肩峰动脉或胸廓外侧动脉的分支供应。神经支配来自内侧和外侧的胸膜神经。虽然胸小肌不常用于乳房手术,但在面部再造领域,胸小肌已被用作神经支配的肌肉游离皮瓣[29]。

前锯肌沿着前外侧胸壁延伸,从第 1 肋 ~ 第 8 肋的前外侧延伸至肩胛骨内侧。它的血管供应同样来源于提供肌肉上部的胸外侧动脉和提供下部的胸背动脉。肌肉负责肩胛骨的旋转,抬高肩膀,将肩胛骨向内拉向身体。前锯肌的支配神经是长胸神经。在腋窝淋巴结清扫过程中,必须小心避免切断该神经,它的功能损害将导致肩胛骨向上和向外呈"翼状"畸形。由于前锯肌位于乳房的侧下方,因此用于假体放置的胸大肌钝性抬高导致前锯肌的部分抬高。在乳房再造时,假体的完整肌肉覆盖通常需要前锯肌部分抬高。

腹直肌是一条细长的肌肉,起源于耻骨联合、耻骨嵴和耻骨结节一直延伸至第 5 肋 ~ 第 7 肋的剑突和肋软骨处。乳房组织附着于腹直肌的上端,勾勒出乳房的下边界。肌肉的功能包括腹部收缩和脊柱弯曲。由第 7~ 第 12 肋间神经分支支配,而肌肉的血液供应则是由两个主要的腹部动脉,即上腹深部和下腹深部动脉提供的。上腹部上动脉是乳腺内动脉的末端分支,供应肌肉的上部,而上腹部下动脉在直肌的后方延伸,并在弓形线处穿透直肌以供应肌肉下部血液。此外,许多小的节段性区域由较低的 6 个肋间动脉供血。

腹直肌在乳房再造中尤其重要,因为它与横行腹直肌肌(TRAM)皮瓣有关,这是迄今为止自体组织再造的最常见形式之一[30,31]。应用假体进行乳房再造时,如果要完全覆盖肌肉,则可将腹直肌筋膜抬高以将假体充分置于尾端。

腹外斜肌是从第 5~ 第 12 肋开始的一条宽阔的肌肉,止于髂嵴前半部分、耻骨结节和从剑突到耻骨的白线腱膜。该肌肉与乳房的下外侧连接。它可以压缩腹部,弯曲和横向旋转脊椎,并压低肋骨。第 7~ 第 11 肋间神经和肋下神经支配该肌肉。它以节段的方式从肋间后下第 8 支动脉获得血供。在假体乳房再造中,外斜肌和腹直肌抬高,以提供下缘位置的肌肉覆盖,使假体放置位置更合适。

骨骼支撑

乳房的形状和对称性取决于正常的骨骼支持。胸壁畸形,例如漏洞胸或隆凸胸可导致乳房突度的改变。同样,脊柱侧弯等脊柱异常可能会影响乳房对称改变[32]。Poland 综合征可导致单侧胸肌发育不全或缺失,以及乳房和乳头畸形。尽管下层胸壁的异常很难发现,但在术前评估乳房时,这些异常是非常重要的。任何预先存在的脊柱弯曲或胸壁畸形必须被识别并向患者展示,因为这些在术后可能会变得更加明显,并影响患者术后对乳房外观和对称性的感知。

淋巴管

乳房的淋巴解剖结构已得到广泛研究,尤其是其在乳腺癌传播中的作用。乳房的淋巴引流包括浅表和深部淋巴管引流网络(图 1.15)。浅层淋巴引流起源于乳晕缘淋巴丛,深部淋巴引流起源于每个乳腺导管和小叶,然后穿透下面肌

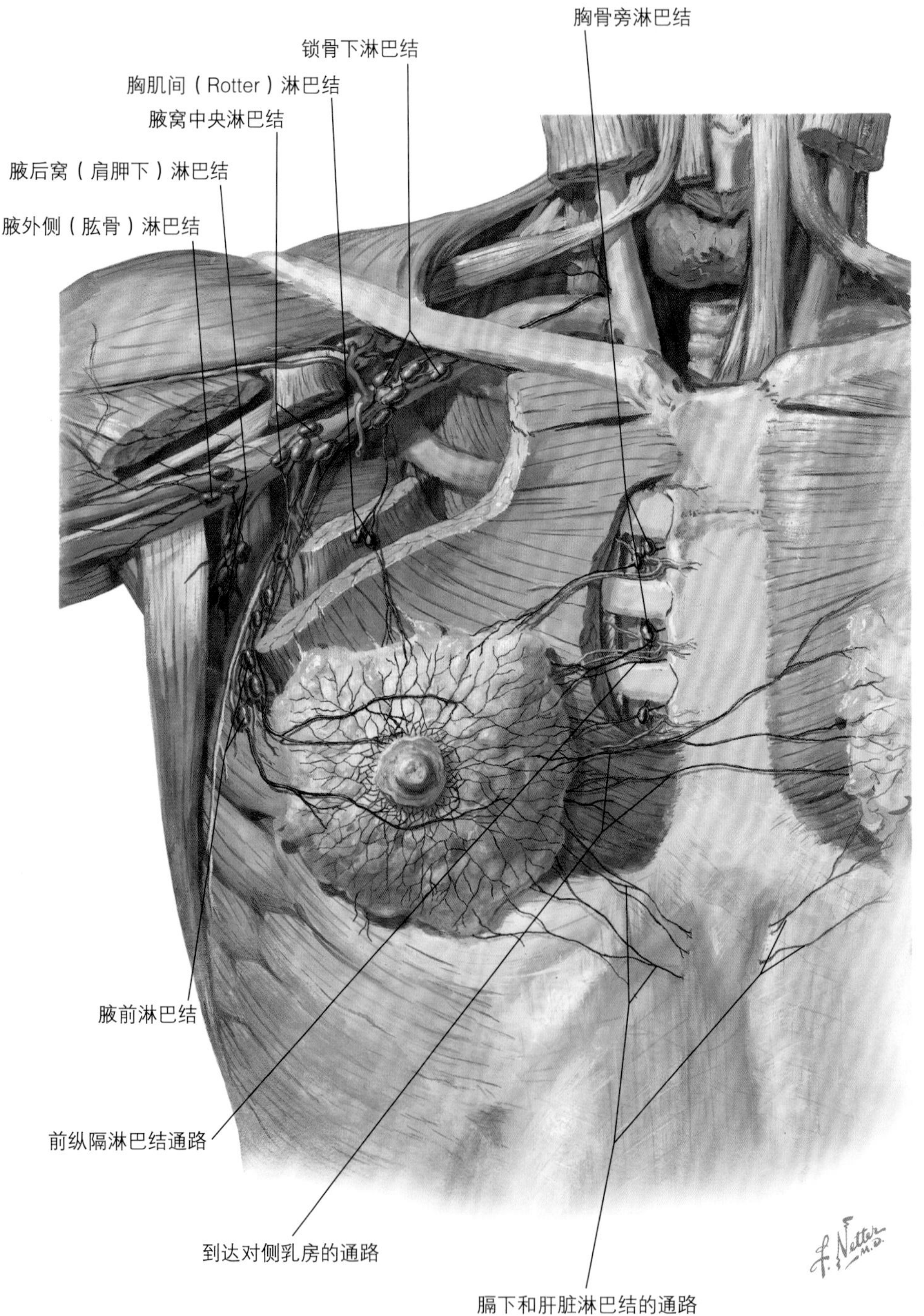

图 1.15 乳房的淋巴引流

肉的深筋膜。乳腺淋巴引流的主要来源是乳腺小叶内的淋巴管，然后淋巴管流到乳晕下丛。从这个淋巴丛，淋巴引流通过几种途径。乳房的外侧和上侧的淋巴引流在胸大肌下缘周围行进，并与腋窝结节的胸腔群相通，其余淋巴管经过胸肌到达顶部淋巴结。淋巴液从腋窝淋巴结进入锁骨下和锁骨上淋巴结。淋巴管从乳房内侧引流到胸骨旁淋巴结，然后引流到支气管纵隔干。

整形外科医生的注意事项

游离组织移植部位

当游离组织转移用于乳房再造时，选择合适的受区血管是非常重要的。乳房内动脉是常见的受区血管。在延期手术情况下，特别是在接受辅助放射治疗的患者中，首选乳房内动脉，因为腋窝血管的解剖可能非常困难。与胸背血管相比，乳房内部血管的使用有助于使乳房的内部成形。在第4肋的远端，乳腺内静脉变小（<2mm）并分岔，血管变异的血流量变得难以预测。因此，第3肋是常用的入路。但是胸椎动脉口径可能很小（<2mm），并且由于椎弓根可能会被束缚到腋窝处，可能会发生皮瓣的侧向变化。此前也有过关于使用腋窝血管的报道。但是，腋窝血管可能会限制皮瓣的转动和乳房的形状。

乳房和胸壁畸形

小儿胸壁和乳房异常表现为各种各样的畸形[33]。胸壁异常包括 Poland 综合征、漏斗胸、隆凸胸和各种胸骨异常。乳房畸形可分为三类，包括发育不全、增生性和形态畸形。发育不全和形态畸形的特征是乳腺组织缺乏，包括 Poland 综合征、乳腺发育不全、乳腺结节和乳房缺失。得益于隆乳术，这些畸形常常可以通过手术改善，并且通过二次手术进行调整。增生异常的特征是乳房组织过多，包括男性乳房发育症、多乳症、多乳头畸型和早熟。这些畸形的治疗通常需要乳房缩小术，这类手术无法通过后续手术进行调整。

如前所述，Poland 综合征是一种严重的胸壁和乳房发育不全，包括胸大肌和胸小肌缺失以及同侧手并指畸形[33]。除此之外还可能表现为多根肋骨缺失、胸壁凹陷、无精子症、无背阔肌及胸壁皮下脂肪减少等。治疗选择包括利用带蒂或游离背阔肌或腹直肌肌皮瓣的自体组织移植，或单独或结合自体组织的假体移植再造。

放射导致乳房和软组织损伤

尽管放射剂量测定技术在过去的几十年中有所改善，但放射损伤仍然会损害乳房和软组织，这可能导致乳房再造过程中出现严重的伤口愈合变量[34]。放射损伤的理论机制包括改变染色体直接损伤细胞和微血管阻塞理论。辐射可能会导致成纤维细胞和成纤维细胞干细胞的永久性损伤，包括线粒体、粗面内质网和细胞核的超微结构损伤。它也可以通过阻碍创面干细胞复制和创面新生来抑制伤口愈合。辐射损伤的进展已被描述为双相性。放射的急性效应发生在治疗的最初几日至数周，并涉及快速增殖期细胞的死亡。对乳房皮肤的最终影响包括毛细血管漏出引起的水肿、炎症和脱皮。对乳房软组织的延迟作用可能在数月至数年后发生，胶原替代脂肪组织导致萎缩和纤维化。在进行乳房再造术的术前准备时，与放射肿瘤学家就放射线的时间和技术进行沟通非常重要，这有助于最大程度地减少并发症，改善美学效果。

部分乳房再造术

随着保乳治疗在乳腺癌治疗中的日益普及，整形外科医生对乳腺部分切除术后缺损的修复也越来越多。许多再造技术的应用取决于乳房大小、肿瘤的位置和大小、切除的范围和位置、与放射相关的再造时机选择以及患者的意愿[35,36]。通常小乳房、非乳房缺损的妇女可以从使用局部或远处皮瓣的移植改善体积。乳房中等或较大的女性通常可以使用局部组织进行整形再造，通常是乳房上提固定或缩小手术。由于这通常会切除足够的乳房组织和皮肤改变乳房的大小和乳头的位置，因此这些乳房体积缩小手术通常需要同时对对侧乳房进行手术，从而使得双侧对称。

淋巴系统在前哨淋巴结定位和活检中的作用

通过使用前哨淋巴结活检（SLNB）对临床淋巴结阴性的早期乳腺癌患者进行腋窝分期的管理[37]。前哨淋巴结的概念是从观察到原发肿瘤被引流传入淋巴通道进入特定区域淋巴区域的第一个“前哨”淋巴结[38]。最初是由 Morton 及其同事在黑色素瘤研究中描述的[39,40]。Giuliano 及其同事的后续研究表明，用异硫氰酸蓝染料绘制淋巴通道可以100% 准确地识别前哨淋巴结，从而预测乳腺癌患者的腋窝状况[41,42]。除异硫丹蓝染色技术外，还有其他的前哨淋巴结鉴别技术，包括术前用淋巴闪烁术注射锝硫胶体（Tc-99），以及将异硫丹蓝染色技术与放射性同位素技术相结合[43-45]。前哨淋巴结清扫是通过将 3~5ml 染料（通常为异硫丹蓝）和/或放射性标记的胶体注射到乳晕下淋巴丛、皮内或肿瘤周围组织区域中进行。关于最佳注射部位的仍存在争议[42,46]。尽管不是强制性的，但术前淋巴闪烁照相术可用于识别前哨淋巴结并记录淋巴引流的模式。当将锝硫胶体注射到肿瘤周围的软组织中时，标记可以到达腋窝或乳腺内淋巴结，而注射到乳晕缘真皮几乎均匀地标记到腋窝淋巴结。

结论

尽管患者的乳房大小和形状各不相同，但是了解乳房的解剖结构有助于安全的手术规划。医生仔细检查乳房后会发现，大多数患者都存在明显的乳房不对称。因为不对称问题不易纠正，并且在术后会变得明显，医生必须对患者告知和讲解。对乳房及其相关结构的解剖学知识以及谨慎的手术技术，对于最大程度地减少手术并发症和手术的成功完成极为重要。

参考文献

1. Hutson SW, Cowen PN, Bird CC. Morphometric studies of age related changes in normal human breast and their significance for evolution of mammary cancer. *J Clin Pathol*. 1985;38:281–287.
2. Cowan DF, Herbert TA. Involution of the breast in women aged 50 to 104 years: a histopathological study of 102 cases. *Surg Pathol*. 1989;2:323–333.
3. Gatzoulis MA. Thorax: overview and surface anatomy. In: Standring S, ed. *Gray's Anatomy. The Anatomical Basis of Clinical Practice*, 40th ed. Edinburgh: Elsevier Ltd; 2008:909–937.
4. Maillard GF, Garey LJ. An improved technique for immediate retropectoral reconstruction after subcutaneous mastectomy. *Plast Reconstr Surg*. 1987;80:396–408.
5. Bayati S, Seckel BR. Inframammary crease ligament. *Plast Reconstr Surg*. 1995;95:501–508.
6. Jinde L, Jianliang S, Xiaoping C, et al. Anatomy and clinical significance of pectoral fascia. *Plast Reconstr Surg*. 2006;118: 1557–1560.
7. Boutros S, Kattash M, Wienfeld A, et al. The intradermal anatomy of the inframammary fold. *Plast Reconstr Surg*. 1998;102:1030–1033.
8. Muntan CD, Sundine MJ, Rink RD, Acland RD. Inframammary fold: a histologic reappraisal. *Plast Reconstr Surg*. 2000;105:549–556.
9. Penn J. Breast reduction. *Br J Plast Surg*. 1955;7:357–371.
10. Liu YJ, Thomson JG. Ideal anthropomorphic values of the female breast: correlation of pluralistic aesthetic evaluations with objective measurements. *Ann Plast Surg*. 2011;67:7–11.
11. Tepper OM, Unger JG, Small KH, et al. Mammometrics: the standardization of aesthetic and reconstructive breast surgery. *Plast Reconstr Surg*. 2010;125:393–400. *This article summarizes three-dimensional breast photography and its potential for establishing a standardized method for breast analysis, in an effort to guide operative planning and better analyze surgical results.*
12. Westreich M. Anthropomorphic breast measurement: protocol and results in 50 women with aesthetically perfect breasts and clinical application. *Plast Reconstr Surg*. 1997;100:468–479.
13. Vandeput JJ, Nelissen M. Considerations on anthropometric measurements of the female breast. *Aesthetic Plast Surg*. 2002;26: 348–355.
14. Smith DJ Jr, Palin WE Jr, Katch VL, et al. Breast volume and anthropomorphic measurements: normal values. *Plast Reconstr Surg*. 1986;78:331–335.
15. Aufricht G. Mammaplasty for pendulous breasts. Empiric and geometric planning. *Plast Reconstr Surg*. 1949;4:13–29.
16. Maliniac JW. Arterial blood supply of the breast. *Arch Surg*. 1943;47:329–343.
17. Palmer JH, Taylor GI. The vascular territories of the anterior chest wall. *Br J Plast Surg*. 1986;39:287–299.
18. Park MC, Lee JH, Chung J, et al. Use of internal mammary vessel perforator as a recipient vessel for free TRAM breast reconstruction. *Ann Plast Surg*. 2003;50:132–137.
19. Dupin CL, Allen RJ, Glass CA, et al. The internal mammary artery and vein as a recipient site for free-flap breast reconstruction: a report of 110 consecutive cases. *Plast Reconstr Surg*. 1996;98:685–692.
20. Craig RD, Sykes PA. Nipple sensitivity following reduction mammaplasty. *Br J Plast Surg*. 1970;23:165–172.
21. Courtiss EH, Goldwyn RM. Breast sensation before and after plastic surgery. *Plast Reconstr Surg*. 1976;58:1–13.
22. Nakajima H, Imanishi N, Aiso S. Arterial anatomy of the nipple-areola complex. *Plast Reconstr Surg*. 1995;96:843–845. *The publication examines the blood supply to the nipple-areola complex, demonstrating that branches of the external mammary artery (lateral thoracic artery) and internal mammary artery provide the dominant blood supply to the nipple-areola complex via small vessels that traverse the subcutaneous tissue.*
23. Sarhadi NS, Shaw-Dunn J, Soutar DS. Nerve supply of the breast with special reference to the nipple and areola: Sir Astley Cooper revisited. *Clin Anat*. 1997;10:283–288.
24. Lockwood TE. Superficial fascial system (SFS) of the trunk and extremities: a new concept. *Plast Reconstr Surg*. 1991;87:1009.
25. Lockwood TE. Reduction mammaplasty and mastopexy with superficial fascial system suspension. *Plast Reconstr Surg*. 1999;103:1411–1420. *This paper describes the anatomy of the superficial fascial system of the breast, and describes a technique for implementing superficial fascial system suspension during reduction mammoplasty and mastopexy.*
26. Cruz-Korchin N, Korchin L, González-Keelan C, et al. Macromastia: how much of it is fat? *Plast Reconstr Surg*. 2002;109:64–68.
27. Lejour M. Evaluation of fat in breast tissue removed by vertical mammaplasty. *Plast Reconstr Surg*. 1997;99:386–393. *This publication evaluated the relative fat content versus glandular tissue of the breast by examining breast parenchyma specimens removed during reduction mammaplasty. The study found that breast fat is highly variable between patients, and increases with age, body mass, and total volume of the breast.*
28. Larson D, Basir Z, Bruce T. Is oncologic safety compatible with a predictably viable mastectomy skin flap? *Plast Reconstr Surg*. 2011;127:27–33. *This paper describes the subcutaneous tissue layer between the dermis and the parenchyma of the breast. The authors propose that by preserving the subcutaneous tissue layer during mastectomy, an oncologically safe resection can be performed while also achieving predictably viable skin flaps.*
29. MacQuillan A, Horlock N, Grobbelaar A, Harrison D. Arterial and venous anatomical features of the pectoralis minor muscle flap pedicle. *Plast Reconstr Surg*. 2004;113:872–876.
30. Grotting JC. Immediate breast reconstruction using the free TRAM flap. *Clin Plast Surg*. 1994;21:207–221.
31. Schusterman MA, Kroll SS, Miller MJ, et al. The free transverse rectus abdominis musculocutaneous flap for breast reconstruction: one center's experience with 211 consecutive cases. *Ann Plast Surg*. 1994;32:234–242.
32. Tsai FC, Hsieh MS, Liao CK, et al. Correlation between scoliosis and breast asymmetries in women undergoing augmentation mammaplasty. *Aesthetic Plast Surg*. 2010;34:374–380.
33. Van Aalst JA, Phillips JD, Sadove AM. Pediatric chest wall and breast deformities. *Plast Reconstr Surg*. 2009;124:38e–49e.
34. Kronowitz SJ, Robb GL. Breast reconstruction with postmastectomy radiation therapy: current issues. *Plast Reconstr Surg*. 2004;114:950–960.
35. Losken A, Hamdi M. Partial breast reconstruction: current perspectives. *Plast Reconstr Surg*. 2009;124:722–736.
36. Kronowitz SJ, Kuerer HM, Buchholz TA, et al. A management algorithm and practical oncoplastic surgical techniques for repairing partial mastectomy defects. *Plast Reconstr Surg*. 2008;122:1631–1647.
37. Giuliano AE, McCall L, Beitsch P, et al. Locoregional recurrence after sentinel lymph node dissection with or without axillary dissection in patients with sentinel lymph node metastases. The American College of Surgeons Oncology Group Z0011 Randomized Trial. *Ann Surg*. 2010;252:426–433.
38. Wong J, Cagle L, Morton D. Lymphatic drainage of the skin to a sentinel lymph node inn a feline model. *Ann Surg*. 1991;214:637–641.
39. Morton DL, Wen DR, Foshag LJ, et al. Intraoperative lymphatic mapping and selective cervical lymphadenectomy for early-stage melanomas of the head and neck. *J Clin Oncol*. 1993;11:1751–1756.
40. Morton DL, Wen DR, Wong JH, et al. Technical details of intraoperative lymphatic mapping for early stage mela- noma. *Arch Surg*. 1992;127:392–399.
41. Giuliano AE, Kirgan DM, Guenther JM, Morton DL. Lymphatic mapping and sentinel lymphadenectomy for breast cancer. *Ann Surg*. 1994;220:391–398.
42. Giuliano AE, Jones RC, Brennan MB, et al. Sentinel lymphadenectomy in breast cancer. *J Clin Oncol*. 1997;15:2345–2350.
43. Norman J, Cruse CW, Espinosa C, et al. Redefinition of cutaneous lymphatic drainage with the use of lymphoscintigraphy for malignant melanoma. *Am J Surg*. 1991;162:432–437.
44. Norman J Jr, Cruse W, Ruas E, et al. The expanding role of lymphoscintigraphy in the management of cutaneous melanoma. First Place Winner: Conrad Jobst award. *Am Surg*. 1989;55:689–694.
45. Krag DN, Weaver DI, Alex JC, et al. Surgical resection and radiolocalizaiton of the sentinel lymph node in breast cancer using a gamma probe. *Surg Oncol*. 1993;2:335–340.
46. Schwartz GF, Giuliano Ae, Veronesi U, Consensus Conference Committee. Proceedings of the consensus conference on the role of sentinel lymph node biopsy in carcinoma of the breast, April 19-22, 2001, Philadelphia, Pennsylvania. *Cancer*. 2002;94:2542–2551.

第 2 章

隆乳术的术前评估和医患沟通

Michael R. Schwartz

概要

- 确保全面评估每个患者的个人目标和期望。
- 确保完成完整的病史采集，重点关注乳房。
- 检查应包括体格检查、专科检查和 3D 成像。
- 进行个性化的系统术前规划，根据患者的要求和体格检查制订个性化手术方案：包括切口选择、假体腔隙选择和乳房假体选择。

简介

隆乳术一直是美国女性中最受欢迎的外科手术之一。2014 年，美国进行了超过 285 000 例手术，数量仅次于吸脂术[1]。患者可能患有原发性或继发性乳房发育不全。原发性发育不全包括乳房发育小和某些胸壁畸形（包括 Poland 综合征）；继发性或退化性发育不全通常发生在产后患者，极度减肥后出现萎缩性变化的患者也可能发生类似情况。

在术前评估中，讨论患者的期望值是必不可少的一部分。有充分证据表明，乳房外观不良会对患者的自尊心和身体形象造成负面影响，而隆乳术可以改善这一情况。医患交流必须建立在期望值合理的基础之上[2]。

历史回顾

隆乳术的发展是一个从主观到客观的过程。单纯选择假体大小的方式已经改变为根据患者各种术前客观测量指标和手术方案来确定假体的方式。过去，隆乳术的标准是单纯的增大体积。现在，隆乳术的目标已经改进为更安全、更持久以及获得自然的外观和手感。

过去，乳房假体的选择依据仅限于增加乳房体积和基底直径。假体过大会造成术后外观不理想，同时，将较大假体折叠放入较小的组织腔隙中，随着时间的推移可能会导致假体外壳破裂。

后来，假体公司研发出了多种形状的假体以供选择。同一体积的假体可以有不同的基底直径，即同一体积的假体包括了低、中、高甚至超高凸度（图 2.1）。这使得假体可以更个性化地适用于不同患者的胸壁。乳腺外科由此引出了基底直径和形态设计的概念。遗憾的是，假体设计的这些进步也导致了过度使用大型假体，其结果是组织损伤和萎缩、并发症发生率增加和需要进行二次手术[3]。

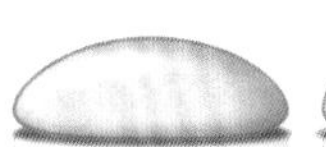
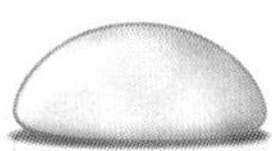
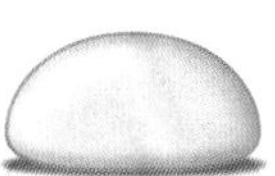
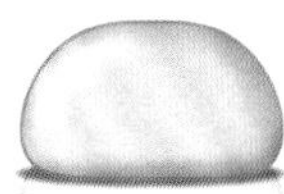

图 2.1 圆形假体显示出不同的轮廓形状（凸度由低到高）

为了与美国食品药品管理局（FDA）对硅胶假体“危机”数据需求相一致，许多外科医生开始开发更系统的隆乳手术流程[4-6]，其目标包括对客观测量指标进行严格的分析，以便更好地预测每位患者的手术效果，并最大程度地减少这种择期手术的手术风险。如今的外科医生需要了解这些不同的隆乳手术流程，并考虑如何将其应用于他们个人的手术技术和审美原则中。

没有哪个隆乳流程是完全正确的，但每个流程中的分析系统都能为医生提供一些不同的关键细节，以实现可重复的、美观的、安全的术后效果。本章将讨论其中一些重要方面。

最终，FDA 分别于 2012 年和 2013 年在美国批准了成形乳房假体和高黏度乳房假体，为乳房再造手术和乳房美容手术提供了更多选择[7]。今天，由于假体制造技术的显著进

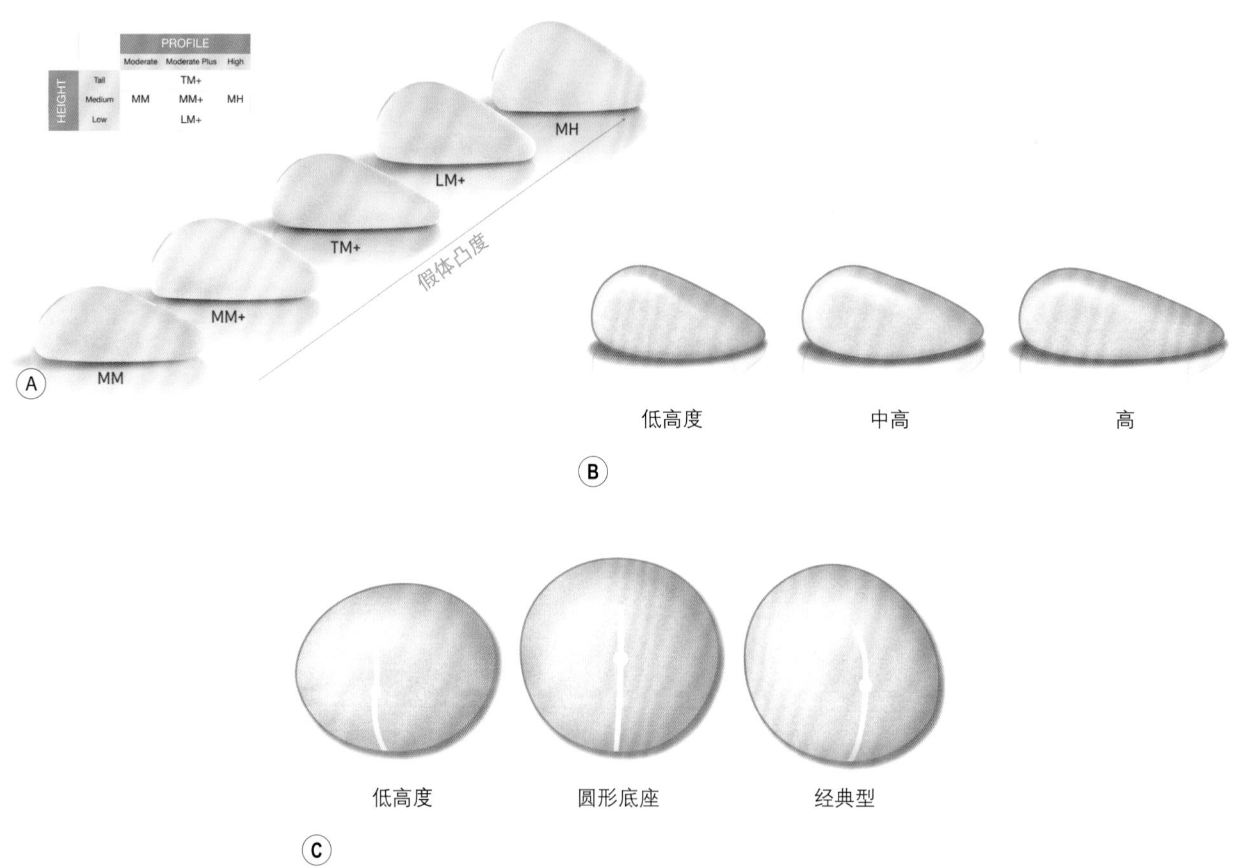

图 2.2 假体形状。(A) Mentor 记忆型;(B) Allergan 410(低至全高);(C) Sientra HSC 2 型(低高度,圆形底座,经典型)

步,隆乳患者有了更多选择,手术变得更安全,预期效果也变得更好[8-10](图 2.2)。

医患沟通过程

今天的电子病历使医生有机会在患者进入诊室之前就获得非常完整的病历(图 2.3)。医生可以自行设计电子文档,以收集完整的乳房病史和家族史。对于 35 岁以上的所有患者,或任何年龄有明显危险因素的患者,都应进行术前乳房 X 光检查。整形外科医生应该对乳腺癌基因的现代基因检测技术有基本的了解,因为这是医患沟通过程中一个常见的问题。

患者经常在互联网上花费大量时间搜索相关信息,而这些信息既不准确,也不见得有什么帮助。作者强烈建议患者应根据自身情况提出要求,并避免根据不可靠的信息提出各种“假如”和医生进行漫长的讨论。医患沟通的关键部分是确定患者对该手术抱有合理的预期。

讨论的下一部分应关注患者的目标。这不仅应包括她期望的乳房大小,还应包括她期望的乳房形状,她理想的乳房外观是自然的还是丰满的。当然这并没有共识,但是最近的一篇论文清楚地表明,多数人倾向于乳房的下极稍微饱满,而上极则呈直线,乳头位于最突出的位置,稍微上翘[11](图 2.4)。

患者检查

完整的体格检查应包括每个患者的身高、体重和当前的胸罩尺码。明确记录胸壁和脊柱畸形至关重要。记录以下各项指标是否对称非常重要:乳房大小、形状、乳头位置、乳房下皱襞(IMF)位置、肩关节位置以及腋窝乳腺组织丰满度和质地。医生应进行乳房全面检查,以排除肿块或乳腺疾病,还应注意乳腺组织和皮肤的质地(图 2.5)。

目前存在多个评估体系以指导医生进行术前检查。所有体系的关键要素均包括乳房基底直径、胸骨切迹到乳头的距离、乳头到 IMF 的距离、乳房间距离和乳房上极软组织厚度,这些都应该准确地记录在患者病历图表中(图 2.6)。前面提到的每个评估体系都使用了不同的参数来评估乳房被覆皮肤的弹性和组织量。医生应该对每个患者和每个乳房进行明确评估。虽然本章无法对每个评估体系都进行完整描述,但有几个关键指标需要进行深入讨论。

基底直径

所有用于选择乳房假体的评估体系都非常重视患者术前的乳房基底直径,即乳房内侧到腋前线的距离。目前尚无依据患者乳房基底直径来确定乳房假体大小的共识。作者

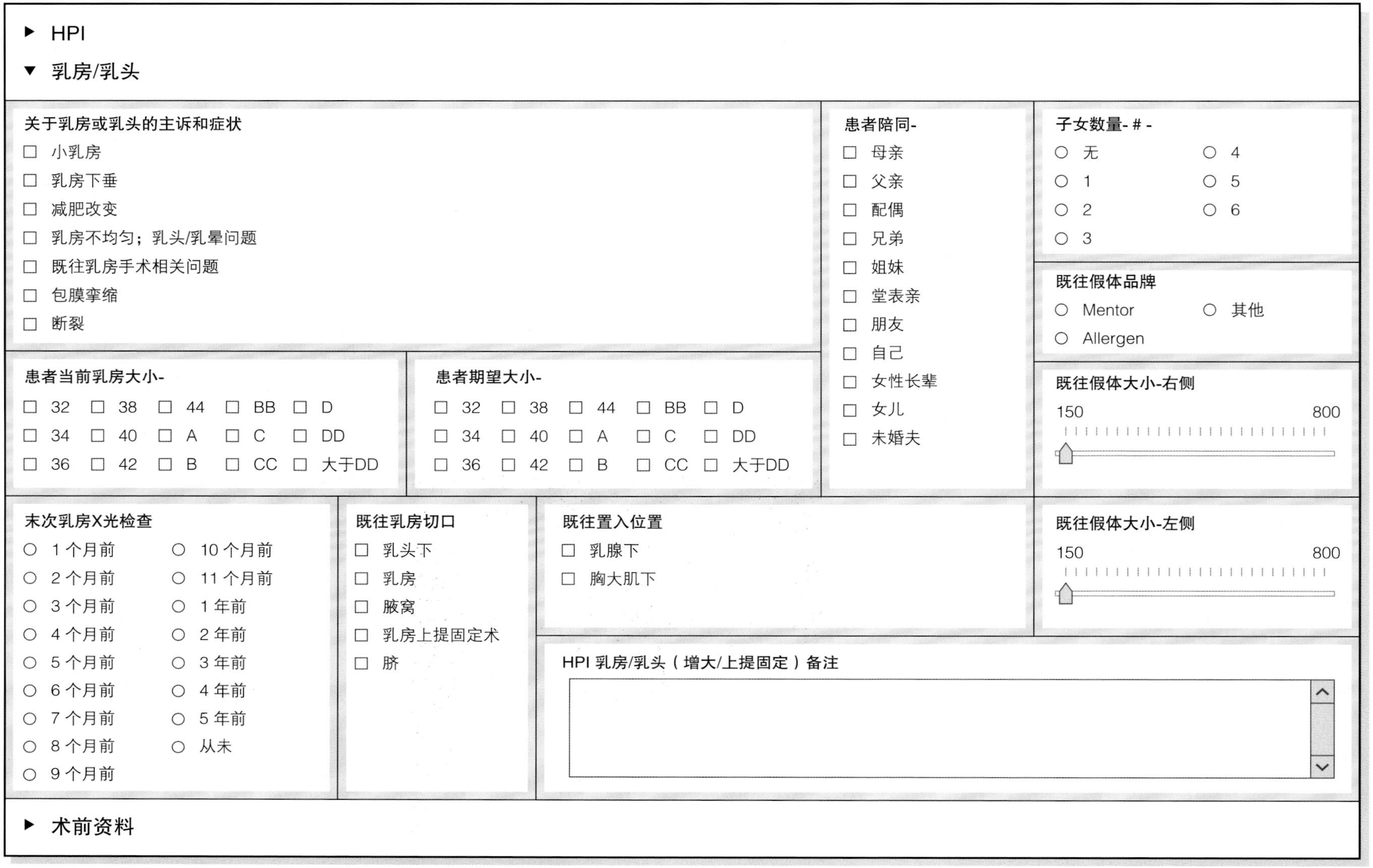

▶ HPI

▼ 乳房/乳头

关于乳房或乳头的主诉和症状

- ☐ 小乳房
- ☐ 乳房下垂
- ☐ 减肥改变
- ☐ 乳房不均匀；乳头/乳晕问题
- ☐ 既往乳房手术相关问题
- ☐ 包膜挛缩
- ☐ 断裂

患者陪同-

- ☐ 母亲
- ☐ 父亲
- ☐ 配偶
- ☐ 兄弟
- ☐ 姐妹
- ☐ 堂表亲
- ☐ 朋友
- ☐ 自己
- ☐ 女性长辈
- ☐ 女儿
- ☐ 未婚夫

子女数量- # -

○ 无　○ 4
○ 1　○ 5
○ 2　○ 6
○ 3

既往假体品牌

○ Mentor　○ 其他
○ Allergen

患者当前乳房大小-

☐ 32	☐ 38	☐ 44	☐ BB	☐ D
☐ 34	☐ 40	☐ A	☐ C	☐ DD
☐ 36	☐ 42	☐ B	☐ CC	☐ 大于DD

患者期望大小-

☐ 32	☐ 38	☐ 44	☐ BB	☐ D
☐ 34	☐ 40	☐ A	☐ C	☐ DD
☐ 36	☐ 42	☐ B	☐ CC	☐ 大于DD

既往假体大小-右侧

150　800

既往假体大小-左侧

150　800

末次乳房X光检查

○ 1 个月前	○ 10 个月前
○ 2 个月前	○ 11 个月前
○ 3 个月前	○ 1 年前
○ 4 个月前	○ 2 年前
○ 5 个月前	○ 3 年前
○ 6 个月前	○ 4 年前
○ 7 个月前	○ 5 年前
○ 8 个月前	○ 从未
○ 9 个月前	

既往乳房切口

- ☐ 乳头下
- ☐ 乳房
- ☐ 腋窝
- ☐ 乳房上提固定术
- ☐ 脐

既往置入位置

- ☐ 乳腺下
- ☐ 胸大肌下

HPI 乳房/乳头（增大/上提固定）备注

▶ 术前资料

图 2.3　EMR 示例，可根据实践偏好进行订制

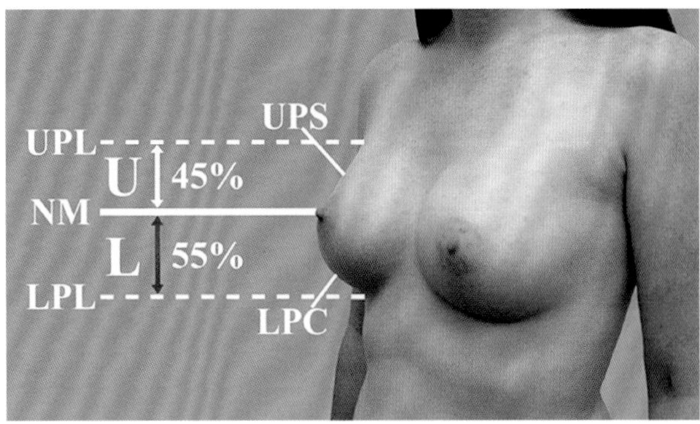

图 2.4 理想的乳房比例。具有代表性的 3/4 剖面图，包括测量中使用的标准乳房参数：上极与下极之比、乳头角度和上下极轮廓可见乳房的上极与下极之比为 45∶55，上极为直，下极为凸

U，上极；L，下极；UPL，上极线；LPL，下极线；NM，乳头经线；UPS，上极坡度；LPC，下极突度

Reproduced with permission from Mallucci P，Branford OA. population analysis of the perfect breast：a morphometric analysis. Plast Reconstr Surg. 2014；134：436-447.

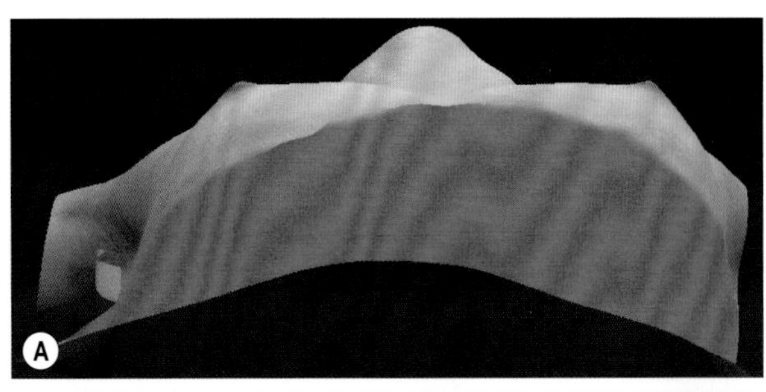

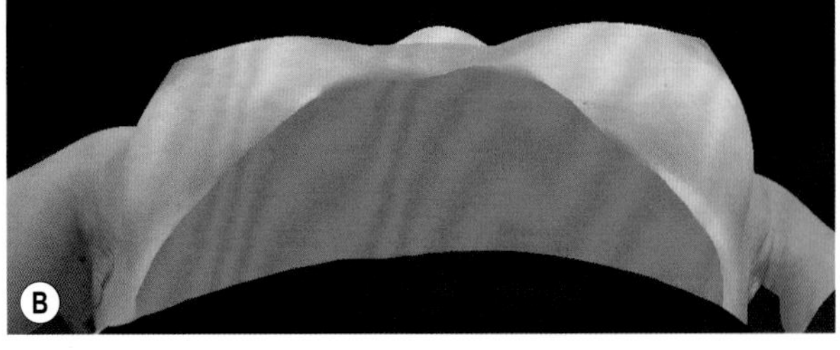

图 2.5 胸壁形状的重要差异。（A）平坦胸壁：这种患者的乳房假体很可能会保持居中位置，并有效增加容积；（B）圆形胸壁：高凸假体在术后早期有向外侧滑落的倾向。毛面假体更有可能有效地保持原位。另外，部分增加的体积会让胸廓变平，且对最终乳腺体积增加的作用不足。这些患者可能需要较大的假体以实现她们想要的效果

选择的是与患者乳房直径相差 1cm 以内的假体。这样的假体大小能实现最大的乳房基底直径，使乳房具有最大的体积。但假体不宜过大，以免过度拉伸内侧或外侧，导致组织损伤。

通常，假体大小不宜超过上述范围，这几乎已经成为教科书式的隆乳手术假体选择标准。假体大小超过乳房基底直径会不可避免地导致不可逆的组织损伤，并导致并发症，包括假体可见、波动感、乳头感觉丧失、早期假体移位和乳房下垂。所有这些问题都会导致并发症发生率和二次手术发生率大大提高。作者原则上同意以上观点，但是也有一些例外，例如缩窄性乳房、管状乳房和乳房严重发育不全，需要通过术前充分沟通和制订个性化的手术方案来实现良好的手术效果。

乳房被覆皮肤测量

皮肤前后方向拉伸试验、乳头至 IMF 拉伸试验、内侧皮肤夹捏试验、外侧皮肤夹捏试验以及其他类似的测量是对每个患者的乳房被覆皮肤的质量、体积和弹性等个性化特性进行分类的测量指标。外科医生需要决定采用哪种评估体系进行评估，并且认真地进行测量。

乳房填充过度或不足都很容易被看出，年轻医生可以通过学习资深医生的经验来避免这些问题。上述评估体系提供了根据乳房被覆皮肤松弛或紧张的情况来调整乳房假体体积的方法，以实现满意的效果（图 2.7）。

夹捏试验

乳房上极夹捏试验是评估过程的重要部分，有助于在评估患者时正确选择假体类型和置入腔隙。在选择乳房假体的大小和直径时，以及考虑乳房上提固定术及其他乳房修整手术是否必要时，乳房实质其他部位的厚度也需要考虑。

简而言之，当乳房上极夹捏厚度 <2cm 时，将假体置于胸大肌深面将不容易被看到或触及。另外，在此情况下，高黏度成形假体或盐水假体更适合放在胸大肌深面。

3D 成像

全面的体格检查完成后，患者即可接受 3D 成像扫描，对乳房的各项指标进行测量，并模拟术后的乳房形态。3D 成像技术的重点在于，这项技术的目的不是选择假体大小，而是确认假体大小，因为通过成像技术选择乳房假体大小的操作违反了术前设计的安全准则。成像软件的设计目的是为了让各种大小的假体都能实现良好的外观，而不受患者的解剖差异影响。

基于这一前提，3D 成像技术作为术前测量和预期术后效果的工具，对于乳房美容外科医生而言，在临床应用以及与患者沟通方面都非常有用。多项研究已证实，3D 成像的准确性和患者满意度高达 90%（图 2.8）[12]。

假体型号模拟器

确定乳房假体大小没有最佳方法，这要根据医生的经验、选用的评估系统和习惯。作者的习惯因患者自身条件而异，最大范围不超过患者的基底直径。患者可以使用常用的容积型号模拟系统（图 2.9）。该系统被装入紧身的运动胸罩中，仅用于测量体积（而非形状）。然后，将患者选择的假体型号与其他术前测量值相组合，进行术后效果的 3D 成像。

患者姓名 ____________________

年龄 ________ 体重 ________ 身高 ________ 术前胸罩尺码 ________

预期效果

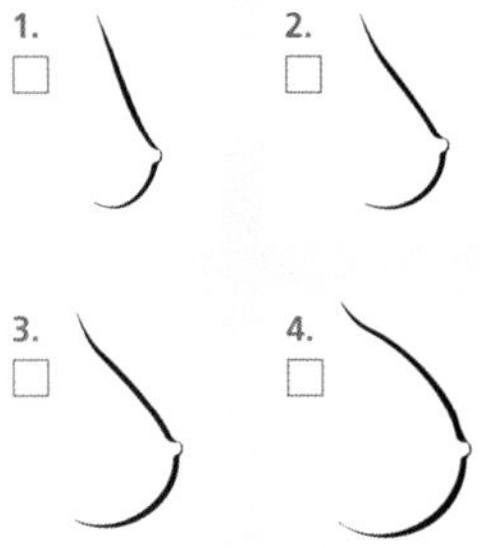

1. □　2. □

3. □　4. □

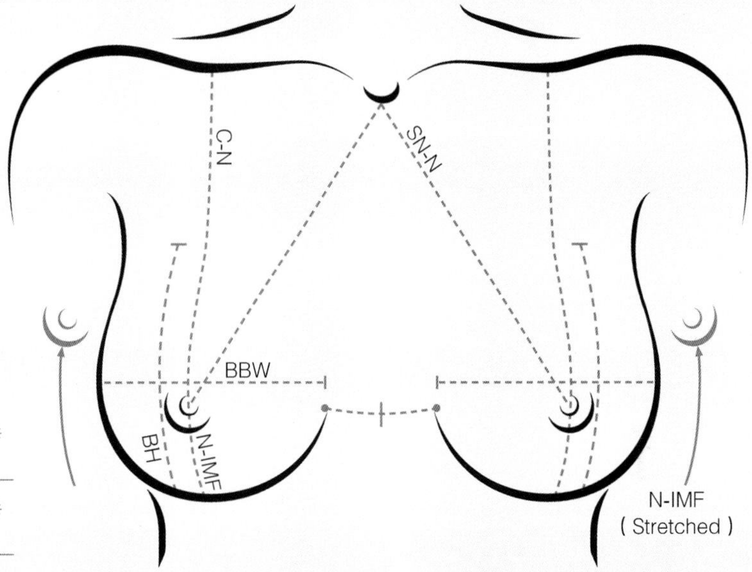

C-N　SN-N　BBW　BH　N-IMF　N-IMF (Stretched)

乳房被覆皮肤

右侧 □紧 □适中 □松弛 □伴下垂

左侧 □紧 □适中 □松弛 □伴下垂

乳房测量

	右侧	左侧		右侧	左侧
胸骨切口至乳头距离（SN-N）			乳头至乳房下皱襞距离（N-IMF）		
锁骨至乳头距离（C-N）			乳头至乳房下皱襞距离（展平）		
乳房基底宽度（BBW）			乳房上部夹捏厚度		
乳房高度（BH）			乳晕直径	___ x ___ 垂直 水平	___ x ___ 垂直 水平
乳房中部夹捏厚度			乳房间距离		
乳房外侧夹捏厚度					

乳房外观

乳房形态　R L □□ 管状　R L □□ 圆形　R L □□ 锥形　R L □□ 宽　R L □□ 窄　R L □□ 其他 ________

乳房检查 ____________________

估计乳房体积　右侧 ________ 左侧 ________ 差别 ________

不对称性　胸壁 ________ 乳房 ________

两侧乳头高度差 ________ 两侧乳房下皱襞高度差 ________

手术方案制订

手术类型　□增大　□修整　□再造

手术时间 ________ 地点 ________ 乳房下皱襞 □高 □原位 □低

外形尺寸　体积 ________ 凸度 ________ 乳房基底宽度 ________

卡尺

切口入路 □乳房下皱襞 □乳晕缘 □腋下 □其他

假体基底直径 ________

假体位置 □胸大肌下 □乳腺下 □胸大肌筋膜下

乳房基底宽度－1/2内侧夹捏厚度－1/2外侧夹捏厚度

图 2.6　可用于记录患者测量和手术计划的几种可选表格之一

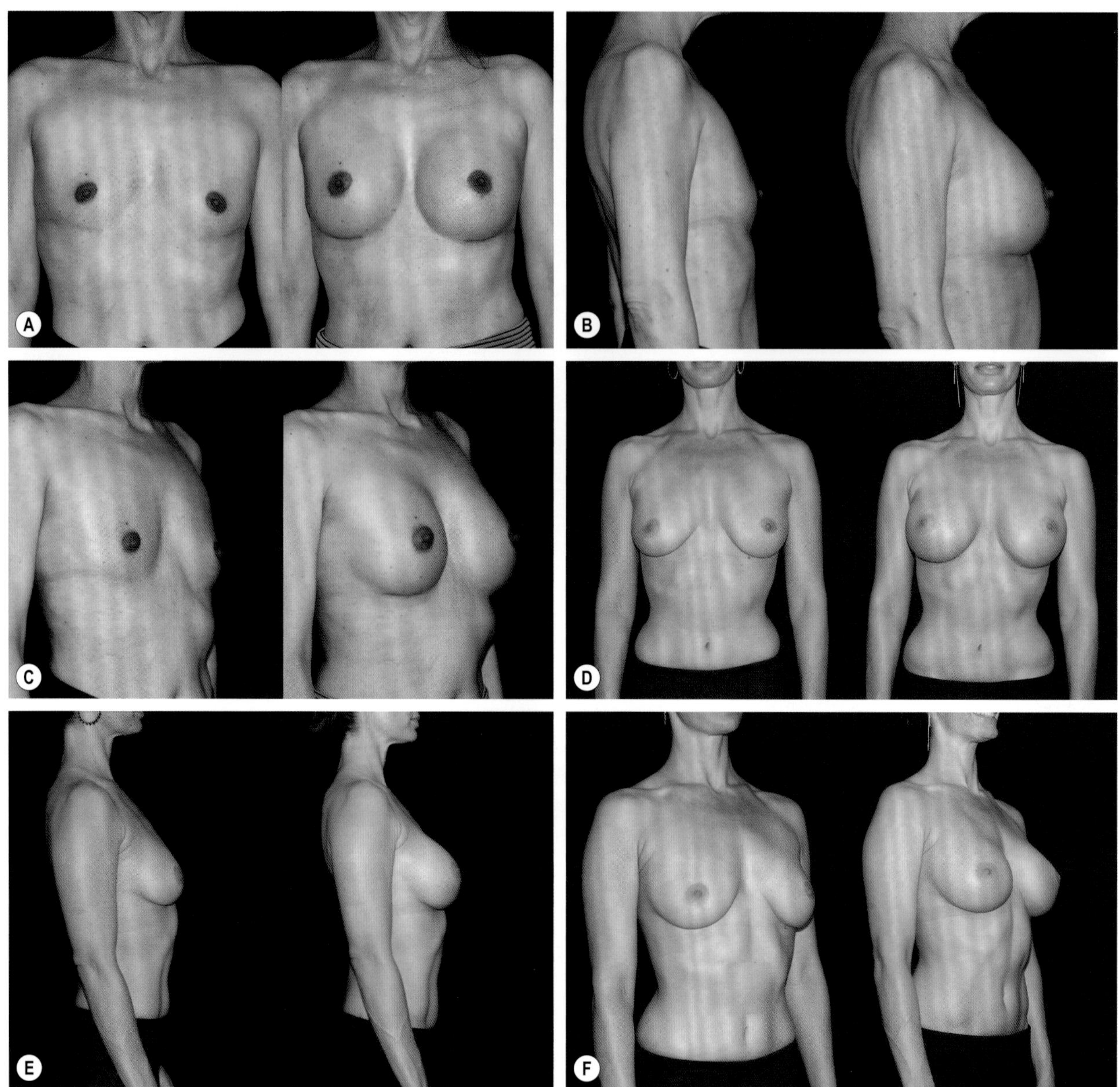

图 2.7 乳房被覆皮肤的差异。(A~C)该患者皮肤紧绷，乳房组织少，胸壁不对称。Sientra 经典型假体，置入位置于胸大肌下(右:400cc;左:350cc)。(D~F)该患者皮肤松弛，乳房组织中等。Mentor 中高凸圆形光面硅胶假体置入乳腺下(右侧 300cc;左侧 275cc)

假体选择

假体可大致分为三类:盐水假体和硅胶假体、光面假体和毛面假体、圆形假体和解剖型假体。如果将上述假体种类再加上不同的高度、凸度及可用的品牌进行考虑，组合的结果便会多到不计其数。每个外科医生都必须评估当前可用的安全性数据、患者特征、测量值、成本以及自身手术技术，综合评估后选择最佳的假体。

根据目前的资料，作者倾向于在几乎所有情况下都使用毛面假体。这一做法的主要目的是减少包膜挛缩[13]，而这也是依据作者对假体位置稳定性的认识所作出的决定。另外，使用高黏度成形硅胶假体时需要对其进行毛面化处理，以防止假体旋转和错位。

切口选择

传统意义上的隆乳术切口分为四种:乳房下皱襞切口、腋窝切口、乳晕缘切口和经脐切口。医生应与患者讨论每种切口的风险和优势，然后根据患者对假体的选择、医生的习惯和技术特点、患者的喜好以及相应的手术方法选择合适的手术切口。

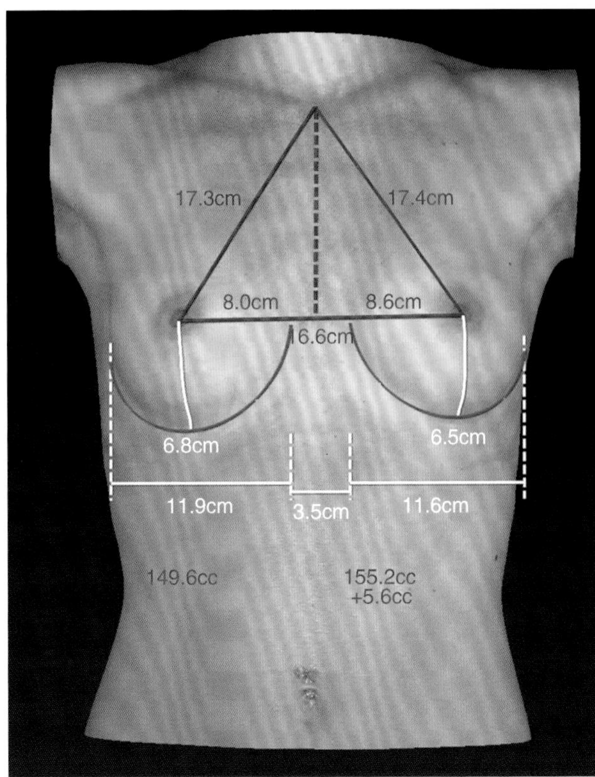

图 2.8　现代 3D 图像的测量和显示示例

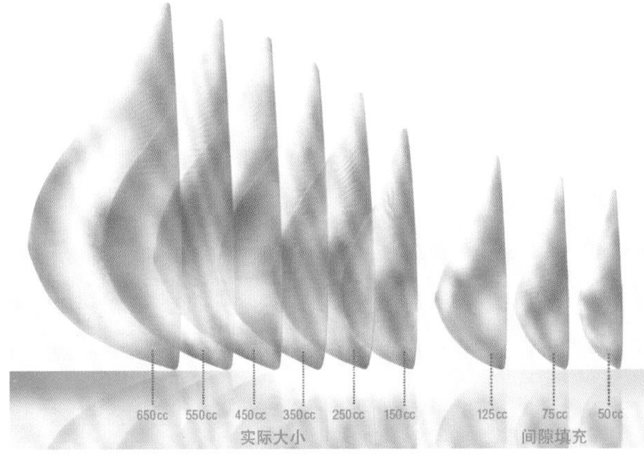

图 2.9　患者根据术后乳房大小试穿假体型号模拟器。假体无法正确填充胸罩或 T 恤衫，将导致无法正确预测假体大小

乳房下皱襞切口

该切口可以完全显示胸大肌深面或乳腺腺体深面的腔隙。它可以用于初次或二次乳房手术。需要在新的（手术后计划形成的）IMF 处设计切口，现有的技术可以准确定位切口位置。切口的长度依假体类型而变化，新型的高黏度硅胶假体需要较长的切口。

乳晕缘切口

该切口隐藏在乳晕色素和乳房皮肤的交界处，最适合色素浅的患者。乳晕色素有明显分界的患者的瘢痕相较于色素沉着逐渐淡入乳腺皮肤的患者更不明显。当调整 IMF 位置，或探查缩窄性乳房畸形患者的腺体组织时，该切口非常有用。近期发表的文献表明，使用该切口，尤其是结合毛面假体使用时，感染和包膜挛缩的风险较高。其他缺点包括手术视野不佳，以及无法为乳晕直径 <40mm 的患者置入硅胶或者高黏度假体。

腋窝切口

腋窝切口可用于进行盐水或硅胶假体隆乳。过去，这种方法也曾结合钝性分离技术使用，但现在，该技术由于存在血肿增加、腔隙不规则和不必要的组织损伤的显著风险而被诟病。该方法结合内窥镜技术使用，也可用于放置新型高黏假体，但这可能需要较大的腋窝切口和隧道。该切口避免了乳房上的瘢痕，但是限制了对乳腺组织的操作，并且在任何二次修整手术时都可能需要另做一个新的切口。

经脐切口

同样，该技术不会在乳房表面形成切口，但是该切口只能结合盐水假体使用。同样，钝性分离和无法用于修整手术也限制了它的实用性。研究表明，该技术能更好地应对乳房 X 光检查，而 X 光检查对于所有患者都很重要，对于有乳腺癌家族史的患者尤其如此。在软组织较薄的患者中，假体轮廓可见或可触及假体的问题发生率较低，这对于盐水假体和新型高黏硅胶假体尤其重要。

腔隙选择

胸大肌下间隙

这个层次被证实至少能够减少光面假体的包膜挛缩。

胸大肌下放置假体的缺点包括胸肌发达和 / 或假体较大时患者动态畸形（胸大肌收缩时出现畸形）的风险增加、术后疼痛增加，以及使用光面且尤其是盐水假体存在长期“活塞畸形”的风险（假体向外侧和下方移位）。

选用胸大肌下平面时，通过双平面技术[14]可获得类似于乳腺下间隙的效果，但保留了较好的乳房上极覆盖。这种技术允许医生对乳房下极和腺体组织进行额外处理。对于矫正乳房下垂、乳房被覆皮肤不对称以及乳头位置不对称非常有用（图 2.10）。在使用双平面时，医生必须保持胸肌的内侧附着，避免内侧发生掀帘畸形。

乳腺下间隙

该平面仍然是隆乳的极佳选择，可以更好地矫正乳房下垂，发生包膜挛缩的风险与毛面假体类似。近期发表的文献表明，使用光面假体显然存在较高的包膜挛缩风险。

（胸大肌）筋膜下间隙

该解剖平面将乳腺组织与假体分开，并在理论上减少了包膜挛缩。它也可以消除动态畸形的风险，并能理论上实

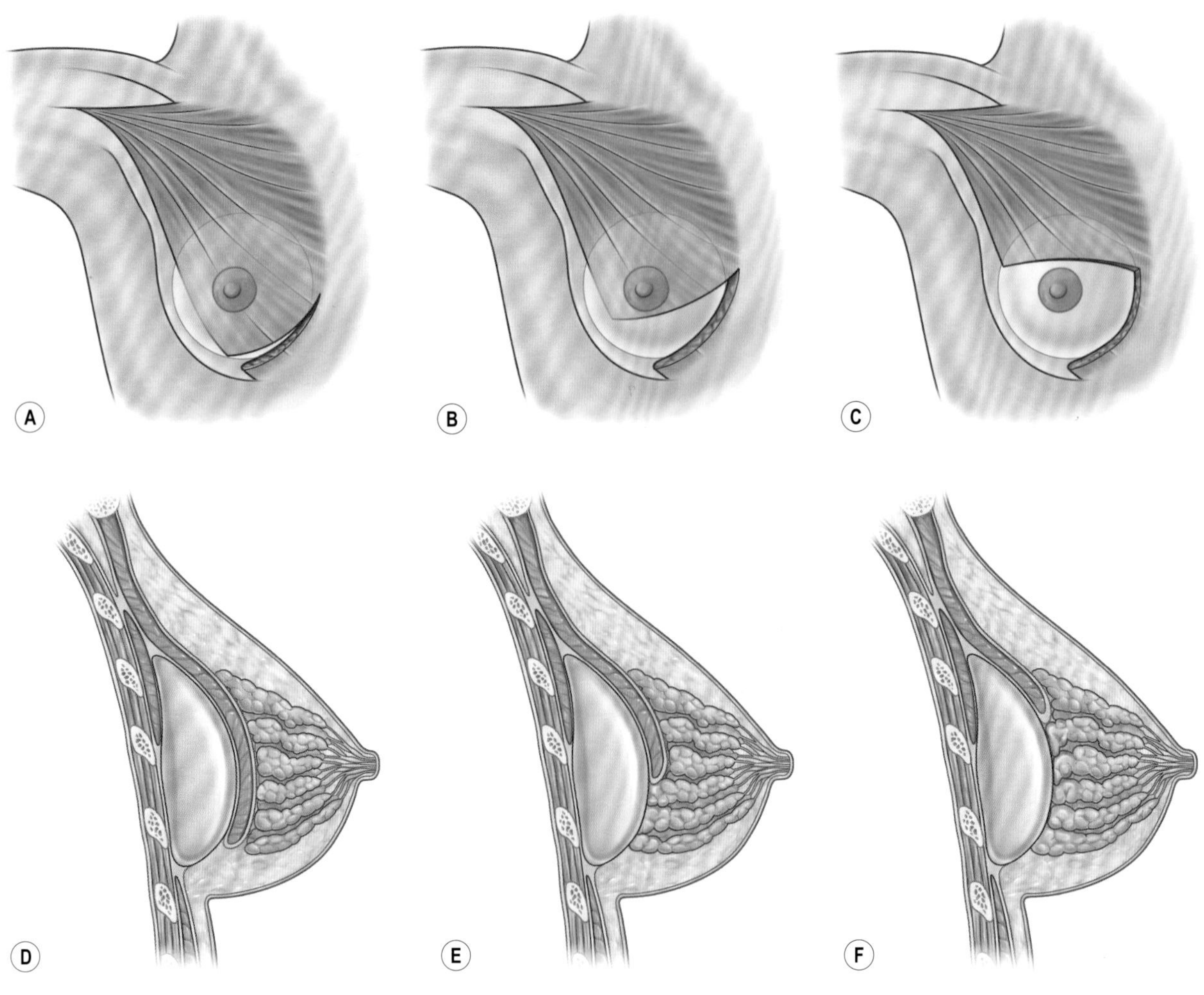

图 2.10 双平面技术

现理想效果。该平面在美国以外地区更为常用，平面的解剖难度较高。

谁来决定优劣？医生还是患者？

作者的个人方法[15]

在作者的实践中，患者会被允许试穿不同类型的假体，然后进行所有数值的测量，再通过以下方法选择假体：

1. 测量基底直径。为了创造一个迷人的乳房，假体直径与乳房基底直径的差不宜超过 ±1cm。管状乳房、缩窄性乳房或真性乳房缺失的情况除外。

2. 测量胸骨切迹到乳头的距离，以评估乳房的高度：

>21cm——高假体

18~21cm——中高假体或圆形假体

<18cm——椭圆形假体

(可以根据患者的腋窝丰满度、目标形状、胸肌发育程度和胸部形状进行调整。)

3. 假体凸出部分用以填充乳房被覆组织的不足。这是通过测量乳头到 IMF 皮肤拉伸距离来评估的。尽可能根据患者的乳房被覆组织状况和目标大小选择高、中或低凸度的假体。

4. 确定了假体的基底直径、高度和凸度后，就可以确定假体的体积。如果患者的期望体积过大(必须使用较小的假体)或过小(必须进行乳房上提固定术)，医生必须和患者进行沟通。虽然患者是消费者，但是作为医生必须告诉她，她的选择空间是有限的。新型假体的优点在于使用寿命长，并且因假体损坏而进行修复手术的可能性非常小。因此，患者和医生在作决定时都应避免这种情况的发生。

隆乳术受患者需求所驱动，许多患者会寻找愿意为她们置入任意大小假体的隆乳术医生。这会使得患者在短期内感到满意，但时间一长患者便会出现并发症。

作者相信每个医生都需要决定自己的隆乳理念：最终作选择的是患者还是医生？如果医生允许患者在其选择范围内指定隆乳的体积，那么医生就不能确定至少一个或多个假体的特征。

换句话说，如果医生测量了患者组织的所有特征，则她们可以容纳的假体体积是预先确定的，否则医生无法控制手术。

在提高个人隆乳技术的同时，医生必须客观地决定哪种方法适合本人的患者理念、风险规避原则和手术技术。医生必须建立个人的沟通标准与手术原则，并围绕这个理念进行实践。

例如，两位医生可就同一患者的治疗方案进行讨论，集中最好的建议（表 2.1）。

表 2.1　两位外科医生如何治疗同一位患者

外科医生 A		外科医生 B	
基底直径	11.0cm	底座直径	12.3cm
高度	中等	体积	385
凸度	中等	高度	中等
体积	255cc	凸度	高

（见下文讨论）

第一位医生测量了患者乳房的所有特征——基底直径、高度（用于成形假体）、乳房被覆组织（在该病例中选择了圆形中凸假体）。然后他从一个公司的目录中查找，只能选择 255cc 的假体。而另一位医生允许患者“选择”400cc 的假体。为了保持类似的体积，他必须作出重大牺牲。最符合该体积要求的假体是一个 385cc 的高凸假体，其基底直径 > 患者的乳房基底直径。如上所述，随着时间的推移，该方法会导致某些患者出现组织异常拉伸、变薄、起皱、触底和假体移位，从而导致更高的二次手术发生率。即使由最好的外科医生操作，这些并发症的发生率也非常高。虽然有些患者在这两种情况下都能取得很好的远期效果，但“患者选择大小”模式中的其他患者却没有期望的好结果。作为医生，我们必须遵循“不伤害”原则。通过合理的方法进行安全和长效的隆乳是理想的目标。通过合理的方法进行安全和长效的隆乳是理想的目标。较高的二次手术发生率和并发症发生率、不自然的大小和外观都要求患者和医生对隆乳术的目标进行严格的重新评估（图 2.11）。

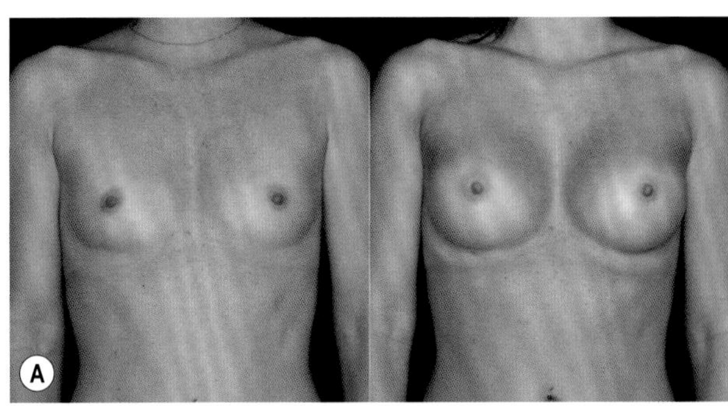

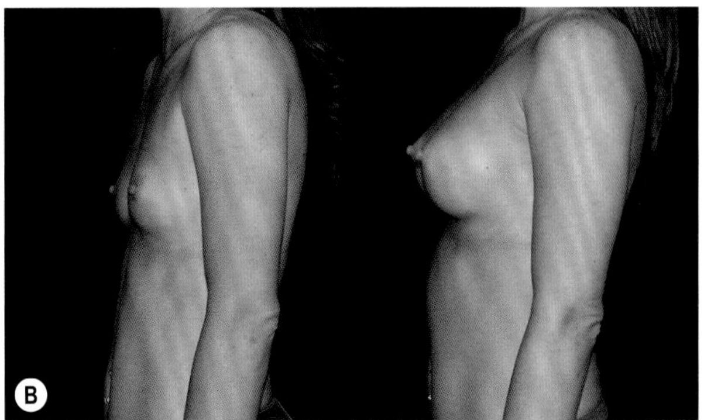

图 2.11　一名 24 岁患者在 Sientra 圆底硅胶假体隆乳术（320cc）之前和之后 6 个月。该患者的乳房较小且皮肤包裹紧实，但仍然有很自然的增大效果，其结果与之前讨论的 45%/55% 的比率相似

结论

隆乳术已经从具有较高并发症发生率的主观手术发展成为由客观标准决定的认知和美容手术。新型假体、有数据支持的更好的假体选择方法和细致的手术操作使整形外科医生得以提高手术的安全性和手术效果。现代乳房整形外科医生应努力掌握这些方法和细节，以期为每个患者实现理想的手术效果。

参考文献

1. ASAPS. *Current procedural statistics.* [Online] Available at <http://www.surgery.org>; 2014.
2. Gladfelter J, Murphy D. Breast augmentation motivations and satisfaction: a prospective study of more than 3,000 silicone implantations. *Plast Surg Nurs.* 2008;28:170–174.
3. Tebbetts JB, Teitelbaum S. High- and extra-high-projection breast implants: potential consequences for patients. *Plast Reconstr Surg.* 2010;126:2150–2159. *Surgeons should carefully review this paper to understand the potential damage of a poorly selected or oversized implant. It is essential to understand how patient goals may not produce safe long term results.*
4. Tebbetts JB, Adams WP. Five critical decisions in breast augmentation using five measurements in 5 minutes: the high five decision support process. *Plast Reconstr Surg.* 2005;116:2005–2016. *This classic paper presents a system of analysis and planning for breast augmentation. Its principles should be clearly understood by all aesthetic breasts surgeons.*
5. Hammond D. Augmentation mammoplasty. In: Hammond D, ed. *Atlas of Aesthetic Breast Surgery.* Philadelphia: Elsevier Limited; 2009:51–64.
6. Randquist C, Gribbe O. Highly cohesive textured form stable gel implants: principles and techniques. In: Hall-Findlay E, Evans G, eds. *Aesthetic and Reconstructive Surgery of the Breast.* Philadelphia: Elsevier Limited; 2010:339–365.
7. Maxwell GP, Gabriel A. The evolution of breast implants. *Plast Reconstr Surg.* 2014;134:S12–S17.
8. Stevens WG, Harrington J, Alizadeh K, et al. Five-year follow-up data from the U.S. clinical trial for Sientra's U.S. Food and Drug Administration-approved Silimed® brand round and shaped implants with high-strength silicone gel. *Plast Reconstr Surg.* 2012;130:973–981.
9. Maxwell GP, Van Natta BW, Murphy DK, et al. Natrelle style 410 form-stable silicone breast implants: core study results at 6 years. *Aesthet Surg J.* 2012;32:709–717.
10. Hammond DC, Migliori MM, Caplin DA, et al. Mentor Contour Profile Gel implants: clinical outcomes at 6 years. *Plast Reconstr Surg.* 2012;129:1381–1391.
11. Mallucci P, Branford OA. Population analysis of the perfect breast: a morphometric analysis. *Plast Reconstr Surg.* 2014;134:436–447.
12. Roostaeian J, Adams WP. Three-dimensional imaging for breast augmentation: is this technology providing accurate simulations. *Aesthet Surg J.* 2014;34:857–875.
13. Stevens WG, Nahabedian MY, Calobrace MB, et al. Risk factor analysis for capsular contracture: a 5-year Sientra study analysis using round, smooth, and textured implants for breast augmentation. *Plast Reconstr Surg.* 2013;132:1115–1123. *This review of the largest FDA manufacturer cohort shows clearly the differences in implant pocket, texturing and incision selections. It should be reviewed as part of the consultative and decision making process.*
14. Tebbetts JB. Dual plane breast augmentation: optimizing implant-soft-tissue relationships in a wide range of breast types. *Plast*

Reconstr Surg. 2001;107:1255–1272. *The modern breast surgeon needs to understand the power of the dual plane technique. Its facility to shape the breast in many situations will improve any surgeons outcomes.*

15. Schwartz MR. Algorithm and techniques for using Sientra's silicone gel shaped implants in primary and revision breast augmentation. *Plast Reconstr Surg*. 2014;134:S18–S27. *This is the authors preferred technique for the evaluation, planning and procedure for breast augmentation. Text and Video provide a clear demonstration of this method.*

第 3 章

隆乳术注意事项

G. Patrick Maxwell, Alan Gabriel

概要

- 在美国甚至在全世界范围内，隆乳术是最常见的美容手术；
- 在隆乳术前，必须了解每位患者的目标和期望值，并且思考这些目标和期望是否合理；
- 在手术前必须了解三个重要的可变因素：
  1. 切口长度和位置(乳房下皱襞切口、乳晕缘切口、腋窝切口和经脐切口)；
  2. 假体置入腔隙(筋膜下间隙、乳腺下间隙、胸大肌下间隙和Ⅰ型、Ⅱ型、Ⅲ型双平面)；
  3. 假体选择(盐水 vs. 硅胶，圆形 vs. 解剖型，光面 vs. 毛面)。
- 3D 立体的术前设计可用于优化术前检查。

简介

在美国，大量女性因发育不良或更年期导致乳腺过小。青春期乳房发育不良往往被视为原发性乳腺发育不良或胸部发育不良(Poland 综合征)等其他胸壁畸形的后遗症。分娩后可能会发生乳腺萎缩，母乳喂养或者体重骤减会加剧乳腺的萎缩。乳房发育不良可能会导致体形不佳，从而产生低落和自卑情绪[1]。这种困扰可能会影响患者的人际关系、性生活的满意度和生活质量[2]。

随着人们对形象的不断重视、社会期望的变化以及人们对整形美容手术的接受程度的提高，隆乳术在外科手术中呈稳定的增长。2014 年，美国共完成了 330 000 例隆乳术，成为女性最常见的一项美容手术[3]。本章将回顾隆乳术的历史，探讨术前设计、手术技巧以及手术相关并发症。本章内容还涉及现代隆乳术的发展历程。

基础科学 / 疾病进程

盐水假体的发展

1965 年，法国的 Anon 首次报道了盐水充注乳房假体的使用[7]。盐水充注乳房假体可经一个较小的切口将未膨大的假体置入，然后在该置入层次中充注假体[8]。

盐水充注假体的生产厂商会根据医生的建议生产不同充注容积的产品。轻度乳房不对称可以通过在置入过程中调整充注量进行矫正。充盈不足可能导致假体形成皱褶或增加与周围组织的摩擦，假体渗漏率可能会增加，因此不推荐这种充注方法。在某些体位，充盈不足的盐水假体可能会导致胸部波浪样外观。如果适度的过度充注或将假体放置于较厚的软组织覆盖下，盐水充注假体的效果更佳。尽管建议将假体进行少量的过度充注，但应避免大量的过度充注，以免导致乳房呈球形外观或质地较硬。盐水充注假体的另外一个潜在的缺点是触感不佳，由于盐水的黏滞性较低，无法形成乳腺组织的触感。

历史回顾

第一例成功隆乳术的报告出现在 1895 年，Czerny 描述了将乳房部分切除术后乳房畸形的患者躯干部的脂肪瘤移植到乳房的过程[4]。1954 年，Longacre 描述了 1 例用局部的皮肤脂肪组织瓣来增加乳房体积的病例[5]。后来，脂肪组织和网膜也被用来进行隆乳术。

20 世纪 50—60 年代，人们采用聚氨酯、聚四氟乙烯(teflon)和膨胀聚乙烯醇甲醛(ivalon sponge)等固体变构材料进行隆乳术。最终，在患者出现局部组织反应、乳房僵硬、乳房变形和明显不适后，这些材料被停止使用[6]。其他各种固体和半固体材料被直接注射到乳房组织中来增大乳房体积，包括环氧树脂、虫胶、蜂蜡、石蜡、凡士林和液体硅胶。液体有机硅（聚二甲基硅氧烷）是"二战"期间在航空工业中发展起来的。1961 年，Uchida 报道了将液态硅胶注入乳房进行隆乳术的病例[6]。不幸的是，注射液态硅胶会导致较多的并发症，包括反复感染、慢性炎症、窦道、肉芽肿形成甚至坏死[7,8]。鉴于这些并发症，美国放弃了液态硅胶注射隆乳术。

现代的乳房假体由两部分组成，由几乎不渗透的硅胶弹性假体外壳和稳定的填充材料制成，填充材料包括盐水或硅胶。这种外壳 + 填充物假体最初是由 Cronin 和 Gerow 在 1962 年开发的，他们使用硅胶作为填充材料，将其包含在一个薄而光滑的硅胶弹性体外壳中。从那时起，硅胶假体和盐水假体都经历了几次技术变更和改进。FDA 于 2006 年 11 月批准了第四代有机硅胶假体的使用[10]。

硅胶假体的演变

Cronin 和 Gerow 描述的第一代硅胶假体于 1962 年由 Dow Corning 公司生产[9]。第一代假体的外壳由较厚的、光滑的硅胶制成，由两片包膜在边缘密封后制成。内容物为具有中等黏滞度的硅胶。假体外观为泪滴形，假体的底盘上具有数个涤纶小垫，可以将假体维持在合适位置。由于外壳质量不佳且胶体黏度不足，这些早期的假体具有相对较高的包膜挛缩率，这促使假体制造商开发了第二代硅胶假体[11]。

20 世纪 70 年代，为降低包膜挛缩的发生率而开发的第二代硅胶假体采用更薄、无缝的外壳，并且不再设计涤纶小垫。这些假体外观呈圆形，内容物为低黏滞度的硅胶，触摸时更具自然手感。然而，由于其外壳较薄，内部硅胶的黏度较低，硅酮分子可扩散或流动到假体周围的腔隙中。扩散的硅酮会在假体周围产生油性的、黏滞的残留物，这在过去的硅胶填充假体隆乳术后是很常见的[12]。

20 世纪 80 年代，第三代硅胶假体问世，改进的重点是提升外壳的强度和完整度，目的是减少假体渗漏，降低假体破裂的概率。制造商们开发了由多层硅橡胶构成的假体外壳。这些第三代假体通过引入一层屏障和更厚的外壳来减少凝胶流出，从而显著降低了假体外壳的故障率。

1992 年，FDA 要求从美国市场暂时召回第三代硅胶假体[13-18]，第四代硅胶假体进入市场。这些假体的制造更加严格地遵循美国测试方法学会（ASTM）[19]和 FDA 的标准，调整了外壳的厚度和硅胶的黏度。更重要的是，第四代硅胶假体在更高的质量控制下生产[20]，有不同的表面纹理和不同形态的假体供医生和患者选择。在美国，消费者可以在三家公司（Sientra、Allergan 和 Mentor）买到通过 FDA 批准的第四代乳房假体[21-25]。

与此同时，解剖型假体的理念随着第五代硅胶假体的发展而被提出[26]。除了拥有毛面纹理，这些解剖型填充硅胶黏度更高。FDA 按照以下顺序批准了美国所有制造商生产的第五代假体：Sientra（2012 年）、Allergan 和 Mentor（2013 年）。每个制造商都被批准生产更多的形状和样式，Sientra 拥有 HSC+ 系列的五种样式，Allergan 拥有四种 410 假体样式，Mentor 拥有一种等高线凝胶（CPG）假体样式[22,27,28]。

为了进一步了解硅胶假体的发展，本章将进一步回顾假体的特性，因为最终的乳房形态不仅取决于软组织包膜（增大和再造）和乳腺实质（增大），而且取决于假体的以下特征：表层、填充物、外壳和假体形状。

表层

三家制造商都在努力实现一个共同的目标，即利用纹理尽可能减少甚至破坏包膜形成[29,30]，这也使得假体表层特征经历了许多变化。假体表面纹理的发展始于将聚氨酯涂在假体表层，据报道，该技术的包膜挛缩发生率较低[31]。因为人们担心该技术会导致假体很难完整移除，并存在聚氨酯涂层相关的恶性转化的理论风险，这类假体最终自愿从美国市场撤出。据悉，聚氨酯泡沫在生理条件下会发生部分化学降解，释放出可能在实验动物中成为致癌物，但未被证明是人类致癌物的化合物[32]。

20 世纪 80 年代，制造商将重点从聚氨酯覆盖的外壳转移到了具有不同孔径的毛面硅胶假体外壳上。当前使用的所有假体表面纹理中，没有任何两种是以相同的方式创建的，每个制造商都有专有的工艺。表面纹理发展的关键问题之一是找到一种方法来将假体稳定在置入腔隙中。研究表明，孔径对于允许组织黏附导致"黏附效应"和假体稳定至关重要[33]。目前尚不清楚孔径是否与包膜挛缩的减少有关，但它确实与假体的稳定性相关[33]。Danino 等将孔径为 600~800μm，深度为 150~200μm 的 Biocell 纹理与孔径为 70~150μm 的 Siltex 进行了比较，发现 Siltex 纹理不会导致"黏附效应"[33]。

毛面假体的制造过程可能很复杂，而光面假体可通过将心轴浸入液态有机硅中形成多层，然后在层流烘箱中固化表面来制造。制作毛面假体所需的步骤比制作光面假体要更多[34]。Sientra 公司生产的 Silimed 假体（Sientra Inc., San Barbara, CA）名为 TRUE Texture，该产品没有使用氯化钠、糖、浸泡 / 擦洗或加压技术[28,35,36]。厂商通过最少的薄细胞织带形成小的空心孔，并减少了颗粒形成。Biocell（Allergan Inc., Irvine, CA）的纹理是使用"盐蚀"技术制造的，该技术包括一层盐晶体和一层薄薄的有机硅外涂层，然后将其放入层流烤箱中进行固化。另一方面，Siltex 表面（Mentor Corp., San Barbara, CA）是通过"压印模压"制造的，该压模将卡盘浸入未固化的硅酮中，将其推入聚氨酯泡沫中，并在压力下完成压印。

填充物

硅酮是由长度不等的聚二甲基硅氧烷[$(CH_3)_2$-SiO]单体组成的半无机高分子化合物。硅酮的物理性质随聚合物链的平均长度和交联程度而变化[37]。液态硅是一种平均长度相对较短，交联很少的聚合物。它们具有油性流体的稠度，常被用作制药和医疗设备的润滑剂。通过逐步增加聚合物链的长度或交联的程度，硅胶可以产生不同的黏度。

当填料交联度足以使有机硅胶假体保持其大小和形式（即壳内的凝胶分布）时，高黏硅胶假体被认为是“形状稳定的”，但由于市场上没有真正稳定的凝胶假体，最近该术语已经受到了质疑。更准确地说，形状稳定指的是假体保持形状的能力。现有的技术可以测量市面上出售的硅胶的黏度，并被用来测量 Allergan 和 Mentor 圆形假体的硬度。这项研究表明，410 假体（Allergan Inc.）与 CPG 假体（Mentor）相比，是黏度最高和最坚硬的凝胶[27]。另一项研究发现，与 CPG 和 410 假体相比，Sientra 型稳定性假体的黏度最低。需要注意的是，黏度只代表了假体的其中一个特性，为了从整体上评估，必须考虑假体的各种特性[27]。这项研究还证明了 Allergan 的圆形假体与 Mentor 的圆形假体相比黏度最低；而 Sientra 的圆形假体与 Allergan 和 Mentor 的圆形假体相比，黏度最高。

在过去，填充物对降低包膜挛缩发生率具有一定作用[38-41]。然而，这些研究对比的是第三代硅胶假体和生理盐水假体。随着第四代硅胶乳房假体的安全性和长期效果已被证实，这类假体可能会产生其他效果[22,23,25,27,28]。

外壳

硅胶聚合物的广泛化学交联将产生固体形式的硅胶，它被称为弹性体，具有类似橡胶的柔韧性。硅酮弹性体可用于面部假体、组织扩张剂和所有乳房假体的外壳的制造。外壳改性剂的引入，例如阻隔层和三层外壳弹性体以保护凝胶，提高了假体的安全性[22,23,27,28,42]。弹性外壳的特性不仅取决于凝胶和外壳的关系，还取决于外壳厚度以及内部凝胶与外壳的结合方式，这种结合方式决定了假体最终形状的稳定性。

假体形状

维持凝胶在外壳内的分布有助于保持假体形状的稳定性[42]。凝胶黏聚力越强，外壳填充率越高，外壳与凝胶的结合越强，假体形状保持越好。不同厂家的胶壳填充比不同，可能会产生视觉上的不同，如果用于不合适的患者，术后可能会导致皱褶和乳房上极塌陷。值得注意的是，在美国制造商生产的圆形产品组合中，不同假体的外形中凝胶外壳填充率也不同。磁共振成像（MRI）研究表明，即使在黏度最高的稳定假体中，在俯卧位时仍然可以发现假体出现皱褶[43]。虽然假体在不同体位的外形变化通常在临床上并不显著，但这可能引起患者的担忧。

诊断 / 患者表现

与隆乳患者进行沟通应该首先从了解患者进行手术的目标与期望值等开放式问题开始。现在的患者会经常通过朋友或网络了解隆乳术。医生应该使患者对手术过程有更清楚的了解，保持稳定情绪并对手术有合理的期望。在进行手术之前，医生对患者的理解水平、不现实的期望值和自卑心理等问题应该有全面的了解。评估隆乳术的风险必须仔细询问病史和进行体格检查，对于年龄超过 35 岁或任何年龄的有患乳腺癌风险的患者，推荐隆乳术前进行 X 线检查。

女性理想的乳房大小和形态是带有主观意识的，并且涉及个人的偏好和文化差异。然而，大多数外科医生认为，女性乳房美学具有某些共通的特征，包括侧面观具有斜面或饱满的乳房上极、圆润呈曲线的下极和乳头乳晕复合体位于前突的顶点（图 3.1）。乳房结构由位于前胸壁的乳腺实质和包裹于其表面的皮肤与皮下脂肪组织构成。显然，隆乳后乳房的形态由乳房假体、乳腺实质以及软组织的相互力学作用决定[44]。

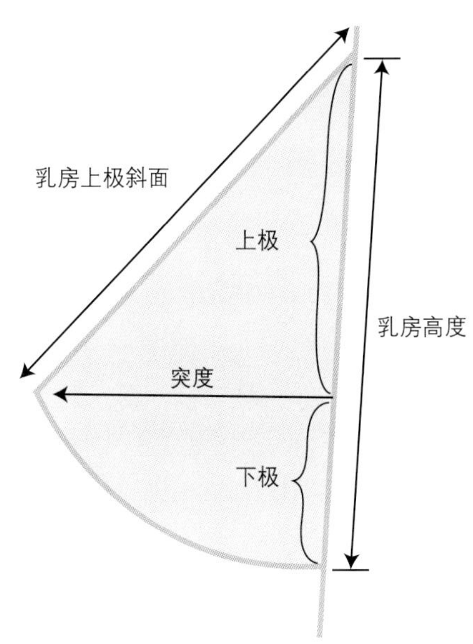

图 3.1　美观的乳房形态包括几个测量参数。隆乳术后的乳房形态取决于乳房特性、被覆软组织的顺应性、乳房实质的质地、体积与硬度以及乳房假体的大小、体积与性质之间的动态关系。美观的乳房形态可以通过认真的术前设计与精密的手术操作得以实现

完整的体格检查开始于视诊，清楚地记录胸壁畸形或脊柱弯曲的任何表现。医生必须关注和记录乳房大小的不对称、乳头的位置和乳房下皱襞的位置。必须仔细触诊乳房的所有象限和腋窝，以排除明显的肿块和可疑的淋巴结。当触诊乳房时，外科医生需要认真地评估乳腺实质和皮肤软组织的质地和顺应性。夹捏试验在评估中是一种很有效的方法，检查者的食指和拇指夹捏患者的乳房上极，以测量中间组织的厚度。通常，结果 <2cm 则表明在胸大肌下间隙置入假体可能是更理想的选择。将乳腺实质进行重塑对于塑造理想的乳房形态是必要的，因此掌握乳腺组织的量、质地和分布同样重要。医生可通过观察皮肤的延展性和妊娠纹的形态来了解皮肤的弹性。制造商已经开发出术前设计系统，以协助医生进行患者评估和假体选择。作者已经开始应用 4D 技术评估患者的胸廓和软组织畸形。另外，术前明确胸廓和软组织的不对称性是非常重要的（图 3.2~ 图 3.4）。这

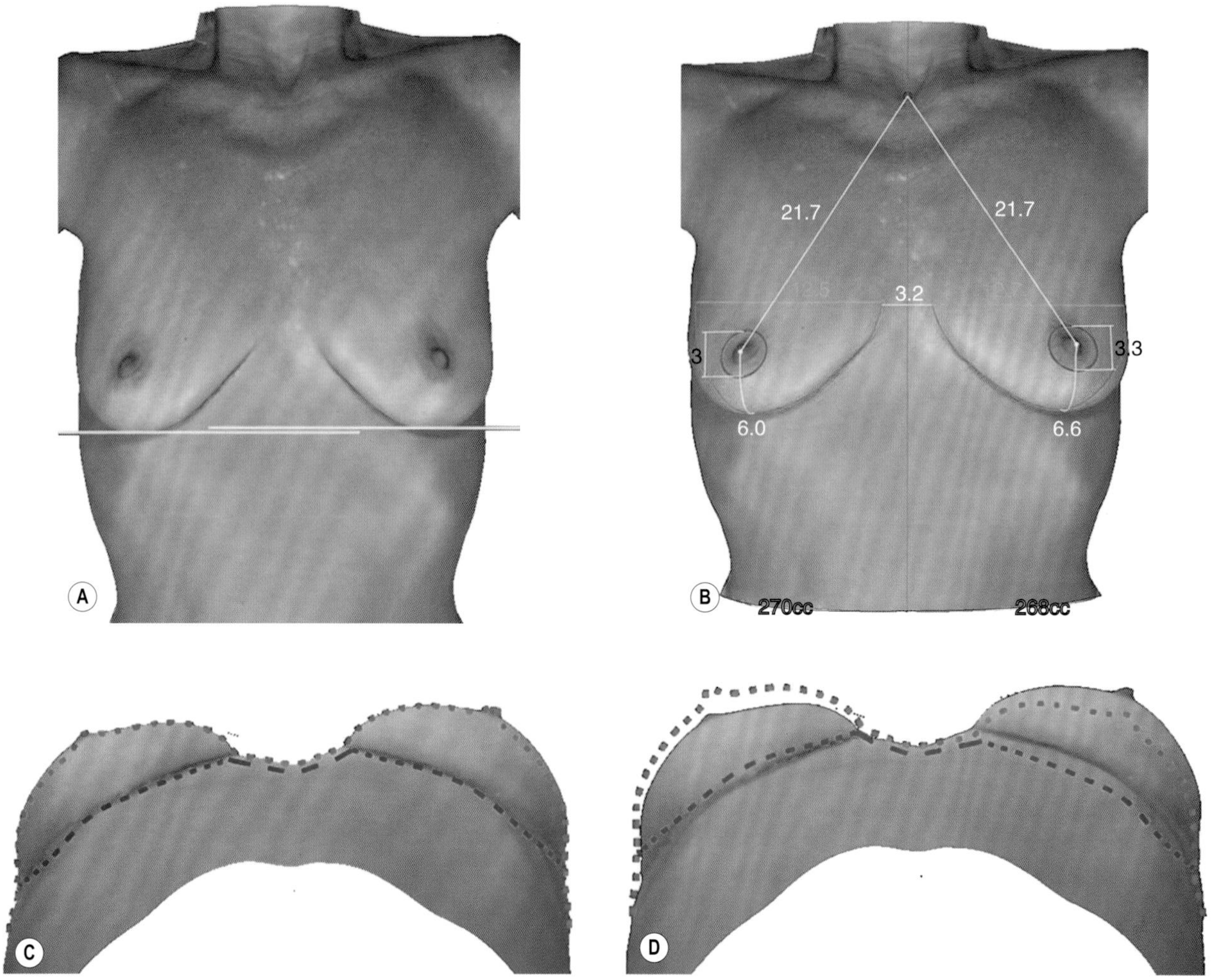

图 3.2 硬组织不对称示例。(A)患者正位照;(B)在正位照基础上,通过自动生物空间测量技术获得精确数据;(C,D)俯视患者的胸部。红线标记软组织轮廓,蓝线标记胸壁轮廓。通过镜像技术发现了胸壁轮廓的不对称。尽管两侧乳房的体积是一样的,但呈现的立体效果是不同的

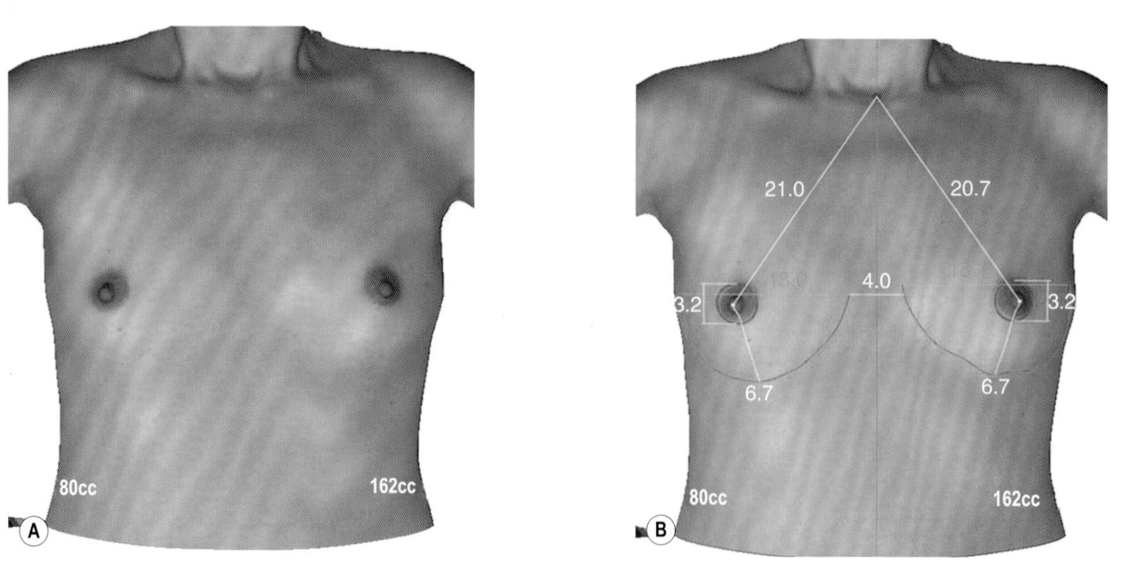

图 3.3 软组织不对称示例。(A)患者正位照;(B)在正位照基础上,通过自动生物空间测量技术获得精确数据

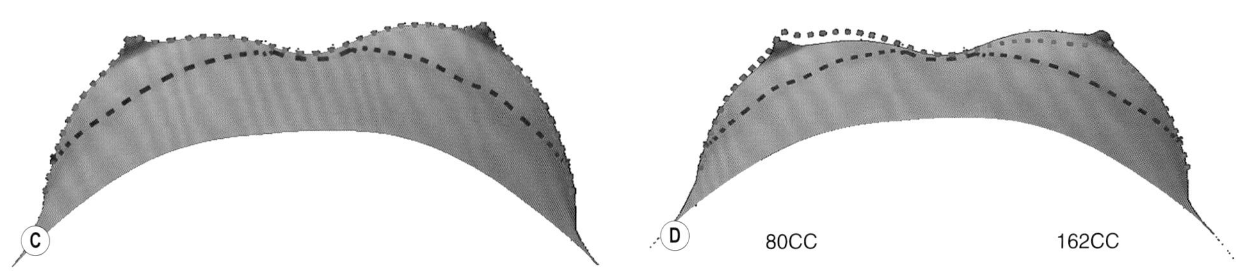

图 3.3(续)　(C)患者胸部俯视图。红线标记被覆软组织，蓝线标记胸壁；(D)患者胸部俯视图，通过镜像技术识别软组织不对称，并叠加标记软组织与胸壁轮廓

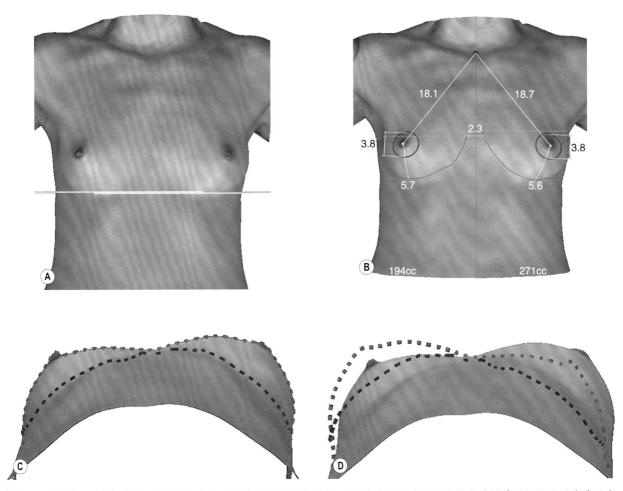

图 3.4　硬组织不对称示例。(A)患者正位照；(B)在正位照基础上，通过自动生物空间测量技术获得精确数据；(C)患者胸部俯视图。红线标记被覆软组织，蓝线标记胸壁；(D)患者胸部俯视图，通过镜像技术识别软组织与硬组织不对称，并叠加标记软组织与胸壁轮廓

项技术还可以通过使用不同大小和形态的假体模拟出患者想要的乳房效果，以进一步了解患者对理想外观的期望。这些均可以在手术室中进行，以利于制订手术计划[45]。

患者选择

将乳房下皱襞、乳头乳晕复合体和胸骨切迹作为关键体表标志，进行精确的测量(图 3.5)。外科医生应该测量乳房基底宽度(BW)、高度(BH)和乳头乳晕复合体到乳房下皱襞的距离(N-IMF)。还应该测量并记录胸骨上切迹到乳头乳晕复合体的距离(SSN:N)和两乳房之间的距离(IMD)。在手术之前，患者处于坐位进行标记，标记原始位置的乳房下皱襞和胸骨中线是十分必要的。

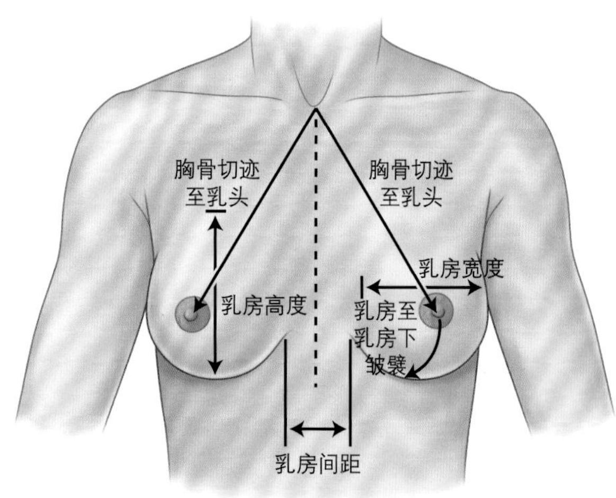

图 3.5 隆乳术前测量值，包括胸骨切迹至乳头距离(SSN-N)、乳头至乳房下皱襞距离(N-IMF)、乳房基底宽度(BW)、乳房高度(BH)和乳房间距(IMD)

除手测数据，应用 3D 或 4D 技术也可以获得测量数据。另外，3D 或 4D 技术可以改善医生与患者之间关于选择合适假体的沟通[45]，能够让患者看到模拟的置入假体后乳房形态，有助于增加她们对手术的信心。有些时候，手测数据及观察会忽略胸壁或软组织的轻度不对称。因此，使用 3D 成像系统自动测量和描述软组织和胸壁是术前设计的一个重要步骤。这个新系统能够捕捉到所有术前不对称的地方，有助于医生制订合理的手术计划，也有助于患者准确了解知情同意事项[45]。这个系统基于生物三维理论设计。由于我们一直致力于提高手术安全性和患者满意度，同时降低二次手术发生率，所以这个系统将会作为一种重要工具帮助我们实现目标。它会极大地方便医患双方的沟通，有助于医生更好地理解患者的期望，并为其选择假体的大小和形状。

知情同意

外科医生有义务评估患者的情感状态、手术时机以及手术结果预期的合理性。聆听、指导和评估是外科医生的责任，在此过程中患者与医生之间的交流应在概括后记录在病历档案中。知情同意书不仅仅是一张签字的文书或合同，更涉及患者和医生间的整个沟通与交流过程。知情要求患者被告知手术风险、效果及术式的选择。作者推荐使用美国整形外科医师协会(ASPS)官方的知情同意书。只有成年、有能力进行情感交流和能够理解信息的患者才能签署知情同意书。知情同意书中关于手术的内容必须完整、详细。手术前后的照片应该展示给患者，但必须真实可信。患者的照片是另一项重要的病历资料，但必须经患者的同意。患者的隐私是非常重要的，未经患者的允许，照片不得用于医学病历回顾以外的其他用途。在所有的胸部照相和检查过程中，男医生必须由一位女医生陪同。由于隆乳术具有很多选择，建议进行二次检查。患者和医生都必须清楚手术的预期效果(乳房的大小和形态)、所选方案风险效益比及手术备选方案。

手术设计

切口长度与位置

在隆乳手术中常用四种类型的切口：腋窝切口、乳房下皱襞切口、乳晕缘切口和经脐切口。选择假体之后，医生应向患者解释各种切口的优点与风险，与患者共同决定手术的切口。外科医生应该选择自己熟悉且能够舒适进行操作的术式。最终应该选择适合受术患者、适合所选择的假体，并能够很好地控制手术过程与术后效果的手术入路。

乳房下皱襞切口能够很好地暴露术区，无论假体放置于乳腺下或胸大肌下，都可以完全暴露剥离腔隙，有助于将各种假体置于精确位置。这项技术会在乳房下皱襞处留下一个可见的瘢痕。盐水假体置入需要较小的切口(<3cm)，而硅胶假体置入需要长达 5~6cm 的切口。为了让术后瘢痕不明显，避免后续瘢痕增宽，切口的位置应选在预期的乳房下皱襞处，而不是现有的下皱襞处。目前已有很多技术可以用来显示预期的乳房下皱襞，这些内容将在介绍第五代硅胶假体使用的章节中作进一步介绍。

乳晕缘切口的位置应该选在乳晕与皮肤交界的部位，通常乳晕颜色较浅的患者切口愈合后瘢痕不明显。通过这种切口能较好地调整乳房下皱襞，而且可以较容易地处理乳房下极的乳腺组织。其缺点包括手术区域的暴露有限、乳腺导管的横断(常有葡萄球菌聚集)、乳头感觉受损的风险增加和乳晕表面形成瘢痕。这种技术不应用于乳晕直径 <40mm 的患者，而且不适宜置入体积较大或黏度较高的硅胶假体。据一些报道称，使用这种切口可能会增加包膜挛缩的发生率。

腋窝切口入路隆乳术可进行钝性剥离，也可借助内窥镜进行剥离。应用内窥镜可以进行更精确地剥离和松解胸大肌下部筋膜附着部位，还可以在直视下止血。这种入路能避免乳房上的任何瘢痕，而且适用于不同类型的假体(盐水充注假体或硅胶假体）和不同假体置入层次（乳腺下或胸大肌下）。不足之处是腋窝切口入路无法处理乳腺组织，二次修整手术时需要在乳丘上增加切口。通过这个切口较难精确地置入假体，因此不适合应用黏度较高的硅胶假体和解剖型假体。

经脐切口隆乳术非常明显的优点是切口远离术区且隐蔽。然而，该技术只能选择盐水假体，而且精确剥离术腔需要丰富的经验，腔隙为钝性剥离，远处位置的止血比较困难。同腋窝切口一样，二次手术时需要在乳丘上增加切口。

腔隙位置

假体置入乳腺下 / 筋膜下还是胸大肌下，取决于假体的选择（内容物和质地）和组织的厚度（图 3.6）。理论上，乳房假体置入的理想位置是乳腺下间隙。这是能保持乳房自然形态和大小的最佳位置。然而，作者并不应用乳腺下间隙，而倾向于应用筋膜下平面。在胸大肌下间隙置入假体的优势是最大程度降低了假体可视性和可触性。包膜挛缩的风险取决于术前准备和手术技术，而未必取决于假体放置的腔隙。精湛的手术技术和妥善的术后管理可以降低包膜挛缩发生率。作者认为筋膜下置入优于乳腺下置入，因为在假体和乳腺之间增加了一个持久的保护层。

对于某些特定患者，提倡在隆乳术中应用筋膜下间隙置入（图 3.7）[46-50]。理论上，将筋膜下置入平面选在胸大肌前筋膜和肌肉之间可以对表面软组织提供较好的支撑，术后乳房外形良好，假体不易移位。目前还没有关于筋膜下平面隆乳术远期效果的研究，但该方法已经在全世界范围内广泛应用[47]。

如果患者的皮肤夹捏试验结果 >2cm，可以将假体安全地置于筋膜下平面。表面有纹理的假体是筋膜下平面置入的理想选择。如果选择光面硅胶假体，必须采取额外的措施防止包膜挛缩，如剥离稍大的腔隙或类固醇激素灌注。解剖型毛面假体可根据软组织的厚度，选择合适的假体置入腔隙。假体的剥离腔隙要比假体基底稍大，以最大程度减少假体的移位和旋转。

当选择胸大肌下平面时，通常将乳房下皱襞上方的胸大肌的起点部离断，以获得更饱满的乳房下极并维持乳房下皱襞的自然形态（图 3.8）。这样使假体的上部位于胸大肌下间隙，假体的下部位于乳腺下间隙。当缩窄性乳房（管状乳房）或下垂的乳房需要同时对腺体组织进行处理时，或当需要对乳房下极进行更多的填充时，应对乳腺组织与胸大肌进行更广泛的剥离，将假体的小部分置于胸大肌下平面，大部分置于乳腺下间隙。如果在较高的水平将胸大肌离断，可以获得相同的效果（图 3.9）。这种假体置入层次被称为“双平面”技术，可使假体在胸大肌下间隙和乳腺下间隙具有不同程度的遮盖[44]。这种双平面的剥离可以使胸大肌像窗帘一样向上提升，乳腺组织覆盖于假体的下部，以获得更自然的术后乳房形态（图 3.10）。

假体选择：填充材料

在美国，有两种填充材料的假体可供选择：盐水充注假体和硅胶假体。当外科医生告知患者不同假体的详细信息后，由患者选择假体类型。以往的经验表明，首次硅胶假体隆乳术后，如果没有发生包膜挛缩，则硅胶假体隆乳术后乳房外观自然，且质地柔软。尽管作者倾向于使用硅胶假体，

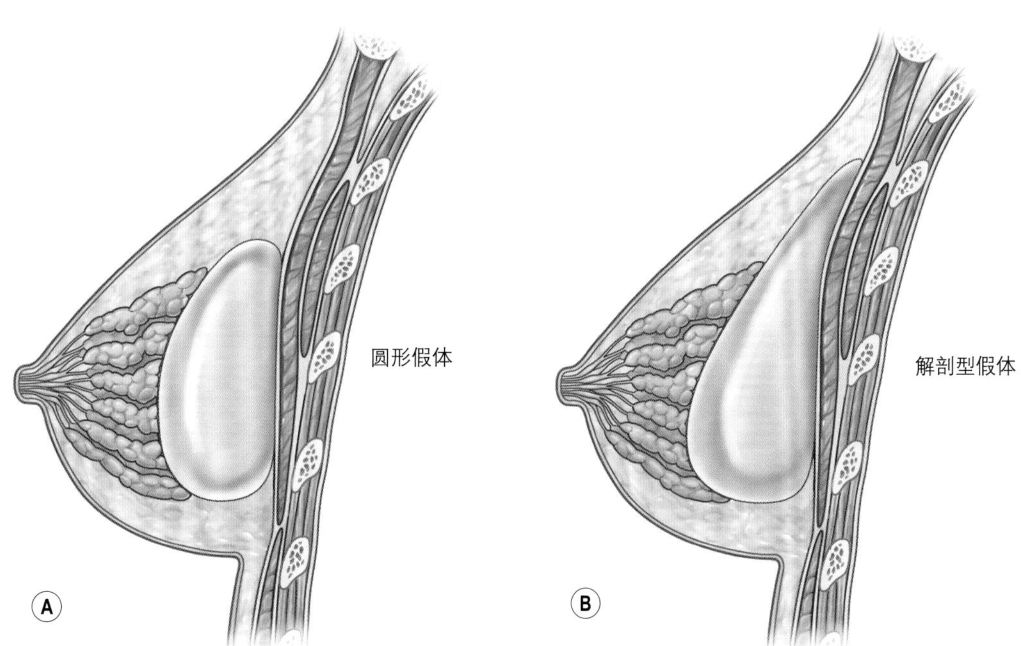

图 3.6　（A，B）如果有充足的软组织覆盖，应选择乳腺下或筋膜下间隙置入假体。如果乳房软组织明显不足，宜选择胸大肌下间隙置入假体

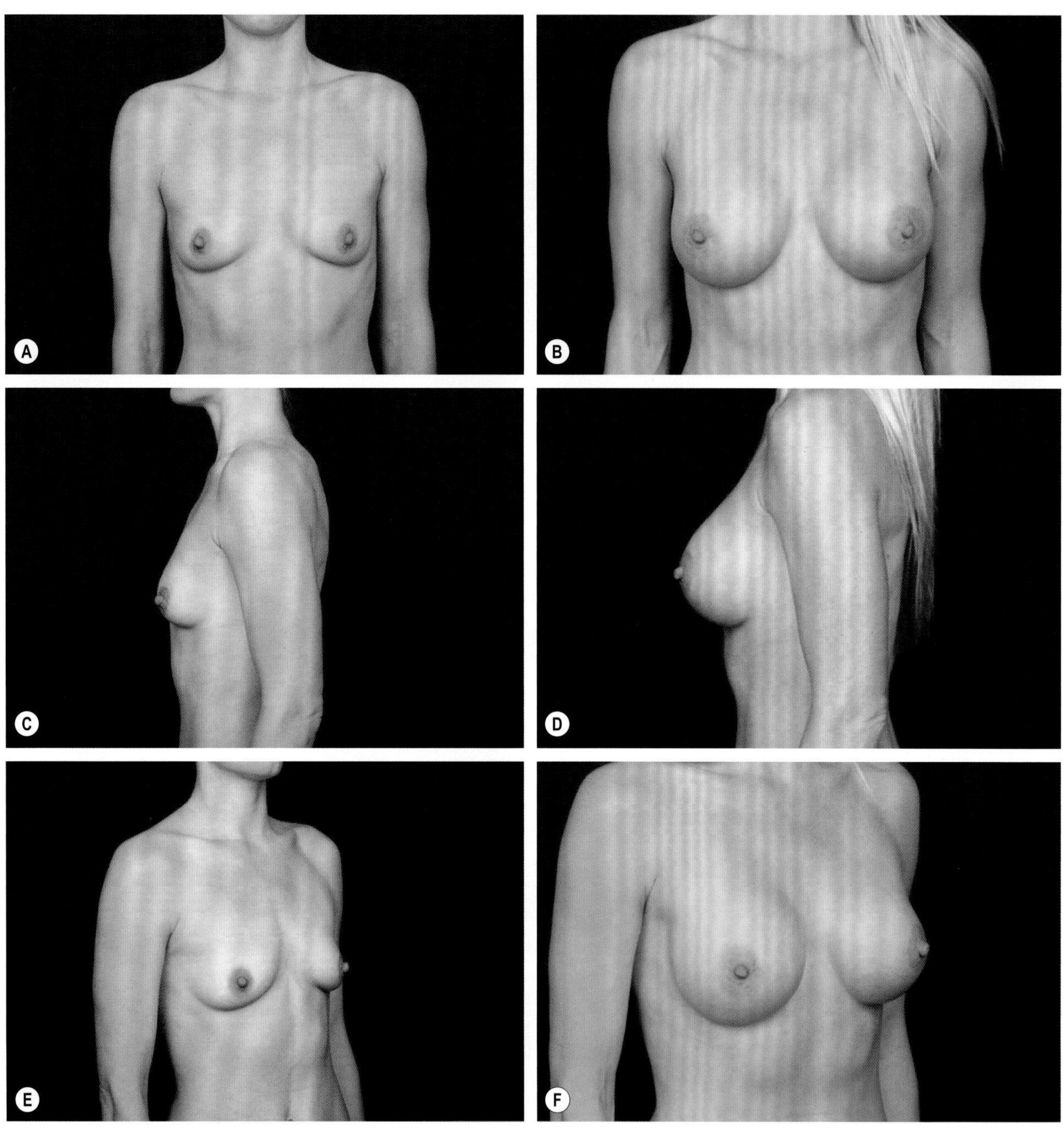

图 3.7 39 岁女性患者术前、术后 12 个月对比照片，应用 Style410 假体。(A，C，E) 术前照；(B，D，F) 术后照，双平面下置入 425cc

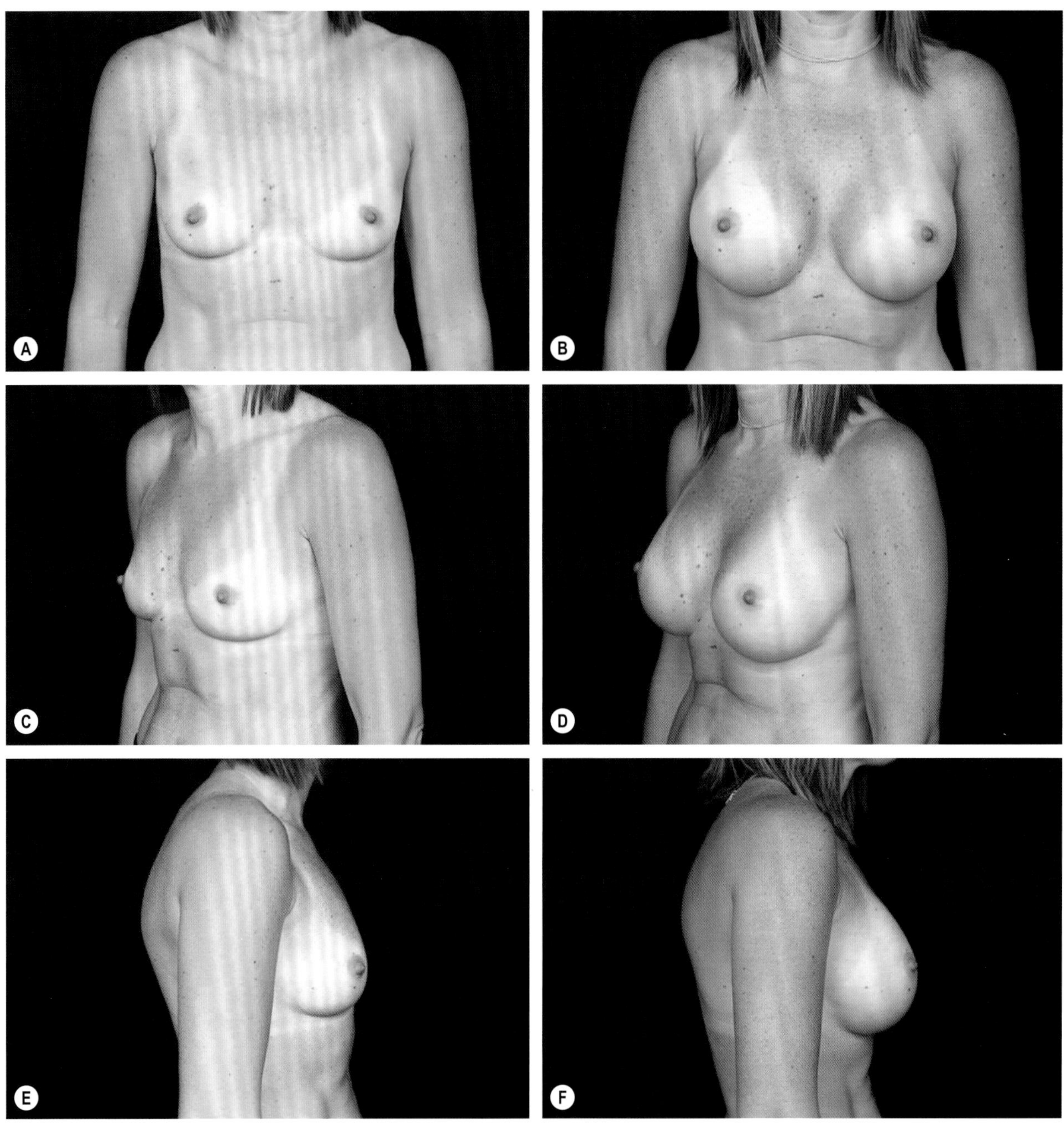

图 3.8　36 岁女性患者术前、术后 12 个月对比照片，应用 Style410 假体。(A，C，E) 术前照；(B，D，F) 术后照。右侧 360cc，左侧 360cc，双平面置入

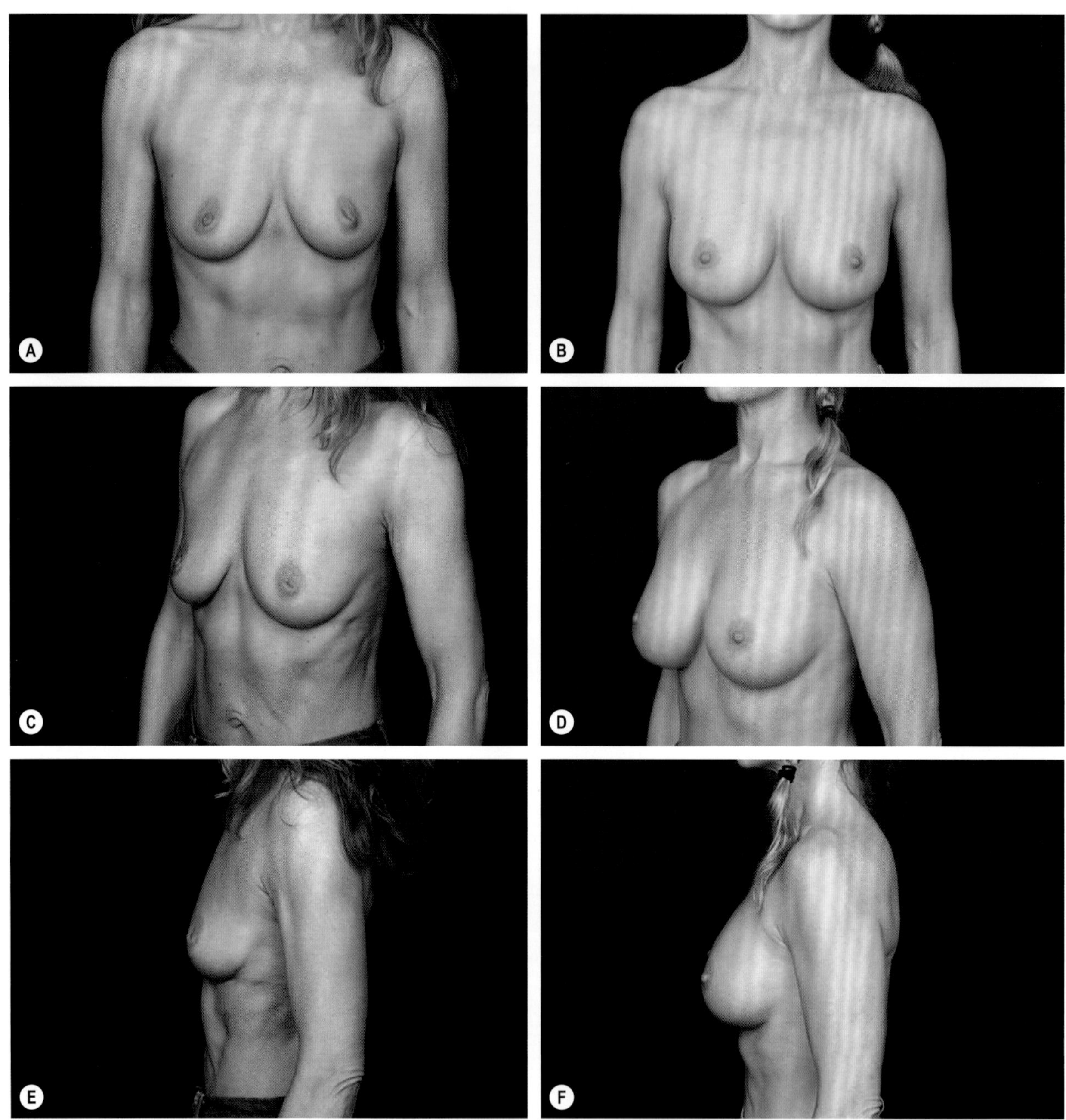

图 3.9 51 岁女性患者术前、术后 24 个月对比照片，应用 Style410 假体。(A，C，E) 术前照。(B，D，F) 术后照。右侧 375cc，左侧 375cc，双平面置入

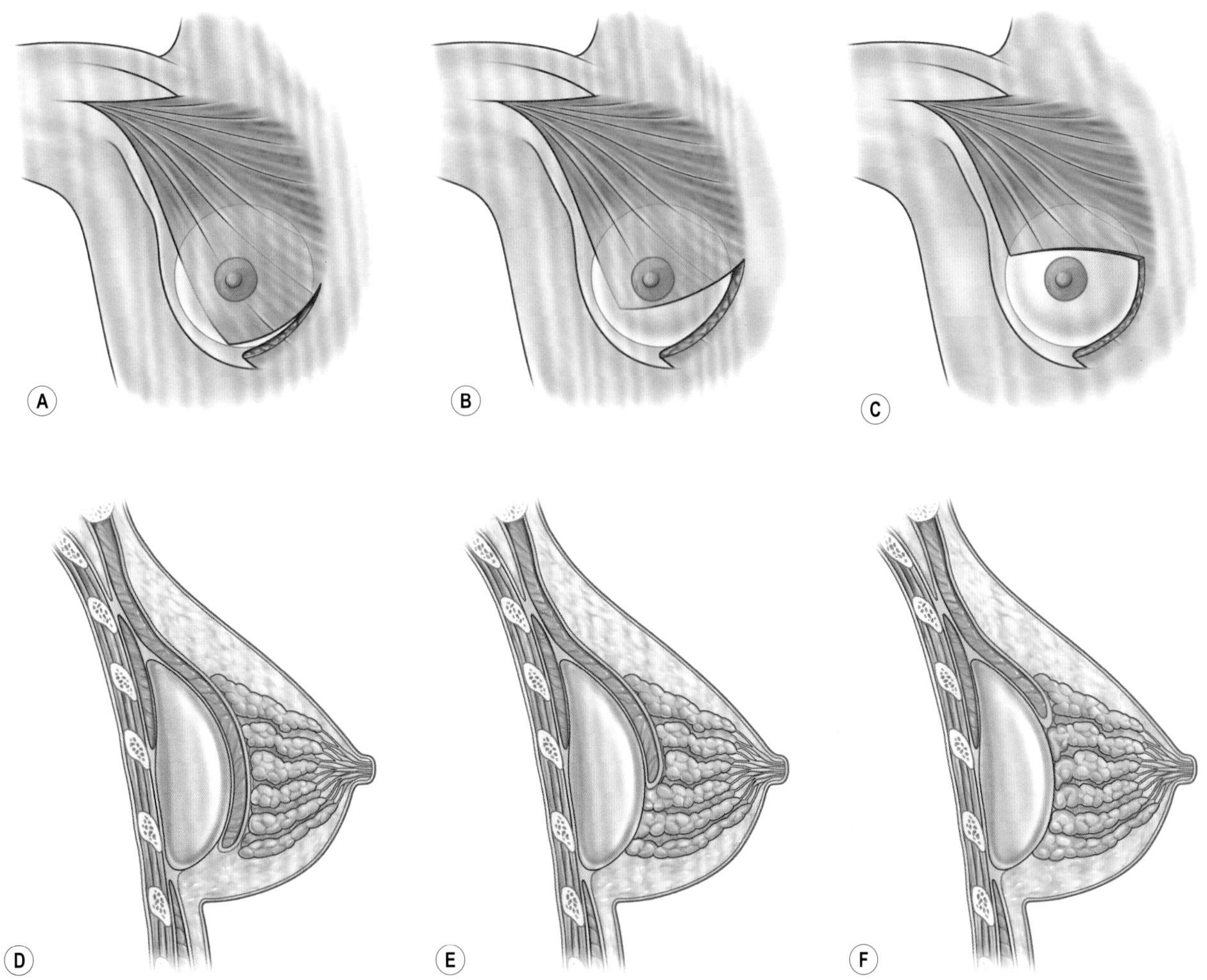

图 3.10　因胸大肌的剥离和离断程度不同，可使置于胸大肌下间隙的假体在胸大肌下和乳腺下具有不同程度的遮盖。(A,D) 对于大多数常规的乳房：靠近乳房下皱襞的位置离断胸大肌，使大部分假体被胸大肌遮盖。(B,E) 乳腺实质和胸大肌分界面多变的乳房：乳晕下水平剥离并离断胸大肌使假体的上半部被胸大肌遮盖。(C,F) 腺体下垂或下极收缩的乳房：乳晕上水平剥离胸大肌使假体的上 1/3 被胸大肌遮盖

但如果在胸大肌下间隙应用盐水充注假体，也可以获得良好的外形，并能降低包膜挛缩的发生率。如果应用盐水充注假体，表面的组织覆盖越厚，术后效果越好。虽然作者喜欢应用硅胶假体，但由于一些患者还是会担心硅胶假体的安全性，所以对于这些患者，在胸大肌下间隙置入盐水充注假体，则是更为理想的选择。总之，选择假体类型的最终决定权在患者[51]。

假体选择：大小

在术前的沟通阶段，医患双方就应该根据患者的目标和医生的评估开始选择假体的大小。选择假体大小的重要因素包括乳房的原始大小、软组织顺应性和患者所期待的术后乳房大小。乳房的基底宽度和患者的胸廓大小有关，而且与整体体型成比例。隆乳术医生应重视乳房各维度的测量指标，以保持正常的解剖标志，如位于腋前线的乳房外侧缘和乳房间距（IMD）。同样需要重视的还有乳房的高度和基底宽度，后者的重要性要高于前者。破坏这些正常的解剖标志可能会导致乳房外观不自然和畸形。通常情况下，外科医生应该选择一个比术前乳房基底宽度稍小的假体。目前，对于特定的基底宽度，制造商可以提供不同凸度的假体，因此医生可以在不破坏乳房正常审美比例的情况下获得理想的乳房突度（图 3.11）。

患者对于乳房大小和形状的特定要求很大程度上决定了乳房假体的选择。除了和患者深入讨论以了解其期望的形状和大小外，4D 成像技术可以为患者模拟选择特定假体的术后效果。

假体选择：表面纹理

只有在使用圆形假体时需对光面或毛面类型作出选择。为了避免转位，解剖型假体都设计为毛面（图 3.12）。选

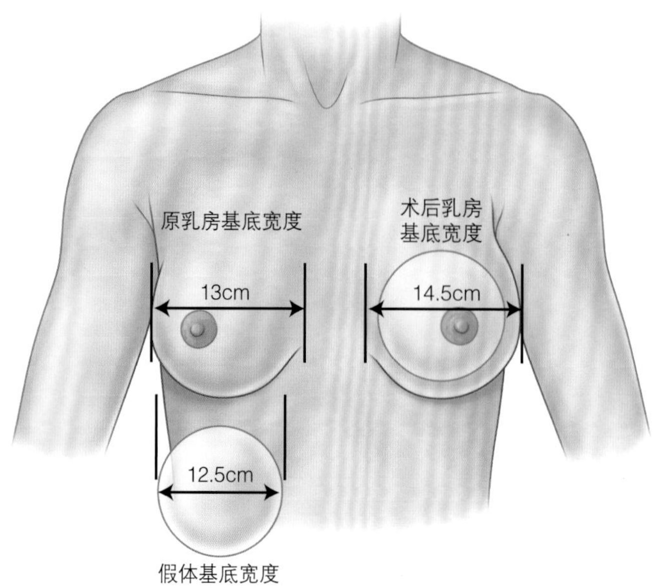

图 3.11 在对术前乳房基底宽度进行测量,并设计术后乳房形态后,选择合适的假体(通常比术前乳房窄,如图中右侧乳房所示)。假体与术前乳房组织结合,能实现理想的术后乳房大小和形态(如图中左侧乳房所示)

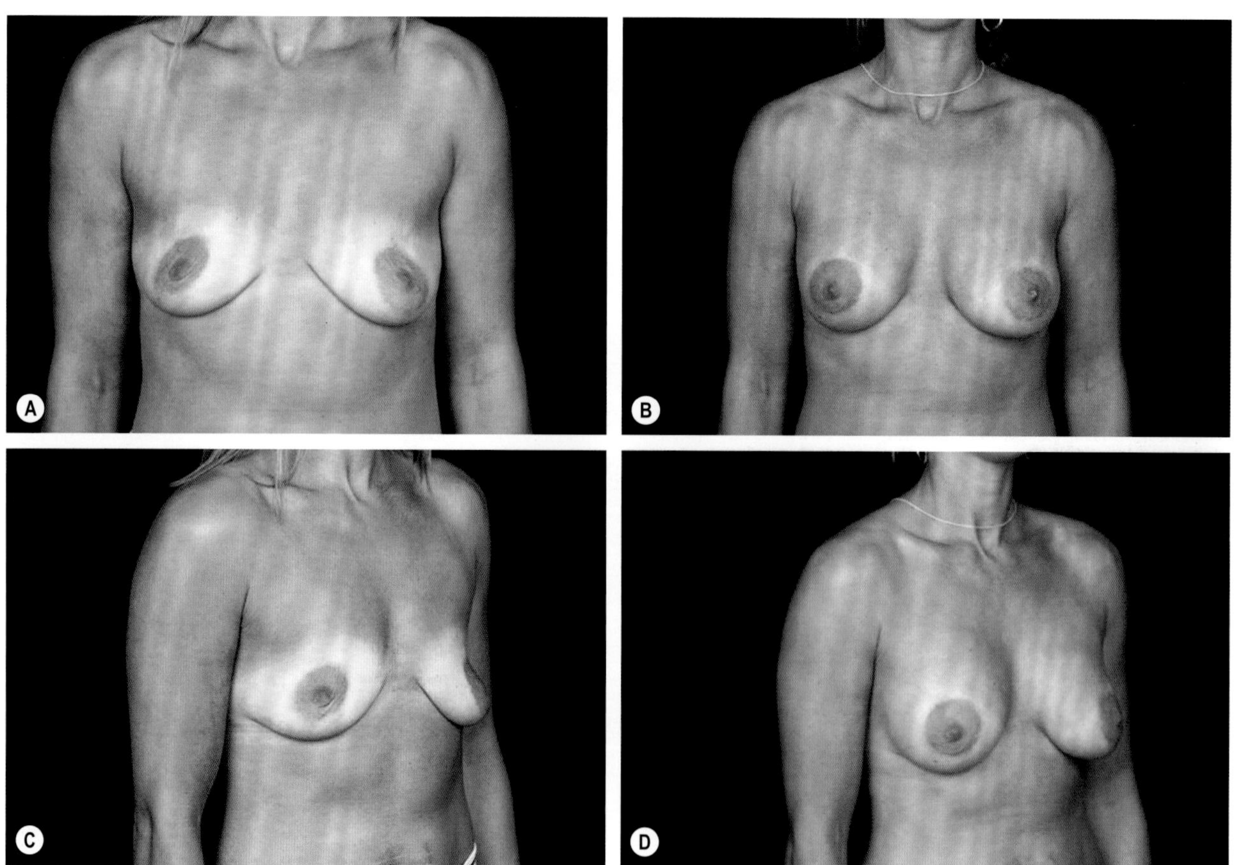

图 3.12 一位 40 岁女性患者置入 410 假体的术前与术后 12 个月照片。(A,C)术前,FM 270cc;(B,D)术后,FM 270cc,双平面置入

择光面或毛面假体的主要依据是减少包膜挛缩发生率。对于胸大肌下间隙隆乳术，不同的假体会有相似的结果。当假体被放在筋膜下间隙时，应用毛面假体更有助于降低包膜挛缩的发生率。如果应用光面假体，剥离的腔隙应该足够大，以与假体的活动空间相适应（图 3.13）。

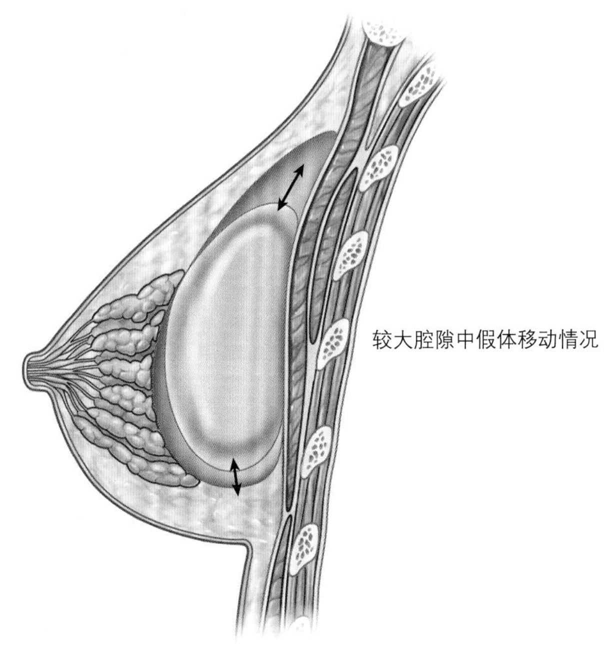

图 3.13　腔隙剥离

假体选择：形状

我们有必要再次强调一个概念，即自然的女性乳房形态既不是半圆形也不是半球形。理想的乳房形态包含了一个斜面的上极和弧形的下极，乳头乳晕复合体位于最突点。典型的圆形假体凸度最大处位于圆盘的中央，凸度向周围逐渐减小。解剖型假体有一个较平坦的上极，它的大多数体积和凸度集中在下极（图 3.14）。因此，在基底宽度与高度相同的情况下，应用解剖型假体能够获得相对平坦的乳房上极和丰满的乳房下极(图 3.15)。如果患者乳房基底宽度相对较窄，但希望得到较大的乳房，最适合应用解剖型假体[26]。

治疗 / 手术技术

在患者站立位时进行术前标记。医生应该标记自胸骨上切迹至剑突的前正中线、乳房下皱襞以及可能限制剥离范围的新乳房下皱襞位置。然后，让患者用手抱头，以观察乳头的移位和真正乳房下皱襞位置。在与患者再次核实知情同意书和手术计划后进入手术室。患者仰卧位，骨盆部正好位于床的屈曲点。手臂呈 90° 外展并固定在手托板上。以上准备工作是为了方便术中将患者调整为坐位。无菌准备工作及铺巾需要将患者的肩部暴露，肩部将作为术中重要的解剖参考点。尽管是无菌切口，由于有假体置入，术中常规应用抗生素静滴。

提示与要点

隆乳术医生应重视乳房各维度的测量指标，以保持正常的解剖标志，如位于腋前线的乳房外侧缘和乳房间距(IMD)。

患者对于特定乳房大小和形态的要求，很大程度上决定了假体的选择。

术后应立即进行伸展训练。

应用抗生素溶液对假体置入腔隙进行冲洗，抗生素溶液配制：50 000U 的杆菌肽、1g 头孢唑林、80mg 庆大霉素和 500ml 生理盐水。

乳房下皱襞切口

无论假体放置于乳腺下、筋膜下或胸大肌下，乳房下皱襞切口都能够很好地暴露术区。切口应该在新的乳房下皱襞的位置，应在术前确定并标记。盐水充注假体置入需要较小的切口（<3cm)，硅胶假体置入需要长达 5cm 的切口。通常切口设计在乳房中线外侧，瘢痕将隐藏在新的乳房下皱襞最深部。

沿术前标记切开皮肤，沿 Scarpa 筋膜层使用电刀继续剥离。手术过程中，可应用光纤头灯或光纤拉钩以更好地暴露术区。如果假体置于筋膜下平面，则在胸肌筋膜与胸大肌外膜间继续剥离。一旦达到筋膜，向上剥离层次应逐渐增厚。分离中可能遇到几个内侧肋间穿支血管。应该避免损伤以上穿支血管或应用双极电凝止血。如果应用光面假体，剥离腔隙应稍大，允许假体有一定的活动度。对于解剖型假体，剥离腔隙大小应与假体大小相一致。应注意保护外侧肋间皮下神经，尤其是第 4 肋间皮神经，以防止损伤乳头乳晕复合体的感觉功能。

如果选择胸大肌下间隙，应从外侧开始切开，以便确定胸大肌的外缘。将胸大肌的边缘用手术钳提起，可以更容易地进入胸肌筋膜下平面。这个平面为纤细的网状结缔组织结构，较容易剥离。在乳房下皱襞水平，从外侧向内侧将胸大肌的起始部分剥离。我们会经常遇到胸大肌起始部脱滑或分离的问题。于胸大肌下继续向内侧剥离至胸骨边缘。部分深部的剥离可能要达到剑突上 1~3cm 处，取决于使用假体的类型。为了避免损伤外侧神经血管束，外侧区域可以直接用手指进行钝性剥离。神经可被拉长以适应假体，但应避免损伤，以保护术后乳头感觉。剥离胸大肌时，必须确保胸小肌留在胸壁上。这样做有助于减少出血，并有利于将假体放置在合适的部位。术者有时可能会遇到胸大肌和胸小肌之间的肌肉层，此时应小心剥离，以准备假体腔隙。如果在术前设计使用双平面技术，应该进行更广泛的肌肉表面剥离，并在乳房下皱襞水平离断胸大肌。

应该用与假体大小相同的假体型号模拟器评估剥离腔隙的大小和术后乳房形态。将假体型号模拟器置入适当位

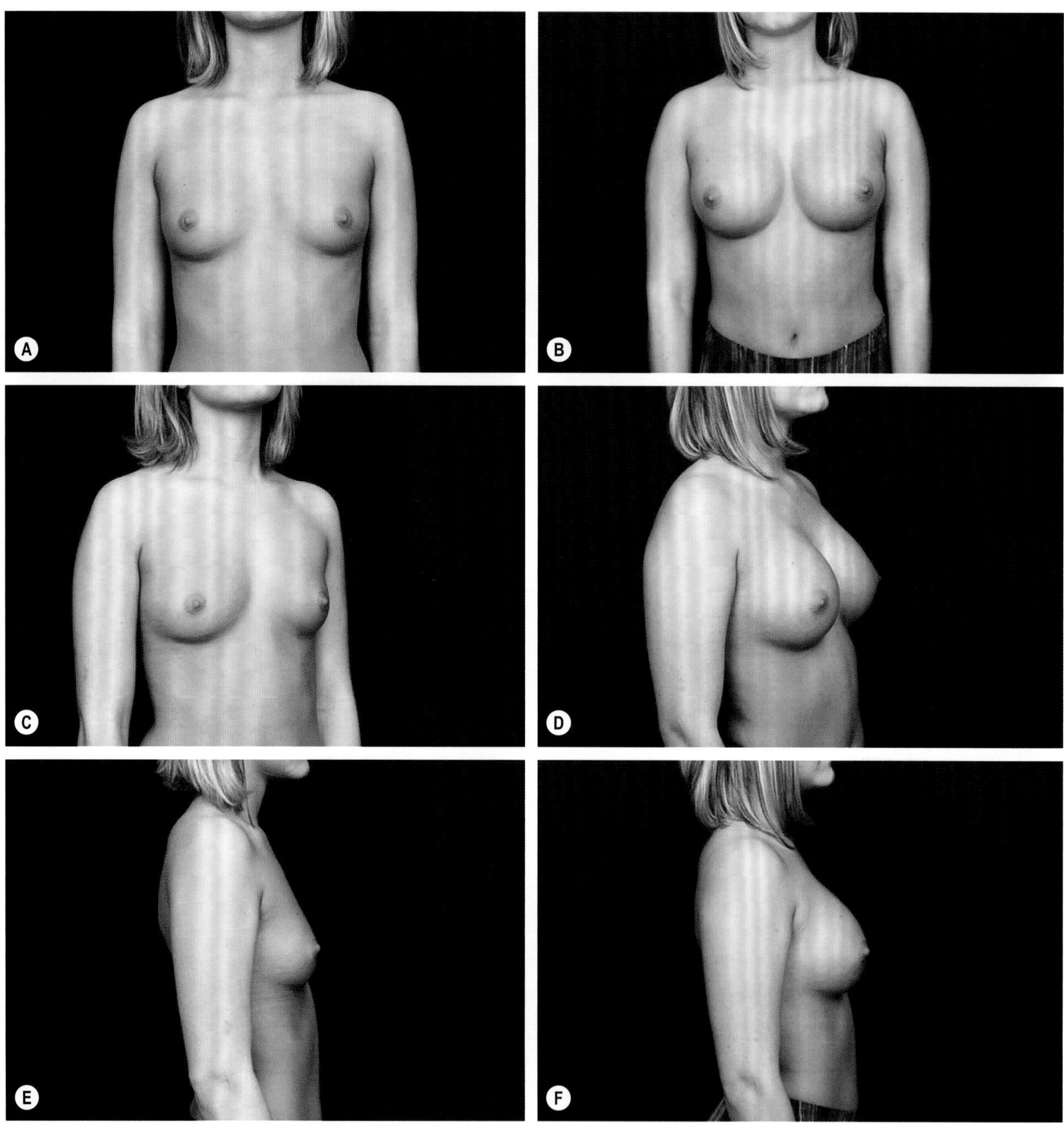

图 3.14 24 岁女性患者术前、术后 12 个月对比照片，应用 Style15 假体。(A,C,E) 术前。(B,D,F) 术后。右侧 286cc，左侧 286cc，双平面置入

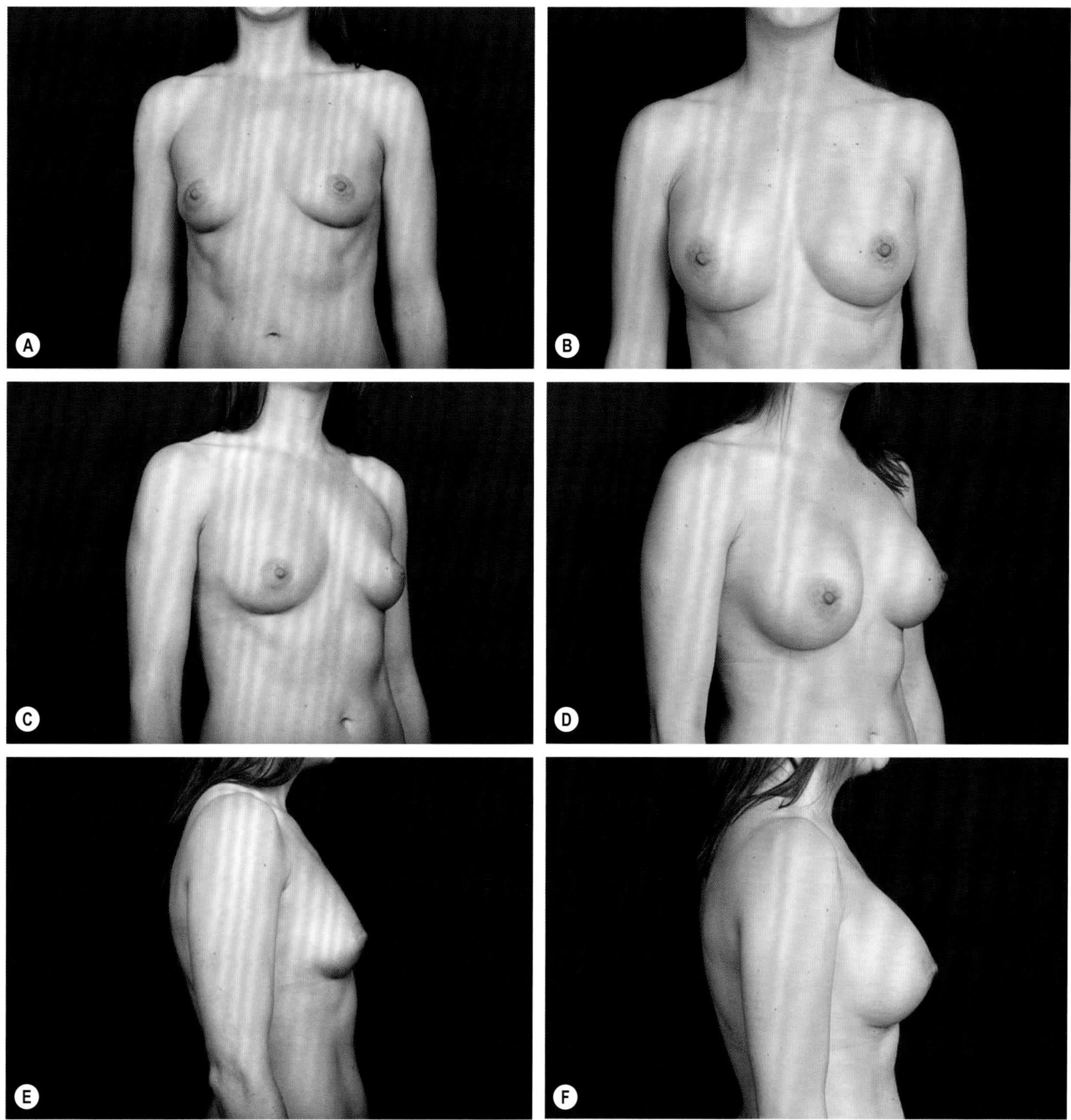

图 3.15　36 岁女性患者术前、术后 24 个月对比照片，应用 Style15 假体，(A,C,E) 术前。(B,D,F) 术后。右侧 371cc，左侧 371cc，双平面置入

置后，将患者调整为坐位，进行全方位评估。任何不对称或未剥离的区域都应该被标记，将患者重新置于仰卧位。当置入腔隙剥离完成，充分止血后应用含抗生素的生理盐水灌注到腔隙中[52]，将假体谨慎地置入剥离腔隙[52]。将患者再次调整为坐位，再次观察并评估手术后效果。在缝合皮肤之前，逐层缝合剥离腔隙。手术完成后使用免缝合胶布粘贴伤口。

提示与要点

术中可以通过假体型号模拟器评估剥离腔隙和术后乳房形态。

乳晕缘切口

1972 年，Jenny 提出乳晕缘切口入路隆乳术，之后被整形外科医生广泛应用[7]。乳晕缘切口位于乳晕下部的乳晕皮肤交界处。这个切口的主要优点是术后的瘢痕不明显。对于乳房下极缩窄的患者，通过乳晕缘切口入路可以松解乳腺组织，调整乳房下皱襞位置。对于乳晕直径 <3cm 的患者，该切口普遍会导致术区视野不佳，切割不全。另外，该技术的其他缺点还包括可能损伤乳腺导管，增加感染风险，并可能导致术后乳头感觉减退。乳晕皮肤颜色较深的患者容易形成瘢痕增生。

乳晕缘切口的术前标记方法与乳房下皱襞切口类似。切口沿乳晕与乳房皮肤的交界处走行，界线为 3 点和 9 点位置。

患者的体位和乳房下皱襞切口时的体位相同。在术中能够改变患者体位来评估置入假体后的外观是非常必要的。

根据设计准确切开皮肤，使用拉钩暴露切口，使用电刀在腺体间剥离至胸肌筋膜。进一步的组织剥离与乳房下皱襞切口操作相似。如果乳房下极缩窄，可以通过放射状剥离重塑下极腺体组织，保证假体上方有适当的软组织覆盖，从而实现纠正畸形的目的。在假体置入之前，应该再次检查腔隙，充分止血并应用抗生素溶液灌注。关闭切口时必须将乳腺组织精确复位，应用可吸收线分层缝合，以防止乳头乳晕复合体变形。用外翻真皮缝合技术和皮内连续缝合技术关闭皮肤切口。随后使用 Steri-Strip（免缝胶带）粘贴伤口。

腋窝切口

1973 年，Hoehler 提出腋窝切口入路隆乳术，Bostwick 等[53]将该术式普及。该术式可应用 Montgomery 剥离器对假体腔隙进行钝性剥离，也可借助内窥镜在直视下操作。切口位于腋窝的前部或后部，避免了乳房表面的瘢痕。当放置盐水充注式圆形假体时，腋窝切口可提供足够的路径。然而，放置较大的圆形假体或解剖型硅胶假体则很难完成。患者在端坐位或站立位进行术前标记。标记乳房下皱襞位置，作为向下剥离的界线。在患者手臂完全内收状态下定位和标记腋窝的前界，切口线不应超过这条标志线。然后手臂外展 45°，确定一条最明显的腋下皱褶。任何的皱褶都可作为切口位置，最佳位置是在腋窝的高点处。使用盐水充注假体时，切口大小在 2.5~3.5cm。硅胶假体则需要更长的切口。术中患者体位为仰卧位，手臂外展 90° 并固定在手托板上，手托板要留出 10°~15° 的手臂角度调整空间。手术期间，必须保证患者的腰部可以弯曲 90°，可改为坐位。切开皮肤后，用小的拉钩提起切口内侧皮肤。沿皮下剥离至胸大肌外侧缘，避免损伤肋间神经。应用组织剪联合电刀进行进一步剥离，双极电凝止血。可以在胸大肌的外缘看到胸肌筋膜，如果假体放置于筋膜下平面，则在胸肌筋膜深面进行剥离；如果放置于胸大肌下间隙，则在胸大肌深面进行剥离。在进一步剥离前，必须确定已经进入了正确的假体置入平面。

在内窥镜辅助隆乳术中，内窥镜腋窝入路进入术区，术者可以在直视下看到胸大肌下间隙，这使术者得以在直视下用电刀剥离松解胸大肌起始部。剥离完成后，可以用假体型号模拟器来评估剥离腔隙的大小，并进行最终调整。在患者坐位时观察置入假体后的形态，满意后应用抗生素溶液灌注剥离腔隙[52]，置入最终假体。在缝合切口前，再次将患者调整为坐位，进行假体位置评估。使用单股可吸收缝线分层缝合胸大肌切口，最后用无菌胶布包扎切口。

经脐切口

经脐切口入路的隆乳术的术前标记与经乳房下皱襞入路相似，手术体位也相同。在患者仰卧位时，做连接脐部到乳晕内侧缘的标记线。脐部切口大小要能容下食指。将一个带有钝头剥离器的内置隧道管置入切口，自脐部沿标记线方向在腹直肌筋膜表面进行剥离。应特别注意的是，医生应始终用另一只手触摸内置隧道管的位置，在向前推进的过程中受力方向始终向上，以免误入腹腔和胸腔。内置隧道管前行应超过肋缘。如果采用乳腺下间隙置入假体，在乳房下皱襞处，加在内置隧道管的力量应向上，以防止滑入胸大肌深面。剥离至乳头的头侧即停止。如果选择胸大肌下间隙置入假体，需要借助特殊仪器进入筋膜平面的外侧，用于胸大肌下间隙的定位。随后，移除剥离器，内置隧道管内放入内窥镜，以确定剥离腔隙位置是否正确。要彻底止血。取出内置隧道管和内窥镜，将一个扩张器卷起并放入切口。将扩张器像“挤奶”一样用外力沿隧道挤向上方。可用盐水充注扩张器，使其达到假体体积的 150%。在充注期间，可以调整剥离的腔隙。当扩张完成后从充注管放净扩张器的盐水，并将扩张器取出。将假体以同样的方法放置到合适的位置并充注。然后将内置隧道管取出，用内窥镜调整假体的位置，使瓣膜处于开放状态并止血。用可吸收线逐层缝合切口，应用腹带加压包扎，促进腹部皮下隧道的闭合。

术后护理

在大多数病例中，隆乳术是在门诊就可进行的手术。术后要求患者口服止痛剂和预防性应用抗生素 3d。患者在手术的当日，可进行胸部的瑜伽伸展练习。在术后的第 1 日去除手术的敷料并可以进行淋浴。在术后1~3d进行第一次随访复查。如果置入的是光面假体,建议在此时开始进行假体的活动性练习。如果患者具有假体向上移位的风险,在术后早期可应用环状弹性带来保持持续向下的压力。术后数日,患者通常可以继续工作,但2~3周内,不允许进行剧烈的运动。在术后4~6周、3个月和1年各进行1次复查随访。不应忽视术后照片记录的重要性,应该本着发现不足的意识客观评价术后效果。根据作者的经验,连续2年内每日服用400IU的维生素E可减少包膜挛缩的发生。尽管没有事实依据证明隆乳术后使用维生素E的好处,但有明显证据表明,维生素E对乳腺癌乳房切除术后患者的放射介导纤维化(RIF)治疗有效[54]。

并发症

围手术期并发症

隆乳术后乳头感觉障碍可能表现为麻木或感觉过敏,源于术中的牵拉、损伤或肋间外侧皮神经损伤。不同手术切口的乳头感觉障碍发生率无明显差异[55]。

术后假体周围组织积液在1周内可被周围软组织吸收,手术中应用抗生素溶液冲洗置入腔隙能降低其发生率[56]。作者在初次隆乳手术中不会使用引流。

隆乳术后早期或晚期的血肿都会产生不良影响,可引起疼痛、失血、乳房外形改变和包膜挛缩[57]。为降低术后大量出血风险,患者术前应停止服用任何影响凝血或血小板功能的处方和非处方药物(表3.1)[44,45]。如果在术后发生血肿,建议立即清除血肿并探查术腔。遗憾的是,在术中探查时能明确出血部位的情况很少见。患者偶尔会表现为术后1~2周的延迟性血肿,甚至出现在隆乳术后的数月~数年,后者常因外伤造成。不论隆乳术后的时间长短,对于出血的处理都是探查出血点和引流。对较小的不扩散的血肿可以采取保守治疗,但这会提高包膜挛缩的发生率。

术后伤口感染可表现为不同的严重程度,从较轻的乳房皮肤蜂窝织炎到严重的化脓性假体周围间隙感染。表皮葡萄球菌是皮肤的常驻菌群,是术后伤口感染的常见病原体。患者在术中和术后预防性应用的抗生素可降低感染风

表3.1 草药、草药茶饮、顺势疗法药物和增加出血风险的饮食

类型	名称	适应证	其他不良反应	围手术期推荐
草药和草药膏剂	大蒜	高血压、高胆固醇血症、真菌感染、癌症、预防心肌梗塞、周围血管性疾病	恶心、呕吐、低血糖、口臭、抗凝作用增强、INR比值增高、腹痛、腹泻、口腔溃疡、过敏(较少)	术前7d~术后7d停用
	生姜	恶心、呕吐、胃肠胀气、消化不良、骨关节炎、风湿性关节炎、偏头痛、身体恢复、体重减轻	恶心、胃肠胀气、胆囊炎、心律失常(可能)、低血糖	术前2~3周至术后2周停用
	人参	兴奋剂、恶心、癌症预防、冠心病、2型糖尿病、消化不良、疝气、感染、年龄增长、压力、身体恢复	恶心、腹泻、头疼、低血压、高血压、胸闷、低血糖、失眠(可能)	术前7d~术后2周停用
	银杏	刺激循环、痴呆、增强记忆、周围血管性疾病、勃起功能障碍	恶心、呕吐、腹泻、胃肠不适、头疼、心悸、抗凝作用增强	术前至少36h~术后7d停用
	菊花	发热、偏头痛、骨关节炎、胃肠道紊乱、不育	口腔溃疡、过敏、胃肠不适胀气	为避免突然停药引起的戒断反应,术前2~3周逐渐减量停用,术后2周可恢复
	菠萝蛋白酶	炎症、骨关节炎、自身免疫系统疾病、痛经、消化不良、痛风	胃肠不适、腹泻、心动过速、月经量过多(可能)	术前2~3周至术后2周停用
	甘草	口腔溃疡、胃溃疡、癌症、骨关节炎、肾上腺功能减退	低钾血症麻痹、高血压、体重减少/增加、不育、暂时性视觉丧失	术前2~3周至术后2周停用
	辣椒	止痛、慢性神经痛、骨关节炎、尿毒症、银屑病	接触时烧灼感和针刺感、低血糖、咳嗽	术前2~3周至术后2周停用
	棕榈	前列腺增生、泌尿系感染	恶心、呕吐、腹泻、鼻炎、性欲减退、头痛	术前2~3周至术后2周停用
	冬青	骨关节炎、关节不适、高血压、炎症、蜂窝织炎、调味剂	恶心、呕吐、眩晕、抗凝作用增强、国际标准化比值(INR)增高	术前2~3周至术后2周停用
	钩麻	止痛、发热、助消化、骨关节炎、刺激食欲	腹泻、胃肠不适、耳鸣、头痛、低血糖、过敏(可能)	术前2~3周至术后2周停用
	仙鹤草	止痛、细菌感染、寄生虫感染、腹泻、炎症、咳嗽、嗓子痛		术前2~3周至术后2周停用

续表

类型	名称	适应证	其他不良反应	围手术期推荐
	丹参	动脉粥样硬化、中风、心绞痛、高胆固醇血症、癌症、HIV 感染、月经失调、骨关节炎、失眠、前列腺炎	低血压、胃肠不适、食欲减退、瘙痒、癫痫发作、抗凝作用增强	术前 2~3 周至术后 2 周停用
	黄芩	焦虑、炎症、癌症、癫痫发作、感染、失眠、痢疾、狂犬病、月经紊乱	肝毒性、肺炎	术前 2~3 周至术后 2 周停用
	杨梅	利尿、止血、冠心病、高胆固醇血症		术前 2~3 周至术后 2 周停用
	牡丹	炎症、胃肠不适、痉挛		术前 2~3 周至术后 2 周停用
	积内酯	便秘、腹泻、痉挛、祛痰		术前 2~3 周至术后 2 周停用
	贝母	痉挛、祛痰、高血压、咳嗽、哮喘、麻醉中毒		术前 2~3 周至术后 2 周停用
	忍冬	发热、头痛、咳嗽、嗓子痛、细菌感染、炎症、溃疡		术前 2~3 周至术后 2 周停用
中草药配方	冠元颗粒	高血压、动脉硬化、记忆缺损、头痛		术前 2~3 周至术后 2 周停用
	乌鸡白凤丸	胃肠不适、心血管不适、妇科疾病		术前 2~3 周至术后 2 周停用
草药茶	Te Gastronol（一种含墨西哥山金车的中药茶）	胃溃疡、肠炎、胃炎、胃胀		术前 2~3 周至术后 2 周停用
	四季养生茶	食欲减退		术前 2~3 周至术后 2 周停用
顺势疗法和营养保健品	龟苓膏	发热、粉刺、增强循环、增强肠运动、便秘	无记录	术前 2~3 周至术后 2 周停用
	V_E	阴茎硬结、膀胱癌预防、风湿性关节炎、经前期综合征、运动障碍	过敏、疲劳、虚弱、头痛、恶心、腹泻、视力减退、先天性心脏病、心衰	术前 2~3 周开始停用，伤口愈合后可以再用
	山金车	骨关节炎、扭伤、关节痛、炎症	胃肠炎	术前 2~3 周至术后 2 周停用
	鱼油	高血压、高甘油三酯血症、风湿性关节炎、心绞痛、动脉粥样硬化	出血性中风、胃肠紊乱胀气、腹泻、高血糖（可能）	术前 2~3 周至术后 2 周停用
	软骨素	骨关节炎	恶心、腹泻、便秘、胃肠紊乱	术前 2~3 周至术后 2 周停用
	葡糖胺	骨关节炎	低血糖、恶心、腹泻、头痛、失眠、胃肠紊乱	术前 2~3 周至术后 2 周停用

险。在整个手术操作过程中要严格遵循无菌技术，术中应用含有 50 000U 杆菌肽、1g 头孢唑林、80mg 庆大霉素和 500ml 生理盐水的抗生素溶液进行剥离腔隙的灌注[52]，另外需要遵循“无接触”原则，以进一步降低术后感染风险，即只有主刀医生可以接触假体，在置入假体前更换新的无粉手套。置入假体时用无菌贴膜保护切口，以防止假体与患者皮肤切口接触。如果发现感染征象，应早期足量应用抗生素，通常可以控制不严重的感染。如果感染持续存在或进一步恶化，应取出假体，通过引流促进伤口愈合。当感染控制后，可以计划在 6~12 个月后进行复查，考虑二次隆乳术。

Mondor 病是一种乳房的浅表血栓性静脉炎，在隆乳术后的发病率为 1%~2%[58,59]，它将会影响乳房下部的静脉，经常发生在乳房下皱襞切口手术后。这是一种自限性疾病，经过数周热敷可以缓解。

隆乳术后的晚期并发症

假体周围包膜挛缩

假体周围包膜挛缩是最常见的隆乳术后晚期并发症。因为周围组织对异物的自然反应，所有的外科假体都会一定程度的被周围组织包裹。具有临床意义的假体周围包膜挛缩定义为由过度瘢痕形成导致的周围组织坚硬、变形和假体移位。包膜挛缩的组织学检查发现了环形的线性纤维化，光面假体周围的包膜挛缩尤为严重。在 1975 年，Baker 提出了隆乳术后包膜挛缩的临床分类系统，该系统到今日仍然用于假体周围包膜挛缩的评估（表 3.2）[60]。

包膜挛缩的确切病因仍不明确，但多种因素可以促进包膜挛缩的形成。肥厚性、环形线性瘢痕的形成可能受肌纤

表 3.2　包膜挛缩的分级

Ⅰ	乳房质地柔软，与未接受过手术的乳房相同
Ⅱ	轻度包膜挛缩，与为接受过手术的乳房相比，质地欠柔软，可以触及假体，但看不出假体轮廓
Ⅲ	中度包膜挛缩，乳房质地较坚硬，可以容易地触摸到假体，可能存在假体变形，能够看出假体轮廓
Ⅳ	重度包膜挛缩，乳房坚硬，伴有疼痛和触痛，外观明显变形。包膜厚度与触摸时的硬度并无明显的比例关系

维母细胞的刺激，后者存在于假体周围的包膜组织中。假体周围血肿、血清肿和硅胶渗漏可能刺激产生包膜挛缩。其他异物如手套粉、棉纤维或灰尘都可促进包膜挛缩发生[61]。感染也是一个诱发因素[61]。这个理论认为假体周围存在亚临床的慢性感染，存在于一个微生物膜内，相对较难被细胞与体液免疫系统识别。有多种策略可以降低假体周围包膜挛缩的发生率。一种策略是剥离一个稍大的假体腔隙，通过假体的移动性练习来保持这个腔隙的正常。毛面假体的使用可以降低隆乳术后包膜挛缩的发生率。另一种策略是努力减少手术创伤，以减少血清肿和血肿的形成。血清肿和血肿甚至假体周围血液的污染都可引起包膜挛缩。因此，手术中的任何出血都应该被控制，被血液污染的组织应该用大量的灌注液冲洗。

用于治疗过敏的白三烯受体拮抗剂能治疗包膜挛缩，但是由于它的不良反应，使用时应小心谨慎[62,63]，隆乳术后患者在服用扎鲁司特和孟鲁司特治疗哮喘时，发现假体包膜挛缩的临床症状得到改善[62,63]，已经形成的包膜挛缩通常需要手术干预，这将在第 4 章中详细介绍。开放式包膜切开术通常需要将包膜进行环形切开并切开包膜前部，从而松解和扩张周围软组织。对于非常厚的纤维包膜或者含有钙化的包膜，需要将包膜进行部分或全部切除以纠正畸形。这种方式在治疗第四类包膜挛缩时非常有效，特别是将旧假体置换成盐水充注假体或无渗漏的硅胶假体后。通过改变假体位置的方式治疗复发性包膜挛缩已经逐渐盛行[64-66]。修复手术将在下一章详细讨论。

假体破裂和渗漏

盐水假体的硅胶弹性外壳上的任何缺陷最终都会导致假体的渗漏。盐水充注材料从假体内渗出，可被周围组织吸收。临床上假体的渗漏常常最先被患者发觉，往往需要通过手术方式取出并置换假体。假体破裂常常由近期的外伤引起，自发性的假体破裂相对少见。

胸部磁共振是评估假体完整性的有效方法。相对于第二、三代硅胶假体，现代第四代与第五代硅胶假体具有更高的黏滞性，不易渗入周围的组织，几乎不会出现假体破裂。

二次手术

因为隆乳术后的延迟并发症，患者通常需要进行修复手术（第二次或第三次），这对于整形外科医生来说是一个持续的挑战。修复手术过程复杂，具有挑战性，结果不可预测。在过去数年，作者处理了很多由于假体过大造成的并发症，如假体外露、硅胶渗漏、盐水假体渗漏、包膜挛缩、假体可触及、表面皱褶、“双球征”、“史努比征”、乳房不对称和假体移位等。

作者在二次手术时的主要改进方法包括应用硅胶假体代替盐水充注假体、用纤维包膜囊瓣来增加稳定性和组织覆盖、改变假体置入腔隙。但任何一项措施都不能完全解决问题。详细内容将在第 17 章进行讨论。

参考文献

1. Shipley RH, O'Donnell JM, Bader KF. Personality characteristics of women seeking breast augmentation. Comparison to small-busted and average-busted controls. *Plast Reconstr Surg*. 1977;60:369–376.
2. Baker JL Jr, Kolin IS, Bartlett ES. Psychosexual dynamics of patients undergoing mammary augmentation. *Plast Reconstr Surg*. 1974;53:652–659.
3. American Society of Plastic Surgeons. *Procedural statistics – 2015*. <http://www.plasticsurgery.org/news/plastic-surgery-statistics>; 2015 (Accessed 27.01.17).
4. Czerny V. Plastic replacement of the breast with a lipoma. *Chir Kong Verhandl*. 1895;2:216.
5. Longacre JJ. Correction of the hypoplastic breast with special reference to reconstruction of the "nipple type breast" with local dermo-fat pedicle flaps. *Plast Reconstr Surg*. 1954;14:431–441.
6. Maxwell GP, Gabriel A. Possible future development of implants and breast augmentation. *Clin Plast Surg*. 2009;36:167–172, viii.
7. Maxwell GP, Gabriel A. The evolution of breast implants. *Clin Plast Surg*. 2009;36:1–13, v.
8. Regnault P, Baker TJ, Gleason MC, et al. Clinical trial and evaluation of a proposed new inflatable mammary prosthesis. *Plast Reconstr Surg*. 1972;50:220–226.
9. Cronin TD, Brauer RO. Augmentation mammaplasty. *Surg Clin North Am*. 1971;51:441–452.
10. Tanne JH. FDA approves silicone breast implants 14 years after their withdrawal. *BMJ*. 2006;333:1139.
11. Cronin TD, Greenberg RL. Our experiences with the silastic gel breast prosthesis. *Plast Reconstr Surg*. 1970;46:1–7.
12. Thomsen JL, Christensen L, Nielsen M, et al. Histologic changes and silicone concentrations in human breast tissue surrounding silicone breast prostheses. *Plast Reconstr Surg*. 1990;85:38–41.
13. Cohen IK. Impact of the FDA ban on silicone breast implants. *J Surg Oncol*. 1994;56:1.
14. Lundberg GD. The breast implant controversy. A clash of ethics and law. *JAMA*. 1993;270:2608.
15. Kessler DA, Merkatz RB, Schapiro R. A call for higher standards for breast implants. *JAMA*. 1993;270:2607–2608.
16. Handel N, Wellisch D, Silverstein MJ, et al. Knowledge, concern, and satisfaction among augmentation mammaplasty patients. *Ann Plast Surg*. 1993;30:13–20, discussion 20–22.
17. Stombler RE. Breast implants and the FDA: past, present, and future. *Plast Surg Nurs*. 1993;13:185–187, 200.
18. Fisher JC. The silicone controversy–when will science prevail? *N Engl J Med*. 1992;326:1696–1698.
19. Guidoin R, Rolland C, Fleury D, et al. Physical characterization of unimplanted gel filled breast implants. Should old standards be revisited? *ASAIO J*. 1994;40:943–958.
20. Sitbon E. [Manufacturing of mammary implants: a manufacturing of high technology]. *Ann Chir Plast Esthet*. 2005;50:394–407.
21. Spear SL, Parikh PM, Goldstein JA. History of breast implants and the food and drug administration. *Clin Plast Surg*. 2009;36:15–21, v.
22. Cunningham B. The Mentor Study on Contour Profile Gel Silicone MemoryGel Breast Implants. *Plast Reconstr Surg*. 2007;120:33S–39S.
23. Cunningham B. The Mentor Core Study on Silicone MemoryGel Breast Implants. *Plast Reconstr Surg*. 2007;120:19S–29S, discussion 30S–32S.
24. Cunningham B, McCue J. Safety and effectiveness of Mentor's MemoryGel implants at 6 years. *Aesthetic Plast Surg*. 2009;33:440–444. *The authors update on the post approval study for Mentor Corporation. The study shows that Mentor MemoryGel silicone breast implants represent a safe and effective choice for women seeking breast augmentation or breast reconstruction following mastectomy.*

25. Spear SL, Heden P. Allergan's silicone gel breast implants. *Expert Rev Med Devices*. 2007;4:699–708.
26. Bengtson BP, Van Natta BW, Murphy DK, et al. Style 410 highly cohesive silicone breast implant core study results at 3 years. *Plast Reconstr Surg*. 2007;120:40S–48S.
27. Maxwell GP, Van Natta BW, Murphy DK, et al. Natrelle style 410 form-stable silicone breast implants: core study results at 6 years. *Aesthet Surg J*. 2012;32:709–717.
28. Stevens WG, Harrington J, Alizadeh K, et al. Five-year follow-up data from the U.S. clinical trial for Sientra's U.S. Food and Drug Administration-approved Silimed(R) brand round and shaped implants with high-strength silicone gel. *Plast Reconstr Surg*. 2012;130:973–981.
29. Brohim RM, Foresman PA, Hildebrandt PK, Rodeheaver GT. Early tissue reaction to textured breast implant surfaces. *Ann Plast Surg*. 1992;28:354–362.
30. Abramo AC, De Oliveira VR, Ledo-Silva MC, De Oliveira EL. How texture-inducing contraction vectors affect the fibrous capsule shrinkage around breasts implants? *Aesthetic Plast Surg*. 2010;34:555–560.
31. Handel N, Jensen JA, Black Q, et al. The fate of breast implants: a critical analysis of complications and outcomes. *Plast Reconstr Surg*. 1995;96:1521–1533.
32. Daka JN, Chawla AS. Release of chemicals from polyurethane foam in the Meme breast implant. *Biomater Artif Cells Immobilization Biotechnol*. 1993;21:23–46.
33. Danino AM, Basmacioglu P, Saito S, et al. Comparison of the capsular response to the Biocell RTV and Mentor 1600 Siltex breast implant surface texturing: a scanning electron microscopic study. *Plast Reconstr Surg*. 2001;108:2047–2052.
34. Barr S, Hill E, Bayat A. Current implant surface technology: an examination of their nanostructure and their influence on fibroblast alignment and biocompatibility. *Eplasty*. 2009;9:e22.
35. Stevens WG, Nahabedian MY, Calobrace MB, et al. Risk factor analysis for capsular contracture: a 5-year sientra study analysis using round, smooth, and textured implants for breast augmentation. *Plast Reconstr Surg*. 2013;132:1115–1123.
36. Hammond DC, Perry LC, Maxwell GP, Fisher J. Morphologic analysis of tissue-expander shape using a biomechanical model. *Plast Reconstr Surg*. 1993;92:255–259.
37. Brody GS. Silicone technology for the plastic surgeon. *Clin Plast Surg*. 1988;15:517–520.
38. Asplund O. Capsular contracture in silicone gel and saline-filled breast implants after reconstruction. *Plast Reconstr Surg*. 1984;73:270–275.
39. Burkhardt BR, Dempsey PD, Schnur PL, Tofield JJ. Capsular contracture: a prospective study of the effect of local antibacterial agents. *Plast Reconstr Surg*. 1986;77:919–932.
40. Gylbert L, Asplund O, Jurell G. Capsular contracture after breast reconstruction with silicone-gel and saline-filled implants: a 6-year follow-up. *Plast Reconstr Surg*. 1990;85:373–377.
41. Spear SL, Murphy DK, Slicton A, Walker PS. Inamed silicone breast implant core study results at 6 years. *Plast Reconstr Surg*. 2007;120:8S–16S, discussion 7S–8S. *The authors update on the post approval study for Allergan Corporation. The study demonstrates the safety and effectiveness of Natrelle (formerly Inamed) silicone-filled breast implants through 6 years, including a low rupture rate and high satisfaction rate.*
42. Brown MH, Shenker R, Silver SA. Cohesive silicone gel breast implants in aesthetic and reconstructive breast surgery. *Plast Reconstr Surg*. 2005;116:768–779, discussion 80–81.
43. Weum S, de Weerd L, Kristiansen B. Form stability of the Style 410 anatomically shaped cohesive silicone gel-filled breast implant in subglandular breast augmentation evaluated with magnetic resonance imaging. *Plast Reconstr Surg*. 2011;127:409–413.
44. Tebbetts JB. Dual plane breast augmentation: optimizing implant-soft-tissue relationships in a wide range of breast types. *Plast Reconstr Surg*. 2001;107:1255–1272. *This article describes specific indications and techniques for a dual-plane approach to breast augmentation. Indications, operative techniques, results, and complications for this series of patients are presented. Dual-plane augmentation mammaplasty adjusts implant and tissue relationships to ensure adequate soft-tissue coverage while optimizing implant–soft-tissue dynamics to offer increased benefits and fewer trade-offs compared with a single pocket location in a wide range of breast types.*
45. Gabriel A, Fritzsche S, Creasman C, et al. Incidence of breast and chest wall asymmetries: 4D photography. *Aesthet Surg J*. 2011;31(5): 506–510.
46. Hunstad JP, Webb LS. Subfascial breast augmentation: a comprehensive experience. *Aesthetic Plast Surg*. 2010;34:365–373.
47. Tijerina VN, Saenz RA, Garcia-Guerrero J. Experience of 1000 cases on subfascial breast augmentation. *Aesthetic Plast Surg*. 2010;34:16–22.
48. Siclovan HR, Jomah JA. Advantages and outcomes in subfascial breast augmentation: a two-year review of experience. *Aesthetic Plast Surg*. 2008;32:426–431.
49. Parsa FD, Parsa AA, Hsu A. Subfascial periareolar augmentation mammaplasty. *Plast Reconstr Surg*. 2006;117:681–682, author reply 2–3.
50. Graf RM, Bernardes A, Rippel R, et al. Subfascial breast implant: a new procedure. *Plast Reconstr Surg*. 2003;111:904–908.
51. Gabriel A, Maxwell GP. The evolution of breast implants. *Clin Plast Surg*. 2015;42:399–404.
52. Adams WP Jr, Rios JL, Smith SJ. Enhancing patient outcomes in aesthetic and reconstructive breast surgery using triple antibiotic breast irrigation: six-year prospective clinical study. *Plast Reconstr Surg*. 2006;117:30–36. *The authors show the clinical importance of the use of triple antibiotic breast irrigation. This study shows the lower incidence of capsular contracture compared with other published reports, and its clinical efficacy supports previously published in vitro studies. Application of triple antibiotic irrigation is recommended for all aesthetic and reconstructive breast procedures and is cost effective.*
53. Hoehler H. Breast augmentation: the axillary approach. *Br J Plast Surg*. 1973;26:373–376.
54. Magnusson M, Hoglund P, Johansson K, et al. Pentoxifylline and vitamin E treatment for prevention of radiation-induced side-effects in women with breast cancer: a phase two, double-blind, placebo-controlled randomised clinical trial (Ptx-5). *Eur J Cancer*. 2009;45:2488–2495.
55. Mofid MM, Klatsky SA, Singh NK, Nahabedian MY. Nipple-areola complex sensitivity after primary breast augmentation: a comparison of periareolar and inframammary incision approaches. *Plast Reconstr Surg*. 2006;117:1694–1698.
56. Pfeiffer P, Jorgensen S, Kristiansen TB, et al. Protective effect of topical antibiotics in breast augmentation. *Plast Reconstr Surg*. 2009;124:629–634.
57. Williams C, Aston S, Rees TD. The effect of hematoma on the thickness of pseudosheaths around silicone implants. *Plast Reconstr Surg*. 1975;56:194–198.
58. Dudrap E, Milliez PY, Auquit-Auckbur I, Bony-Rerolle S. [Mondor's disease and breast plastic surgery]. *Ann Chir Plast Esthet*. 2010;55:233–237.
59. Viana GA, Okano FM. Superficial thrombophlebitis (Mondor's Disease) after breast augmentation surgery. *Indian J Plast Surg*. 2008;41:219–221.
60. Spear SL, Baker JL Jr. Classification of capsular contracture after prosthetic breast reconstruction. *Plast Reconstr Surg*. 1995;96:1119–1123, discussion 1124.
61. Adams WP Jr. Capsular contracture: what is it? What causes it? How can it be prevented and managed? *Clin Plast Surg*. 2009;36:119–126, vii.
62. Gryskiewicz JM. Investigation of accolate and singulair for treatment of capsular contracture yields safety concerns. *Aesthet Surg J*. 2003;23:98–101.
63. Riccioni G, Bucciarelli T, Mancini B, et al. Antileukotriene drugs: clinical application, effectiveness and safety. *Curr Med Chem*. 2007;14:1966–1977.
64. Maxwell GP, Tebbetts JB, Hester TR. *Site Change in Breast Surgery*. Presented at: American Association of Plastic Surgeons, St. Louis, MO; 1994.
65. Maxwell GP, Gabriel A. The neopectoral pocket in revisionary breast surgery. *Aesthet Surg J*. 2008;28:463–467.
66. Maxwell GP, Birchenough SA, Gabriel A. Efficacy of neopectoral pocket in revisionary breast surgery. *Aesthet Surg J*. 2009;29:379–385.
67. Ang-Lee MK, Moss J, Yuan CS. Herbal medicines and perioperative care. *JAMA*. 2001;286:208–216.
68. Teng CM, Kuo SC, Ko FN, et al. Antiplatelet actions of panaxynol and ginsenosides isolated from ginseng. *Biochim Biophys Acta*. 1989;990:315–320.
69. Baldwin CA, Anderson LA, Philipson JD. What pharmacists should know about feverfew. *J Pharm Pharmacol*. 1987;39:459–465.
70. Heller J, Gabbay JS, Ghadjar K, et al. Top-10 list of herbal and supplemental medicines used by cosmetic patients: what the plastic surgeon needs to know. *Plast Reconstr Surg*. 2006;117:436–445, discussion 46–47.
71. Wong WW, Gabriel A, Maxwell GP, Gupta SC. Bleeding risks of herbal, homeopathic, and dietary supplements: a hidden nightmare for plastic surgeons? *Aesthet Surg J*. 2012;32:332–346.

第 4 章

隆 乳 术

M. Bradley Carlobrace

概要

- 隆乳术是美国国内及世界范围内最常见的美容手术之一；
- 医生需对患者进行术前评估，以决定使用何种手术方式，包括选择适当的假体、假体的置入层次（胸大肌下、筋膜下、乳腺下或双平面）、切口位置（乳房下皱襞、乳晕缘、腋窝或经脐切口）以及是否需要重建乳房下皱襞；
- 乳房假体的选择在过去数年间不断发展，目前涵盖了许多不同的类型，包括不同的假体填充物（盐水或硅胶）、假体的表面材质（光面或毛面）、假体的形状（圆形或解剖型）、假体的大小（宽度、体积、凸度）以及与假体形态稳定性和柔软程度有关的黏滞性（第四代或第五代假体）；
- 乳房下皱襞的位置对于假体能否顺利置入腔隙十分重要；
- 手术方法、假体选择和手术技术均能影响并发症的发生率，包括假体移位和包膜挛缩。

简介

隆乳术的主要适应证为先天性或组织退变所导致的乳房组织容量不足及腺体发育不全。先天性发育不全可能是原发性的，也可能继发于相关部位的发育异常，例如胸廓发育不全（如 Poland 综合征）或其他胸壁畸形（如漏斗胸）。先天性发育不全者的皮肤、皮下组织及下方的腺体组织量均不足，而组织退变者则存在乳腺萎缩，皮肤与皮下组织却相对松弛。腺体的退变常表现为腺体组织下垂萎缩或假性下垂，最常见于产后女性，但也有可能与哺乳、激素变化与体重波动有着较大的关系。而患者也有可能由于心理原因而寻求隆乳手术[1]。许多研究表明，寻求隆乳术的女性往往认为自己的乳房不够丰满，进而质疑自己女人味不足，没有吸引力[2-4]。较小的乳房使之出现自卑、体像障碍和缺陷感[5]。这些情况会对患者的人际关系、性满足感及生活质量产生负面影响[6]。

历史回顾

乳房假体的演变

盐水假体

充气式假体最初于 1965 年由 Arion 自法国引入[7]。其被发明的初衷在于能够先通过一个较小的切口将未充气的假体置入，在进入腔穴后再进行充气[8]。在美国，Rees 及其同事在 1973 年报道了他们使用类似的盐水假体 Mammatech 的经验[9]。该假体有着光滑的硅胶外壳，内部填充生理盐水，并用聚四氟乙烯塞封闭。这些盐水假体在使用 3 年内的收缩率高达 76%[10]。因此不久后，Heyer-Schulte 公司推出了它们的盐水假体（Mentor1-800），在收缩率上有着长足的进步，降低至 0.5%~15.5%[11-13]。

早期盐水假体收缩率高的原因在于其纤薄的外壳与小叶样的填充阀。如今市售的 Allergan 及 Mentor 盐水假体有着相似的特点，但是通过全新的室温下硫化工艺（RTV）制成了更厚的硅胶外壳。

现有的盐水假体在凸度与大小上有着广泛的选择、特有的体积特征和推荐的填充剂量。使用盐水假体时，如未充分填充盐水至推荐的量，则可能出现较高的收缩率，其可能由于假体表面潜在的反复折叠或摩擦而导致，因此并不推荐这种做法。未充分填充假体同样可能会导致假体褶皱与波纹的产生。轻微过量填充时，盐水假体拥有最佳的效果。而严重过度填充可能导致乳房呈现异常的圆形、大小和坚固程度的改变以及假体边缘可触及或可见。最后，由于盐水假体中填充的是水，黏度较低，通常情况下难以创造出更高黏度的填充物所能带来的更为自然、更接近天然乳房的手感。

硅胶假体

硅胶假体由 Cronin 和 Gerow 引入，并由 Dow Corning 公司开始生产，它的问世开创了现代隆乳术，并且在过去的50年内不断发展，至今已有丰富的产品系列可供选择[14]。Peters 最早将硅胶假体分为三代，并由 Maxwell 和 Baker 进一步分为五代[15,16]。第一代假体（1962—1970 年）的特点为黏滞度适中的硅胶，其外周包有厚实光滑的硅橡胶壳封闭。该假体为解剖（泪滴）形，在假体的背面有涤纶贴片。该类假体的缺点为包膜挛缩率相对较高。为了减少包膜挛缩率并满足手术医师更软、手感更自然的要求，第二代假体（1970—1982 年）问世。这些假体填充有黏度较低的硅胶，周围的外壳更薄，具有轻微的渗透性，没有涤纶贴片及假体边缘的缝隙。该类假体为圆形，且更为柔软，手感更为自然。然而，事实证明这些假体外壳并不可靠，其破裂率及硅胶渗漏（破出）率较高，仅次于使用薄层、可渗透外壳和低黏度硅胶假体。随后，第三代假体（1982—1992 年）问世，它有着黏滞度更高的硅胶和更厚的光面或毛面外壳，并且使用了低渗透性阻隔弹性体，以尝试减少硅胶渗漏、假体破裂及包膜挛缩的发生[17]。这些假体的外壳由多层硅胶酮弹性体制成，使假体破裂的发生率降低并且填充物外渗的发生率几乎降低为0。第四代假体（1993 年至今）是符合当前标准的圆形硅胶假体，包括 Allergan Natrelle 假体和 Mentor MemoryGel 假体，其制作过程中使用的工艺与已被禁止使用的前代假体不同。

第五代假体（2012 年至今）使用了与前代假体相同的硅胶弹性体和低渗漏的外壳，填充的假体黏度更高，有着更强的在多种置入部位中维持原有形态的能力。这催生了一系列圆形和解剖型假体，这些假体维持其形态的能力更强，并且受到周围软组织压力或重力的影响较少。

解剖型假体的兴起

圆形假体隆乳术后往往在上极位置表现得较为饱满，这促使了解剖型假体的问世，以满足那些追求更为自然的乳房效果的市场需求。如今的第五代假体在概念上能够追溯到 20 世纪 80 年代的 Replicon（Surgitek）假体，有着解剖型外观及毛面的外壳，给予术后乳房浑然天成的感觉，即当假体置入乳房后，能够与乳房组织紧密贴附，并不再任意活动，也不易被发现。在假体上添加聚氨基甲酸酯层是为了减少包膜挛缩所做的尝试，但是却易于流失，导致外壳纤薄易渗透，更容易造成可见的折痕、扭曲、硅胶外泄及迟发型包膜挛缩[17-19]。20 世纪 90 年代初，Tebbetts 提出了假体外壳与外壳成分都能起到塑造假体最终形态的作用的概念[20]。制造商可以通过调整交联的程度来改变硅胶和假体的软硬程度。技术与工艺发展带来了显著的优点，提供了充分的交联度，从而提高了假体的形态稳定性，使其能够在不同的位置维持形状，并抵御内在形变力和周围乳房组织的压力。这些概念促使 Tebbetts 在 1993 年为 McGhan/INMAD 设计了410 型假体[21,22]。

由于 FDA 的审批一直处于搁置状态，高黏解剖型假体在之后的 10 年间于美国国外获取了很多经验和进展。高黏度硅胶假体，即所谓的第五代假体，在 2000 年 11 月经加拿大医疗设备局通过特殊的引入项目进入加拿大。此外，具有更高黏度的 410 型假体于 2001 年 2 月在美国国内经由投资设备豁免（IDE）研究进行评估[23,24]。CPG 和 Sientra HSC+均于次年开始了各自的 IDE 研究。自 2012 年起，第五代圆形与解剖型假体开始获得 FDA 认证，并且目前全部三家假体制造商均有相关产品在市面上销售。目前美国硅胶乳房假体的审批情况见表 4.1。

表 4.1 目前美国凝胶乳房假体的认证情况

圆形假体（2006—2012 年获 FDA 认证）	解剖型假体（2012—2013 年获 FDA 认证）
Allergan Natrelle——2006 年 11 月	Sientra HSC+——2012 年 3 月
Mentor MemoryGel——2006 年 11 月	Allergan 410——2013 年 2 月
Sientra High Strength Cohesive——2012 年 3 月	Mentor Memory Shape——2013 年 6 月

术前规划

术前评估是达到隆乳术理想效果的最关键的步骤之一。术前需要与患者进行沟通，了解患者的手术目的以及其对手术的期望值。通常，患者会在术前对手术及医生进行许多研究，在作出决定前进行多方的咨询。医生对患者的评估应该建立在患者充分知情、情绪稳定并且对手术有着合理要求的基础上进行。全面询问病史及体格检查是判断有无手术风险的重要流程。乳腺 X 线筛查尽管并非强制，但对于那些年龄超过 35 岁或年龄不足 35 岁但存在明确危险因素及家族史的患者，仍推荐进行检查。

在术前评估时，了解患者的目标以及其偏爱的乳房外观类型十分重要。乳房外观的评价往往是主观的，且必然受到文化因素和个人偏好的影响。然而，大多数人心中的女性乳房总有着相似的特点，这构成了乳房形态美的标准。这些特点包括饱满、倾斜的上极以及更为饱满、稍呈弧度的下极。乳头乳晕复合体位于乳房中央最突出的位置，且位于乳房下皱襞的上方。乳房本身由位于前胸壁上方的乳腺实质组织、包绕在腺体外层的皮肤和脂肪组织构成（图 3.1）。

对乳房的全面评估包括对乳房和胸壁的全面检查以及以乳头乳晕复合体和乳房下皱襞为关键体表标志的精准测量。术前标记可为手术的实施提供指导（图 4.1）。医生必须认真评估是否存在两侧不对称的情况，包括胸壁、乳房下皱襞、乳房的体积以及乳头乳晕复合体的位置。对乳房肿块或淋巴结也应该进行全面的检查。对乳腺软组织覆盖的检查分析更为主观，如皮肤质地、乳腺腺体组织量和下垂萎缩程度等，在决定假体的放置层次时，这是十分关键的因素。同样，医生还需要评估皮肤的弹性。检查时可行夹捏试验，注意捏起的皮肤量，评估皮肤的松弛程度和夹痕情况，这会为

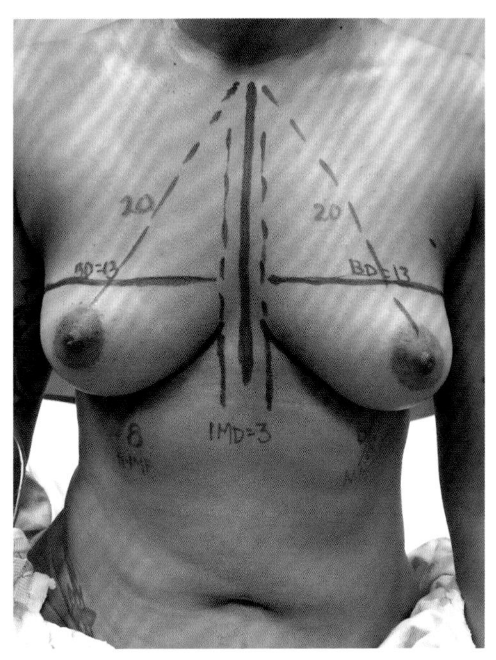

图 4.1 患者取直立位时的术前标记为手术规划提供了关键的体表标志

手术入路和假体的选择提供重要的指导信息。

乳房测量

在进行隆乳术之前，应当对乳房的一些重要指标进行测量（图 3.5）。

乳房基底直径

乳房基底直径是最重要的测量指标。由于每个假体都有其特有的基底直径，因此这项测量指标可以为假体的选择提供重要的信息。需要注意的是，每名患者各自的乳房基底直径是固定的，即测量（真实）乳房基底直径，在选择假体时，与之相对应且同样重要的是预期（或理想）乳房基底直径。在乳房基底较窄，需要提高基底宽度以获得理想乳房时，这个概念尤其重要。乳房基底直径大小取决于个人的解剖特点，但往往相当于腋前线至正中线外侧 1cm 的距离。

胸骨上切迹至乳头的距离

另一个测量指标是胸骨上切迹至乳头的距离（SN-N），这指标为胸部的长度和乳房的位置提供了指导信息。

乳房高度

测量乳房的高度有助于评估上极的体积和组织覆盖情况，并评估两侧的对称性。在选择使用圆形或解剖型假体时，胸骨上切迹至乳头的距离和乳房高度的测量是十分重要的指标。

乳头至乳房下皱襞距离

在松弛位和拉伸位下的乳头至乳房下皱襞距离是关键的测量指标。拉伸位下的距离为乳房下极可用的皮肤量提供了重要的参考。下极皮肤量不足时，需要将下皱襞位置下移，以使假体顺利置入。与之相反，下极多余的皮肤量可以成为选择腔隙以舒展下极皮肤的决定因素，甚至可以成为是否需要行乳房上提固定术的决定因素。

夹捏试验

软组织夹捏试验通过检查者夹捏食指与拇指间的组织，来对乳房上极进行有效的评估。一般情况下，如果夹捏厚度 <2cm，假体需放置于胸大肌下，以避免上极出现明显皱褶；如果夹捏厚度 >2cm，假体可考虑放置在乳腺下及筋膜下。

影像系统辅助评估

作为人工测量的良好补充，3D 和 4D 影像技术目前已问世，有助于医生对患者进行评估。这些系统中，有一些可以自动提供全部测量指标。同样地，作为评估的一部分，它们还能对软组织分布、乳房形状和大小以及胸壁情况进行精确的分析。这些自动化的 4D 系统基于生物维度原则，且往往能够更为精准地显示出胸壁和 / 或乳房存在的一些不明显的不对称（图 3.2~ 图 3.4）[25]。该技术还具有一些额外的优点，包括能让患者本人不仅能够观察到自己的乳房，还能观察到在图像中突出显示不明显的不对称。患者还能够直观地看到不同乳房假体置入后的模拟影响，提升其对最终决策的理解和信心。

知情同意

完整的知情同意需要对患者的情绪状态和手术的合理性进行评估，以获得预期的手术效果。全面的沟通交流是知情同意的一部分：聆听患者的期待，评估手术，解释手术过程，宣教手术可能的风险、优缺点和备选的方案。美国整形医师协会官方的知情同意书可能会对此过程有所帮助。假体制造商还需提供补充的附加材料和患者手册，其中应当包含产品的全部信息，并作为知情同意的一部分。患者必须详细阅读并签署知情同意书，医生还需要将其归入患者的病历。前后对比的照片同样有用，能够客观地代表手术及其预期的效果。同样，拍摄的患者照片是档案的重要组成部分，需经过患者许可，并向患者确保会保密。医疗目的外使用患者的照片必须经患者允许并备案。隆乳术的方法有许多选择，很多决定往往都是主观的，是基于患者对某种特定结果的期望所作出的。医患双方需要通过充分的沟通，以明确患者理想的乳房形状和大小，以及为了达到这种理想效果所选择的手术方案，沟通过程需准确记录在案。通过 4D 影像或试戴不同大小的假体型号模拟器，有助于让患者参与到决策过程中来，如此一来，选择假体便能够成为医生与患者之间的共同决定。

手术规划

切口长度与位置

切口位置的选择应基于多方面因素，包括患者和医生的偏好、解剖因素、假体类型与大小。切口的大小取决于切口位置，但总的来说，在安全分离腔隙，顺利放置假体且不使其发生变形或损伤的情况下，切口应越小越好。一般情况下，使用盐水假体时的切口长度较硅胶假体更小，而更高黏度、更大体积的假体和/或毛面假体的切口长度更大。固态假体的断裂与硅胶假体的破裂或变形均与试图通过长度不足的切口来放置假体有关。此外，较长切口形成的瘢痕反而不易增生，因为减少了术中对于切口的牵拉和收缩损伤。切口长度的范围大致为：盐水假体 3~4.5cm，圆形硅胶假体 4~6cm，解剖型硅胶假体 4.5~7cm。

隆乳术共有四种切口类型，即下乳房下皱襞切口、乳晕缘切口、腋窝切口及经脐切口。每种切口都有其特有的优缺点，必须与患者进行充分沟通。在选择假体后，应基于术者所惯用的技术、患者的意愿以及最佳的可控性与视觉效果来选择切口，以达到假体置入后的预期效果。

乳房下皱襞切口

通过乳房下皱襞切口，可以在对周围组织损伤最小的情况下直达并显露置入腔隙，因此乳房下皱襞切口是最常用的切口。通过这个切口，能够到达乳腺下、筋膜下及胸大肌下间隙，并且能适用几乎任何类型的假体。切口应位于设计的术后下皱襞位置，可以选择天然的下皱襞，如果对下皱襞进行了重新定位，则切口位置可能会更低。

乳晕缘切口

虽然在过去几年总体上使用得较少，但乳晕缘切口对于希望避免下皱襞瘢痕的患者而言十分实用。由于乳晕与周围乳房皮肤的颜色有着明显的差异，故此切口最不明显。通过该切口，术者能够直接调整乳房下皱襞的位置，并对乳腺情况进行评估，也可以松解缩窄性乳房畸形。此切口的缺点包括乳腺导管开口处潜在的细菌污染、乳房正面可见的瘢痕、可能出现乳头感觉障碍以及术野的暴露有限。此切口同样不适合乳晕较小的患者，尤其是在使用较大的、毛面的或解剖型假体时，尝试经此切口通过较长的隧道置入时可能会损伤假体。

腋窝切口

此入路的切口位于腋窝，避免了在乳房表面留下任何瘢痕。通过此切口建立假体置入腔隙时可以使用钝性分离或在内窥镜辅助下进行。使用内窥镜是首选的方法，因为经内窥镜能够在直视下精确地在乳房下皱襞上方离断并释放胸大肌，做到预控出血。经此切口能够置入盐水假体或硅胶假体，置入平面在胸大肌上方或下方均可。该切口不是万能的，经此切口入路放置解剖型、黏度较高及体积较大的假体时会更具有挑战性。使用假体输送袋有助于假体的放置。

经脐切口

此切口位于脐上方，具有良好的隐蔽性，且远离乳房。明显的缺点在于经此切口仅可置入盐水假体，而近年来硅胶假体在美国的使用增多，导致此切口的应用较少。经此切口分离腔隙时只能使用钝性的方法，没有能提供预控出血的直视下手术的方法。一般情况下无法经此切口实施修复手术，行修复手术则往往需要另做切口。

乳房下皱襞位置

术前乳房下皱襞位置对所有手术切口的位置都很重要，对乳房下皱襞切口来说尤为如此。设计术后下皱襞位置是一项极具挑战性的工作，因为其位置受到众多因素的影响。下皱襞由浅筋膜的前后两叶融合而成，与乳房下极最低处的真皮厚度有着密切关系[26]。术前设计时应确认并标记下皱襞的位置。真实的下皱襞位置可经下皱襞牵拉试验确认。检查时，医生抓住患者乳房并自下而上旋转，以判断乳房下皱襞附着部位下部范围(图 4.2)。这是对隆乳术后下皱襞自然位置预判的最佳方法。乳房下极所需的皮肤量和下皱襞的最终位置是多种因素共同作用的结果，其中包括使用假体的类型(盐水 vs. 硅胶，圆形 vs. 解剖型)、假体的大小、置入的层次以及乳房下极软组织的弹性与稳定性。将乳房最大程度地向上推拉，测量乳头至术前下皱襞的距离，以评估乳房下极是否有足够的皮肤来容纳所选择的假体。目前公认的标准为：基底直径 11cm 的假体所需的乳头至下皱襞距离为 7cm，基底直径 12cm 的需要 8cm，而基底直径 13cm 需要 9cm[27]。基于组织设计原则可进行更为全面的评估[28]。在 High Five 系统分析中，需要分析的变量包括假体容积、患者乳房基底宽度、假体基底径、向前牵拉皮肤的拉伸程度及最大牵拉情况下乳头至下皱襞的距离。基于所选择的假体，参考表格中提供的所需的乳头至下皱襞距离，当其数值大于

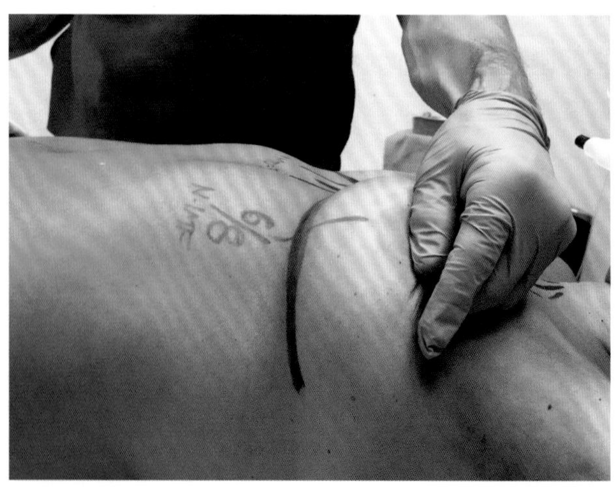

图 4.2 判断术前下皱襞真实位置的最佳方法是抓住患者乳房并自下而上旋转，以判断乳房下皱襞附着部下方的范围

实际测量的距离时，需要将下皱襞的位置下移。在决定下皱襞位置时，作者发现了一个极其好用的替代方案。这种计算方法考虑了假体的选择，但可能会超出基于组织设计的限制。乳头至下皱襞所需的距离通过假体的高度和凸度来计算，对圆形和解剖型假体均适用。

理想乳头位置至下皱襞距离（N-IMF）

=1/2 假体凸度 +1/2 假体高度

下皱襞下移距离 = 理想 N-IMF– 术前 N-IMF（最大拉伸情况下）

如果理想 N-IMF≤术前的测量值，则无须将下皱襞下移。N-IMF 可基于预期的术后下极拉伸程度来进行调整。随着越来越多毛面圆形和解剖型假体被使用，这种观察变得越来越重要。值得一提的是，在使用光面硅胶假体时并不经常需要下移乳房下皱襞的位置，尤其是当选择高凸或大型假体时，下极位置会随着时间推移而向下延伸（图 4.3）[29,30]。然而，当置入毛面假体时，下极拉伸与假体向下移位更少发生，因此相较于光面假体，更需将下皱襞下移[31,32]。与之相似，解剖型假体不但是毛面的，而且在假体的下极位置拥有更多的体积以及更高的黏度，因此下极位置需要更向下以妥善容纳假体[33-38]。框 4.1 指出了一些假体以及软组织特点，由于下极的术后拉伸度较小，在使用时更需要将下皱襞的位置下移[28-38]。

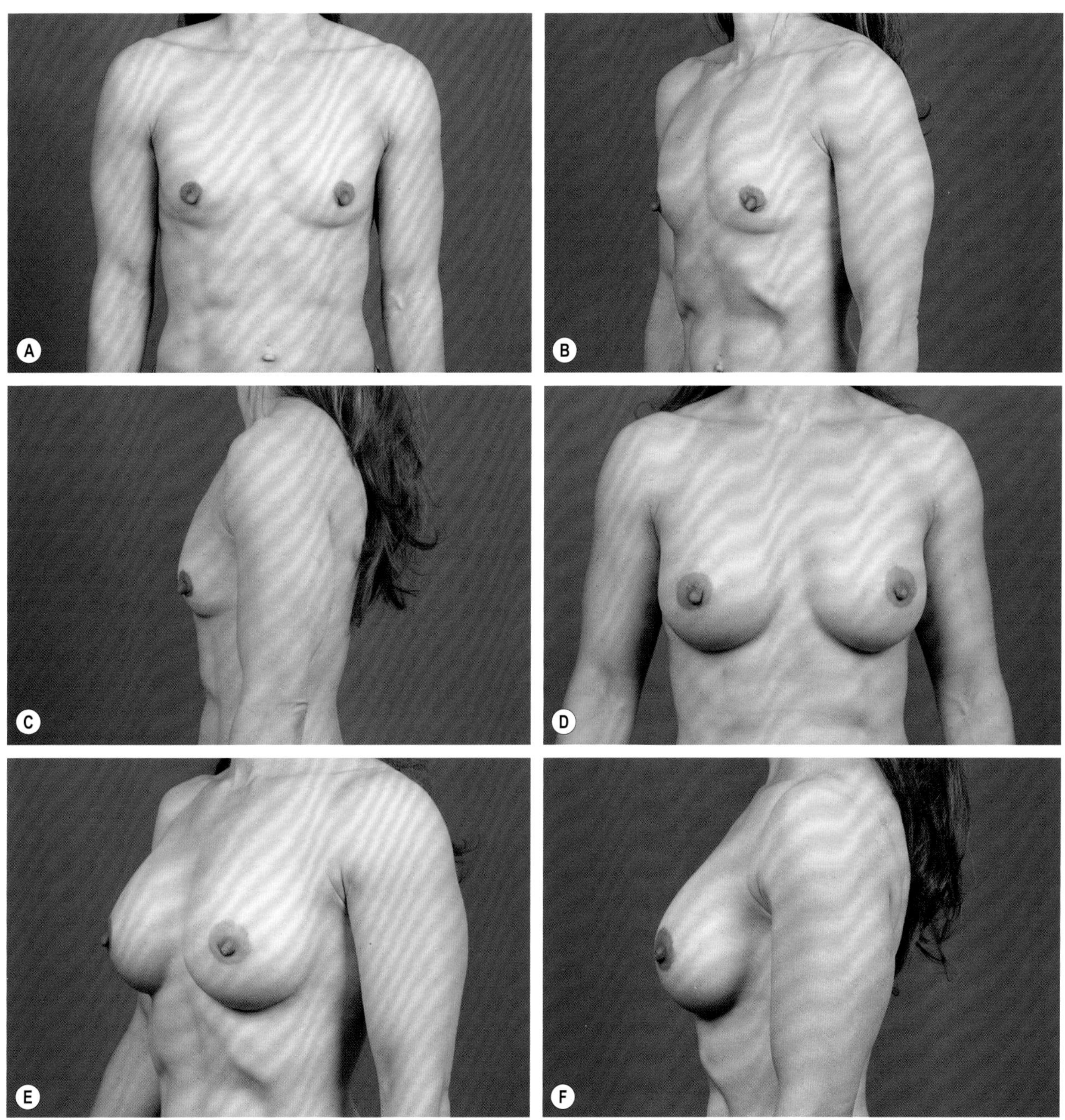

图 4.3 一位接受了下皱襞下移与 400cc 传统解剖型毛面假体置入的 45 岁患者的术前（A~C）与术后（D~F）视图

框 4.1 下极拉力较小的假体

毛面假体
高黏度假体
解剖型假体
硅胶假体相较于盐水假体拉力较小
低凸假体
体积较小的假体
紧致、坚固的乳房皮肤

假体置入层次

关于容纳乳房假体的层次选择至今仍有不少分歧。乳腺下 / 筋膜下平面最为自然，能够避免胸大肌下平面常见的动感不佳，纠正乳房萎缩与下垂，腔隙也易于分离，且患者术后的不适感较小（图 4.4）[39-42]。筋膜下层次比乳腺下层次另有一些优势。将假体放置在胸大肌前筋膜和肌肉之间，可为上方的被覆软组织提供额外的支持，减少了乳房形态的畸形及置入后的活动度（图 3.6）。目前被广泛认可的观点为，如需将假体置于乳腺下 / 筋膜下，乳房上极夹捏试验的结果需

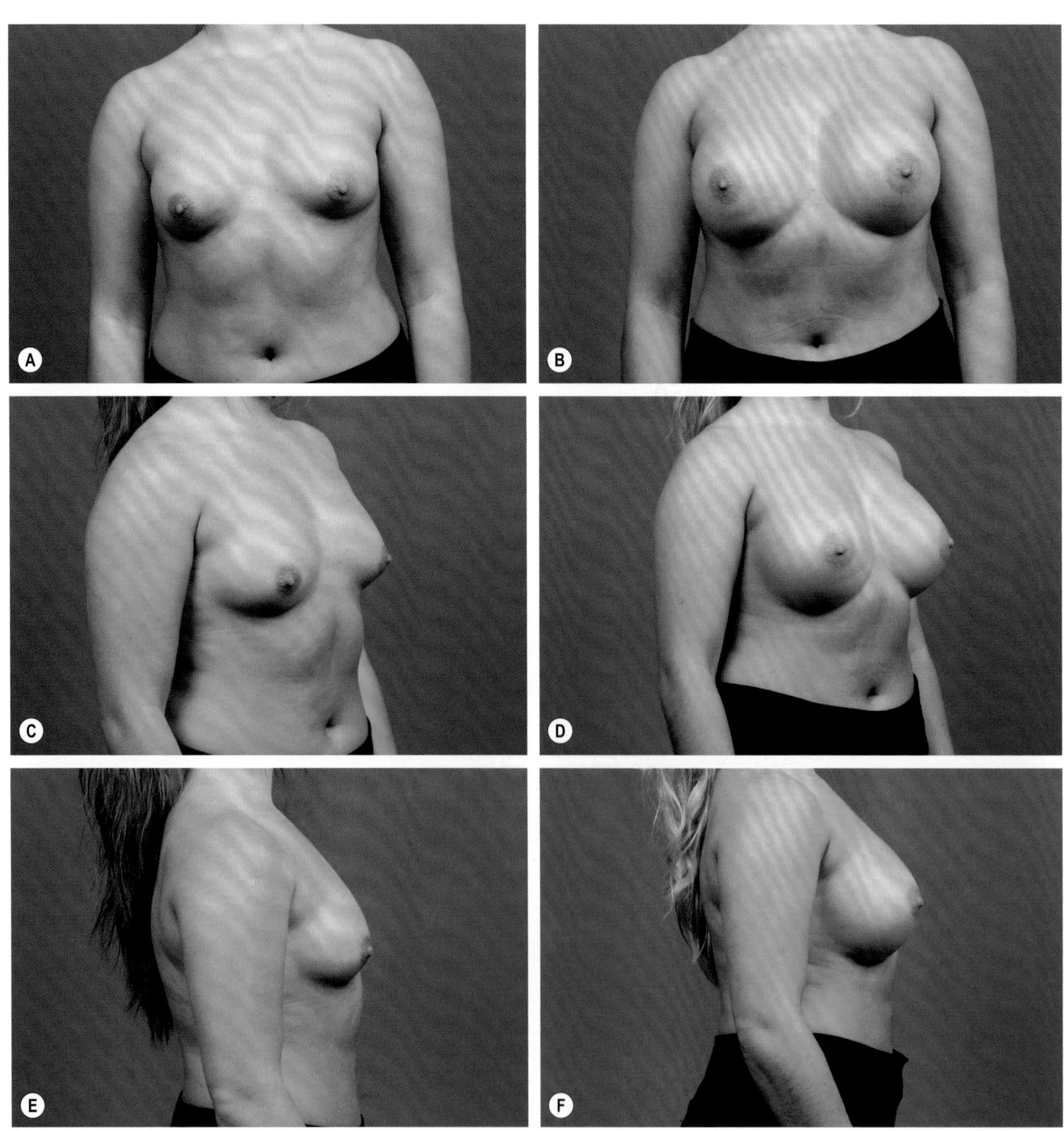

图 4.4 一位接受了毛面圆形假体的 31 岁 Poland 综合征患者术前（A，C，E）与术后（B，D，F）视图。（A，C，E）425cc 高凸假体；（B，D，F）320cc 中凸假体，筋膜下置入

≥2cm，以减少乳房上极假体显形或出现褶皱的情况。虽然目前的数据非常混杂且不完整，但已有越来越多的证据表明，毛面假体更适合在乳腺下 / 筋膜下层次中置入，以更好地减少包膜挛缩的发生[32,43-45]。

然而，在情况允许时尽可能地将上方的软组织覆盖做到最大一直是隆乳术中最重要的指导原则之一。软组织覆盖不足往往与假体的重量及体积过大有关，会导致软组织实质萎缩以及由假体重量和压力所致的皮肤牵拉以及与之相关的乳房畸形[29,30]。胸大肌下层次能将假体置于胸大肌和胸壁之间，为假体提供最大量的软组织覆盖，其优点包括更少的包膜挛缩发生率、通过增加假体上方的软组织覆盖而减少组织褶皱的发生、形成更为弧度自然的乳房上极以及为乳房假体提供更多的支撑[32,39,43,46,47]。毫无疑问，组织皱缩的问题以及使用盐水假体时增加软组织覆盖的需要促使胸大肌下层次成为了美国医师倾向于选择的层次。

单纯在胸大肌下置入假体存在的风险包括乳房动感不佳、无法延伸乳房下垂者的下极、无法充分暴露乳房下极（如缩窄性乳房畸形）等。因此，作者首选的置入层次为双平面。实际应用中，如胸大肌的起点部分在乳房下皱襞上方位置离断时，即形成Ⅰ型双平面。位于离断线上半部分的假体由胸大肌覆盖，而位于离断线下半部分，则被巧妙地放置于乳腺下平面（图 4.5）。所谓双平面最先由 Tebbestts 提出，能够最

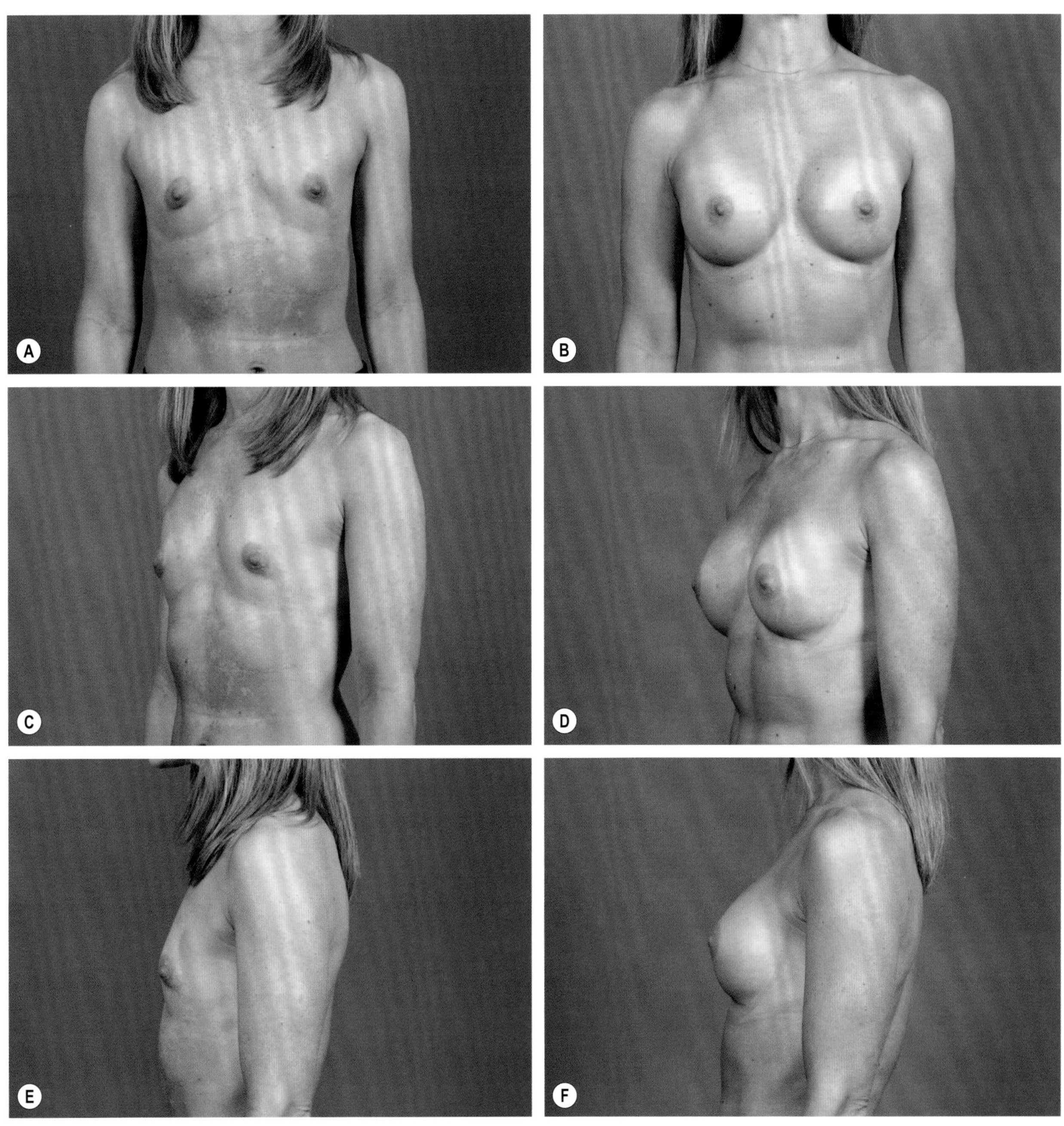

图 4.5 一位接受了 235cc 光面圆形中凸假体胸大肌下置入的 43 岁患者术前（A，C，E）与术后（B，D，F）视图

大限度地增加假体上方的组织覆盖及支撑力的同时充分暴露和舒展乳房下极[47]。在双平面中，胸大肌覆盖假体的上半部分，而假体的下半部分则置于乳腺下(图 4.6)。双平面离断的水平越高，由腺体覆盖假体的部分就越多(图 3.10)。

置入腔隙控制

无论选择哪个假体置入层次，在术前标记时都应尽可能做到精确，以明确腔隙大小是否能够容纳所选择的假体。这样既能够为假体提供良好的置入位置，又能最小化术后假体移位的风险。在使用圆形假体时，需准确定位乳房下皱襞，同时控制置入腔隙中、外侧的剥离范围，使假体能够实现理想的置入效果，以达到良好的软组织覆盖，并最大程度地减少假体移位[31]。当使用解剖型假体时，控制腔隙剥离范围则更为必要，以最大程度减少术后出现假体旋转的风险[33,36,38]。这不仅需要像置入圆形假体时那样地控制中、外侧腔隙的剥离，还需要限制腔隙上部的剥离，使其与解剖型假体的高度相适配。

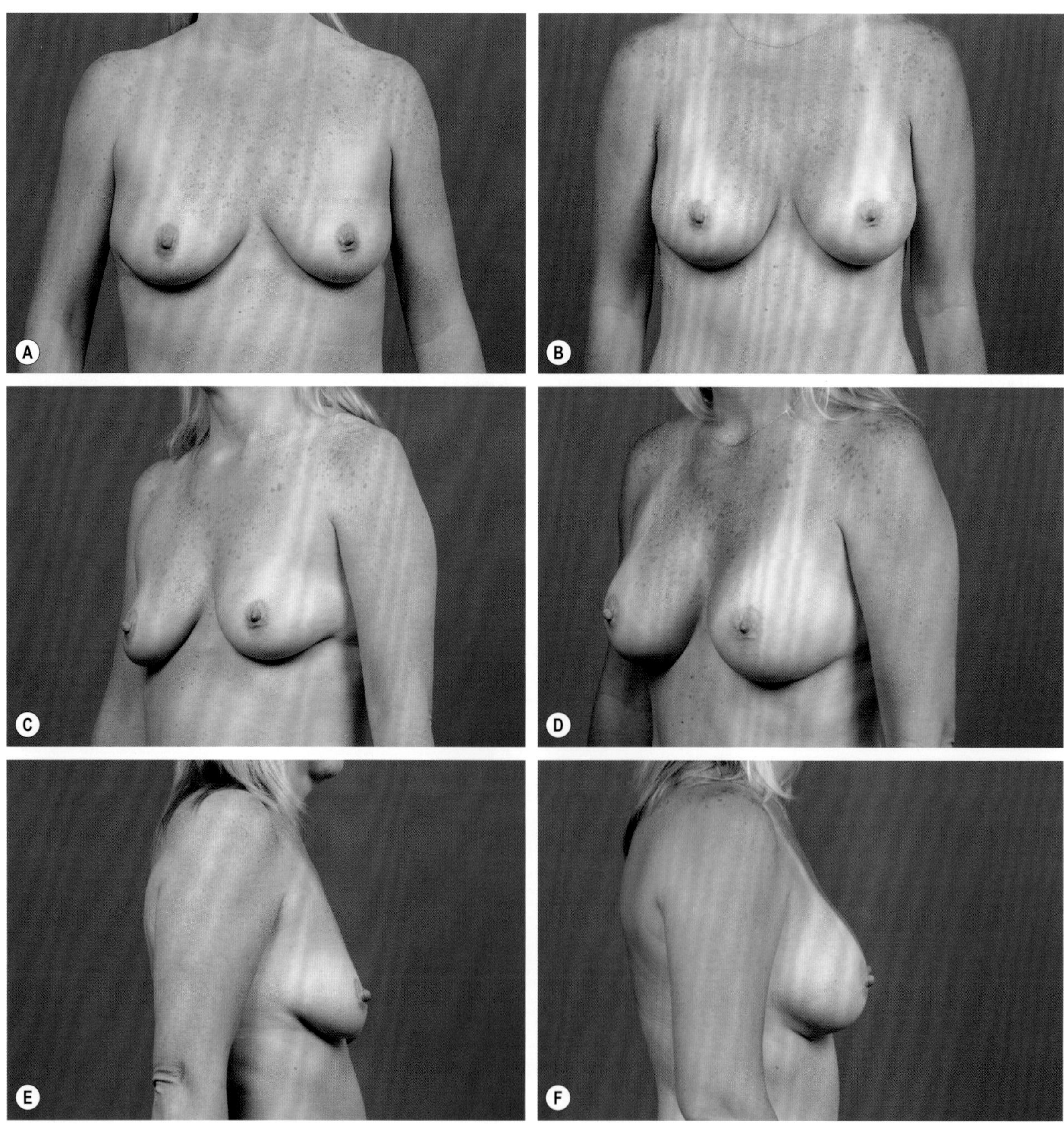

图 4.6 一位接受了 355cc 毛面圆形中凸假体胸大肌下(Ⅱ型双平面)置入的 44 岁患者术前(A,C,E)与术后(B,D,F)视图。该移植技术使得假体上方能获得足够的假体下垂乳房组织的覆盖

假体选择

填充材料

目前在美国，假体可根据填充材料分为两大类：盐水假体和硅胶假体。在患者作出选择之前，医师应充分告知患者两种假体的区别、置入的风险和各自的优点，并最终由患者决定使用何种假体。盐水假体可置于胸大肌下并获得良好的外观。置入假体时所需的切口也更小，并且能够通过调整注入的盐水量，轻松地纠正小乳或胸壁的不对称。对于体形较瘦的患者或假体在乳腺下置入时，几乎所有病例都会出现可触及的皱褶，有的在外观上就能体现出来。与盐水假体相比，目前公认硅胶假体的手感更为自然、柔软，且优势明显。在硅胶假体中，又可根据硅胶不同的黏滞性对其进行选择。硅胶是由不同链长的聚二甲基硅氧烷单体所构成的半无机多聚体分子的混合物。其物理性质很大程度上由多聚链的平均长度和多聚链之间的交联程度所决定。根据不同长度的聚合链或交联水平，可生产出不同黏滞度的硅胶。Allergan Natrelle 假体和 Mentor MemoryGel 假体是第四代硅胶假体的代表，自 20 世纪 90 年代初开始使用，2006 年经 FDA 批准应用。这些假体中所使用的硅胶虽具有交联硅胶的黏滞性，但是手感却十分柔软。而最近对于更新一代的乳房假体，则可用“具有黏滞性”和“形状稳定”来形容，其在性质上具有更高的黏滞性和交联程度，使其能够在不同置入位置保持形状，并抵御固有形变压力和周围乳房组织的压力。假体中所使用的硅胶拥有了更高的黏滞性，不仅使圆形假体的形态更为稳定，而且还创造出了解剖型假体。第五代假体更为稳定，包括了 Sientra HSC 和 Allergan Natrelle Inspira 圆形假体以及 Sientra HSC+、Mentor MemoryShape 和 Allergan 410 解剖型假体。随着形态稳定性的上升，假体的硬度也开始提高。Mentor 的 MemoryShape 假体较 Sientra HSC 假体的形态稳定性更好，但弱于 Allergan 410 假体。因此，可以认为 Mentor MemoryShape 假体比 Allergan 410 假体要软，但比 Sientra HSC 假体要硬。正是在假体的形态稳定性和柔软程度之间的这种平衡，构成了不同假体的不同特点，并且这些不同的参数将最终会影响假体置入后的效果和患者的满意度。

假体大小

假体大小的选择应基于患者的目标以及手术医师的评估。目前已有许多方法能够用于假体大小的选择，包括生物测量法或 BodyLogic 法。更为精确的方法，例如前面提到的 High-Five 系统，同样可以使用。总体上，决定大小选择的关键性评估指标，包括患者乳房的测量指标、被覆软组织的顺应性与牵拉程度以及咨询者想要达到的乳房体积。如前所述，乳房的宽度与胸壁的宽度相关。在选择乳房假体时，为了维持正常的体表标志（如腋前线等）以及适当的乳沟和乳间距，参考胸壁的宽度对确定假体的宽度至关重要（图 3.11）。若不重视这些体表标志，则容易出现不自然或畸形的外观。假体的大小不仅只有宽度，还包括了高度和凸度。在圆形假体中，宽度和高度是一致的，但在解剖型假体中，它们有时是不同的。凸度随假体的宽度而变化，在确认了假体基底宽度之后，提供更多或更少的体积。凸度部分取决于软组织被膜的顺应性及潜在的松弛程度，也取决于患者想要的外观。低凸度假体提供的体积较小，但外观更为自然，更适合乳房被覆组织较紧者。凸度较高的假体适合在乳房软组织较为松弛、需要增加凸度和体积来将被覆软组织顶起时使用，也用于想拥有更圆、更大的乳房的患者。

毫无疑问，患者对乳房大小和形态的特定要求很大程度上决定了最终使用的假体参数。除了查体测量及与患者的讨论外，佩戴不同型号的模拟器，或通过 4D 成像系统等额外的模拟措施，能够显示患者在置入所选假体后的预计效果。

假体表面质地

选择光面假体还是毛面假体的问题只存在于使用圆形假体时，因为所有的解剖型假体均需要做成毛面，以维持其方位，并防止其旋转。几十年前，当在美国只有盐水假体和第四代圆形假体可供选择时，绝大部分手术使用的都是光面假体。对于圆形假体，尤其是用于存在胸壁不对称或畸形的患者时，毛面能够减少包膜挛缩的发生率，保持假体在腔隙内的位置。越来越多的证据表明，毛面假体能够减少乳腺下 / 筋膜下层次放置假体时的包膜挛缩发生率[32,43-45]。当置入于胸大肌下平面时，虽然最近有些数据显示毛面假体具有少许抗包膜挛缩的作用，但光面假体和毛面假体的包膜挛缩发生率相似[32,43]。近年来，随着可选择的假体类型不断增多，包括美国三大制造商生产的解剖型假体等，毛面假体的使用显著增多。毛面在假体表面和包膜之间制造了一个摩擦截面，帮助假体保持其应有的方向性。

各生产商均有其特有的毛面制作技术。Mentor 假体是通过将一层薄薄的聚氨酯泡沫压入一层黏稠的硅树脂薄膜中，在外壳上印上一层硅胶纹理。这种毛面对组织的侵入性是最小的，无实际组织长入。而 Mentor MemoryShape 假体较圆形的 MemoryGel 假体更具侵入性。Allergan 410 假体被称为 Biocell 技术。生产时在具有黏性外壳的假体表面添加盐晶，然后用外加薄层硅树脂覆盖假体。最后，将薄层的外部硅氧烷层擦洗掉，并使盐晶溶解，留下单个细胞组成的开放孔的网格后，形成一种具有侵入性的毛面。实际使用中，这种毛面可以使周围包膜的组织长入。Sientra HSC 和 HSC+ 假体的毛面称为 TRUE Texture，由专利技术制造，制造过程中不包括压印、擦洗或溶解盐晶及去糖化等处理。

毛面假体的主要优点在于提高了假体的稳定性，减少其移位和旋转，并且还能潜在减少包膜挛缩发生率，尤其是将其置入乳腺下或筋膜下平面时。毛面同样具有一些缺点。当软组织覆盖有限时，使用毛面假体更易出现皱褶，较光面假体更为明显。毛面还与迟发性血清肿及双包膜的形成有关[48,49]。另外，毛面假体的移动性较差，在乳房弧度低于假体弧度时，可能出现假体过高的情况（如“史努比”畸形）。最近，有研究报道了少数与假体相关的间变性大细胞淋巴瘤

(ALCL)的发生。尽管到目前为止的数据还不够深入,尚不能得出明确的结论,但据报道,见于包膜的间变性大细胞淋巴瘤与假体的毛面存在一定关系[50]。也有一些早期的证据表明,毛面可能只是一种被动的增强因素,真正的罪魁祸首可能是对某种细菌的慢性免疫反应[51]。

假体形状

在考虑假体的形状和设计时,重要的是理解一个观点,即乳房美学的测量分析所反映的问题并不仅仅包括半球形或半圆形。乳房美学的特征,包括平滑下降的上极,弧度柔美的下极以及乳头乳晕复合体位于乳房最突出的点。在选择乳房假体时,必须考虑患者的目标以及医师的测量分析,选择最能够获得理想效果的假体。

圆形假体的最凸点位于假体的中央,硅胶均匀地分布于此点的上方和下方。选择圆形假体时,需基于基底宽度、凸度和体积来衡量。传统上每种假体有3~4个不同的凸度可供选择,因此针对某一个特定的基底宽度,有3~4个不同的凸度和体积。在针对不同的胸壁形态和乳房形状时并实现患者所理想的外观时,这点是非常有用的。

与之形成对比的,是较新的第五代解剖型假体。其通常有一个平坦的、倾斜的上极,大部分的容积和凸度分布在假体的下极。因此,相比于圆形假体,在基底宽度和体积相同的情况下,解剖型假体在上极位置提供的凸度较小。对于解剖型假体,在选择假体时应基于基底宽度、凸度、假体的高度和体积。Sientra、Mentor 和 Allergan 公司均基于这些特点制定了不同形状假体的对照表。这给医师们提供了众多不同形状与体积的假体选择,以创造出最佳的乳房形态。解剖型假体有望达到更"自然"的外观,在乳房上极位置提供较少的凸度和圆度。由于硅胶的形状相对稳定,解剖型假体的下极体积和凸度更大,一些医生发现,解剖型假体能够舒展乳房下极,并有助于矫正轻度乳房下垂和乳房缩窄性畸形。

治疗与手术技术

手术治疗过程应从术前标记开始,患者需取直立位,以便提供在术中重要的解剖标志。标记至少应包括胸骨上窝至剑突的正中线、现有的乳房下皱襞以及设计的术后乳房下皱襞。检查手术计划,取得患者同意并完成术后注意事项的讲解后,患者被接入手术室。

患者体位

患者在手术台上呈仰卧位。双上臂固定于身体两侧或外展约45°固定于手托板上,以维持身体居中(图4.7)。这种体位能给术者提供站立的空间,还能放松胸大肌,为假体的位置和上方的软组织覆盖提供更为精确的评估。将患者的双上肢固定于躯干的两侧同样是有效的选择。一些医师会将患者的双上肢外展90°,但是这种体位会造成乳房上提,导致对乳房与假体之间位置关系的错误判断。

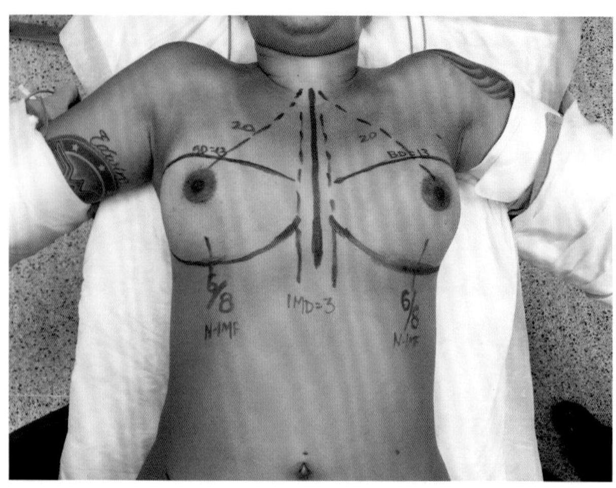

图4.7 双臂外展约45°,固定于手托板上。这种体位能给术者提供站立的空间,为假体的位置和上方的软组织覆盖提供更为精确的评估

局部浸润麻醉

在手术准备前,先以50ml含有0.25%利多卡因、0.125%布比卡因和1∶400 000肾上腺素的局麻药行局部浸润麻醉(表4.2)。麻药的注射首先沿设计切口的真皮层进行,深达乳房下皱襞、胸大肌内侧缘和腋前线的真皮层,最后深达乳腺实质,以扇形方式注射整个设计的剥离腔隙区域(图4.8)。这些浸润注射不仅有助于术中止血,而且能够控制术后疼痛。当然,也有许多医师术前并不注射任何局麻药。

表4.2 乳房局部麻醉公式

0.5% 纯利多卡因	25ml
0.5% 利多卡因 /1∶200 000 肾上腺素	25ml
0.5% 布比卡因 /1∶200 000 肾上腺素	25ml
可注射盐水	25ml
0.25% 利多卡因,0.125% 布比卡因,1∶400 000 肾上腺素	100ml

手术准备与消毒

局部浸润后,使用乳贴(将手术贴膜剪成小块贴于两侧乳头乳晕复合体上)来防止潜在的细菌污染[52](图4.9)。使用洗必泰或其他消毒剂对患者术区进行消毒并铺无菌巾单,建立无菌区,并暴露整个胸壁和两侧乳房行术中评估。无菌巾单必须妥善固定,防止将患者转为直立位时可能出现的无菌区破坏。

乳房下皱襞入路

由于可以直接进入术区并可在直视下进行分离腔隙,同时对周围组织结构的损伤最小,乳房下皱襞切口是最常用的手术切口[55]。在明确乳房下皱襞位置(真实下皱襞位置

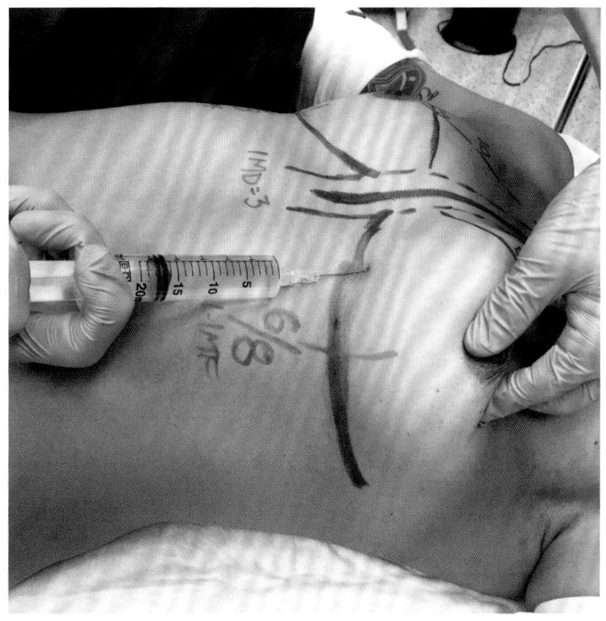

图 4.8 局部浸润麻醉

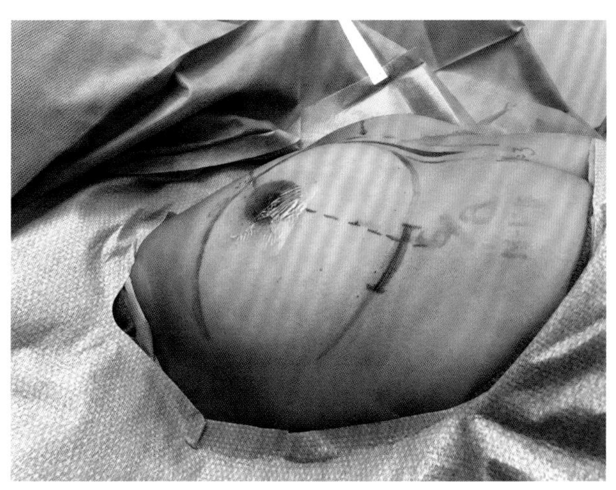

图 4.9 使用乳贴以防止潜在的细菌污染

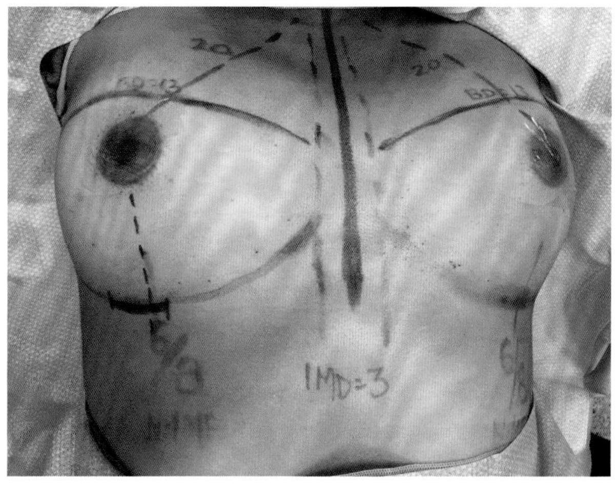

图 4.10 切口的内侧段起自经乳头垂线内侧 1cm 处，向外侧延伸适当的距离

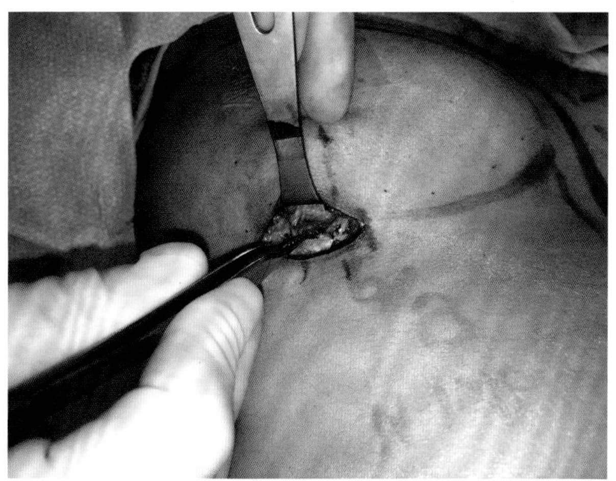

图 4.11 在初次分离时保留切口上的一小部分 Scarpa 筋膜可避免由于疏忽大意而导致下皱襞下移，同时有助于切口闭合

或计划下移的下皱襞位置）后，经过乳房中心点作垂线，将新画的乳房下皱襞标记线二等分。如前所述，切口的内侧段起自经乳头垂线内侧 1cm 处，向外侧延伸适当的距离（图 4.10）。根据医师的个人偏好，可以使用光纤头灯或带照明功能的拉钩来进行可视化操作。用 15 号刀片切开皮肤，至真皮中层。随后用电刀解剖剥离，在经过皮肤和皮下组织时向上倾斜，同时将乳房从胸壁向上旋转。向上解剖分离至 1cm 处，经 Scarpa 浅筋膜，向位于胸壁深面的胸大肌外侧缘分离。这种向上倾斜的操作方法保留了切口上的一小部分浅表筋膜，保证了下皱襞不会由于疏忽大意而下移，同时这一小部分筋膜有助于切口的闭合（图 4.11）。

如选择乳腺下置入，需在乳腺腺体实质深面，胸大肌筋膜和肌肉浅面进行分离。分离腔隙大小以能够容纳所选择的假体为宜。若要将假体置于筋膜下层，则腔隙需建立在胸大肌筋膜和乳腺组织深面，肌肉浅面。此筋膜在向头侧至锁骨分离时逐渐增厚并变得明显。分离过程中可能出现肋间内侧血管，需要避开，或在用血管钳夹闭后电凝行预控出血。

如果选择胸大肌下或双平面，需先向胸大肌外侧缘进行分离。在确认胸大肌外侧缘后，切开胸大肌筋膜，暴露其深面的肌肉。向上牵拉乳腺组织往往会上提胸大肌外侧缘，便于进一步分离，也便于将拉钩置于胸大肌下方（图 4.12）。无法将胸大肌提起时，切忌切开肌肉，这是一个非常重要的原则。无法提起肌肉表明肌肉筋膜可能存在严重粘连，或者更为常见的是，所识别的肌肉并不是胸大肌，而是前锯肌、腹直肌或肋间内肌。此时如沿肋间隙继续向下分离，可能误入胸膜腔，造成气胸。当胸大肌的边缘被安全地提起时，能够识别胸大肌下间隙，此时向中上方分离，分出腔隙的上部。随后向外侧分离，辨认胸小肌，继续顺胸小肌浅面分离，至腔隙的外侧缘。再沿腔隙的外侧缘继续分离，辨认并保持在前锯肌浅面进行分离，至乳房下皱襞位置，完成腔隙下部的分离。在解剖分离时，需在外侧缘行钝性分离，避免损伤肋间

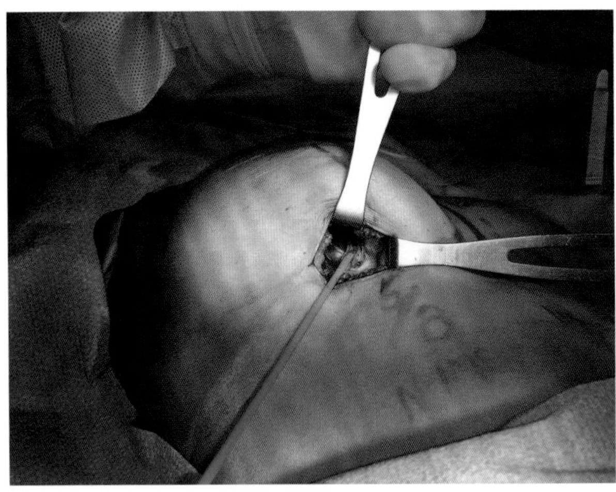

图 4.12 向上牵拉乳腺组织会上提胸大肌外侧缘，便于进一步分离，也便于将拉钩置于胸大肌下方

外侧皮神经，尤其是提供乳头乳晕复合体的主要感觉支配的第 4 肋间神经。

随后沿设计的下皱襞方向离断胸大肌肌肉，保持分离位置在下皱襞上方 1cm，以使尾侧端胸大肌下降（图 4.13）。直接在下皱襞处离断肌肉，由于肌肉的向下牵拉，往往会导致下皱襞线比预定的位置靠下。在沿下皱襞构建双平面，分离内侧时应保持谨慎，靠近胸骨旁时应及时停止分离。如前所述，在胸骨旁绝对不能继续向上分离，否则会导致胸大肌像窗帘一样被掀起，导致假体内侧部分暴露与不美观的动态畸形。在建立双平面时，需要将胸大肌尾侧端附着于胸骨的大部分肌肉保留，这是最大程度减少掀帘畸形发生率的关键。腔隙剥离完成的标志为识别胸大肌内侧缘，附着于肋骨的部分被分离，而附着于胸骨的肌肉大部分被保留。使用电刀对这些肌肉进行分离，而不靠钝性分离，有助于术后恢复，并能预控出血。

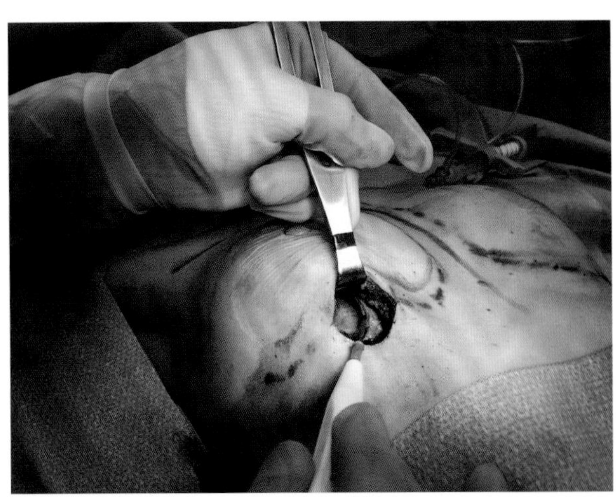

图 4.13 沿设计的下皱襞方向离断胸大肌肌肉，保持分离位置在下皱襞上方 1cm，以使尾侧端肌肉下降。肌肉离断应止于内侧肌肉附着物的尾侧端，不应沿胸骨向上延伸

双平面的最后一个操作是在腔隙下部建立一个乳腺下平面。双平面的高度代表了下方乳房组织游离出的肌肉量以及因此造成的腔隙下部的乳腺下平面。在如前文所述分离双平面时于乳房下皱襞水平离断胸大肌下端可建立Ⅰ型双平面。每名患者所需要分离的双平面水平各异，医师可根据患者的软组织条件及选择的假体量体裁衣，找到最适合的双平面层次。总体而言，为了在假体上方更精确地悬吊松弛或下垂的皮肤和乳腺组织，或在某些欲扩大和暴露下极的情况中，如有结节的或挛缩的乳房等，需要建立较低位置的乳腺下平面。双平面的层次是一个区间而不是固定的点。肌肉远端的松解应逐步进行，在充分暴露下极的情况下行最小量的松解（图 4.14）。在建立双平面以解决下极松弛的双平面后，可在假体腔隙中放置拉钩并向上牵引，同时摇动拉钩上方的乳腺组织，以此评估在假体置入腔隙后，对皮肤和乳腺组织造成的效果。在建立双平面以舒展或暴露下极时，选择不同高度的双平面类型需要根据对乳腺实质组织实施放射状剥离的具体需求而定。这通常需要至少有Ⅱ型双平面才能完全暴露下极，甚至需要Ⅲ型双平面才能暴露内陷的乳晕组织。

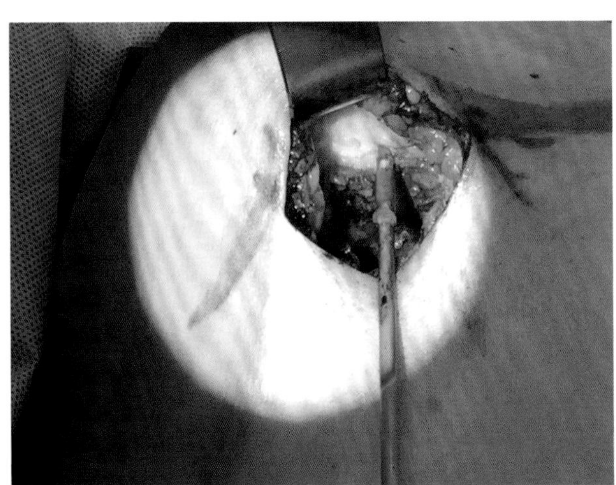

图 4.14 双平面通过暴露胸大肌尾侧端与逐步离断上方的乳房组织，形成乳腺下间隙来创建。双平面的类型是一个区间，但大体上可分为以下类型：Ⅰ型，肌肉尾侧端位于乳晕下方的乳房下极；Ⅱ型，尾侧端位于乳晕下缘；Ⅲ型，尾侧端位于乳晕上缘

如需要将下皱襞位置下移，则必须在乳腺下间隙完成，因为形成下皱襞的组织连接较胸大肌筋膜更浅[53]。故乳腺下 / 筋膜下或双平面入路均需要在乳房下极位置提供足够的乳腺下平面。在胸肌深筋膜以深的位置进行分离时，易导致原有的下皱襞结构保留，从而造成双泡畸形。

乳晕缘切口

尽管在过去几年里应用较少，但 Jenny 在 1972 年所描述的乳晕缘切口对于需要避免下皱襞瘢痕的患者来说依旧十分有用[54,55]。在乳晕皮肤和周围乳房皮肤之间分界明显且存在有明显的色差，使得此切口十分隐蔽。通过此切口同样能方便地调整下皱襞，并且能够直接进入乳腺实质，以便分离及松解缩窄的下极。乳晕复合体较小（<3cm）的患者并不适用于此切口，因为可能导致假体置入困难，尤其是在使用体积较大的、毛面的或解剖型假体时，在尝试将假体通过较长的乳腺通道放入时，可能出现假体损伤。同样，使用此切口时还可能出现因切断乳管而导致假体或置入腔隙的潜在污染和乳头敏感性变化的风险升高，以及在乳晕色泽较深的患者中可能出现色素减退性瘢痕。做切口时使用15号刀片，自3~9点钟方向，准确地沿乳晕和周围乳房皮肤交界处做切口。分离时在乳房的下半部分通过腺体进入乳腺下平面（通过乳腺实质），直至出现胸大肌外侧缘。需注意不应向上分离，并注意保护不要误伤乳头乳晕复合体的血供。一些医师倾向于在皮下层次向下分离至下皱襞，但由于可能造成乳房下极严重的畸形或牵拉变形，此方法在一些患者中并不适用。识别胸大肌外侧缘及剥离过程完成的标志点同乳房下皱襞切口。如果乳房下极存在缩窄问题，可将暴露的乳腺在分离层次的下方行放射状剥离松解以舒展收缩的乳房下极，并适当悬吊假体上方的组织。最后，彻底检查有无出血，并在置入假体前使用抗生素溶液对置入腔隙进行冲洗。

假体置入

腔隙分离完成后即可准备置入假体。将腔隙以含有三重抗生素溶液的Adam液（500ml生理盐水配1g头孢唑林、5 000U杆草菌素）或另加50ml碘伏（聚维酮碘）的改良Adam液[56]。手术操作时应将充分预控出血以减少术野中血液的干扰作为目标，但无论如何，仍必须在假体置入前最后再检查一遍。在置入操作前，假体浸泡于冲洗液中。应更换无菌手套并用冲洗液进行冲洗，去除棉絮或粉末。

假体可手工置入，也可辅以置入器进行置入，如Keller漏斗形套（图4.15）[57]。漏斗的开口需剪得足够大，使假体能够顺利地通过。可在置入前尝试性地将假体和冲洗液通过置入套，加以确认。然后，在漏斗中需确认假体的方位，在漏斗的背侧施加压力推动假体通过漏斗，使其滑入腔隙中。此操作过程提供了"无接触"技术，能够降低包膜挛缩的发生率[58]。相比于手工放置，使用漏斗能够更为便捷地放置假体，潜在所需的切口也更小。此技术在置入毛面假体时尤为有效，而与置入光面假体相比，置入毛面假体往往更具挑战性，且往往需要更大的切口[31]。虽然许多解剖型假体可以用漏斗辅助置入，但硬度与黏度较大的解剖型假体往往会因假体或硅胶缺乏弹性而对置入造成困难，可能并不适合使用漏斗。在假体置入腔隙后，可用手指在腔隙内评估并调整假体，以确保假体位于合适的位置，明确假体上方覆盖的乳腺组织是否出现适当的提升。由于缺乏活动性且不易对腔隙进行延展，因而此操作对毛面假体的置入显得尤为重要。在较紧的腔隙中若出现了假体扭曲与褶皱且未能在闭合切口之前加以解决，那么这些问题将长期存在。应避免反复置入取出假体，以最大程度避免破坏假体或损伤切口、避免发生潜在感染及腔隙过度剥离的可能。过度剥离的腔隙可能导致术后假体出现旋转，因此这点对解剖型假体尤为重要。

术区缝合

在关闭切口前，需将患者体位调成坐位，以评估假体与下皱襞的位置、两侧乳房的对称性以及双平面的建立是否充分（图4.16）。在调整双平面之前，应使患者重新平卧，仅拉起假体表面的乳腺组织，辨认胸大肌的尾侧端位置，逐渐向上方推拉以减少与乳腺腺体之间的重叠，直至达到理想的水平。建议在适当的调整之后再次将患者调整为坐位，重新进行评估，确认假体的位置及假体与其表面乳腺组织的最佳关系。

经乳房下皱襞切口入路有一项常被忽略的重要优点，即能够在闭合术区时准确且有效地控制下皱襞的位置。在

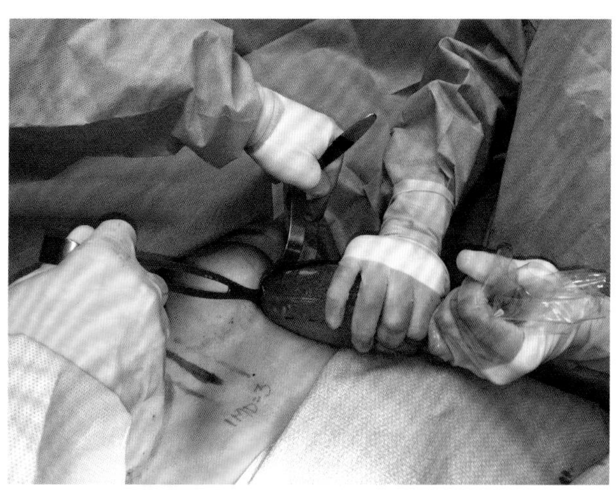

图4.15 使用置入器有助于假体置入。假体在置入前应以正确朝向放入置入器中，开口需剪得足够大，使假体能够顺利通过

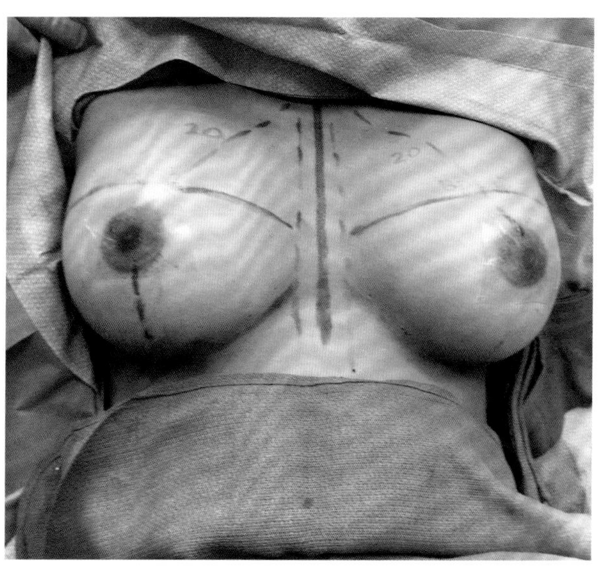

图4.16 该患者取正立位时，医生对其进行假体位置、皱襞位置、双平面对称性与体积及假体上方乳房组织覆盖的评估

刚开始分离时保留下来的那一小部分Scarpa筋膜能够在缝合时起到保护下皱襞的作用。一般来说，如果乳房下皱襞结构发育良好、稳定且在手术过程中没有被破坏或下移，那么在缝合的过程中，往往能够顺利地将浅筋膜对拢缝合。然而，当下皱襞因为先天性结构薄弱或在行下皱襞下移时被破坏，那么关闭切口的操作应包括下皱襞结构的加固。这需要将切口下缘的Scarpa筋膜尾侧端与深在的筋膜结构以可吸收缝线[如2-0 Vicryl(薇乔)]或不可吸收缝线缝合(图4.17)。这通常仅需要在缝合皮肤时，将浅深两层筋膜缝合在一起而完成。但是也可以先将Scarp筋膜与下方的深筋膜缝合固定3针，再缝合皮肤。对圆形或解剖型毛面假体来说，由于与光面假体相比，毛面假体在术后不易固定于腔隙中，因此必须准确地将假体置入于腔隙的基底部。在缝合时需特别注意，避免不慎损伤乳房假体。缝合应包括三层：Scarpa筋膜上下层(可带或不带深筋膜)、真皮深层和表皮深层。

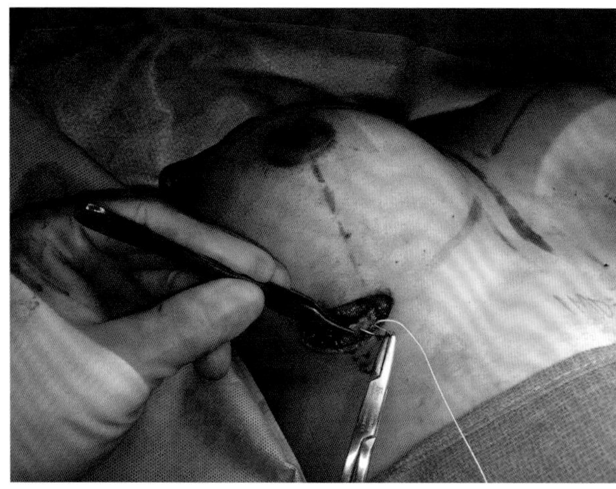

图4.17 当下皱襞因为先天性结构薄弱或在行下皱襞下移时被破坏，从而需要恢复稳定时，闭合切口的操作应包括将Scarpa筋膜与深层筋膜结构闭合，以此确保下皱襞的位置

乳晕缘切口则无法在关闭时对下皱襞结构进行调整控制。可吸收线缝合切口深面的乳腺实质、切断的真皮和表皮深层。精准的缝合是良好的切口愈合与隐蔽的瘢痕所必需的。

腋窝入路

腋窝入路首先由Hoehler于1973年提出，经Bostwick和其他医师推广，能够将切口隐藏于腋窝深部，避免直接在乳房上出现瘢痕[59]。虽然可以使用钝性分离，但是为了能够更好地控制置入层次腔隙的剥离、精准地分离肌肉，并妥善地进行预控出血，使用内窥镜为首选的方法。经此入路能够置入任何假体，但是较大的硅胶假体和解剖型假体由于较长的通道及有限的路径，往往会在置入时有些困难。术前让患者的手臂向下自然垂于其躯干两侧，标记腋窝最靠前的部分，在做切口时不应超过此处。随后将患者的手臂外展45°，并辨认突出的腋窝皱襞，选择在腋窝中较高位置者为宜。切口的长度与其他入路相同。将患者置于手术床上，双上肢外展90°并妥善固定，以确保当患者的体位改变至坐位时，双上肢能够微微内收，以便检查假体置入位置。切开皮肤，并提起切口的内侧端。分离皮下浅层至胸大肌外侧缘，注意保护肋间神经(司手臂内侧的感觉)。沿胸大肌筋膜下平面(筋膜下)或胸大肌深面(胸大肌下)进行分离，建立置入腔隙。在继续分离之前先确认已进入正确的平面是非常重要的。

当使用内窥镜辅助进行腋窝入路置入平面分离时，将内窥镜经隧道放置于正确的层次中，使用长头的电凝设备，在直视下进行分离。在完成腔隙分离后，使用与所选假体容积相当的假体型号模拟器进行模拟，确认是否存在需要进一步调整的区域。在直立位确认并行腔隙冲洗后，闭合胸大肌筋膜，并逐层进行切口缝合。

经脐入路

经脐入路在使用上存在明显的限制，即仅能使用盐水假体。在硅胶假体的使用严重受限的时期，盐水假体隆乳是主要的手术方式，此时经脐入路是可选的手术入路。随着预填充式硅胶假体和现代的解剖型假体的使用增多，此手术入路的使用已严重受限。除了增加了从脐孔至两侧乳晕内侧缘的标记线外，其余的定位与标记与腋窝入路无异。在脐孔的上半部分做切口，长度应能足够容纳食指。然后经腹直肌筋膜沿脐至乳晕内侧的标记线置入导管。导管需不断地用手触诊并小心地于皮下通道推进，使压力向上，远离腹腔和胸腔。如假体置于乳腺下，则在下皱襞处向上施加压力，使其保持在乳腺下平面。隧道止于乳头的头侧端。使用特殊的仪器设备能够在侧方较高的位置进入筋膜层，将假体放置于胸大肌下。此时可移除导管并置入内窥镜以确认腔隙层次准确。然后将设备从隧道中取出，并将扩张器卷起，用手压迫皮肤，通过皮下“挤奶”技术，经切口并进入隧道上方置入。在扩张器中注射容量为计划最终填充量的150%的盐水。对腔隙进行最后的调整后，通过简单地牵拉填充管来移除扩张器。最后将盐水假体置入假体腔隙中，位置类似于之前的扩张器，并填充至理想的最终体积。此时可再次放入内窥镜以确认有无出血、阀门的通畅性以及假体的位置。将患者体位改变至直立位，以确定假体是否在最佳位置。用可吸收缝线做单层缝合来闭合切口，腹部加压包扎，以压迫腹部的皮下隧道。

术后护理

对隆乳术后的处理很大程度上取决于手术医师，但使用设备的种类不同能改变术后的处理方案。在我们的临床实践中，术后给予患者止痛剂、肌肉松弛剂和抗生素。有些医师主张术后不使用镇痛剂，只使用抗炎药。术后第一次随访时间一般在手术后3~4d。术后第1个24h内，对所有的患者均应行A字形包扎，随后，在术后4周时间内，应每日穿着运动文胸23h。所有患者在病房内均应开始术后早期肩关节活动，包括肩关节在各个方向上的旋转、手臂外展、向上举过头顶等。使用光面假体的患者，在术后第4日起开始行假体按摩，包括在腔隙中将假体向上、向下移动、交叉双臂、向内侧推动假体以形成乳沟以及向下对假体施加压力以延展下极。使用毛面假体的患者，不论是圆形还是解剖型假体，均推荐在术后的第1周内除了肩关节活动锻炼外，限制手臂的活动。由于毛面假体的毛面可能刺激腔隙，并有造成假体周围浆液渗出的风险，因此忌假体按摩。同样的，假体应放置于有限的腔隙中基底部的适当位置，如果位置不当可能导致假体畸形或在使用解剖型假体时出现假体旋转（图3.13）。可供使用的不同类型的毛面假体在侵入性和黏附性上有相当的差别，术后处理及是否放置引流管应考虑这些因素而定。在初次隆乳的患者中，引流似乎并没有明显的作用。

患者可在术后4周佩戴常规文胸，但应于夜间继续穿着运动文胸，并持续2~4周，以在腔隙形成的过程中限制假体的侧方移位。术后数日内即可恢复正常的活动，但是3~4周后才可进行锻炼及高强度活动。光面假体在术后早期常显得较高，往往需要进行向下的按摩和/或使用胸带或束缚带，而毛面假体则在乳房腔隙的基底中位于适当的位置，仅在少数情况下需要进行这样的操作。光面假体在术后前几周显得更软更具活动性，而解剖型假体往往在4~6周时间后开始变软且出现适度活动性。如果在实际工作中使用多种光面和毛面（圆形和/或解剖型）假体，与助手们沟通每名患者所使用的假体是极为重要的，因为不恰当的术后处理可能导致各种术后问题，例如血清肿、假体移位和旋转畸形等。

术后3d、3周、3个月和1年时间需要进行术后随访，需要进行摄像并对临床效果进行评估。作者会在临床实践中对每名置入乳房假体的患者均给予400 IU的维生素E，以减少包膜挛缩的潜在发生率。虽然并没有明确的证据证实维生素E对隆乳患者有益，但在治疗放射性纤维化时，维生素E能够减少放射导致的瘢痕[60]。

术后并发症

血肿

在初次隆乳的患者中，术后血肿的发生率在0.5%~2.0%不等。预防血肿的最佳方法为术中细致谨慎地进行止血。医生需要避免在没有手术止血条件下经盲视或钝性分离，以减少血肿的发生。同样，医生应告知患者避免使用活血药物，或者手术前2周使用血小板制剂进行干预。乳房的血肿容易辨认，表现为肿胀、疼痛、青紫及触摸或活动上肢时出现疼痛。治疗方法包括血肿清除、止血、腔隙冲洗、引流等二次手术。通常不必置换假体。不提倡对血肿置之不理，因为这会导致愈合时间延长、创面问题、延迟愈合、感染和远期可能出现的组织不对称及包膜挛缩[61]。

感染

初次隆乳的患者感染发生率可达2%[62-64]。众所周知，乳腺实质及其相应管道中有细菌存在，在手术时可能进入术区或腔隙中[52,65]。对此，预防是关键，许多手术操作也能够帮助将感染的发生降到最低。目前建议使用洗必泰进行皮肤准备，能够针对大部分病原体，包括耐甲氧西林金黄色葡萄球菌（MRSA）。同样，术后使用抗生素及抗生素腔隙内冲洗也能够减少假体污染及可能出现的感染。标准的治疗方法包括手术探查、冲洗和腔隙的彻底清创及引流。大部分出现感染的患者的假体会在治疗过程中被取出，并于6个月后重新置入。如果患者的感染临床稳定且感染较为局限，则有可能通过延长抗生素的使用来挽救假体，但如果治疗失败则仍需将假体取出[66-68]。

感觉异常

乳头敏感性的改变可以表现为感觉减退或增强，通常是由于牵引损伤、淤血、炎症，甚至可能是从胸肌筋膜上方的深面进入乳房外侧的肋间外侧神经损伤而造成。虽然乳头处主要的神经支配是第4肋间神经，但其与第3和第5肋间神经的前支和外侧支均有一些重叠。有证据表明，乳晕缘切口与乳房下皱襞切口相比，乳头敏感性改变发生的差别不大[69,70]。其最常见的原因是在向外侧分离腔隙时，尤其是锐性分离时，对肋间神经造成了损伤。

假体破裂

乳房假体并非终身永固，将这一点告知隆乳术的患者是十分重要的。假体破裂和外壳破坏与假体的种类相关。对盐水假体外壳的任何破坏都会导致假体完全破坏，其中的生理盐水漏出至周围的组织中，但对人体无害。盐水假体破坏可能是与创伤或自发性泄漏有关，后者常涉及假体外壳长期反复的折叠或阀门功能失效。硅胶假体的破裂在不同的种类的假体之间差异很大，并且随着置入时间的增加而上升。第五代的硅胶假体有着更高的黏度，且其中的硅胶成分不易从假体外壳中流出，从而使其相比于第四代假体，发生破裂的概率大幅降低[24,33,34,71,72]。磁共振目前已成为明确有无硅胶假体破裂的诊断技术。

包膜挛缩

包膜挛缩至今仍占据着隆乳术后并发症的首位，发病率高达15%~30%，表现为假体周围可触及和/或可见的包膜形成[71-75]。假体周围发生包膜挛缩的原因一向都是周围乳房组织发生的特殊异物反应。临床上严重的包膜挛缩表现为广泛的瘢痕形成并收缩，常发生包膜增厚，导致假体变硬、扭曲和移位。Baker推荐了一种包膜挛缩的临床分类系统，时至今日仍被广泛使用（表3.2）[76]。虽然有许多因素似乎与包膜挛缩的发生存在着一定的关系，但其明确的病因尚且未知。增生性瘢痕理论认为包膜中的肌成纤维细胞被刺激后产生了瘢痕与挛缩[77]。腔隙中的硅胶、血液或血清等刺激物可能引发挛缩[78-80]。同样，来自外界微粒异物的刺激，如粉末、棉絮或灰尘等，同样可能导致挛缩[81]。经研究后提出的感染理论，目前看来是被引用得最多的关于包膜挛缩发生和发展的解释[82-85]。该理论认为，在假体外壳表面形成了一种微型生物膜，保护了感染的发生，并躲避了人体细胞和体液免疫针对感染过程的免疫反应，从而导致了一种慢性的亚临床感染。表皮葡萄球菌、丙酸杆菌属、肠杆菌属、芽孢杆菌属和一些其他病原体与此过程具有密切关系。

为了减少包膜挛缩的发生，许多技术应运而生。使用光面假体时，需要建立稍大的腔隙，配合推动训练，尝试延缓包膜紧缩的进展。使用毛面假体时，可以应用一些本章提及的预防措施。应在剥离腔隙的过程中尽可能地减少组织损伤、出血和血清肿形成，因为这些因素均参与了包膜挛缩的形成。假体周围的液体会在术后首周内逐渐吸收，局部使用抗生素溶液冲洗被证实具有降低包膜挛缩发生率的作用[86]。此外，在置入假体时使用置入器（如 Keller 漏斗）以及在乳头乳晕复合体上使用 Tegaderm（3M 透气贴膜）能够减少假体细菌污染的可能，并潜在地减少生物膜的形成[52,57]。抗生素腔隙冲洗被证实有益于减少包膜挛缩的发生。起初使用的冲洗液为含有碘伏的溶液，一些医师对在假体腔隙中使用碘伏而担心，FDA 也出台了一些规章，使得一些不同的抗生素溶液的作用得到评估并推广，其中包括了 500ml 生理盐水中含有 80mg 庆大霉素、50 000U 杆菌肽以及 1g 头孢唑林的 Adam 液，其被证实能够有效降低包膜挛缩的发生[56]。通常被用于治疗哮喘的白三烯受体抑制剂，如孟鲁司特、扎鲁斯特等具有逆转包膜挛缩征象的作用，但是由于其潜在不良反应，在使用时应十分谨慎[87,88]。框 4.2 归纳了能够降低包膜挛缩发生率的假体选择和手术技术[32-36,43,45,46,52,56,57,89-94]。

框 4.2　降低包膜挛缩发生率的方法

无接触技术
乳贴
使用三重抗生素溶液对置入腔隙进行冲洗
置入器
胸大肌下假体间隙
毛面假体
下皱襞切口
高黏度解剖型假体

假体移位 / 旋转

假体移位是现有大部分研究中第二常见的并发症，是一个较为广义的范畴，涵盖了众多并发症。移位包括了因下皱襞构建不善导致的向下移位（双泡畸形）、向下延伸畸形（下极下移）、外侧移位、内侧移位（贯通）和常见于假体下方乳腺组织萎缩的上方移位（“史努比”畸形）。大部分的移位是可以避免的。对置入腔隙外侧的过度剥离和对胸大肌胸骨端过度的游离常分别导致内外侧移位。向下移位常由于再造下皱襞不当，而向下延伸畸形则常见于使用体积超过下极所能承受的假体。上方移位常由下极分离不足、胸大肌下平面双平面构建不够、下皱襞下移欠佳或出现包膜挛缩所致。其他导致移位的因素包括置入假体后异常和 / 或不对称的胸壁情况。在这种情况下使用毛面假体有助于减少随时间推移出现的假体移位。假体旋转仅见于使用解剖型假体的患者，表现为假体在腔隙内的方向改变。因为这种可能性，所有的解剖型假体均为毛面，以保持其在腔隙中的方向。在术中精准地构建一个与所选假体大小完全一致的腔隙是最大程度减少这种并发症发生风险的关键。为避免旋转，需要毛面假体对周围组织具有黏附性，鉴于此，在大小完全吻合的腔隙中利用毛面假体带来的摩擦力能够将发生旋转的风险降到最低。

皱褶 / 波纹

假体表面是否有充分的软组织覆盖是确定置入腔隙位置的重要因素，也是最大限度减少假体皱褶、波纹、显形和 / 或可触及的风险的重要因素。将假体置于胸大肌下或双平面腔隙中能够提供最佳的组织覆盖。将假体置于肌肉浅面则需要在上极位置至少拥有 2cm 的夹捏厚度。然而，即便拥有足够的软组织覆盖，术后也可能出现软组织萎缩和下极的变薄与延展。皱褶更易见于软组织覆盖不充分或较薄、使用盐水假体、毛面假体和体积不足的硅胶假体。皱褶的治疗包括将假体改放于胸大肌下平面、更换为不易起皱的适当假体（例如盐水假体更换为硅胶假体，毛面假体更换为光面假体）、脂肪移植和 / 或植入软组织基质。

动态畸形

肌肉收缩时出现的假体畸形是胸大肌下平面置入假体的独有现象。这种现象十分明显，且尤其多见于经常锻炼或举重物的患者。一项研究表明，尽管大部分患者的动态为轻度，但仍有 15% 的患者存在中或重度的动态畸形[95]。将假体放置于腺体 / 筋膜下层次具有一定的预防性，或许能够成为此类高危患者的首选假体置入层次，但是在选择前应与胸肌下层次的利弊加以权衡。如果存在严重的动态畸形，需要对其进行矫正，包括更换假体置入腔隙至乳腺下 / 筋膜下层或双平面，视情况可以使用脱细胞真皮基质（ADM），尤其是那些并不适合乳腺下或筋膜下层置入的患者。

间变性大细胞性淋巴瘤（ALCL）

近年来，假体隆乳术后的女性患者出现间变性大细胞性淋巴瘤的案例引起了越来越多的关注与疑问（第 12 章）。时至今日，已有近 200 余例出现过此问题的患者，且该数字仍在不断上升[50]。早期的表现包括假体周围液体吸收延迟、附着于包膜的肿物、侵犯皮肤的肿瘤、累及淋巴结或在行修复手术时发现。这些可见于盐水假体及硅胶假体。当了解患者的假体置入史后,发现即使不是全部,其中的大部分也至少有过1次毛面假体置入的病史,且大部分使用的是"盐析法"工艺的假体。虽然由于该情况较为少见,难以对其进行统计学分析,但是这一现象提示可能存在着促进慢性炎症的因素,且是多种因素的共同作用。如前所述,已有初步证据表明,毛面可能仅仅是作为一种被动的增效剂,元凶可能是对某些特定细菌的慢性炎症反应[51]。

结论

对于任何在假体置入手术后1年以上出现迟发性血清肿的患者,医生在评估时应根据影像结果分析液体吸收的情况,并结合细胞培养、细胞计数及其他细胞学知识进行精确的液体评估[96]。所有与肿块相关的迟发性血清肿或包膜挛缩都应接受评估,并经分析后排除间变性大细胞性淋巴瘤的可能。即使血清肿为先天性,且与感染或肿瘤病程无关,医生通常也会进行手术干预,并通过手术将包膜完全切除,并视情况决定是否置入假体取代包膜的位置。手术应有适当的步骤划分,且必须结合辅助治疗,包括化疗、放疗和/或注入高剂量干细胞进行局部包膜外累及。

声明

Calobrace在文中提及了Mentor、Allergan与Sientra公司,但其本人与上述公司无经济利益关系。他同时还是Strathspey Crown咨询委员会的股东与普通合伙人,Alphaeon公司是Strathspey Crown咨询委员会的全资子公司。

参考文献

1. Goin JM, Goin MK. Augmentation mammaplasty. In: Goin J, Goin M, eds. *Changing the Body: Psychological Effects of Plastic Surgery*. Baltimore: Williams & Wilkins; 1981:191–202.
2. Edgerton MT, McClary AR. Augmentation mammoplasty. *Plast Reconstr Surg*. 1958;21:279.
3. Edgerton MT, Meyer E, Jacobson WE. Augmentation mammoplasty. II. Further surgical and psychiatric evaluation. *Plast Reconstr Surg*. 1961;27:279.
4. Druss R. Changes in body image following augmentation breast surgery. *Int J Psychoanal Psychother*. 1973;2:248.
5. Shipley RH, O'Donnell JM, Bader KF. Personality characteristics of women seeking breast augmentation. Comparison to small-busted and average-busted controls. *Plast Reconstr Surg*. 1977;60:369–376.
6. Baker JL Jr, Kolin IS, Bartlett ES. Psychosexual dynamics of patients undergoing mammary augmentation. *Plast Reconstr Surg*. 1974;53:652–659.
7. Maxwell GP, Gabriel A. The evolution of breast implants. *Clin Plast Surg*. 2009;36:1–13.
8. Regnault P, Baker TJ, Gleason MC, et al. Clinical trial and evaluation of a proposed new inflatable mammary prosthesis. *Plast Reconstr Surg*. 1972;50:220–226.
9. Rees TD, Guy CL, Coburn RJ. The use of inflatable breast implants. *Plast Reconstr Surg*. 1973;52:609–615.
10. Williams JE. Experience with a large series of breast implants. *Plast Reconstr Surg*. 1972;49:253–258.
11. Grossman AR. The current status of augmentation mammaplasty. *Plast Reconstr Surg*. 1973;52:1–7.
12. McKinney P, Tresley G. Long term comparison of patients with gel and saline mammary implants. *Plast Reconstr Surg*. 1983;72:27–29.
13. Capozzi A. Clinical experience with Heyer-Schulte inflatable implants in breast augmentation. *Plast Reconstr Surg*. 1986;77:772–778.
14. Cronin TD, Gerow FJ. *Augmentation mammoplasty: A new "natural feel" prosthesis*. Transactions of the Third International Congress of Plastic Surgery, October 13–18, 1963. Amsterdam: Excerpta Medica Foundation; 1963:41–49.
15. Peters W, Smith D, Fornasier V, et al. An outcome analysis of 100 women after explantation of silicone gel breast implants. *Ann Plast Surg*. 1997;39:9–19.
16. Maxwell GP, Baker MR. Augmentation mammaplasty: general considerations. In: Spear SL, ed. *Surgery of the Breast: Principles and Art*. Vol. 1. 2nd ed. Baltimore: Lippincott Williams & Wilkins; 2006:1237.
17. Young LV, Watson ME. Breast implant research: where we have been, where we are, where we need to go. *Clin Plast Surg*. 2001;28:451–483.
18. Maxwell GP, Gabriel A. The evolution of breast implants. *Clin Plast Surg*. 2009;36:1–13.
19. Jackson IT. Evolutionary development of cohesive gel implants: A new era in implant technology. In: Jackson IT, ed. *Innovations in Plastic Surgery: Cohesive Gel Implants*. Vol. 1, No. 3. St. Louis: Quality Medical Publishing, Inc.; 2007:9A–12A.
20. Tebbetts JB. *Dimensional Augmentation Mammaplasty Using the Biodimensional System*. Santa Barbara: McGhan Medical Corporation; 1994:1–90.
21. Tebbetts JB. Form stability of the style 410 implant: definitions, conjectures, and the rest of the story. *Plast Reconstr Surg*. 2011;128:825–826.
22. Heden P, Bone B, Murphy DK, et al. Style 410 cohesive silicone breast implants: safety and effectiveness at 5 to 9 years after implantation. *Plast Reconstr Surg*. 2006;118:1281–1287.
23. Brown MH, Shenker R, Silver SA. Cohesive silicone gel breast implants in aesthetic and reconstructive breast surgery. *Plast Reconstr Surg*. 2005;116:768–779.
24. Bengtson BP, Van Natta BW, Murphy DK, et al. Style 410 highly cohesive silicone breast implant core study results at 3 years. *Plast Reconstr Surg*. 2007;120:40S–48S.
25. Gabriel A, Fritzsche S, Creasman C, et al. Incidence of breast and chest wall asymmetries: 4D photography. *Aesthet Surg J*. 2011;31:506–510.
26. Muntan CD, Sundine MJ, Rink RD, et al. Inframammary fold: a histological reappraisal. *Plast Reconstr Surg*. 2000;105:549–556.
27. Teitelbaum S. The inframammary approach to breast augmentation. *Clin Plast Surg*. 2009;36:33–43.
28. Tebbetts JB, Adams WP. Five critical decisions in breast augmentation using five measurements in 5 minutes: the high five decision support process. *Plast Reconstr Surg*. 2005;116:2005–2016. *The authors describe their process of decision-making in breast augmentation that has evolved from the biodimensional and TEPID approach to breast assessment. This third generation is a process of breast assessment that prioritizes five critical decisions, identifies five key measurements, and completes all preoperative assessment and operative planning decisions in breast augmentation in 5 minutes or less.*
29. Adams WP. The process of breast augmentation: four sequential steps for optimizing outcomes for patients. *Plast Reconstr Surg*. 2008;122:1892–1900. *Optimizing patient outcomes in breast augmentation requires defining the overall process to allow for enhanced patient outcomes. The author describes a defined process of breast augmentation including structured patient education and informed consent; tissue-based preoperative planning consultation; refined surgical technique; and structured postoperative instructions, management, and follow-up.*
30. Tebbetts JB, Teitelbaum S. High- and extra-high-projection breast implants: potential consequences for patients. *Plast Reconstr Surg*. 2010;126:2150–2159.
31. Calobrace MB, Kaufman DL, Gordon AE, et al. Evolving practices in augmentation operative techniques with Sientra HSC round implants. *Plast Reconstr Surg*. 2014;134(suppl 1):57S–67S.
32. Namnoum JD, Largent J, Kaplan HM, et al. Primary breast augmentation clinical trial outcomes stratified by surgical incision, anatomical placement and implant device type. *J Plast Reconstr Aesthet Surg*. 2013;66:1165–1172.
33. Hammond DC, Migliori MM, Caplin DA, et al. Mentor Contour Profile Gel implants: clinical outcomes at 6 years. *Plast Reconstr Surg*. 2012;129:1381–1391.
34. Maxwell GP, Van Natta BW, Murphy DK, et al. Natrelle style 410 form-stable silicone breast implants: core study results at 6 years. *Aesthet Surg J*. 2012;32:709–717.
35. Jewell ML, Jewell JL. A comparison of outcomes involving highly cohesive, form-stable breast implants from two manufacturers in

patients undergoing primary breast augmentation. *Aesthet Surg J*. 2010;30:51–65.

36. Caplin DA. Indications for the use of MemoryShape breast implants in aesthetic and reconstructive breast surgery: long-term clinical outcomes of shaped versus round silicone breast implants. *Plast Reconstr Surg*. 2014;134:27S–37S.
37. Hammond DC. Technique and results using MemoryShape implants in aesthetic and reconstructive breast surgery. *Plast Reconstr Surg*. 2014;134(suppl 3):16S–26S.
38. Schwartz MR. Algorithm and techniques for using Sientra's silicone gel shaped implants in primary and revision breast augmentation. *Plast Reconstr Surg*. 2014;134(suppl 1):18S–27S.
39. Strasser EJ. Results of subglandular versus subpectoral augmentation over time: one surgeon's observations. *Aesthet Surg J*. 2006;26:45–50.
40. Goes JCS, Landecker A. Optimizing outcomes in breast augmentation: seven years of experience with the subfascial plane. *Aesthetic Plast Surg*. 2003;27:178–184.
41. Serra-Renom J, Garrido MF, Yoon T. Augmentation mammoplasty with anatomic soft, cohesive silicone implant using the transaxillary approach at a subfascial level with endoscopic assistance. *Plast Reconstr Surg*. 2005;116:640–645.
42. Graf R, Pace DT, Damasio RC, et al. Subfascial breast augmentation. In: *Innovations in Plastic and Aesthetic Surgery*. New York: Springer; 2008:406–413.
43. Stevens WG, Nahabedian MY, Calobrace MB, et al. Risk factor analysis for capsular contracture: a 5-year Sientra study analysis using round, smooth and textured implants for breast augmentation. *Plast Reconstr Surg*. 2013;132:1115–1123.
44. Wong CH, Samuel M, Tan BK, Song C. Capsular contracture in subglandular breast augmentation with textured versus smooth breast implants: a systematic review. *Plast Reconstr Surg*. 2006;118:1224–1236.
45. Barnsley GP, Siigurdson LJ, Barnsley SE. Textured surface breast implants in the prevention of capsular contracture among breast augmentation patients: a meta-analysis of randomized controlled trials. *Plast Reconstr Surg*. 2006;117:2182–2190.
46. Schaub TA, Ahmad J, Rohrich RJ. Capsular contracture with breast implants in the cosmetic patient: saline versus silicone. A systematic review of the literature. *Plast Reconstr Surg*. 2010;126:2140–2149.
47. Tebbetts JB. Dual plane breast augmentation: optimizing implant-soft-tissue relationships in a wide range of breast types. *Plast Reconstr Surg*. 2001;107:1255–1272. *The author describes the indications and techniques for utilizing a dual-plane approach in breast augmentation. The submuscular pocket is adjusted to create variable amounts of subglandular only coverage in the lower pole. This dual-plane approach adjusts implant and soft-tissue relationships to optimize coverage and implant–soft tissue dynamics. Indications, operative techniques, results, and complications are reviewed for a series of patients.*
48. Hall-Findlay EJ. Breast implant complication review: double capsules and late seromas. *Plast Reconstr Surg*. 2011;127:56–66.
49. Spears SL, Rottman S, Glicksman C, et al. Late seromas after breast implants: theory and practice. *Plast Reconstr Surg*. 2012;130:423–435.
50. Brody GS, Deapen D, Taylor CR, et al. Anaplastic large cell lymphoma occurring in women with breast implants: analysis of 173 cases. *Plast Reconstr Surg*. 2015;135:695–705.
51. Adams WP. Discussion: anaplastic large cell lymphoma occurring in women with breast implants: analysis of 173 cases. *Plast Reconstr Surg*. 2015;135:709–712.
52. Wixtrom RN, Stutman RL, Burke RM, et al. Risk of breast implant bacterial contamination from endogenous breast flora, prevention with nipple shields, and implications for biofilm formation. *Aesthet Surg J*. 2012;32:956–963.
53. Schusterman MA. Lowering the inframammary fold. *Aesthet Surg J*. 2004;24:482–485.
54. Jenny H. The areolar approach to augmentation mammoplasty. *Int J Aesthetic Plast Surg*. 1972;F:1972.
55. Pinsky MA. Breast augmentation: incision selection. In: Bucky LP, Mottura AA, eds. *Techniques in Aesthetic Breast Surgery*. Philadelphia: Saunders Elsevier; 2009:15–26.
56. Adams WP, Rios JL, Smith S. Enhancing patient outcomes in aesthetic and reconstructive breast surgery using triple antibiotic breast irrigation: six-year prospective clinical study. *Plast Reconstr Surg*. 2006;118(suppl 7):46S–52S. *The authors demonstrate the clinical importance of incorporating triple antibiotic irrigation in breast augmentation procedures. This shows the incorporation of triple antibiotic solution irrigation is associated with a low capsular contracture rate compared to previously published reports, and its clinical efficacy supports previously published* in vitro *studies. The use of triple antibiotic irrigation is recommended in all aesthetic and reconstructive breast implant procedures and is cost effective.*
57. Moyer HR, Ghazi B, Saunders N, Losken A. Contamination in smooth gel breast implant placement: testing a funnel versus digital insertion technique in a cadaver model. *Aesthet Surg J*. 2012;32:194–199.
58. Mladick RA. "No-touch" submuscular saline breast augmentation technique. *Aesthetic Plast Surg*. 1993;17:183–192.
59. Hoehler H. Breast augmentation: the axillary approach. *Br J Plast Surg*. 1973;26:373–376.
60. Magnusson M, Hoglund P, Johansson K, et al. Pentoxifylline and vitamin E treatment for prevention of radiation-induced side-effects in women with breast cancer: a phase two, double-blind, placebo-controlled randomized clinical trial (Ptx-5). *Eur J Cancer*. 2009;45:2488–2495.
61. Williams C, Aston S, Rees TD. The effect of hematoma on the thickness of pseudosheaths around silicone implants. *Plast Reconstr Surg*. 1975;56:194–198.
62. Cunningham B. The Mentor Study on Contour Profile Gel silicone MemoryGel Breast Implants. *Plast Reconstr Surg*. 2007;120:33S–39S.
63. Hvilsom GB, Hölmich LR, Henriksen TF, et al. Local complications after cosmetic breast augmentation: results from the Danish Registry for Plastic Surgery of the breast. *Plast Reconstr Surg*. 2009;124:919–925.
64. Codner MA, Mejia JD, Locke MB, et al. A 15-Year Experience with Primary Breast Augmentation. *Plast Reconstr Surg*. 2011;127:1300–1310.
65. Ransjo U, Asplund O, Gulbert L, et al. Bacteria in the female breast. *Scand J Plast Reconstr Surg*. 1985;19:87–89.
66. Spears SL, Howard MA, Boehmler JH, et al. The infected or exposed breast implant: management and treatment strategies. *Plast Reconstr Surg*. 2004;113:1634–1644.
67. Spears SL, Seruya M. Management of the infected or exposed breast prosthesis: a single surgeon's 15-year experience with 69 patients. *Plast Reconstr Surg*. 2010;125:1074–1084.
68. Sforza M, Andjelkov K, Husein R, et al. Will 1-stage implant salvage after periprosthetic breast infection ever be routine? A 6-year successful experience. *Aesthet Surg J*. 2014;34:1172–1178.
69. Mofid MM, Klatsky SA, Singh NK, et al. Nipple-areola complex sensitivity after primary breast augmentation: a comparison of periareolar and inframammary incision approaches. *Plast Reconstr Surg*. 2006;117:1694–1698.
70. Okwueze MI, Spear ME, Zwyghuizen AM, et al. Effect of augmentation mammoplasty on breast sensation. *Plast Reconstr Surg*. 2006;117:73–83.
71. Spears S, Murphy D, Slicton A. Inamed silicone breast implant core study results at 6 years. *Plast Reconstr Surg*. 2007;120:8S–16S.
72. Cunningham B. The Mentor Core Study on silicone MemoryGel breast implants. *Plast Reconstr Surg*. 2007;120:19S–29S. *The authors provide an update on the post-approval study for Allergan's breast implants. The ongoing core study results demonstrate safety and effectiveness of the Natrelle smooth and textured silicone-filled round breast implants through six years of the 10 year study. The results reveal low rupture rates and significantly high patient satisfaction.*
73. Wong C, Samuel M, Tan B, et al. Capsular contracture in subglandular breast augmentation with textured versus smooth breast implants: a systematic review. *Plast Reconstr Surg*. 2006;118:1224–1236.
74. Pollock H. Breast capsular contracture: a retrospective study of textured versus smooth silicone implants. *Plast Reconstr Surg*. 1993;91:123–130.
75. Henriksen T, Holmich L, Fryzek J, et al. Incidence and severity of short term complications after breast augmentation: results from a nationwide breast implant registry. *Ann Plast Surg*. 2005;54:343–350.
76. Spear SL, Baker JL Jr. Classification of capsular contracture after prosthetic breast reconstruction. *Plast Reconstr Surg*. 1995;96:1119–1124.
77. Baker J, Chandler M, Levier R, et al. Occurrence and activity of myofibroblasts in human capsular tissue surrounding mammary implants. *Plast Reconstr Surg*. 1981;68:913–914.
78. Handel N, Cordray T, Gutierrez J, et al. A long-term study of outcomes, complications, and patient satisfaction with breast implants. *Plast Reconstr Surg*. 2006;117:757–767.
79. Brandon H, Young V, Jerina K, et al. Mechanical analysis of explanted saline-filled breast implants exposed to betadine pocket irrigation. *Aesthet Surg J*. 2002;22:438–444.
80. Pranti L, Schreml S, Fichtner S, et al. Clinical and morphological conditions in capsular contracture formed around silicone breast implants. *Plast Reconstr Surg*. 2007;120:275–284.

81. Adams WP Jr. Capsular contracture: what is it? What causes it? How can it be prevented and managed? *Clin Plast Surg*. 2009;36:119–126.

82. Pajkos A, Deva AK, Vicery K, et al. Detection of subclinical infection in significant breast implant capsules. *Plast Reconstr Surg*. 2003;111:1605–1611.

83. Weiner T. The role of betadine irrigation in breast augmentation. *Plast Reconstr Surg*. 2007;119:12–15.

84. Adams W, Conner W, Chad H, et al. Optimizing breast pocket irrigation: an in vitro study Burkhardt and clinical implications. *Plast Reconstr Surg*. 2000;105:334–342.

85. Burkhardt B, Dempsey P, Schnur P, et al. Capsular contracture: a prospective study of the effects of local antibacterial agents. *Plast Reconstr Surg*. 1986;77:919–928.

86. Pfeiffer P, Jorgensen S, Kristiansen TB, et al. Protective effect of topical antibiotics in breast augmentation. *Plast Reconstr Surg*. 2009;124:629–634.

87. Gryskiewicz JM. Investigation of accolate and singulair for treatment of capsular contracture yields safety concerns. *Aesthet Surg J*. 2003;23:98–101.

88. Riccioni G, Bucciarelli T, Mancini B, et al. Antileukotriene drugs: clinical application, effectiveness and safety. *Curr Med Chem*. 2007;14:1966–1977.

89. Mladick RA. "No-touch" submuscular saline breast augmentation technique. *Aesthetic Plast Surg*. 1993;17:183–192.

90. Hakelius L, Ohlsen L. Tendency to capsule contracture around smooth and textured gel-filled silicone mammary implants: a 5-year follow-up. *Plast Reconstr Surg*. 1997;100:1566–1569.

91. Burkhardt B, Eades E. The effect of biocell texturizing and povidione-iodine irrigation on capsule contracture around saline-inflatable breast implants. *Plast Reconstr Surg*. 1995;96: 1317–1325.

92. Coleman DJ, Foo IT, Sharpe DT. Textured or smooth implants for breast augmentation? A prospective controlled trial. *Br J Plast Surg*. 1991;44:444–448.

93. Malata CM, Felderg L, Coleman DJ, et al. Textured or smooth implants for breast augmentation? Three year followup of a prospective randomized controlled trial. *Br J Plast Surg*. 1997;50:99–105.

94. Weiner RC. Relationship of incision choice to capsular contracture. *Aesthetic Plast Surg*. 2008;32:303–306.

95. Spears SL, Schwartz J, Dayan JH, et al. Outcome assessment of breast distortion following submuscular breast augmentation. *Aesthetic Plast Surg*. 2009;33:44–48.

96. Bengtson B, Brody GS, Brown MH, et al. Managing late periprosthetic fluid collections (seroma) in patients with breast implants: a consensus panel recommendation and review of the literature. *Plast Reconstr Surg*. 2011;128:1–7. *The authors review the development of late or delayed periprosthetic fluid collections post breast augmentation. A consensus report was created from a group of practicing plastic surgeons and device industry physicians concerning the management of this complication. Based on this collaboration, treatment recommendations and treatment algorithms were created to guide the management of these late-onset periprosthetic fluid collections.*

第 5 章

自体脂肪移植隆乳术

Emmanuel Delay, Samia Guerid

概要

- 近 30 年来，自体脂肪移植隆乳一直是一个有争议的话题。作者根据 1998 年以来的临床和影像学经验，研发了一种有效的隆乳新技术：脂肪塑形术；
- 该技术是安全有效的，已经成为乳腺癌术后乳房再造、乳腺癌保乳切除术后继发畸形、乳房和胸壁畸形治疗以及美容性隆乳的标准化治疗流程；
- 术前正确选择患者并对其进行评估是必不可少的。30 岁以下的患者术前需要行乳腺超声检查，30~40 岁的患者需行乳腺超声和一次乳房 X 线检查，40 岁以上患者需行标准乳腺 X 线和超声检查；
- 如果乳房的影像学分型为 ACR3，活检必须将病变程度提前至 ACR1 或 ACR2，否则不可以进行手术。自体脂肪移植隆乳术每次可移植脂肪组织量有限，除非进行多次脂肪移植，这在纯美容手术中可能较难推行；
- 脂肪通过 3.5mm 的套管针配以合适的注射器抽取，经由 3 000rpm 离心 20s 处理后，脂肪移植会相对更精准有效；
- 患者随访时间为术后 15d、3 个月和 1 年。术后 1 年时，使用与术前相同的影像学检查进行评估。如果有新的可疑病变，需要进行活检以获得准确的诊断。作者的病例中没有出现血肿的情况，感染率很低（0.6%），并且这些少量的感染患者通过清创缝合、冰敷和应用抗生素等治疗即可控制；
- 初期实施该手术时，曾出现一些脂肪坏死病例，随着临床经验的积累，后期已非常少见。10% 的病例在术后随访中发现油性囊肿，通过穿刺抽吸可去除。

简介

将脂肪从脂肪过剩的部位（腹部、大腿）转移到乳房以达到美观和再造目的是外科手术学的一项进步。自吸脂术问世以来，特别是在 Illouz[1]和 Fournier[2]的文章发表后，这种方法就被纳入了医生的考虑范围。然而，人们担心自体脂肪移植会导致脂肪坏死和钙化。由于当时影像学方法的限制，这些脂肪坏死和钙化并不容易评估。因此，此方法一直存在争议，直到更精确的工具和技术发展后，它才得到广泛的应用。

在 Bircoll[3]于 1987 年提交案例后，美国整形外科医生协会建议停止实施脂肪移植手术。基于这一观点，自体脂肪移植手术显著减少（见历史回顾部分）。1998 年，基于 Coleman[4,5]在面部容积恢复和术后再造方面证明的自体脂肪移植手术的有效性，作者推出了一个旨在评估乳房再造手术有效性和安全性的研究项目。

作者将这一技术应用于乳房整形手术，并将其命名为"脂肪塑形术"[6,7]。作者评估了其在患者中的疗效和耐受性，并未发现明显的临床或影像学不良反应迹象。该手术取得的结果远远超出了作者预期，这项技术目前在乳房整形和美容手术中发挥了重要作用。

本章的目的是介绍脂肪移植与乳房整形进展、观念的演变以及脂肪移植在乳房整形中的应用情况，并介绍脂肪移植的适应证、禁忌证和精准操作技术。最后，我们将总结自体脂肪移植在不同情况下应用的结果和随访情况。

基础科学

脂肪移植技术现在已被广泛报道。科学研究和临床实践表明，每个脂肪小叶只有在距离不超过 2mm 时才能被血管化的组织包裹。这就要求在 3D 网格中移植形似意大利面的脂肪时，每个隧道必须容纳直径 <2mm 的脂肪组织，以确保移植的脂肪组织被受区组织包裹并获取营养。了解意大利面的概念是理解脂肪塑形操作技术的关键。事实上，在

坚持手术原则的情况下，实现移植物的体积与受区空间匹配，这使预测移植脂肪的量和预期手术结果及所需的手术次数成为可能。积累了一定经验后，可通过体格检查和评估受区条件，简化手术，提高移植精度。

患者表现

乳房和胸壁的脂肪塑形术如今已经有很多适应证。这对乳房再造手术有很大帮助。在乳房美容手术和一些特定的情况下，可以使用脂肪移植来代替假体（如隆乳、乳房上提固定术后上极饱满度的不足），并能纠正假体置入术后的一些缺陷。该法正在成为一种可提高乳房美学的新的“金标准”。

Poland 综合征

矫正 Poland 综合征的乳房和胸壁畸形至今仍是整形外科医生所面临的挑战之一。这种情况下脂肪塑形术非常适用。采用全脂肪移植的乳房修复，治疗效果良好，操作简单，且可以反复进行[15,16,23,31,32]，术后瘢痕小，供区损伤小。其结果是可以获得一个几乎与对侧完全相同的再造乳房（图 5.1）。这项技术似乎彻底改变了 Poland 综合征所导致的乳房和胸壁畸形的治疗方法[15,16,23,24,31,32]。

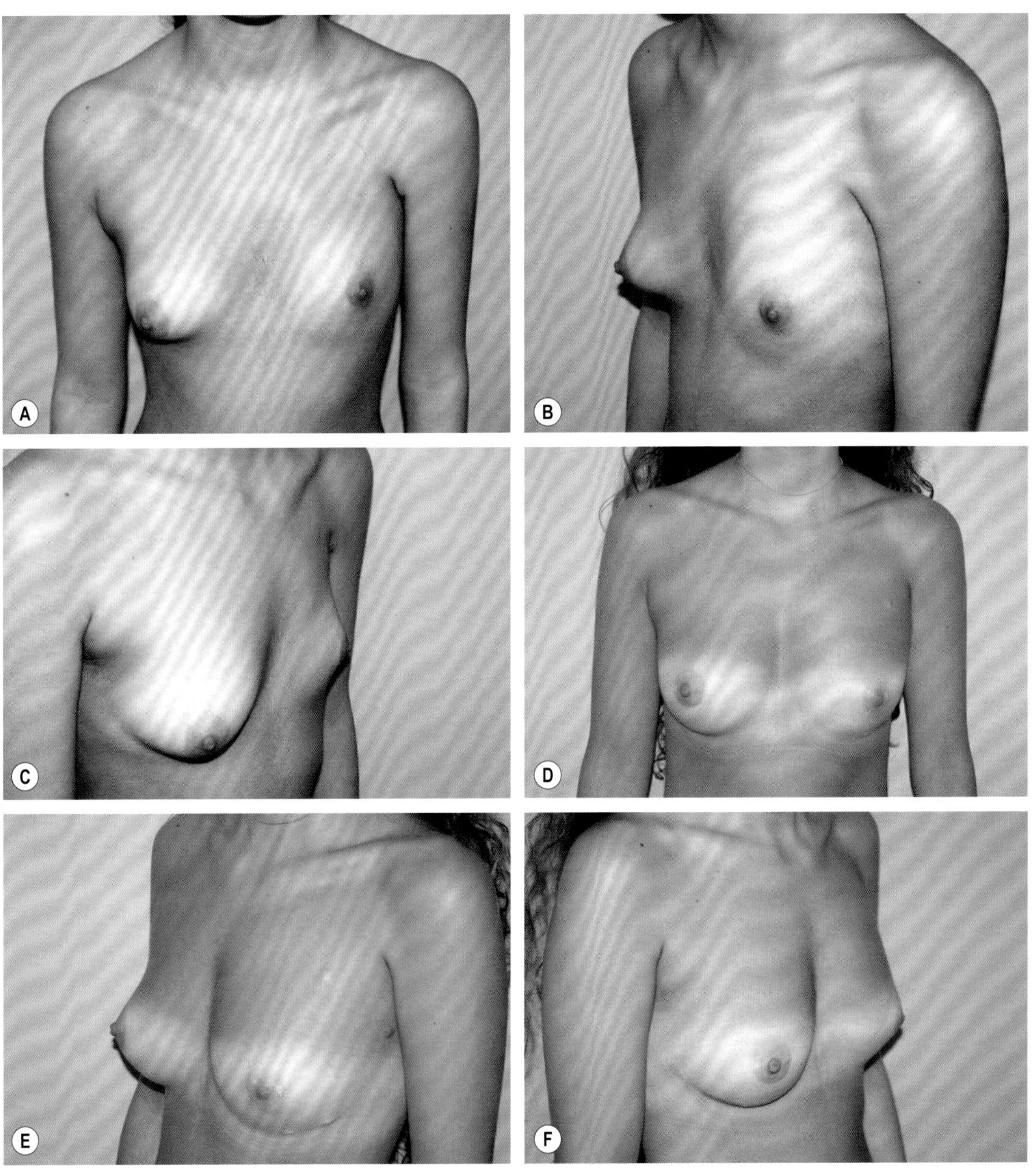

图 5.1　16 岁 Poland 综合征患者。间隔 3~6 个月进行 4 次脂肪移植治疗乳房畸形（157cc，286cc，272cc 第 3 次治疗期间右乳脂肪量 140cc，227cc），术后 24 个月外观。（A）术前；（B）术前斜位观；（C）术前斜位观；（D）术后；（E）术后斜位观；（F）术后斜位观

漏斗胸

漏斗胸是一种复杂的胸骨前壁凹陷畸形。通常对呼吸功能影响很小。大多数情况下，此类患者就诊的主要原因是形态和美学需求，即胸部的严重畸形。出于美学目的而进行的骨骼和软骨结构再造具有很大的创伤性。脂肪移植技术可以使轻度到中度的畸形得到满意的纠正（图5.2）[15,16,23,24,33]。也可以与订制的硬质假体（基于三维CT扫描）联合应用。

管状乳房

管状乳房是一种乳腺发育畸形，起病于乳房发育时。为了获得最佳的治疗结果，人们发明了各种手术方法和技术。其中，脂肪移植塑形技术可纠正乳房体积的不足（尤其是单侧病例），改善乳房的基底和形状（图5.3）[15,16,23,24,34]。它是一种非常有效的治疗管状乳房的辅助手段。理想的适应证是单侧乳房组织量不足和与上极缺乏丰满度有关的管状乳房畸形（通常需要2次脂肪移植）。在双侧乳腺发育不良并伴有管状畸形的病例中，除非自体脂肪的获取量不足以有效地填充双侧乳房，否则，脂肪塑形术仍是最佳选择。脂肪塑形术可以通过改善乳沟区域，大大提高这些手术的术后效果。

乳房不对称

乳房不对称是临床处理的难题之一，特别是一侧乳房有满意的丰满度和完美的形状，而另一侧发育不良者。通常情况下，对于发育不良的乳房，假体置入隆乳术是常规的手术方法。此法初期的效果通常很好，但若干年后会出现假体移位，形状和体积不对称等问题。而应用脂肪移植术会获得一个与正常乳房相似的乳房[15,16,23,24]。随着时间的推移，乳房的变化更趋自然，特别是乳房下垂的患者。根据乳房不对称及发育不全的程度不同，患者需进行1~2次脂肪移植，以获得最佳效果（图5.4）。

历史回顾

初次尝试

1895年，Czerny报告了第一例乳房再造的病例，将患者腰部的脂肪瘤移植到患者的乳房处，用脂肪组织来填补乳腺

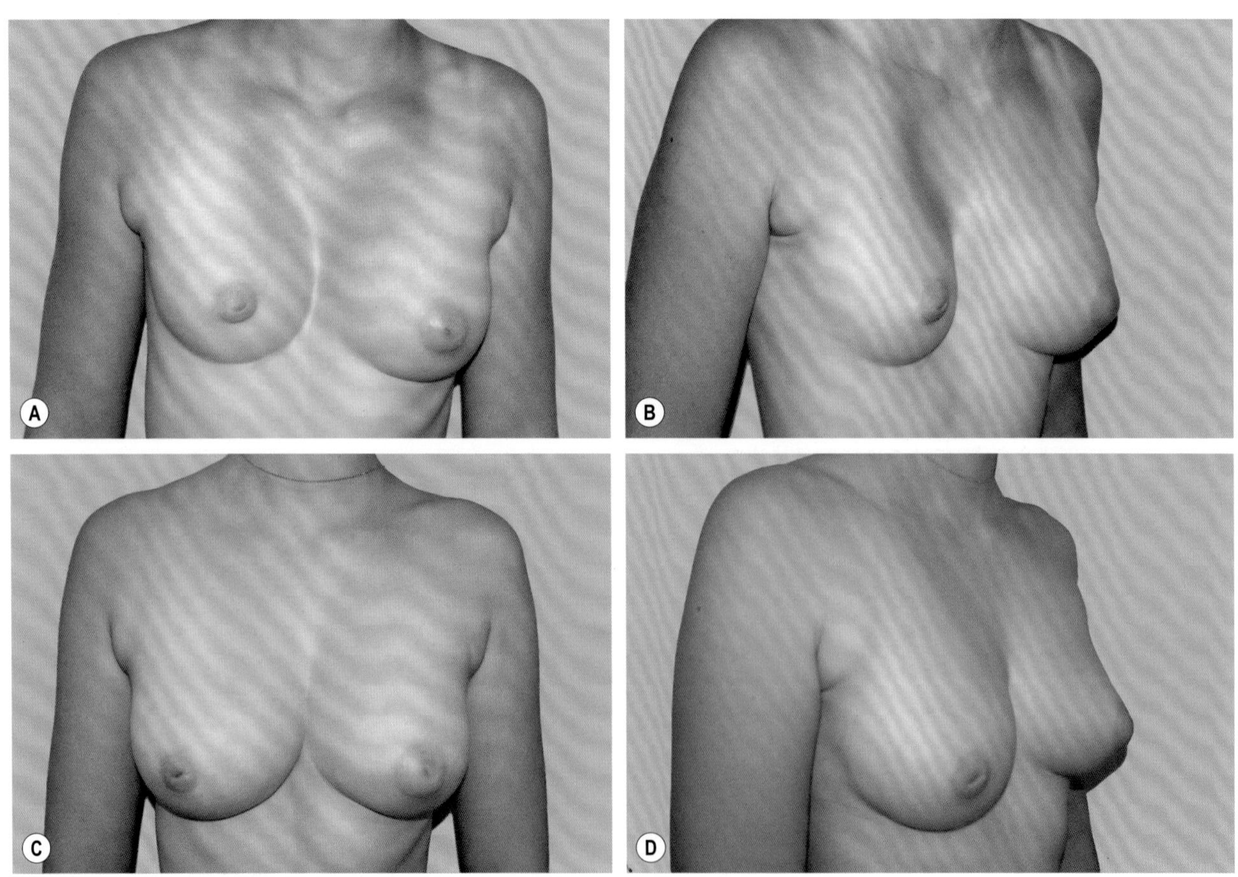

图5.2 16岁严重单侧漏斗胸患者，间隔2年右侧乳房二次自体脂肪移植治疗（320cc，500cc）。术后1年外观。（A）术前；（B）术前斜位观；（C）术后；（D）术后斜位观

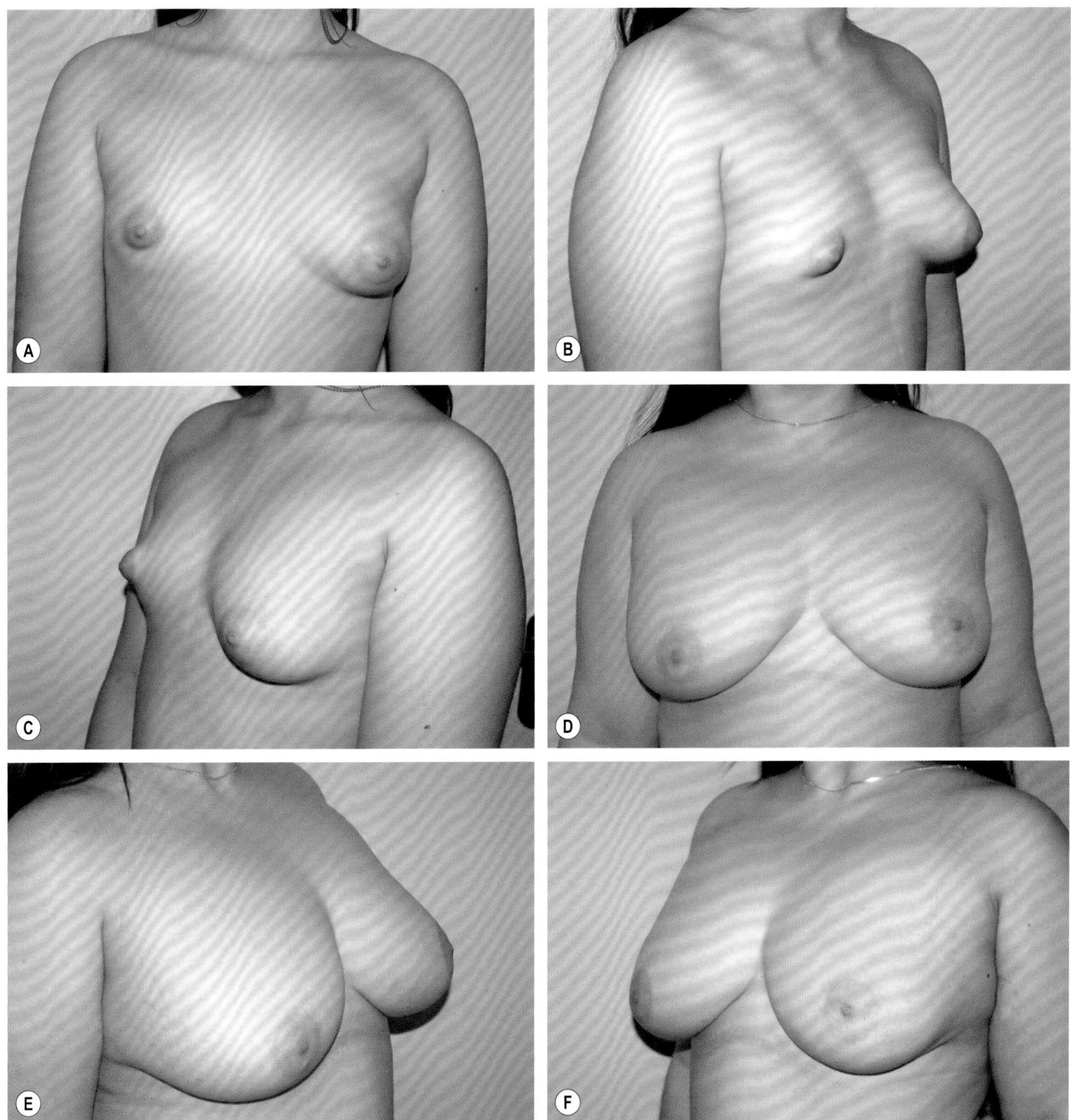

图 5.3 17 岁管状乳房患者，经过二次脂肪移植治疗，第 2 次治疗后 12 个月。左侧(340cc，230cc)，右侧(320cc，230cc)。(A)术前；(B)术前斜位观；(C)术前斜位观；(D)术后；(E)术后斜位观；(F)术后斜位观

纤维腺瘤切除术后留下的凹陷[8,9]。此后，一些作者用筋膜皮瓣[10]、臀部脂肪植入[11]或者局部带蒂皮瓣[12]进行乳房再造或隆乳。也有学者报道了直接将脂肪注射到乳房[1,2,13]或之前的假体内的技术[14]。更有作者甚至报道了尸体来源的异体脂肪移植隆乳术的案例[15-17]。

吸脂术的发展及其效率的提高，促进了身体塑形手术的兴起，并使这一概念在世界范围内得到推广[1]。用吸脂手术获得的自体脂肪组织进行隆乳变得很有吸引力。Illouz 首先开展了此项工作。1991 年，Fournier[2]也描述了他所使用的脂肪移植技术，该技术当时被用于拒绝假体置入，但又希望适度隆乳的患者。将脂肪注射在腺体后方，每个乳房的移植脂肪量为 100~250ml。

当时，许多外科医生对该手术持怀疑态度。认为这项技术不规范，也不可能保证脂肪转移后不出现脂肪坏死。此外，当时的乳房成像技术也不如目前的精确。任何乳腺肿胀都会引起乳腺 X 线改变，导致诊断困难。有学者担心脂肪坏死区域可能会干扰乳腺癌的检测。

争议

1984 年，Bircoll 首次在曼谷报告了通过注射脂肪组织进行隆乳手术的病例，脂肪移植到乳房的技术引起了极大

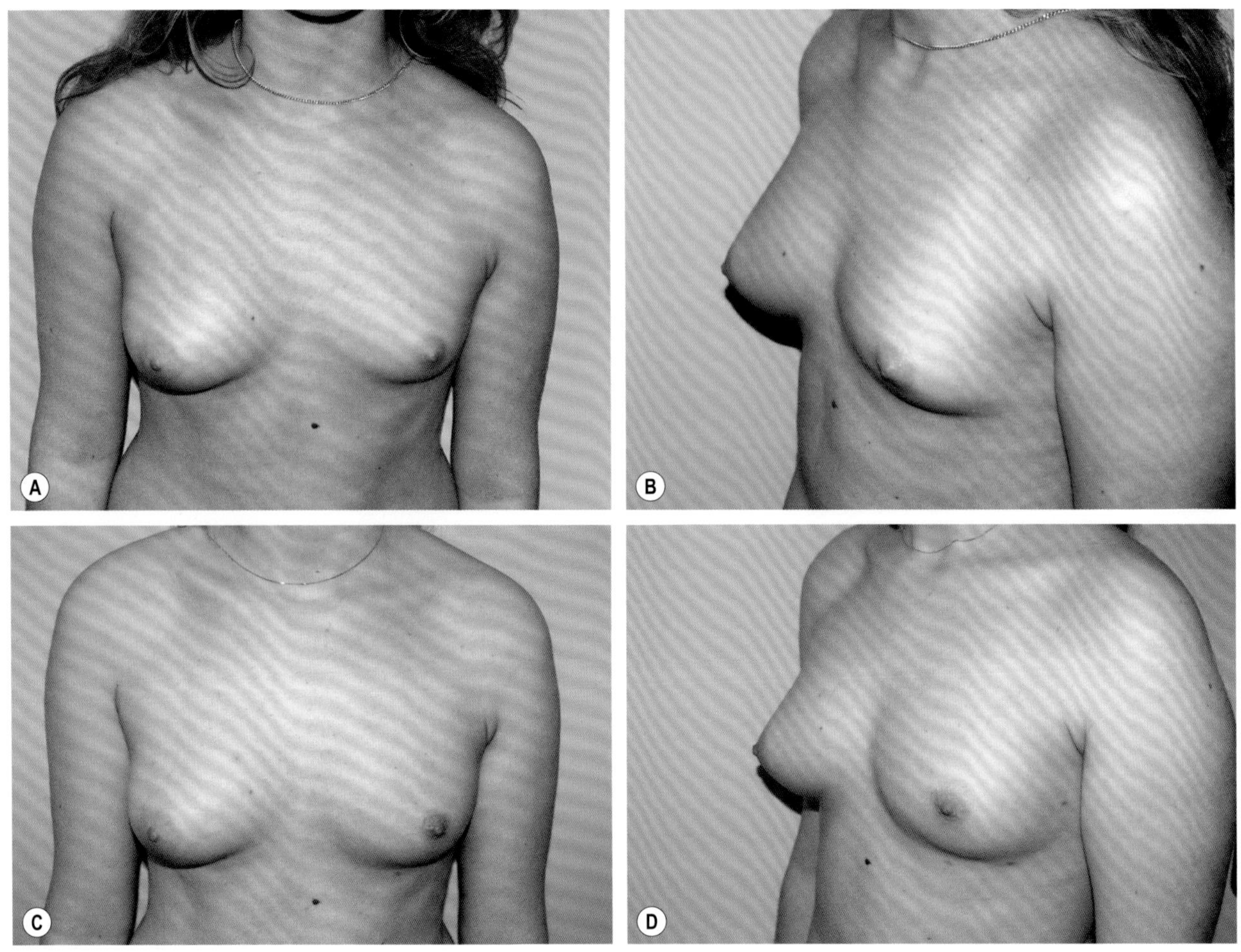

图 5.4 19 岁乳房不对称患者。左侧乳房(210cc)一次脂肪移植治疗,术后 12 个月。(A)术前;(B)术前斜位观;(C)术后;(D)术后斜位观

的争议,此后又在 1985 加州整形外科医师学会的会议上再次引起了争议。当时的患者是一位 20 岁的女性,在接受脂肪移植以修复狗咬伤造成的畸形时,要求适度地增加乳房容积。Bircoll 认为大量脂肪移植存在坏死的潜在风险,该技术只适用于要求适度隆乳的女性。他于 1987 年在 *Plastic & Reconstructive Surgery* 杂志发表论文[3],报道了该手术的主要优点:简单、没有瘢痕遗留、恢复期短、避免了使用假体和假体置入的相关并发症、对脂肪供区的影响小。

1987 年 4 月,Bircoll[18]又报告了 1 例横行腹直肌(TRAM)肌皮瓣单侧乳房再造术后,行双侧脂肪移植以改善美观和对称性的案例。这 2 篇论文的发表在医学界引发了争议[18-21]。学者们指出,在乳房内注射自体脂肪可产生微钙化和囊肿,并可能干扰早期乳腺癌的检测。而 Bircoll[22,23]认为癌症相关钙化与脂肪移植的钙化发生在不同的部位,有不同的影像学表现,易于鉴别。乳房缩小手术也会出现小的钙化,但此类手术并没有因为钙化的原因而被禁止。美国整形与重建外科协会(ASPRS)声明如下:“委员会一致反对使用自体脂肪注射隆乳,大部分注射脂肪将无法存活,已知的脂肪组织坏死的生理反应包括瘢痕化和钙化。因此,通过 X 线钼靶片和乳房 X 线钼靶片检测早期乳腺癌将变得困难,存在着疾病可能无法被发现的风险。”

该声明只表达了委员会成员的意见,没有提到明确的科学依据。长期的临床观察已发现,任何乳腺手术都可能发生脂肪囊肿或乳房 X 线表现的改变,但是乳房注射脂肪却成为整形外科医生的强烈禁忌。ASPRS 的禁令终止了对该课题的任何研究或实验。

具有讽刺意味的是,1987 年,一项对乳房缩小术后乳房 X 线改变的回顾性研究报告发现[24],有 50% 的病例在术后 2 年可以在乳房 X 线片中检测到钙化。作者坚持认为,在大多数情况下,这些良性钙化很容易与癌性病灶区分开来。尽管高发病率和乳房 X 线摄片异常存在干扰癌症检测的风险,学术界却没有讨论是否需要停止乳房缩小手术。

解除禁忌

Coleman 的工作证实,只要足够重视脂肪细胞的制备和移植技术,脂肪组织就可以被安全地移植。因此,脂肪移植手术重新得到推广。Coleman 最初的工作主要与面部年轻化有关,但他后来基于无创性脂肪采集与注射技术证明了脂肪移植的有效性[4,5],这表明此方法可用于乳房再造。

过去 15 年，我们的研究重点之一是乳房和胸壁脂肪移植。我们首次使用脂肪移植联合背阔肌肌皮瓣再造乳房。我们开创的这项技术[25-27]在 70% 的病例中取得了满意的效果。而剩余的 30% 病例因乳房体积不足，需要置入假体和相应地减少对侧乳房体积。假体的置入使得手术不再完全是自体组织移植，患者出现了因假体的应用而带来的问题（不自然的形状和质地，假体相关的并发症以及在一段时间后需更换假体）。

我们开始使用脂肪移植联合自体背阔肌肌皮瓣乳房再造术对局部复发风险较低的乳腺癌患者进行乳房再造。我们把这个技术命名为脂肪塑形术“lipomodeling”，希腊语词根“lipo”意为脂肪，拉丁文“modello”意为塑形，正是这一治疗的目的。起初，只有自愿接受严格随访的患者才实施此手术。随着技术的不断成熟和疗效的确定，在我科行背阔肌肌皮瓣乳房再造术的患者几乎都接受了自体脂肪移植手术，脂肪移植保证了最佳的乳房形状和质地以及自然的乳沟。同时，对这些患者进行的乳房 X 线摄片、CT 扫描和 MRI 检查证实，脂肪塑形术对患者影像学检查没有任何显著影响[28]。乳腺放射科医生能够区别手术后的表现与癌症复发之间的差异。因此，这一技术逐渐扩展应用到其他乳房再造，如乳房畸形矫正、乳腺癌保乳术后畸形的治疗等，最近也成为乳房美容整形手术的方法之一。这项评估工作也是一项创新性工作，可以用于绝大多数临床情况下的乳房整形和美容手术。如今，脂肪塑形术已经极大地改变了乳房美容整形和再造手术效果。作者团队已经在出版的文献中对该技术的许多初始应用案例进行了描述。

我们在法国整形外科与重建整形外科协会[28]和国际整形外科与美容外科联合会[29]上的第一次报告引起类似于 1987 年的广泛争论。我们逐点回答了每一个问题，用科学证据消除了学者们的疑惑。随着研究的不断深入，脂肪移植已经成为乳房再造的常规方法之一[7,30,31]。从那时起，乳房的脂肪移植极大地激发了医生们的兴趣，是当今整形外科具有挑战性的课题之一。脂肪移植技术适应证也在不断被拓宽。自 2000 年以来，我们一直将它用于乳房不对称和管状乳房畸形的治疗中，2002 年后将脂肪移植用于治疗乳腺癌保乳术后畸形。在安全性方面，这项技术最重要的发展是与乳房放射科医师团队进行强有力的协作，在脂肪移植前后的评估和研究方面积累了一定的经验。在这种情况下，我们每年为里昂的乳腺放射科医生举办一次专门的课程（“乳房影像和整形手术”）。

双侧隆乳术

美容手术中的自体脂肪移植术目前发展迅速。我们的研究表明，如果按照本章所描述的技术进行脂肪移植术，对专业影像科医生而言，该技术未使通过影像结果诊断恶性肿瘤的过程产生任何差异，也不会导致后续的影像问题。该技术目前已被广泛接受，成为中度或少量隆乳的标准术式。

脂肪移植隆乳术的适应证与假体隆乳不同。脂肪移植术适用于寻求中度或少量的乳房体积增加的患者[35]，或是希望在体重减轻或妊娠之后恢复乳房上极丰满度的患者。理想患者是上身苗条，胸部适中的年轻女性，并且下半身局部有足够的脂肪，可以保证进行 1 次甚至 2 次脂肪移植的抽吸（图 5.5）。对于这种适应证，吸脂术既可获取移植脂肪，又可以改善下半身的体形。我们建议患者术后严格保持体重的稳定性。体重的任何变化都可能影响乳房的体积和形态。

联合隆乳术

当患者希望乳房和置入假体之间过渡自然，或是消瘦患者置入假体后假体形状可见时，这类情况是联合自体脂肪移植隆乳术的最佳适应证。它可以塑造完美的形态，是假体置入隆乳术的完美补充。第二个适应证是因置入假体导致形态不完美的区域需二次修复时，它能改善乳沟形态，提高假体表面软组织的覆盖厚度和范围（尤其是乳房下极）；可减少消瘦患者的假体轮廓外显以及减少假体在上极形成的分界（图 5.6）。我们的临床经验发现（需要进一步数据），补充性的脂肪移植可以改善轻度的包膜挛缩。在二次更换假体时，我们通常建议在以前的假体未取出前进行脂肪移植。在畸形都得到纠正后再更换假体，这样可以避免脂肪注射时穿破假体的风险。

通过联合隆乳获得的临床效果非常具有吸引力。我们认为，在未来，该技术是乳房假体置入术后补充的最佳选择。

乳房美容手术严重并发症的处理

乳房缩小术、隆乳术和乳房上提固定术是乳房美容手术中的常见术式。术后结果多数是令患者和医生满意的，极少数情况下可能会发生并发症。消瘦患者且有吸烟习惯时，假体可能因外露而导致取出。巨乳症乳房缩小容易出现脂肪和皮肤坏死，造成乳房畸形。我科接收了一些此类患者进行修复和二次手术。我们发现脂肪移植在这种情况下非常有用。它有效地提高了组织的厚度和质量。

对于假体置入出现并发症，假体取出后，脂肪移植可以增加被覆组织，使第二次假体置入更安全。乳房缩小术后，应用脂肪移植可恢复乳房的柔软性，改善患者皮肤质量。

这些补充性的脂肪移植在改善乳房术后畸形的同时，也减少了供区的手术并发症。我们发现这一技术对期望值高、管理困难的患者是有帮助的，也可降低前次手术医生面临医疗法律问题的风险。

乳腺癌保乳术后畸形

乳腺癌保乳术后畸形是脂肪移植的理想适应证。为了获得对称的乳房形态，必须进行全面的乳房检查，以确定哪些区域适合做脂肪移植。对于此类患者，需要进行筋膜切开松解术，以舒展瘢痕下的皮肤。必须意识到，放疗后的乳房更容易发生皮肤坏死。因此，筋膜切开松解术必须谨慎进行。在这种情况下，病史信息非常重要，必须排除与癌症复发混淆的风险。同时患者必须意识到，为了取得良好的结果，至

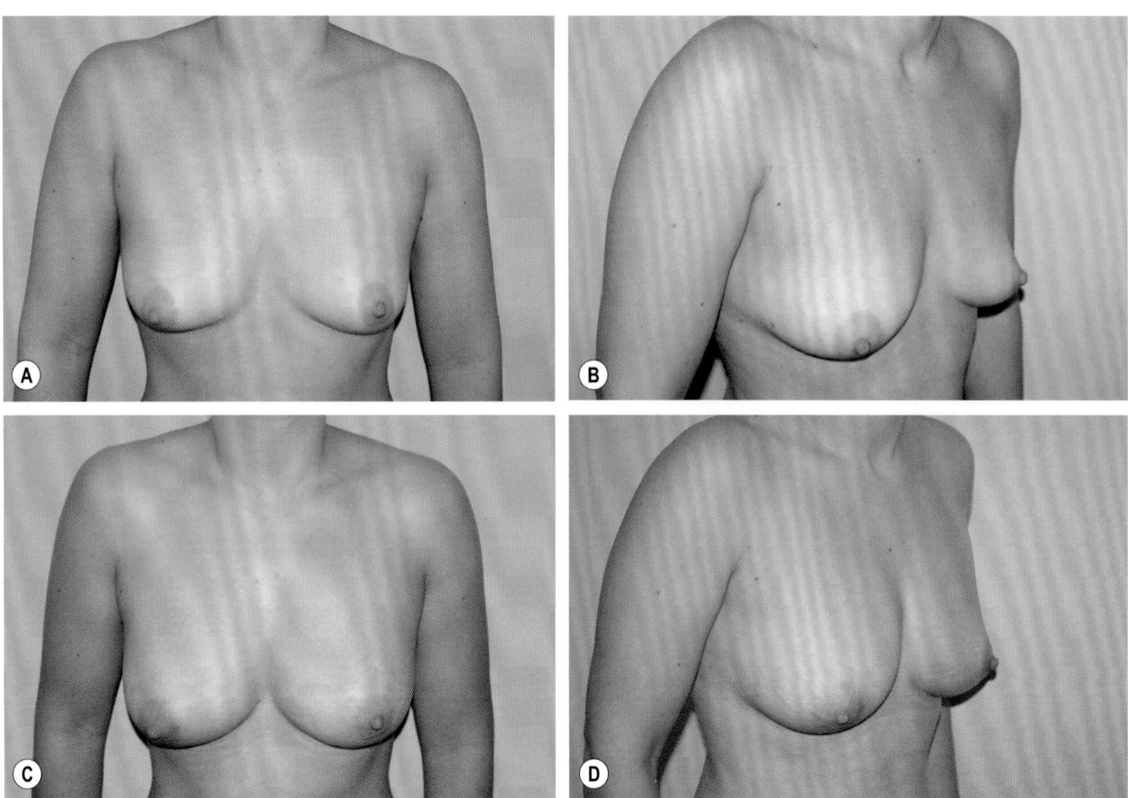

图 5.5 30 岁患者，双侧乳房一次脂肪移植术(左侧 350cc，右侧 410cc)术后 12 个月。(A)术前；(B)术前斜位观；(C)术后；(D)术后斜位观

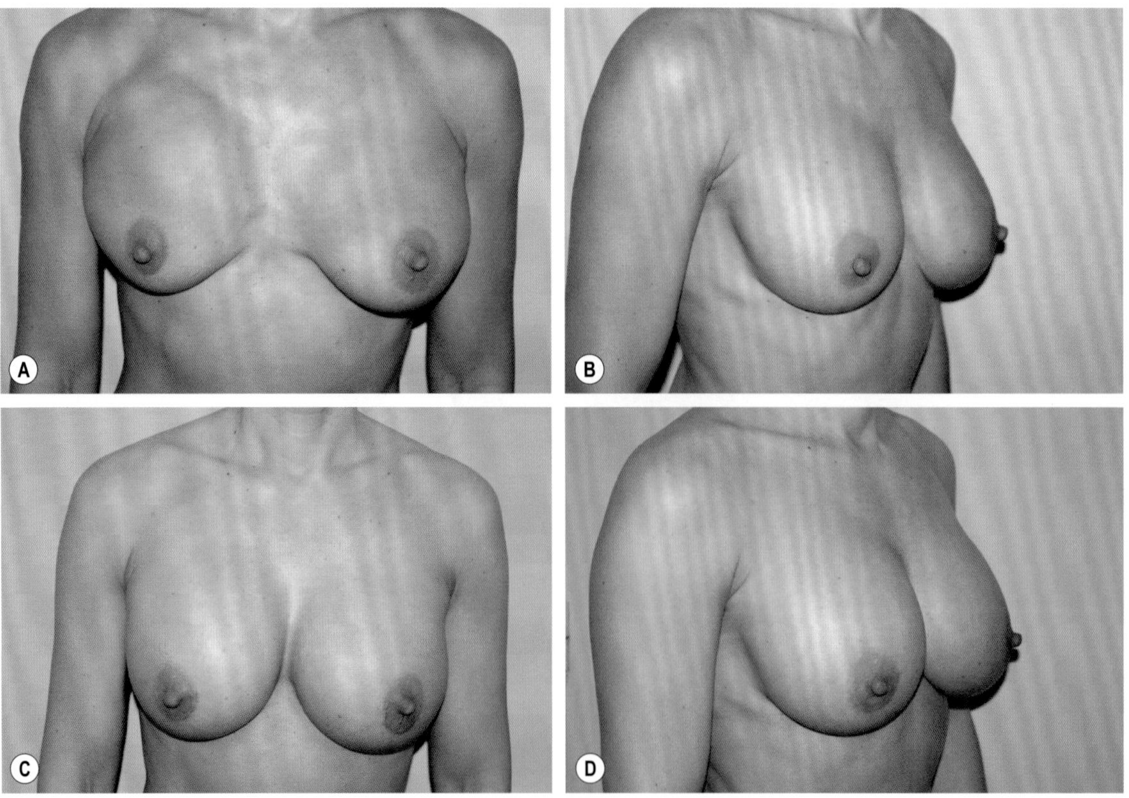

图 5.6 47 岁二次修复患者，前次假体隆乳术后形态不佳，利用复合隆乳方法进行矫正，经历过一次乳房脂肪填充联合假体置入术(左侧 150cc，右侧 165cc)，术后 12 个月外观。(A)术前；(B)术前斜位观；(C)术后；(D)术后斜位观

少必须经历两个手术疗程。第一个疗程目的是改善局部组织血液供应，第二个疗程可以进行乳房体积的增加和畸形的修复（图 5.7）。

患者选择

医生应该跟患者详细解释手术的过程，必须提及会有多次脂肪移植的可能及严格的影像学监测。对于美容患者，提供给患者的信息应全面和广泛，在术前会诊时应提供详细的宣传手册[35,36]。我们有四份不同的宣传手册：自体脂肪移植乳房再造、自体脂肪移植治疗乳腺癌保乳术后畸形、自体脂肪移植修复乳房畸形及自体脂肪移植乳房美容整形。主要的风险是脂肪移植同时可能并发乳腺癌。为了降低这种风险，应该在术前由专业的影像科医生进行影像学检查（钼靶片和乳腺超声）以排除肿瘤病灶。如果有任何疑问，应

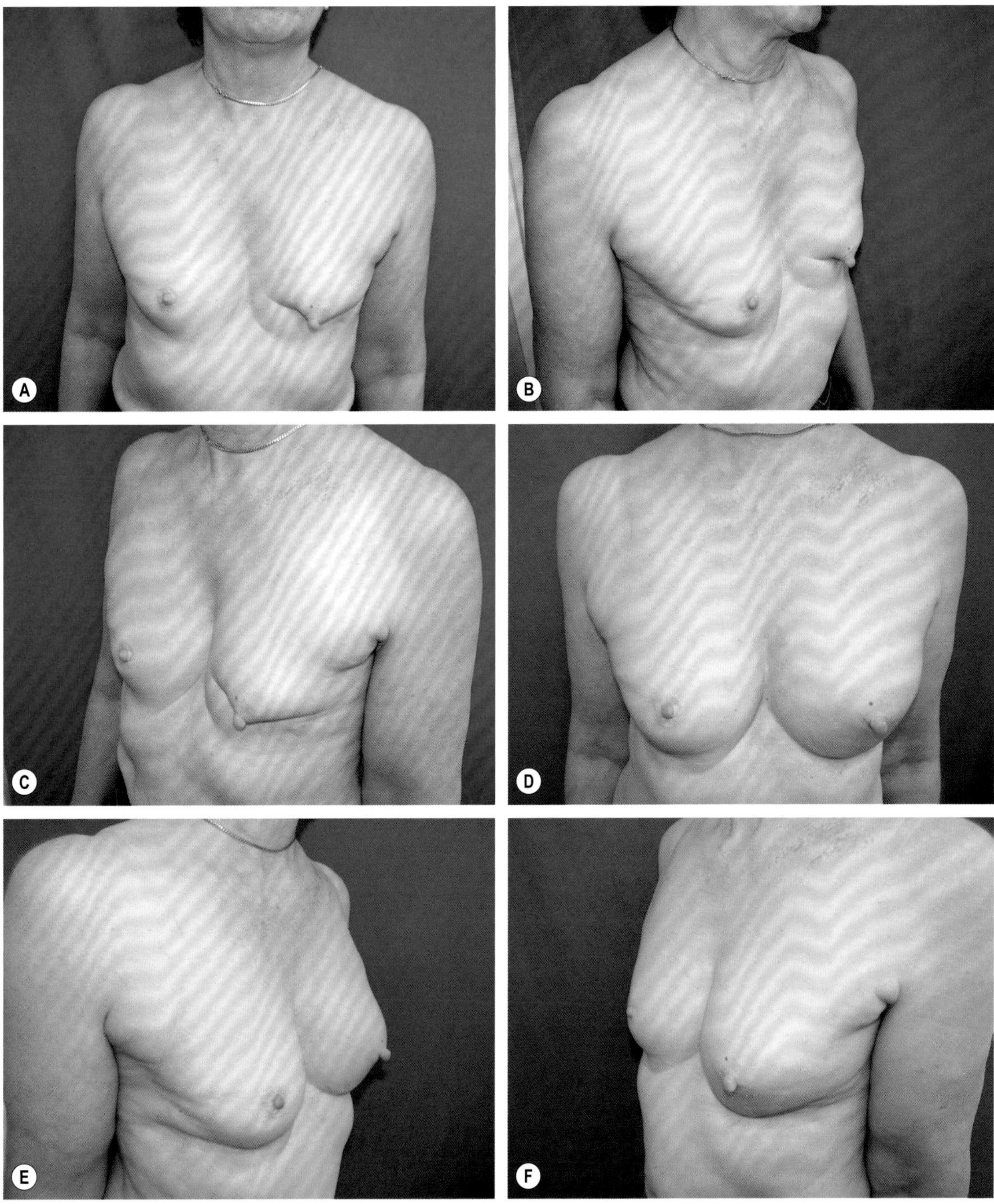

图 5.7　58 岁乳腺癌保乳术后重度后遗症及漏斗胸患者，左侧乳房两次自体脂肪移植（324cc，270cc）。右侧乳房一次脂肪移植，第二次手术时（130cc），第二次术后 12 个月。（A）术前；（B）术前斜位观；（C）术前斜位观；（D）术后；（E）术后斜位观；（F）术后斜位观

立即停止或者延迟脂肪移植。影像科医生应该在术前出具同意手术的诊断并且为后续治疗提供保障[37-40]。患者应该签署同意书，同意术后1年进行影像学复查。如果在术后1年时检查发现病变，应进一步进行病理学检查以明确诊断。<30岁的患者术前需要进行乳腺超声检查，30~40岁的应至少做1次乳腺X线摄片检查，40岁以上的则超声和X线检查都需要。分型如果是ACR3的话，必须先通过手术将病变程度降低至ACR1或ACR2，否则不适合应用此方法。

手术技术

准备

医生告知患者手术方式以及可能的风险和并发症，提供给患者一份告知书让其签字。手术期间患者的体重应该保持稳定，因为移植的脂肪保留了供区的生物学特性（如果患者在移植术后体重发生减轻，手术效果可能会减弱）。在站立位进行需要矫正的乳房区域的标记（图5.8A）。

检查身体的各个脂肪区域，以确定脂肪供区。一般来说，对于乳房再造手术的患者，可以选取腹部脂肪，因为这容易被患者所接受，而且手术期间不需要更换体位。对于乳房美容手术来说，股骨转子窝区域、大腿和膝内侧更合适作为脂肪供区。术前对脂肪供区同样需进行标记（图5.8B）。

麻醉

因为所获取的脂肪量较大，大多数患者需在全身麻醉下行自体脂肪移植。类似于其他整形手术，围手术期可预防性使用抗生素。不需要使用特殊抗生素。后期局部缺陷的修复可以在局麻下进行。

切口

在供区用15号刀片切开皮肤。以腹部为供区时，围绕脐周做4个小切口，为便于抽吸侧腹和髂上供区，需在每侧的外部另做小切口。以大腿部位为供区时，患者取俯卧位，每侧臀下皱襞做一小切口。在膝内侧可做一个辅助切口，以获取这个区域的脂肪。在乳房的移植区域，可在原瘢痕中采用18G针头破皮。为了构建一个网状注射隧道，至少需要3

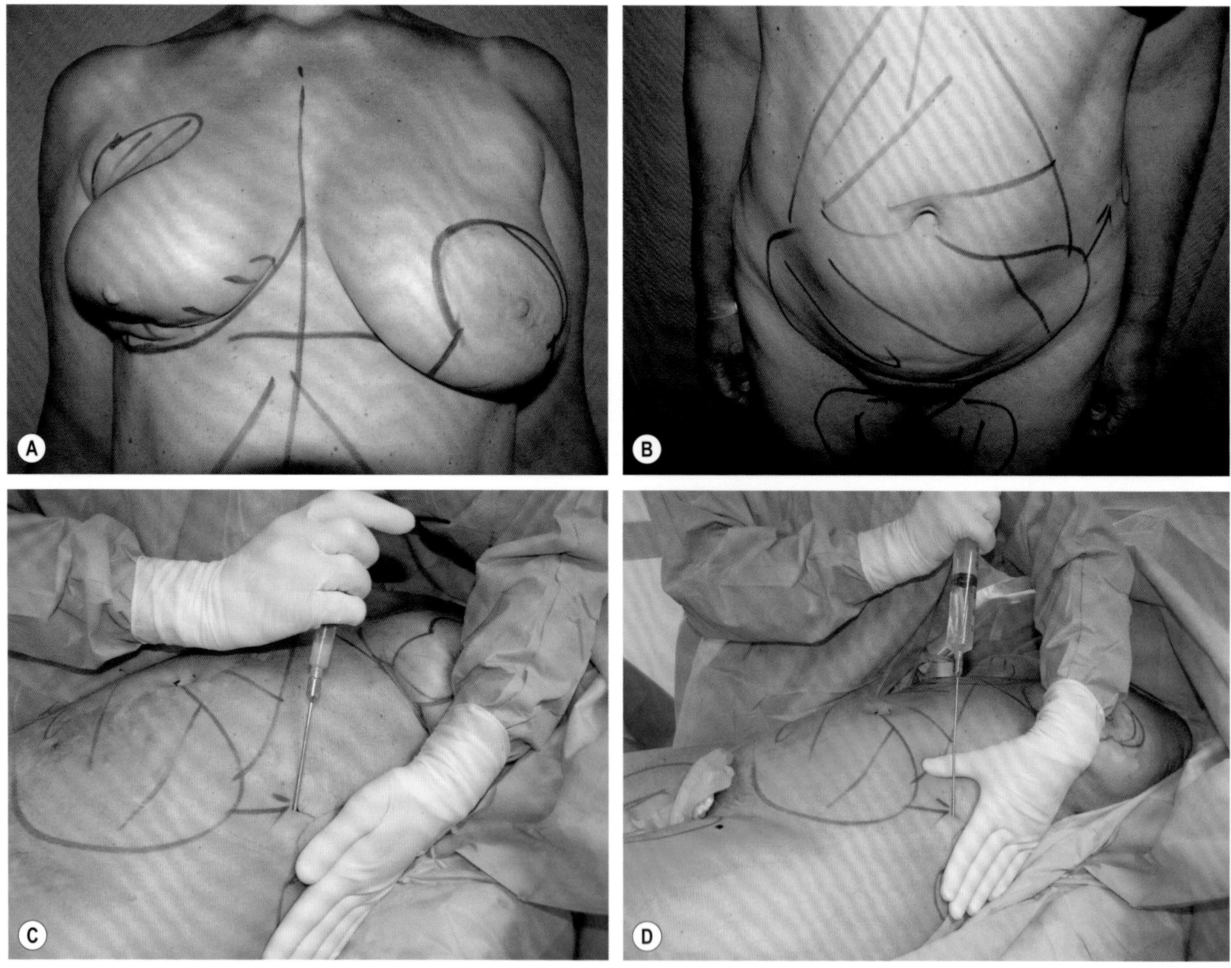

图5.8 脂肪的获取和制备。（A）标记受区（乳腺癌保守治疗后畸形）；（B）标记供区；（C）通过安装在10ml螺纹注射器上的吸脂针来获取脂肪；（D）生理盐水和肾上腺素溶液肿胀注射

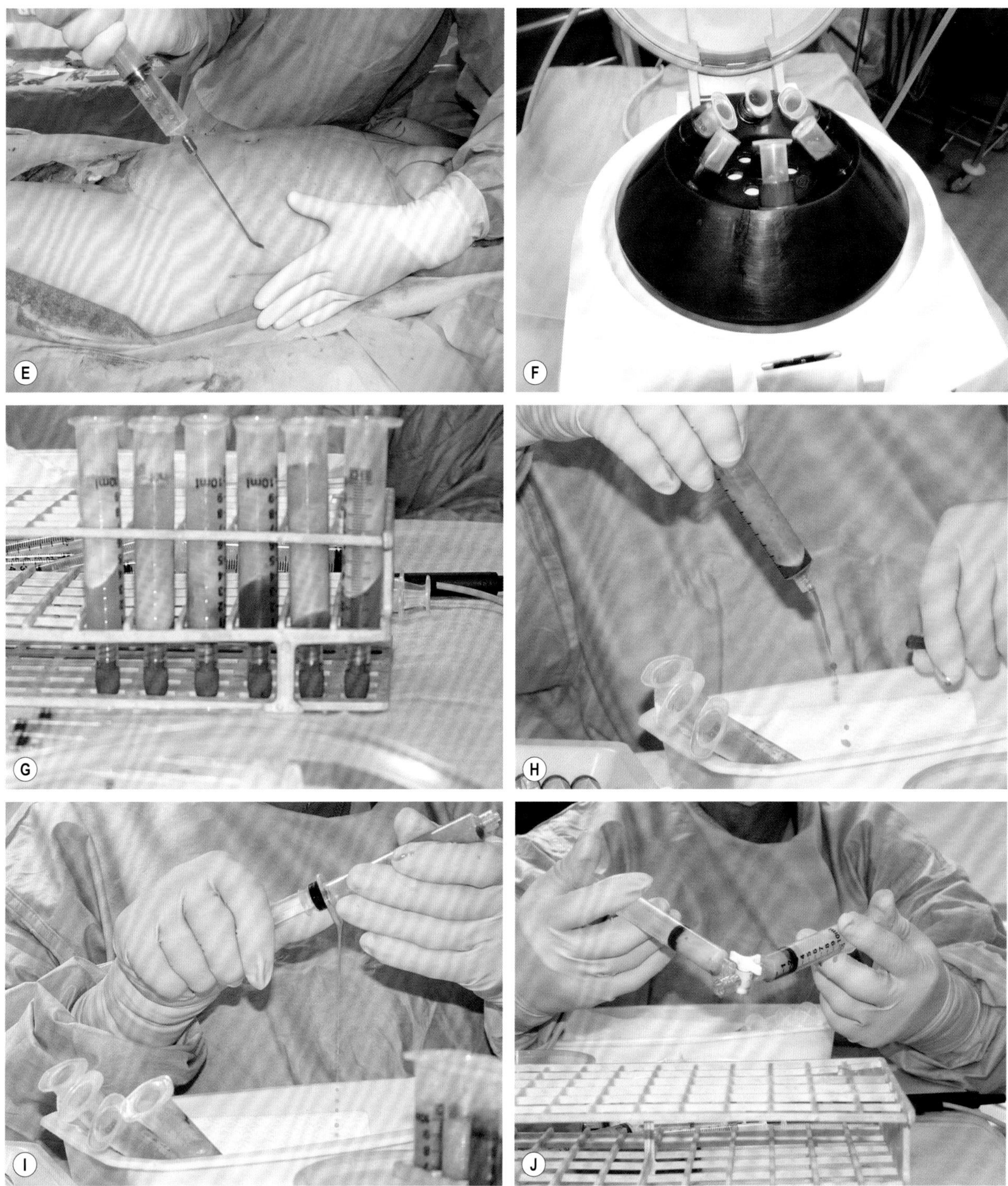

图 5.8(续) (E)供区注射罗哌卡因;(F)6 个注射器一批进行离心;(G)离心将脂肪分为三层,只保留中间层的纯脂肪;(H)打开帽子去除底层血清液;(I)去除顶层油脂;(J)用多个 10ml 注射器分装纯脂肪

个切口,其中 2 个在乳房下皱襞,1 个在乳晕部位。

脂肪获取

近期脂肪移植的研究促进了脂肪获取和注射技术的标准化。每一步细致的工作都能提高脂肪在短期、中期和长期的生存率。用 5 孔套管针来获取脂肪。这些套管针为钝头,可以插入由 15 号刀片穿刺所形成的 4mm 切口内。用 10ml 注射器,通过 LuerLock 接头直接连接套管针(图 5.8C)来获取脂肪。用 500ml 生理盐水与 0.5mg 肾上腺素混合的溶液进行皮下浸润(图 5.8D)。抽吸力适度,以减少对脂肪细胞的损伤。过高的机械吸引力不利于脂肪细胞的存活。为弥补离心过程中的损失和移植后的吸收，必须获取足量的脂肪。

为了保持供区的良好外形，必要时可在结束前用直径 4mm 的套管针抽吸以保证供区平整。获取脂肪后，可将生理盐水和罗哌卡因溶液注射至供区以减轻术后疼痛（图 5.8E）。皮肤切口缝合可用精细的快速吸收缝线。

脂肪制备

在获取脂肪的过程中，助手可同时准备用于离心的注射器。注射器顶部用螺旋口堵头封闭，分 6 批进行离心，离心机参数：3 200rpm/s，持续 20s（图 5.8F）。

离心将获得的脂肪分成三层（图 5.8G）：

■ 顶层（油性液体）含乳糜微粒和由细胞裂解而产生的甘油三酯；

■ 底层为血液残留物和血清，同时含有局麻时注入的肿胀液；

■ 中间层为纯化脂肪，是将要用于移植的部分。去除其他两层，下层拆下盖子后排出（图 5.8H），而覆盖脂肪的油层可直接由顶端倒出（图 5.8I）。

需要良好的团队，以便快速有效地做好脂肪制备工作。为方便计算，可利用三通将纯化后的脂肪分装至 10ml 注射器（图 5.8J）。

脂肪移植

脂肪制备后，用 10ml 一次性注射器分装备用。随后，将分装好的脂肪采用特殊的一次性的直径为 2mm 的移植针依次注射于乳房区域（图 5.9A）。因为受区组织富含纤维且致密，这些针管需比面部移植时用的针管更长、更坚固。使用 18G 针头穿刺皮肤（图 5.9B），这在减少瘢痕的同时形成了足够大的切口。为了形成由多个微型隧道组成的蜂窝状结构，以便进行脂肪转移，需行多个小切口。脂肪移植需少量多点，以类似意大利面的细圆柱体的形式注入受区（图 5.9C）。必须在多个方向进行多隧道、由深至浅的注射。需要具备良好的空间想象力，以形成三维矩阵结构来避免脂肪局部堆积，导致脂肪坏死。每个隧道必须保证能被血管化良好的组织包裹（图 5.9D），脂肪在针管回退时以较轻的压力推注。预计有 20%~30% 的脂肪会被吸收，因此通常需要适度超量的脂肪注射。

如受区组织已饱和，且不能容纳过多的脂肪时，有发生

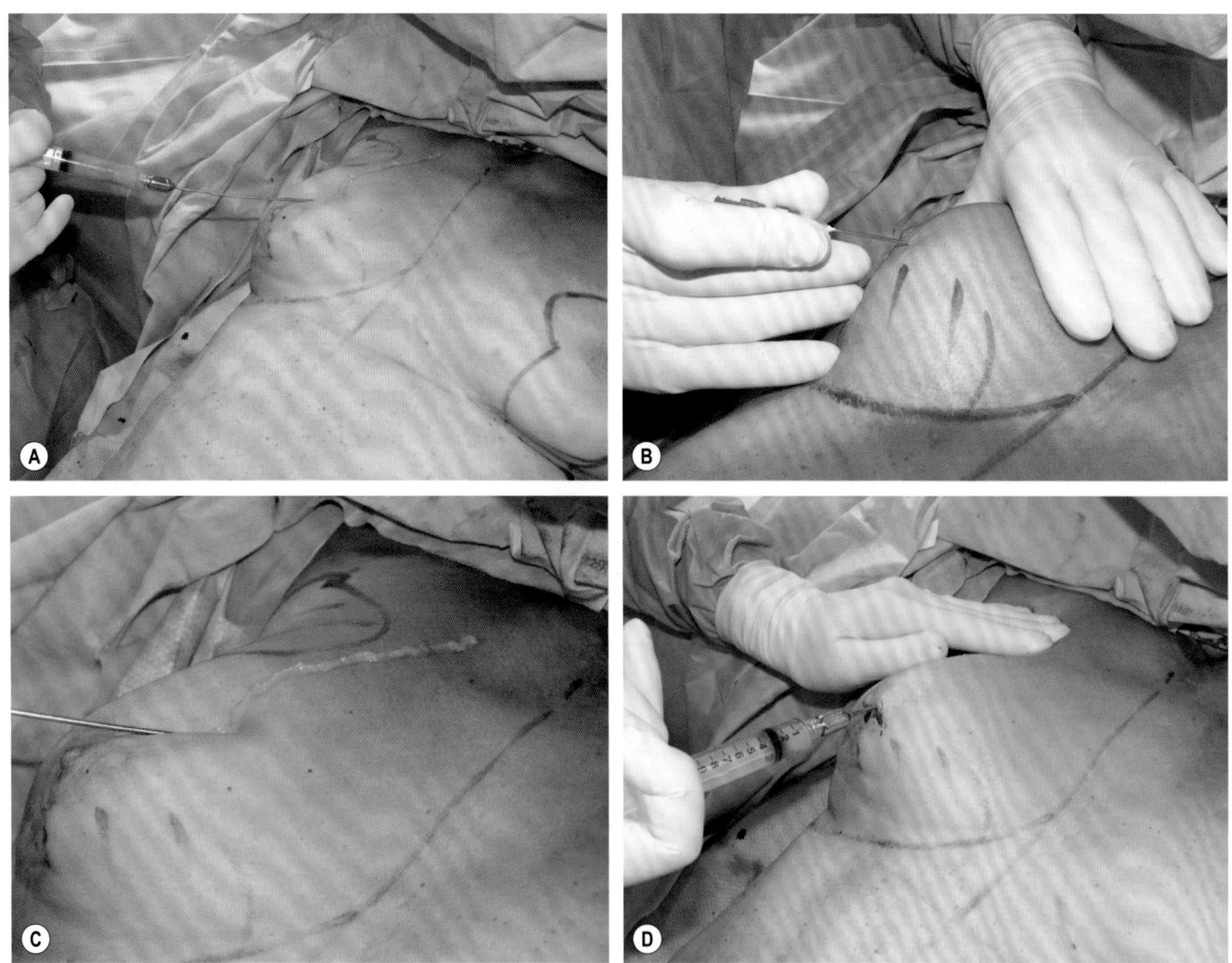

图 5.9 脂肪移植。（A）专门设计用于脂肪移植塑形的套管针；（B）采用 18G 针头在乳房上开口；（C）移植原理的展示：在针头回退的过程中缓慢注射脂肪，留下一个形状类似意大利面的细圆柱状的脂肪；（D）移植脂肪至乳房

脂肪坏死的风险。过度饱和注射是无用的，应当避免。可取的做法是在几个月后再次注射，这样将获得更稳定的结果。用快速吸收缝线缝合，术后数日使用常规敷料覆盖乳房。

术后护理

供区

术后疼痛和吸脂手术类似，48h 内患者可以应用一级止痛药。在吸脂结束时，我们使用稀释的罗哌卡因局部注射，以缓解术后前 24h 的疼痛。术后应用弹力绷带包扎 5d。术后可以持续应用一级止痛药 2 周。

术后淤青可能持续 3 周。术后 3 个月内肿胀可完全消退。为了促进消肿，术区可做环形按摩。

乳房

术后局部淤青持续 2 周。移植引起的肿胀在 1 个月内消退。术后 3 个月内，20%~30% 的移植脂肪将逐渐被吸收。但是因为术后即刻肿胀的原因，患者可能会感觉术后吸收了 50%。

结果、预后及并发症

作者 2 500 例乳房再造美容手术的经验及第一批患者术后 17 年的随访提供了可靠的长期随访资料。

长期临床随访

对所有患者在术后 15d、3 个月和 1 年进行了临床随访和观察。每次随访都拍摄照片。应用详细的随访方案，目的是从患者和医生不同的角度来评估手术效果，包括患者满意度和不良反应或并发症。

结果在大多数病例中被认为是非常好或好，认为一般的病例很少，没有不满意的病例。事实上，即便结果不满意，也可酌情再行脂肪移植，直至达到最佳结果。好或非常好的结果所占百分比取决于对所研究群体的适应证的掌握。

长期影像学随访

当我们在 1998 年开展这一研究时，人们对乳房脂肪移植的主要担心是干扰影像学观察。这种担心导致了 1987 年的争议及随后的一系列结果（在本章的历史回顾部分提到了这一点）。为此，我们分析脂肪移植对乳腺成像的影响，进行了三类影像学研究，包括自体背阔肌肌皮瓣联合脂肪移植再造乳房的成像（乳房造影、超声、磁共振）[20]，乳腺癌保乳术后乳房脂肪移植的成像（乳腺摄影、超声、磁共振）[30]和脂肪移植矫正乳房缺陷（双侧乳房不对称、管状乳房、Poland 综合征）的成像。

研究结果表明，按照目前标准化流程进行脂肪移植，不会妨碍正常的乳腺成像及其随访。

值得注意的是，所有手术都是由已经完成标准化培训的外科手术团队进行。由专门的放射科医师对可能的影像学结果进行鉴别。这些对于脂肪移植在美容手术中的应用是非常重要的。除了部分可能存在油性囊肿和脂肪坏死外，大多数再造乳房的图像表现正常。所有观察到的图像都是良性结果，而且很容易和可疑的图像鉴别。不正常的组织基本上只是油性囊肿，比例大约是 10%~15%。

在本团队的脂肪移植过程中，最复杂的情况是乳腺癌保乳术后畸形，经历过乳腺癌保乳切除术的患者，脂肪坏死发生率最高可达 20%。自体脂肪移植技术会使脂肪坏死发生率翻倍。该技术导致的主要问题是油性囊肿，严重时可发生脂肪坏死。由于局部肿瘤的年复发率为 1.5%，随访必须更为严格。我们认为，这部分工作应由包括专业影像科医生在内的多学科合作治疗组开展实施。

长期肿瘤学随访

本组病例通过 17 年的肿瘤随访观察，未发现乳房切除术后或乳腺癌保乳术后局部复发风险的增加。由于严格的影像学监测，这些患者肿瘤的复发率是否更低，或者恶性肿瘤是否能更早发现，需要通过进一步的研究来评估。

临床评估

通过临床检查、患者主诉和照片比较，成功率很容易评价。将有 20%~30% 的脂肪移植体积被逐渐吸收。3~4 个月后，移植脂肪体积将趋于稳定。如果患者维持体重稳定，则乳房体积可保持不变。如果移植的脂肪油脂成分高，吸收率可能会高达 40%~50%，且术后 5~6 个月内仍有持续吸收。如果患者体重减轻，移植脂肪的体积也会减少，最终造成乳房变小，甚至产生不对称。相反，如果体重增加，乳房体积也会增加。因此，患者必须认识到维持体重的稳定性是很重要的，长期随访（超过 10 年）证实，术后体重的稳定可保证乳房体积的稳定。如果体重减轻或增加后出现乳房不对称（如在乳腺癌辅助治疗中停止抗激素治疗），可酌情进行补充性的脂肪移植以改善乳房形态。该技术也可用于解决因其他原因造成的发生进行性不对称的病例。因此，这项技术为长期的乳房整形提供了灵活性和精确性，受到了患者的欢迎。

并发症

脂肪供区的瘢痕必须尽可能地隐藏起来，通常在褶皱或脐周区域。没有患者抱怨过供区瘢痕的不美观。我们有 1 例出现在髂上区域的不规则瘢痕，需要进行二次手术修复。大多数患者在乳房形态改善的同时，对供区形态的改善也感到满意，提高了对手术整体的满意度[25]。供区形态的不平整可能与吸脂不均有关。因此，需掌握熟练的吸脂术，以进一步改善手术效果，提高患者满意度。

至关重要的是，手术应由经验丰富的、已完成专门培训的整形外科医生执行，因为经验对于美容吸脂手术而言非常重要，可以减少并发症的发生，并为患者提供最佳的美学效果。在本组 2 500 例患者中，只发生了 1 例局部感染，表现为脐周红肿，给予抗生素和局部冰敷治疗后很快治愈，没有延长住院时间。

乳房切口必须设计在乳房下皱襞或腋窝处，或位于瘢痕很少增生的乳晕区。应避开胸骨旁区域，以减少瘢痕增生的风险。瘢痕呈红色斑点状增生。切口因为是用套管针穿刺形成的，仅宽 1.5mm，通常不明显。在 2 500 个乳房和胸壁脂肪移植病例中，发生了 12 例受区感染。表现为乳房局部红肿。处理方法是将受区切口的缝线拆除，引流出液化脂肪和脓液。经过局部治疗、冰敷和全身应用抗生素后，伤口愈合，对最终结果没有影响。应该注意的是，我们有 1 例患者在术中发生气胸(2 500 个手术中有 1 例)，可能是因为移植的套管针刺穿了胸膜。术中氧饱和度显示气胸。放置胸腔引流后血氧饱和度恢复正常，无后遗症。为了避免这种情况的发生，突出的乳晕区域应该通过乳房下皱襞的 2 个切口来注射脂肪改善，而不是通过乳晕区域切口。我们没有发生脂肪栓塞的病例。如果在大血管区域注射脂肪，会有潜在的风险。因此，在锁骨下区域注射时必须格外小心。尤其是 Poland 综合征的锁骨和胸壁畸形，锁骨下血管可能低于正常解剖位置。我们观察到 3% 的病例发生了局灶性脂肪坏死。在外科医生的早期经验中，这种风险更高(在前 50 例中发生率为 15%)。过度注射的区域可能发生脂肪坏死。当受区移植脂肪饱和后，操作者应立即结束填充。脂肪坏死的临床表现较为典型，初始为持续疼痛的柔软结节，随后结节逐渐消退。乳房区域任何新出现的结节(尤其在再造乳房中)都应该由影像科医师完成检查并进行活检，以排除恶变。

脂肪坏死结节主要见于外科医师专业培训的早期阶段，如果他们遵守移植受区 3D 网络的原理，并避免受区脂肪的过度注射，脂肪坏死结节会随着经验的增加而减少。

二次手术

多次脂肪移植

如前所述，如果效果不能令人满意，可以计划再次脂肪移植。脂肪注射恢复快和供区的改善是患者接受二次手术的动力。还可以进行一些相应的措施来改善结果。

乳腺下区域吸脂术

对于肋骨前乳房下区域大面积脂肪堆积的患者，我们做了吸脂术(乳房下皱襞下 7~8cm)。这种吸脂术能改善乳房的突度，还可使乳房下皱襞突显，呈现出隆乳的效果。

我们将吸脂术应用在体重超重患者的乳房缩小术中，以改善乳房形态。也可以用于管状乳房的塑形。如果条件许可，也可以用于单纯性脂肪移植隆乳。

这项技术操作应是多层次的，从深层到皮下层，同时恢复两侧乳房下皱襞交汇处的倒“V”形态。由于这个部位吸脂痛感较强，我们通常在手术结束时局部注射稀释的罗哌卡因以缓解术后疼痛。

乳房下皱襞的定义

在一些乳房美容手术中，经常可以观察到乳房下皱襞已被之前的手术错误定位或破坏。佩戴上托式胸罩，在通过将乳腺组织移位到乳房上部区域来增强上极丰满度的同时，因部分下极腺体被移除，而使得乳房下皱襞结构更为清晰。我们认为，乳房下皱襞是乳房的基础。在采用背阔肌肌皮瓣再造乳房的病例中，我们针对低位乳房下皱襞患者，在加固和再造乳房下皱襞上积累了一些技术经验。标记所需的乳房下皱襞高度，并在锁骨中线上将设计的乳房下皱襞用水平线标记出来。在设计的乳房下皱襞下方绘制一个水平的椭圆(5~6cm 宽，2~3cm 高)。椭圆区域去上皮，沿上边界切开至胸壁。

在保证去表皮的组织瓣与胸壁皮肤相连的同时，沿组织瓣深面向下方游离 5~6cm。将去表皮的皮瓣向乳房方向牵拉，并采用 1 号 Vicryl(薇乔)线将其固定在设计好的乳房下皱襞处的胸壁上。乳房的下极在胸大肌表面做剥离，然后将其卷曲，以加强乳房下极轮廓，并缝合至之前固定好的乳房下皱襞处。该技术的主要缺点是会产生 6cm 长的瘢痕，但大部分时间可隐藏在乳房下皱襞中；主要优点是加强了乳房下皱襞的固定和有效改善了乳房下皱襞的形态。在个别病例中，当该项技术与美容性的脂肪塑形隆乳同时实施时，术者应先固定乳房下皱襞，然后再进行脂肪移植。

筋膜切开松解术

在将脂肪移植到乳房的过程中，整形外科医生经常会遇到纤维束或粘连区域，给脂肪注射塑形手术带来困难。管状乳房的内下区域就是一个典型例子。我们的一位团队成员已报道了我们采用的筋膜切开松解术[41,42]。我们的做法是，采用特制双钩牵引，保持皮肤局部张力，再用 18G 套管针的针尖对这些条索和粘连进行选择性地松解(图 5.10A~图 5.10C)。筋膜切开松解术必须在不同的层次进行，以保证形成纤维组织网格，充分展开被覆皮肤[41,42]。形成纤维网格后，用适量脂肪组织填充这些新形成的孔隙。必须注意保护该区域血运，否则，移植的脂肪难以与受区重建血供。尽量避免在胸骨前区域实施筋膜切开松解术，尤其是年轻患者，以避免形成增生性瘢痕。筋膜切开松解术是改善乳房形态非常有效的方法。

拇指阻挡技术

为了将乳房下皱襞下移并将其固定在正确的位置，这项技术至关重要。外科医生打开虎口，准确地将拇指放置在

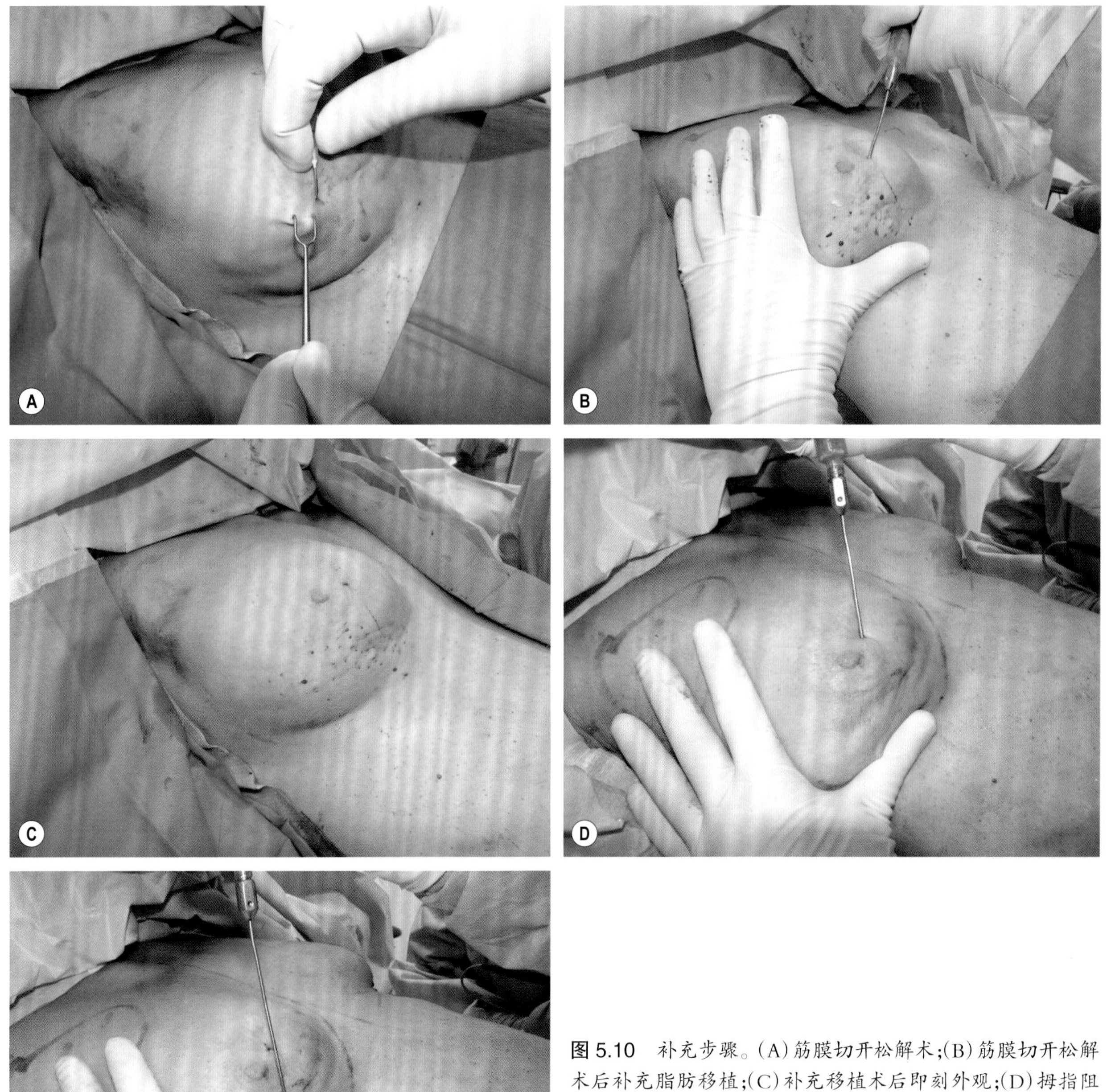

图 5.10 补充步骤。(A)筋膜切开松解术;(B)筋膜切开松解术后补充脂肪移植;(C)补充移植术后即刻外观;(D)拇指阻挡技术;(E)"拇指阻挡技术":拇指上半部分阻挡住注射针管

乳房下皱襞,食指放置在乳沟。我们将该技术称为"拇指阻挡技术(TBT)"。然后,套管针的尖端抵靠拇指或食指上进行脂肪注射(图 5.10D 和图 5.10E)。这项技术可固定乳房的边界,确保只将脂肪移植到选定的乳房基底部。

结论

自体脂肪移植术是乳房整形、再造和美容手术的一大进步,也是近 20 年来主要的外科进展之一。

在乳房不对称和畸形的治疗中,脂肪移植是一种理想的技术。现在似乎越来越不推荐用单侧假体置入来治疗乳房不对称。因此,绝大多数乳房不对称者应选择单侧乳房的脂肪移植。如果患者保持体重稳定,对称性是显著而稳定的。目前,脂肪移植在其他胸壁 - 乳腺畸形中的应用已得到充分的文献描述。脂肪移植对 Poland 综合征的治疗是一个重要的贡献,可实现不做过多干预即可再造一个理想乳房的目的,且随访方便,遗留瘢痕小。脂肪移植还可用于改善漏斗胸的单侧或双侧胸部畸形。对于管状乳房，脂肪移植是一种新的治疗方法，可以在不置入假体的情况下完成乳房不对称矫正，尤其适用于单侧畸形。该技术也用于对乳房基础条件较好的患者进行隆乳。我们的工作表明，脂肪移植术后可以安全地进行乳房影像学监测。脂肪移植极大地提高了乳腺癌保乳术后畸形整复的精准性。不需要假体或皮瓣，通过2次脂肪移植即可完美恢复乳房对称性。

参考文献

1. Illouz YG. *Body Sculpting by Lipoplasty*. Churchill Livingstone; 1989:504. *First comprehensive description of liposuction technique, representing a major step toward silhouette remodeling.*
2. Fournier PF. The breast fill. In: Fournier PF, ed. *Liposculpture: The Syringe Technique*. Paris: Arnette Blackwell; 1991:357–367.
3. Bircoll M. Cosmetic breast augmentation utilizing autologous fat and liposuction techniques. *Plast Reconstr Surg*. 1987;79:267–271.
4. Bircoll M, Novack BH. Autologous fat transplantation employing liposuction techniques. *Ann Plast Surg*. 1987;18:327–329.
5. Hartrampf CR Jr, Bennett GK. Autologous fat from liposuction for breast augmentation (letter to the editor). *Plast Reconstr Surg*. 1987;80:646.
6. Ettelson CD. Fat autografting (letter to the editor). *Plast Reconstr Surg*. 1987;80:646.
7. Linder RM. Fat autografting (letter to the editor). *Plast Reconstr Surg*. 1987;80:646.
8. Oustehout DK. Breast augmentation by autologous fat injection (letter to the editor). *Plast Reconstr Surg*. 1987;80:868.
9. Bircoll M. Reply (correspondence). *Plast Reconstr Surg*. 1987;80:647.
10. Bircoll M. Autologous fat transplantation to the breast. *Plast Reconstr Surg*. 1988;82:361–362.
11. Brown FE, Sargent SK, Cohen SR, Morain WD. Mammographic changes following reduction mammaplasty. *Plast Reconstr Surg*. 1987;80:691–698.
12. Coleman SR. Long-term survival of fat transplants: controlled demonstrations. *Aesthetic Plast Surg*. 1995;19:421–425.
13. Coleman SR. Facial recontouring with lipostructure. *Clin Plast Surg*. 1997;24:347–367. *Description of lipostructure technique allowing for long-term survival of fat grafting. This article was the new starting point of the fat grafting technique.*
14. Sinna R, Delay E, Garson S, Mojallal A. Scientific bases of fat transfer. Critical review of the literature [Article in French]. *Ann Chir Plast Esthet*. 2006;51:223–230.
15. Delay E, Delaporte T, Sinna R. Breast implant alternatives [Article in French.]. *Ann Chir Plast Esthet*. 2005;50:652–672.
16. Delay E. Lipomodeling of the reconstructed breast. In: Spear SE, ed. *Surgery of the Breast: Principles and Art*. 2nd ed. Philadelphia: Lippincott Williams and Wilkins; 2006:930–946. *A comprehensive chapter describing fat grafting technique and an important single operator series.*
17. Delay E, Gounot N, Bouillot A, et al. Breast reconstruction with the autologous latissimus dorsi flap. Preliminary report of 60 consecutive reconstructions [Article in French]. *Ann Chir Plast Esthet*. 1997;42:118–130.
18. Delay E, Gounot N, Bouillot A, et al. Autologous latissimus breast reconstruction. A 3-year clinical experience with 100 patients. *Plast Reconstr Surg*. 1998;102:1461–1478.
19. Delay E. Breast reconstruction with an autologous latissimus flap with and without immediate nipple reconstruction. In: Spear SE, ed. *Surgery of the Breast: Principles and Art*. 2nd ed. Philadelphia: Lippincott Williams and Wilkins; 2006:631–655.
20. Pierrefeu-Lagrange AC, Delay E, Guerin N, et al. Radiological evaluation of breasts reconstructed with lipomodeling [Article in French]. *Ann Chir Plast Esthet*. 2006;51:18–28. *This article reports a large series of follow-up patients after breast lipomodeling. Its conclusions show that breast lipomodeling does not hinder radiologic surveillance.*
21. Delay E, Delaporte T, Jorquera F, et al. Lipomodelage du sein reconstruit par lambeau de grand dorsal sans prothèse. *46th Congress of the Société Française de Chirurgie Plastique, Esthétique et Reconstructrice*. Paris, 17–19 October 2001.
22. Delay E, Chekaroua K, Mojallal A, Garson S. Lipomodeling of the autologous latissimus reconstructed breast. 13th International Congress of the International Confederation for Plastic Reconstructive and Aesthetic Surgery. Sydney, 10–15 August 2003. *ANZ J Surg*. 2003;73:A170.
23. Delay E. Breast deformities. In: Coleman SR, Mazzola RF, eds. *Fat Injection: From Filling to Regeneration*. St Louis: Quality Medical Publishing; 2009:545–586.
24. Delay E, Moutran M. Fat grafting to the breast. In: Nahai F, ed. *The Art of Aesthetic Surgery, Principles and Techniques*. 2nd ed. St Louis: Quality Medical Publishing; 2011:2279–2307.
25. Delay E, Gosset J, Toussoun G, et al. Efficacy of lipomodelling for the management of sequelae of breast cancer conservative treatment [Article in French]. *Ann Chir Plast Esthet*. 2008;53:153–168.
26. Delay E, Delpierre J, Sinna R, Chekaroua K. How to improve breast implant reconstructions? [Article in French]. *Ann Chir Plast Esthet*. 2005;50:582–594.
27. Sinna R, Garson S, Delay E. Three-dimensional imaging. *Ann Plast Surg*. 2005;55:696–697.
28. Garson S, Delay E, Sinna R, et al. 3D evaluation and breast plastic surgery: preliminary study [Article in French]. *Ann Chir Plast Esthet*. 2005;50:296–308.
29. Garson S, Delay E, Sinna R, et al. 3D evaluation and mammary augmentation surgery [Article in French]. *Ann Chir Plast Esthet*. 2005;50:643–651.
30. Gosset J, Guerin N, Toussoun G, et al. Radiological evaluation after lipomodelling for correction of breast conservative treatment sequelae [Article in French]. *Ann Chir Plast Esthet*. 2008;53:178–189.
31. Delay E, Sinna R, Chekaroua K, et al. Lipomodeling of Poland's syndrome: a new treatment of the thoracic deformity. *Aesthetic Plast Surg*. 2010;34:218–225. *Description of the technique in the setting of thoracic deformity. The article shows the method and gives precise information and preoperative evaluation to safely realize the procedure.*
32. La Marca S, Delay E, Toussoun G, et al. Treatment of Poland syndrome thorax deformity with the lipomodeling technique: about ten cases [Article in French]. *Ann Chir Plast Esthet*. 2013;58:60–68.
33. Ho Quoc C, Delaporte T, Meruta A, et al. Breast asymmetry and pectus excavatum improvement with fat grafting. *Aesthet Surg J*. 2013;33:822–829.
34. Delay E, Sinna R, Ho Quoc C. Tuberous breast correction by fat grafting. *Aesthet Surg J*. 2013;33:522–528. *Article showing the evaluation and planning of fat grafting to correct tuberous breast deformity.*
35. Delay E, Sinna R, Delaporte T, et al. Patient information before aesthetic lipomodeling (lipoaugmentation): a French plastic surgeon's perspective. *Aesthet Surg J*. 2009;29:386–395. *Precise information given to the patient before undergoing breast lipoaugmentation. Might help plastic surgeons in writing their proper informed consent before the procedure.*
36. Delay E, Garson S, Tousssoun G, Sinna R. Fat injection to the breast: technique, results and indications based on 880 procedures over 10 years. *Aesthet Surg J*. 2009;29:360–376. *A single operator large retrospective study of fat injection to the breast in its different indications: reconstructive and aesthetic. Discussion of the techniques and its combination, the expected results, and the necessary follow-up of the patients.*
37. Gosset J, Flageul G, Toussoun G, et al. Lipomodelling for correction of breast conservative treatment sequelae. Medicolegal aspects. Expert opinion on five problematic clinical cases [Article in French]. *Ann Chir Plast Esthet*. 2008;53:190–198.
38. Delay E. Correction of partial breast deformities with the lipomodeling technique. In: Kuerer H, ed. *Kuerer's Breast Surgical Oncology*. New York: McGraw-Hill; 2010:815–825.
39. Delay E, Gosset J, Toussoun G, et al. Post-treatment sequelae after breast cancer conservative surgery [Article in French]. *Ann Chir Plast Esthet*. 2008;53:135–152.
40. Veber M, Tourasse C, Toussoun G, et al. Radiographic findings after breast augmentation by autologous fat transfer. *Plast Reconstr Surg*. 2011;127:1289–1299. *A thorough description of the radiological imaging of breasts treated with fat grafting with typical benign calcifications and cysts. Any doubt on the images must be solved with complementary documentation, namely biopsy.*
41. Ho Quoc C, Sinna R, Gourari A, et al. Percutaneous fasciotomies and fat grafting: indications for breast surgery. *Aesthet Surg J*. 2013;33:995–1001. *Percutaneous fasciotomies are very important to enhance breast shape while performing fat grafting. Its indications and realization are described in this article.*
42. Ho Quoc C, Michel G, Dlimi C, et al. Percutaneous fasciotomies to improve fat grafting into the breast [Article in French]. *Ann Chir Plast Esthet*. 2014;59:130–135.

第 6 章

乳房上提固定术

Robert Cohen

概要

- 导致乳房下垂的因素有很多,可以是先天性的,也可以是由于衰老、体重变化或者妊娠等原因;
- 乳房下垂患者通常都希望获得同样的结果——即年轻而美观的乳房。然而,由于乳房体积和组织质量的巨大差异,乳房上提固定术的最终结果却因人而异。因此,术前对期望值的管理至关重要;
- 根据患者的需求,可以选择多种合适的手术方式,但通常都需要复位腺体组织和乳头乳晕复合体以及处理多余的皮肤;
- 根据瘢痕形状,乳房上提固定术包括乳晕缘、垂直(包括J形或L形)和倒T瘢痕技术。乳腺蒂部可以从各个方向进行设计,并且不影响瘢痕形状;
- 一些辅助技术操作,比如脂肪移植、少量组织切除或吸脂以及网状补片的应用,可以进一步改善美学效果;
- 乳房上提固定术可能会发生并发症,但通过仔细地选择患者、细致的术前计划和精湛的手术技巧可以最大程度地减少并发症。

简介

乳房下垂是整形外科医生,尤其是乳房美容手术量较大的医生面临的较为常见的问题之一。尽管乳房下垂可能在青春期乳房生长发育的过程中发生,并且可能是发育性的,但对大多数患者来说,下垂的乳房会产生衰老的感觉,及女性魅力的减退。形状优美、充满活力的乳房,无论体积大小,都是年轻和性感的象征,缺乏这种特征可能会导致许多女性缺乏自信和产生自卑。

必须始终明确的概念是要把乳房的下垂与乳房的体积问题区分开来,这一点非常重要,因为女性在下列情况下均可以出现乳房下垂:①体积不足;②个人认为体积理想;③体积过大,类似巨乳症。乳房下垂伴有体积不足时,隆乳联合乳房上提固定术通常是最佳选择;而对于巨乳症的来说,则应选择乳房缩小整形术。

隆乳联合乳房上提固定术和乳房缩小术将在其他章节进行讨论,本章节将重点讨论范围相对较窄的上述第二种情况:她们的乳房具有相对合适的体积,但缺乏年轻、美观的乳房应有的形状和位置。对于这些女性来说,主要的治疗手段是乳房腺体重新塑形联合切除多余的皮肤和完成皮肤的再覆盖。为达到最佳的乳房形态并矫正不对称,即使有足够的乳房组织容量,也将对少量体积增加(通过脂肪移植)或减少(通过直接组织切除和/或吸脂术)的可能性进行讨论。在本章中,仅在涉及管状乳房相关的乳房下垂时,才会讨论到隆乳术联合乳房上提固定术。

本章的重点是有关乳房下垂的实用性概述,这部分患者以解决乳房下垂(而不是乳房体积问题)作为主要手术目的。本章节内容包括乳房下垂的病理生理学、各种不同乳房下垂(包括管状乳房)的评估、基于患者解剖局限性基础上的患者期望值的管理、认识和选择合适的手术方法以及预防和/或处理可能的并发症。本章中的所有患者照片均来自作者的个人案例。

乳房组织评估

评估下垂的乳房,需要涉及多个组织类别。从浅表到深层组织,术者需评估皮肤的厚度和弹性、皮下脂肪的厚度和相对比例、乳房实质的密度和分布、乳房悬韧带的状态、胸大肌和其他胸壁肌肉的突度、胸壁骨性基底的特征(包括胸骨和肋骨)。所有这些组织层次相互作用,产生最终的乳房外观;需要评估不同组织及其相互之间的作用,以便为每个患者制订最佳的手术计划(图6.1)。

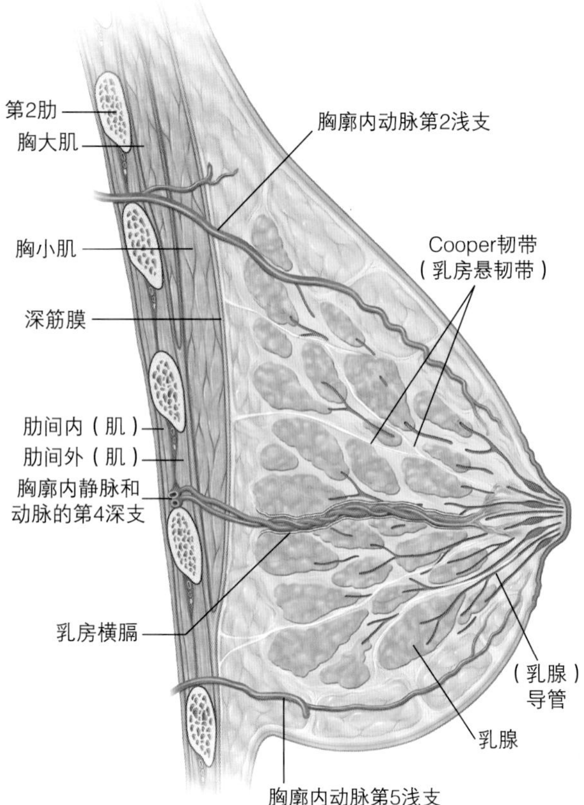

图 6.1 人体乳房剖面图(侧面)。图中清晰显示 Astley Cooper 描述的韧带，起自深部胸大肌以及深层乳房筋膜，与胸大肌筋膜紧密相连，向前延伸浅出止于浅层乳房筋膜并嵌入真皮层。包裹于筋膜内的乳房实质会随着衰老、假体状态、体重变化和妊娠而发生变化。这类软组织的变化，又会导致乳房悬韧带、筋膜成分以及浅层皮肤和脂肪的整体性变化

不同患者间的被覆皮肤差异可能较大。一部分患者皮肤厚而有弹性，没有皮肤"裂纹"，这种皮肤类型，常见于乳房发育性下垂的年青女性；另外一部分则与之相反，皮肤薄、"裂纹"严重且弹性很小，常见于多次生育和体重骤减者。皮肤厚度和弹性的丧失，可能是导致乳房下垂的重要原因之一。尽管皮肤只是最终维持乳房下垂矫正手术效果的因素之一，但皮肤越厚越有弹性，最终效果越好。为了引导患者形成合理预期，这一点必须在术前予以告知。

乳房皮下脂肪量和相对比例在患者之间会有较大的差异，脂肪密度也会有所不同。这些因素对最终的结果也将产生重要的影响。一般来说，乳房软组织密度越高，在重塑乳房形态时可控程度就越高，而重力性变形的影响就越小。皮肤深面的脂肪层，有助于形成平滑自然的最终乳房形态，而且可以掩饰乳腺组织中先前存在的各种不规则，尤其是纤维囊性病变所致的不规则。

对乳房中脂肪占比高(尤其是柔软的、低密度脂肪)的女性，维持上极饱满比较困难，因为脂肪会因重力而趋于堆积至乳房下极，造成乳房上部体积缺失或"凹陷"。此外，较软的脂肪中几乎没有纤维成分可以支撑缝合线，因此通过直接缝合组织来重塑乳房形态可能无效。自然的上极饱满度，对于创造年轻且美观的乳房至关重要。因此，术前应告知患者乳房软组织密度低的解剖学特点，并需考虑通过置入假体或脂肪移植来增加乳房上极的体积。

女性乳腺组织在密度和质量上也存在很大差异。通常来说，乳腺腺体组织比脂肪质地更硬，更有潜力重新塑形和随时间推移维持其形态。腺体组织密度较高的患者行乳房上提固定术，外观有时可以达到与隆乳术联合乳房上提固定术相似的结果。另一方面，评估患者的纤维囊性变也很重要，因为它会增加手术操作难度，如果脂肪层厚度不足以遮盖的话，易导致乳房出现不规则或"凹凸不平"的外观。

乳房悬韧带是由 Astley Cooper 发现的，这些韧带起源于胸肌筋膜并穿过乳房实质，止于真皮层。这些韧带有助于支撑乳房并使乳房保持于年轻的位置上。随着时间、重力、生育的变化以及体重的波动，这些韧带可能会变薄弱，乳房整体位置会下移。尽管目前整形医生尚无直接方法增加乳房悬韧带的强度，但是这种讨论可以进一步帮助患者了解，为什么乳房随着时间的推移会发生变化以及与这些变化有关的手术局限性。

尽管胸大肌的大小和形状以及肋骨和胸骨所构成的骨性结构并不是乳房解剖的一部分，但是这些结构的确对乳房的外观和位置都有间接的影响。肋骨不对称会影响乳房的突度和对称性。漏斗胸或鸡胸的存在，会影响乳房及乳房区间的外观，并造成乳腺组织向内侧或外侧移动的可能性，特别是在仰卧位。另外，如果不进行胸骨重塑等更具创伤性的手术，这些骨和肌肉的解剖特征将难以调整，而在术前告知患者这些特征，对于引导患者的最终期望非常有帮助。

乳房下垂的病理生理和分类

正如前面关于乳房组织评估的部分章节所述，有多种因素会影响乳腺下垂。对于那些天生皮肤弹性差、乳房悬韧带较弱，同时乳房组织致密而较重的患者来说，乳房下垂肯定会发生而且可能是进展性的。如果患者的乳房下皱襞位置较高，这种情况会进一步恶化，因为下垂的乳腺组织可以围绕乳房下皱襞所形成的轴心而旋转。其他因素也可加重乳房下垂，如多次怀孕或体重变化而导致乳房大小发生变化的患者，其皮肤弹性和韧带支持会变弱。衰老是另一个重要因素，因为皮肤和软组织的支撑会随着时间的流逝而自然减弱。最后一个影响因素是生活方式的选择，如吸烟或过度日晒以及很少使用胸罩或经常进行高强度运动的女性，都会对她们乳房的软组织造成更大的损伤。

一旦整形医生完成了对乳房组织结构的详细分析，对乳房下垂类型和程度的分类将有助于确定最佳的手术方式。Regnault 和 Brink 的文章有助于乳房下垂程度的评估。由 Regnault[1]提出的乳房下垂分类方法至今仍被大多数整形外科医生使用。他的分类系统是基于乳头与乳房下皱襞的关系建立的。在轻度或Ⅰ级下垂中，乳头距离乳房下皱襞在

1cm 以内，并且位于乳房下极上方。在中度或Ⅱ级下垂中，乳头距离乳房下皱襞 1~3cm，但仍位于乳房最低点上方。在重度或Ⅲ级下垂时，乳头与乳房下皱襞距离超过 3cm，并且位于乳房的最低处(图 6.2)。

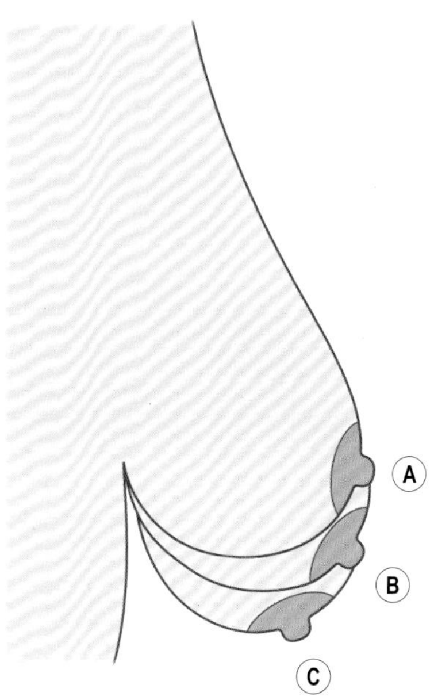

图 6.2　Regnault 所述的乳房下垂分类。(A)轻度下垂：乳头处于乳房下皱襞水平或以上；(B)中度下垂：乳头位于乳房下皱襞下方 1~3cm；(C)重度下垂：乳头位于乳房下皱襞下方距离超过 3cm

Redrawn from：Georgiade GS，Georgiade NG，Riefkohl R. Esthetic breast surgery. In：McCarthy JG，ed. Plastic Surgery. Philadelphia：WB Saunders；1991：3839.

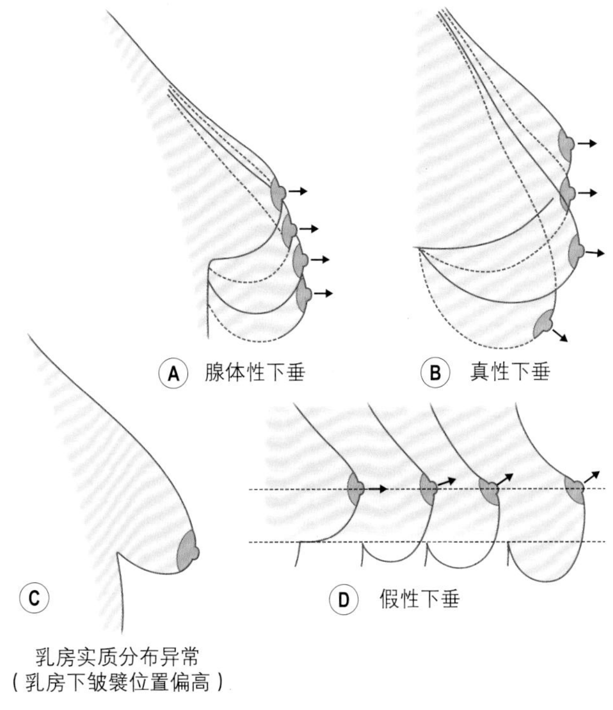

图 6.3　(A~D)不同类型的乳房下垂

Redrawn after：Brink RR. Management of true ptosis of the breast. Plast Reconstr Surg. 1993；91：657-662.

Brink[2]进一步扩展了乳房下垂的类别，纳入了腺体性下垂、假性下垂和乳房实质分布不均(表 6.1 和图 6.3)。所谓腺体性下垂是一种特殊的乳房下垂形式，其乳头始终位于乳房下极的上方，但腺体组织和部分乳头乳晕复合体开始下移到乳房下皱襞以下，形成乳房下垂的外观。假性下垂表现为腺体组织下降到乳房下皱襞以下，但乳头保持在固定位置，导致乳头到乳房下皱襞的距离变长。假性下垂的乳房，通常被外科医生称为已经“触底”的乳房。

Brink 分类系统中的乳腺组织分布不均，通常更多的被称为管状乳房或缩窄性乳房，其中异常紧密的组织导致乳房在发育过程中无法正常扩张，从而导致高位乳房下皱襞、过宽的乳沟、过大和突出的乳晕(由于乳房组织的突出)以及圆锥形或管状的乳房形状。管状乳房可在一定范围内出现，也可能双侧非常不对称。

Grolleau[3]和 von Heimburg[4]进一步阐述了管状乳房的分类。在这两个分类系统中，可以看到很多交叉(图 6.4、图 6.5、表 6.2)。

表 6.1　各类乳房下垂的具体特征

	乳房下皱襞位置	乳腺实质位置	乳头乳晕位置	乳头到乳房下皱襞距离	锁骨到乳头距离	锁骨到乳房下皱襞距离
真性下垂	正常	旋转	低朝下	不变	延长	不变
腺体性下垂						
常见型	向下移动	向下移动	低朝前	延长	延长	延长
少见型	正常	向下移动	低于下皱襞	延长	正常到延长	不变
乳房实质分布异常	高	高，分布不均	正常朝向下	缩短	正常	缩短
假性下垂[a]	不确定，常低[a]	再下降	固定	延长	固定	不确定，常延长

[a] 假性下垂最常见于术前乳房下皱襞过低的腺体性下垂矫正术后

From Brink RR. Management of true ptosis of the breast. Plast Reconstr Surg. 1993；91：657.

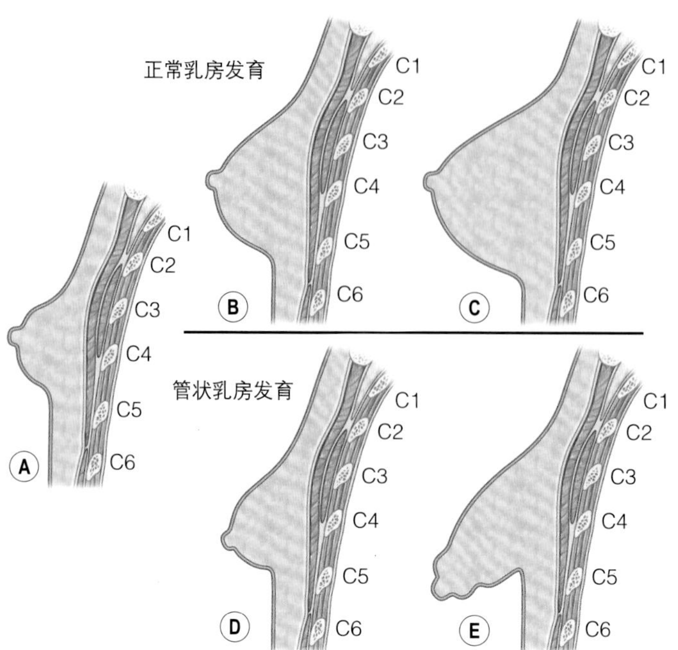

图 6.4 (A~C)正常乳房的发育是朝前、向外扩展;(D~E)管状乳房的发育是夸张的朝前扩展,而向外围扩展有限

Redrawn from: Grolleau JL, Lanfrey E, Lavigne B, et al. Breast base anomalies: treatment strategy for tuberous breasts, minor deformities, and asymmetry. Plast Reconstr Surg. 1999; 104(7): 2040-2048.

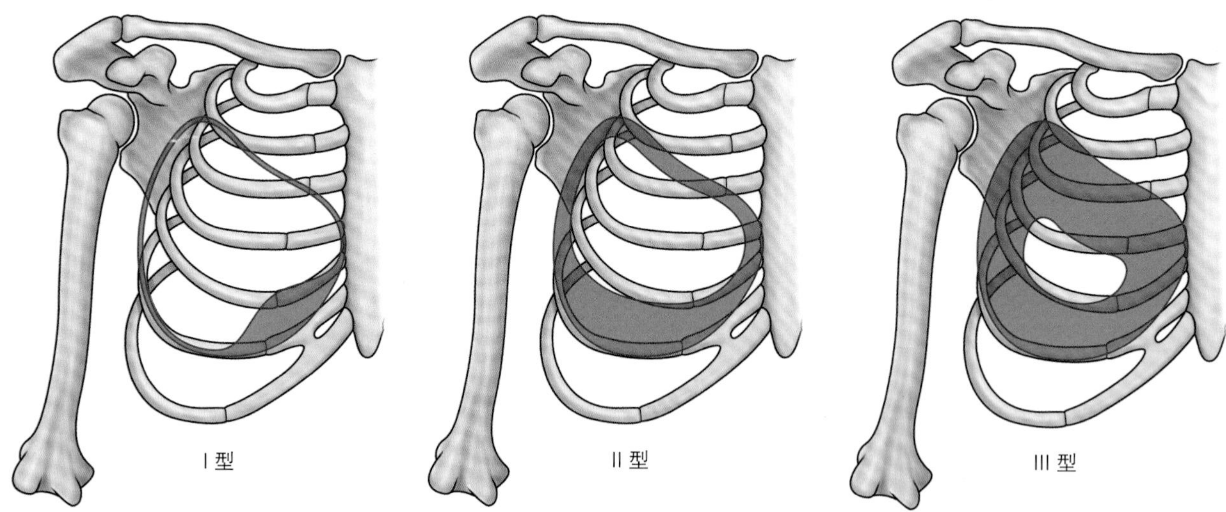

图 6.5 乳房基底异常的分类。Ⅰ型:乳房内下象限发育不全;Ⅱ型:乳房内下、外下象限发育不全;Ⅲ型:乳房 4 个象限均发育不全

Redrawn from: Grolleau JL, Lanfrey E, Lavigne B, et al. Breast base anomalies: treatment strategy for tuberous breasts, minor deformities, and asymmetry. Plast Reconstr Surg. 1999; 104(7): 2040-2048.

表 6.2　von Heimburg 管状乳房分类

分类	解剖特征
Ⅰ型	仅内下象限发育不全
Ⅱ型	下方 2 个象限均发育不全，有足够的乳晕皮肤
Ⅲ型	下方 2 个象限均发育不全，乳晕皮肤不足
Ⅳ型	4 个象限均发育不全

From von Heimburg D, et al. The tuberous breast deformity: classification and treatment. Br J Plast Surg. 1996; 49: 339-345. Reprinted with permission from The British Association of Plastic Surgeons.

患者初步评估和期望值引导

要求做乳房下垂矫正的患者，通常会提出她们所希望的术后效果。许多患者会带来自己年轻时的照片，或展示来自整形网站图库的照片，或杂志上名人或模特的照片。但很多人并不完全了解她们自身乳房解剖结构的局限性，这些局限性包括皮肤质地差、乳腺组织密度低以及术前存在的不对称。根据每个患者的实际解剖结构，将她们理想的最终结果与实际的、可实现的结果进行统一，是手术成功的关键。

此外，患者需要了解，导致乳房下垂的力（如重力）和解剖特征（如皮肤薄弱）是一开始就持续存在的，因此未来很有可能需要再次进行手术矫正。术前需客观地向患者说明，再次下垂"更多的是会在何时发生而不是是否会发生"，这有助于让患者将她们的心态放正。如果她们不能理解乳房上提固定术很少是"永久性矫正"，则不适合为她们实施该手术。

评估乳房上提固定术的患者时，最重要也是首要的步骤是，检查和分析造成乳房下垂的因素和乳房的体积。针对造成乳房下垂的因素进行手术，以重塑更加年轻和美观的乳房形状。对乳房体积的评估同样是必需的，因为它与下垂的矫正有关。多数患者都会对自己的乳房体积有自己的认识，或太小，或太大，或合适。如果穿上胸罩后她们对自己的乳房体积大小感到满意，但脱掉胸罩后乳房的形状不满意或皮肤松弛，那么她们可能是乳房上提固定术的合适人选。如果她们有背痛或颈痛等症状，并且感觉乳房太大，则很可能是乳房缩小术的适应证。而那些需要更丰满的患者，则可能需要同时或分期进行假体置入或脂肪移植隆乳。

有些评估可以在体检前与患者的交流中进行。一旦医生觉察到患者对自己穿上胸罩时乳房的容积感到满意时，则在体格检查时必须核实是否与其实际解剖容积吻合。此时，根据体检情况，术者针对患者个性化的解剖特点，提出具体的治疗方案，并对手术可能达到的效果给患者一个切合实际的预期。多数情况下，患者期望的乳房大小和形状可能是不现实的。患者需要在医生的指导下作出决定，而医生根据患者乳腺组织量和形态的评估，并综合手术方法的选择，使患者的预期与实际效果尽可能接近。

临床症状或体征明显者，通常易于作出决定和选择。如乳房过大而有症状的患者，则需要行乳房缩小术，以缓解症状和改善体形。相反，乳腺组织严重萎缩的患者，如果不能补充容量使皮肤绷紧，则无法获得理想的外观。这类患者通常需要隆乳。处于上述两者之间的患者，可能是适合做单纯乳房上提固定术的案例，但这部分患者又是最复杂的，因为术前评估、判断和手术方法的选择因人而异。

临床观察发现，即便只切除少量的乳腺组织，在不做任何隆乳手术的情况下行乳房上提固定术，通常都会出现乳房变小的假象。这是由于乳房组织被压缩在更小的区域，这种压缩效果在乳房组织较软、密度较低的患者中表现更为明显。此外，乳房基底直径较宽或乳房下皱襞较低的患者也会显得术后乳房变小，因为重新分布的乳房组织将在更大的表面积上展开，乳房的中心突度和乳沟也会更不明显。乳房可能变小的概念必须在术前就和患者解释说明，因为有些患者可能并不能接受这一结果。这些患者往往需要同时考虑假体置入（相对较大的体积增加）或脂肪移植（相对较小的体积增加）。

矫正乳房下垂的同时加做假体置入术，显然会增加了乳房手术的风险和远期效果的稳定。近期的研究表明[5,6]，同时做乳房上提固定术和假体置入术，其手术风险会有所增加，但不至于达到倍增。一些案例甚至需要更多复杂的手术操作。所以，患者需要权衡她们对乳房美学的最终期望、手术风险及术后效果的维持时间。

作者的 2 个病例中就有 1 例属于这种情况。2 名患者都不希望做假体置入，都希望拥有美观的乳房。第一例患者（图 6.6A 和图 6.6B）皮肤较厚且富有弹性，腺体组织也较多。在这种情况下，由于具有良好的乳房体积和解剖条件，预期可达到明显的形态改善与良好的上极美学效果，可单纯选择做乳房上提固定术。术前讨论的重点是手术风险和预期。

第二例（图 6.6C 和图 6.6D）患者皮肤弹性较差，软组织密度较低，且整体乳房较小。手术对乳房下垂有一定程度改善。但鉴于术前的解剖特点，乳房上极丰满度不理想，故术后整体改善程度不如第 1 例患者明显。

医生在术前曾与这位患者进行了较长时间的交流和讨论，并明确告知如果不同时行乳房假体置入，预期的乳房上极缺陷将难以改善。此外，还给她展示了以往类似患者实施单纯乳房上提固定手术后效果的照片，以使患者能够对此产生切合实际的预期。这一深入讨论过程，使得患者可以权衡单纯乳房上提固定术和隆乳联合乳房上提固定术所产生的各种利弊，以使患者能够选择出合适自己的最佳手术方案。

该患者对手术的最终效果非常满意，因为这符合她根据术前交流和讨论所期望的效果。其他类似患者术后可能就会不太满意欠充盈的乳房上极，所以应该在手术前引导患者在矫正乳房下垂的同时，做假体置入隆乳。当然，假体也可在以后置入或移除，但是，如果这个手术可以通过充分的术前讨论避免的话，没有人愿意接受额外的手术。

一旦确定下来患者适合施行乳房上提固定术，而不是乳房缩小术或者隆乳联合乳房上提固定术，则需要更进一步的分析以及和患者交流讨论诸如手术操作、术后瘢痕形态和一些辅助手术（如侧胸部吸脂术、少量脂肪移植或少量组织

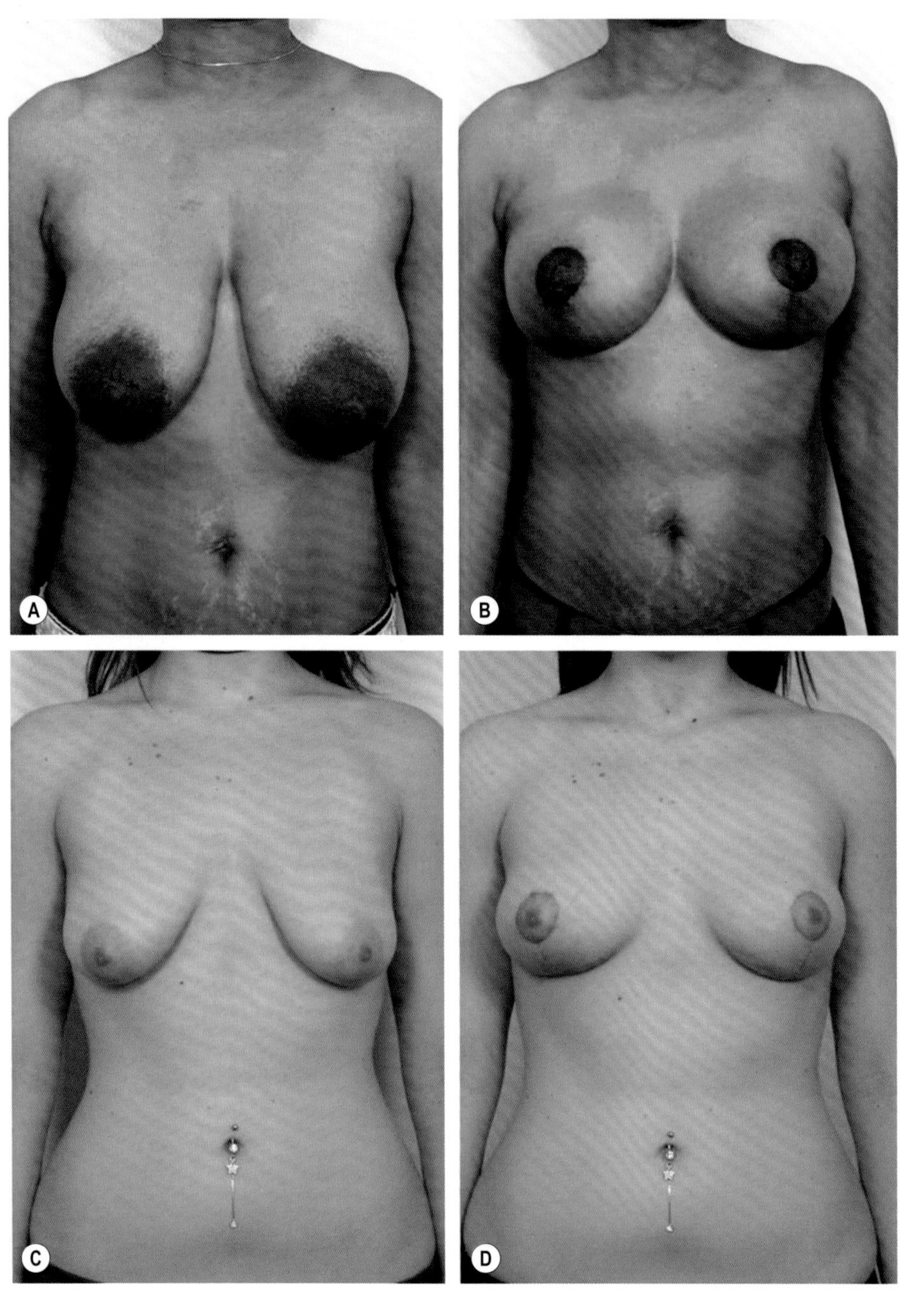

图 6.6 （A~D）对乳房上极突度而言（A,B）解剖条件较好和（C,D）解剖条件较差的术前、术后照片。术前预期的管理应根据每位患者的解剖条件进行个性化选择

切除以达到乳房塑形和校正不对称）等问题。这些讨论可以纳入相关的一般性风险和并发症。

手术决策

在对患者进行初步的讨论和体格检查之后，医生可以决定最适合患者的具体手术方法。对于患者来说，有些问题是最重要的，如瘢痕的形状；有些问题是不重要的，如组织瓣蒂部的定位，但这些问题对于医生来说却是最重要的。

就瘢痕而言，医生认为手术遗留瘢痕是再正常不过的事，但患者却不能理解。例如，患者会问手术后是否会有瘢痕。他们可能认为整形外科医生手术可以不形成瘢痕，或者瘢痕会随着时间的推移而消失。要让患者理解乳房上提固定术会产生永久性瘢痕，这一点非常重要。而且，每个患者都需要认识到，尽管手术技术和术后护理（如按摩、硅胶贴膜和其他方法）可能会直接影响瘢痕的性质，但瘢痕最终在更大程度上是由患者的遗传因素决定的。

至于瘢痕形态，每个患者都希望达到瘢痕的最小化。但是，要让她们理解的是，较小的瘢痕则意味着下垂的矫正多不完全，难以获得预期的乳房整形效果。因此，必须向患者说明，瘢痕形态在很大程度上取决于他们的乳房解剖特点和下垂程度。在某些情况下，患者可能处于手术方法选择的“灰色区域”（例如，垂直法的“棒棒糖”瘢痕和倒 T 形瘢痕法之间的选择）。这种情况下，应该在术前让患者了解术后瘢痕有可能明显，这样术后一旦出现这种形态的瘢痕，她们就不至于惊讶或失望。这也将使外科医生拥有最大限度的手术灵活性，来达到最佳的整体效果。本章还将详细讨论在何种情况下应该应用哪种手术方法。

其他的术前注意事项

与其他美容手术一样，在进入手术室之前应该对患者的精神和身体健康状态进行全面的评估。除了标准的病史采集、体格检查和风险评估如出血或凝血障碍、心肺功能评估外，对于乳房下垂矫正患者还需特别关注以下问题，这些问题也同样重要：患者期望值的管理（前文已详细讨论过），患者是否患有躯体变形障碍、饮食失调或其他心理问题病史，这些问题可能会影响最终的满意度。还应特别了解乳房疾病史、乳腺癌家族史、个人史、乳房手术史、外伤史及放射治疗史。还应该了解患者的体重是否稳定及是否有生育意愿，这些情况可能会对手术效果产生不利影响。如果她们近期怀孕了，尤其是还在哺乳期，则应该等到乳房体积稳定和泌乳停止后才可进行手术治疗。仔细检查有无脊柱侧弯或肩的不对称，应向患者说明，这些不对称可能造成术后双侧乳房不对称。对于女性乳房的影像学检查方法应因人而异；作者的做法是，40 岁以上者做术前筛查；有乳腺癌家族史者，提前至 35 岁筛查。

瘢痕、蒂部选择及辅助手术

乳房下垂矫正有多种手术方法，这些方法在最终的瘢痕位置、组织瓣蒂部的选择、软组织的处理和辅助性操作的应用方面均有不同。按瘢痕位置可分为乳晕缘瘢痕即“甜甜圈”（Benelli 推广[7,8]，Spear 等改进[9,10]）、垂直瘢痕即“棒棒糖”（Lassus[11-14]、Lejour[15-18]推广，Hall-Findlay[19,20]、Higdon 与 Grotting[21]改进）和倒 T 形瘢痕（Wise 等推广[22,23]，McKissock[24]、Courtiss、Goldwyn[25]及 Marchac 和 Olarte[26]改进）三种。乳腺组织瓣蒂部的设计可以来自各个方向，但最常见的是下方、内上方、侧方和中央组织蒂。软组织处理包括乳腺组织塑形和缝合（Rubin 和 Khachi[27]）、网状补片（Góes[28-30]）或胸大肌悬吊（Graf 和 Biggs[31]）等；辅助性操作包括对乳房周边及侧胸部进行吸脂以改善轮廓以及将脂肪移植到乳房上极以改善该区域的体积和饱满度，从而避免置入假体。

许多医生会根据患者的特点选择相应的手术方法，以获得理想的效果。需要注意的是，皮肤的切除和组织瓣血管蒂的保护通常是分开处理的。皮肤切除的方式应根据皮肤多余的程度来选择，而血管蒂则应根据乳头在乳房上的位置来选择。

本书上一版该章节的作者 Hgdon 和 Grotting 对乳房上提固定术技术方法的历史和现状进行了全面和详细的描述，复习该章节并阅读引用的原始文献对于想要深入了解乳房下垂矫正技术的整形外科医生来说是必不可少的。对于那些比较复杂的技术（例如涉及多个皮瓣或补片技术的使用），由于实施技术难度较大，将不在本章作详细介绍。

作者在本书中介绍了相对简单且普遍应用的术前标记、手术解剖和乳房重塑过程，这些概念和技术目前已被大多数做乳房缩小术及乳房上提固定术的医生所熟悉，技术相对简单易学，乳头坏死、乳晕变形、乳头乳晕复合体错位等并发症也较少。

手术技术选择策略

在作者的实践中，与隆乳联合乳房上提固定术和乳房肥大矫正术相比（每年总计超过 150 例），不需要隆乳或明显缩小乳房体积的单纯乳房上提固定手术较少见；因为患者的美学期望和自身解剖条件必须紧密结合，以获得可接受的最终结果，达到合理的体积和令人满意的整体乳房形状。这类患者中的大多数有足够多的乳腺组织（通常至少为 C 罩杯）和较严重的乳房下垂（通常为 Regnault Ⅱ级或Ⅲ级），这才符合手术的要求，并接受由此产生的瘢痕。对于乳房组织充足、密度高者，术后乳房上极的饱满度较好，形态满意，是施行单纯乳房上提固定术的最佳适应证；对于乳腺组织较少的患者，只要他们能理解和接受手术的预期效果，即术后乳头位置和下垂能得到纠正，但因组织量少，上极饱满度不理想，仍然是可以考虑手术的。由于乳房下垂患者的皮肤弹性和厚度差异较大，术前和术后必须与患者反复交流和讨论这些差异，以获得最佳的期望值。

尽管作者对适合假体隆乳联合上提固定术的患者和管状乳房矫正的患者（详情见本章后面部分）通常采用乳晕缘切口，但因其术后乳房呈扁平形和该切口固有的局限性，即向上重新定位乳头、收紧乳房下极松弛皮肤时容易导致乳晕和乳房下部变形，故很少选择该术式用于单纯的乳房上提固定术患者（轻度下垂且伴有大而致密的圆锥形乳房者除外，因其扁平的效果具有乳房美学优势）。

根据以上几点，大多数适合做单纯乳房上提固定术而无须假体置入的患者都是Ⅱ~Ⅲ级乳房下垂者，适合选择垂直切口法，该术式通过切除垂直方向皮肤收紧乳房下极，抬高乳房下皱襞，并增加乳房的突度。对于乳房下极皮肤过度松弛且弹性较差者，可以在乳房下皱襞处增加横切口，切除部分多余皮肤（形成倒 T 形瘢痕），否则单纯垂直切口去除皮肤之后乳房下极的皮肤仍会出现堆积。对处于“灰色区域”的患者，可按垂直型切口设计进行手术，术中行预缝合评估，如果仍然存在多余的下极皮肤，可以很容易地在术中将患者转换成倒 T 形切口来解决此类问题。

在乳腺组织瓣蒂部的选择上，作者发现内上蒂和上方蒂组织瓣最常用。在大多数患者，与下方蒂乳腺组织瓣相比，上方蒂组织瓣到乳头的距离更短。另外，这可以将组织瓣蒂部的基底留在最需要丰满的乳房上极区域，从上方悬挂而不是像使用下方蒂组织瓣那样从下方往上推。如果从皮肤切除处到乳头的距离过短，组织瓣蒂部很难旋转，作者建议使用上方蒂组织瓣。

关于辅助手术，如果患者希望乳房上极适度饱满但又不接受置入假体，则作者选择脂肪移植填充（如果有合适的吸脂部位）。对于乳房组织特别柔软，皮肤薄弱的患者也可以选择生物材料以帮助腺体塑形，如可吸收补片或脱细胞真皮基质。这些加强材料可充当内部支撑带并可缝合至胸大肌筋膜。对于乳房基底较宽、轮廓不清的患者，可以进行侧胸吸脂术来塑造乳房的外侧曲线，并在乳房和侧胸之间增加区分度。

术前标记

准确的术前乳房标记，对实施乳房上提固定手术至关重要。标记线可以指导医生定位乳头位置和对称性，并根据需要进行术中调整，而不会遗漏重要的解剖标志。在患者坐立位检查时，准确的标记还可以提醒外科医生注意躯干是否倾斜，并降低患者乳头定位不对称的风险。

以下是作者常用的一种标记方法。嘱患者立位，双上肢自然下垂并放松双肩。在胸骨上切迹做一“V”字标记，标记躯体中线并向下延伸至脐部（图 6.7A）。之后，将卷尺搭在患者的脖子上，用于标记患者的乳房经线（图 6.7B）。注意，此经线将乳房一分为二，经线可能不与乳头相交，如果乳头的位置偏向内侧或外侧的话。该经线继续向下延续经乳房下极，并延伸至腹部。

标记乳房下皱襞（图 6.7C），如果存在明显的两侧下皱襞不对称，则应注意在手术过程中进行调整。用一个大两脚规标记出乳房下皱襞线中点在乳房前面的投影点，并从胸骨“V”字标记的低点重新测量这些标记点，以确保对称性（图 6.7D 和图 6.7E）。该点作为新的乳头定点。

将每侧乳房分别向内侧和外侧推移，在乳房向两侧推移的状态下，分别标记出乳房径线在内侧和外侧的垂线，连接乳房经线在乳房下皱襞上的投影点（图 6.7F 和图 6.7G）。这两条新的垂直线间的皮肤，是安全的皮肤切除范围。从乳房下皱襞投影点（即新乳头点）沿经线向上每隔 5cm 做一标记，作为术中调整时的参考（图 6.7H）。预先制作一个锁孔内径为 42mm（乳晕较小的患者为 38~40mm）的模板，以乳房下皱襞投影点作为模板圆孔的中点，打开模板的双臂，使其与内侧和外侧垂线相对应（图 6.7I 和图 6.7J）。此模板可以很容易地用双层胶片制作，把胶片的一端用胶带粘到一起，黏性侧相对，粘合成四层，中间保留一个 42mm 的圆孔，在 6 点钟位置剪开，并在 3 点钟、12 点钟和 9 点钟位置标记。

在圆孔下缘下方 7cm 处做标记（图 6.7K），对于拟行垂直切口的患者（乳房下垂Ⅰ级，大多数Ⅱ级和极少数Ⅲ级下垂），自此 7cm 标记点分别向内侧、外侧画虚线，延伸至乳房下皱襞（图 6.7K）。皮肤切除的最低点标记在乳房下皱襞向上两指宽处（约 3cm）（图 6.7L）。对乳房下皱襞和距模板内孔下缘 7cm 的腺体组织进行分离，可酌情切除，也常向上缝合固定在蒂部以增加乳房的饱满度。对于拟行倒 T 瘢痕皮肤切除术的患者，则应去除该虚线标记区域的皮肤，分离该区的乳腺组织，并按上述同样的方法处理。

最后，标记蒂部的位置。通常选择内上蒂或者上方蒂，而在大多数情况下，整个区域内的去皮方式是只去除表皮（乳头乳晕复合体除外），以最大限度地保存容量和血供。

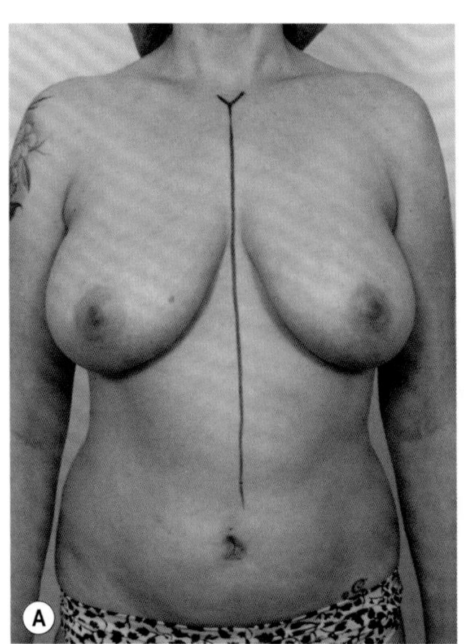

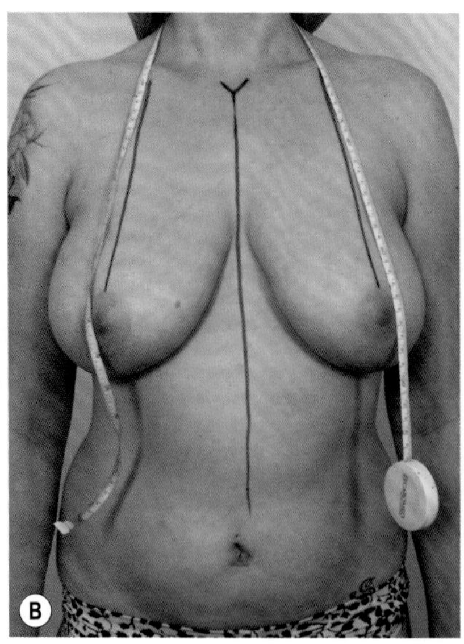

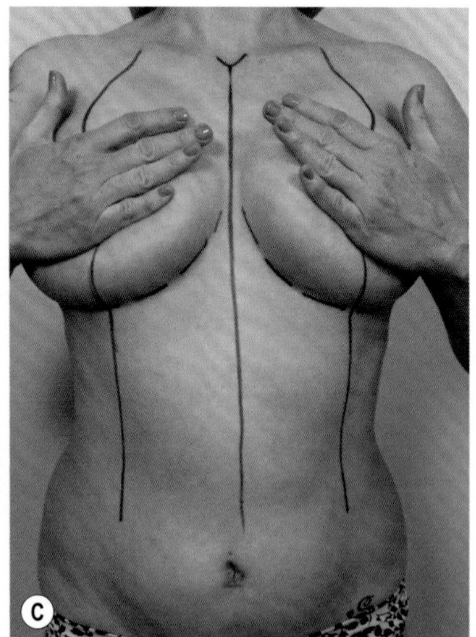

图 6.7 （A~L）作者推荐的乳房上提固定术的标记方法。标记躯体中线，乳房经线和乳房下皱襞。下皱襞中点在乳房上的投影点作为新的乳头定点，随后向内侧和外侧推移乳房拟确定皮肤切除的范围。垂直壁高度标记 7cm，并标出要剥离皮肤的区域（对于垂直切口乳房下垂矫正）或切除皮肤的区域（对于倒 T 切口乳房下垂矫正），从皮肤切除最低点到原乳房下皱襞保留至少 3cm 的距离

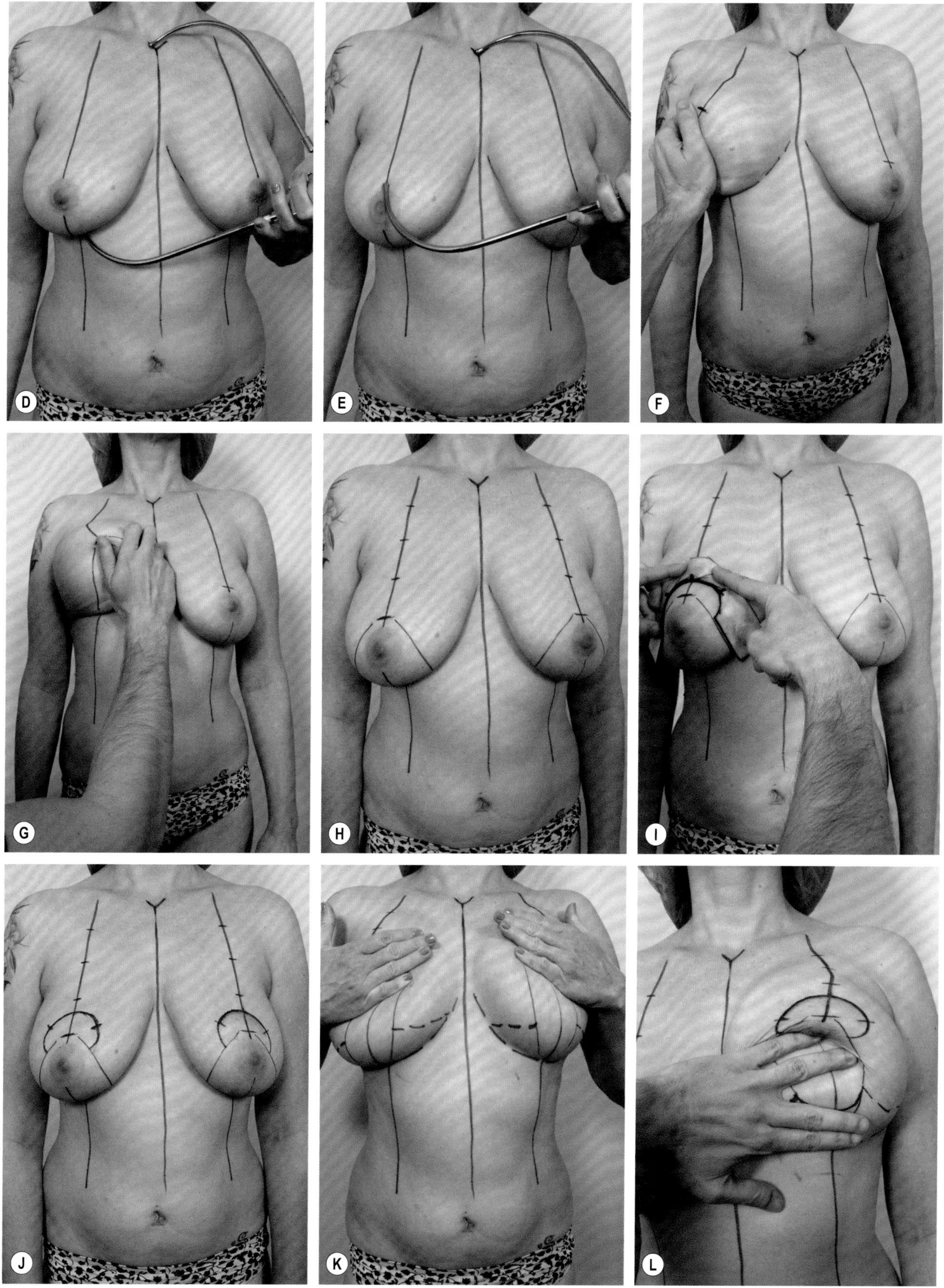

图 6.7（续）

可选择转换为倒 T 切口的垂直切口乳房上提固定术

术前静脉注射抗生素后，将患者送进手术室。以下是作者推荐的处理流程：患者全麻下仰卧于手术台上，常规消毒铺单，可以在单侧或双侧乳房将拟定的切口处快速缝合，然后将患者置于坐位检查以确保去除皮肤量合适。这时也许乳房下极显示出轻微变形，这是因为下极的乳腺组织还没有游离所致，但这一步骤将证实术前各标记点不会出现大的失误。随着经验的增多，也可以通过手动将皮肤捏到一起来快速完成，或者完全省略这一步骤，这主要取决于外科医生对自己术前标记的信心和经验。

接下来，由助手绷紧乳房中央部分的皮肤，标记乳晕切口线（通常使用 42mm 环形刀），以 15 号刀切开；一并切开预先设计的其余切口线（图 6.8A）。如果计划行乳晕缘垂直切口，则在拟切除的皮肤区域（照片中标记为“U”形的区域）每侧注射约 10cc 含肾上腺素的局部麻醉药，以最大程度地减少出血（图 6.8B）。以 10 号圆刀去除标记区域内的表皮（图 6.8C），电凝止血并收缩真皮（图 6.8D）。

切口下方的皮下组织层，做适当分离松解（图 6.8E），用 10 号圆刀于皮下做平行于皮肤层的潜行剥离，特别是乳房中下部和下外侧乳房区域。保留数毫米的皮下脂肪厚度，以保证皮瓣组织的血供和组织平整（图 6.8F）。随后的操作中，在这些剥离过的皮肤上需慎用电凝。

接着，沿胸壁掀起形成厚约为 1.5~2cm 的外侧皮瓣，在形成的下内侧和下外侧皮瓣区域解剖游离乳腺组织，但需保留薄层脂肪于胸壁筋膜上，以利于术后淋巴回流和乳房组织的移动（图 6.8G）。剥离区域的乳房组织予以最大程度的保留，并用 3.0 Vicryl（薇乔）线缝合固定至蒂部（图 6.8H）。对于需要稍做乳房缩小的案例，则应切除游离的腺体组织并送病理检查。无论如何，乳腺组织都应该从乳房下部剥离出来，以便重建一个清晰、位置更高的乳房下皱襞。

尽管组织瓣的蒂部都是基于上内侧或上侧，但本手术方法在这一点上与单纯乳房缩小不同，该“蒂部”基本上包含了除与外侧皮瓣相连的组织以外的所有乳腺组织。如果有白色的致密腺体组织存在，作者通常保留薄薄的一层（0.5~1cm 厚）作为乳房外侧皮瓣的一部分，以利于维持乳房外侧区域的光滑、清晰的轮廓，并提供额外的软组织支撑。

在胸壁组织平面上将乳腺组织瓣的下半部分进行游离，蒂部（包含大部分乳腺组织）向内上方旋转或向上方推移，并用 3.0 PDS 线在其深面或下缘与胸壁缝合固定（图 6.8I）。这有助于愈合后乳腺组织稳定地固定在较高的位置上，并提高了新乳房下皱襞位置。必须注意不要过度抬高组织，因为这会导致乳房下极变形和过度旋转，缝合点通常在原始乳房下皱襞上方 1~1.5cm。

完成上述操作后，用订皮机临时订合皮肤（图 6.8J），调整患者体位于坐位进行检查。根据乳房的形态，做蒂部位置的细微调整和皮肤的适量切除。此外，可以评估一下乳房下极是否仍有过多的皮肤，如果有明显的皮肤堆积现象，可以通过简单地切除下内侧和下外侧剥离好的皮肤，将切口瘢痕转换为倒 T 形。

此时也是拍摄正面对比照片的绝佳时机，显示一侧乳房已基本完成（尚未完成伤口缝合），而另一侧乳房处于原状（图 6.8K）。这张照片可以生动地帮助患者了解手术矫正下垂的真实程度。

将患者恢复到仰卧位，以完成手术的一侧乳房为基准，对另一侧乳房实施相同的操作。如果一侧乳房已实施了倒 T 切口，则可在另一侧乳房直接做相应的切口和皮肤切除，而省略皮下分离的操作步骤。

一旦完成左侧乳房的解剖分离之后，同样也需进行预缝合评估，即先把伤口订合起来，然后在仰卧位及坐位仔细检查乳房的形态、大小和对称性。用记号笔在垂直切口上做出标记后去除皮钉，以确保内外侧皮瓣缝合时对位准确无误。

如果乳房组织或其浅筋膜组织强度尚可，则可以 3.0 PDS 线对乳腺实质做间断缝合，以加强深层支撑和固定。如果乳晕缘垂直切口组织剥离广泛，可选择留置一根 10F 的 Blake 引流管，以助于组织黏附固定于胸壁。如果是组织剥离范围较小的乳晕缘垂直型切口或倒 T 形切口，可不必放置引流。关闭伤口之前，用生理盐水冲洗伤口，确切止血。通常最后用含有肾上腺素的 0.25% 布比卡因局部浸润，作为术后早期镇痛。对于组织密度低而弱者，可用支撑物（如可吸收补片）作为内支撑，以减轻皮肤所承担的重量。用于支撑的补片，放置方向与胸罩类似，并缝合固定于胸肌筋膜组织上。

闭合伤口采用连续缝合，以最大程度地减少打结和避免缝线显露。首先，在乳晕下缘伤口以 3.0 PDS 缝线打结，并将线结和缝线尾部深埋。用连续锁边缝合方式将真皮深层拉拢，向下缝合至乳房下皱襞，该缝合方式用于垂直切口、乳晕缘切口，为真皮深层提供支撑力。如果采用了乳房下皱襞的横切口，同样也可以应用这种技术。穿过真皮层的缝线处可出现皮肤凹陷，但会随着时间而平复。也可以使用强度相当的倒刺线（如 2.0 PDO）达成同样的目的。再次检查乳晕的形状和对称性，为优化乳晕的形状和直径大小，可以再次使用乳晕缘环形刀。深层缝合完成后，可以用 4-0 Monocryl（单乔）缝合皮肤。

对于需要增加乳房上极饱满度且不接受假体置入者，建议行脂肪移植。可以从侧腹和大腿等区域吸脂，脂肪处理后使用小的钝头脂肪移植套管针注入乳房上极的皮下。

尽管自 20 世纪 80 年代起，人们就开始担心将脂肪移植到乳房是否存在肿瘤风险[32]，此后也有过反复的争论。但是现阶段，乳房的脂肪移植技术已成为乳房美容和重建外科常用的辅助手术方法[33]。

与单纯乳房上提固定术相比，通过脂肪移植技术可以更直接有效地填充乳房上极的体积不足（图 6.9）；而与假体隆乳术相比，脂肪移植技术可节省手术费用，尤其有利于乳房体积较大的患者，因为她们每个乳房所需要补充的体积不多（大约 100~300cc）。

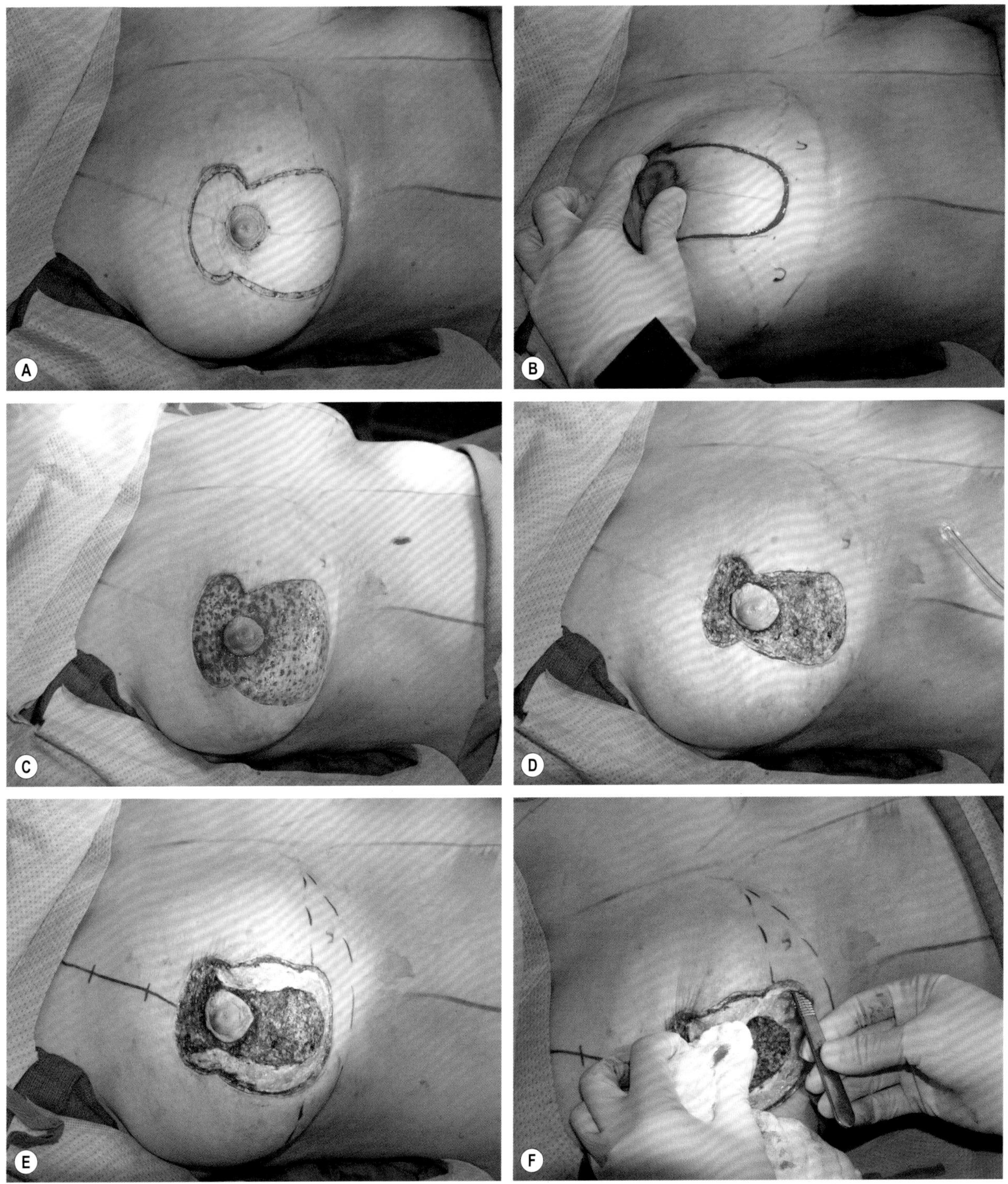

图 6.8　(A~K)作者推荐的乳房上提固定手术方法。在绷紧的状态下标记乳晕并切开皮肤，沿乳房上提固定术前标记线切开皮肤，去表皮。游离皮肤和电凝止血，保留上内侧或上侧蒂部。解剖游离乳房下内侧和下外侧皮下组织，形成厚约为 1.5~2cm 的外侧皮瓣。蒂部用 3.0 Vicryl（薇乔）线固定，然后用 3.0 PDS 线抬高乳房下皱襞并缝合在原乳房下皱襞上方约 1~1.5cm 处。分层缝合，并拍摄照片以将修复后的乳房与原结构进行比较

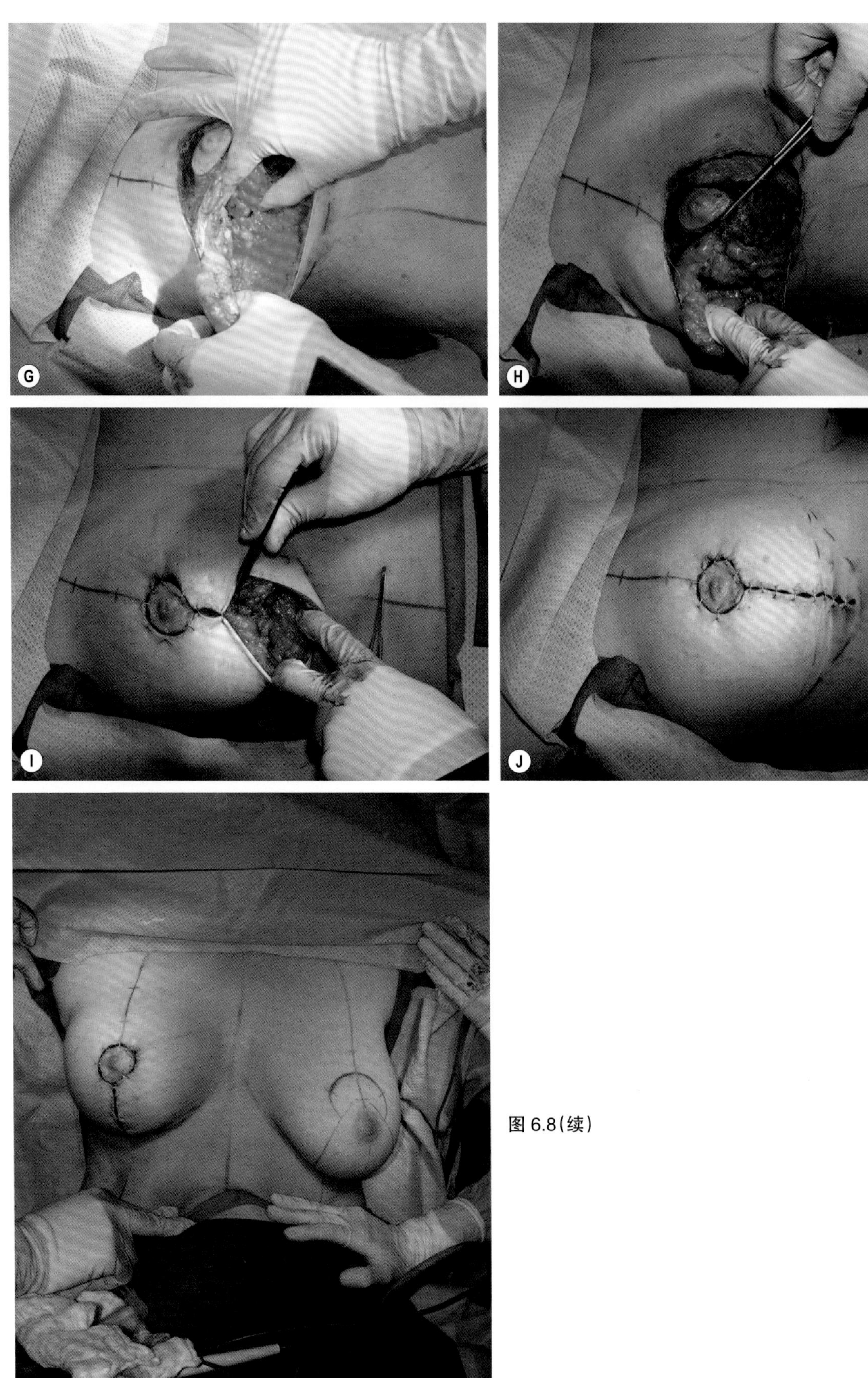

图 6.8(续)

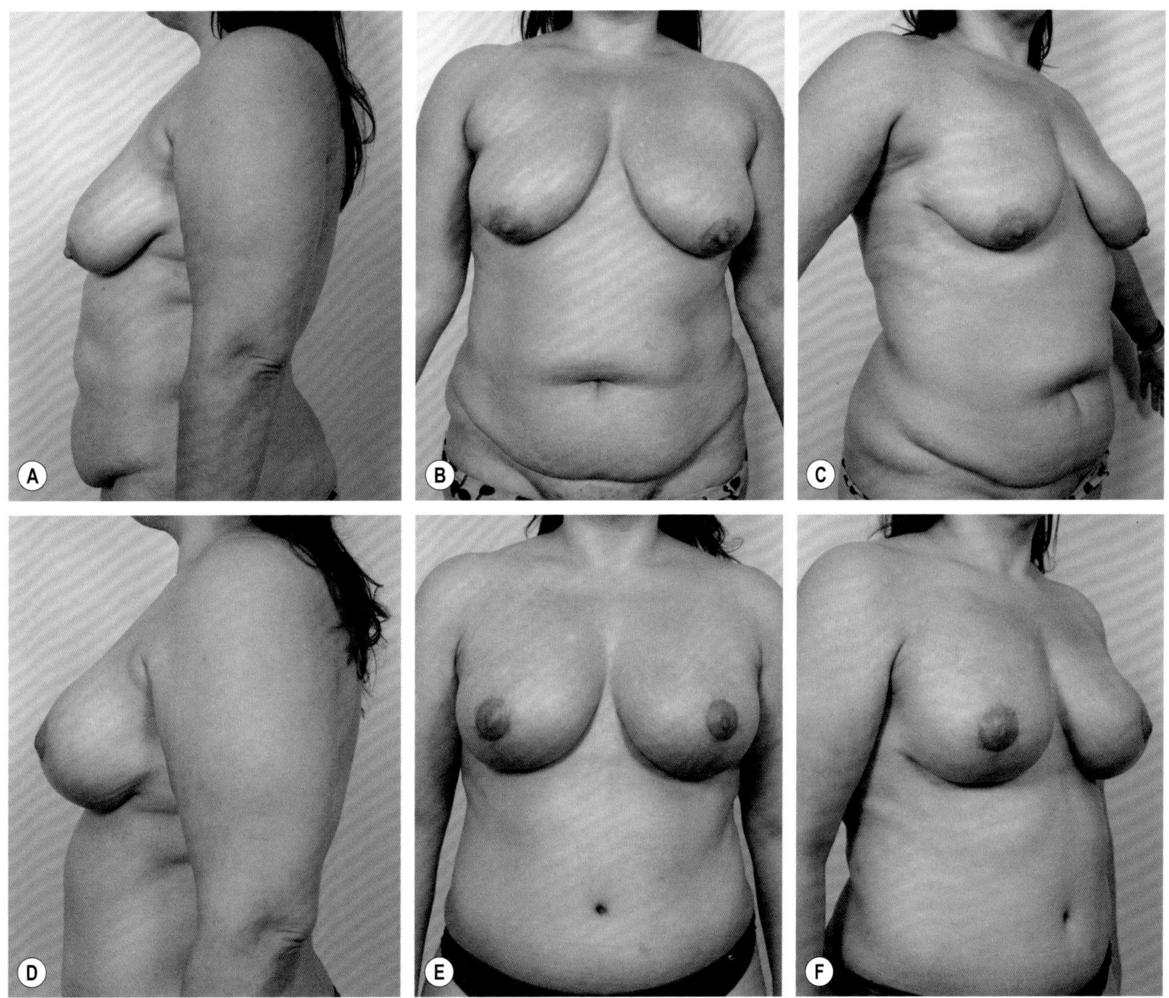

图 6.9 一名 39 岁的女性，接受了垂直切口乳房下垂矫正和乳房上极的脂肪移植（由于术前不对称，右乳房 300cc，左乳房 200cc），同时行侧腹吸脂术和腹壁成形术，术前（A~C）和术后（D~F）

脂肪移植的主要限制是供区脂肪是否足够以及患者能否接受增加手术部位。患者必须理解，与假体相比，脂肪移植体积增加的可预测性欠佳，但却换来了完全自体组织手术以及费用的降低。

除了可避免诸如包膜挛缩和假体移位等并发症外，脂肪移植还可提前在特定区域填充。另外，将脂肪充填在乳房上部的皮下组织中，对乳房下极的直接作用力比假体小，从而可降低对乳房下极拉伸产生畸形的风险。

对需要去除侧胸脂肪以塑形的患者，可以注射肿胀液后进行仔细的侧胸部吸脂术，以塑造更好的乳房轮廓。

伤口闭合后，清洁并干燥切口，然后应用 mastisol 胶和 Steri-Strip（免缝胶带）封闭伤口，外用弹力胸罩包扎固定。拔除气管插管后，送至麻醉监护室（PACU）复苏。患者在手术当日即可回家，疼痛程度轻，口服药物即可控制疼痛。

管状乳房的矫正

如在乳房解剖学部分所述，管状乳房主要特点包括乳房下极缩窄，乳房间距过宽，乳房形状呈圆锥形，乳晕肥大突出，乳晕后乳腺组织过度突出，以及乳腺组织的总量不足。为使管状乳房变为美观的乳房，上述所有问题都必须加以矫正。从本质上讲，如果乳房下极缩窄导致乳房下皱襞过高，则需要将乳房下皱襞松解、外扩和下移。由于乳腺组织疝出所导致的乳晕过大和突出，需要通过缩小乳晕直径、复位乳晕后的腺体组织（有时需要切除部分组织）来矫正。最后，小乳和乳房间距过大的问题一般需要通过隆乳术矫正。

如上所述，为了矫正管状乳房，首先要对管状乳房的解剖结构进行全面评估。最重要的是确定患者理想的乳房基底直径，这将决定假体底盘的宽度。在管状乳房患者中，胸部的真实基底宽度总是比缩窄的乳房的基底直径要宽，假体基底宽度的选择要以实际的胸部宽度为准。作者倾向于使用具有高黏度的毛面假体，以实现更高的稳定性、更低的包膜挛缩率[34]和对于假体压缩更大的抵抗力。结构稳定的解剖型假体，由于其高抗压性和对乳房下极的扩张能力，更具有潜在的优势。

大多数情况下，作者采用乳晕缘切口，因为这样可以在最小瘢痕的情况下获得乳房下极最大程度的松解、扩张。这也消除了对乳房下皱襞切口定位的担忧以及该切口可能面临的乳房下极的松解、扩张低于术前预期等问题。尽管乳房下皱襞切口具有较低的包膜挛缩率，但对于管状乳房患者而言，意义不大，因为乳房下极的广泛松解和组织切除通常是必要的，这会使假体暴露于腺体组织和乳腺导管中可能存在的细菌之下。作者经常使用乳晕上缘入路，该切口可以尽可能在不增加瘢痕的前提下增加对乳房下部组织做分离松解的程度，同时减少因胸大肌收缩引起乳晕下瘢痕牵扯或变形的风险。在乳晕边缘做乳晕缘切口前，需绷紧乳晕皮肤，使用 40~42mm 的环形刀对乳晕进行标记，这对于随后进行的乳晕缘乳房上提固定术来说仅仅是轻微的划痕。

一旦确定假体置入的手术切口（通常是在实际乳晕上缘设计切口），向下解剖分离直到胸壁，作者通常按照 Tebbits 描述的方法[35]行Ⅲ型双平面胸大肌下分离。乳房上极的肌肉覆盖有利于形成更加自然的倾斜度，并降低包膜挛缩发生率；而在乳房下极部位，绝大部分的假体位于乳腺下，实现了最大程度的组织延展。

管状乳房下极组织质地通常非常致密，并常伴有纤维组织索带，需要使用电刀，放射状切开，彻底松解这些索带和组织致密区域，以达到最大程度组织扩展的目的。在严重的病例中，可采用十字交叉切开松解。松解乳腺组织时应注意不要过于贴近皮肤，这会导致可见的皮肤不平整或血供问题。假体型号模拟器有助于指导松解的程度，当在假体腔隙中置入乳房假体型号模拟器时，通过腔隙内手指触诊会发现，无张力情况下不明显的索带会变得更加明显。定期在坐位下对患者进行检视，也有助于确保下极的美学丰满度，并评估是否存在持续性的不规则。

在很多病例中，都会发现乳晕后区域腺体组织比例过大，并导致乳晕过大和过于突出的外观。切除部分突出组织，使腺体组织的厚度与乳房的其余部分相匹配，可能会对改善其外形有所帮助。任何切除的乳腺组织都应送病理检查。

一旦剥离出精确的腔穴、松解了乳房下极，根据需要（基于假体的宽度）重建了新的乳房下皱襞位置和乳头到乳房下皱襞的最佳距离，而且必要时切除了多余的组织，就可以使用 Adams 等人[36]所报道的三联抗生素溶液冲洗腔隙，并将假体装入漏斗状移送装置置入腔隙内，这一装置可以最大程度地减少对假体外壳的污染并避免对假体的损伤。如果使用毛面假体，则需要手动调整，使其位于腔穴的最低位。

用 3.0 Vicryl（薇乔）线进行深层组织的分层闭合，此时，注意力应放在乳晕缘管状乳房矫正上。该操作步骤具有多项作用：第一，它减小了乳晕的大小和突度；第二，如果外圈的椭圆形相对内圈的乳晕切口靠上，将使得乳晕在乳房上的位置变得更高（通常最大 2~2.5cm）；第三，管状乳房通常需要大幅降低乳房下皱襞，原有的乳房下皱襞会产生“双泡”状外观。乳晕缘乳房下垂矫正术，将收紧假体周围的乳房皮肤，从而重新分布组织并有助于减轻褶皱的出现（图 6.10）。第四，乳晕缘乳房下垂矫正术会让乳房变得扁平，有助于将管状乳房塑造得更圆润，更美观（图 6.11A~ 图 6.11D）。

作者的乳晕缘乳房上提固定术采用多层次入路。皮肤切除区域的垂直距离要比横向距离长约 1cm，以避免造成椭圆形的最终形状（图 6.12A）。（为了演示，以 cm 为单位的测量值写在了患者的皮肤上。）然后，将皮肤切除区域去除表皮（图 6.12B），并使用电凝止血和收缩真皮（图 6.12C）。用 3.0 PDS 线在真皮内行连续锁边缝合使真皮呈叠瓦样对合以减轻张力（图 6.12D），然后，采用 3.0 Prolene 线缝合固定皮下深层组织，以固定乳晕的直径（图 6.12E），并用 4-0 Monocryl（单乔）线闭合皮肤（图 6.12F）。

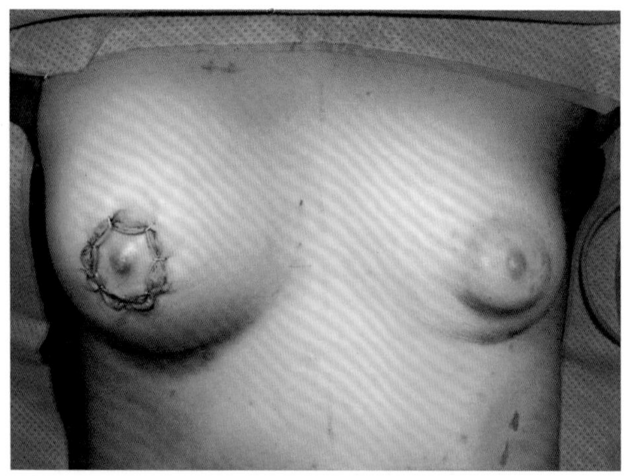

图 6.10 作者采用乳晕缘入路管状乳房矫正术，将原来的天生的“尖头”乳房塑形圆润，并矫正因原乳房下皱襞过高而引起的“双泡”现象

乳房上提固定术患者的术后护理

以下是作者推荐的术后护理流程。术后，应鼓励患者早期下床活动和做深呼吸运动。鼓励轻度的运动锻炼，但要求患者避免剧烈运动或上提重物。如果放置了引流管，则通常在每日的引流量 <25ml 后拔除。可在 4 周后恢复轻度的运动，并在 6 周后开始全面运动。手术后，患者应保持穿戴柔软无钢圈的内衣，并可以根据需要使用冰敷。如果舒适，可以在 4~6 个月内恢复穿戴有钢圈的内衣。

风险和并发症

如果操作得当，乳房上提固定术重大并发症的风险很低。在与外科医生讨论并沟通之后，患者应阅读并签署包括所有可预见风险的知情同意书。乳房上提固定术存在一些较常见的风险，应与患者进行更详细的讨论。详细内容如下。

瘢痕

如前所述，乳房上提固定术的主要问题在于乳房上会出现新的瘢痕。在某些情况下，遗传因素、过大的皮肤张力或缝线刺激会加剧瘢痕增生和扩大。患者必须了解术后瘢痕，并为此做好心理准备。值得庆幸的是，通常可通过使用

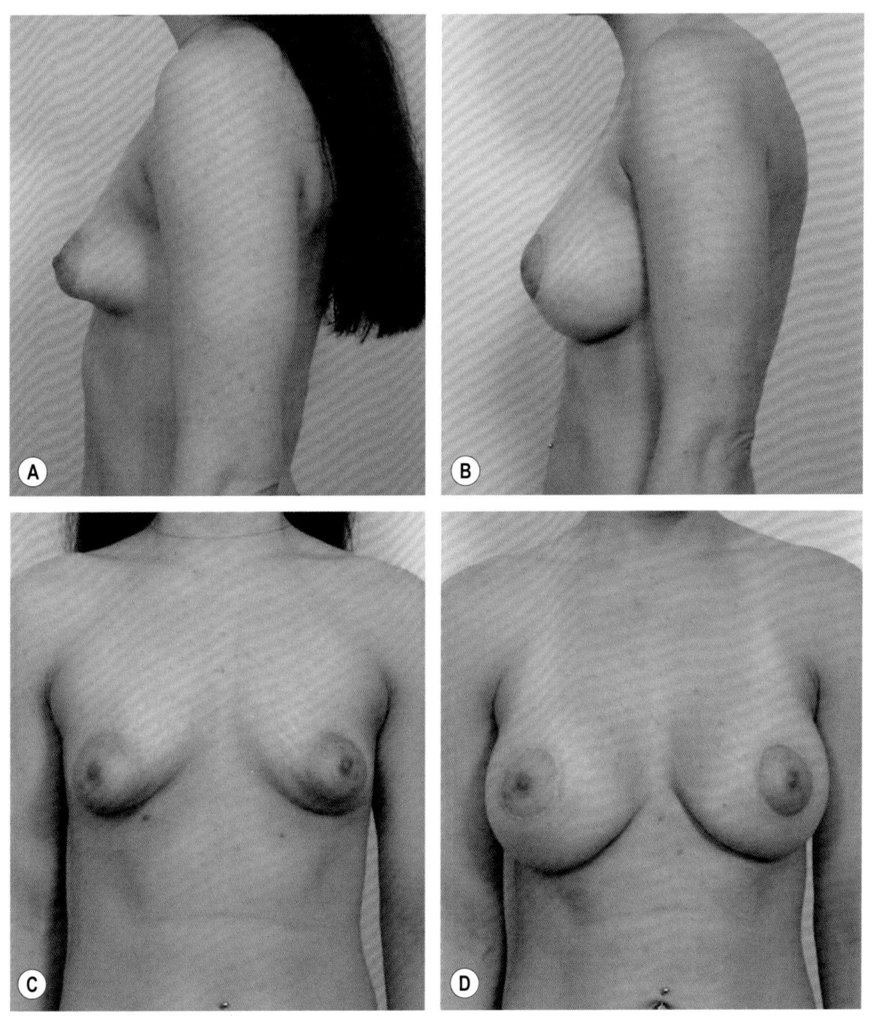

图 6.11 （A~D）管状乳房矫正的术前和术后照片，采用了作者推荐使用的隆乳术、放射状剥离、乳晕后少量腺体组织切除和乳晕缘乳房上提固定术

类固醇注射、硅胶片贴敷、瘢痕按摩，随着时间的延长以及新的减少皮肤张力的伤口敷料来减轻瘢痕。

伤口愈合问题

切口处可能有小的愈合不良（通常出现在垂直瘢痕的下部附近、垂直切口和乳晕切口的交界处，或在垂直切口和乳房下皱襞切口交界处）。愈合不良最常出现在术后 3~6 周内，有时会因血供问题而提早出现。减少缝合的负担（尤其是缝合线结），切除皮肤量要适量，通过在深部使用较永久的缝合线减少表面伤口闭合时的张力，警惕可能伴有影响伤口愈合状况（例如糖尿病）的基础性疾病，避免吸烟等不良嗜好，都可以减少伤口愈合不良的发生。大多数愈合不良的伤口很小，经换药可逐渐愈合；有时需要做修复手术。大伤口不常见，但可能难以治愈，需要采取辅助措施，如高压氧治疗。

组织坏死

组织坏死，包括乳头乳晕复合体或皮瓣坏死缺失，是一种罕见但严重的并发症。选择合适的患者（如既往体健，无吸烟等）是避免此问题的第一步。保留较厚的皮瓣厚度和宽大的蒂部也有助于降低这种风险。如果出现了局部缺血迹象，处理措施包括松解皮肤张力并重新检查蒂部是否受压和扭转，以确保血供。如果乳头明显失去血运，则改为游离的乳头移植。在最初 12h 内，这是合理的操作。其他处理方法包括拆除缝线释放张力、使用硝苯基类扩血管药物或水蛭（在静脉充血的情况下）、应用抗生素和高压氧。如果乳头缺失，则需等待组织界线明确，而乳头重建技术和文身可以用来改善最终的美学效果。

不对称

乳房上提固定术术后可能出现一定程度的不对称，患者需要充分了解这一点。乳晕的大小、位置和形状可能会略有不同，并且术后乳房形态可能会受到原有乳房不同体积和宽度的影响。此外，随着时间的延长，乳房也会再次出现不同程度的下垂。如果出现明显的不对称，通常可以在局部麻醉下进行皮肤调整。虽然不对称可能无法完全纠正，但患者

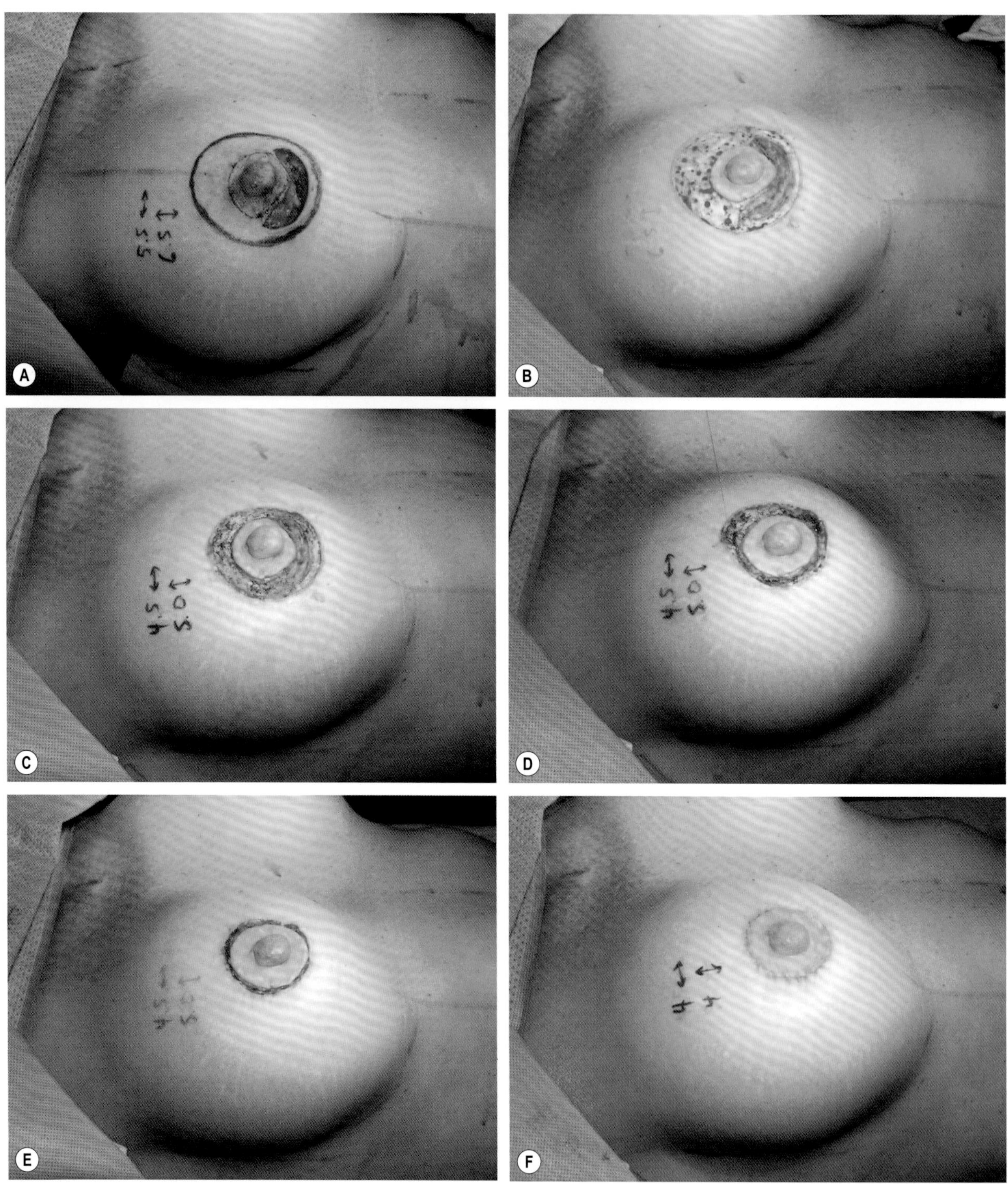

图 6.12 (A~F)作者推荐的乳晕缘乳房上提固定术。标记乳房下垂矫正的乳晕缘切口区域(高度大约比宽度长 1cm),切开和去上皮,并使用电凝止血和收缩真皮。用 3.0 PDS 线以深部连续缝合方式叠瓦样对合真皮。在皮下组织深层用 3.0 Prolene 进一步加固。然后使用 4-0 Monocryl(单乔)线进行真正的皮下缝合

通常会对显著的改善感到满意。

乳房下垂的复发

如前所述，随着时间的流逝，乳房下垂发生某种程度的复发，这是个"何时会发生"而不是"是否会发生"的问题。首先导致乳房下垂的因素（例如皮肤或 Cooper 韧带薄弱）术后依然持续存在。与不对称问题一样，乳房下垂的复发可以改善，但可能需要通过患者原有切口重新手术收紧。

乳头位置异常

通常，仔细的术前计划和准确的术前标记，可以避免明显的乳头错位。乳头通常应位于乳房中央，临近乳房最突出处，这一点通常对应于乳房下皱襞中点在乳房表面的投影点，但也可以略高或略低。术前画好参考标记、模拟乳房手术和检视患者都必须在坐位下完成，这点非常重要，因为如果在术中发现乳头明显过低或过高，还可以进行调整。如果手术后发现乳头位置不正确，应在瘢痕组织稳定后进行调整。如乳头偏低，通常需要再次行乳晕缘垂直切口切除皮肤、缝合伤口来抬高。如乳头到乳房下皱襞的距离过长，则可以通过乳房下皱襞区域横向去除部分皮肤来降低乳晕。如果需要进一步降低，可能需要对乳房上部的组织进行扩张或进行乳头移位。但是，这可能会造成乳房上极难以接受的瘢痕。由于这些问题，在进行乳房下垂矫正时，切不要过度抬高乳头。

对形状和大小不满意

同样如前所述，乳房上提固定术受到患者组织和原有体积的限制，因此，广泛的术前选择和患者期望值的管理对于手术的成功至关重要。最常见的不满意是上极饱满度欠佳，如果这对患者来说是一个问题，则可选择行上极区域的脂肪移植或放置假体。如果术前和患者进行了详细的讨论，患者就会了解这种可能性，同时为必要的辅助手术做好心理准备。

结论

与联合隆乳的乳房上提固定术相比较，单纯的乳房上提固定术具有更快的恢复期、更低的费用和更高的手术后患者满意度。对于医生而言，由于受制于患者术前乳房的解剖结构和乳腺组织容量，实施单纯乳房上提固定术时对乳房体积和乳房上极饱满度方面的把控明显受限。因此，在进行该手术之前选择患者应格外慎重，并降低患者期望值。尽管目前乳房下垂矫正的术式繁多，但通过应用某种简单实用的技术方法解决乳房下垂的一系列问题是有可能现实的。手术存在并发症的风险，但是，通过细致的术前规划和术中精细的技术操作，可以减少并发症的发生，获得良好的术后效果。

参考文献

1. Regnault P. Breast ptosis. Definition and treatment. *Clin Plast Surg.* 1976;3:193–203. *This paper established the standard system for assessing and classifying various types of breast ptosis.*
2. Brink RR. Management of true ptosis of the breast. *Plast Reconstr Surg.* 1993;91:657–662.
3. Grolleau JL, Lanfrey E, Lavigne B, et al. Breast base anomalies: treatment strategy for tuberous breasts, minor deformities, and asymmetry. *Plast Reconstr Surg.* 1999;104:2040–2048. *This publication further expanded concepts of tuberous breast assessment and management proposed by von Heimberg, et al.*
4. von Heimburg D, Exner K, Kruft S, et al. The tuberous breast deformity: classification and treatment. *Br J Plast Surg.* 1996;49:339–345. *This publication established the standard for assessing and managing tuberous breasts.*
5. Stevens WG, Macias LH, Spring M, et al. One-stage augmentation mastopexy: a review of 1192 simultaneous breast augmentation and mastopexy procedures in 615 consecutive patients. *Aesthet Surg J.* 2014;34:723–732.
6. Calobrace MB, Herdt DR, Cothron KJ. Simultaneous augmentation/mastopexy: a retrospective 5-year review of 332 consecutive cases. *Plast Reconstr Surg.* 2013;131:145–156.
7. Benelli L. A new periareolar mammaplasty: the "round block" technique. *Aesthetic Plast Surg.* 1990;14:93–100. *This paper established the basis for multiple future circumareolar mastopexy techniques, giving particular consideration to the propensity for scar spread and areolar stretching when a permanent suture is not used.*
8. Benelli LC. Periareolar Benelli mastopexy and reduction. In: Spear SL, ed. *Surgery of the Breast: Principles and Art.* Philadelphia: Lippincott-Raven; 1998:685.
9. Spear SL, Kassan M, Little JW. Guidelines in concentric mastopexy. *Plast Reconstr Surg.* 1990;85:961–966.
10. Spear SL, Giese SY, Ducic I. Concentric mastopexy revisited. *Plast Reconstr Surg.* 2001;107:1294–1299.
11. Lassus C. Breast reduction: evolution of a technique. A single vertical scar. *Aesthetic Plast Surg.* 1987;11:107–112.
12. Lassus C. A 30 year experience with vertical mammaplasty. *Plast Reconstr Surg.* 1996;97:373–380.
13. Lassus C. Update on vertical mammaplasty. *Plast Reconstr Surg.* 1999;104:2289–2304.
14. Lassus C. Vertical scar breast reduction and mastopexy without undermining. In: Spear SL, ed. *Surgery of the Breast: Principles and Art.* Philadelphia: Lippincott-Raven; 1998:717.
15. Lejour M. Vertical mammaplasty and liposuction of the breast. *Plast Reconstr Surg.* 1994;94:100–114.
16. Lejour M. Vertical mammaplasty for breast hypertrophy and ptosis. *Operative Techniques Plast Surg.* 1996;3:189–198.
17. Lejour M. Vertical mammaplasty for breast reduction and mastopexy. In: Spear SL, ed. *Surgery of the Breast: Principles and Art.* Philadelphia: Lippincott-Raven; 1998:73. *This chapter expands on the concept of vertical breast reduction and mastopexy with a focus on techniques.*
18. Lejour M. Vertical mammaplasty: update and appraisal of late results. *Plast Reconstr Surg.* 1999;104:771–784.
19. Hall-Findlay EJ. A simplified vertical reduction mammaplasty: shortening the learning curve. *Plast Reconstr Surg.* 1999;104:748–763. *This paper simplified and explained the techniques behind vertical mastopexy procedures.*
20. Hall-Findlay EJ. Pedicles in vertical breast reduction and mastopexy. *Clin Plast Surg.* 2002;29:379–391. *This publication discussed the various pedicle options that could be paired with the vertical breast reduction and mastopexy skin resection technique.*
21. Higdon K, Grotting JC. Mastopexy. In: Neligan PC (ed), Grotting JC (vol. ed). *Plastic Surgery.* Vol. 5. 3rd ed. Edinburgh: Elsevier Saunders; 2013:119–151. *This book chapter is a comprehensive overview of breast lift techniques and is the inspiration and basis for this current chapter.*
22. Wise RJ. A preliminary report on a method of planning the mammaplasty. *Plast Reconstr Surg.* 1956;17:367–375.
23. Wise RJ, Gannon JP, Hill JR. Further experience with reduction mammaplasty. *Plast Reconstr Surg.* 1963;32:12–20.
24. McKissock PK. Reduction mammaplasty with a vertical dermal flap. *Plast Reconstr Surg.* 1972;49:245–252.
25. Courtiss EH, Goldwyn RM. Reduction mammaplasty by the inferior pedicle technique. *Plast Reconstr Surg.* 1977;59:500–507.
26. Marchac D, Olarte G. Reduction mammaplasty and correction of ptosis with a short inframammary scar. *Plast Reconstr Surg.*

1982;69:45–55.

27. Rubin JP, Khachi G. Mastopexy after massive weight loss: dermal suspension and selective auto-augmentation. *Clin Plast Surg*. 2008;35:123–129.
28. Góes JC. Periareolar mammaplasty: double-skin technique with application of polyglactin 910 mesh. *Rev Soc Bras Cir Plast*. 1992;7:1–3.
29. Góes JC. Periareolar mastopexy and reduction with mesh support. In: Spear SL, ed. *Surgery of the Breast: Principles and Art*. Philadelphia: Lippincott-Raven; 1998:697.
30. Góes JC, Bates D. Periareolar mastopexy with FortaPerm. *Aesthet Plast Surg*. 2010;34:350–358.
31. Graf R, Biggs T. In search of better shape in mastopexy and reduction mammaplasty. *Plast Reconstr Surg*. 2002;110:309–317.
32. Ad-Hoc ASPRS. Committee on New Procedures: Report on Autologous Fat Transplantation. *Plast Surg Nurs*. 1987;7:140–141.
33. Coleman SR, Saboeiro AP. Fat grafting to the breast revisited: safety and efficacy. *Plast Reconstr Surg*. 2007;119:775–785. *This publication is the seminal article providing basis for modern breast reduction and mastopexy techniques.*
34. Stevens WG, Nahabedian MY, Calobrace MB, et al. Risk factor analysis for capsular contracture: a 5 year Sientra study analysis using round, smooth and textured implants for breast augmentation. *Plast Reconstr Surg*. 2013;132:1115–1123.
35. Tebbits JB. Dual plane breast augmentation: optimizing implant-soft-tissue relationships in a wide range of breast types. *Plast Reconstr Surg*. 2001;107:1255–1272.
36. Adams WP Jr, Rios JL, Smith SJ. Enhancing patient outcomes in aesthetic and reconstructive breast surgery using triple antibiotic breast irrigation: six-year prospective clinical study. *Plast Reconstr Surg*. 2006;118(7 suppl):46S–52S.

第7章

隆乳术联合乳房上提固定术相关问题

Emily C. Hartmann，Michelle A. Spring，W. Grant Stevens

概要

- 由于多种手术目的中存在自相矛盾之处——不仅要增大乳房体积，改变乳房形态，同时又要减少乳房的被覆皮肤；因此，隆乳术联合乳房上提固定术是一项特别具有挑战性的手术。
- 通过正确的术前设计、合适的技术方法和恰当的患者教育，无论是采用一期还是二期手术，隆乳术联合乳房上提固定术都可以取得良好的预期效果。
- 患者的选择至关重要。本章讨论了隆乳术联合乳房上提固定术的适应证范围和病理学表现(例如大量减肥患者、缩窄性乳房或严重下垂)。
- 本章详细讨论了一期和二期手术方式的术前设计、手术标记和操作技术，作者提供了循序渐进的操作方法。
- 术后管理对于确保取得最佳效果至关重要。
- 本章重点介绍一期和二期隆乳术联合乳房上提固定术的常见适应证和患者选择，安全有效的技术方法，联合手术的难点、术后护理以及可能的并发症、手术效果和二次修整手术。
- 对文献综述的结果进行了审查。了解关键并发症的知识至关重要，能够在手术设计中防止其发生，在术后患者出现并发症之前提前预知；并讨论了这些并发症的治疗方法。
- 为矫正假体移位、乳房下皱襞不对称、修复瘢痕或乳头不对称，二次修复手术可能是必要的。

简介

2014年，根据美国美容整形外科协会的统计数据，乳房上提固定术的数量相比1997年增加了568.5%，同期隆乳术的数量增加了183.4%[1]。随着这些病例的增加，受益于乳房增大和提升的患者数量也可能会增加。多年来，这些手术是同时进行还是分期进行一直是争论的焦点[2]。

Regnault 和 Gonzalez-Ulloa[3,4]早在50多年前就描述过一期隆乳联合乳房上提固定术，尽管许多整形外科医生更喜欢对下垂和干瘪的乳房采用二期手术的方法。同时进行隆乳术和乳房上提固定术虽然越来越受欢迎，但仍被认为是难度最高的美容性乳房手术之一[2,3,5-20]。该手术的挑战在于拥有多个目的，而有些目的还存在冲突——既要增加乳房体积，改变形状，同时又要减少被覆皮肤。但是，通过正确的术前设计，合适的操作技术和恰当的患者教育，不管是一期还是二期，隆乳联合乳房上提固定术都可能获得预期的效果。本章重点介绍一期或二期隆乳联合乳房上提固定术的常见适应证和患者选择，安全有效的技术方法，联合手术的难点、术后护理及可能的并发症以及手术效果和二次修整手术。

历史回顾

几十年前，隆乳术的日益兴起很快带动了乳房下垂和体积不足的患者群，但是她们仅靠隆乳或乳房上提固定单个手术的治疗效果并不理想。曾几何时，一些劝阻外科医生不要进行一期手术的警示文章得以发表[21,22]，理由是一期手术与二期手术相比，患者不满意和不可预测的风险更高。近年来，这些担忧尚未在文献中得到解决，但一些大型研究表明，一期手术方法也可以安全地进行[5-7,23,24]。

基础科学/疾病进程

乳房解剖

与任何手术技术一样，解剖学都是成功的基础。在乳房外科手术中，血管解剖特别重要，良好的血管解剖可以保证乳头乳晕复合体的血供。乳头位于第 4 肋的水平，距胸骨中线约 9~10cm，与胸骨上切迹形成一个等边三角形[25]。乳腺实质在水平方向上从胸骨延伸至腋前线，垂直方向从第 2 或第 3 肋水平延伸至乳房下皱襞，并不同程度地向腋部延伸，成为乳腺的尾叶[26]。

乳房的支撑系统由筋膜层和 Cooper 韧带组成，它们共同完整地组成了整个乳房的形状，并且抵抗重力。浅筋膜层位于真皮和乳腺实质之间，深筋膜层位于胸肌筋膜上。深筋膜与乳腺下间隙的关系可使乳腺组织在胸壁上移动[26]。

韧带悬吊系统由 Cooper 韧带和水平隔膜组成。在老化过程中，这些结构中弹性纤维的流失可能会导致其支撑功能的丧失和乳房固有形态的改变。Cooper 韧带提供悬吊支撑，并将浅筋膜和皮肤连接至深筋膜层。水平间隔在第 5 肋水平的胸肌筋膜处，将腺体分为头侧部和尾侧部。该间隔承载乳房的重量，并防止其基底部下降。水平隔膜还伴随着供应乳房的主要神经血管束，这些神经血管束沿着该隔膜走行并引导乳头的血管供应[26,27]。

乳房的血液供应

乳头乳晕复合体的血液供应在隆乳术联合乳房上提固定术中非常重要。多个动脉供应乳房血供，这些血管相互重叠供血导致了组织灌注的变异性。动脉的主要来源是胸廓内动脉的穿支(图 7.1)。这些穿支在胸骨外侧缘穿出胸壁进入胸大肌内侧。解剖胸大肌下间隙的内侧时可以看到这些穿支。具体来说，第 2~ 第 4 胸廓内动脉穿支是乳房上蒂或内上蒂的主要血液供应。一些有关乳房血管解剖学方面深入研究的文章已发表[28-32]。

胸大肌下放置假体不会破坏肌肉皮肤穿支，并且较少影响到血液供应。相反，如果将假体放置在乳腺下平面，并且过度潜行剥离，则血液供应可能严重受损。如果假体体积太大并且造成皮肤边缘张力过大，组织的血供也可能受到损害，从而导致组织坏死。

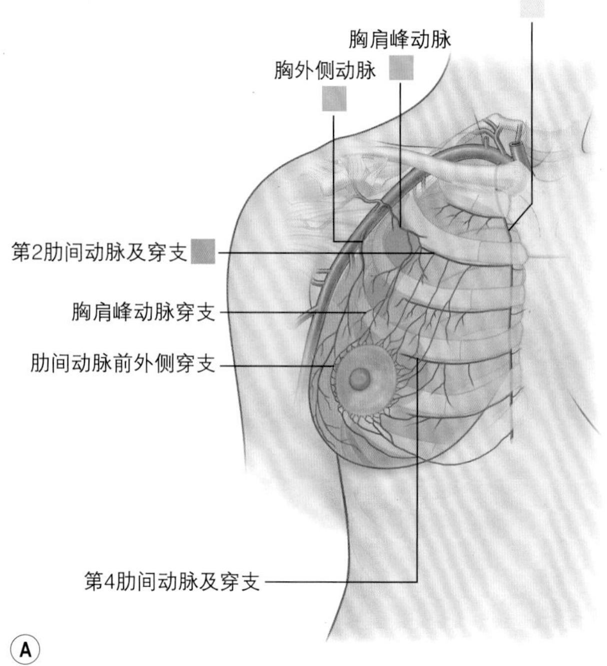

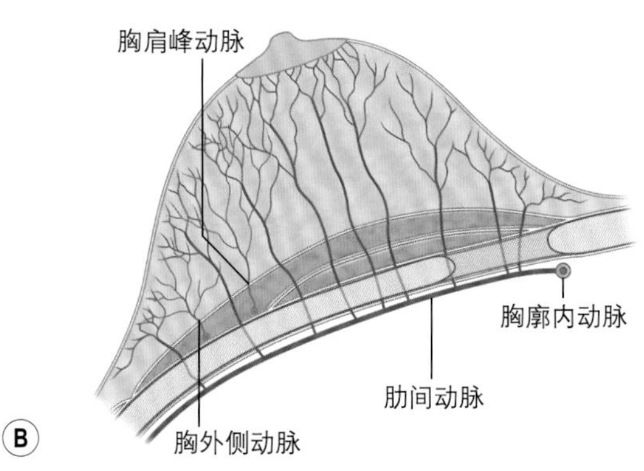

图 7.1 (A,B)乳房血管解剖图

乳房下垂的定义和分类

对于乳房发育不良的患者，乳房下垂诊断标准至关重要，因为它决定了联合隆乳手术所需要的乳房上提固定术的类型。Regnault(图 7.2)分类法是最著名的乳腺下垂分级方式，它是依据乳头相对于乳房下皱褶的位置而定义的[25]。其他分类体系本质上是基于皮肤弹性、腺体的体积和乳房实质的分布来对该系统进行的改良[33,34]。

诊断与患者表现

在隆乳联合乳房上提固定术的患者中，很少有人能准确知道他们需要什么方式来达到他们想要的乳房外观。外科医生必须使用专业术语，并精通肢体语言和手势，这样才能充分理解患者的需求。当患者寻求乳房美容手术时，通常可分为两类：一类是乳房较小的患者，她们希望进行隆乳手术，而没有意识到自己的乳房有一定程度的下垂；第二类是要求乳房提升的患者，也希望乳房更丰满，而这只能通过额外隆乳术的方式来实现。这类患者面临一个特殊的挑战，因为他们可能在心理上还没有接受使用假体的想法，因此需要额外的时间来进行沟通。

通常，需要隆乳联合乳房上提固定手术的患者往往比希望假体隆乳的患者年龄大。减肥、怀孕和母乳喂养等因素的后遗症经常会导致组织松弛，乳腺实质流失、出现皮肤裂纹和乳头下垂等等，这都需要乳房上提固定术来恢复美观的乳房形状。在最初的医患沟通中，非常重要的一点是要把管状乳房患者鉴别出来，管状乳房可能会带来额外的挑战，而这些不在本章讨论范围之内。

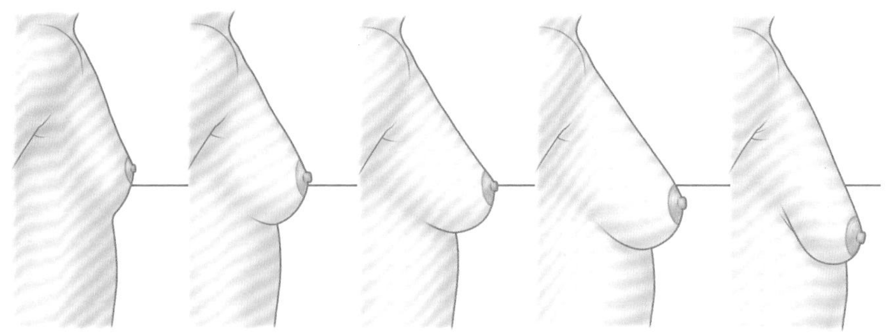

图 7.2　乳房下垂的 Regnault 分级

隆乳术联合乳房上提固定术的患者选择与适应证

明确了患者期望的乳房大小和形状之后，外科医生便可以选择合适的乳房上提固定术切口方式（图 7.3），通过该切口放置假体，重塑乳房形状，并获得满意的乳房美学效果。通过乳头乳晕复合体合适的定位，使上极饱满，收紧松弛的被覆皮肤，平衡乳房的对称性和增加乳房的体积，所有以上因素都被平衡协调好之后，才能创造出美观的乳房轮廓。

假性下垂

假性下垂的情况下，乳头处于理想位置，但是乳房下极组织下垂。如果仅需要在垂直方向上减少组织，则可以采用“微笑”形切口的乳房上提固定术，而如果垂直和水平方向必须同时减少，则可以采用“帆船”形切口的术式。假性下垂乳房还可通过双平面隆乳来解决，这可以使乳房组织提升从而让上极更饱满[35]。

1 级下垂

这类患者需要上移乳头的距离不超过 2cm，可以选择新月形或乳晕缘切口的乳房上提固定术。由于乳晕缘切口乳房上提固定术患者的修复率和不满意率较高[7]，所以作者只在需要提升幅度 <2cm 的时候才使用这种方式。尽管一些外科医生报告过新月形切口乳房上提固定术获得成功的病例，但是考虑到瘢痕因素，作者还是通常使用乳晕缘切口[7,36-39]。

2 级下垂

这些患者乳头需要提升的高度通常为 3~4cm。如果只需要缩小水平方向，则应使用乳晕缘垂直切口（即棒棒糖）乳房上提固定术（又被称为“猫头鹰”切口）；有时候需要在垂直方向上去除一个被称为“猫耳”的三角形的皮肤（被称为“带脚的猫头鹰”），以缩短乳头到乳房下皱襞的距离。

3 级下垂

乳头抬高超过 4cm 的患者将受益于 Wise 切口的乳房上提固定术。这类患者通常包括大量减肥者，对这类患者应该特别关注其独特的组织特点和潜在的原发疾病。患者通常表现为乳头乳晕复合体的内移以及乳房向胸外侧的延展[40]。目前有多种利用各种乳腺组织瓣以重塑乳房体积和稳定性的手术方法，虽然持久性仍然有待证实[41-45]。

假体选择

尽管乳房基底宽度为假体的选择提供了一个大致的参考，但是被覆皮肤的松弛程度和乳腺的体积也应考虑在内。在手术室使用假体型号模拟器并进行预缝合评估可以帮助指导外科医生选择准确的假体大小。对于需要数字化方式来确定理想乳房假体形状和体积的患者，Tebbetts 法很有帮助[46]。由于乳房组织受到相互对抗的作用力，在乳房上提固定术的同时计划置入过大的假体可能会导致更多的术后并发症。

假体形状和表面类型决定了其在乳房内的充盈度和分布。作者主要使用硅胶假体，尽量避免使用盐水假体，因为盐水假体容易泄漏以及出现假体显露、假体可触及、高返修率等并发症[5,8,9,47]。

与乳腺下间隙相比，尽管假体置入胸大肌下间隙可导致术后疼痛增加和某些肌肉屈曲相关的畸形，但发生包膜挛缩、假体可触及和乳房上极过度丰满的发生率明显减少[48,49]。众所周知，当假体位于胸大肌下间隙时，乳房 X 光检查图像也将会更加准确[50,51]。

一期或二期的选择

决定采用二期还是一期手术，取决于患者临床状况、外科医生的经验和患者的选择。作者认为，考虑同期手术时不

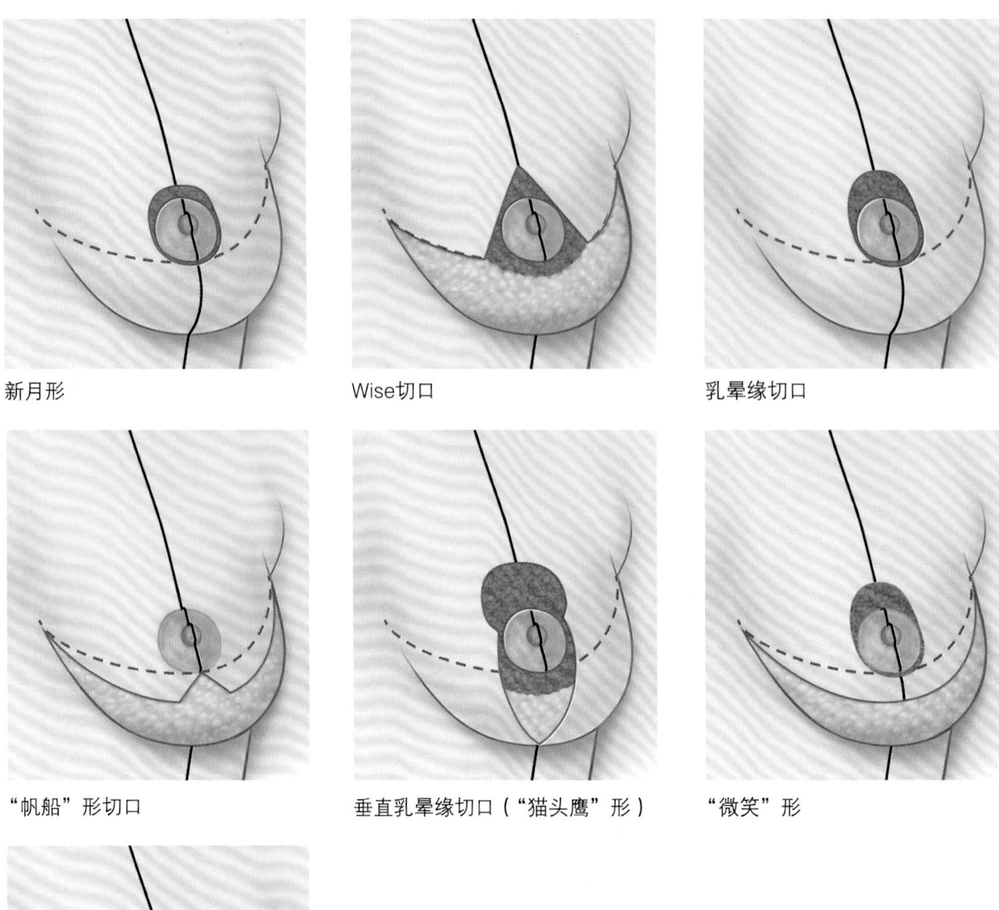

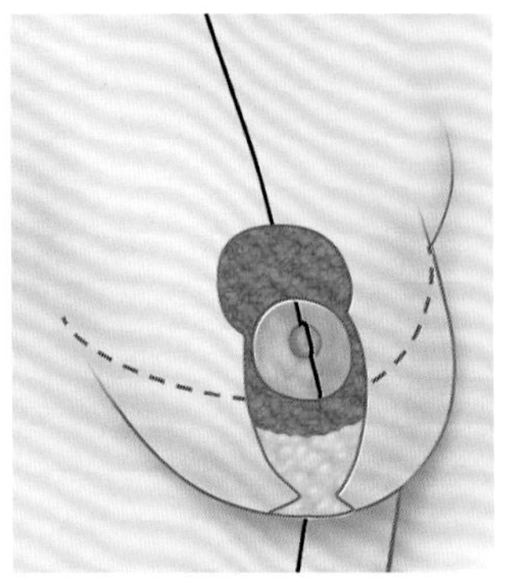

图 7.3 *乳房上提固定术切口类型*

Redrawn after Spring MA, Macias LH, Nadeau M, Stevens WG. Secondary augmentation-mastopexy: indications, preferred practices, and the treatment of complications. Aesthetic Surgery Journal 2014;34(7):1018-1040.

应选择特别担心增加手术风险的患者，尽管回顾数据显示，一期隆乳术联合乳房上提固定术患者的返修率为16.9%，而二期手术患者需要后续手术的比例为100%。当然，另有数据分别比较了较早报道的单纯隆乳或乳房上提固定术的翻修率，结果显示二期手术是最安全的选择。对于那些伤口愈合并发症风险高的女性，如糖尿病、吸烟者和免疫功能低下者等，不适合隆乳术联合乳房上提固定术[8,22,52,53]。

如果选择二期手术，许多医生将首先进行乳房上提固定术，然后至少间隔3个月以后进行隆乳术。这一时间过程，使得必要的二期手术时相关组织的修复得以完成。而先放置假体有助于绷紧软组织，也不一定是错误的选择。在决定两者先后顺序时，重要的是要考虑到患者是不是可以不用再进行第二次手术。在这种情况下，必须作出对患者更合适的决定：是选择增大而下垂的乳房，还是选择上提却体积不足的乳房？答案常常因人而异。

术前准备

为了确保效率、可重复性和可靠性，术前为每位患者建立检查表格至关重要。调整患者的期望值和签署完备的知情同意书是术前准备的重要组成部分，因为乳房上提固定术在整形外科经常会出现患者的投诉[54,55]。主要检查项目如下：

1. 回顾患者的病史并讨论相关的医疗许可——根据患者的年龄和病史做必要的实验室检查；

2. 为患者提供详细的术前、术中和术后注意事项，详细说明术前 1d 的情况（皮肤准备、禁食状态、应避免使用的药物等），何时进行手术，怎么过去手术地点，术后护理细节，联系人的姓名，术后随访预约；

3. 术后用药的处方；

4. 同意书（手术、照片、仲裁协议、麻醉等）；

5. 最后，应拍摄术前照片。

鉴于乳房 X 线检查的现状，应避免在进行乳房整形手术之前“常规”进行乳房 X 线照片。这符合美国内科医学委员会的规定，并获得了美国整形外科医生协会的认可。对于特定年龄组的患者，应该对患者进行每年的乳房 X 线筛查，除非患者有相关病史或体格检查要求进行进一步的检查[56]。

术前沟通也是患者与外科医生一起回顾其手术期望的机会。通过照片资料，可以有机会指出患者意识不到的不对称和特殊的解剖细节，同时也能审视瘢痕的位置。这时患者也有机会指出她想改变的区域以及改变的程度（上极饱满度、乳晕大小等）。术前进行这些讨论可以避免患者的焦虑和不满。当患者弯腰时，轻度的假体触感或波纹通常是乳房假体置入的结果，经常发生在瘦弱的患者或没有太多乳房实质组织的患者中。如果没有事先告知，当患者从侧面感觉到假体边缘时，可能会认为这是一种并发症。

提醒患者身体的两侧都不是完全对称时，经常使用的格言是“乳房是姐妹而不是双胞胎”。此外，乳房假体并非可以终身使用，并且应告知患者，将来可能需要对乳房进行其他手术以及 FDA 推荐的监测硅胶乳房假体的建议。

治疗方法 / 手术技术

患者标记

术前患者通常在术前等待区进行划线设计——“恰当的计划可以避免糟糕的结果”。由于已经掌握了患者乳房组织的情况以及患者的期望，外科医生基本上可以在手术真正开始之前在自己的脑海中进行手术。

首先标记胸骨中线和胸骨切迹，然后标记每个乳房的经线以寻求乳房的对称性。测量乳房经线至中线距离并做出标记以评估两侧差异，然后标记乳房下皱襞，并延伸到中线。乳房双脚规是 Stevens 等人推荐的测量乳房体积的工具，记录乳房基底直径以确定假体的选择。胸骨上切迹到乳房下皱壁的距离用于标记乳房经线上的新乳头位置，新乳头位置上方 2cm 处画出一个圆，即是新的乳晕，这一标记将通过乳头标记器在手术中进一步确认。然后根据在水平方向上需要减少多少来画出切口的 2 个垂直臂；如果根据乳头到下皱襞的距离需要缩小垂直方向的距离，则可以添加切口的“脚”（即横向切口）。一旦患者躺在手术台，所有标记都要重新测量和绘制。垂直臂的长度取决于患者想要的罩杯大小（表 7.1）

表 7.1 垂直肢体长度基于所需罩杯大小

期望的罩杯	垂直臂长度 /cm
B	5
C	6
D	7
DD	8

打好基础

所有患者术前应用抗生素预防感染，并安置下肢连续加压设备。作者通常在日间手术中心为低风险患者施行手术，术后患者可以在看护的陪同下回家康复，除非患者同时施行了其他手术而被建议在术后护理中心复苏。患者在手术台上的位置必须处于能够在术中适合多次坐起的地方，手臂被外展并固定在手托板上。将患者在事先预约时拍摄的术前照片粘贴在墙上，以便手术中参考，这样会很有帮助，因为患者仰卧时乳房外观会发生变化。鼓励患者从诊所提供的资料中选择他们想要的乳房模特照片，这些照片也放置在墙上以供参考。最后，如果在腔隙的剥离过程中未使用带光源的拉钩，则需要佩戴头灯。

具体手术步骤

1. 皮肤以聚维酮碘或洗必泰 / 酒精消毒，铺单，再用 1% 利多卡因和 1：100 000 肾上腺素溶液进行皮下浸润麻醉；

2. 第一步是重新测量并标记切口线，以确认切口的对称性和清晰度。重要的是如果第一次进行设计，一定是越小心谨慎越能收获更多；

3. 乳晕用一个 42mm 的乳晕缘环形刀进行标记（除非是根据患者 / 医生的意愿来改变大小）（图 7.4）；

4. 切开乳房上提固定术的切口，然后开始去表皮。乳晕下方的皮肤可以全层切除（图 7.4）。此时，如果要切除组织以达到对称性或略微缩小乳房，则可从垂直切口的侧面切除组织。这个手术一开始的步骤是先处理皮肤，假如医生对隆乳联合乳房上提固定术刚掌握不久，或者由于遇到不对称或解剖变异等有难度的案例，那么就应该稍微改变手术方式。在上述情况下，谨慎的做法是先置入假体，然后通过“预缝合”检查调整乳房上提固定术的标记，以确保留有足够的皮肤用于闭合切口，并且使外观满意。只有在主刀医生拥有实施这种术式的丰富经验，并且能够确定自始至终都不需要调整标记之后，才可以在不做预缝合检查调整的情况下先做皮肤的切除；

5. U 形切口切开并游离乳头乳晕复合体，然后用缝合线将乳头乳晕复合体的 12 点钟位置缝合到新的乳房中线处。这一操作将乳头乳晕复合体缝合固定上去，从而使下方乳腺组织可以被拉开（图 7.5）；

6. 除非计划了乳晕缘切口，否则将通过垂直切口分离假体置入腔隙。垂直切口的优点是可以保持 1~2cm 的下方

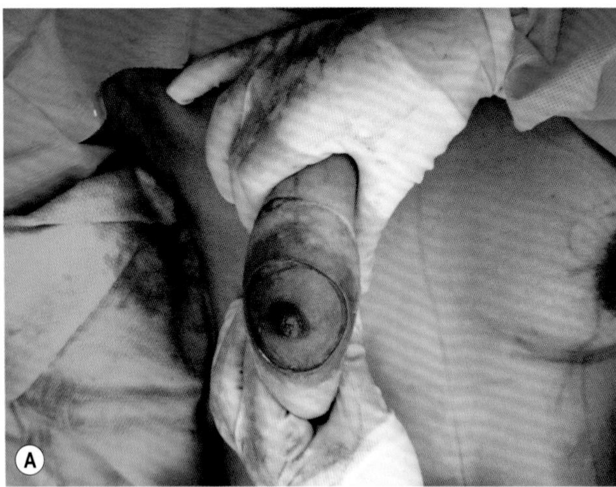

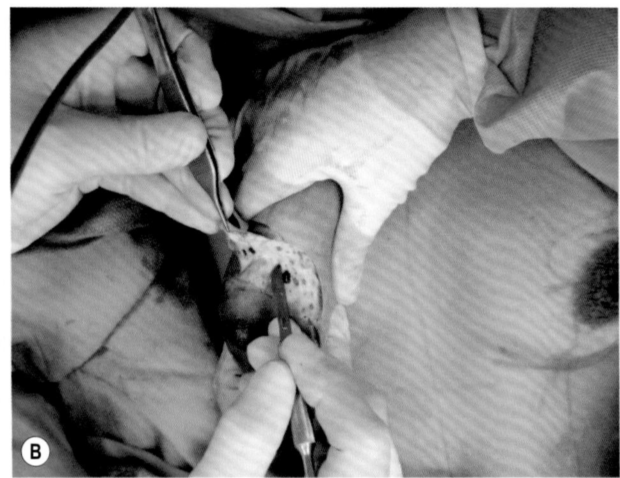

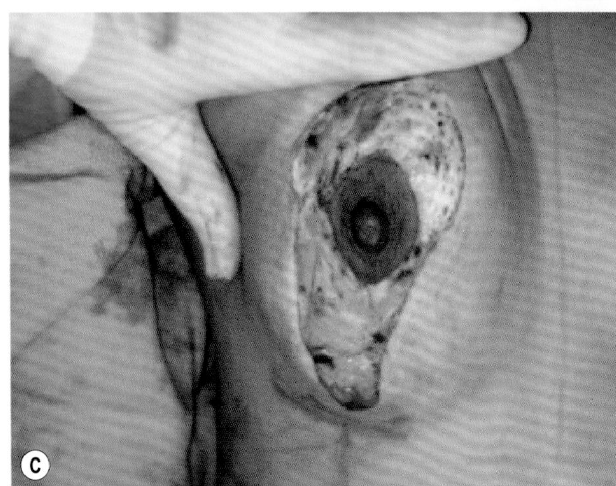

图 7.4 (A)乳晕缘和垂直乳房上提固定术切口切开;(B)乳晕周围的皮肤去上皮;(C)乳晕下方切除全层皮肤

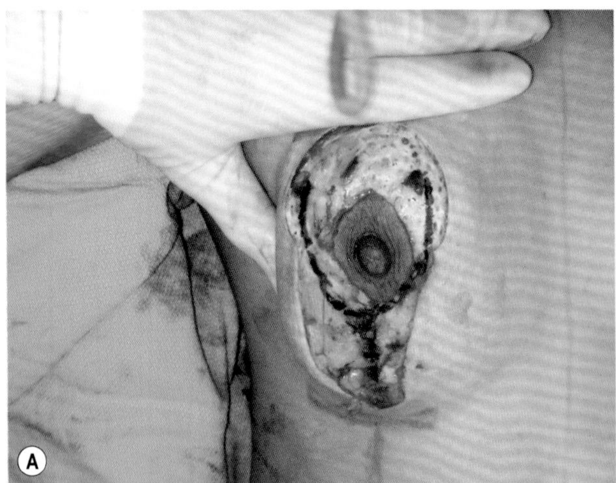

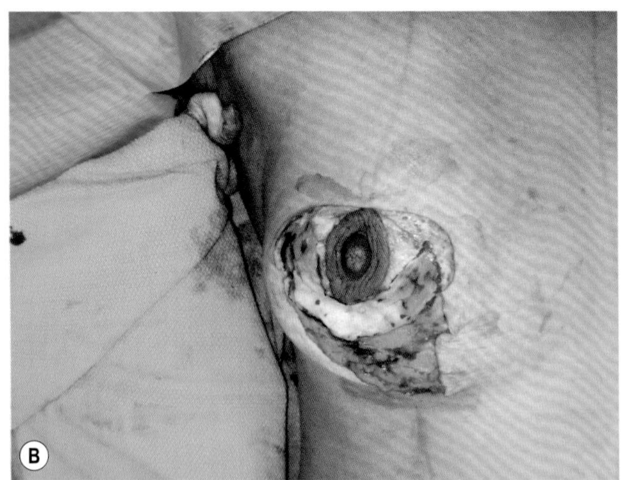

图 7.5 (A)以"U"形切开游离乳头乳晕复合体;(B)游离乳腺组织使乳头乳晕复合体可以向上移位并固定在 12 点钟位置。这样可以在分离假体腔隙过程中使乳头乳晕复合体形成移开,并且更容易闭合

组织袖，从而在伤口 T 形连接处破裂时可以保护假体。向下解剖至胸大肌边缘，离断胸大肌的下侧及下内侧肌纤维，以使假体处于理想位置。就在此时，根据患者的需要可以创建程度不同的双平面（图 7.6）；

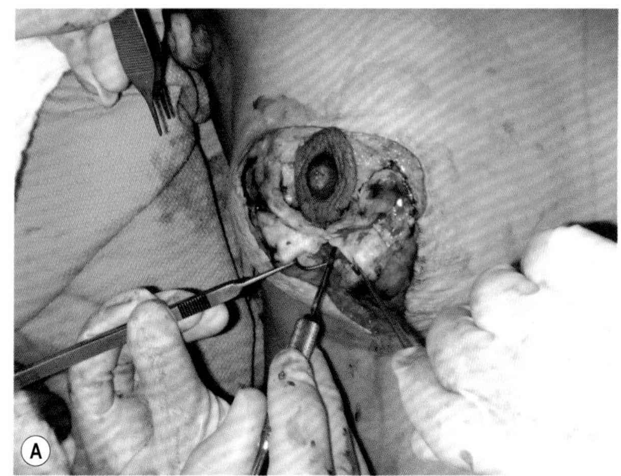

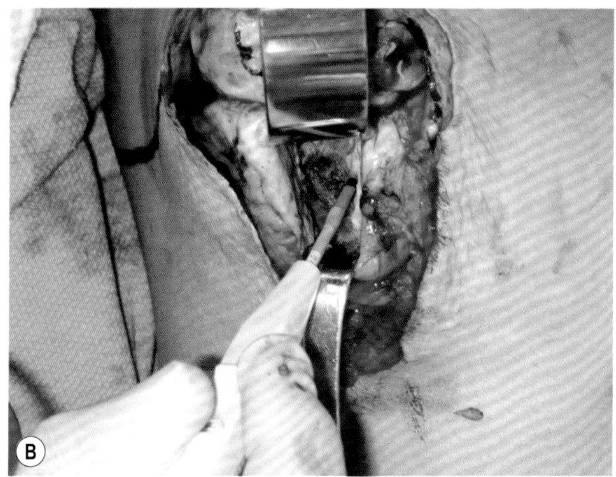

图 7.6 （A）经垂直切口分离假体腔隙；（B）找到胸大肌的边缘并创建合适的假体置入腔隙

7. 彻底止血；

8. 将假体型号模拟器放入假体腔隙中，以评估假体的位置、腔隙大小和胸大肌是否充分剥离。软组织可以用临时缝合线闭合，以模拟覆盖于假体上的软组织位置；

9. 进行预缝合评估乳房上提固定术的切口，这样做是为了确定假体的大小和皮肤切除的程度。乳房的下极侧面观应该是平坦的，而不是平缓的曲线。这是因为随着时间的流逝，假体将下降并且软组织将拉伸并导致出现自然的乳房下极。如果乳房下极在手术时看起来已经很好，随着时间的推移，由于假体的重量引起皮肤的伸展，将导致乳房下极过多的松弛；

10. 假体腔隙先用三联抗生素溶液冲洗，再用聚维酮碘冲洗，然后生理盐水彻底冲洗干净，放置假体后，将深层组织完全封闭。图 7.7 显示了假体的位置；

11. 垂直中线处组织用 3-0 Vicryl（薇乔）线缝合在一起，于深层从下向上方连续锁边缝合，当缝合到达乳头乳晕复合体的正下方时，缝合应逐渐浅出，直至乳头乳晕复合体的 T 形结合处。以此方法闭合深层组织为皮肤闭合作准备（图 7.8）；

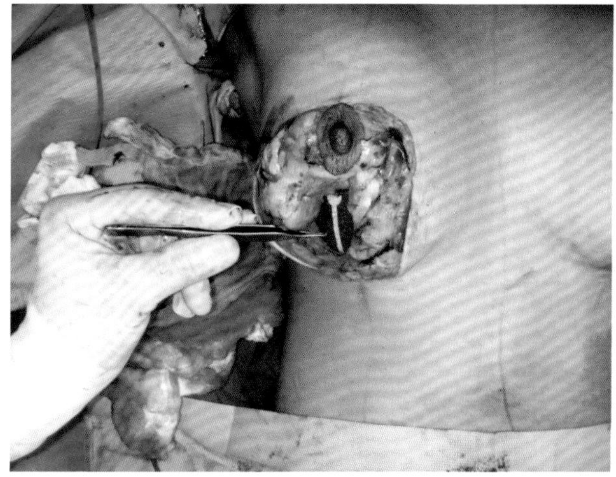

图 7.7 图示假体在腔隙中的位置。此处显示一个解剖型假体，白线表示假体的方位

12. 稍做皮下分离以使皮肤边缘对合得更好（图 7.9）；

13. 切口用 3-0 Monocryl（单乔）缝线间断缝合真皮深层，再以 3-0 Monocryl（单乔）缝线连续缝合皮肤。乳晕以 4-0 Monocryl（单乔）间断缝合真皮深层，再以 4-0 Monocryl（单乔）连续缝合皮肤；

14. 在乳头乳晕复合体就位后，如果不是完美的圆形或显示出泪滴形，则应在手术中进行处理（图 7.10）。应用乳头标记器标记并切除皮肤。

临床提示

在切开乳房上提固定术切口前先作预缝合评估是一种有效的技术，可以防止切除过多的皮肤；

在手术结束时，乳房下极的侧面观应显得平坦；

伤口关闭前，应先解决乳晕形状问题。

特别注意事项

边缘下垂

边缘下垂的患者要求乳头乳晕复合体抬高少于 2cm，因此常可适用于乳晕缘切口乳房上提固定术（图 7.9 、图 7.10）。用不可吸收线锁扣“轮辐样”缝合或荷包缝合，埋置在真皮深层，并将线结深埋（图 7.11、图 7.12）。使用此技术时需要注意一些细节：

1. 荷包缝合避免过紧，以免可能引起乳头乳晕血管损伤；

2. 通常会有轻微的皮肤褶皱，术后会改善；

3. 手术后可能会发生瘢痕和乳晕增大，但永久性缝线有助于减少这种情况发生；

4. 大量皮肤切除后乳房也可能变平坦。

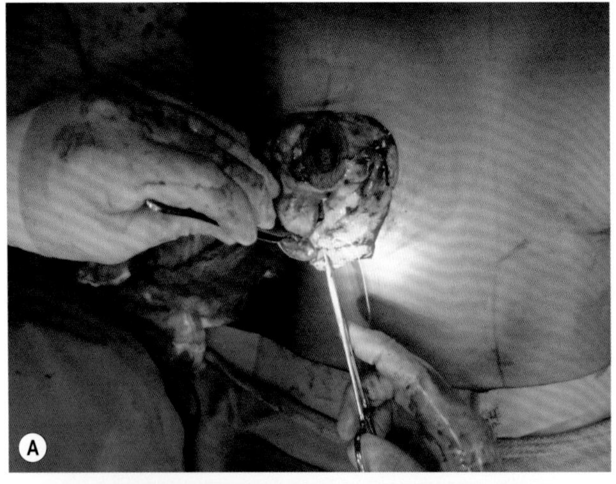

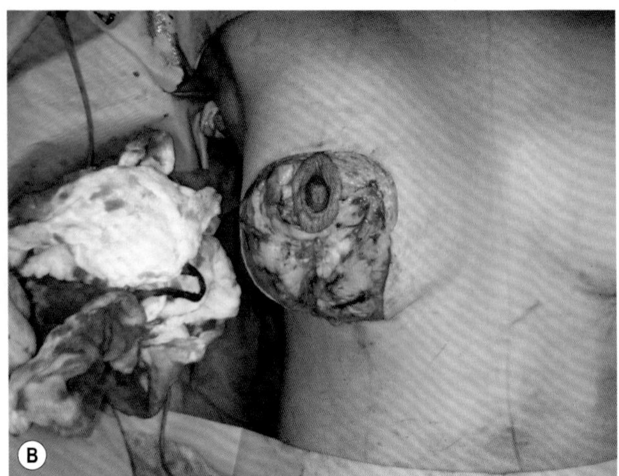

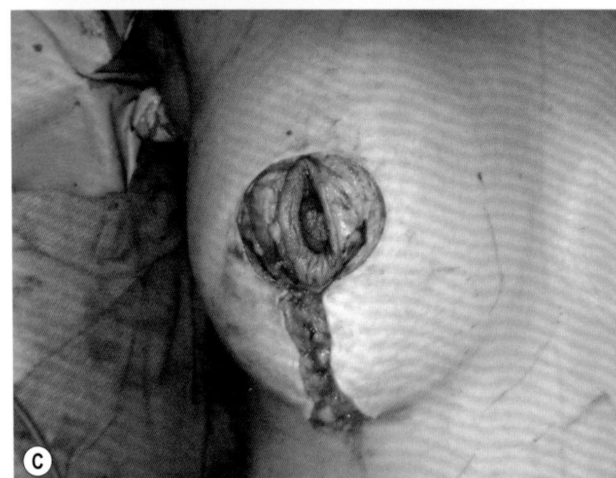

图 7.8 （A~C）首先连续缝合闭合腔隙，从深层下部的乳腺组织开始，向上延伸至乳头乳晕复合体，然后过渡到更浅的表面，然后以锁边缝合向下延伸

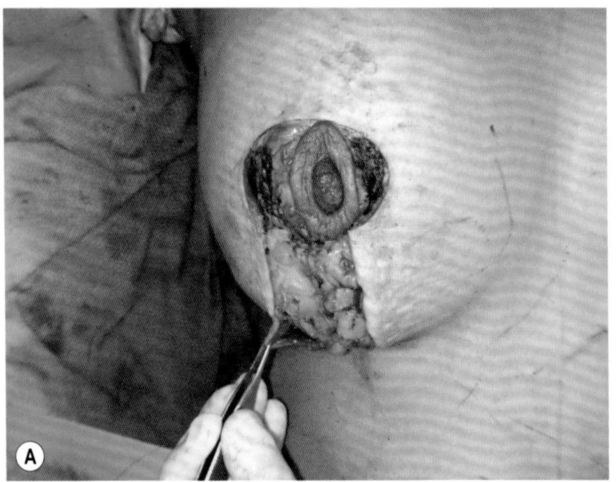

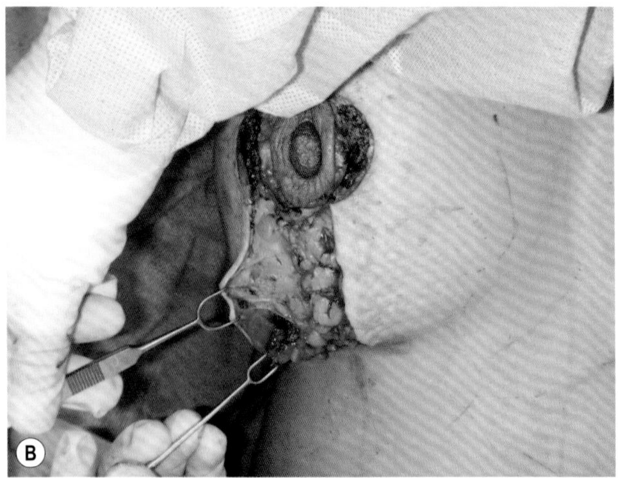

图 7.9 （A，B）进行适度的皮瓣下剥离，以减轻皮肤的张力，方便切口闭合

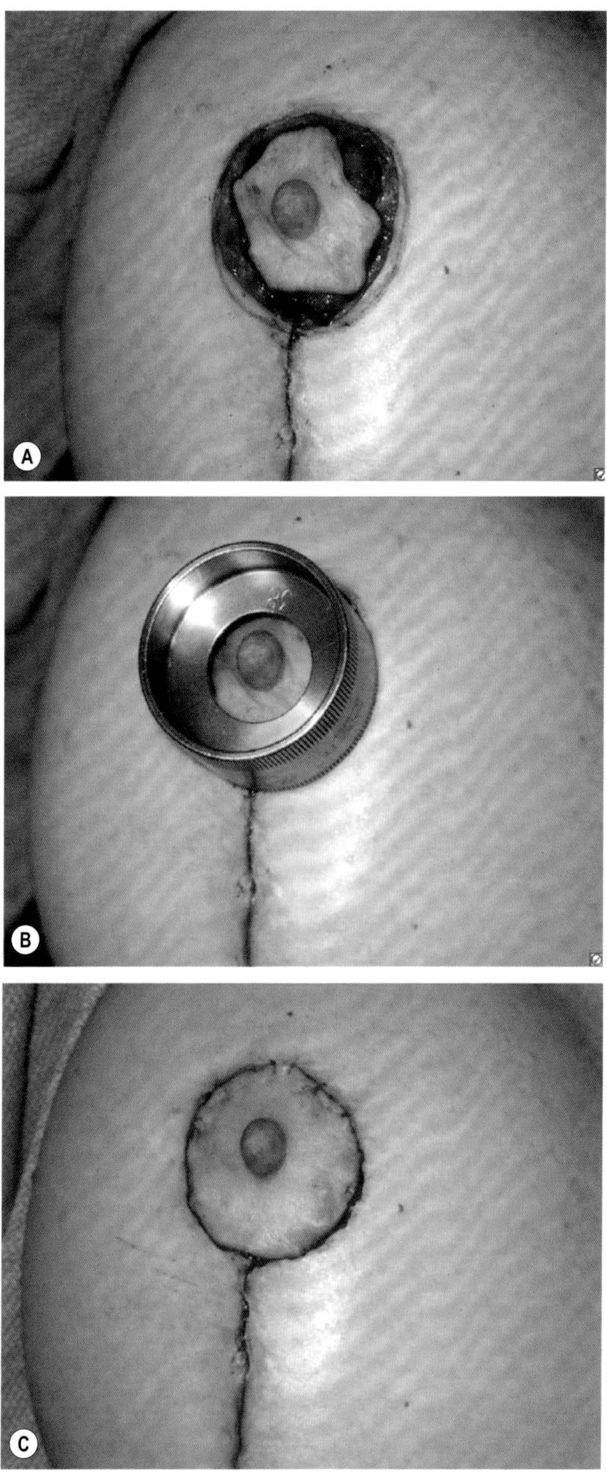

图 7.10 （A~C）乳头乳晕复合体调整。如果将皮肤收拢在一起但无法形成完美的圆形乳晕时，可以使用乳晕标记器和手术剪或手术刀进行最终的调整。最好在手术台上解决这些问题。与垂直切口的交界处应保证垂直，否则会发生水滴样变形

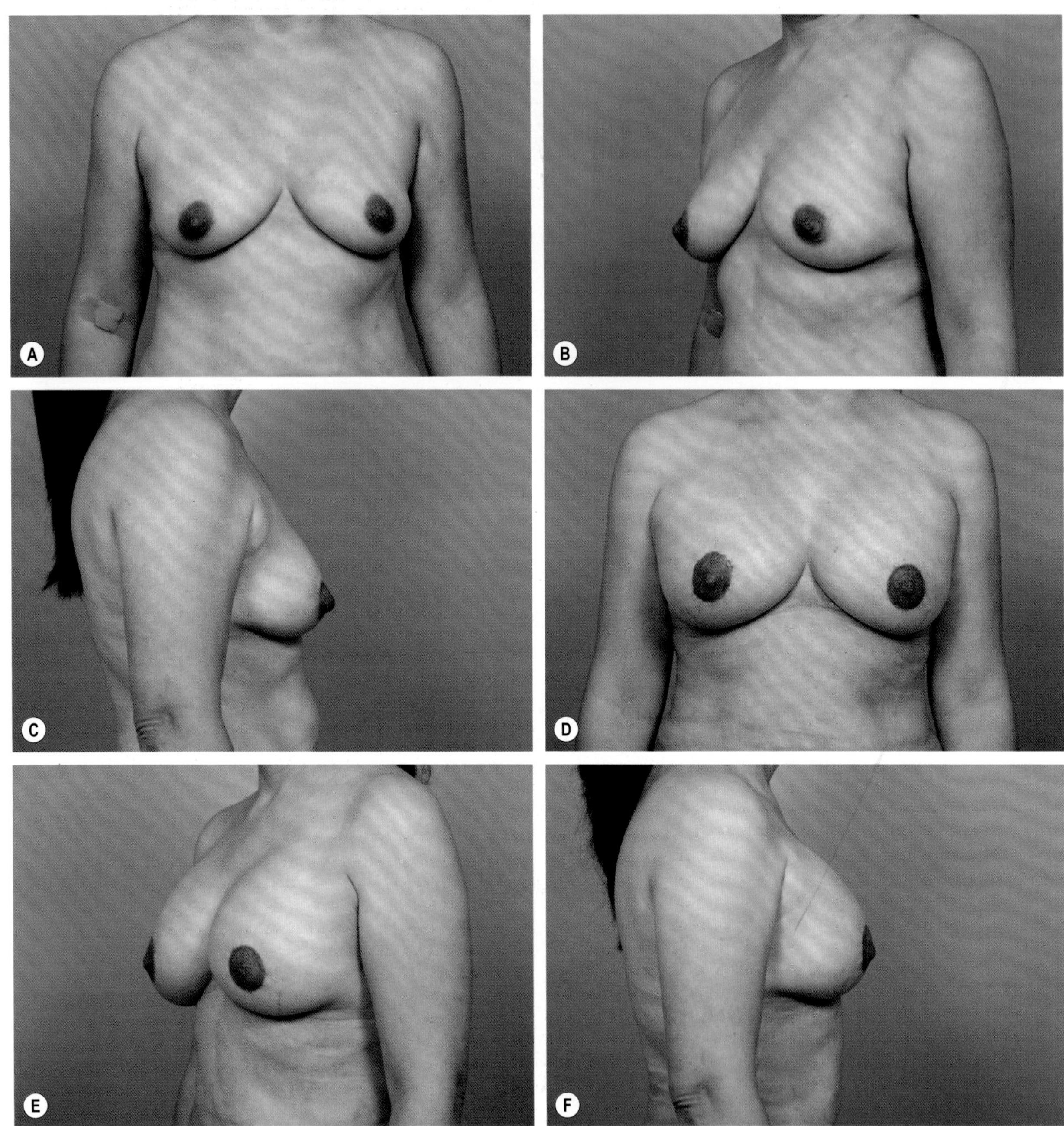

图 7.11 乳晕缘切口乳房上提固定术。(A~C)一名 47 岁的女性，患有 2 级下垂；(D~F)术后 1 个月，进行了乳晕缘切口隆乳术联合乳房上提固定术。值得注意的是，假体一开始的位置稍高，但是重力的作用会在接下来的几个月中将它们缓慢降低到理想位置。对患者进行相关预期变化的教育很重要

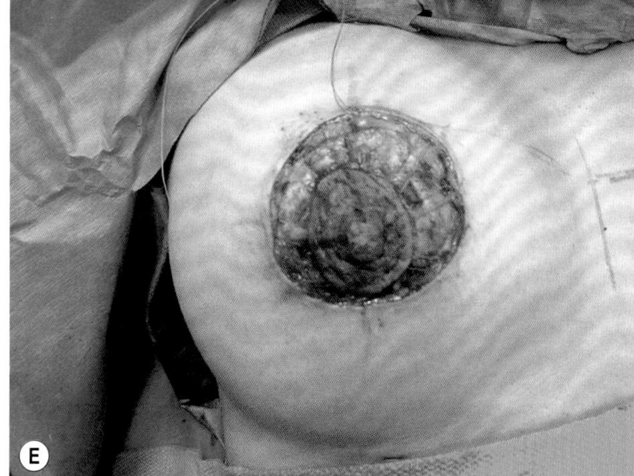

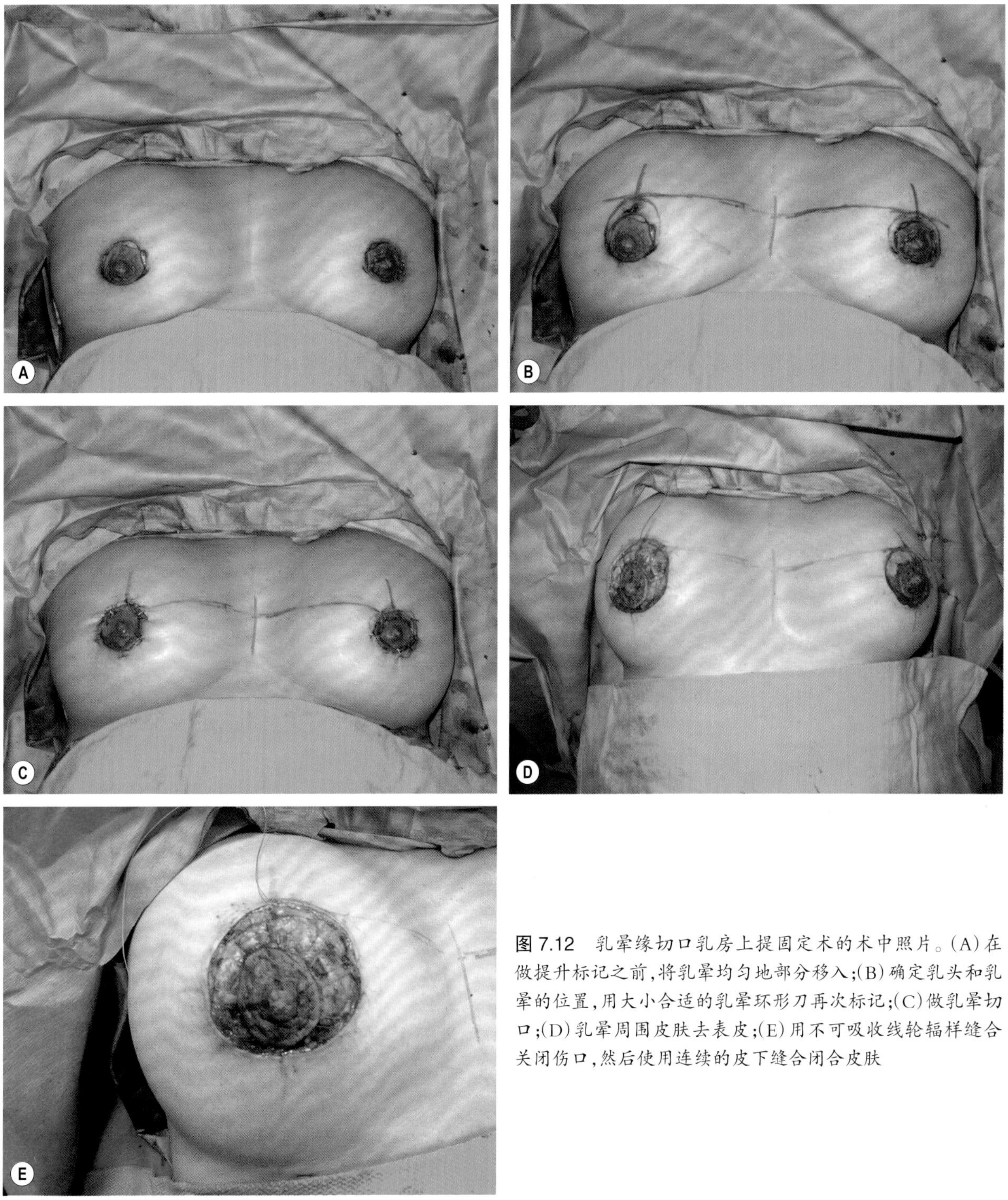

图 7.12　乳晕缘切口乳房上提固定术的术中照片。(A)在做提升标记之前，将乳晕均匀地部分移入；(B)确定乳头和乳晕的位置，用大小合适的乳晕环形刀再次标记；(C)做乳晕切口；(D)乳晕周围皮肤去表皮；(E)用不可吸收线轮辐样缝合关闭伤口，然后使用连续的皮下缝合闭合皮肤

假性下垂

假性下垂患者可能有适当的乳头位置和乳晕大小。轻度假性下垂通常可以通过单独的隆乳来矫正，但对重度假性下垂患者，作者发现须施行乳房上提固定术来提升乳腺实质并切除多余的皮肤，才可以创造出更令人满意的乳房形状（图 7.13），这种情况只用“帆船”形或“微笑”形切口的乳房上提固定术即可解决问题，尽管大多数患者会因乳晕的轻微重新定位而获益。

缩窄性乳房

缩窄性的乳房畸形可能对术后的外形产生深远的影响，据估计，超过 80% 的隆乳女性会出现某种形式的缩窄[57]。解剖型假体可用于这类患者，因为性状稳定的硅胶有助于在乳房的下极施加不同的压力。术中松解下方、内下方腺体组织束带和致密组织可以创建出更加圆润的下极。她们更适合做乳晕缘切口乳房上提固定术，这可以弥补水平方向的不足，缩小增大的乳晕并限制乳房组织的突出。尽管她们也会得益于乳腺下假体置入[58]，但作者认为，对下极实质组织束带的广泛松解和胸大肌下间隙隆乳可以取得更好的效果。

乳房不对称

对于乳房明显不对称的患者，可以通过减小较大侧的乳腺组织或使用不同大小的假体来处理。在讨论放置相同大小的假体或试图纠正轻微的不对称时，作者发现，如果术后的不对称性与患者之前的情况相对应，患者也会非常满意的。比如：术前患者的右乳房稍大，如果左侧置入一个更大的假体，结果导致左侧比右侧稍大时，患者将不能接受；而用相同大小的假体，患者将接受这个事实，因为这种不对称是由于她们原有乳房组织所引起。

术后护理

以下是作者的术后护理制度，虽不应将其视为绝对，但却是实践中行之有效的范例。

术后护理及为护理人员制订统一的护理方案对于确保稳定的恢复期至关重要。对患者进行术后期望值的教育也很重要，应在术前预约时就开始。

给患者一个详尽的术前和术后用药禁忌须知。除非过敏，否则患者应接受以下术后药物治疗：麻醉后对乙酰氨基酚控制疼痛；苯二氮䓬类抗焦虑及肌肉痉挛；术后 7d 内使用抗生素。根据外科护理改善计划，术后 24h 不建议使用抗生素[59]，每位医生必须决定哪种方案在其临床实践中效果最好。还给患者提供了 Arnica Montana 口服片（消肿化瘀草药）和外用乳膏，以治疗淤青和肿胀。研究表明 Arnica 的疗效

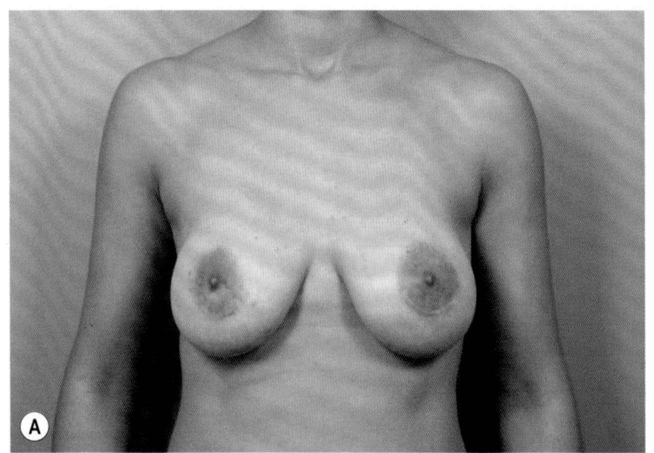

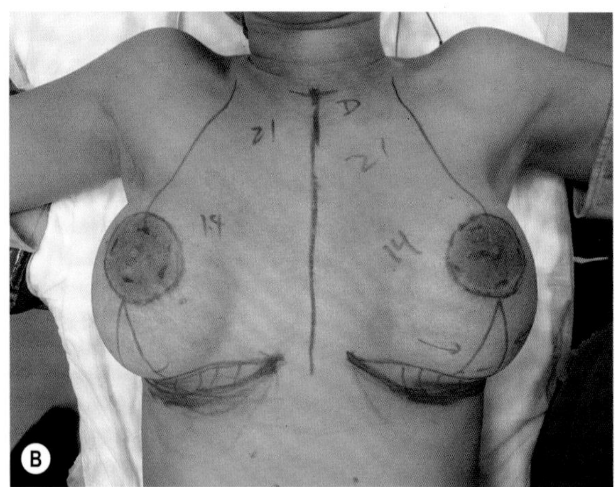

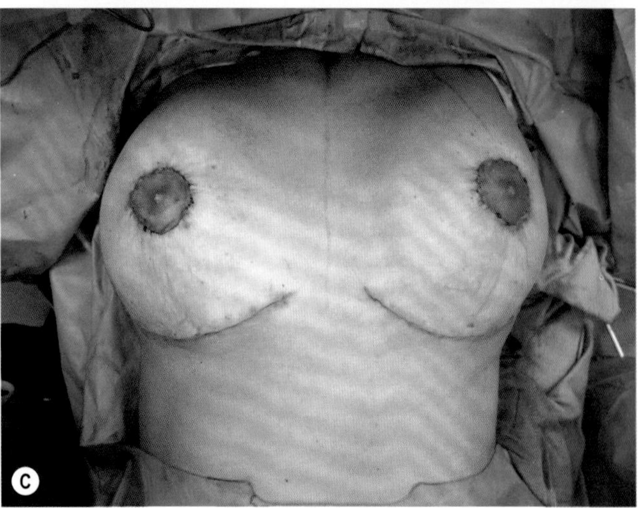

图 7.13 （A）该女性在 6 年前隆乳后呈现乳晕变大和假性下垂。术中，她接受了“帆船”形乳房上提固定术，以减少垂直和水平方向多余的组织，同时以乳晕缘切口缩小扩大的乳晕。（B）移除原有假体和包膜，置入 547cc 的硅胶假体。放置假体后，无须再行垂直方向的乳房上提固定术。（C）该患者接受了“微笑”切口的乳房上提固定术，以减少垂直方向组织过多的问题

是有争议的[60]。一项随机对照研究表明，与安慰剂相比，它减少了隆鼻患者的水肿[61]，而之前的安慰剂对照研究显示，在治疗激光后瘀斑方面与安慰剂没有区别[62]。根据作者的经验，Arnica的优势大于风险。

切口闭合后，立即用干燥、厚实、柔软的棉垫包扎伤口，并用kerlix或者bias-cut绷带包裹。包扎成一个露背式吊带外观，前面呈“V”形，以避免摩擦颈部。如前所述，很少使用引流管，但是如果存在引流管应该妥善固定在绷带的外面。如果患者没有进行其他联合手术，则在护理人员陪同下出院。

患者在术后第1日复诊，将其敷料完全去除，用稀释的过氧化氢和盐水清洁伤口。应用免缝胶带Steri-Strip（免缝胶带）贴敷伤口，穿戴外科弹力胸罩。在戴上文胸之前，在乳房上涂一层厚厚的Arnica油膏，“看上去就像在百吉饼上涂奶油芝士一样”，但目前尚无明确证据能证明这一操作的有效性[60]。建议患者在淋浴后2周内每日使用乳霜。术后约3~4周开始用硅胶进行瘢痕治疗。允许患者在6周内穿带钢丝的胸罩。并在6周后逐渐行标准随访（包括照片），随访在1周、2周、1个月、3个月、6个月和1年时进行，然后要求患者每年回访拍照。

作者通常使用毛面假体，因此不推荐按摩方案，但是，如果使用光面假体，则鼓励患者在手术的第1周开始进行轻柔的假体活动性练习。

如果假体看起来太高或有明显的上极肿胀，则有可能在假体顶部周围使用绷带（ace绷带或为此目的设计的商业产品）以保持向下压力。患者应该经常佩戴，并且压力“应该像拥抱一样”，避免太紧。

为了最大程度改善美学效果，可以实施额外的操作。Laguna Beach的Dan Mills等人设计的“鞋带模型”可用于需要矫正轻度乳房下皱襞不对称或双泡畸形的患者。遵循Mills概述的建议时，此技术有效且易于实施[63]。

对患者来说，术后的信心很重要，因为这种假体的下降对每个患者的发生率可能不同。让医生放心的是，当患者在手术中时，腔隙是对称的，假体处于良好的位置。

患者经常询问恢复正常活动的时间，包括日常工作和锻炼。术后最初2周是避免血肿和血清肿的关键时间。假体应始终正确固定在外科胸罩中（淋浴时除外）；应该限制手臂的运动，以避免假体在胸大肌下方运动。并且应避免升高血压。要求患者不要进行剧烈的手臂活动（除非是已经置入假体的二期手术患者）持续2周，然后逐渐恢复正常活动，直到术后6周。

重返工作岗位在很大程度上取决于患者的工作情况。如果是活动量很少的办公室工作，可以在1周内恢复工作；但是，建议在2周后再去从事体力活动较多的工作。关于日常锻炼，建议患者在手术后的最初几日开始在住处周围轻轻走动，然后在接下来的2周内可以在街区逐渐走动。应注意不要在开始的2周内控制血压和心率，以防止血肿或血清肿形成。术后2周开始，患者可以开始进行椭圆机或固定自行车等轻度锻炼，并逐渐过渡，直至术后第6周恢复完整锻炼。

并发症与后续手术

与假体或乳房上提固定术有关并发症的详尽描述不在本章范围之内。本章涉及的是文献报道的隆乳术联合乳房上提固定术后常见的并发症[6,11,13,23,64-66]。

即刻并发症

血肿

尽管止血非常彻底，血肿仍然是乳房手术可能的并发症之一。隆乳联合乳房上提固定术合并血肿的发生率为1.37%[23]。有些作者认为，直视下烧灼血管而不是钝性分离可以避免血肿的发生[67]。立即进行引流，不仅可以避免血肿对组织产生过度压力，避免随之发生的局部缺血，而且可以降低因血液积聚增加感染和假体挛缩的风险[68]。

感染

必须积极使用抗生素治疗软组织感染，并经常进行随访，以免伤口破溃并累及假体。假体感染后的后遗症包括假体立即取出以及远期的后果，例如包膜挛缩[69]。假体处理采用“无接触”方式[70]，能够大大降低感染的发生率[71]。术中技巧包括胸部再次消毒、更换手套、避免多人接触假体、敷料封闭覆盖乳头[72,73]、运用“无接触”技术、使用抗生素溶液[74]或Betadine溶液冲洗假体腔隙[75]以及避免含滑石粉手套。这些技巧都可以用来降低手术风险。隆乳术联合乳房固定术后感染的合并风险为2%（目前文献报告的风险为0~14%不等）[23]。

软组织问题

乳房提升后的乳头局部缺血是暂时的，影响很小。据报道，在乳房手术后中度或持久的乳头缺血的发生率为5%~11%，在所有乳房美容整形、肿瘤切除或重建手术中，约有0.5%~7.3%的病例会发生全层缺血/坏死[76,77]。治疗策略方面行之有效的经验是最大程度挽救乳头组织的基础[76]。询问既往乳房手术史，并在进行隆乳术联合乳房固定术时考虑乳头的血供非常重要。皮肤坏死或破裂最常发生在乳房上提固定术的T区。小心地处理组织、闭合时避免过大张力、切除受损伤的组织以及分离解剖时的微创原则都应该用来最大程度地减少与软组织相关的并发症。

延迟并发症

假体相关并发症

众所周知，盐水假体比硅胶假体更容易起皱褶[78]。随着时间的推移，由于来自假体的压力使组织变薄，褶皱可能会加重。改善方法包括将光面假体更换为毛面假体、将盐水假体更换为硅胶假体、将假体从乳腺下间隙移至胸大肌下间隙；在筋膜下或包膜下平面分离一个全新的腔隙；利用脱细胞真皮基质提供更多的假体覆盖范围；使用脂肪移植来增加该区域的支撑和体积。

假体位置异常通常在早期就很明显，并且可能是由于胸大肌解剖不当或不对称的腔隙剥离，又或者不完全松解所致。在这些情况下，需要进一步解剖进行修复，对过度解剖的腔隙进行缝合或者为假体构建新的腔隙[15,16]。

动态畸形是由假体的移动以及胸部肌肉的屈曲运动引起的，这在缺乏乳房实质组织的瘦弱患者中更为明显，胸大肌从内侧到胸骨的过度解剖也可能导致变形增加。可以通过将胸大肌缝合到胸壁，并将假体移至乳腺下间隙来矫正这类畸形[79]。

软组织相关并发症

假性下垂可能是由于相对薄弱的下极皮肤和组织在假体重力作用下导致的撑大，或者由于乳房下皱襞被完全破坏和假体向下方的移位。如上所述，作者努力在手术时做成扁平的下极，以容许术后的组织拉伸。保守地解剖乳房下皱襞也很重要，除非在必要情况下，否则不应破坏乳房下皱襞。如果需要降低乳房下皱襞，可能需要进行缝合来加固筋膜并防止假体下移。

无论是否行联合乳房上提固定术，包膜挛缩都是隆乳术后修复的常见原因[80]。大量研究表明，包膜挛缩的病因学是复杂而令人费解的现象[49,75,81-84]。导致包膜挛缩的因素包括感染和细菌污染[81]、乳腺下间隙置入[49]、乳晕缘切口入路[85]（可能是由于导管组织导致更多的细菌污染）[18]和光面假体的使用[3,4,8,17,19,80]。血肿的形成也与包膜挛缩有关[68,86]，引流管的使用与包膜挛缩的发生率也相关[81]。

乳头位置过高或过低是由于划线设计错误或由于假体移位和组织松弛造成的继发变化所致。乳头位置标记在前文的“患者标记”部分中进行了介绍，重要的是，上提乳头要比下降乳头容易得多。因此，如果有人担心乳头位置过高，则建议采取保守的抬高方法。除了乳头位置不正确外，还会出现乳晕形状变形。通常使用清真寺样式的乳晕设计，然而，这并不保证对称的圆形乳晕。作者建议如果在手术台上发现乳晕不圆时，就应该在术中处理这一问题，因为随着时间的流逝，这种不规则只会变得更加严重。

双泡征是以下两个问题之一引起的。首先是腺体组织下垂，覆盖在假体上。当乳房组织突出并悬挂在位置较上方的假体下方时，就会发生这种情况。可能是乳房上提固定术做得不够紧，留下了太多的腺体组织，或者胸大肌下部的肌肉离断不充分，导致假体保持在高位。可能需要重新调整假体的位置或大小，并应考虑调整乳房上提固定术。第二，如果为容纳一个较大的假体向下分离腔隙时下皱襞的折痕仍旧存在，或降低不对称的下皱襞以及松解缩窄的乳房下极时，由于横向的挛缩带未能离断，都有可能发生双泡畸形。随着时间的流逝，假体的压力拉伸皮肤，这种情况可能会有所改善。矫正措施包括“鞋带铸型”法[63]，置换较小的假体并创建新的胸大肌下间隙，用包膜加固折叠以重建乳房下皱襞。如果乳房假体的位置正确，则可以通过脂肪移植来掩盖轮廓凹陷。

结果

Khavanin 等人近期对 23 篇关于一期隆乳术联合乳房上提固定术的文章进行了 meta 分析[23]，结果显示，并发症总的发生率为 13.1%，最常见的为乳房下垂复发（5.2%），其次是不良瘢痕（3.7%）；假体挛缩发生率为 3.0%，组织相关的不对称为 2.9%；感染，血肿和血清肿发生率均低于 2%；二次修整手术率为 10.7%。尽管 meta 分析存在固有的缺点，并显示出极大的异质性，但仍然可作为良好的参考资料。

作者最近发表了 615 例一期隆乳联合乳房上提固定术连续性研究的综述[7]，其中硅胶假体占 79%，而毛面假体占 92%。假体的平均体积为 323cc。93% 的假体放置在胸大肌下间隙。五种最常见的并发症是：不良瘢痕（5.7%）、伤口愈合问题（2.9%）、假体渗漏（2.6%）、乳晕不对称（1.9%）和包膜挛缩（1.6%）。在研究期间，有 16.9% 的患者接受了某一类修复手术。单独考查与组织相关的并发症，最常见的适应证是瘢痕不良，而乳晕缘切口乳房上提固定术导致了这一统计学上较高的返修率。这一发现与其他研究一致[6,87]。

参考文献

1. *Cosmetic Surgery National Data Bank Statistics*. <http://www.surgery.org/sites/default/files/2014-Stats.pdf.>; 2014.
2. Nahai F, Fisher J, Maxwell PG, et al. Augmentation mastopexy: to stage or not. *Aesthet Surg J*. 2007;27:297–305. *A panel discussion from breast surgery experts with clinical examples of augmentation mastopexy challenges.*
3. Regnault P. The hypoplastic and ptotic breast: a combined operation with prosthetic augmentation. *Plast Reconstr Surg*. 1966;37:31–37.
4. Gonzalez-Ulloa M. Correction of hypertrophy of the breast by exogenous material. *Plast Reconstr Surg*. 1960;25:15–26.
5. Stevens WG, Stoker DA, Fellows DR, et al. Acceleration of textured saline breast implant deflation rate: results and analysis of 645 implants. *Aesthet Surg J*. 2005;25:37–39.
6. Calobrace MB, Herdt DR, Cothron KJ. Simultaneous augmentation/mastopexy: a retrospective 5-year review of 332 consecutive cases. *Plast Reconstr Surg*. 2013;131:145–156. *The authors describe their large experience with combined augmentation mastopexy procedures, resulting in a 20 percent reoperation rate in primary combined procedures and a 30 percent reoperation rate in secondary combined procedures.*
7. Stevens WG, Macias LH, Spring M, et al. One-stage augmentation mastopexy: a review of 1192 simultaneous breast augmentation and mastopexy procedures in 615 consecutive patients. *Aesthet Surg J*. 2014;34:723–732. *A single-center review of 615 consecutive patients that underwent one-stage augmentation mastopexy with demographic and surgical descriptions, clinical examples and complication statistics.*
8. Stevens WG, Freeman ME, Stoker DA, et al. One-stage mastopexy with breast augmentation: a review of 321 patients. *Plast Reconstr Surg*. 2007;120:1674–1679. *A retrospective review of 321 consecutive patients who underwent one-stage augmentation mastopxy. The review includes information about patient demographics, operative technique, postoperative results, complications and revision rates.*
9. Stevens WG, Stoker DA, Freeman ME, et al. Is one-stage breast augmentation with mastopexy safe and effective? A review of 186 primary cases. *Aesthet Surg J*. 2006;26:674–681.
10. Hedén P. Mastopexy augmentation with form stable breast implants. *Clin Plast Surg*. 2009;36:91–104.
11. Spear SL, Pelletiere CV, Menon N. One-stage augmentation combined with mastopexy: aesthetic results and patient satisfaction. *Aesthetic Plast Surg*. 2004;28:259–267. *A retrospective chart review of 34 patients who underwent one staged augmentation mastopexy. An aesthetic rating scale survey was conducted, showing that on average patients were satisfied with their result.*
12. Davison SP, Spear SL. Simultaneous breast augmentation with periareolar mastopexy. *Semin Plast Surg*. 2004;18:189–201.

13. Swanson E. Prospective comparative clinical evaluation of 784 consecutive cases of breast augmentation and vertical mammaplasty, performed individually and in combination. *Plast Reconstr Surg*. 2013;132:30e–45e.
14. Tessone A, Millet E, Weissman O, et al. Evading a surgical pitfall: mastopexy—augmentation made simple. *Aesthetic Plast Surg*. 2011;35:1073–1078.
15. Parsa AA, Jackowe DJ, Parsa FD. A new algorithm for breast mastopexy/augmentation. *Plast Reconstr Surg*. 2010; 125:75e–77e. *The authors have devised an algorithm for augmentation mastopexy based on the degree of breast ptosis. In addition they suggest a classification of "breast nadir" rather than nipple position to classify ptosis.*
16. Don Parsa F, Brickman M, Parsa AA. Augmentation/mastopexy. *Plast Reconstr Surg*. 2005;115:1428–1429.
17. Barutcu A, Baytekin C. One-stage augmentation-mastopexy with Wise pattern and inverted-T scar. *Aesthetic Plast Surg*. 2009;33:784–785.
18. Persoff MM. Vertical mastopexy with expansion augmentation. *Aesthetic Plast Surg*. 2003;27:13–19.
19. Persoff MM. Mastopexy with expansion-augmentation. *Aesthet Surg J*. 2003;23:34–39.
20. Karnes J, Morrison W, Salisbury M, et al. Simultaneous breast augmentation and lift. *Aesthetic Plast Surg*. 2000;24:148–154.
21. Spear S. Augmentation/mastopexy: "surgeon beware". *Plast Reconstr Surg*. 2003;112:905–906.
22. Handel N. Secondary mastopexy in the augmented patient: a recipe for disaster. *Plast Reconstr Surg*. 2006;118:152S–167S.
23. Khavanin N, Jordan SW, Rambachan A, et al. A systematic review of single stage augmentation mastopexy. *Plast Reconstr Surg*. 2014;134:922–931.
24. Beale EW, Ramanadham S, Harrison B, et al. Achieving predictability in augmentation mastopexy. *Plast Reconstr Surg*. 2014;133:284e–292e.
25. Regnault P. Breast ptosis. Definition and treatment. *Clin Plast Surg*. 1976;3:193–203.
26. Hamdi M, Hammond DC, Nahai F. *Vertical Scar Mammaplasty*. 1st ed. Berlin: Springer; 2005.
27. Würinger E, Mader N, Posch E, et al. Nerve and vessel supplying ligamentous suspension of the mammary gland. *Plast Reconstr Surg*. 1998;101:1486–1493.
28. Hall-Findlay EJ. Pedicles in vertical breast reduction and mastopexy. *Clin Plast Surg*. 2002;29:379–391.
29. O'Dey DM, Prescher A, Pallua N. Vascular reliability of nipple-areolar complex-bearing pedicles: an anatomical microdissection study. *Plast Reconstr Surg*. 2007;119:1167–1177.
30. van Deventer PV, Page BJ, Graewe FR. Vascular anatomy of the breast and nipple-areola complex. *Plast Reconstr Surg*. 2008;121:1860–1862.
31. Nakajima H, Imanishi N, Aiso S. Arterial anatomy of the nipple-areola complex. *Plast Reconstr Surg*. 1995;96:843–845.
32. Palmer JH, Taylor GI. The vascular territories of the anterior chest wall. *Br J Plast Surg*. 1986;39:287–299.
33. Bostwick J III. *Aesthetic and Reconstructive Breast Surgery*. St Louis: CV Mosby; 1983.
34. Brink RR. Management of true ptosis of the breast. *Plast Reconstr Surg*. 1993;91:657–662.
35. Gryskiewicz J. Dual-plane breast augmentation for minimal ptosis pseudoptosis (the "in-between" patient). *Aesthet Surg J*. 2012;33:43–65.
36. Nigro DM. Crescent mastopexy and augmentation. *Plast Reconstr Surg*. 1985;76:802–803.
37. Baran CN, Peker F, Ortak T, et al. Unsatisfactory results of periareolar mastopexy with or without augmentation and reduction mammoplasty: enlarged areola with flattened nipple. *Aesthetic Plast Surg*. 2001;25:286–289.
38. Spear SL, Kassan M, Little JW. Guidelines in concentric mastopexy. *Plast Reconstr Surg*. 1990;85:961–966.
39. Puckett CL, Meyer VH, Reinisch JF. Crescent mastopexy and augmentation. *Plast Reconstr Surg*. 1985;75:533–543.
40. Rubin JP, Gusenoff JA, Coon D. Dermal suspension and parenchymal reshaping mastopexy after massive weight loss: statistical analysis with concomitant procedures from a prospective registry. *Plast Reconstr Surg*. 2009;123:782–789.
41. Rubin JP, Khachi G. Mastopexy after massive weight loss: dermal suspension and selective auto-augmentation. *Clin Plast Surg*. 2008;35:123–129.
42. Rubin JP. Mastopexy after massive weight loss: dermal suspension and total parenchymal reshaping. *Aesthet Surg J*. 2006;26:214–222.
43. Graf RM, Mansur AE, Tenius FP, et al. Mastopexy after massive weight loss: extended chest wall-based flap associated with a loop of pectoralis muscle. *Aesthetic Plast Surg*. 2007;32:371–374.
44. Hurwitz DJ, Agha-Mohammadi S. Postbariatric surgery breast reshaping: the spiral flap. *Ann Plast Surg*. 2006;56:481–486.
45. Calvert JW, Dickinson BP, Patel A, et al. Lateral breast flap with superomedial pedicle breast lift. *Aesthet Surg J*. 2011;31:658–666.
46. Tebbetts JB, Adams WP. Five critical decisions in breast augmentation using five measurements in 5 minutes: the high five decision support process. *Plast Reconstr Surg*. 2005;116:2005–2016.
47. Stevens WG, Spring M, Stoker DA, et al. A review of 100 consecutive secondary augmentation/mastopexies. *Aesthet Surg J*. 2007;27:485–492.
48. Namnoum JD, Largent J, Kaplan HM, et al. Primary breast augmentation clinical trial outcomes stratified by surgical incision, anatomical placement and implant device type. *J Plast Reconstr Aesthet Surg*. 2013;66:1165–1172.
49. Puckett CL, Croll GH, Reichel CA, et al. A critical look at capsular contracture in subglandular versus subpectoral mammary augmentation. *Aesthetic Plast Surg*. 1987;11:23–28.
50. Grace GT, Roberts C, Cohen IK. The role of mammography in detecting breast cancer in augmented breasts. *Ann Plast Surg*. 1990;25:119–123.
51. Leibman AJ, Kruse BD. Imaging of breast cancer after augmentation mammoplasty. *Ann Plast Surg*. 1993;30:111–115.
52. Spear SL, Dayan JH, Clemens MW. Augmentation mastopexy. *Clin Plast Surg*. 2009;36:105–115.
53. Hedén P. Mastopexy augmentation with form stable breast implants. *Clin Plast Surg*. 2009;36:91–104.
54. Snow JW. Crescent mastopexy and augmentation. *Plast Reconstr Surg*. 1986;77:161–162.
55. Marchesi A, Marchesi M, Fasulo FC, et al. Mammaplasties and medicolegal issues: 50 cases of litigation in aesthetic surgery of the breast. *Aesthetic Plast Surg*. 2012;36:122–127.
56. *ASPS Participates in the ABIM Foundation's Choosing Wisely Campaign*. <http://www.plasticsurgery.org/news/past-press-releases/2014-archives/asps-participates-in-the-abim-foundation's-choosing-wisely%C2%AE-campaign.html.>; 2014.
57. DeLuca-Pytell DM, Piazza RC, Holding JC, et al. The incidence of tuberous breast deformity in asymmetric and symmetric mammaplasty patients. *Plast Reconstr Surg*. 2005;116:1894–1899.
58. Mandrekas AD, Zambacos GJ, Anastasopoulos A, et al. Aesthetic reconstruction of the tuberous breast deformity. *Plast Reconstr Surg*. 2003;112:1099–1109.
59. Joint Commission. *Surgical Care Improvement Project Core Measure Set*. Oakbrook Terrace, IL. <http://www.jointcommission.org/assets/1/6/SCIP-Measures-012014.pdf.>; 2014.
60. Rowe DJ, Baker AC. Perioperative risks and benefits of herbal supplements in aesthetic surgery. *Aesthet Surg J*. 2009;29:150–157.
61. Totonchi A, Guyuron B. A randomized, controlled comparison between Arnica and steroids in the management of postrhinoplasty ecchymoses and edema. *Plast Reconstr Surg*. 2007;120:271–274.
62. Alonso D, Lazarus MC, Baumann L. Effects of topical arnica gel on post-laser treatment bruises. *Dermatol Surg*. 2002;28:686–688.
63. Mills DC 2nd, Ereso AQ, Engle C, et al. Shoelace breast cast. *Aesthet Surg J*. 2014;34:776–781.
64. Spear SL, Low M, Ducic I. Revision augmentation mastopexy: indications, operations, and outcomes. *Ann Plast Surg*. 2003;51:540–546. *An 8-year retrospective review of 20 patients who underwent revision augmentation mastopexy. Capsular contracture and recurrent ptosis were the most common indications for revision.*
65. Spear SL, Boehmler JH 4th, Clemens MW. Augmentation/mastopexy: a 3-year review of a single surgeon's practice. *Plast Reconstr Surg*. 2006;118:136S–151S. *A retrospective study of 166 patients who underwent primary and secondary augmentation and primary and secondary augmentation/mastopexy. They found that primary augmentation/mastopexy has a significantly higher complication rate than primary augmentation. Secondary augmentation/mastopexy has higher revision and complication rates as well.*
66. Cárdenas-Camarena L, Ramírez-Macías R, et al. Augmentation/mastopexy: how to select and perform the proper technique. *Aesthetic Plast Surg*. 2006;30:21–33.
67. Tebbetts JB. Achieving a predictable 24-hour return to normal activities after breast augmentation: part I. Refining practices by using motion and time study principles. *Plast Reconstr Surg*. 2002;109:273–290.
68. Handel N, Cordray T, Gutierrez J, et al. A long-term study of outcomes, complications, and patient satisfaction with breast implants. *Plast Reconstr Surg*. 2006;117:757–767.

69. Adams WP Jr, Rios JL, Smith SJ. Enhancing patient outcomes in aesthetic and reconstructive breast surgery using triple antibiotic breast irrigation: six-year prospective clinical study. *Plast Reconstr Surg*. 2006;117:30–36.
70. Shetty RH, Ottersberg WH. Metals in orthopedic surgery. In: Wise DL, ed. *Encyclopedic Handbook of Biomaterials and Bioengineering*. 1. New York: Marcel Dekker; 1995:509–540 (Part B).
71. Mladick RA. "No-touch" submuscular saline breast augmentation technique. *Aesthetic Plast Surg*. 1993;17:183–192.
72. Collis N, Mirza S, Stanley PR, et al. Reduction of potential contamination of breast implants by the use of 'nipple shields'. *Br J Plast Surg*. 1999;52:445–447.
73. Wixtrom RN, Stutman RL, Burke RM, et al. Risk of breast implant bacterial contamination from endogenous breast flora, prevention with nipple shields, and implications for biofilm formation. *Aesthet Surg J*. 2012;32:956–963.
74. Adams WP Jr, Conner WC, Barton FE Jr, et al. Optimizing breast-pocket irrigation: the post Betadine era. *Plast Reconstr Surg*. 2001;107:1596–1601.
75. Burkhardt BR, Dempsey PD, Schnur PL, et al. Capsular contracture: a prospective study of the effect of local antibacterial agents. *Plast Reconstr Surg*. 1986;77:919–932.
76. Wang P, Nuveen EJ. Diagnosis and management of areolar ischemia. *Am J Cosmet Surg*. 2012;29:159–170.
77. van Deventer PV, Page BJ, Graewe FR. The safety of pedicles in breast reduction and mastopexy procedures. *Aesthetic Plast Surg*. 2008;32:307–312.
78. Stevens WG, Hirsch EM, Stoker DA, et al. A comparison of 500 pre-filled saline breast implants versus 500 standard textured saline breast implants: is there a difference in deflation rates? *Plast Reconstr Surg*. 2006;117:2175–2181.
79. Lesavoy MA, Trussler AP, Dickinson BP. Difficulties with subpectoral augmentation mammaplasty and its correction: the role of subglandular site change in revision aesthetic breast surgery. *Plast Reconstr Surg*. 2010;125:363–371.
80. Stevens WG, Nahabedian MY, Calobrace MB, et al. Risk factor analysis for capsular contracture: a 5 year Sientra study analysis using round, smooth, and textured implants for breast augmentation. *Plast Reconstr Surg*. 2013;132:1115–1127.
81. Berry MG, Cucchiara V, Davies DM. Breast augmentation: Part II – adverse capsular contracture. *J Plast Reconstr Aesthet Surg*. 2010;63:2098–2107.
82. Wong CH, Samuel M, Tan BK, et al. Capsular contracture in subglandular breast augmentation with textured versus smooth breast implants: a systematic review. *Plast Reconstr Surg*. 2006;118:1224–1236.
83. Barnsley GP, Sigurdson LJ, Barnsley SE. Textured surface breast implants in the prevention of capsular contracture among breast augmentation patients: a meta-analysis of randomized controlled trials. *Plast Reconstr Surg*. 2006;117:2182–2190. *A meta analysis of 11 trials which demonstrate a decreased capsular contracture rate with textured implants vs smooth.*
84. Dancey A, Nassimizadeh A, Levick P. Capsular contracture – what are the risk factors? A 14 year series of 1400 consecutive augmentations. *J Plast Reconstr Aesthet Surg*. 2012;65:213–218.
85. Henriksen TF, Fryzek J, Holmich LR, et al. Surgical intervention and capsular contracture after breast augmentation: a prospective study of risk factors. *Ann Plast Surg*. 2005;54:343–351.
86. Williams C, Aston S, Rees TD. The effect of hematoma on the thickness of pseudosheaths around silicone implants. *Plast Reconstr Surg*. 1975;56:194–198.
87. Elliott LF. Circumareolar mastopexy with augmentation. *Clin Plast Surg*. 2002;29:337–347.

第8章

二次乳房美容手术

Scott L. Spear, Benjamin J. Brown

概要

- 预防术后继发畸形最好的干预措施是周密的术前计划及科学规范的手术操作。
- “二次手术”的定义是对先前手术的乳房进行的所有后续手术，包括非美容类的手术，例如乳房肿瘤切除术。
- 瘢痕形成、组织挛缩和乳房血供改变导致二次手术挑战更大，术后发生并发症和患者不满意率的风险更高。
- 首次乳房手术后早期出现的畸形，如假体移位、早期的包膜挛缩、双泡畸形和“史努比”畸形（筒状乳房），需要尽早行矫正手术。
- 晚期修复手术的原因包括乳房下垂、假体破裂、乳房体积改变和晚期包膜挛缩等。

简介

尽管医生付出了最大的努力，但乳房手术后仍可能出现许多并发症。预防术后继发畸形最好的干预措施是周密的术前设计和科学规范的手术操作（详见其他章节）。本章的重点是在既往已行隆乳术、乳房上提固定术和隆乳联合乳房上提固定术之后的修复手术。作者认为，二次手术和修复手术应区分开来，“二次手术”的定义是对有过手术史的乳房再次进行的手术，包括非美容类的手术，例如乳房肿瘤切除术。在本章中，“修复手术”是指为矫正先前乳房手术所造成的畸形而进行的手术。瘢痕形成、组织挛缩和乳房血供改变导致乳房再次美容手术比初次手术的挑战更大，也使修复手术的并发症风险和患者不满意率更高[1]。然而，术前周密的分析和设计可以为提高预后和患者满意度奠定基础。

“早期”修复手术定义为在手术后12个月内进行的二次手术。早期进行乳房修复手术的原因是在首次手术后不久出现的畸形，例如假体移位、早期包膜挛缩、双泡畸形和“史努比”畸形。晚期修复手术是指手术1年以后发生的畸形，这些畸形与手术技术或判断无关，有些甚至不可避免，也不一定能预防，比如乳房下垂、假体破裂、乳房体积改变和晚期包膜挛缩等。

隆乳术后的修复手术

Gabriel 等对首次隆乳术后的1 800位患者进行了随访发现，术后5年的修复率为12%[2]。Allergan 公司通过10年的数据分析，发现第四代光面圆形硅胶假体隆乳术后10年修复率为36.1%（表8.1）[3]。

表 8.1 使用 Allergan Natrelle 硅胶假体置入10年后的副作用

	百分比 /%
破裂	10.1
包膜挛缩（Ⅲ型或Ⅳ型）	19.1
任何原因导致的二次手术	36.1

早期并发症

假体移位是指隆乳术后假体超出了理想的乳房边界，可分为上、下、内和/或外侧移位。假体移位的一些常见原因包括过度解剖，剥离的腔隙超出了乳房内、外和下侧边界。乳房下极双平面释放不充分，术后血肿和/或假体过大、过宽也会导致移位。假体下侧移位通常是由于解剖过度破坏了乳房下皱襞所致；内侧移位是由于乳房内侧解剖过度以及假体过宽导致；外侧移位最常见，通常由于外侧腔隙过度剥离导致，而胸壁的突度和胸大肌产生的张力会进一步加剧这种情况。腋窝切口和乳晕缘切口隆乳术后最常出现的问题是假体向上移位，这是由于下侧腔隙释放不足所导致。

假体移位修复包括重建假体置入腔隙，以改善乳房的形状、假体的位置以及乳房的大小。对于假体向外侧移位，必须通过腔隙的内移调整。也可以通过囊内切开术，同时将乳房外侧缘向内侧移动来实现。重建腔隙的外侧缘可以通过多种方式，如 Spear 和 Little 在 1988 年所报道的行乳房纤维包膜囊缝合术，缝合切开的包膜组织减小腔隙(图 8.1)[4,5]。

假体内侧移位，通常称为“乳房连通畸形”，是一个较难解决的问题，因为它通常与胸骨前组织与胸骨之间的附着组织发生分离有关。这些附着组织需要牢固而持久的修复，然而，如果假体仍然留在原来的平面，就会像楔子一样再次导致附着组织的分离。由于这个原因，作者推荐用改变假体放置腔隙的层次来纠正乳房连通畸形，包括将乳腺下间隙改变为胸大肌下间隙，胸大肌下到乳腺下间隙或形成新的胸大肌下间隙(图 8.2)[6]。在原来异常的胸大肌下平面的前方形成一个新的腔隙，可以置入假体并像镇纸一样加强胸骨前附着组织，而不是像楔子一样破坏附着组织。1993 年，Bengtson 等人报道了另一种改变乳房腔隙的技术——包膜囊瓣[7,8]。包膜囊瓣可通过构建血管化的组织条带对假体腔隙进行调整。不同于简单的包膜整缝合术，采用包膜囊瓣可以让医生有更大的空间来进行缝合操作，以减少假体对修复的附着组织的破坏(图 8.3)。

作者最常用包膜囊瓣或新的胸大肌下间隙来矫正假体下侧移位。对于假体向上侧移位，作者发现单纯的包膜下切开术不足以解决该问题，如 Spear 等人在 2003 年所述，治疗上侧移位的首选技术是改为双平面[9](图 8.4)。脱细胞真皮基质可用于包膜切开术、包膜缝合术、包膜囊瓣或其他缺乏实质组织部位的加强[10,11](图 8.5)。脱细胞真皮基质的另一个优势就是可以使用“重建技术”用脱细胞真皮基质和胸大肌来覆盖和支撑假体，从而减轻假体对皮肤和腺体组织的负担[10](图 8.6)。尽管脱细胞真皮基质成本很高，但比其他手术的成本要低，更不用说在恢复上所用的时间了。对于假体下侧和外侧移位的情况，一些外科医生主张改为乳腺下间隙，以消除胸大肌向内侧和外侧挤压假体的压力。但是，如果假体位于双平面位置，则腔隙下方和外侧部分已经位于乳

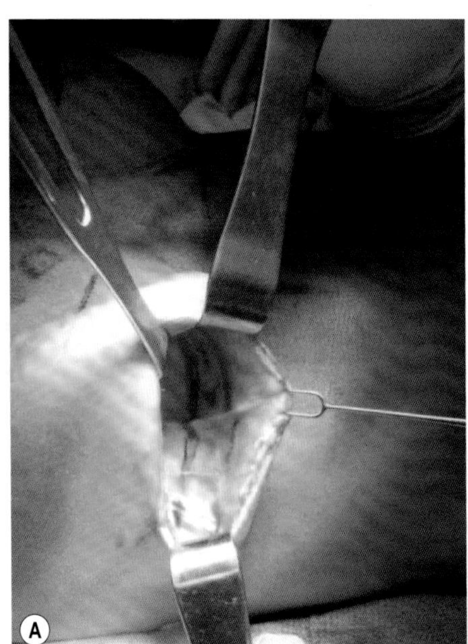

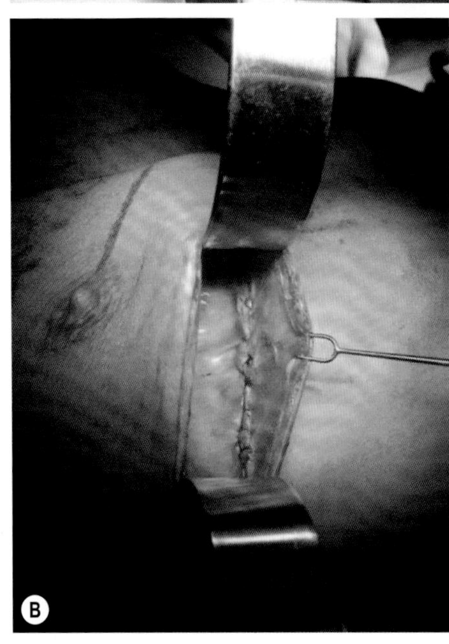

图 8.1 (A,B)包膜囊缝合术调整假体腔隙。切开假体的包膜囊并缝合修复以缩小腔隙

Case courtesy of Scott Spear, MD.

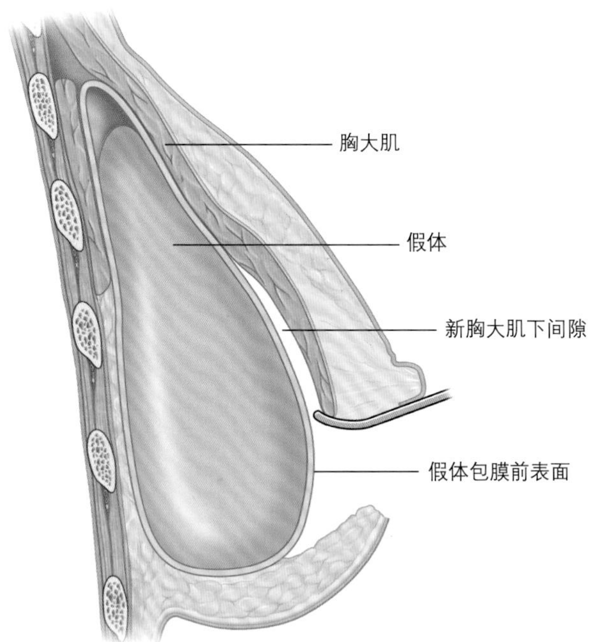

图 8.2 新胸大肌下间隙。新的胸大肌下平面位于假体包膜的前表面和胸大肌的后表面以及乳腺实质下方之间。乳房连通畸形的矫正是一种置入层次改变，包括将乳腺下间隙转移到胸大肌下间隙，胸大肌下间隙转移到乳腺下间隙或形成新胸大肌下间隙

Redrawn after Spear SL. Surgery of the Breast: Principles and Art, 3, Illustrated. Philadelphia: Lippincott Williams & Wilkins; 2010: 1479.

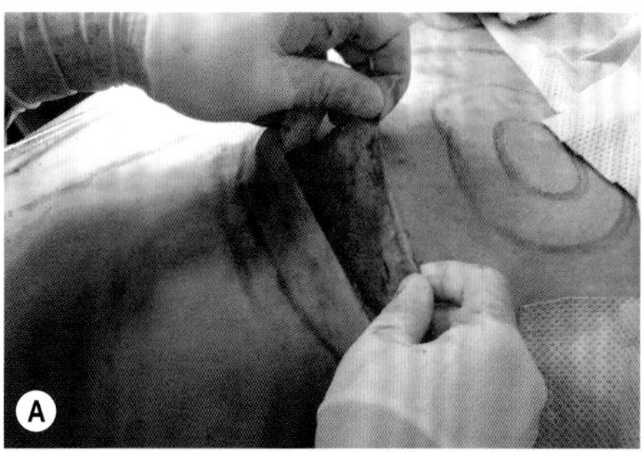

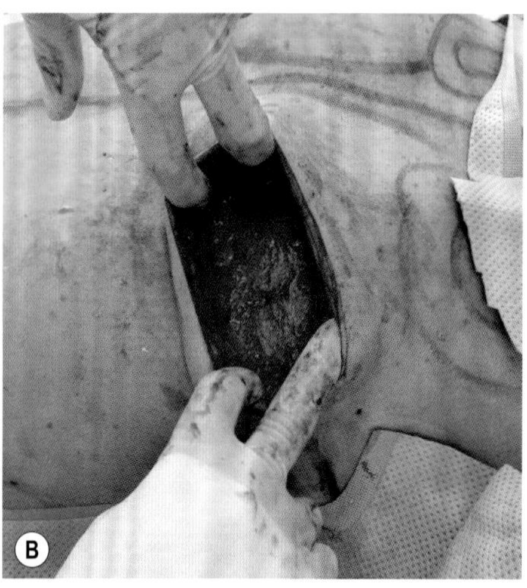

图 8.3 （A,B）包膜囊瓣可为外科医生提供更大的操作空间，可将缝合线固定于更有利的部位，以减少假体对修复的胸骨前附着的破坏能力

Case courtesy of Ben Brown, MD.

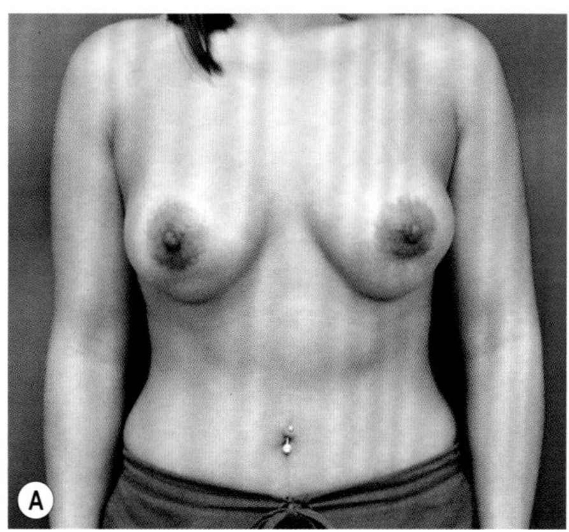

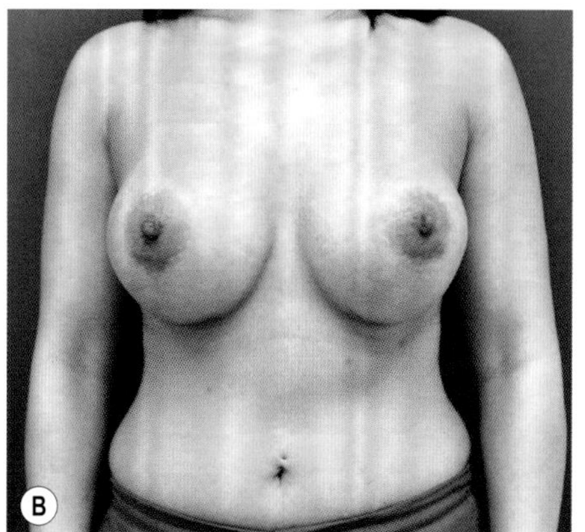

图 8.4 （A,B）将现有的假体腔隙转换为双平面腔隙。我们用于治疗假体上方移位和双泡畸形的首选方法是改为双平面

Case courtesy of Ben Brown, MD.

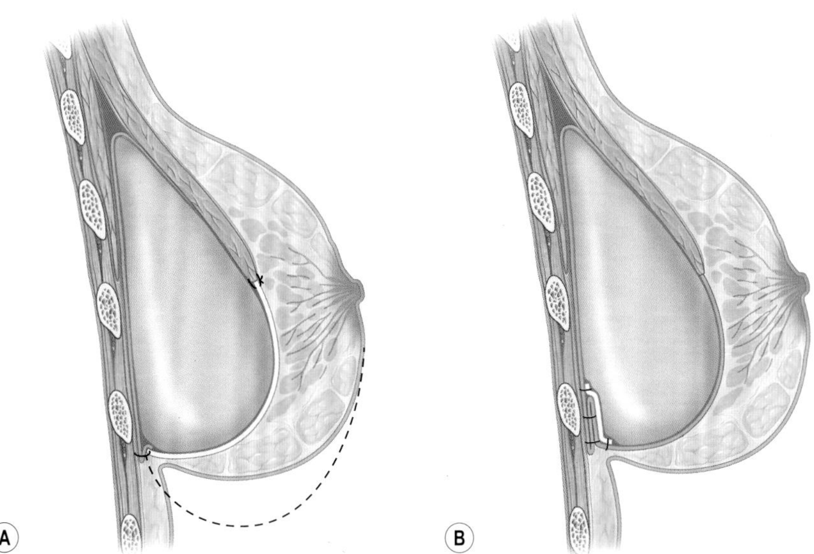

图 8.5 （A,B）沟技术。脱细胞真皮基质可用于加强包膜切除术、囊膜缝合术、囊袋皮瓣或缺乏组织的任何地方

Redrawn after Spear SL, Seruya M, Clemens MW, Teitelbaum S, & Nahabedian MY. Acellular dermal matrix for the treatment and prevention of implant-associated breast deformities. Plastic and Reconstructive Surgery. 2001; 127(3): 1047-58. doi: 10.1097/ PRS.0b013e31820436af.

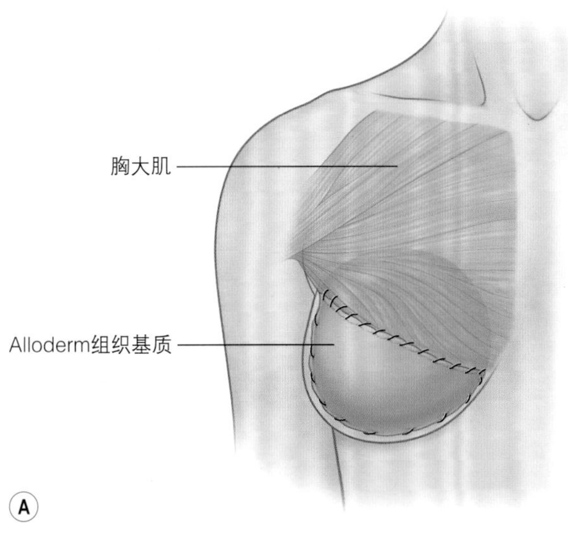

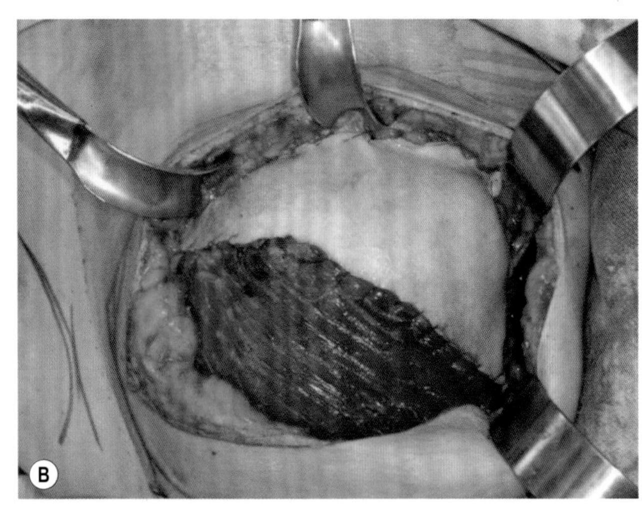

图 8.6 (A,B)将胸大肌前面游离出来,用一块重叠的脱细胞真皮基质将其固定到乳房下方和外侧皱襞处,类似于脱细胞真皮基质辅助再造技术
Case courtesy of Scott Spear,MD.

腺下,因此需要进行其他修复。有观点认为,一旦进行了修复,毛面假体不太可能再次出现移位,但尚无证据可以证实这一观点。

乳头乳晕复合体移位是指隆乳术后乳头乳晕复合体位置不符合美学定位。乳头乳晕复合体移位通常不是由隆乳术造成,而是因隆乳变得明显和加重了。所有女性都有一定程度的乳头不对称,整形外科医生在术前强调这一点非常重要。由隆乳术引起的乳头乳晕复合体移位通常与假体移位有关,其治疗如上所述。如果乳头乳晕复合体移位是由于未被发现的乳房下垂引起的,则可以通过随后的乳房上提固定术对其进行治疗,这将在本书其他章节进行介绍。

乳房假体周围不可避免地会形成瘢痕组织包膜。包膜挛缩是指在其他时候状态正常的包膜发生病理性的挛缩并出现症状[12]。包膜挛缩的机制尚不明确,一般认为这是一种严重的异物反应,如果严重到一定程度,会导致乳房变硬、变形和疼痛。

Baker 于 1977 年制订了乳房假体包膜挛缩的分级标准,1995 年由 Spear 进行了修订[13,14]。早期包膜挛缩是指假体置入 1 年内发生的挛缩,作者建议采取积极的处理方式,类似于治疗假体周围感染,包括包膜切开术、抗生素全身应用、重建新的腔隙和更换新假体,使用脱细胞真皮基质也可预防包膜挛缩[10]。

假体波纹是在被覆软组织量不足的情况下,假体解剖形状变形的结果。随着重力的作用,假体内的生理盐水或者硅胶从假体上部转移到下部,假体的上部就变得相对"空虚",假体外壳上部也随后变得呈起伏状。治疗假体波纹的方法包括增加软组织覆盖和减少假体产生的皱褶。如果假体位于乳腺下平面,方法是改善软组织的覆盖,包括改为双平面利用胸大肌上极来覆盖(图 8.4)。脂肪移植以及放置覆盖性或支撑性脱细胞真皮基质也可用于改善软组织覆盖。减少假体波纹的方法包括更换具有更高填充率的假体或使用黏性更强的硅胶假体。

双泡畸形是指在乳房下极存在一条收缩带或皱褶,形成两条褶皱的外观(图 8.7)。该收缩条索通常是原来的乳房下皱襞,因为位于假体向下移位形成的"伪下皱襞"之上

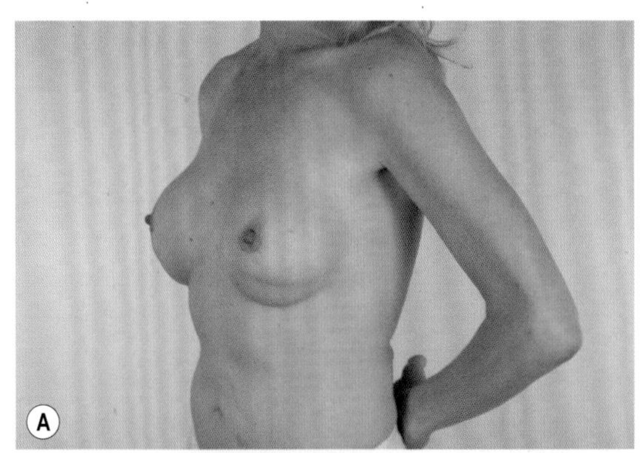

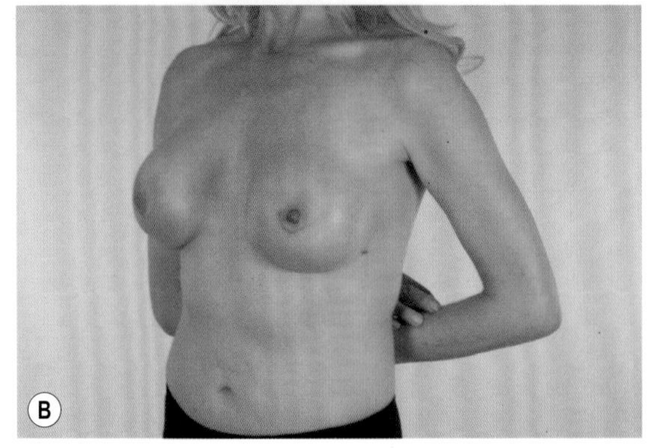

图 8.7 (A,B)双泡畸形是指在乳房下极存在一条收缩带或皱褶,形成两条皱褶的外观
Case courtesy of Scott Spear,MD.

显得比较明显。这也可能是在进行胸大肌下间隙剥离时胸大肌下部边界剥离不完全的结果。形成双泡畸形的另一个原因是在矫正筒状乳房畸形过程有意地将假体放置在乳房下皱壁之下时，未能彻底地松解原有的乳房下皱壁。双泡畸形的治疗选择包括如上所述将乳房下皱襞提升至原来的位置，脂肪移植或改为双平面消除褶皱[15,16]。改为双平面将确保胸大肌从固有的乳房下皱襞中释放出来，并消除任何皮肤粘连。

所谓"史努比"畸形是指乳房的腺体组织相对假体的"下垂"外观。轻度病例可以通过转换为Ⅱ型或Ⅲ型双平面进行治疗，这将使胸大肌及连带的腺体组织实现"掀帘效应"（"window-shade"），在假体前得到提升（图 8.8）[17]。更为严重的畸形被称为"史努比鼻"畸形，可能需要乳房上提固定术来处理下垂的腺体组织。Baker Ⅲ级或 Baker Ⅳ级包膜挛缩会使假体发生球形变形并向表面移位，加上腺体相对下垂，就会形成"史努比"畸形的外观。对于这些患者，最正确的做法是治疗包膜挛缩。

动态畸形是指乳房假体的形状或位置因胸大肌收缩发生的变形。当胸大肌上的软组织覆盖不足时，这种畸形显得更加明显。这也可能与胸大肌下间隙的剥离方式有关，也可能与特定患者的肌肉发育程度有关。实际上，动态畸形有多

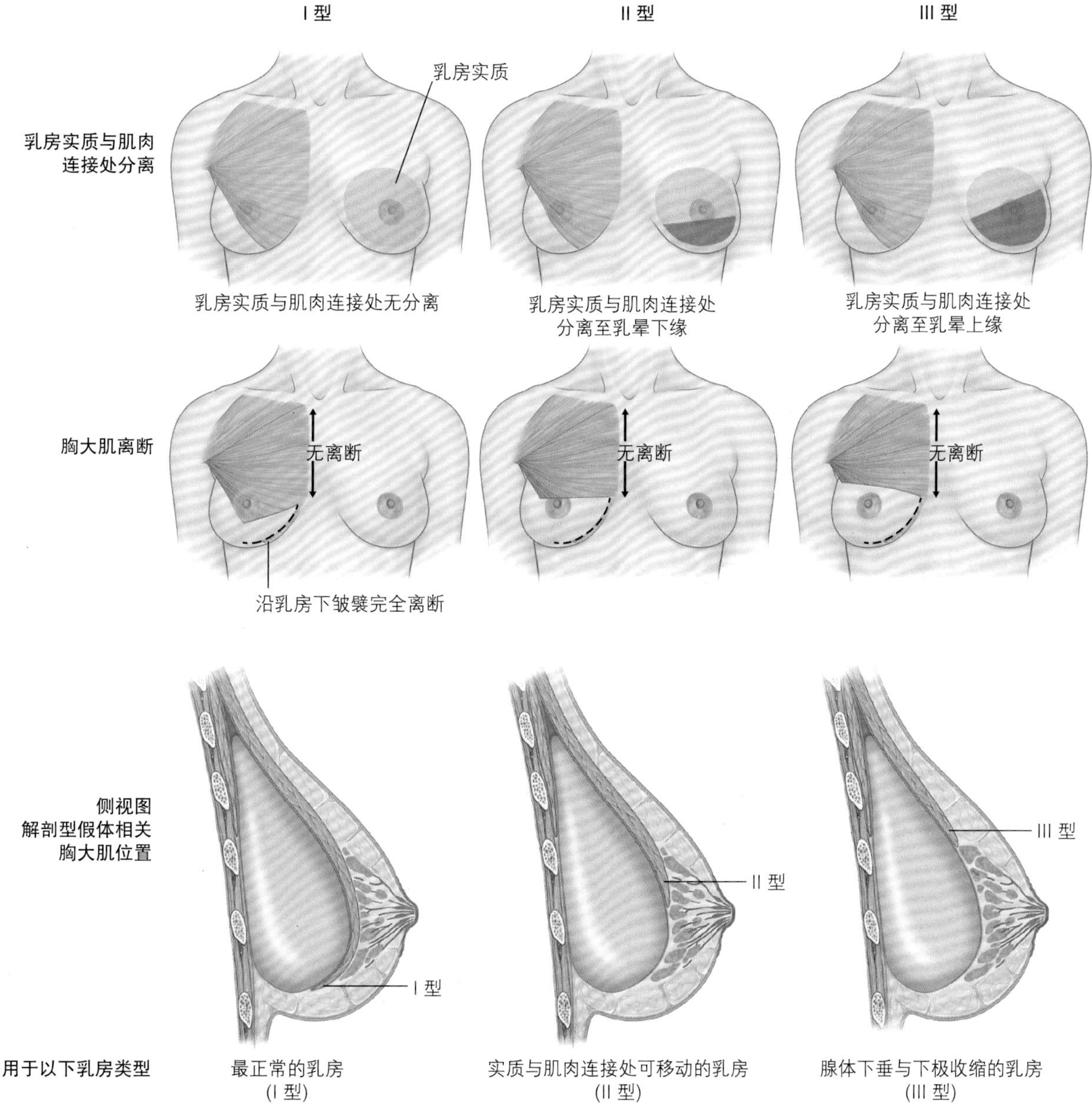

图 8.8　"史努比"畸形是指假体的腺体组织下垂。轻度病例可以通过转换为Ⅱ型或Ⅲ型双平面或进行治疗，这将使胸大肌和腺体组织覆盖在假体上形成"掀帘效应"或"上升效应"

Redrawn after Tebbetts JB. Dual-plane breast augmentation: Optimizing implant-soft-tissue relationships in a wide range of breast types. Plastic and Reconstructive Surgery. 2001; 107(5): 1255-72.

种类型，有意思的是，肌肉释放不足或过度松解都可能导致动态畸形。还有一种情况是因为将胸大肌过度地从胸骨起点剥离，由于过度的“掀帘效应”使得肌肉游离端过于肥大。幸运的是，正确操作双平面隆乳手术导致的动态畸形是相当罕见的，几乎只见于健美运动员[18]。胸大肌下缘松解不充分、胸小肌后部有意或无意的剥离或前锯肌下剥离都可能导致不同类型的动态畸形。动态畸形的治疗很困难，大多数情况下不可预测。最可行的矫正方法是通过将假体置于胸大肌前并尽可按解剖关系将肌肉复位到胸壁前[18]。其他方法可能效果不够稳定，包括脂肪移植掩盖畸形，或者将胸大肌前面游离出来，用一块重叠的脱细胞真皮基质将其锚定到乳房下方和外侧皱襞处(类似于脱细胞真皮基质辅助再造技术)(图 8.6)。该操作中的脱细胞真皮基质就像筋膜一样，有助于减轻肌肉向上的“掀帘效应”，同时还可以在肌肉和假体表面之间构建一层有助于软组织滑动的界面。需要再次强调的是，假体移到胸大肌前是迄今为止解决这一难题的最可靠方法。

晚期并发症

衰老过程会让乳房不可避免地出现一定程度的下垂，这种下垂可能因隆乳术而加重，因为假体的重量增加了组织的负担。无论有无假体，乳房下垂的治疗都是乳房上提固定术，在本文其他部分有描述。

晚期包膜挛缩与与乳房假体的自然病史关系更大，而与围手术期因素如污染和炎症等的相关性较小。因此，作者对晚期包膜挛缩采取比处理早期挛缩更温和的手术方法。晚期包膜挛缩的治疗包括全包膜或部分包膜切除术以及更换假体。

假体破裂是指假体外壳破裂导致硅胶漏出并泄漏到包膜腔隙中，极少数情况下也会进入到周围组织中。假体放置的时间越长，破裂的可能性就越大[3]。大多数破裂并无明显症状，尤其是对于高黏度的硅胶假体而言[19]。通常只有当硅胶扩散到囊外时才会表现出可触及的肿块、皮肤改变和腋窝淋巴结肿大。出于方便、舒适、安全和成本等方面考虑，超声将会是诊断假体破裂的最佳选择，但磁共振目前仍是诊断假体破裂的“金标准”[20]。假体破裂的治疗方法是尽可能在不破坏假体包膜的情况下进行包膜切除术，以便移除硅胶。如果无法做到这一点，作者建议通过擦拭、冲洗和 Shur-Clens(一种可溶解硅胶的溶剂)的联合方式尽可能地去除硅胶。

Spear 将晚期血清肿定义为在最近一次隆乳术至少 12 个月以后出现临床症状的血清肿[21]。大多数晚期血清肿是特发性的，没有明显的感染或恶性证据。尽管罹患乳房假体相关的间变性大细胞淋巴瘤(BI-ALCL)的可能性不大，晚期血清肿仍然必须认真处理。毛面假体的间变性大细胞淋巴瘤发生率在 1：30 000~1：300 000，因间变性大细胞淋巴瘤死亡的患者中有高达 5% 是因为本病[22]。在撰写本文时，尚不清楚是否存在光面假体患者发生假体相关的间变性大细胞淋巴瘤的案例报道。在 Spear 已发表的文章中，患者最近一次乳房手术到晚期血清肿发生的平均间隔为 4.7 年，其中 96% 的患者使用了毛面假体。本病首选在超声引导下抽吸治疗，并做培养和细胞学检查，有效率能达到 56%，若问题得到解决则不需要进一步的干预。如果是包膜增厚、包膜内异常肿块、发现感染或炎症证据以及经皮穿刺引流失败，则需行包膜切除术和更换光面假体[21]。

拉伸畸形是原有乳房下皱襞不变的情况下，乳头到乳房下皱襞的距离增加。如果这种距离的增加是由于原有乳房下皱襞被破坏引起的，那么这种畸形更适合被归为假体下侧移位。下极拉伸畸形可发生于任何乳房，但最常见于假体过大的患者。这些假体的重量对乳房的下极软组织施加了过大的压力，导致乳房组织萎缩和下极皮肤的扩张。确定原有乳房下皱襞完整而实际上是下极的拉伸畸形后，治疗方式的选择包括不同形式的乳房上提固定术，或皮肤去除手术(图 8.9)以去除多余的下极皮肤，更换较小的假体，如果可能的话，采用重建技术，利用脱细胞真皮基质加强乳房下极[23,24](图 8.6)。

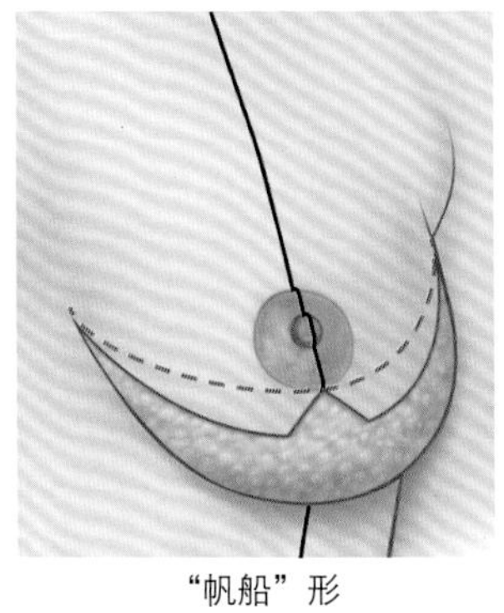

“帆船”形

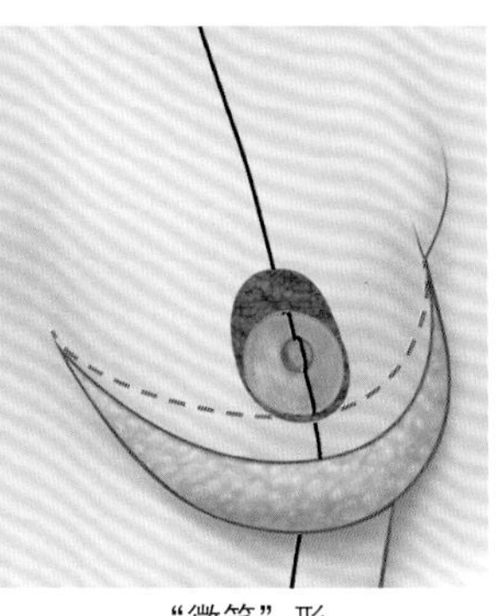

“微笑”形

图 8.9 拉伸畸形是指维持原有的乳房下皱襞的情况下乳头到乳房下皱襞的距离增加。如果这种距离的增加是由于破坏了自身的乳房下皱襞引起的，则将这种畸形归类为假体下方移位更加恰当。下极拉伸畸形可在任何乳房术中发生，但最常见于假体过大的患者

假体挤出畸形是指乳房组织严重萎缩，以至于假体几乎暴露在外。只要假体没有实际外露并且腔隙没有受到污染，就可采用如下治疗方法，包括移除假体、更换更小的假体并用脱细胞真皮基质以重建技术进行加固、肌瓣、前部包膜囊旋转瓣或后部包膜囊瓣[23,24](图 8.3)。乳头下垂和下极多余皮肤可以通过乳房上提固定术来矫正。

年轻时进行了隆乳术的女性等到年龄大的时候可能希望乳房小一点。对于绝大多数想要保留乳房假体的女性，可以选择将现有的假体更换为较小的假体，但是需要对腔隙和多余的被覆皮肤进行调整，使之从美学上更适合更小的假体。把大的乳房假体换成较小假体的手术看似简单，实际上会比想象的复杂，因为这相当于给有隆乳手术史的乳房做上提固定术。经过隆乳手术，乳头乳晕的血供必然会发生明显变化，这点在乳房组织经过假体长期的压迫发生萎缩时尤为明显(图 8.10)。乳头和乳房皮肤的血供也发生了变化，更加

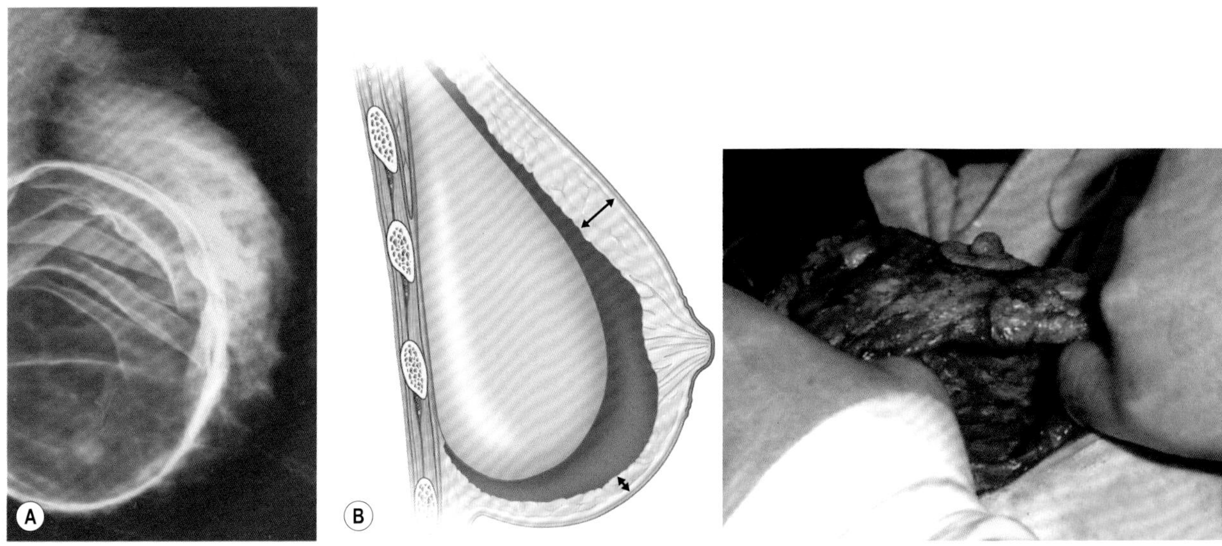

图 8.10 （A,B）将现有假体换成较小的假体。假体的腔隙和被覆皮肤可能需要缩小体积，以容纳较小的假体。最初看起来很简单的手术可能会变成一个看似复杂的过程，因为它涉及先前的隆乳手术进行乳房上提固定术

依赖于侧支循环而不是正常深部血供。降低这些患者发生并发症风险的方法是分期手术，这样包膜囊和皮肤的手术不会同时进行。最关键的一点，给这类患者安全完成手术要意识到并重视受损的血液供应。为了减轻皮瓣的重量并支撑假体，可以使用脱细胞真皮基质在内部支撑该假体，从而减轻对乳腺组织的负担（图 8.7）。对于希望缩小乳房并且不需要假体的女性来说，单纯去除假体而不需要做其他的操作就够了，但对于其他女性，这将使乳房缩小，外观“老化”。在这种情况下，乳房上提固定术会有所帮助，但是，进行此操作必须非常谨慎，尽量减少破坏，以保持向乳头以及乳房其余部分脆弱的供血（图 8.11）。

对于那些希望去除假体但保留较大乳房外观的女性，可以考虑使用 Spear 所述的脂肪移植或 Del Vecchio 所述的预扩张脂肪移植术[1,25]（图 8.12）。

体重增加和 / 或怀孕导致乳房增大，可能会令某些女性要求取出乳房假体，使乳房变得更小、更轻。根据术前乳房大小、假体的体积和患者期望值，存在多种手术方式，其中一种就是取出假体后进行少量至中等量的脂肪移植。乳房上提固定术对于减少乳房被覆软组织的大小是必要的。对于在去除假体后乳房组织过多并且希望乳房明显缩小的患者，乳房缩小术是合适的解决方案。

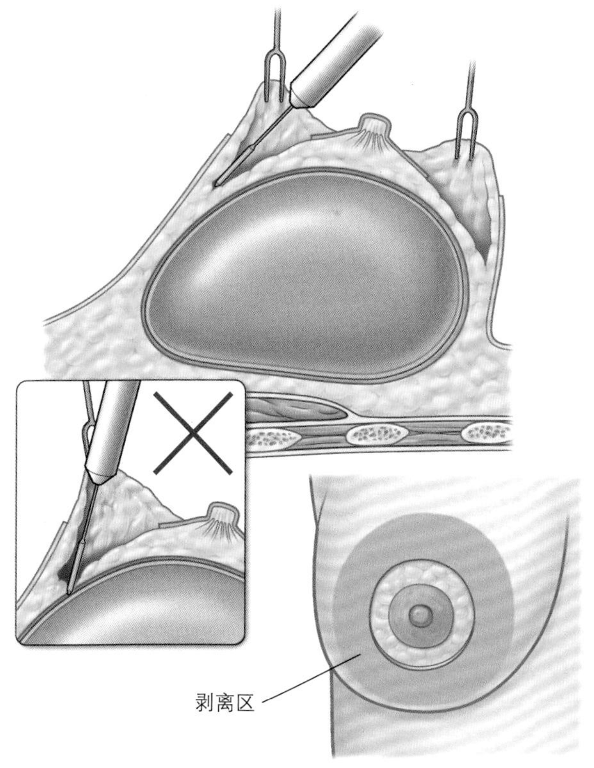

图 8.11 有些患者可能希望乳房更小，并且没有假体。简单地移除假体，不做任何其他操作就足够了，而对其他人来说，这将使乳房缩小，外观“老化”。在这种情况下，乳房上提固定术可能会有所帮助，但是，应非常谨慎地操作，并且尽量减少破坏，以保护乳头以及乳房其余部分的血液充分供应

乳房上提固定术后的修复手术

乳房上提固定术后的乳头乳晕复合体位置不良是指乳头乳晕复合体过高或过低，或在乳房经线的左侧或右侧。Mallucci 和 Branford 对乳房进行形态学分析，发现总体得分

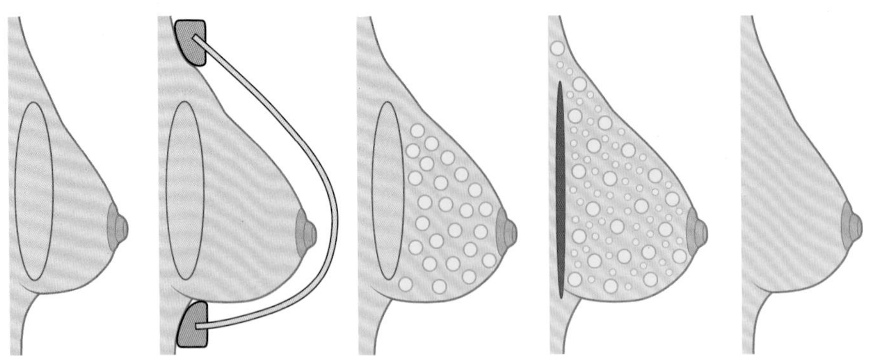

图 8.12 有些患者可能希望去除假体,但保留增大体积的外观。要考虑的一种选择是使用 Spear 所述的脂肪移植或 Del Vecchio 所述的预扩张脂肪移植

Redrawn after Del Vecchio, DA, Bucky, LP, Breast augmentation using preexpansion and autologous fat transplantation: A clinical radiographic study. Plastic and Reconstructive Surgery. 2011; 127(6): 2441-50. doi: 10.1097/PRS.0b013e3182050a64.

最高的乳房上半部分与下半部分比率为 45 : 55[26]。因此,"理想"的乳头位置应在乳房经线,下半部分稍丰满一点。如果乳头乳晕复合体只是高了几厘米,而胸骨上凹到乳头距离不太短的话,可以简单地通过缩短乳头到乳房下皱襞距离来对乳房下极做个上提固定术(图 8.8)。若乳房上提固定术后乳头乳晕复合体过低,则需通过再次上提固定或修复手术来将乳头乳晕复合体提升到适当的位置。有趣的是,Spear 等发现在修复性乳房上提固定和乳房缩小术中采用 Wise 切口(倒 T 形切口)时,其垂直切口呈现为正 V 形,而在初次乳房上提固定和乳房缩小术中其垂直切口呈现为倒 V 形[27]。作者警告不要通过降低乳房下皱襞来纠正过低的乳头乳晕复合体[28]。尽管降低乳房下皱襞可以在不移动乳头乳晕复合体的情况下实现合适的乳房上极与下极比例,但这样做有产生双泡畸形的风险,并且,女性通常不喜欢她们胸廓上的乳房太低。由于大多数乳房上提固定术都会留下乳晕缘的瘢痕,因此在修复性乳房上提固定术中必须注意保护乳头乳晕复合体和深面乳腺蒂之间的连续性(图 8.11)。对于更严重的乳头乳晕复合体移位不能用乳房上提固定术纠正时,可以考虑采用易位皮瓣或乳头复合移植[29,30]。

乳房上提固定术后的乳腺下垂矫正不足是指乳头乳晕复合体相对乳房下皱襞位置合适,但皮肤过多且乳房组织悬垂于乳房下皱襞之下。经验不足的医生可能会把这种乳房的下极丰满看成乳头乳晕复合体向上移位。这种畸形治疗方法是改良的乳房上提固定术,通常使用"帆船"形或"微笑"形切口(图 8.10)。

乳房缩小术中过度切除组织会使患者对手术后乳房的大小不满意。Weichman 等人对 61 位患者进行了研究,研究结果表明,单纯乳房上提固定术可能会平均减少一个罩杯的大小[31],术前应告知患者。对于极少数做了乳房缩小术后又希望增大乳房的患者,其治疗方式包括假体置入和脂肪移植。

乳头乳晕复合体坏死虽然很少见,但却是乳房美容手术里最令人担忧的并发症之一。如果发生这种情况,其乳头乳晕复合体再造将比那些保留皮肤的乳房切除术的病例更为复杂,因为组织损伤,且原有乳头乳晕复合体和拟再造乳头乳晕复合体的部位都有瘢痕。乳晕可通过全层皮肤移植来再造。Spear 最近利用 Integra 皮肤再生技术(Integra Life Sciences, Plains-boro, NJ)联合皮肤移植(图 8.13)来重建乳

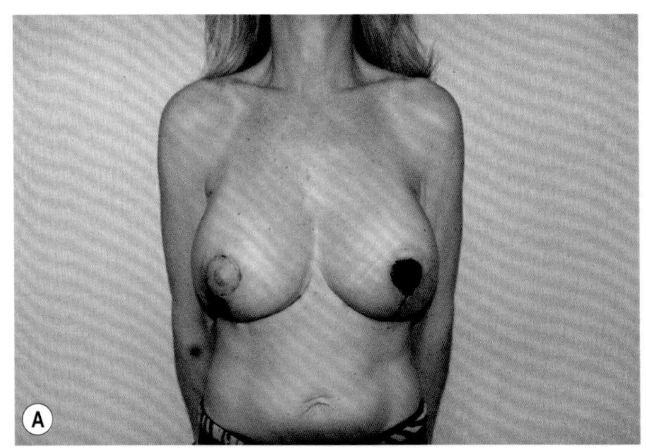

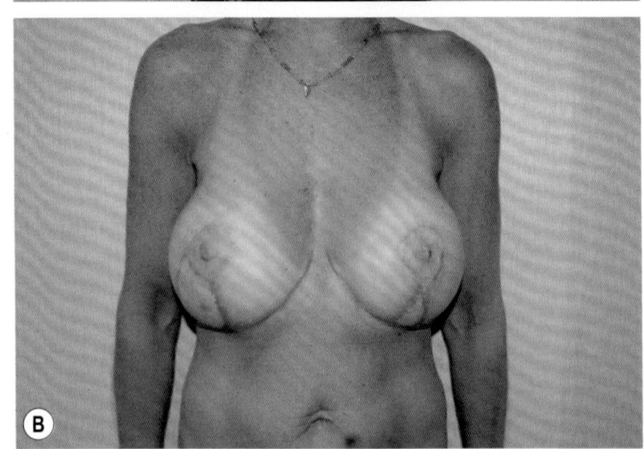

图 8.13 (A,B)乳头乳晕复合体坏死虽然罕见,却是乳房美容手术患者最担心的并发症之一。作者最近对一位接受隆乳术联合乳房上提固定术后出现乳头乳晕复合体坏死的患者进行了研究。患者的焦痂被切除,随后使用了 integra dermal regeneration template(真皮再生敷料)(Integra Life Sciences, Plainsboro, NJ),然后再进行皮肤移植,以重建乳晕

Case courtesy of Scott Spear, MD.

晕。考虑到组织损伤和瘢痕增生，使用局部皮瓣进行乳头再造对于这些患者而言是一个较差的解决方案。如果对侧供体乳头条件允许，作者建议进行乳头复合移植[30]。如果无法移植，可通过文身结合艺术化色差处理创造类似立体乳头的外观[32]。

隆乳术联合乳房上提固定术的修复性手术

隆乳术联合乳房上提固定术后的畸形可能由假体、被覆软组织以及被覆软组织与假体的相互作用导致。有关假体相关问题及其解决方法的说明，请参阅前文“隆乳术后修复性手术”部分。有关软组织相关的畸形及其解决方法的说明，请参阅前文“乳房上提固定术后修复性手术”部分。本节的其余部分重点介绍在进行隆乳术联合乳房上提固定术时针对被覆软组织和内部假体之间的相互作用需要考虑到的一些特别的注意事项。

无论是初次手术还是修复手术，最重要的都是考虑到维持足够的乳头乳晕复合体血供。Losee 等报道，进行再次乳房缩小术时，采用跟初次手术不同的蒂也是安全的[33]。作者在初次和二次隆乳术联合乳房上提固定术时都采用了乳腺上极蒂，维持了乳头乳晕复合体的血液供应，即使前次手术已经用了下极蒂。采用这种方法，乳头乳晕复合体的位置提升，它的蒂部理论上折叠在皮肤切口下方，但根据我们的经验，这种折叠并不会造成皮肤的堆叠和不规则。

通过手术设计，使形成假体腔隙的腺体切口不与皮肤闭合处的 T 形切口汇合，可以降低隆乳术后的假体暴露风险。当确定需要垂直瘢痕时，作者倾向于先从乳房上提固定术设计切口的 2 个垂直臂之间做一个垂直切口来进行隆乳。作者建议，在该垂直切口周围 1cm 左右去表皮，来进行多层缝合，包括真皮层。放置好假体并关闭了垂直切口之后，就需要根据术前标记线来对皮肤进行裁剪。当乳房上提固定术的标记线调整合适后，标记线内的皮肤去表皮。接下来，用电刀的切割模式沿设计线切开真皮全层，使其刚好分离又不损伤真皮下血管网，不需要掀起皮瓣。全层真皮通常可以使皮肤很好地闭合和外翻，而不会产生皮肤堆叠或轮廓不平。如果需要做皮下分离，应在真皮下非常浅的平面中谨慎地操作，深度不超过 1~2cm，以免损害供应乳头乳晕复合体的乳腺蒂(图 8.12)。

乳晕畸形是乳晕缘切口乳房上提固定术后最常见的畸形。患者倾向于乳晕缘切口乳房上提固定术，是因为它避免了乳房的垂直和下缘切口。然而，乳晕缘切口提供的效果和可控性非常有限。很显然，乳晕缘切口手术后的患者满意度低于其他效果更好的乳房上提固定技术[34]。大多数乳晕畸形的发生是由于整形外科医生希望能矫正更严重的下垂，突破了乳晕缘切口乳房上提固定术的限制。作者建议乳晕缘切口乳房上提固定术仅限于治疗大乳晕和乳头乳晕复合体下垂不超过 2cm。然而，难看的乳晕缘瘢痕通常是由于将较大的外圈皮肤荷包缝合到较小的内圈残留的乳晕时张力过大造成的。Spear 等人发表了乳晕缘切口乳房上提固定术的应用指南，以减少此类并发症[35]。多数人采用如 Hammond 等人介绍的一种在乳晕周围“轮辐”状的缝合方法，有助于预防乳晕周围形成难看的瘢痕[36](图 8.14)。在大多数情况下，乳晕缘畸形的矫正包括进行环形 + 垂直乳房上提固定术。增加的垂直切口使医生在重定位乳头乳晕复合体及重塑乳房时获得更大的效果及可控性。有乳晕缘畸形的患者进行乳房上提固定术时，增加的垂直切口可以使外环设计得和新的乳晕几乎一样大，从而减少闭合时的张力并改善瘢痕的形成。

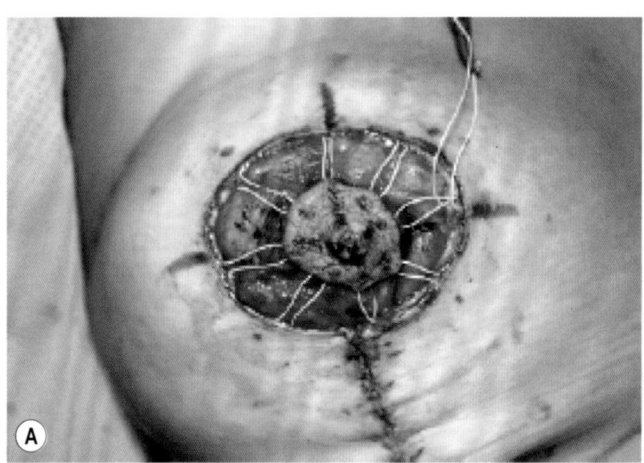

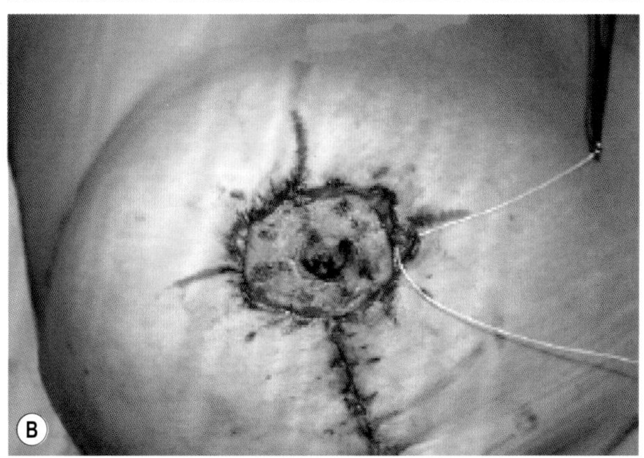

图 8.14　许多医生会采用 Hammond 等人描述的一种乳晕周围“轮辐”状的缝合方法，有助于预防乳晕周围形成难看的瘢痕

Reproduced with permission from Hammond DC, Khuthaila DK, & Kim J. The interlocking gore-tex suture for control of areolar diameter and shape. Plastic and Reconstructive Surgery. 2007;119(3):804-9. doi:10.1097/01.prs.0000251998.50345.e9.

结论

了解乳房美容手术后可能出现的各种问题，整形外科医生就可以采取措施预防它们的发生。在治疗乳房美容手术后效果不佳的患者时，请记住瘢痕、组织萎缩和血供改变使二次乳房美容手术比初次手术更具挑战性。这些修复性手术需要周密的计划、充足的手术时间和严谨细致的操作。

参考文献

1. Spear SL, Pittman T. A prospective study on lipoaugmentation of the breast. *Aesthet Surg J*. 2014;34:400–408.
2. Gabriel SE, Woods JE, O'Fallon WM, et al. Complications leading to surgery after breast implantation. *N Engl J Med*. 1997;336:677–682.
3. Spear SL, Murphy DK, Allergan Silicone Breast Implant U.S. Core Clinical Study Group. Natrelle round silicone breast implants: core study results at 10 years. *Plast Reconstr Surg*. 2014;133:1354–1361.
4. Spear SL, Little JW 3rd. Breast capsulorrhaphy. *Plast Reconstr Surg*. 1988;81:274–279.
5. Parsa FD. Breast capsulopexy for capsular ptosis after augmentation mammaplasty. *Plast Reconstr Surg*. 1990;85:809–812.
6. Spear SL, Dayan JH, Bogue D, et al. The "neosubpectoral" pocket for the correction of symmastia. *Plast Reconstr Surg*. 2009;124:695–703. *The neosubpectoral pocket is a useful and effective technique for correction of symmastia. By placing the implant into a new tissue plane, it serves a buttress to help maintain closure of the former implant pocket.*
7. Bengtson BP, Ringler SL, George ER, et al. Capsular tissue: a new local flap. *Plast Reconstr Surg*. 1993;91:1073–1079.
8. Voice SD, Carlsen LN. Using a capsular flap to correct breast implant malposition. *Aesthet Surg J*. 2001;21:441–444.
9. Spear SL, Carter ME, Ganz JC. The correction of capsular contracture by conversion to "dual-plane" positioning: technique and outcomes. *Plast Reconstr Surg*. 2003;112:456–466. *Capsular contracture is a common problem that frequently presents with superior implant malposition. Anterior/inferior capsulectomy with conversion to a dual-plane pocket is an effective and reliable technique to treat this problem.*
10. Spear SL, Seruya M, Clemens MW, et al. Acellular dermal matrix for the treatment and prevention of implant-associated breast deformities. *Plast Reconstr Surg*. 2011;127:1047–1058. *This article summarizes the many uses of ADM in secondary aesthetic breast surgery. We often counsel patients that although the use of ADM is an added cost, it is generally less than the cost of yet another revisionary procedure.*
11. Maxwell GP, Gabriel A. Non-cross-linked porcine acellular dermal matrix in revision breast surgery: long-term outcomes and safety with neopectoral pockets. *Aesthet Surg J*. 2014;34:551–559.
12. Imber G, Schwager RG, Guthrie RH, et al. Fibrous capsule formation after subcutaneous implantation of synthetic materials in experimental animals. *Plast Reconstr Surg*. 1974;54:183–186.
13. Spear SL, Baker JL. Classification of capsular contracture after prosthetic breast reconstruction. *Plast Reconstr Surg*. 1995;96:1119–1124.
14. Wagner H, Beller FK, Pfautsch M. Electron and light microscopy examination of capsules around breast implants. *Plast Reconstr Surg*. 1977;60:49–55.
15. Coleman SR, Saboeiro AP. Fat grafting to the breast revisited: safety and efficacy. *Plast Reconstr Surg*. 2007;119:775–787.
16. Spear SL, Pittman T. Discussion: the double-bubble deformity: cause, prevention, and treatment. *Plast Reconstr Surg*. 2013;132:1444–1445.
17. Tebbetts JB. Dual plane breast augmentation: optimizing implant-soft-tissue relationships in a wide range of breast types. *Plast Reconstr Surg*. 2001;107:1255–1272. *This is the seminal article on the "dual-plane" technique for breast augmentation.*
18. Spear SL, Schwartz J, Dayan JH, et al. Outcome assessment of breast distortion following submuscular breast augmentation. *Aesthetic Plast Surg*. 2009;33:44–48.
19. Hölmich LR, Lipworth L, McLaughlin JK, et al. Breast implant rupture and connective tissue disease: a review of the literature. *Plast Reconstr Surg*. 2007;120:62S–69S.
20. Handel N, Garcia ME, Wixtrom R. Breast implant rupture: causes, incidence, clinical impact, and management. *Plast Reconstr Surg*. 2013;132:1128–1137.
21. Spear SL, Rottman SJ, Glicksman C, et al. Late seromas after breast implants: theory and practice. *Plast Reconstr Surg*. 2012;130:423–435. *Late seromas can be the sign of a more serious problem, and therefore all plastic surgeons should understand how to manage these patients.*
22. Clemens MW, Butler CE, Hunt KK, et al. Breast implant-associated anaplastic large cell lymphoma: staging, disease progression, and management strategies. *Plast Reconstr Surg*. 2015;135:1184. *Breast implant-associated ALCL is very rare. Because breast implants are so common, every plastic surgeon should be aware of the current guidelines regarding the evaluation and management of breast implant-associated ALCL.*
23. Spring MA, Macias LH, Nadeau M, et al. Secondary augmentation-mastopexy: indications, preferred practices, and the treatment of complications. *Aesthet Surg J*. 2014;34:1018–1040. *Excellent article that reviews Dr. Grant Steven's experience with secondary breast augmentation-mastopexy.*
24. Maxwell GP, Gabriel A. Acellular dermal matrix for reoperative breast augmentation. *Plast Reconstr Surg*. 2014;134:932–938.
25. Del Vecchio DA. "SIEF" – simultaneous implant exchange with fat: a new option in revision breast implant surgery. *Plast Reconstr Surg*. 2012;130:1187–1196.
26. Mallucci P, Branford OA. Population analysis of the perfect breast: a morphometric analysis. *Plast Reconstr Surg*. 2014;134:436–447. *This article objectively and geometrically describes the "ideal" nipple position.*
27. Spear SL. *Surgery of the Breast: Principles and Art, 3, Illustrated*. Philadelphia: Lippincott Williams & Wilkins; 2010.
28. Hedén P. Mastopexy augmentation with form stable breast implants. *Clin Plast Surg*. 2009;36:91–104, vii.
29. Spear SL, Albino FP, Al-Attar A. Classification and management of the postoperative, high-riding nipple. *Plast Reconstr Surg*. 2013;131:1413–1421.
30. Spear SL, Schaffner AD, Jespersen MR, et al. Donor-site morbidity and patient satisfaction using a composite nipple graft for unilateral nipple reconstruction in the radiated and nonradiated breast. *Plast Reconstr Surg*. 2011;127:1437–1446.
31. Weichman K, Doft M, Matarasso A. The impact of mastopexy on brassiere cup size. *Plast Reconstr Surg*. 2014;134:34e–40e.
32. Halvorson EG, Cormican M, West ME, et al. Three-dimensional nipple-areola tattooing: a new technique with superior results. *Plast Reconstr Surg*. 2014;133:1073–1075.
33. Losee JE, Caldwell EH, Serletti JM. Secondary reduction mammaplasty: is using a different pedicle safe? *Plast Reconstr Surg*. 2000;106:1004–1010.
34. Rohrich RJ, Gosman AA, Brown SA, et al. Mastopexy preferences: a survey of board-certified plastic surgeons. *Plast Reconstr Surg*. 2006;118:1631–1638.
35. Spear SL, Giese SY, Ducic I. Concentric mastopexy revisited. *Plast Reconstr Surg*. 2001;107:1294–1300. *This article is a concise overview of the periareolar mastopexy. It describes its limitations and pitfalls as well as how to plan, mark, and execute the procedure.*
36. Hammond DC, Khuthaila DK, Kim J. The interlocking Gore-Tex suture for control of areolar diameter and shape. *Plast Reconstr Surg*. 2007;119:804–809. *The interlocking Gore-Tex suture is one of the greatest contributions to breast surgery in the past decade. This technique does an excellent job insetting areolae and maintaining their size over time.*

第 9 章

倒 T 形乳房缩小成形术

Maurice Y. Nahabedian

概要

- 倒 T 形乳房缩小成形术的术式多变，可以应用于大多数寻求乳房缩小成形术的女性。
- 选择患者至关重要，关系到转位乳头乳晕复合体组织瓣蒂部类型的选择。
- 尽管双蒂术式是最早应用的技术之一，但相对于单蒂术式，现已较少应用。
- 倒 T 形设计的乳房下蒂缩小成形术是目前应用最广泛的一种术式。
- 内侧蒂术式包含了胸廓内动脉的主要穿支作为其重要的血供来源，可用于中度至重度乳房肥大的女性。
- 中央蒂术式包含了第 4 肋间动脉以维持乳头乳晕复合体的血供，可用于轻度到中度乳房肥大的女性。
- 倒 T 形乳房缩小成形术的并发症并不多见，常见并发症包括皮瓣三叉交接处愈合延迟、乳头乳晕感觉丧失、脂肪坏死和复合瘢痕。

简介

在过去的 20 世纪，乳房缩小成形术的发展充满创造性、富有想象力并且形式多样。据估计，有超过 50 种不同的乳房缩小成形术的技术方法。皮肤切口设计、乳头乳晕复合体移位方式与组织蒂选择的不同造成了这些手术方式的多样性。皮肤切口设计多种多样，从短瘢痕到长瘢痕术式；乳头移位技术也有各种各样的方法，从游离移植到真皮蒂再到可沿 360° 圆周任意方向移位的真皮 - 乳腺实质蒂。所有这些方法已被证明，应用于某种情况下可以获得成功。从任何意义上来说，都不存在某一种乳房缩小术式适用于所有类型的乳房缩小患者。已被普遍接受的观点是，应优先考虑乳房缩小成形术的个体化选择，只有这样才能产生最佳手术效果。

乳房缩小术的一个重要概念是区分“美容性”乳房缩小术与“功能性”乳房缩小术。两者的共同点在于所有的乳房缩小术在概念和设计上都是以美学为目的的。决定乳房缩小术是美容性的还是功能性的重要原则是区分不同的原因，包括患者的期望、手术技术和保险赔付等问题。纯粹的美容患者通常有轻度到中度乳房肥大，仅需要最小程度的减少乳房体积，一般去除组织不超过 300g。这些患者通常不会因为乳房的大小而表现出症状，主要关注的是乳房的形状和轮廓，通常希望尽量减少瘢痕。显然在某些情况下，比如一个乳房相对肥大而瘦弱娇小的女性，即使乳房缩小低于 300g，也能在功能上受益。中度至重度乳房肥大的女性患者往往有明确的症状，包括背痛、皮肤糜烂和姿势改变，她们主要对如何缓解症状感兴趣，其次对改善乳房美学感兴趣，较少关注瘢痕的大小和位置。这类患者通常需要功能性乳房缩小术。将两者区分开来是很重要的，因为患者是否支付手术费用或由第三方支付手术费用将取决于患者的临床特征、切除乳房组织的量、保险类型以及患者所属的州或国家。

历史回顾

长瘢痕术式也被称为“倒 T 术式”，而短瘢痕术式通常被称为“垂直或水平术式”，这两种术式之间的争论由来已久。Robert Goldwyn 在他主编的 *Plastic and Reconstructive Surgery of the Breast* 中描述了许多早期的乳房缩小成形术式[1]。有趣的是，许多早期的术式都是基于短瘢痕术式。一些外科医生描述了这些术式，比如包括 1903 年由 Guinard、1905 年由 Morestin、1921 年由 Passot 描述的乳房下皱襞切口术式。Lexer 在 1923 年首次提出具有短的水平切口的垂直切口术式。后来此法被转换成单一的垂直切口，正如 Lotsch 在 1923 年和 Dartigues 在 1925 年所描述的那样。早期的短瘢痕乳房缩小术的局限性之一是不能获得清晰的照片，因此许多结果无法评估。

1956 年，Robert Wise 描述了倒 T 形乳房缩小术，并指出该术式克服了一些短瘢痕方法在乳房塑形时遇到的一些缺点[2,3]。倒 T 形切口允许对乳房进行三维控制，提高了最终结果的可预测性和可重复性。多年来，已经对最初的倒 T 形手术方法进行了多次改良，但基本术式仍被保留，并被世界各地的许多整形外科医生所采用，原因就在于可靠性和绝大多数案例所获得的满意效果。

在过去的 10 年中，学者重点研究了各种切口模式和组织蒂的类型，特别是针对严重乳房肥大的患者[4]。组织蒂的术式多种多样，包括内侧蒂、上内侧蒂、中央蒂、下方蒂、外侧蒂、上方蒂以及垂直和水平双蒂术式等。每一种术式都能取得优良的手术效果，而且各有各自成功的理由。支持内侧蒂术式的医生指出，随着时间的推移，内侧蒂术式可以改善血管分布、神经支配，减少后期的乳房下垂。下蒂术式因不需要额外的旋转蒂部推动了手术的普遍性。然而，其缺点在于，随着时间的推移，乳房有下垂的趋势。中央隆起术式提供了良好的血供和可移动性，但对切除腺体量超过每侧乳房 1 000g 的手术效果较差。一些外科医生认为，使用传统的组织瓣技术切除超过每侧乳房 1 000g 时更容易发生乳头和/或脂肪坏死。

这些多样性催生了乳房缩小术的创新和改良。这些手术技术都是基于从许多血管中捕获一个可靠的血供，以维持乳腺实质和乳头乳晕复合体的存活。大多数术式能够保留神经支配，仅在少数情况下手术会造成神经支配减弱或消失。切口类型的选择是为了创造一个形状良好的乳房与最佳位置的乳头乳晕复合体，以改善乳房美学和缓解临床症状。

乳房解剖

乳房缩小成形术需要对乳房的解剖结构全面了解，重点在于实质结构、血管分布和神经支配。虽然乳房解剖学在前面的章节已经讨论过，但本章我们将对其主要方面进行回顾。乳腺的血管分布是多源性的，包括胸廓内动脉的穿支、胸外侧动静脉。许多解剖学研究认为胸廓内动脉穿支是乳房的主要动脉供应，其他来源包括肋间动脉和胸肩峰动脉。大多数组织蒂的设计包含了一个或多个血供来源以满足乳头乳晕复合体。

乳头乳晕复合体的血液供应主要来自胸廓内动脉和胸外侧动脉穿支形成的真皮下血管网（图 9.1）。肋间血管也参与血液供应，第 4 肋间动脉是深部血供的主要来源（图 9.2）。在乳房内部，沿着第 4 肋间隙，存在一个被称为“Wuringer 隔膜”的水平膜性结构[5,6]，其中含有第 4 肋间动静脉可以维持乳头乳晕复合体的血供。当周围真皮下血管网受到损伤导致乳头乳晕复合体血供减少时，水平横膈的血供就变得非常重要。

乳腺和乳头乳晕复合体由第 2~ 第 6 肋间神经支配。通过了解乳腺内通向乳头乳晕复合体的神经通路，可以更好地保留乳头乳晕复合体的感觉。在一项大体解剖研究中，Schlenz 证明第 3~ 第 5 肋间神经的侧支和前支支配乳头乳晕复合体[7]。在大多数解剖病例中，肋间神经前支的走行较浅，肋间神经侧支在胸肌筋膜内的走行较深。这意味着，通过最大程度减少内侧解剖分离并保留沿着第 4 肋水平的乳房组织的深面结构，能更有效地保留感觉功能。

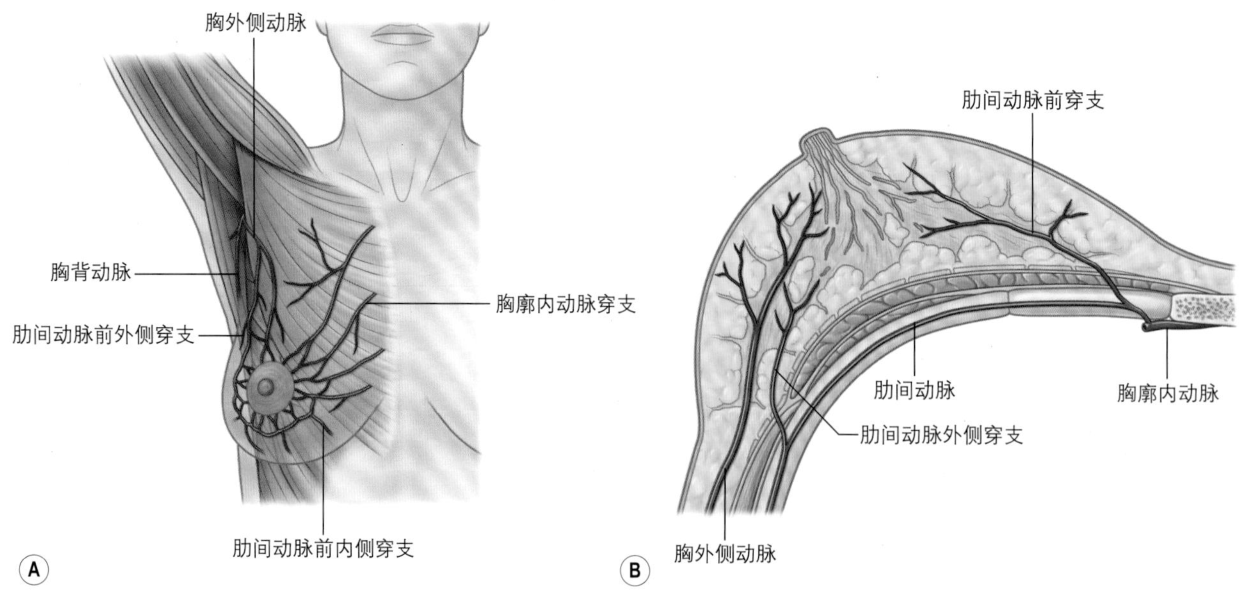

图 9.1 （A,B）乳房的血供

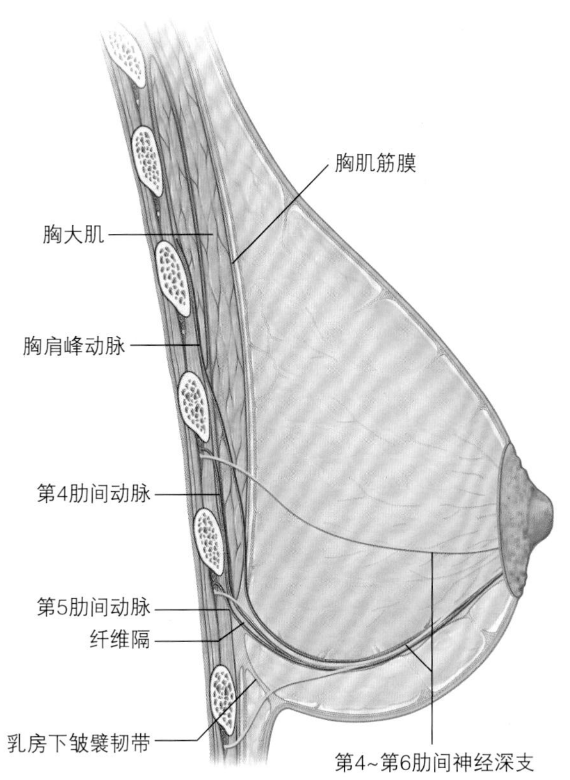

图 9.2　Wuringer 水平隔包含至乳头乳晕复合体的第 4 肋间动脉穿支

Reproduced with permission from Würinger E, Mader N, Posch E, Holle J. Nerves and vessels supplying ligamentous suspension of the mammary gland. Plast Reconstr Surg 1998; 101: 1486.

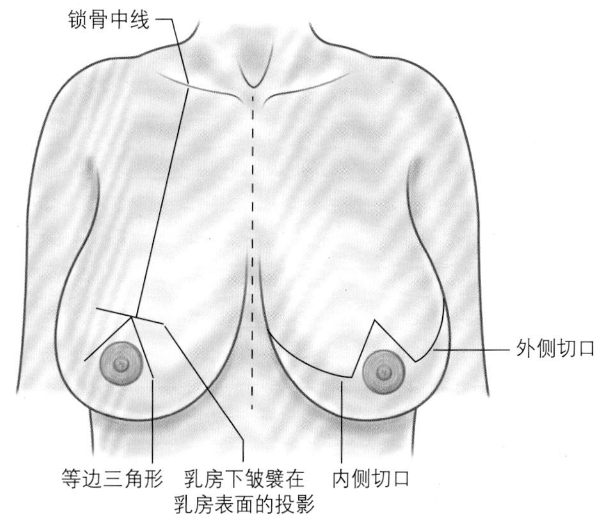

图 9.3　患者术前标记。患者直立位，先标记锁骨中线，通过乳房下皱襞在乳房表面上的投影确定乳头位置，它标记在锁骨中线的底部。比较左右锁骨中线到前正中线的距离以确保两侧对称

倒 T 术式切口设计

多年来，倒 T 术式经历了多次改良。最初由 Robert Wise 所描述的切口方式是基于女性胸罩的制作过程，其中考虑了乳房的锥形形态；描述了一种与胸围、胸壁角度和乳房大小相关的皮肤切口设计方式。经典的倒 T 术式有垂直和水平切口，在上方顶点有一个"锁孔"，用于移入乳头乳晕复合体。作者采用了如下所示的一种改良术式，已取得了稳定和可重复的手术效果。

标记

经典倒 T 术式的切口标记如图 9.3 所示。画出胸骨中线，标记双侧乳房经线，乳房经线应平分各个乳房。任何原有乳头乳晕复合体的不对称应于术中纠正，以使乳头在乳房经线上并位于乳房的中央，确保两侧乳头至胸骨中线的距离相等。标记双侧乳房下皱襞，理想的乳头位置应根据乳房下皱襞的水平来确定，这一步可以用双脚规或徒手完成。倒 T 术式的垂直臂长度为 8~9cm，根据术前乳房的不同体积来确定。顶角的角度通常为 60°，这一角度可以根据乳房的基底宽度来缩小或扩大；对于宽基底的乳房，可以将角度增加到 70°，这将有助于缩小乳房基底宽度；对于基底正常或较窄的乳房，角度可减小到 50°。虽然锁孔的位置是按照初始的方法来确定的，但是作者不喜欢在术前标记锁孔，而是在乳房缩小术完成后再准确地定位乳头乳晕复合体。然后标记倒 T 的水平臂，并从垂直切口的下端点延伸至乳房下皱襞的外侧和内侧边界；水平切口不应越过胸骨中线，必要时应向外侧修剪以消除猫耳畸形，并遵循所需的乳房外侧形态，以优化轮廓和外观。

应用倒 T 术式的理由有很多。倒 T 形切口可以充分显露乳腺实质，从而便于精准切除腺体组织。该方法已被证实适用于各种大小和形态的乳房，尤其是需要切除组织至少 300g 以上者。自然下垂的乳房总是能隐藏水平的瘢痕。在并发症方面倒 T 术式与其他短瘢痕术式相似。最后，手术完成后的乳房外观通常很好，不像短瘢痕术式那样要依赖于后期乳房的重塑和瘢痕挛缩。

患者选择

患者选择的第一步是进行详细的病史询问和体格检查。常见的主诉包括背部、颈部疼痛、姿势改变、肩带勒痕或皮肤糜烂。询问糖尿病、高血压和心脏病等患病情况。其他重要的信息包括询问乳房大小是否影响了日常活动，节食和减肥是否有效地减少了乳房体积。强调乳房缩小术在功能上的重要性对于能否获得医疗保险是很重要的。35 岁以上的女性应接受乳房 X 线检查。检查时，对体积和对称性进行评估。重要的测量包括胸骨上切迹到乳头的距离、乳房下皱襞、基底宽度、乳头到胸骨中线的距离。

术前应对手术风险和收益进行全面评估，并告知患者他们的症状可能会改善，但并不是百分百的保证。风险包括

但不限于出血、感染、瘢痕、脂肪坏死、分娩后不能哺乳、乳头乳晕复合体感觉改变、延迟愈合、美学效果不佳、部分或全部乳头乳晕坏死、甚至需进一步手术治疗。术前与每个患者充分沟通切口设计和组织蒂的选择。一般来说,作者认为对于估计切除腺体组织 >300g 的选择倒 T 术式,估计切除腺体组织 <300g 的患者使用短瘢痕术式。蒂部的选择通常依据乳头乳晕复合体原有位置向理想位置上移的距离。

以下是作者依据乳头上移高度(以厘米为单位)选择组织蒂术式的推荐(框 9.1)。当乳头上移高度 <6cm 时考虑中央蒂或上内侧蒂术式,当乳头上移高度 >6cm 时考虑内侧蒂术式,当所设计的下蒂长度 < 内侧蒂时考虑下蒂术式。当蒂的设计长度超过血管灌注到乳头乳晕复合体的能力时,可考虑游离乳头移植,这种情况通常是严重的乳房肥大,切除组织量超过每侧乳房 2 000g。

框 9.1 皮肤切口及组织蒂的选择

- 乳头上移 <6cm——中央隆起或上内侧蒂术式
- 乳头上移 >6cm——内侧蒂或下方蒂术式
- 切除组织 <300g——短瘢痕术式
- 切除组织 >300g——倒 T 术式

治疗 / 手术技术

双蒂乳房缩小术

有两种融合了倒 T 切口模式的双蒂术式用于乳房缩小术,包括水平双蒂术式(也被称为 Strombeck 法)和垂直双蒂术式(也被称为 McKissock 法),分别以提出它们的外科医生命名[8-10]。水平双蒂术式最初是在 1960 年提出的,其目的是改善乳头乳晕复合体的血供分布。该术式的示意图如图 9.4 所示。必须指出的是,乳房上极的组织切除往往会损伤乳头乳晕复合体的血供。双蒂术式的优势在于它包括了来自乳房内侧和外侧的穿支,从而保留了乳头乳晕的血供。在对 100 例接受 Strombeck 术式患者的回顾性研究中,晚期并发症包括 51% 的宽大瘢痕,27% 乳头感觉丧失,18% 乳头内陷,患者满意度达到了 96%。

Paul McKissock 在 1972 年最早描述了垂直双蒂乳房缩小术(图 9.5)。推动乳房缩小术技术进步的动力是由于许多先前的术式会导致患者出现皮肤或乳头乳晕坏死、感觉丧失和乳房形态不规则,这对整形医生造成了很大的困扰;而垂直双蒂皮瓣被认为可以减少上述缺点。对这种垂直双蒂乳房缩小技术的简化最终推动了后来 Robbins 在 1977 年提出的下蒂术式的发展[11]。一段时间之后,关于垂直双蒂术式是优于、等效还是不如下蒂术式的争论开始出现;随后,研究人员对两组患者进行了比较,Ramon 的研究分别评估了 27 例接受 McKissock 术式的患者和 24 例接受下蒂术式的患者,结果均显示出良到优的美学效果[12]。患者和外科医生的主观评价也没有任何显著差异。

随着人们对乳房的血供和神经支配的了解增加,这些双蒂术式在很大程度上已被本章其余部分所述的单蒂术式所取代。虽然不常用,但这些双蒂术式为今日常用的单蒂术式奠定了基础。

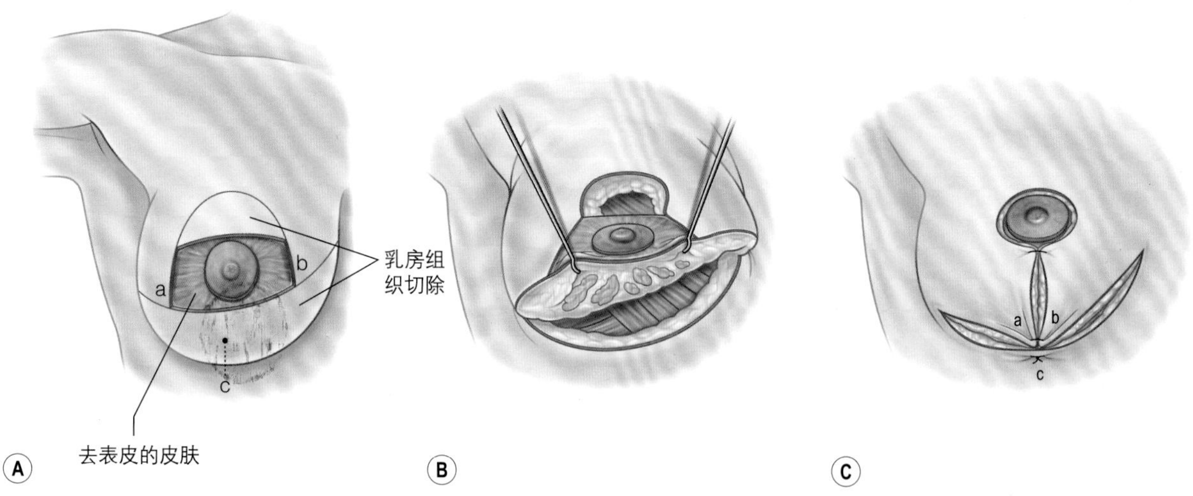

图 9.4 Strombeck 水平双蒂乳房缩小术。(A)形成水平双蒂,可以切除双蒂上方或下方的乳房组织。图中粉色部分显示了乳头乳晕两侧去除表皮的水平双蒂。水平双蒂以上的半月形实线以下和水平双蒂下方乳房组织被切除。a 点:外侧垂直切口和水平切口交点;b 点:内侧垂直切口和水平切口交点;c 点:乳房下皱襞切口与乳房经线的交点;(B)切除上、下方乳房组织后形成携带乳头乳晕复合体的水平双蒂;(C)将乳头乳晕复合体插入上方乳房组织切除区适当位置。将组织切除后保留的乳房皮肤拉拢到一起,形成圆锥形并关闭切口。缝合外侧皮瓣顶点(a 点)与内测皮瓣顶点(b 点),最后缝合至乳房下皱襞中点(c 点),最终形成倒 T 形切口。缝合关闭乳房下皱襞、乳晕和垂直切口

Redrawn after Lickstein LH, Shestak KC. The conceptual evolution of modern reduction mammoplasty. Operat Tech Plast Reconstr Surg. 1999;6:88-96.

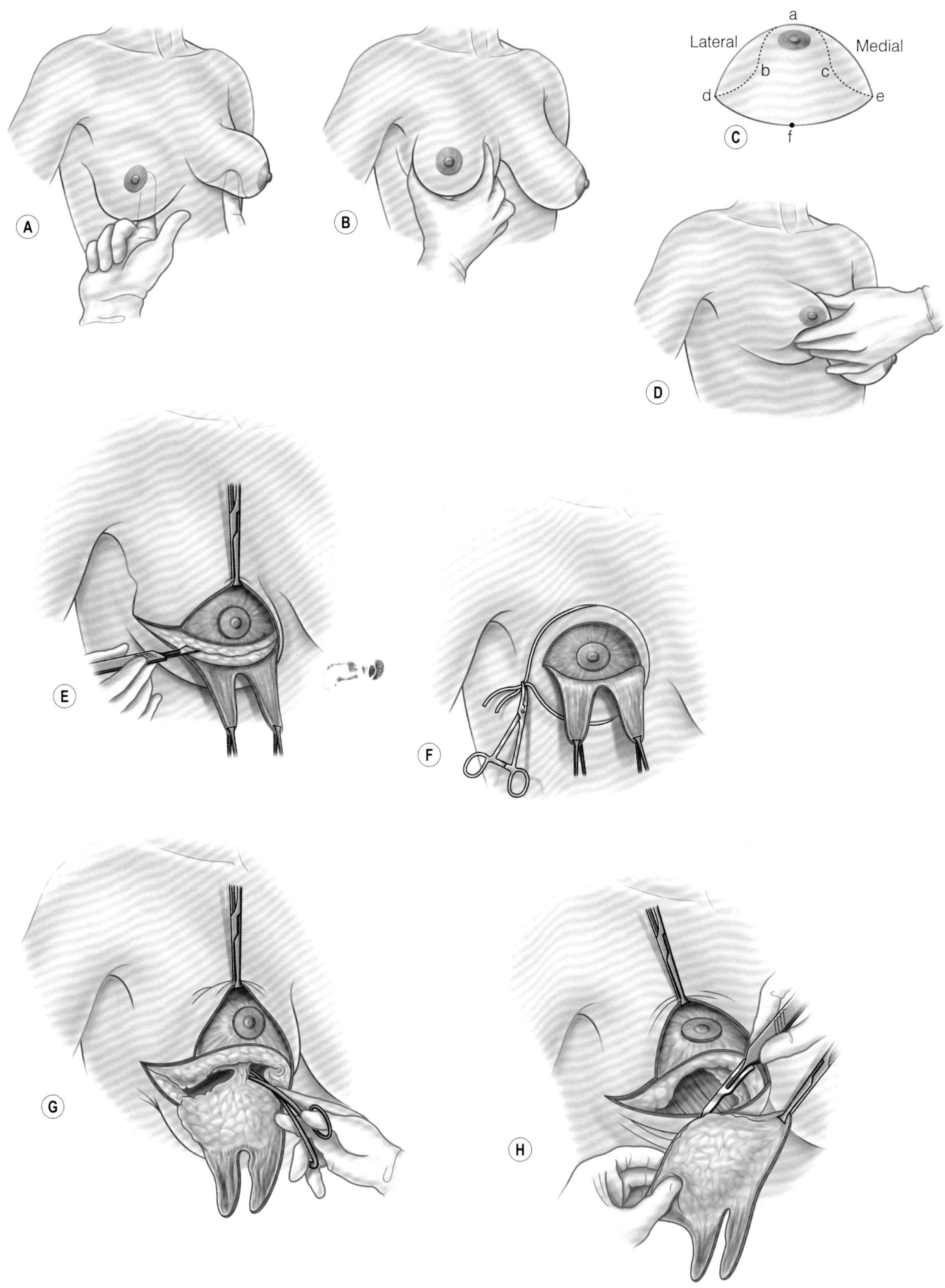

图 9.5　(A~N) McKissock 垂直双蒂乳房缩小术，应用真皮乳腺组织蒂，Wise 皮肤切口设计。(A) 确定乳头位置；(B) 确定基底宽度；(C) 标记乳房轮廓；(D) 确定乳房内侧和外侧切口线；(E) 下方去表皮；(F) 乳房周围以弹力带固定；(G) 下极切开；(H) 下极实质切除

Redrawn after Lickstein LH, Shestak KC. The conceptual evolution of modern reduction mammoplasty. Operat Tech Plast Reconstr Surg. 1999;6:88-96.

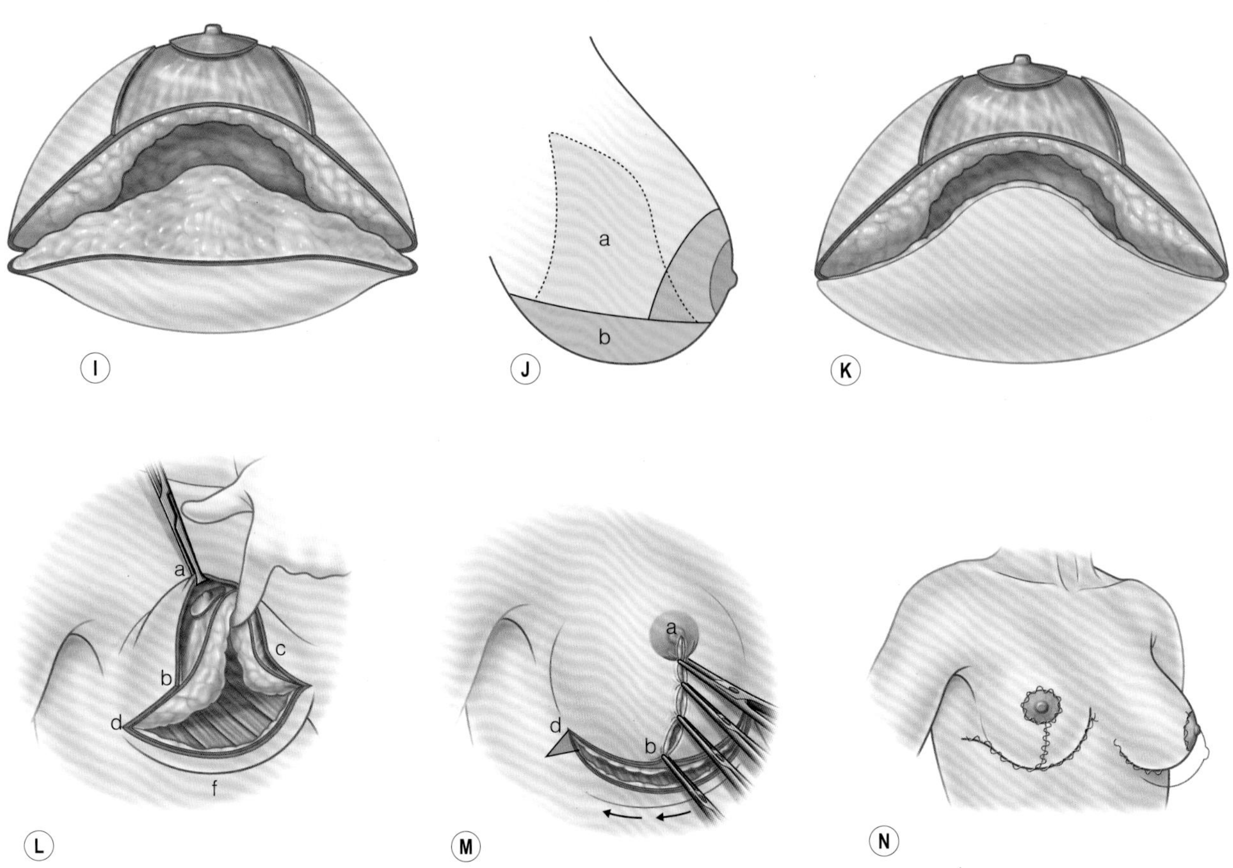

图 9.5(续) (I)中央实质切除;(J)切除模式;(K)切除完成;(L)腺体重新定位和塑形;(M)皮肤缝合;(N)缝合完成

下蒂乳房缩小术

采用倒T皮肤切口方式以下方组织蒂转位乳头乳晕的术式是乳房缩小成形术中最先提出的现代术式之一[11,13,14]。如前所述,它代表了由McKissock描述的垂直双蒂术式向前发展了一大步。乳头乳晕复合体的血管分布来自肋间和胸廓内动脉穿支的真皮下血管网,这些穿支包括在下蒂内(图9.6)。下蒂技术的一个重要考虑因素是蒂部的长宽比,长宽比可能低至1.5∶1或高至4∶1。虽然最佳比率尚未确定,但人们一般认为,比率超过2∶1可能增加并发症的发生率。评估皮瓣远端动脉和静脉的出血情况非常重要,当出现血供障碍时,可考虑游离移植乳头。应用荧光血管造影可以确定乳头的血供情况,以协助手术策略的制订。图9.7和图9.8以示意图的形式说明了该术式。

标记

患者以直立位进行术前标记。重要的测量指标包括胸骨上切迹到乳头的距离、乳头到乳房下皱襞的距离以及乳房基底直径。标记双侧的胸骨中线、乳房经线和乳房下皱襞。依据乳房下皱襞的水平投影与乳房经线交点标记乳头乳晕复合体的新位置。从胸骨上切迹到新乳头乳晕复合体的距离会有所不同,但一般在22~27cm。根据设计的乳头乳晕复合体的新位置,描绘出一个倒T形图案。在手术室中让患者取仰卧位标记下蒂。下蒂的基底部一般在6~10cm,依乳房的基底部直径而定。下蒂的中心通常沿下方乳房经线,并始终在乳晕周围保留1cm左右的组织袖以保护供应乳头乳晕血供的血管网。

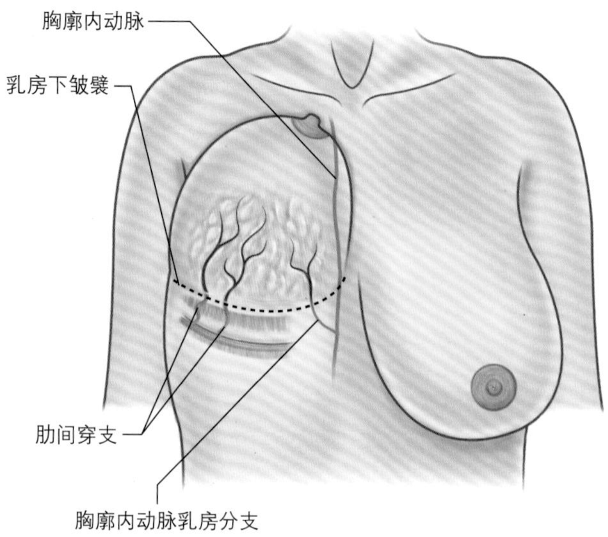

图 9.6 下蒂的血供

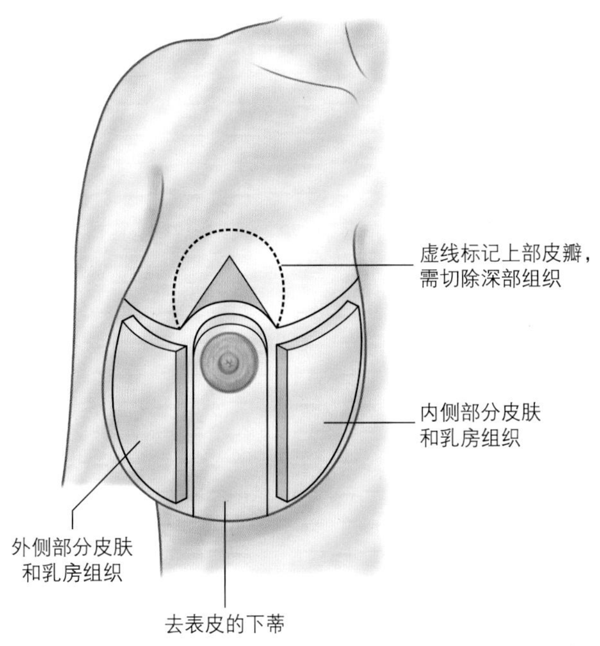

图 9.7　需要切除的三部分组织轮廓：内侧、外侧和上部

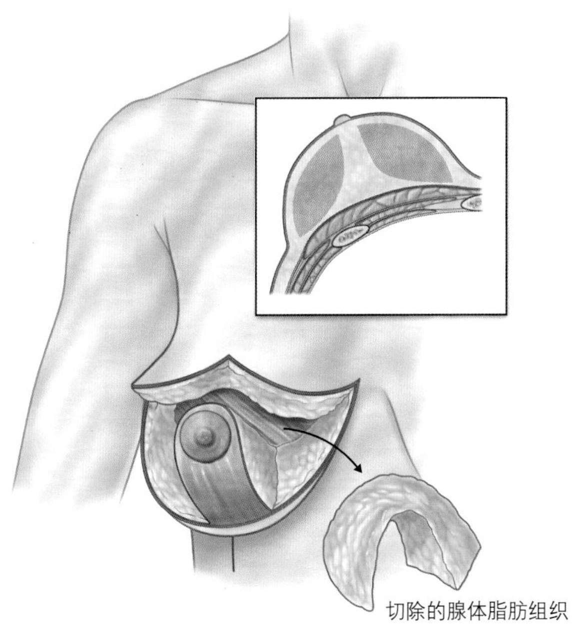

图 9.8　Wise 模式切口的下蒂术式

手术技术

患者被送至手术室，取仰卧位，通常需全身麻醉气管插管。手臂通常被放置在大约 60° 的外展位，也可以紧贴躯干固定。在双下肢应用气动装置，静脉注射抗生素。重新描画术前标记。用一个 42mm 或 45mm 直径的环形刀标记乳头乳晕复合体。手术刀切开乳头乳晕复合体和下方蒂部的切口。下蒂去表皮，保留真皮下血管网。切开其余的倒 T 切口。楔形切除内侧和外侧的真皮乳房组织时要注意不要使下蒂的基底部过窄；乳头乳晕复合体保留于下蒂的真皮 - 乳腺组织瓣上，并包含胸壁穿支等血管在内；乳头乳晕复合体的血流灌注是根据皮瓣远端的动脉和静脉出血来评估的。在乳房上部皮瓣下方进行解剖分离直至胸肌表面，并通过切除额外的脂肪和腺体实质来更好地塑形乳房上极的轮廓。将切除的组织称重。伤口以抗生素溶液冲洗，用电凝法止血。在 T 形连接处进行三叉点交接处的对位缝合，用订皮器暂时性缝合皮肤。患者改半卧位约 45°，评估乳房轮廓、体积大小和对称性。预缝合评估法应用于外侧面，以改善轮廓和更好地显示乳房外侧皱襞。用手术刀和电刀切除多余的皮肤及止血，检查手术部位是否有异常出血，并用抗生素溶液冲洗；检查下蒂和乳头乳晕复合体的出血情况以及组织活力。调整下蒂的方向使乳头乳晕复合体位于垂直臂顶点，通过外侧切口放置一个封闭的负压引流管并固定，使用可吸收单丝缝线完成皮肤分层缝合。使用环形刀确定乳头乳晕复合体的新位置。乳晕的基底被定位于距乳房下皱襞 5~6cm 处的乳房经线上。沿着切口，显露出乳头乳晕复合体并缝合于预期位置。免缝胶带和碘仿纱布覆盖在切口上，然后覆盖干纱布并以胶带固定。最外层佩戴柔软的弹力胸罩。图 9.9 为一例患者行下蒂倒 T 形乳房缩小术。

结果

应用下蒂的倒 T 乳房缩小成形术自 20 世纪 70 年代问世以来，已经被证实取得了成功，并发症较少，且多与切除体积有关。超过每侧乳房 1 000g 的大体积切除已经证明会增加患者切口裂开和感染的概率。其他并发症如血肿、血清肿、乳头坏死、脂肪坏死和囊肿的形成与切除体积无关。抽烟是并发症发生的独立影响因素，与切除体积无关。乳头乳晕复合体坏死的发生取决于多种因素，包括下蒂的基底宽度和长度以及肋间穿支的出现情况。大多数研究报告的乳头乳晕坏死的发生率为 2%。三叉点结合处的延迟愈合通常与切口的张力有关。伤口感染还与多种因素有关，包括热损伤的程度、手术时间、暴露组织脱水以及预防性抗生素的用量不足等。脂肪坏死与组织缺血、热损伤、感染、缝合后腺体实质压力升高、手术操作不当有关。乳头乳晕复合体的感觉改变可能继发于第 2 和第 6 肋之间神经的断裂。据估计，大约 10% 的患者会出现某种程度的永久性感觉改变。

内侧蒂乳房缩小术

内侧蒂术式是作者首选的大体积切除术式，切除组织重量超过 600g，乳头乳晕复合体至少上移 6cm[15,16]。框 9.2 列出了内侧蒂的优点。内侧蒂的血供来自乳内动脉穿支，神经支配来自肋间神经的前支。乳内动静脉已被证明在 70% 的患者乳头乳晕复合体的血供中占主导地位[17]。乳头乳晕复合体的神经支配主要来源于第 4、第 5、第 6 肋间神经的前支和外侧支[18,19]。内侧蒂包括占乳房血供主导地位的乳内动脉穿支和胸壁穿支形成一个更宽的旋转弧，增加了乳头乳晕复合体的定位时的灵活性。内侧蒂手术具有良好的成功率，保证了大多数患者术后具有较好的乳房外形、突度和轮廓。

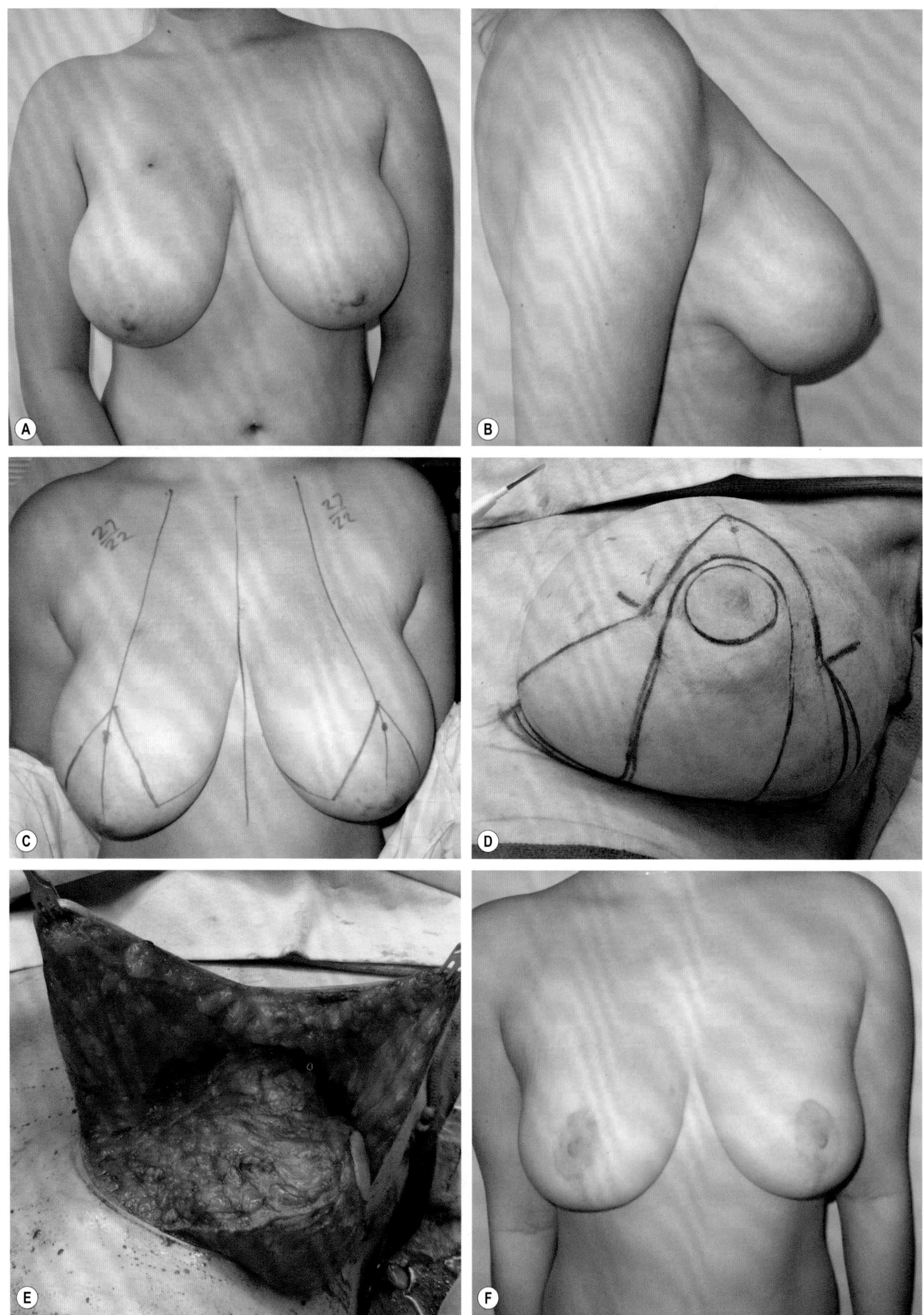

图 9.9 (A)术前患者图像，拟行下方单蒂倒 T 形乳房缩小整形术；(B)右侧观；(C)术前标记倒 T 切口设计。胸骨切迹到乳头的距离为 27cm，新的乳头位置为 22cm；(D)标记下蒂；(E)下蒂形成，上方皮瓣抬起并分离；(F)术后 1 年外观

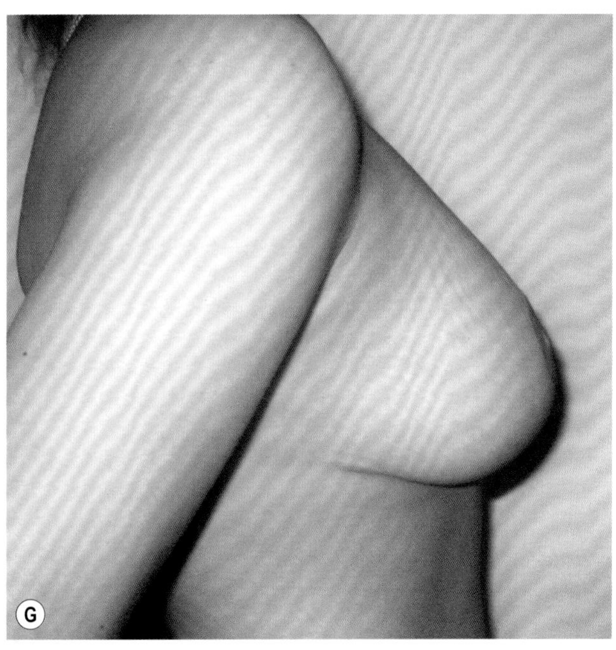

图 9.9(续)（G）术后右侧观

框 9.2　内侧蒂术式的优点

- 将主要的血管穿支保留在乳房内。
- 保留肋间神经前支到乳房和乳头乳晕复合体的支配。
- 相比下蒂术式对蒂部长度需求更短。
- 旋转的弧度大。
- 使乳房内侧丰满。
- 尽量减少"基底膨出"现象。

标记

患者站立位标记出倒 T 形切口设计(图 9.3)。乳头乳晕复合体用直径 42mm 或 45mm 的环形刀标记,患者仰卧于手术台上标记内侧蒂(图 9.10)。内侧蒂基底部沿乳房内侧中轴,标记出倒 T 形切口的内侧垂直臂的中点,用记号笔描绘内侧蒂组织瓣的设计走行,包绕乳头乳晕复合体,并包括乳晕边缘 1cm 的袖带组织。标记向上延伸到达水平臂完成蒂部设计。蒂基底部宽一般为 6~11cm,蒂长度一般为 10~19cm。内侧蒂组织瓣在乳头乳晕复合体处的远端距其边缘有 1cm 的距离,以保护其血管网。

手术技术

将患者运送到手术室后,在全身麻醉下将患者置于仰卧位。应用气动加压装置于双下肢,通常无须导尿。静脉注射抗生素,通常使用头孢菌素;但是,有时也考虑预防性覆盖厌氧菌。做皮肤切口前可考虑预先注射含肾上腺素的局麻药帮助止血。以直径 42~45mm 的环形刀来标记乳头乳晕复合体,切开皮肤至真皮中层,内侧蒂去表皮,保证乳头乳晕复合体完整。切开倒 T 形切口,沿着乳房的下方和外侧切口楔形切除真皮腺体组织。内侧蒂实质上是一个真皮乳腺组织蒂瓣,该组织瓣内有胸肌和肋间血管穿支走行。可根据需要将蒂部的外侧面修薄以减少体积,评估蒂部远端的出血情况以确保乳头乳晕复合体的血流灌注,没有出血通常意味着应考虑是否行乳头游离移植。沿腺体组织与皮下组织交界面分离乳房皮瓣并保持该厚度,在倒 T 形切口的三叉点交接处临时缝合,使内侧和外侧垂直臂的下角拉拢在一起,定位于事先确定的下方水平切口的定点上(图 9.11)。通过确保两侧长度相等,以避免内侧出现猫耳;用预缝合评估法调整外侧冗余的皮肤。乳头乳晕复合体向上旋转到垂直切口的顶点,避免蒂部扭转折叠。用订皮器暂时缝合皮肤切口,将患者变换为大约 60° 半坡卧位,以评估乳房对称度,丰满度和乳头位置。将乳头乳晕复合体显露出来,使其距离倒 T 形水平切口的长度为 5~6cm。留置引流管,用间断的真皮缝合和连续的表皮下缝合关闭切口。图 9.12 显示一位行内侧蒂倒 T 术式乳房缩小术的患者。

结果

采用内侧蒂倒 T 形乳房缩小术的患者预后良好[16,20-22]。Nahabedian 等人的研究纳入了 45 例严重的乳房肥大患者,其中 44 例乳头乳晕复合体全部存活良好,44 例乳房中的 42 例保留了感觉[15]。感觉丧失与蒂的长度有关,而与切除组织的重量无关;其中 1 例患者接受了 2 500g 的切除并没有导致感觉丧失。平均切除重量左侧为 1 627g,右侧为 1 580g。其中 1 名妇女进行了游离乳头移植,其切除体积为 2 530g,蒂长度为 18cm。患者满意度采用问卷形式进行评估,结果为对乳头突度的满意度为 100%,23 名患者中的 22 名对乳房形状感到满意。

Abramson 等人回顾性研究了 88 例接受内侧蒂倒 T 术式乳房缩小术的患者[16],总的并发症发生率为 6.8%,包括血肿、部分乳头坏死、切口裂开和脂肪坏死。该手术方法使

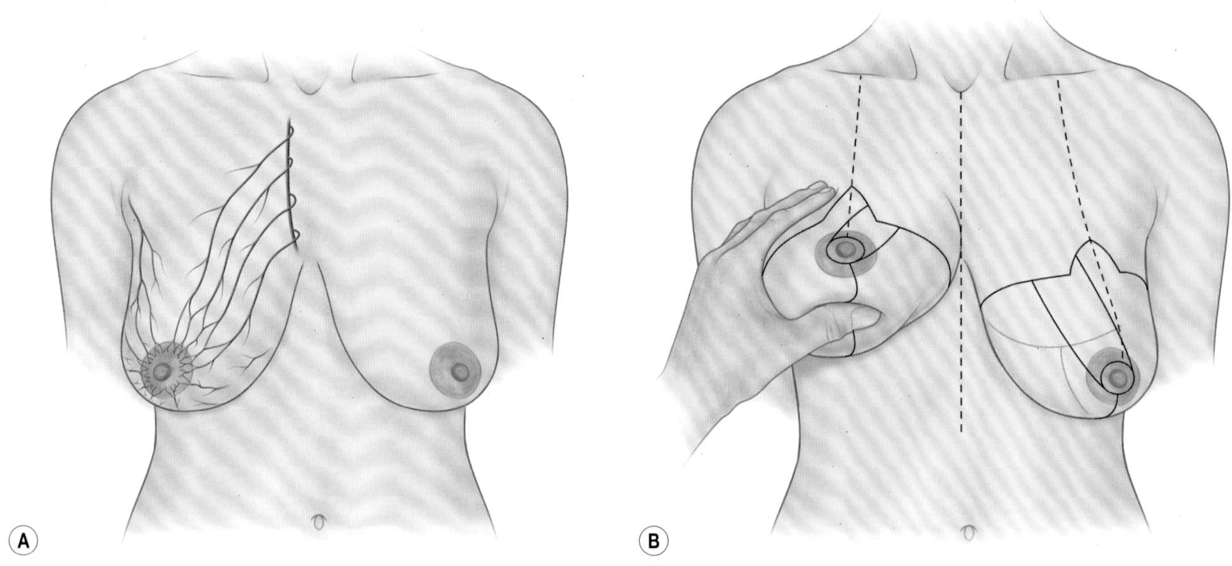

图 9.10 （A,B）内侧蒂设计及其血供、移位方向示意图

Redrawn after Nahabedian MY, McGibbon BM, and Manson PN. Medial pedicle reduction mammaplasty for severe mammary hypertrophy. Plastic and Reconstructive Surgery. 2000;105:896-904.

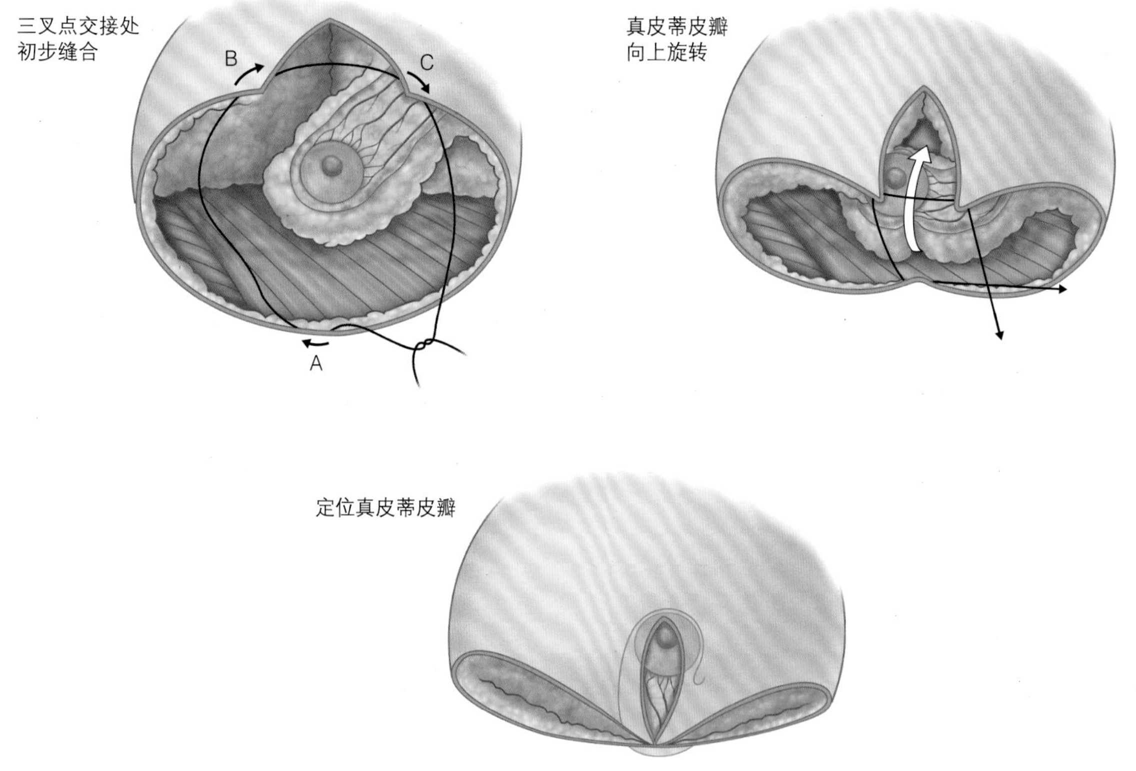

图 9.11 腺体切除后三叉点交接处缝合示意图：三叉点交接处初步缝合，真皮蒂皮瓣向上旋转，定位真皮蒂皮瓣

Redrawn after Nahabedian MY, McGibbon BM, and Manson PN. Medial pedicle reduction mammaplasty for severe mammary hypertrophy. Plastic and Reconstructive Surgery. 2000;105:896-904.

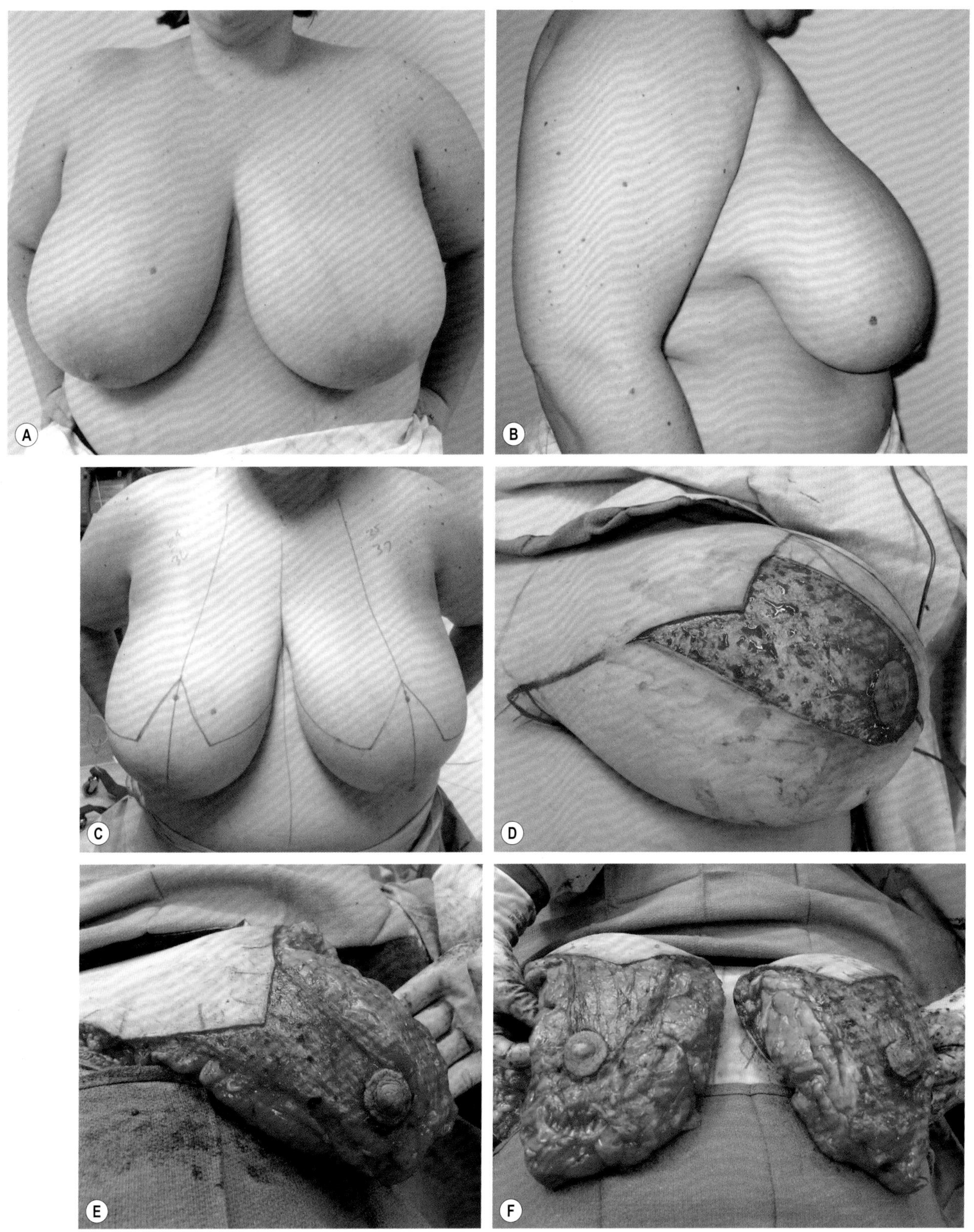

图 9.12　(A)拟行内侧蒂倒 T 术式乳房缩小术患者的术前照片;(B)右侧侧面观;(C)标记倒 T 形切口;(D)内侧蒂标记和去表皮;(E)完成腺体切除,分离内侧蒂;(F)展示双侧切取的内侧蒂瓣

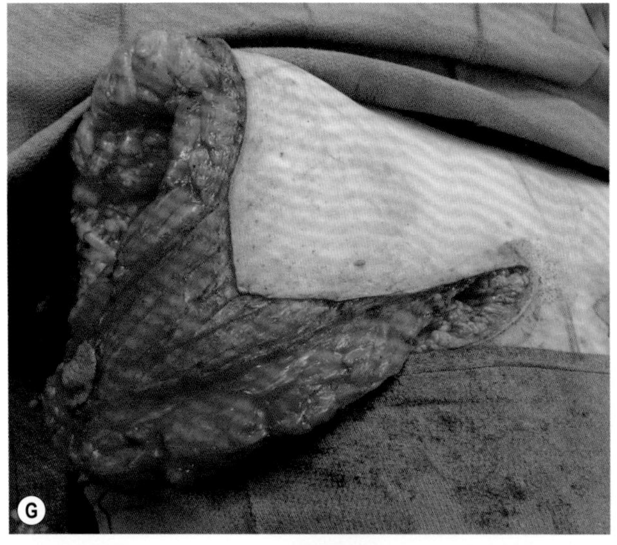

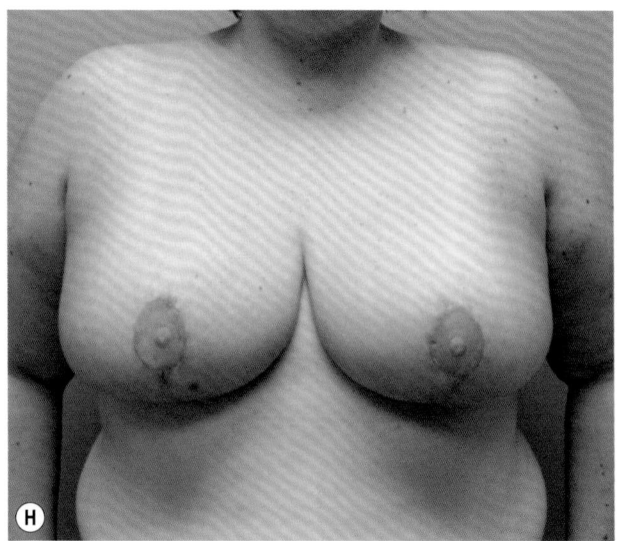

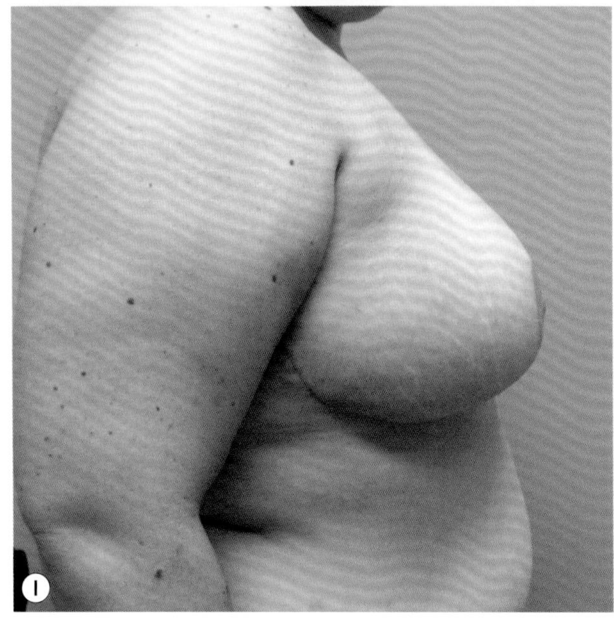

图 9.12(续) (G)内侧蒂瓣旋转到垂直切口顶点处;(H)接受内侧蒂倒T术式乳房缩小术后3个月的正位照片;(I)术后右侧侧面观

乳房的基底膨出现象最小化。在1年的随访中,切除体积在每侧500~1 200g乳房时,乳头到乳房下皱襞距离增加11%,在切除体积>每侧乳房1 200g时距离增加了34%。

乳头乳晕复合体的感觉和存活能力的研究也证实了采用内侧蒂倒T术式乳房缩小术的良好结果[21,22]。在一项比较了41例内侧蒂和31例下蒂的研究中,使用内侧蒂术式的79例乳房中有68例(86%)感觉保留,在使用下蒂术式的54例乳房中有50例(92%)感觉保留。使用内侧蒂术式的79例乳房中74例(94%)乳头乳晕复合体的功能保留,而采用下蒂术式的54例乳房中53例(98%)乳头乳晕复合体的功能保留。采用内侧蒂术式患者的平均切除重量为1 490g(范围为930~2 910g),而采用下蒂术式的患者的平均切除重量为720g(范围为400~1 580g)。运用压力特异性感觉装置对8例下蒂乳房缩小术后及9例内侧蒂乳房缩小术后患者的乳头乳晕感觉进行了研究,比较发现,采用内侧蒂术式(平均1.7kg vs. 1.1kg)可显著减少体积,而术后感觉无显著差异,因此切除乳房组织的重量与术后感觉情况无关。

内上蒂乳房缩小术

Orlando和Guthrie最初在1975年描述了使用倒T切口的内上侧蒂乳房缩小术[23-25]。早期集中在乳头乳晕复合体上的研究表明,100%的乳头乳晕复合体存活良好,83%~92%的患者保留感觉。乳头移位长度4~15cm,中位长度8cm。切除的乳房组织重量在210~1 850g。后来有人认为内上蒂术式适用于中等体积乳房,不适合大体积乳房。图9.13描述了内上蒂术式的基本标记和操作技术。

标记

如前所述,患者站立位标记倒T切口。乳头乳晕复合体的理想位置是该术式的重点。患者取仰卧位时标记内上蒂。虽然在设计上与内侧蒂相似,但在方向上存在差异。其蒂部上臂的方向是在一个真正的垂直位置,而内侧臂是在偏离垂直位置大约45°方向。蒂部围绕乳头乳晕复合体,周围

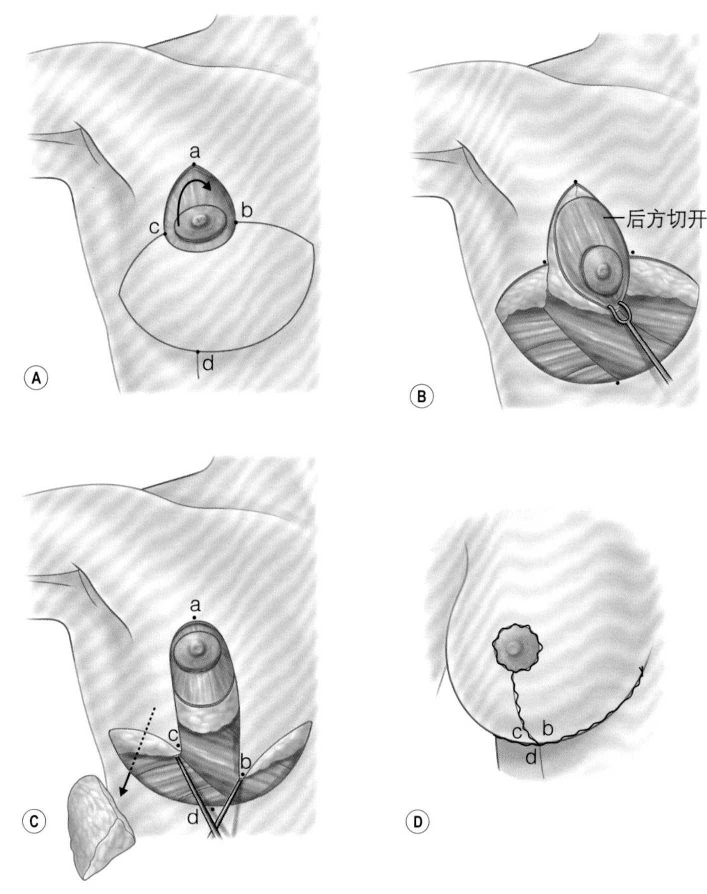

图 9.13 （A~D）Wise 模式切口的内上蒂乳房缩小术。（A）皮肤标记；（B）下方乳房组织切除；（C）侧方乳腺组织切除及三叉点交接处缝合；（D）皮肤缝合

有 5~10mm 的组织厚度，以保持真皮下血管网的完整。

手术技术

为了更好地止血，切开前应考虑局部注射含肾上腺素的局麻药。使用一个直径 42~45mm 的环形刀标记乳头乳晕复合体，切开表皮直到真皮中层的水平，内上蒂去表皮。切开倒 T 形切口，分别楔形切除下方和外侧为基础的部分乳腺组织。内上蒂分离时通常保持其皮肤 - 腺体组织一体，以使胸壁血管穿支包含其中；这种方法很可能会增加乳头乳晕复合体的血流灌注。然后将内上蒂重新定位，使乳头乳晕复合体位于垂直切口的顶点。由于切口垂直，真皮乳腺瓣旋转后可能会发生一定程度的蒂部折叠和压迫。在蒂的下臂做一个回切可以增加旋转的程度，减小蒂部的张力。乳腺实质缝合可获得最佳的形状和轮廓，但这一步并非必不可少。做好三叉点交接处的缝合以确保 T 形切口的无张力闭合。反复冲洗，并确切止血，留置负压吸引管。皮肤用可吸收缝线分层缝合。图 9.14 显示内上侧蒂倒 T 形乳房缩小术。

结果

Davison 等人回顾了他们 6 年间使用内上蒂术式治疗 215 例患者的经验[26]。切口包括 30 例乳晕缘垂直切口；43 例乳晕缘垂直切口加短横向切口；133 例倒 T 形切口；9 例倒 T 形切口加乳头游离移植。所选切口方式与切除体积相关：乳晕缘垂直切口平均切除重量为每侧乳房 688g；乳晕缘垂直与短横向切口平均切除重量为每侧乳房 1 137g；倒 T 形切口平均切除重量为每侧乳房 1 184g 以及倒 T 形切口加乳头游离移植平均切除重量为每侧乳房 1 929g。采用倒 T 形切口总的并发症发生率为 18%，包括血清肿（3.7%）、血肿（3.7%）、延迟愈合（0.75%）、蜂窝组织炎（1.5%）、乳头感觉改变（0.75%）、表皮坏死（1.5%）和复杂瘢痕（1.5%）。未见乳头完全坏死脱落的病例。内上侧蒂的优点包括保留了乳腺上方的血管分布、蒂长度更短、去表皮更少、弧度更有利于旋转、不需要使用腺体缝合技术、使乳房内上象限更加丰满，并降低了基底膨出的概率。

Lugo 等人研究了对于严重乳房肥大患者应用内上侧蒂的疗效，其对于严重乳房肥大的界定为切除组织重量 > 每侧乳房 1 000g。共有 200 例患者符合纳入标准。平均切除重量为右侧 1 277g，左侧 1 283g。平均乳头乳晕移位为 11.25cm（右侧）和 11.4cm（左侧）。10.5% 的患者发生部分乳头坏死，98% 的患者的乳头乳晕复合体感觉正常[27]。Altuntas 等人的研究表明，在采用内上侧蒂倒 T 形乳房缩小术后，乳头乳晕复合体的位置确实随时间推移发生了下降，平均随访 15 个月，右乳下降 1.61cm，左乳下降 1.79cm。从乳头乳晕复合体到乳房下皱襞的长度分别增加了 3.31cm（右

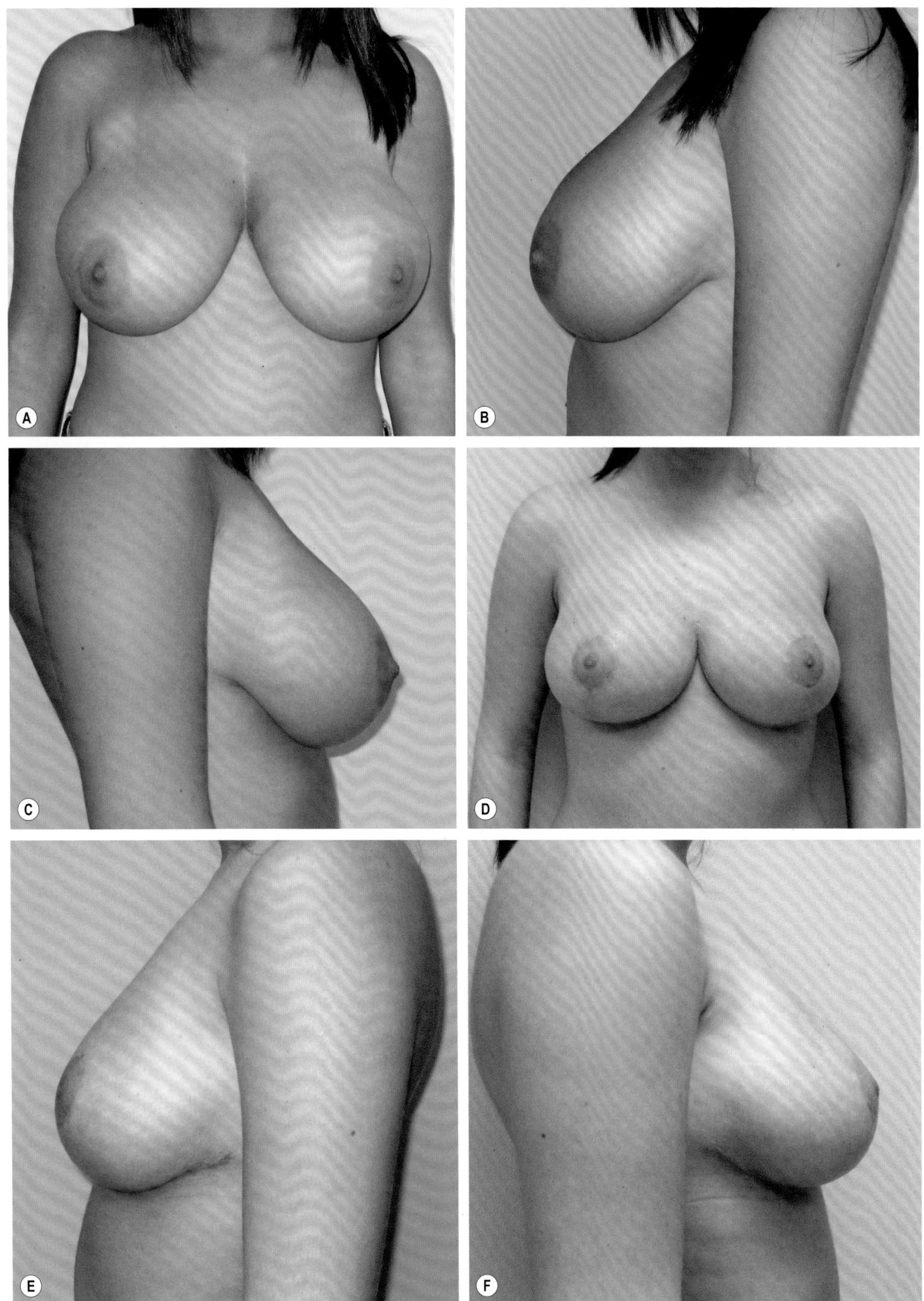

图 9.14 (A)拟行内上蒂倒 T 形乳房缩小术患者的术前照片;(B)术前左侧观;(C)术前右侧观;(D)内上蒂倒 T 形乳房缩小术后 6 个月的正位照片;(E)术后左侧观;(F)术后右侧观

乳)和 3.59cm(左乳)。这些变化更多与乳房下极的下降有关,而不是乳头乳晕复合体的上移[28]。

中央蒂术式

Balch 在 1981 年描述了中央蒂术式用于乳房缩小术[29]。这项术式的理论依据是乳头乳晕复合体的血供可以不依赖于真皮蒂,而以深层腺体实质血管取而代之。初始的手术方法包括切除内侧和外侧的腺体柱,有利于减少基底膨出,基底膨出有时可见于下蒂乳房缩小术。Hester 报告了其使用中央隆起术式处理 65 例患者。中央蒂血供主要来自胸外侧动脉、肋间动脉、乳内动脉和胸肩峰动脉在胸大肌内的穿支。这项术式的优点是,它可以用于轻度到重度的乳房肥大患者,不涉及蒂部的长度问题,并改善了术后乳房的挺拔度和轮廓。图 9.15 简要说明了该术式。

中央蒂术式与传统的组织蒂在乳头乳晕复合体移位方式上有很大不同。中央蒂的主要血供来自肋间穿支,其次来自供应乳房的血管。Wuringer 在 1998 年描述了乳房的水平纤维隔[5]。这个隔膜的意义在于,它基本上把乳房分成头、尾两部分,并提高了对乳房实质和乳头乳晕复合体的重要血供和神经支配的理解。该隔膜内的主要血管包括来自胸肩峰、胸廓内动脉、胸外侧和肋间血管的分支,以及来自第 2~第 4 肋间神经的前支和外侧支的神经分布。中央隆起术式保留了这个隔膜,为乳头乳晕复合体提供了良好的血供和神经支配。

中央蒂术式通常适合于仅需要小到中度缩小的乳房成形术,切除组织重量在 200~600g,乳头上移距离 <6cm。由于严重的乳房肥大或当乳头乳晕复合体需要更多的抬高时,应用中央蒂术式效果不好,因为潜在损伤水平纤维隔和血供的风险也随之升高。

标记

患者处于直立位,标记包括胸骨上切迹、锁骨中点、胸骨中线、乳房经线、乳头乳晕复合体、乳房下皱襞等。倒 T 形

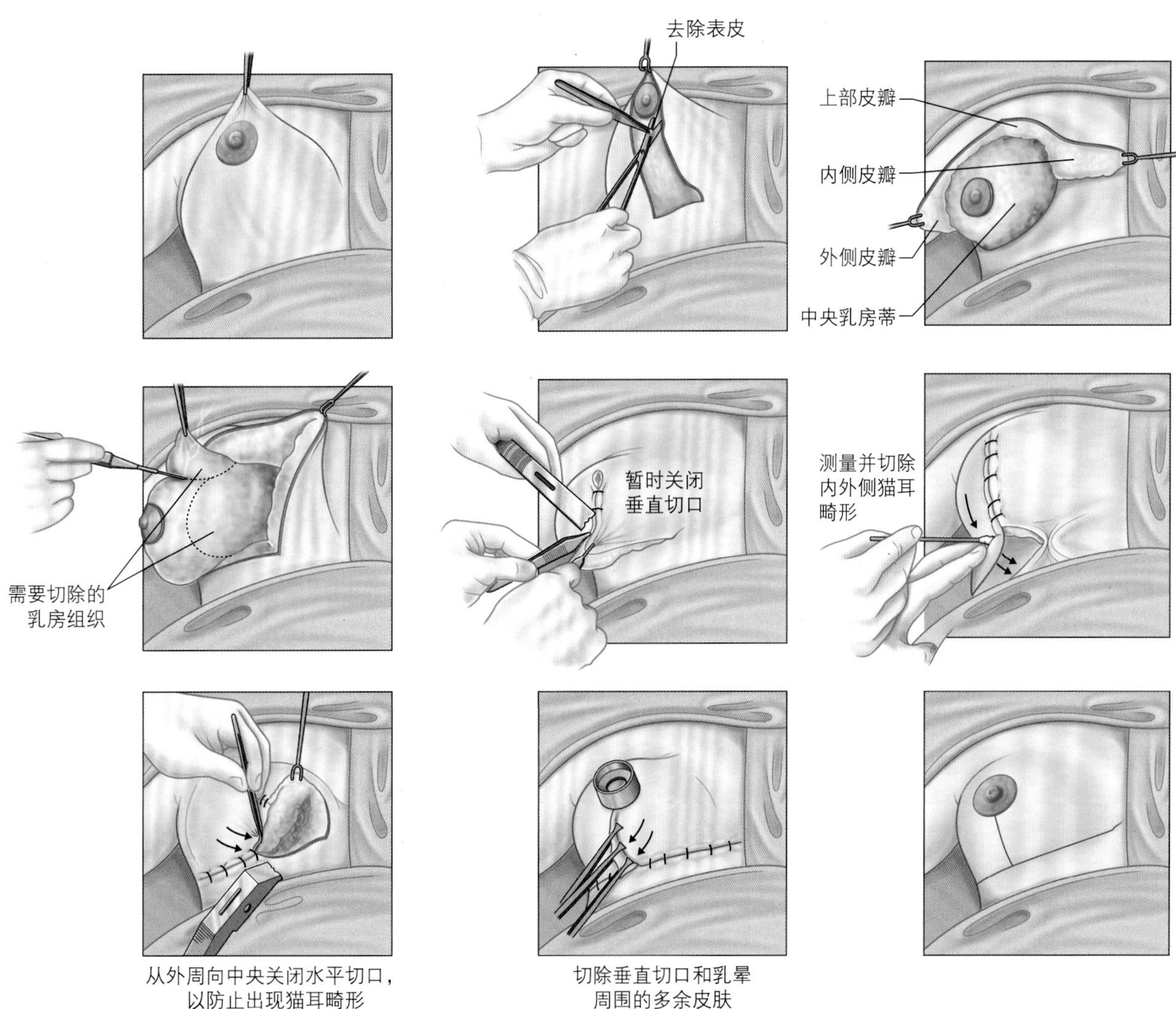

图 9.15　Hester 的中央蒂乳房缩小术

Redrawn from Hester TR Jr, Bostwick J III, Miller L. Breast reduction utilizing the maximally vascularized central pedicle. Plast Reconstr Surg. 1985; 76: 890-900.

标记如前所述。在患者仰卧位时标记中央蒂。在大多数情况下，乳头乳晕复合体的实际位置位于T形切口垂直臂的边界内或其下方。中央蒂的下边界围绕乳头乳晕复合体延伸，与垂直臂的下边界形成一个三角形。

手术技术

将患者运送到手术室后，进行全身麻醉；也可考虑选择镇静加局部麻醉。应用气动加压装置，静脉注射抗生素，必要时可使用局麻药。乳头乳晕复合体用直径42~45mm环形刀标记后切开，中央蒂表皮切开后，用剪刀或手术刀去表皮。沿倒T形标记切开皮肤切口，分别楔形切除下方和外侧的部分乳腺组织。在下方，最重要的是不要过度损伤腺体组织，因为可能会对水平纤维隔造成损伤；术中有时可见水平纤维隔和肋间血管，应注意保护；切开分离的方向应始终指向乳房下皱襞，切除下方的楔形乳房组织时应从下内侧延伸至下外侧。由于乳头乳晕复合体的血管分布以胸壁穿支为基础，所以切除外侧方的楔形组织时可以大胆一些；乳腺实质切除方向为皮下脂肪层延伸，注意保留真皮下血管网。有时使用锐性分离技术解剖分离以避免热损伤。冲洗伤口，确切止血。临时性缝合三叉点交接处切口，其余的切口暂时以订皮器缝合。患者改坐位至约45°以评估乳房大小和轮廓对称性；必要时预缝合评估以调整乳房的外侧。在乳房的下方放置负压引流管。以合适大小的环形刀来标记和描绘乳头乳晕复合体的理想位置，切开设计切口，将乳头乳晕复合体显露出来，将真皮和皮下以可吸收线缝合固定牢靠，其余的切口以同样的方式缝合。乳房外面覆盖敷料和应用柔软弹力胸罩。图9.16显示了一位行中央隆起倒T形乳房缩小术的患者。

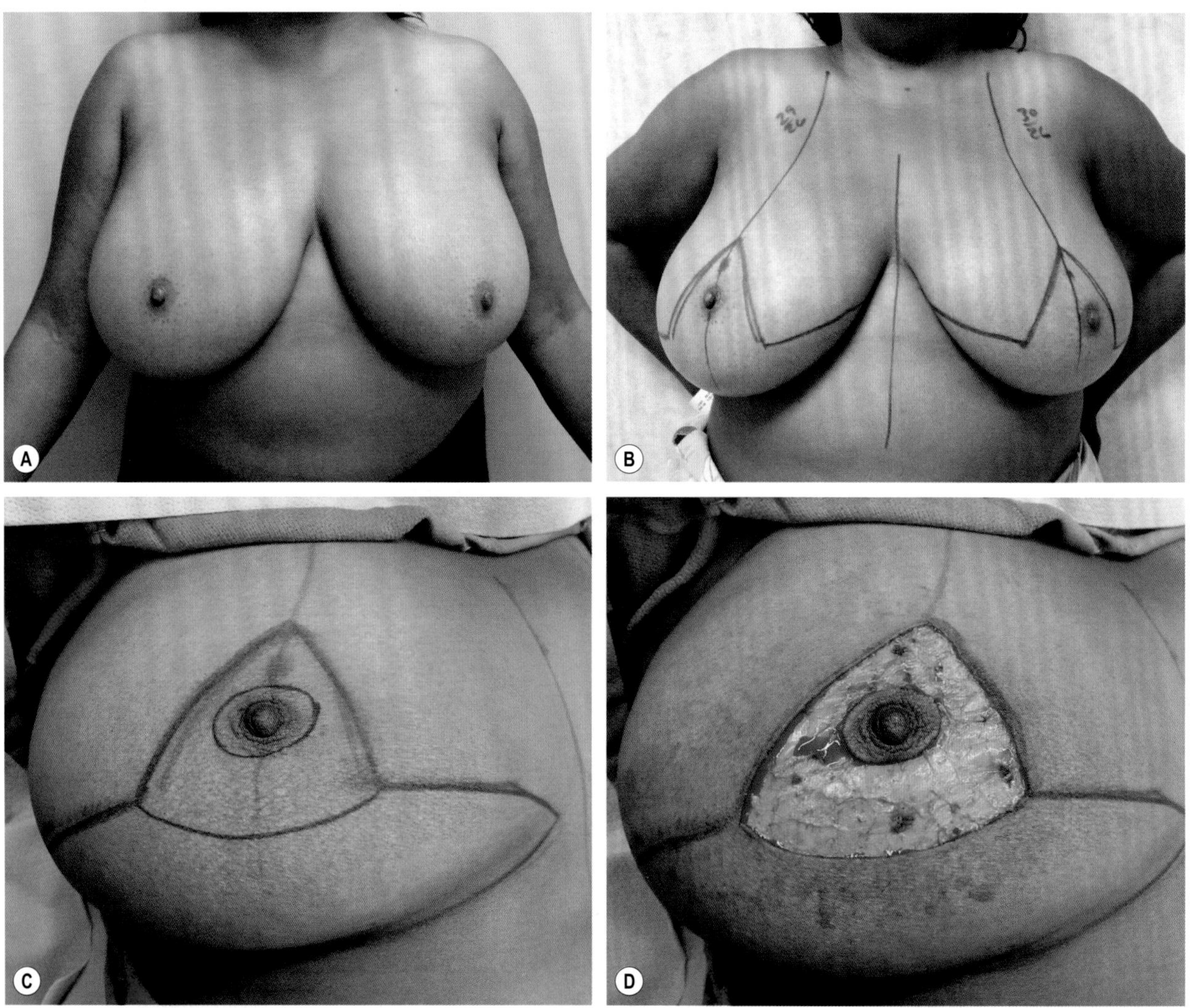

图9.16 (A)拟行中央蒂倒T形乳房缩小术患者的术前照片；(B)术前测量并做倒T形标记；(C)标记中央蒂；(D)中央蒂去表皮

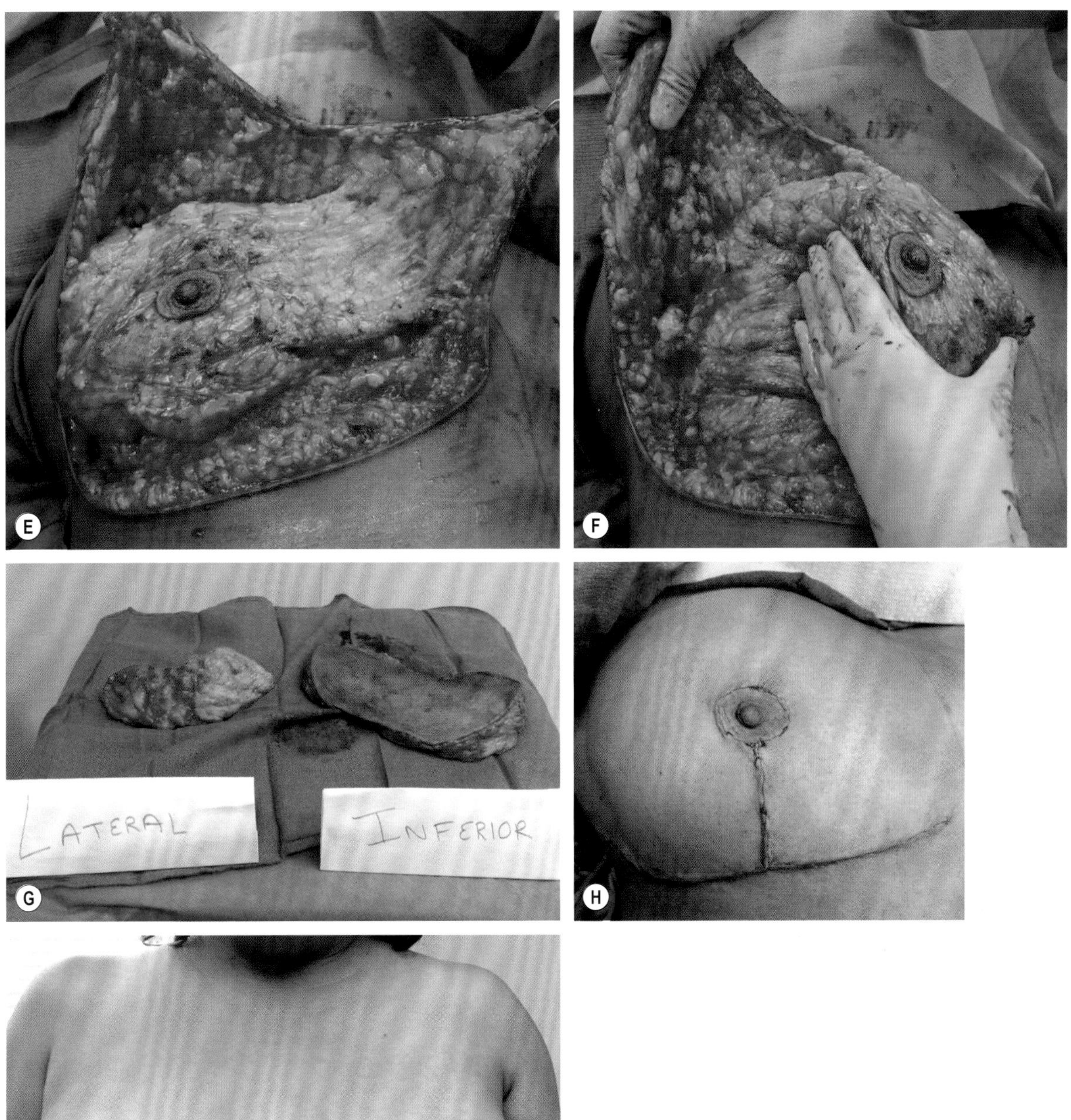

图 9.16(续) (E)掀起周围皮瓣显露分离的中央蒂;(F)切除了外侧组织的中央蒂;(G)显示外侧和下方切除组织;(H)术后即刻闭合视图;(I)中央蒂乳房缩小术后 1 年的正位照片

特殊情况

乳房缩小术和放射治疗

局限性乳腺癌的治疗常采用乳腺肿瘤切除和术后放疗相结合的方法。这一情况有时出现在中度至重度乳房肥大的患者身上。由于放疗后软组织的改变，在放疗后进行乳房缩小术可能会带来额外的挑战[30]。由于成纤维细胞活性降低、软组织弹性降低、脂肪萎缩和微循环改变，导致愈合延迟、脂肪坏死、切口裂开和乳头坏死等并发症可能更常见。因此，有必要在患者选择和手术技术上进行改进，以尽量减少这些不良事件的发生。

有轻度至中度放射性损伤的患者通常会在符合适应证时考虑行乳房缩小术；然而，严重放射性损伤的患者因为并发症发生的可能性过高，通常不推荐进行乳房缩小术。无论放射性损伤的程度如何，吸烟和控制不佳的糖尿病都应被认为是乳房缩小术的绝对禁忌证。在这种情况下减少并发症发生的具体操作包括设计更短、更宽、更厚的皮瓣；进行腺体组织分离时通常要避免楔形组织切除；组织蒂的选择应基于原有切口的位置。如果以前在乳房的下极做过乳腺肿瘤切除术，那么在做乳房缩小术时不应该选用下蒂术式。蒂部应远离肿瘤切除部位，对于此类患者也可以考虑采用游离乳头移植的乳房切除术。图 9.17 显示了一位采用内侧蒂倒 T 形乳房缩小术的患者。

在既往有放疗史的情况下行乳房缩小术的结果是复杂的，但与未放疗的患者相比，发现并发症明显增加。在作者完成的 12 例患者中，平均年龄为 49.5 岁，平均体重指数为 29，其中大多数女性的乳房都是 D~DD 罩杯，队列中有 1 名吸烟者和 11 名不吸烟者，平均完成放射治疗和乳房缩小术的时间为 2.5 年。所有的患者都接受了倒 T 术式，结合各种各样的组织蒂，包括下蒂、内侧蒂、中央蒂、上内侧蒂、上外侧蒂和 McKissock 术式，平均切除重量为 623g（范围为 141~1 139g）。轻微并发症包括 3 例切口延迟愈合、1 例感染和 1 例乳房皮肤坏死，所有患者术后均接受局部伤口护理。有一位患者发生了严重并发症包括感染，延迟愈合以及皮肤和脂肪坏死，进行了手术清创和背阔肌肌皮瓣转移修复。

乳房缩小术和乳房不对称

乳房不对称在患有乳房肥大的女性中表现为多种形式，包括单侧或双侧肥大、乳头乳晕不对称、乳房轮廓不对称、在乳房活检或肿瘤切除手术后不对称。对于乳房不对称的女性，乳房缩小术是通过调整各种变量来进行的，包括测量差异、评估乳头乳晕复合体的轮廓和位置、预定整复策略以及有差异地切除皮肤和乳腺实质。手术方式通常是选择带血管蒂的乳头乳晕复合体移位的倒 T 乳房缩小术或乳头游离移植。

当左右两侧乳房形态轮廓差异十分明显时会使手术变得极富挑战性。由于乳房下皱襞位置的显著差异而导致乳房不对称的患者如图 9.18 所示。测量胸骨切迹至乳头乳晕复合体的距离接近，约为 30cm 和 32cm；然而，乳房下皱襞的位置有 5cm 的差异，这使得患者穿戴胸罩既困难又不舒服。通过使用倒 T 术式，使得这类畸形的矫正更加容易，因为通过左右两侧不同的术前标记出可以改善这种差异。在右侧乳房设计倒 T 形的水平切口位于乳房下皱襞上方 5cm 处；腺体切除后，在乳房下皱襞和切口边缘之间去除多余的脂肪等软组织，将皮瓣重新定位在胸壁上，这样切口边缘将形成新的乳房下皱襞。在腺体组织重塑和皮肤暂时缝合后，患者坐起约 45° 以评估对称性。

采用倒 T 术式时对乳腺实质和乳头乳晕不对称情况的处理得以简化。在实质不对称的情况下，评估两侧形状和轮廓的差异，大多数患者的一侧比另一侧大。对于严重乳腺肥大的患者，组织蒂的选择基于长度和旋转的弧度来确定。内侧蒂术式因其较短的长度和良好的旋转弧度而常被选用。然而，当乳头乳晕复合体位于乳房的最低点时，通常选择下蒂术式，因为它的长度较短，会使基底膨出现象最小化。乳腺实质切除是系统地进行的，但重点是乳房的下部和外侧面。术中应精确称重两侧切除的组织重量。根据乳房轮廓和对称性的视觉评估以及重量的差异进行调整。当乳头乳晕复合体不对称时，通过平衡从胸骨上切迹到乳头乳晕复合体预期位置的距离进行调整。乳房经线应根据乳房的宽度和乳头乳晕复合体的理想位置来划定。通过确保胸骨中线到乳头乳晕复合体的距离相等来保证对称性。

二次乳房缩小术

有些患者在第一次乳房缩小术后通常因为体重增加可能需要第二次乳房缩小术[31]。由于瘢痕、原有血液供应的破坏以及前次乳房缩小手术术式的不确定性，二次乳房缩小术可能会带来额外的挑战。二次乳房缩小术的主要关切是乳头乳晕坏死和脂肪坏死。关于选择与前次手术相同的蒂部还是选择另一个组织蒂部以及二次修复的最佳时机等问题引起了较多讨论。许多外科医生认为这两种选择都可行，因为乳房软组织、皮肤和乳头乳晕复合体的血运会在术后重建。然而，手术造成了血运重建模式的不可预见性。因此，了解正常的和首次术后的乳房血管分布是同等重要的。另外需要确保在二次手术之前有足够的恢复时间。

二次乳房缩小术最安全的方法是吸脂。这项技术可以安全地进行，无须有任何详细的血管分布知识。虽然对体积的减小很有效，但对被覆皮肤的改善很小，皮肤可能会不可预测地出现一定程度的紧绷和挛缩。第二种选择是楔形切除以前的瘢痕和皮下软组织，避免对腺体组织进行分离；因此，对乳头乳晕复合体的血供破坏最小。当手术医生知道先前的组织蒂的类型时，就可以选择使用相同的组织蒂进行修复，从而更能确保血供得以维持。然而，也可以考虑设计新的组织蒂。在这些情况下，明智的做法是使用真皮乳腺实质蒂，以包含主要的肋间穿支。如果对组织或乳头乳晕的复杂血流灌注存在疑问，可以使用荧光血管造影技术。如果没有检测到乳头乳晕复合体的明确血流，建议采用乳头游离移植。

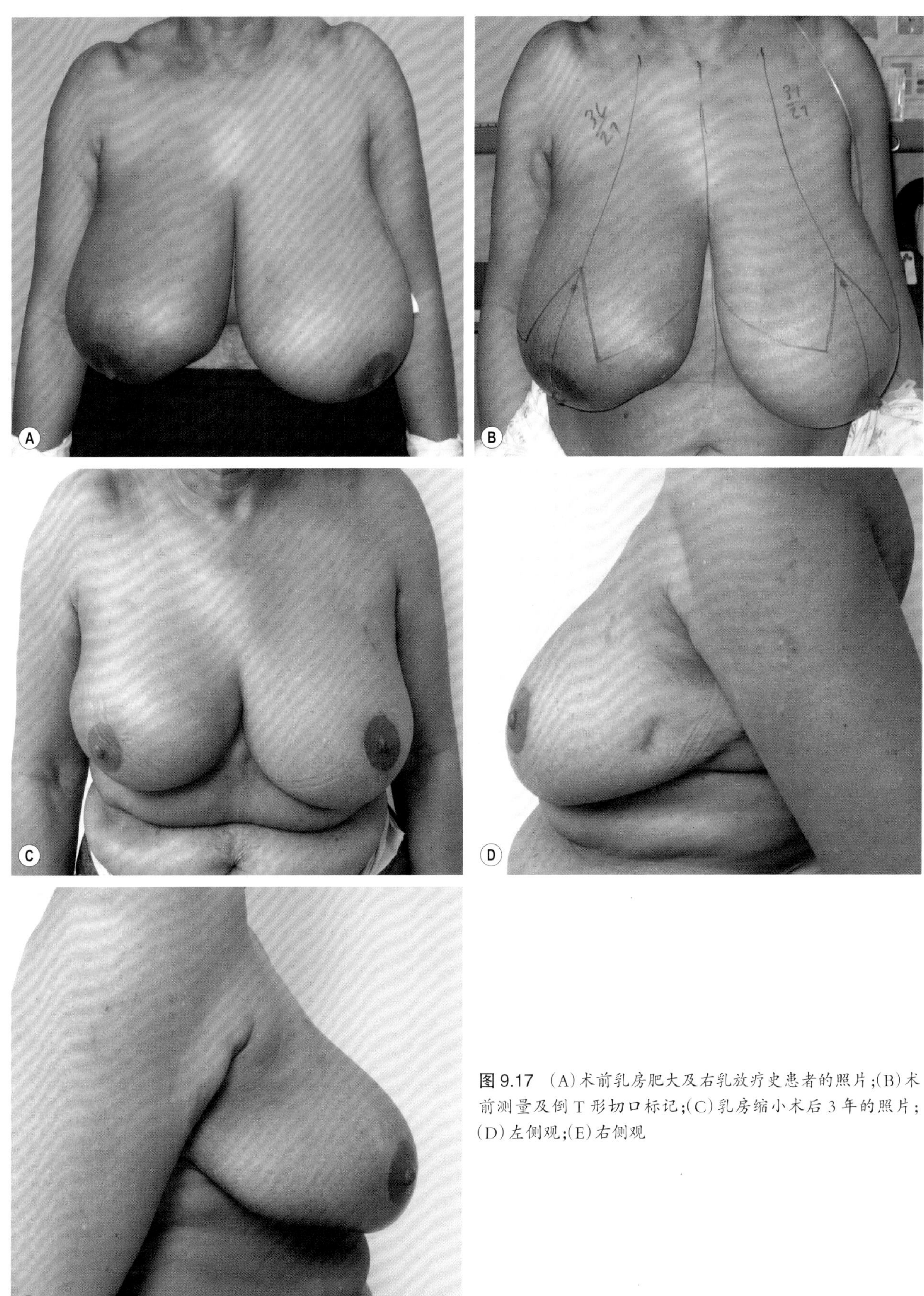

图 9.17　(A)术前乳房肥大及右乳放疗史患者的照片;(B)术前测量及倒 T 形切口标记;(C)乳房缩小术后 3 年的照片;(D)左侧观;(E)右侧观

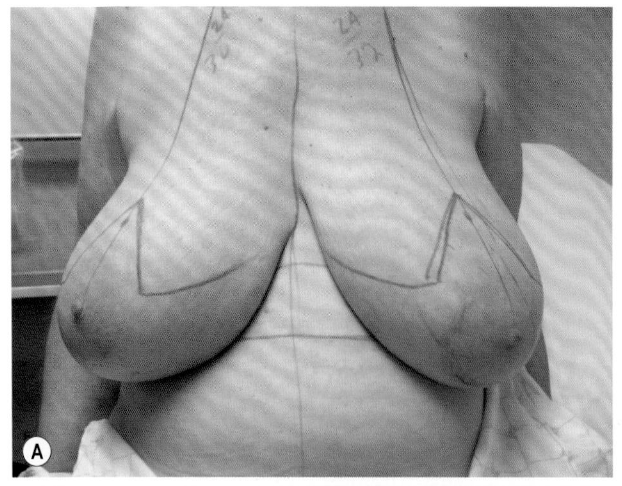
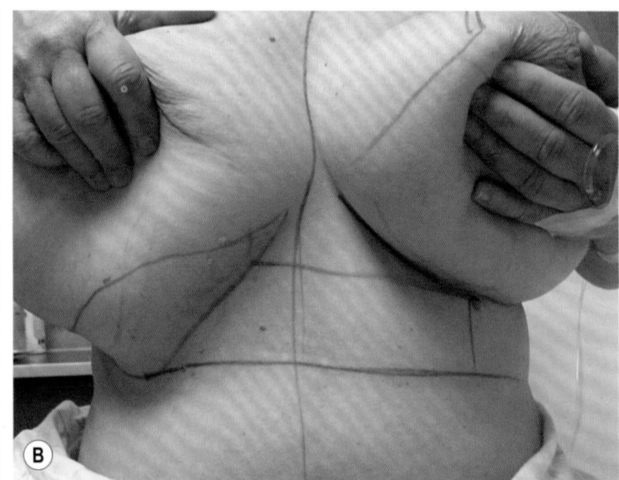
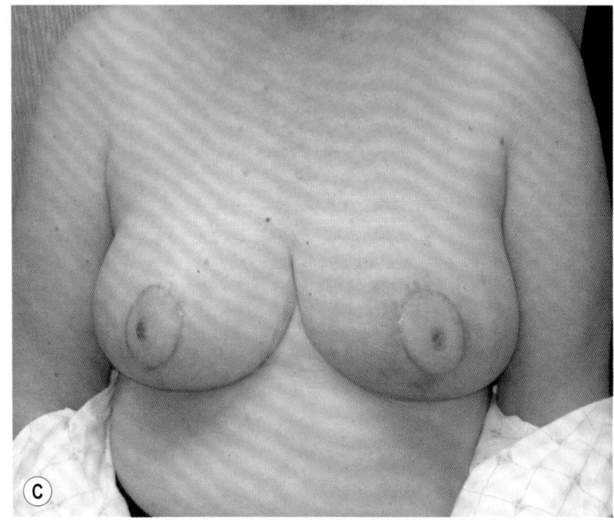

图 9.18 (A)乳房不对称患者的术前照片;(B)由于左右乳房下皱襞高度不一致导致乳房轮廓不对称;(C)矫正不对称和乳房缩小术后1年的照片

术后护理

对于接受倒T乳房缩小术的患者,术后需要接受常规护理。手术完成后,切口应立即予以长效局麻药物浸润。伤口贴以减张贴,以塞洛仿敷料、无菌纱布覆盖并以胶带固定;乳头乳晕复合体通过透明贴膜予以保护并保证可见;将洗必泰贴片贴在引流管口处,直到引流管被移除。敷料外层应用柔软的外科弹力胸罩,包扎妥当并避免过大的压力。如果乳头乳晕复合体变成花斑样或明显充血,建议拆除缝线,将患者送回手术室进行手术探查。患者通常可在术后当天携带适量的止痛药和口服抗生素出院。

患者通常在术后第1日或第2日返回医院更换敷料并移除引流管。除非引流量非但没有逐渐减少,反而过多,超过每24h 50ml,否则不推荐延迟拔出引流管。患者可在拔出引流管后24h或引流管存留情况下的术后第3日进行淋浴;医护人员应指导患者连续佩戴柔软的胸罩,2个月内避免佩戴任何带钢圈的胸罩。当一切顺利时,患者通常在术后7~10d后进行术后复查。如果有切口裂开或小溃疡,推荐使用磺胺嘧啶银软膏予以局部伤口换药。患者术后1个月内应避免剧烈运动,如举重或跑步;后续随访时间为6周和6个月。所有患者在手术后6个月接受乳房X线检查将成为未来乳房X线检查的新标准。

并发症

关于倒T形乳房缩小术的并发症讨论已经贯穿了整个章节。它们包括但不仅限于出血、感染、瘢痕、不对称、血肿、血清肿、延迟愈合、乳头坏死、皮瓣三叉点交接处坏死或延迟愈合、无法母乳喂养、乳头感觉消失、脂肪坏死、轮廓异常及需行二次手术修复等[32]。尽管有发生这些并发症的可能,乳房缩小术仍然是一种能使大多数患者满意的手术。并发症的发生率从10%至20%不等。并发症与乳房肥大程度和切除的组织量有关。图9.19~图9.23显示了乳房缩小术后常见的一些并发症。

结论

倒T术式已被证实是一种形式多样和用途广泛的术式,

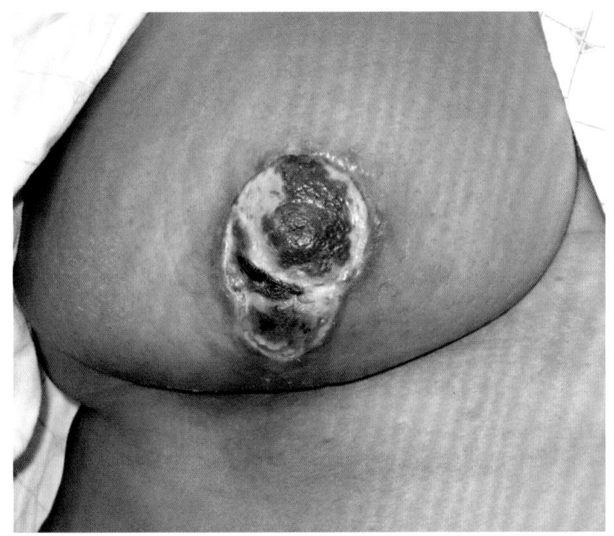

图 9.19　乳头乳晕复合体延迟愈合

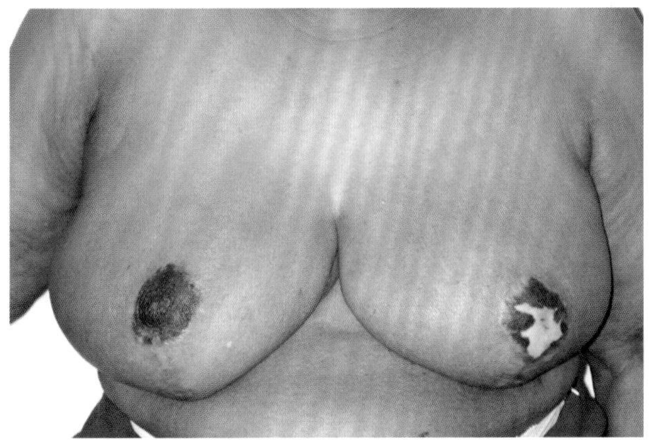

图 9.20　乳头乳晕复合体色素减退

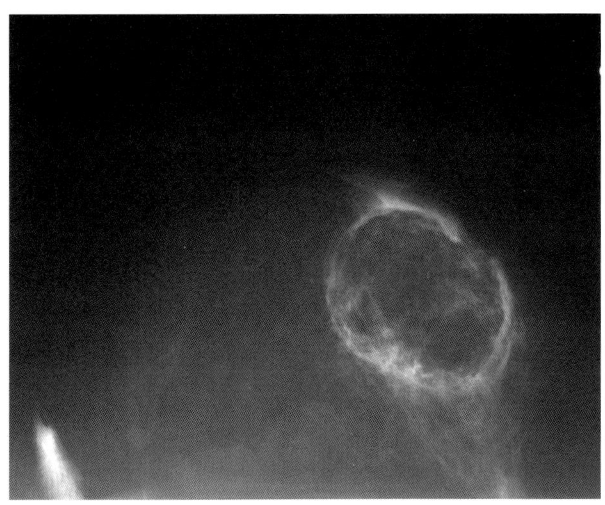

图 9.21　乳房缩小术后发生脂肪坏死的乳房 X 线照片

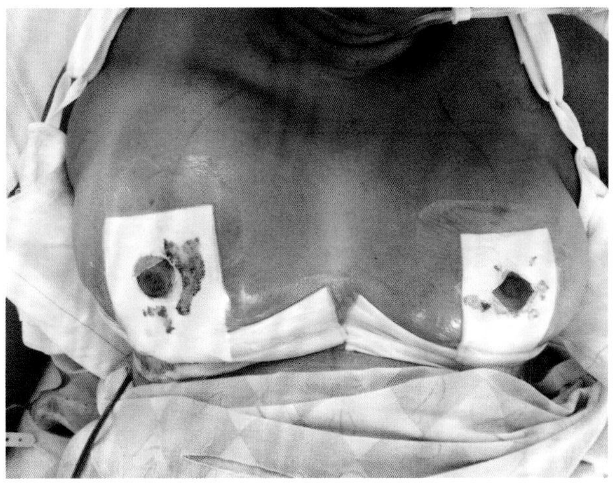

图 9.22　乳房缩小术后即刻右乳血肿

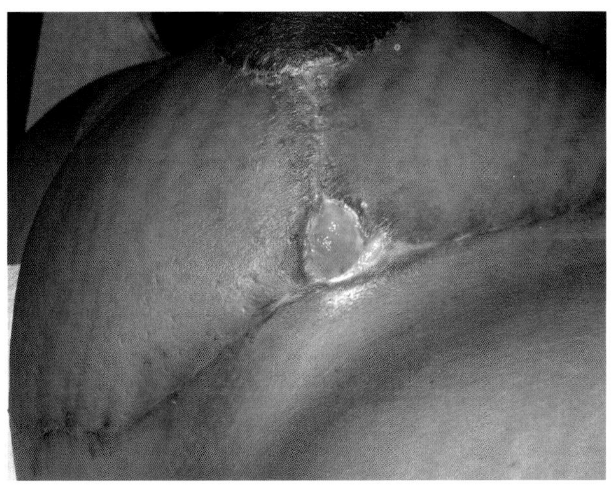

图 9.23　皮瓣三叉点交接处延迟愈合

其乳房缩小成形术效果优良。它的多样性体现在能够沿各个方向进行组织蒂的设计；对于各种形状、大小和轮廓的乳房，都能获得稳定、可靠的手术效果。倒 T 术式具有较强的安全性，而在并发症方面与其他各种乳房缩小成形术相似。该术式易教易学，应成为每一位整形外科医生的必备技术。

参考文献

1. Goldwyn RM. *Plastic and Reconstructive Surgery of the Breast*. Boston: Little, Brown and Company; 1976.
2. Wise RJ. A preliminary report on a method of planning the mammaplasty. *Plast Reconstr Surg*. 1956;17:367–375.
3. Wise RJ, Gannon JP, Hill JR. Further experience with reduction mammaplasty. *Plast Reconstr Surg*. 1963;32:12–20.
4. Nahabedian MY. Scar Wars: optimizing outcomes with reduction mammaplasty. *Plast Reconstr Surg*. 2005;116:2026–2029.
5. Wuringer E, Mader N, Posch E, et al. Nerves and vessels supplying ligamentous suspension of the mammary gland. *Plast Reconstr Surg*. 1998;101:1486–1493. *This cadaveric study of 28 breasts demonstrated two structures, the fibrous sling and the vascular and nervous membranes attached to it. These were consistent anatomic findings and determined to be the principal source of vascularity and innervation to the nipple areolar complex.*
6. Hamdi M, Van Landuyt K, Tonnard P, et al. Septum-based mammaplasty: a surgical technique based on Wuringer's septum for breast reduction. *Plast Reconstr Surg*. 2009;123:443–454.

7. Schlenz I, Kuzbari R, Gruber H, et al. The sensitivity of the nipple-areola complex: an anatomic study. *Plast Reconstr Surg*. 2000;105:905–909. *This cadaveric study of 28 female breasts demonstrated that the lateral and anterior cutaneous branches of the 3rd, 4th, and 5th intercostal nerves innervated the nipple areolar complex. The anterior cutaneous branches coursed superficially within the subcutaneous tissue terminating at the medial areolar border.*
8. McKissock PK. Reduction mammaplasty with a vertical dermal flap. *Plast Reconstr Surg*. 1972;49:245–252.
9. Strombeck JO. Reduction mammoplasty: some observations and reflections. *Aesthetic Plast Surg*. 1983;7:249–251.
10. Muller FE. Late results of Strombeck's mammaplasty: a follow-up study of 100 patients. *Plast Reconstr Surg*. 1974;56:664–666.
11. Robbins TH. A reduction mammaplasty with the areola-nipple based on an inferior dermal pedicle. *Plast Reconstr Surg*. 1977;59:64–67.
12. Ramon Y, Sharony Z, Moscona RA, et al. Evaluation and comparison of aesthetic results and patient satisfaction with bilateral breast reduction using the inferior pedicle and McKissock's vertical bipedicle dermal flap techniques. *Plast Reconstr Surg*. 2000;106:289–297.
13. Georgiade NG, Serafin D, Morris R, et al. Reduction mammaplasty utilizing an inferior pedicle nipple-areolar flap. *Ann Plast Surg*. 1979;3:211–218.
14. Courtiss EH, Goldwyn RM. Reduction mammaplasty by the inferior pedicle technique. *Plast Reconstr Surg*. 1977;59:500–507.
15. Nahabedian MY, McGibbon BM, Manson PN. Medial pedicle reduction mammaplasty for severe mammary hypertrophy. *Plast Reconstr Surg*. 2000;105:896–904. *The use of a medial pedicle for severe mammary hypertrophy was studied in 23 women. The medial pedicle successfully transposed the nipple areola complex in 44 of 45 breasts (98%). Mean change in nipple position was 17.1 cm, and mean weight of tissue removed was 1604 g per breast.*
16. Abramson DL, Pap S, Shifteh S, et al. Improving long-term breast shape with the medial pedicle Wise pattern breast reduction. *Plast Reconstr Surg*. 2005;115:1937–1943.
17. Palmer JH, Taylor GI. The vascular territories of the anterior chest wall. *Br J Plast Surg*. 1986;39:287–299.
18. Jaspars JJ, Posma AN, van Immerseel AA, et al. The cutaneous innervation of the female breast and nipple-areola complex: implications for surgery. *Br J Plast Surg*. 1997;50:249–259.
19. Sarhadi NS, Dunn JS, Lee FD, et al. An anatomical study of the nerve supply of the breast, including the nipple and areola. *Br J Plast Surg*. 1996;49:156–164.
20. Nahabedian MY, Mofid MM. Viability and sensation of the nipple-areolar complex after reduction mammaplasty. *Ann Plast Surg*. 2002;49:24–32.
21. Mofid MM, Dellon AL, Elias JJ, et al. Quantitation of breast sensibility following reduction mammaplasty: a comparison of inferior and medial pedicle techniques. *Plast Reconstr Surg*. 2002;109:2283–2288. *A total of 34 women following inferior and medial pedicle reduction mammaplasty were studied using computer-assisted neurosensory testing to generate normal breast sensation data and to compare sensory outcomes between the two pedicles. No significant differences in postoperative sensory outcomes were demonstrated. In addition, the amount of breast tissue removed did not correlate with postoperative sensory outcomes.*
22. Schreiber JE, Girotto JA, Mofid MM, et al. Comparison study of nipple-areolar sensation after reduction mammaplasty. *Aesthet Surg J*. 2004;24:320–323.
23. Orlando JC, Guthrie RH. The superomedial dermal pedicle for nipple transposition. *Br J Plast Surg*. 1975;28:42–45.
24. Hauben DJ. Experience and refinements with the supero-medial dermal pedicle for nipple-areola transposition in reduction mammaplasty. *Aesthetic Plast Surg*. 1984;8:189–194.
25. Finger RE, Vasquez B, Drew GS, et al. Superomedial pedicle technique of reduction mammaplasty. *Plast Reconstr Surg*. 1989;83:471–480.
26. Davison SP, Mesbahi AN, Ducic I, et al. The versatility of the superomedial pedicle with various skin reduction patterns. *Plast Reconstr Surg*. 2007;120:1466–1476. *This study reviewed 279 breast reductions using the superomedial pedicle. No patient had nipple loss, and the overall complication rate was 18%. The authors concluded that the superomedial dermoglandular pedicle is a safe and reliable technique for reduction mammaplasty.*
27. Lugo LM, Prada M, Kohanzadeh S, et al. Surgical outcomes of gigantomastia breast reduction superomedial pedicle technique: a 12-year retrospective study. *Ann Plast Surg*. 2013;70:533–537.
28. Altuntas ZK, Kamburoglu HO, Yavuz N, et al. Long-term changes in nipple-areolar complex position and inferior pole length in superomedial pedicle inverted T scar reduction mammaplasty. *Aesthetic Plast Surg*. 2015;39:325–330. *This retrospective study reviewed 48 women following superomedial reduction mammaplasty. The authors demonstrated that the new nipple areolar complex position descends over time. The authors advocate that the NAC be placed 1.5–1.75 cm below the most projected area of the breast after final shaping so that in the long term, the nipple areolar complex would be at the proper position.*
29. Balch CR. The central mound technique for reduction mammaplasty. *Plast Reconstr Surg*. 1981;67:305–311.
30. Spear SL, Rao S, Patel KM, et al. Reduction mammaplasty and mastopexy in previously irradiated breasts. *Aesthet Surg J*. 2014;34:74–78. *The authors review their experience with 12 reduction mammaplasty operations in patients that had been previously radiated. Average specimen weight was 623 g. Four patients (22%) experienced five minor complications, and one patient had a major complication requiring flap reconstruction. Proper patient selection is critical when considering reduction mammaplasty in previously radiated patients.*
31. Losee JE, Caldwell EH, Serletti JM. Secondary reduction mammaplasty: is using a different pedicle safe? *Plast Reconstr Surg*. 2000;106:1004–1010.
32. Cunningham BL, Gear AJ, Kerrigan CL, et al. Analysis of breast reduction complications derived from the BRAVO study. *Plast Reconstr Surg*. 2005;115:1597–1604. *Data from 179 patients was reviewed from the Breast Reduction Assessment: Value and Outcomes (BRAVO) study. The overall complication rate was 43% (77 patients). Conclusions included resection weight correlated with increased risk of complications; delayed healing correlated with resection weight and inversely with increasing age and anesthesia times; vertical incisions may be associated with higher complications; and complications had no negative effect on improvement in Short Form-36.*

第 10 章

短瘢痕乳房缩小成形术

Frank Lista, Ryan E. Austin, Jamil Ahmad

概要

- 乳房缩小术是整形外科医师最常实施的手术之一。
- 各种短瘢痕手术方法旨在以最小的手术瘢痕纠正乳房肥大及其相关症状的同时，塑造良好的乳房外形，并维持长期效果。
- 常用的短瘢痕技术包括乳晕缘瘢痕、下方蒂乳晕缘短瘢痕乳房缩小（SPAIR）、垂直瘢痕、L-短瘢痕和无垂直（仅水平）瘢痕法。

简介

乳房缩小术一直是整形外科最常实施的手术之一。2014年，据美国整形美容外科协会报道，共实施了114 000例乳房缩小术，并且这一数字逐年保持相对不变[1]。乳房缩小术主要有三个目的：①缓解乳房肥大相关的症状；②改善乳房外形；③维持长期效果。传统的乳房缩小术（如倒T形乳房缩小成形术或Wise模式切口法）会在乳房上遗留明显的瘢痕。

目前，与其他乳房缩小术式相比较而言，短瘢痕乳房缩小成形术已经发展到既能提高乳房的远期外形，同时又能将瘢痕做到最小的程度。近年来，正如美国美容整形外科学会(2002)[2]、美国整形外科学会(2006)[3]和加拿大整形外科医师协会(2008)[4]对认证医师进行的问卷调查中所反映的那样，短瘢痕乳房缩小术正变得越来越受欢迎。随着短瘢痕技术在整形外科医师手术技术培训中的普及，该类技术在临床上的应用将进一步增多。

从1989年起，作者的团队开始对需要行乳房缩小术的患者实施改良垂直瘢痕法乳房缩小术。随着接诊及治疗的患者人数上升，作者发现欲行乳房缩小术的年轻女性，除了关注缓解乳房肥大相关症状外，也非常关注手术带来的瘢痕大小以及乳房的远期外形。

相关文献已经对各种不同的短瘢痕乳房缩小成形术式进行过描述。本章将对一些常用的短瘢痕技术进行概述，并聚焦作者的垂直瘢痕乳房缩小术。

要点

- 同时存在两种及以上乳房肥大相关症状（上背部、颈部、肩部或上肢疼痛、上肢麻木、红疹及内衣勒痕等）的患者，在行乳房缩小术后能够获得明显的改善；
- 与倒T形切口技术相比，短瘢痕技术术后患者的乳房大小可能仍然较大，并且短瘢痕技术不适用于那些乳房重度肥大，但想要通过手术获得较小体积乳房的患者；
- 吸烟及肥胖患者，并发症的发生率较一般患者高，此类高危患者需慎重选择该手术方法；
- 垂直瘢痕乳房缩小术的术前标记，尤其是乳头乳晕复合体的新位置，与倒T形瘢痕乳房缩小成形技术存在差异。

基础科学／疾病进程

乳头乳晕复合体的血供

定位乳头乳晕复合体的新位置，最关键的是要确保其有充足的血供。尽管几乎所有血管方向的组织蒂均已用于短瘢痕乳房缩小术，但上方蒂和内上蒂仍然是最常用的两种血管组织蒂。深入学习乳头乳晕复合体的血供走行，有助于更好地理解选择上方蒂或内上蒂为乳头乳晕复合体转位提供可靠血供来源的原因。

自从Manchot(1889)[51]首次描述乳房的血供以来，研究人员进行了大量血管解剖研究。van Deventer[52]对15具女性尸体的乳房进行了解剖研究，旨在进一步明确乳头乳晕复合体的血液供应情况。该研究发现，在所有乳房中，乳头乳晕复合体的血供来自内侧或上方，胸廓内动脉一支或多支分支参与供血，最常见的为第3肋间穿支(47.5%)，其次是第2肋间穿支(25.0%)[52]。在全部27侧乳房中，有13侧乳头乳晕复合体不接受上方来源的血供。胸外侧动脉、肋间后动脉和腋动脉对乳头乳晕复合体的血供参与，存在较大变异，然而，乳头乳晕复合体周围不同的供血动脉之间存在着大量的血管吻合。根据此研究，van Deventer等人[53]总结认为，乳头乳晕复合体通常存在双重血供，从内下侧供血的胸廓内动脉-肋间血管系统，和从外上方供血的胸外侧动脉和其他较小的血供来源，而其中最可靠的血供来自胸廓内动脉。

Michelle le Roux等人[54]对11具女性尸体的乳房进行了神经血管的研究，认为内上蒂的动脉血供来自一支优势血管，而静脉则通过广泛的侧支血管网回流。与支配蒂部的肋间神经伴行，供血血管在浅筋膜层穿过蒂部。研究总结道，若内上蒂的浅筋膜层较薄，则可能出现血管危象或乳头乳晕复合体的去神经支配，因而在手术分离时推荐在深筋膜层进行，如有必要，也可从蒂部基底开始分离。

基于这些解剖研究，作者认为上方蒂可能多为轴型或任意型血供，而内上蒂则更倾向于轴型血供，这也为我们的手术方法中应用的中等厚度的上方蒂或内上蒂设计的安全性提供了进一步的理论支持。

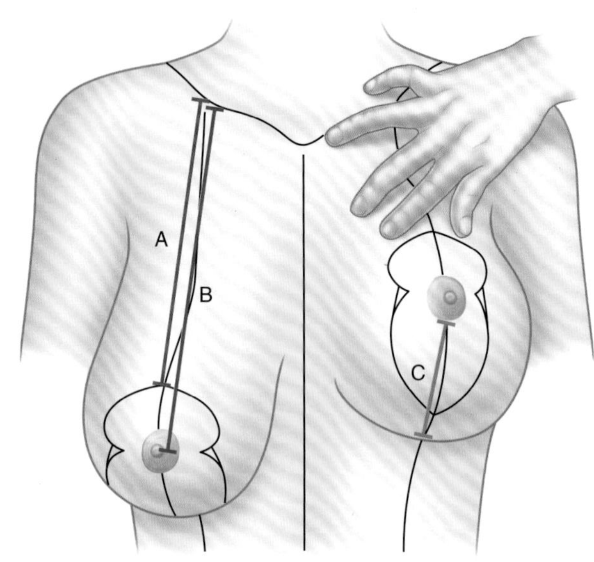

图10.1 关于垂直切口乳房缩小术乳头乳晕复合体位置和乳房下极长度的变化研究。(A)锁骨下缘至设计的乳头乳晕复合体上缘的最短距离；(B)锁骨下缘与乳头的最短距离；(C)乳房下皱襞至乳头乳晕复合体下缘间的距离

Adapted with permission from: Ahmad J, Lista F. Vertical scar reduction mammaplasty: the fate of NAC position and inferior pole length. Plast Reconstr Surg. Apr 2008; 121(4): 1084-1091.

乳房的缩小与重塑

乳房缩小术的目的，包括通过有效地减少乳房体积来缓解系统性症状，同时将乳头乳晕复合体转移至更美观的位置，并且重塑剩余的乳腺组织。垂直瘢痕法常受质疑之处在于术后即刻的乳房畸形外观，特点为下极平坦而上极过于饱满。事实上，在术后早期，乳房的形态会发生变化，逐渐达到远期的外形[55-57]。

通过研究垂直瘢痕乳房缩小术术后乳房的三维影像，能够让作者对乳房形态随时间的变化有更好的理解。Eder等人[55]证实，垂直瘢痕法的术后肿胀在术后3个月内逐渐减轻，进一步的乳房外形改变在术后9个月内完成。2008年作者报道了一项长期随访临床研究，结果显示手术患者并未出现假性下垂的情况，这证实术后的乳房形态和突度均保持良好(图10.1)[58]。在术后早期与长期随访的过程中，作者同样发现，与术前的标记相比，乳头乳晕复合体的位置明显提高(大约高1.3cm)(图10.2)[58]。作者将这种乳头乳晕复合体向上的移位归因于手术切除了乳房中央及下极的腺体组织，使包括乳头乳晕复合体在内的残余乳房组织重量减少，从而使上极出现了弹性回缩。切除下极的乳腺组织后，由于减轻了下极的重量，还有助于预防假性下垂的发生。并且，将内侧与外侧的乳腺缝合在一起后，有助于使乳房形成圆锥状的外形，不但会将乳头乳晕复合体向上推，而且会对松弛的乳房皮肤进行再分布，避免乳头乳晕复合体向下移位[58]。在术后第4年，乳房下皱襞至乳头乳晕复合体下缘的距离将显著缩短，这证实作者的垂直瘢痕乳房缩小技术术后并未出现假性下垂。

历史回顾

近年来，短瘢痕乳房缩小术在整形外科界重新开始流行。现今使用的许多技术实际上是20世纪以来技术发展的改进或完善。本书将会有一章内容用来介绍乳房缩小术的历史、技术上的区别与变化。作者将在下文对20世纪一些对短瘢痕乳房缩小成形术的发展起到重要推动作用的技术加以概述。

乳晕缘瘢痕技术

为了寻找一种能够不在乳房皮肤上遗留明显瘢痕的乳房缩小术的方法，Andrew(1975)等人[5]首先描述了一种技术，能够将切口隐藏于乳房皮肤和乳晕交界处。自此，众多学者开始采用经此入路进行乳房缩小、塑形及锚定乳腺实质的技术，以塑造美观的乳房形态[6-10]。

但是，乳晕缘瘢痕乳房缩小术存在一个主要问题，即术后乳晕仍有继续变宽的趋势。为解决这一问题，Peled(1985)等人[11]提出了使用荷包缝合来收缩乳晕。不久之后，Benelli提出了“圆形阻隔”技术，即用不可吸收线沿乳晕缘行连续缝合，以形成紧密的瘢痕层，从而防止乳晕变宽(1987)[8]。这一改良技术至今仍被用于乳晕缘瘢痕乳房缩小和乳房上提固定手术中[12]。

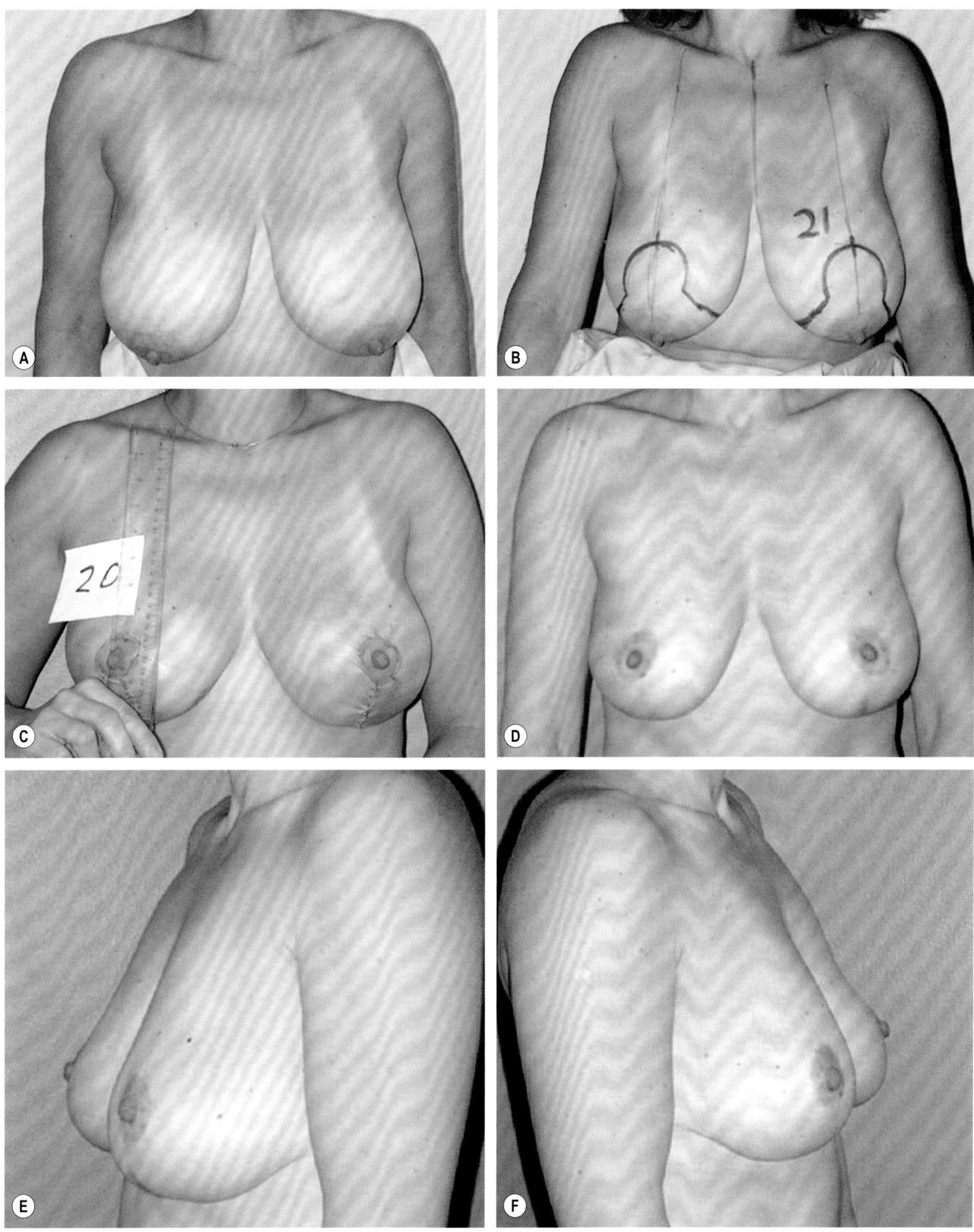

图 10.2 （A）一位 38 岁的女性进行了双侧上方蒂垂直瘢痕乳房缩小术。右侧切除组织 375g，左侧切除 325g；（B）术前锁骨下缘至设计的乳头乳晕复合体上缘距离为 21cm；（C）术后 5d，锁骨下缘至乳头乳晕复合体上缘距离为 20cm，相差 1cm；（D，E，F）术后 4 年随访，锁骨下缘至乳头乳晕复合体上缘距离未发生改变

From：Ahmad J，Lista F. Vertical scar reduction mammaplasty：the fate of NAC position and inferior pole length. Plast Reconstr Surg. 2008 Apr；121（4）：1084-1091.

乳晕缘瘢痕技术的另一大问题在于术后乳房有下垂的趋势。为了解决这个问题，Bustos(1990)[9]发表文献，报道了其使用硅质补片作为乳腺实质的中间支持层。这么做不仅能够减小切口的张力，而且能够通过减小乳房下极乳腺实质重量的办法，将术后下垂的风险最小化。然而，永久置入的硅质补片严重影响了乳腺影像学的观察，引起了众多质疑[13]。Goes 改进了这种"内部胸罩"的技术，提出使用部分可吸收网状补片来预防远期的下垂[14]，并随后证实了其安全性与有效性[15]。

下方蒂乳晕缘短瘢痕(SPAIR)乳房缩小术

SPAIR 技术首先由 Hammond 提出[16,17]。这项技术将乳晕缘瘢痕和垂直瘢痕去除皮肤技术与下方的真皮乳腺组织蒂相结合。它的出现让短瘢痕乳房缩小成形术受到了那些并不熟悉上方真皮乳腺组织蒂的医生的青睐，能让术者更好地在术后即刻于手术台上观察到使用垂直瘢痕乳房缩小术的手术效果[16]。结合 SPAIR 技术，Hammod 等人[12]运用了一项新颖的交锁式乳晕缝合技术，能够在缝合乳晕时帮助减轻皮肤张力[18]。

L- 短瘢痕乳房成形术

1924 年，Hollander 描述了一种乳房下外侧倾斜切口乳房成形术，能够保留乳房下皱襞内侧的组织[19]。在接下来的数年内，一些作者描述了基底外侧的 L 形切口，用以避免女性在穿着低胸装时胸部露出明显的瘢痕[20,21]。

Meyer 和 Kesselring(1971)[22]最先报道了现代 L- 短瘢痕技术，切口的水平部被巧妙地"隐藏"在新下皱襞内。其他技术，如 Regnault 的 B 形乳房成形术[23]、Maillard 的 Z 形乳房成形术[24]、Lassus 的"四季(all-season)"乳房成形术[25]和 Gasperoni 的 J 形乳房成形[26]在皮肤切口线的设计上存在些许差别。然而，他们均在术后形成 L 形瘢痕或小的 T 形瘢痕[27]。近年来，Chiari Jr. 持续描述了他在 L- 短瘢痕技术的使用经验[28-30]。

无垂直(仅水平)瘢痕技术

无垂直瘢痕技术由 Passot(1925)[31]首次报道，随后几年间，不少作者报道了类似的手术方法，并结合乳头游离移植[32-34]。Ribeiro(1975)[35]首次描述了结合无垂直瘢痕技术，以真皮乳腺组织蒂转位乳头乳晕复合体的方法。关于这项技术的描述甚少，直至 20 世纪 90 年代及最近才由 Yousif[36]和 Lalonde[37]等人重新提起。

垂直瘢痕技术

Arie 在 1957 年首次描述了垂直瘢痕乳房缩小术[38]。然而，这项技术并没有得到普及，因为垂直瘢痕经常会超过乳房下皱襞，在胸壁上留下糟糕的瘢痕。数年后，Lassus(1969)[39-41]和 Lejour(1994)[42-44]重新开始关注垂直瘢痕技术并做了很多开创性的工作。在 1999 年，Hall-Findlay[45-48]描述了其对 Lejour 技术的改进，从此一跃成为短瘢痕乳房缩小技术中最常用的技术。2006 年，作者首次描述了改良垂直瘢痕乳房缩小术技术，也做了一些改进(表 10.1)[49,50]，术后观察发现乳房下皱襞到乳头乳晕复合体下缘的距离明显缩短，证实了作者的垂直瘢痕乳房缩小术术后无继发乳房下垂的观点[58]。

诊断 / 患者表现

寻求乳房缩小术的患者人群特征多样，其年龄、体质及乳房大小差别较大。患者寻求乳房缩小术的原因可归结为功能性需求及美容性需求两方面，而能够做到两者兼顾则是大部分患者的诉求。然而，在术前仍必须明确患者手术的主

表 10.1 不同垂直切口乳房术式比较

	Lassus	Lejour	Hall-Findlay	Lista
皮肤标记	椭圆形	穹顶形标记，圆形基底向下	穹顶形标记，圆形基底向下	穹顶形标记，顶尖向下
蒂部选择	上方(或外侧)	上方	内上	上方或内上
蒂部厚度	5mm	2~3cm	全厚	2.5cm
切口设计	由中央向上方和下方延伸	由中央向上方，内下和外下延伸	由中央向上方、外侧和下方延伸	由中央向上方、外侧和下方延伸
吸脂术	局部	术前广泛吸脂	局部	术后广泛抽吸
皮下剥离	否	是	否	否
蒂部缝合固定于胸壁	否	是	否	否
乳房塑形	仅缝合内侧和外侧柱状复合组织的皮肤	缝合内侧和外侧柱状复合组织的皮肤和乳腺组织	缝合内侧和外侧柱状复合组织的皮肤和乳腺组织	缝合内侧和外侧柱状复合组织的皮肤和乳腺组织

Adapted from Lista F, Ahmad J. Vertical scar reduction mammaplasty: 15-year experience including a review of 250 consecutive cases. Plast Reconstr Surg. 2006 Jun; 117(7): 2152-2165.

要目的，因为在作者所在的医疗系统中，乳房缩小术是一个纳入医保的项目，需要进行预审以明确是否需要医学干预。

对于乳房肥大的患者，乳房的大小或体重指数与主观症状之间并无明显的相关性。尚未有研究发现术前乳房大小与症状的严重性之间存在直接联系[59,60]。有症状的乳房肥大会对患者的生活质量产生不利的影响。研究表明，有症状的乳房肥大对患者生活质量的影响程度类似于患有中度心绞痛、接受肾移植或患有膝关节骨关节炎等[60-62]。

Kerrigan 等人[63]报道了一项循证医学研究，目的是针对需要进行乳房缩小术的患者建立一套明确、实用、客观的诊断标准，以帮助医生区分患者寻求乳房缩小术是为了缓解症状，还是改善外观。他们列出了乳房肥大特有的 7 大症状，包括上背部疼痛、颈部疼痛、肩部疼痛、上肢疼痛、上肢麻木和内衣勒痕。研究结果显示，全天或大部分时间内，这 7 大症状中存在至少 2 项的患者，乳房肥大的程度明显高于存在 2 项以下的患者。这项研究表明，至少存在上述 7 大症状中的 1 项的患者，术后的改善要明显优于在全部或大部分时间内没有症状的患者。作者发现，这种对医学干预需求的定义，对于评估患者是否能从乳房缩小术中获益是十分有用的。

患者选择

由于短瘢痕乳房缩小术并不适用于所有形态的乳房，因而选择符合适应证的患者是非常重要的。然而，根据作者的经验，短瘢痕乳房缩小术的适应范围较广，适用于大部分寻求通过手术缩小乳房的患者。

对短瘢痕乳房缩小术主要的诟病之处在于，有人认为这种术式能够缩小的乳房体积有限。然而，当提及短瘢痕乳房整形时，作者建议医生们从概念上区分该手术的两个主要方面：皮肤切除和乳腺切除。短瘢痕乳房缩小术由于手术本身的限制，可能切除的皮肤量比传统的技术要少。传统技术中，需要切除大量皮肤的患者可能更适合行 L- 短瘢痕法，而不是乳晕缘瘢痕法。

然而，作者相信短瘢痕技术，尤其是垂直瘢痕法，其能够切除的乳腺腺体组织的量比之前推荐的量更多[64]。2006 年作者对连续 250 名行垂直瘢痕乳房缩小术的患者进行了回顾，切除的组织重量平均可达 526g，其中最大者超过 2 000g[49]。应用垂直瘢痕[65-68]、SPAIR[69]和 L- 短瘢痕技术[29]切除较大量组织的安全性和可行性已在文献中得到证实。

虽然使用垂直瘢痕技术同样能够切除非常大量的组织，但是在手术之前一定要充分让患者明白，术后她们的乳房大小还是会比使用传统技术的患者更大，因为使用该技术时保留的皮肤量较多。当乳房严重肥大的患者寻求非常小的术后乳房体积时，此法并不适用。与其他学者的观点一致[40,45]，作者推荐在初学此技术时选择乳房轻度至中度肥大的患者进行手术。在取得更丰富的经验后，可以将此法应用于乳房肥大程度更高、皮肤条件更差的患者。

患者特点与并发症

选择合适的患者在预防及最大程度减少术后并发症中至关重要。在作者对连续 250 例乳房缩小术患者的并发症进行回顾性研究中发现，不同体重指数分组的患者在并发症的发生率上有着统计学差异。其中体重指数正常的患者（体重指数 18.5~25.0）[49]术后并发症的发生要远少于体重指数较大的患者[70-78]，该研究结果也与其他研究一致。吸烟与乳房缩小术的术后并发症之间同样存在重要联系，尤其在创面愈合和感染方面[75,77-80]。Bikhchandani 等人[81]通过研究发现，35% 的吸烟患者发生了创面相关并发症，且吸烟者出现术后并发症的风险比不吸烟者高出 2~3 倍。

在作者的实践中，对于体重指数 >35 及重度吸烟的患者，并不急于行手术治疗，建议其在手术前先减肥。而对吸烟者，则建议其在术前及术后均至少戒烟 4 周，以减少并发症发生的风险[82,83]。

治疗 / 手术技术

垂直瘢痕乳房缩小术

作者已将垂直瘢痕乳房缩小术作为常规的日间手术，平均手术时间不超过 70min[49]。许多医生已经证实，在白天实施手术并不会增加并发症的发生率[72,84-87]。另外，Buenaventura 等人[86]估计，与住院治疗相比，在白天实施乳房缩小成形术可以节省 1 500~2 500 美元。而 Nelson 等人[4]则报告约可节省 873 加元。

美国整形外科协会患者安全委员会为围手术期的处理步骤提供了简要的指南，应遵循并用以确保合适的患者进行门诊手术[88]。此外，其中还对如何进行心血管功能评估[89,90]、防止肺部并发症[91,92]及静脉血栓形成[93,94]等方面作了描述。

以下内容为作者的垂直瘢痕乳房缩小术术前设计与手术技术的阐述。

皮肤标记

术前标记取直立位，双上肢自然摆放于身体两侧。标记胸骨中线和乳房下皱襞（图 10.3）。标记乳房中轴线时，经锁骨中点（通常在胸骨中线两侧 7~8cm 处）与乳头做连线，直至乳房下皱襞。检查者一只手伸入乳房后面，至下皱襞水平，将此点投影至乳房前面并标记为 A 点，即新乳头乳晕复合体的上缘位置。根据本侧的位置，在对侧乳房上对称地标记对侧 A 点，而不是根据对侧下皱襞位置进行标记，因为下皱襞高度不对称可能会导致术后乳头乳晕复合体位置不对称。

将设计的皮肤切除范围下界标记为 B 点，位于乳房下皱襞上方 2~4cm 处，具体根据切除量进行调整。切除量较少（下皱襞位移较少）时，该距离设计较短，而切除量较大（下

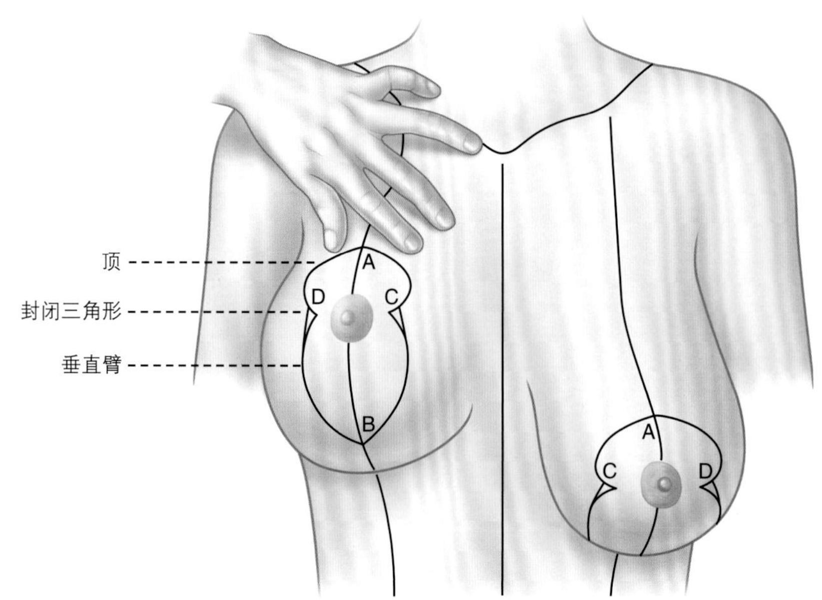

图 10.3 穹顶形皮肤的标记方法。A 点位于乳房下皱襞在乳房前表面的投影点，该点即为新建乳晕的上极位置。B 点是皮肤切除的下限，位于乳房下皱襞上 2~4cm 的乳房中轴线上。C 点与 D 点的延长线组成一个封闭的三角形

Adapted with permission from: Lista F, Ahmad J. Vertical scar reduction mammaplasty: 15-year experience including a review of 250 consecutive cases. Plast Reconstr Surg. 2006 Jun; 117(7): 2152-2165.

皱襞位移较大）时，则该距离设计较长。垂直瘢痕乳房缩小术术后乳房下皱襞会向上移位，这解释了早期技术的胸壁垂直瘢痕被拉长的原因。把垂直切口下方末端限制在乳房下皱襞上某一点能够避免这个问题。

此手术技术的切口标记形似清真寺穹顶。穹顶的屋顶由 A 点至 C 点和 D 点的弧形连线构成，形成新乳头乳晕复合体的边界。如此设计屋顶，使得当 C 点与 D 点缝合在一起时，乳房呈锥形，而屋顶则形成一个圆形。从 B 点向 C 点和 D 点做弧线，形成清真寺穹顶的两侧垂壁，从而形成预计皮肤切除的范围。在 C 点和 D 点朝乳房中轴方向绘制一封闭三角形标记，以防乳晕呈泪滴状畸形。将切除皮肤的下部区域设计为“V”形，而非其他技术中所述的“U”形，因为作者认为这样设计更有利于皮肤的缝合，并且有助于预防在垂直瘢痕的下方形成猫耳畸形[45,49]。

标记腋部、侧胸部需要吸脂的区域。新乳头乳晕复合体和蒂部的选择及标记在麻醉诱导后进行。

> **提示**
>
> 对于乳房不对称行垂直瘢痕乳房缩小术（两侧差别 >100g）的患者，由于去除的组织量不同，乳房较大侧的 A 点应比乳房较小侧的低 1~2cm。

麻醉与体位

作者通常在全麻下行乳房缩小术。患者取仰卧位，两上肢外展固定于 90°，以便于乳房尾侧及外侧胸壁部进行吸脂。由于乳房圆锥体存在着下极平坦而上极过于饱满的典型畸形，作者在术中并不会将患者的体位改为直立位。相反，会在平卧位时评估患者两侧乳房的对称性及容积。此外，作者并不会将乳腺组织固定在胸大肌筋膜上，因为这些缝合可能会导致乳房上出现不必要的牵拉。我们会通过其他技术来进行乳房外形的重塑。

局部浸润

在 B 点上方，两侧垂臂之间，做一个小切口，切口位于之后要被切除的皮肤上。沿垂臂切口线皮下及乳腺内作局部浸润。肿胀液由 1 000ml 乳酸钠林格氏液 +40ml 2% 利多卡因 +1ml 1 : 1 000 肾上腺素组成，每侧乳房注射 500ml。两侧胸部同时进行浸润，以备吸脂。

蒂部的选择

患者取仰卧位，于乳房底部使用止血带以使其皮肤保持紧绷。用一个直径 45mm 的乳晕环形刀，乳头居中，标记乳头乳晕复合体切口。此时选择转位新乳头乳晕复合体时使用的蒂（图 10.4）。如果新乳晕有一部分位于 2 个封闭三角连线（即 C 点、D 点连线）上方，则使用上方的真皮乳腺组织蒂（上方蒂）。如果新乳晕完全位于连线下方，则使用内上方的真皮乳腺组织蒂（内上蒂）（图 10.5）。此法能有效控制蒂部的长度并有助于避免乳头乳晕复合体的血供不足。上

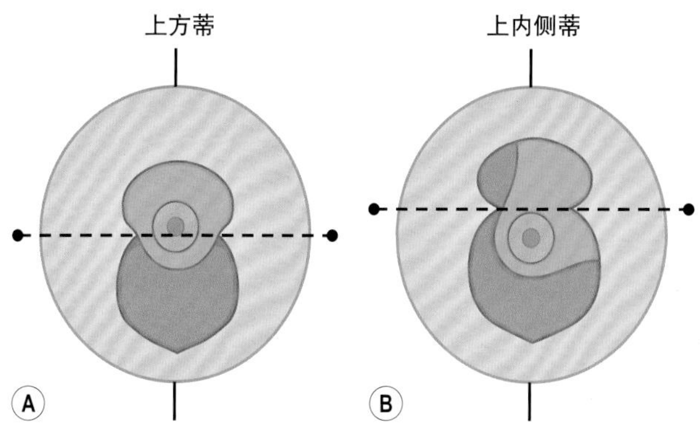

图 10.4 蒂的选择。(A)如果新建乳晕有任何部位位于双侧封闭三角形连线的上方,则使用上方的真皮乳腺组织蒂;(B)如果乳晕的所有部分都在连线之下,则使用上内侧蒂

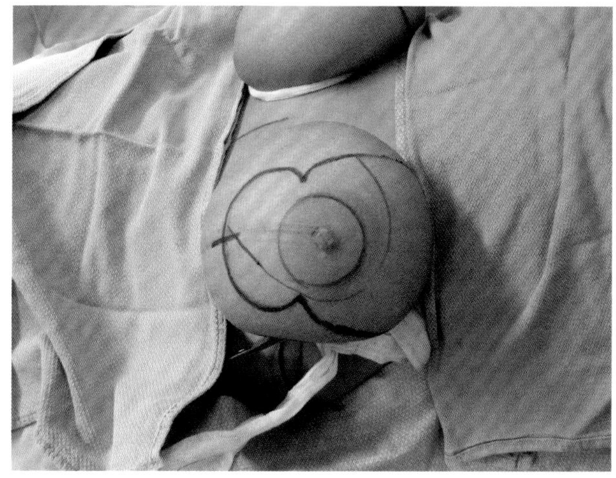

图 10.5 上内侧蒂穹顶皮肤标记方式

方蒂瓣的设计线从两侧封闭三角点向下方,环绕并距乳头乳晕复合体边缘 2.5cm 处画线。而内上蒂瓣的设计,可从穹顶的中点进行延伸,向下包绕内侧封闭三角形点,并距乳头乳晕复合体边缘 2.5cm。内上蒂的基底部应足够宽,保证蒂部的长宽比不高于 2∶1,以确保血供;但同时也不宜设计得过宽,以确保蒂部可旋转,并将乳头乳晕复合体移位至穹顶部。

据作者的经验,最常用的是上方蒂,而内上蒂是用于乳腺肥大有严重下垂的患者,此时乳头乳晕复合体需要转移较长的距离,这种情况下,轴型血供更加可靠。如果乳头乳晕复合体过于靠内侧,则需要一个上外侧蒂以保证旋转充分。

提示

如果新乳晕有一部分位于 2 个封闭三角连线上方,则使用上方的真皮乳腺组织蒂(上方蒂)。如果新乳晕完全位于连线下方,则使用内上方的真皮乳腺组织蒂(内上蒂)。

去表皮

在乳房底部使用止血带能够增加乳房表面的皮肤张力,以利于去除表皮。在去表皮前,应先如前所述定位并标记乳头乳晕复合体和蒂部的位置。为了避免损伤蒂部表面穿行的血管,去表皮时要确保真皮深层的完整性,而不是完全去除皮肤全层(图 10.6)。

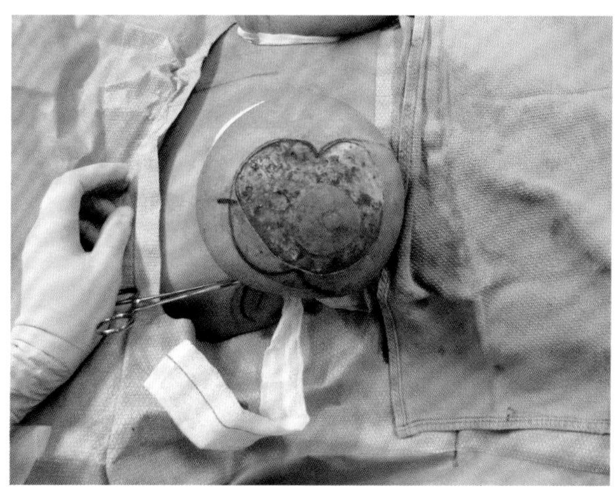

图 10.6 去除表皮的上内侧蒂

切除腺体

整块切除标记线区域的皮肤、脂肪和腺体组织。术中一般无须调整切口标记线。作者发现下述经验有助于在保证足够切除量的同时最大化切除效率。首先沿标记线切开真皮乳腺组织蒂,深达 2.5cm。此时会得到一个 2.5cm 厚、包含乳头乳晕复合体在内的真皮乳腺组织蒂。需要注意,应在乳头乳晕复合体下方保持有 2.5cm 的组织厚度,以避免对神经、血管的损害。

沿内侧切口线垂直向下切开皮肤、脂肪和乳腺,形成内侧乳腺组织柱,直至胸大肌筋膜浅层。这样能够在乳房内侧保留更多的组织,使乳房内侧更为饱满,术后外观良好(图 10.7)。外侧乳腺的处理与真皮乳腺组织蒂的处理相似,沿外

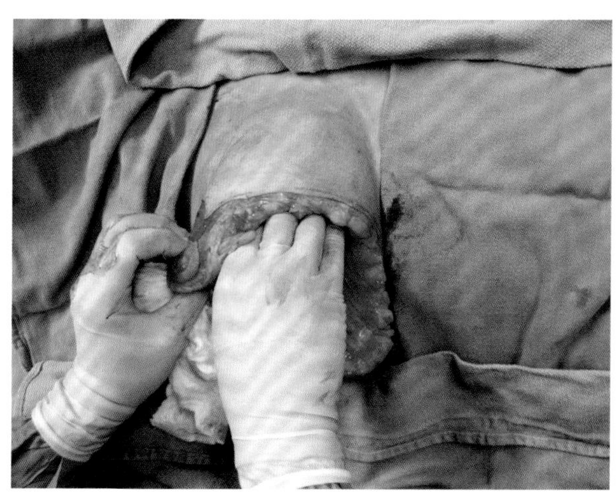

图 10.7 乳房内侧组织保持完整,以获得饱满外观

侧切口切开皮肤、脂肪及乳腺，至深度为 2.5cm 处，向侧方进行分离并保持 2.5cm 的深度。此时外侧的分离尚未完成。

在切除的皮肤下方，如前所述，内外侧切口相交形成“V”形。此时可将内侧和外侧分离的乳腺交汇于此并向下延伸至胸壁。切除下方的组织应从下至上，自胸大肌筋膜表面提起，注意应在胸大肌筋膜表面保留一层乳腺，以防止出血及术后疼痛。可以继续保持 2.5cm 的厚度向外完成外侧瓣的分离，直至乳房外侧缘（图 10.8）。

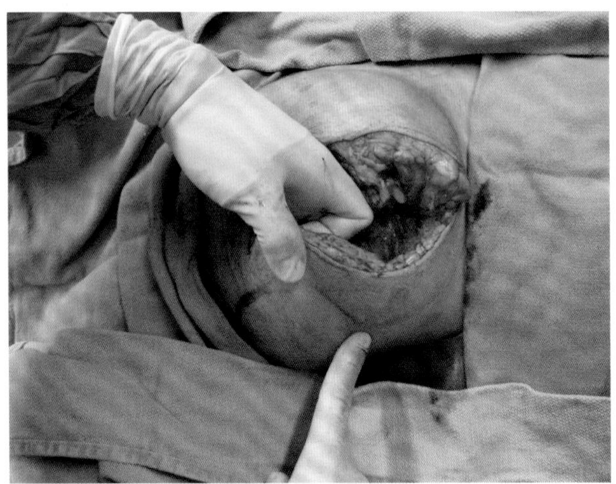

图 10.8 外侧切除范围

当乳腺腺体被切开并从深部的附着点游离时，来自下方对要切除组织的牵拉使得对乳腺组织的切除可以更多一些，尤其是上外象限的乳腺组织。在保持对预切除组织向下牵引的同时，应在真皮乳腺组织瓣下方继续保持 2.5cm 的厚度，对上方蒂进行分离（图 10.9）。当分离深至胸大肌筋膜并达乳房上界时，分离即告完成（图 10.10）。组织切除完成后，内侧、上侧、外侧皮瓣应感觉厚度均匀且边缘平顺（图 10.11）。

修薄垂直创面的下端与乳房下皱襞之间的组织，以防形成猫耳畸形（图 10.12）。皮肤通常应保留 0.5mm 的厚度，

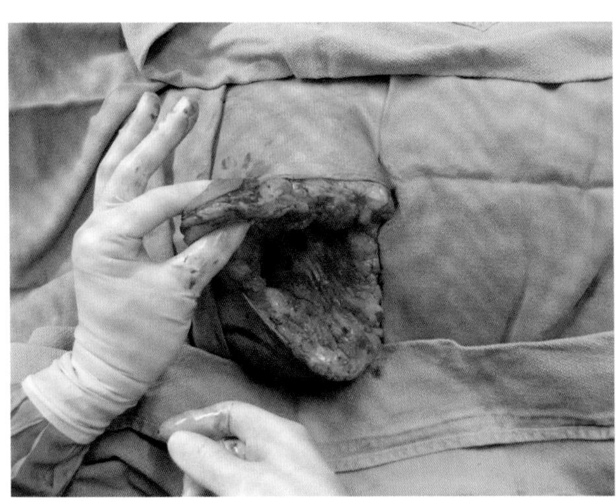

图 10.9 中厚上内侧蒂，2.5cm 厚

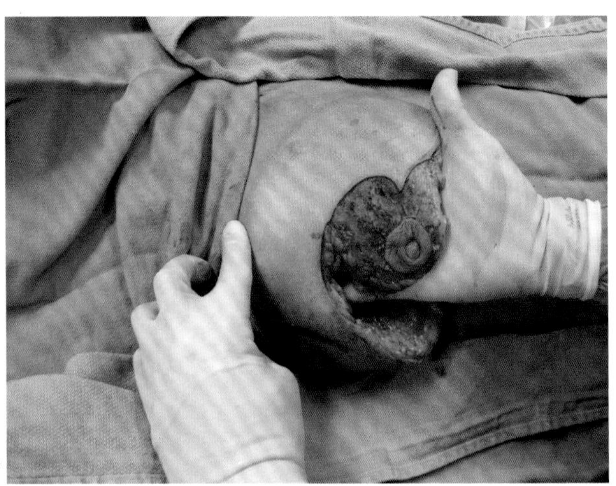

图 10.10 上方切除范围

并保留一层深筋膜上方的脂肪，以防止皮肤出现向筋膜层的牵拉。作者发现，对此区域的皮肤进行切开调整以防猫耳形成是没有必要的。

提示

在上面和侧面保持 2.5cm 的皮瓣厚度很重要，因为过度切除会导致轮廓不规则，而切除不足会导致乳房体积减少不足，每边大约 100~300g。

吸脂术

鉴于吸脂术对减少乳房体积和塑形外侧胸壁时的良好作用，作者现在对所有患者均实施吸脂术。尤其是对外侧胸部脂肪的抽吸，有助于乳房外侧形态的塑造。

实施吸脂术时，应用 4mm 的 3 孔钝针，对乳房腋部区域进行脂肪的抽吸并对外侧胸壁进行塑形。由于术前很难通过临床检查来准确判定乳房组织的构成，因此吸脂应在腺体切除之后进行。对于乳房脂肪过多的患者，也可以对乳房的上半部分进行吸脂，以减少乳房的体积。可通过术中形成的内侧和外侧腺体柱切口进入该区域。

提示

在垂直瘢痕乳房缩小术中，外侧胸壁的组织对乳房外侧有着重要的过渡作用。因此必须避免对乳房外侧与前胸壁外侧之间的过渡区域进行过量吸脂，以防止出现术后下外侧乳房形态畸形。

乳房塑形

在垂直瘢痕乳房缩小术中，乳房的塑形很大程度上依靠 1 号 Vicryl（薇乔）线（Ethicon Inc，Somerville，NJ）对内外侧乳腺组织柱重新对位内翻缝合实现（图 10.13）。这些乳腺

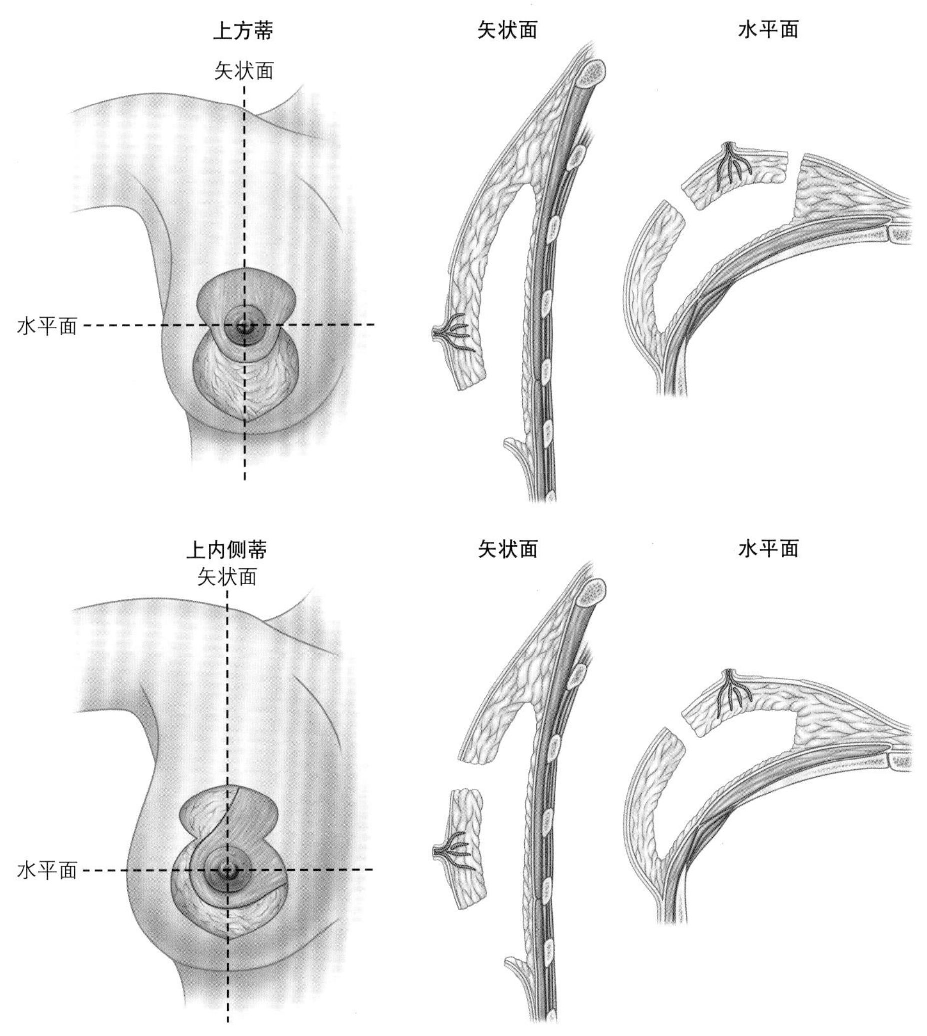

图 10.11 在矢状面和水平面，上方蒂(A)和内上蒂(B)乳腺组织切除范围

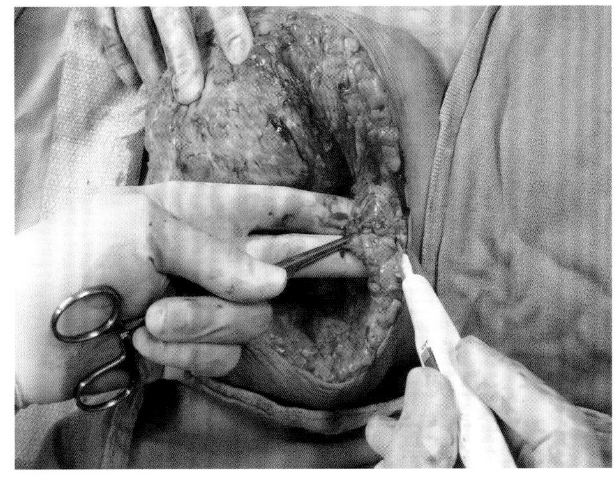

图 10.12 切除垂直切口末端至乳房下皱襞间的乳腺组织，以避免产生猫耳畸形

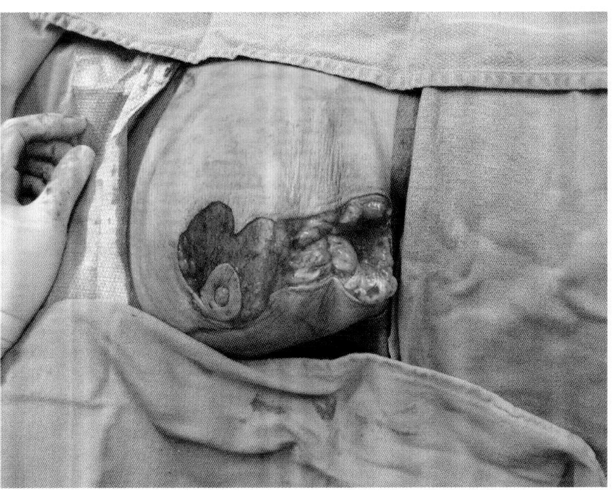

图 10.13 腺体组织柱的缝合

组织柱的缝合可预防乳房假性下垂或形成“触底的乳房”，有助于长期保持乳房的突度。因此，通常两侧乳腺柱的缝合是必须的。缝合皮肤时可以使用订皮器以闭合垂直伤口。

提示

乳房下极乳腺组织柱的缝合，应距切口下端不小于 4cm，以防出现猫耳畸形。如果此针缝合得太靠近乳房下皱襞，则可能妨碍随后乳房下极皮肤的聚拢缝合。乳房上极乳腺组织柱的缝合的应距离乳头乳晕复合体不少于 2cm，以防止乳头乳晕复合体出现畸形。

关闭切口

切口全层使用 3-0 Monocryl plus（单乔）缝线（Ethicon，Inc.，Somerville，NJ）进行缝合。首先，在关闭垂直切口前，根据使用的组织蒂推进或旋转乳头乳晕复合体，使之插入至新的位置。在插入乳头乳晕复合体时，如存在较大的张力，可在封闭三角区域向上切开真皮适当延伸切口，以利其插入。乳头乳晕复合体插入后，在 3、6、9 和 12 点钟位置以真皮深层反向缝合的方法缝合固定，并用连续缝合的方法缝合皮下。

随后，用“四点盒状”缝合法拉拢垂直切口周围的皮肤（图 10.14）。从垂直瘢痕的下端开始，向乳晕方向运针，依次以“四点盒状”缝合法选择性地聚拢垂直切口皮肤，从而防止猫耳形成，并控制垂直瘢痕的长度。“四点盒状”缝合垂直方向两点间的距离应在 15~25mm，以产生强力的聚拢效果，并且这些线结都应埋于皮下。如发现切口仍未完全关闭，则应随即在邻近上一个“四点盒状”缝合处再加行一次“四点盒状”缝合。需避免对距乳晕 2cm 以内的皮肤进行聚拢缝合，以避免出现乳晕的畸形。其余切口可用真皮深层反向缝合的方法进行关闭。

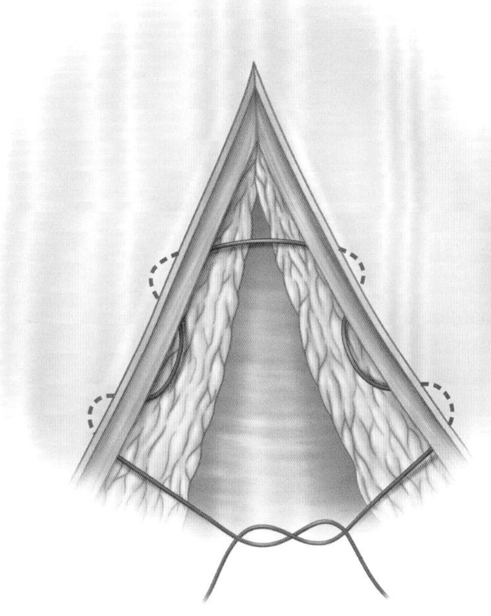

图 10.14 使用四点方盒形缝合拉拢垂直切口周围皮肤

在拉拢皮肤后，沿垂直切口可能出现因“四点盒状”缝合造成的横向褶皱（图 10.15），可以通过真皮深层反向缝合加以矫正。必须矫正横向的褶皱，因其并不随时间而消退，且当垂直瘢痕较大时亦会出现小的横向瘢痕。在对垂直切口行最后的关闭时，可使用订皮器（图 10.16）。

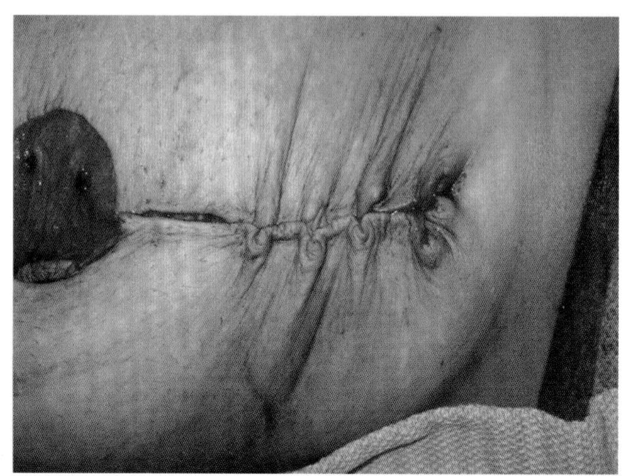

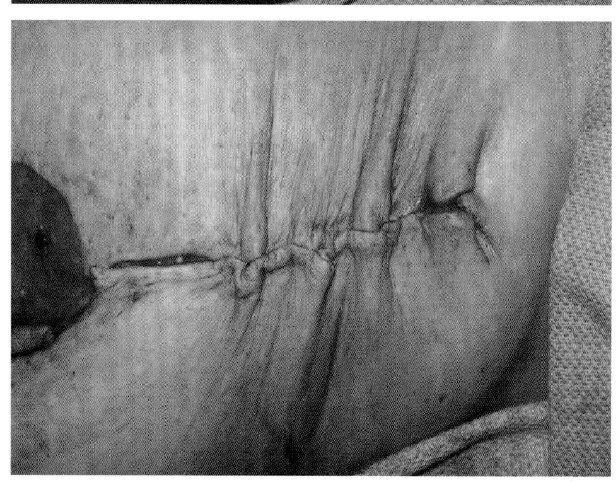

图 10.15 四点方盒形缝合拉拢垂直切口后，周围皮肤产生大的横向褶皱。横向褶皱已通过真皮深层反向缝合矫正

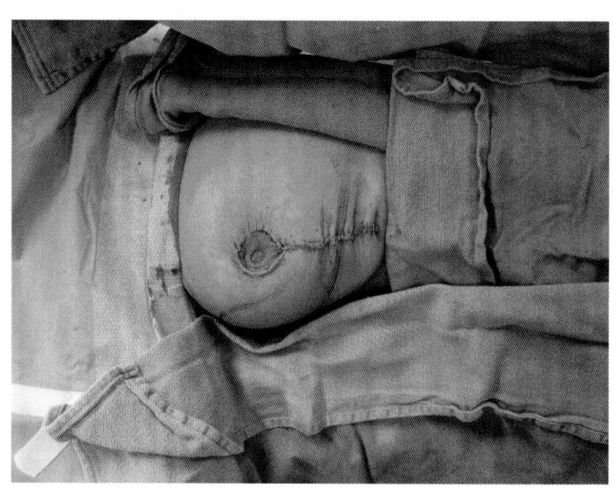

图 10.16 乳头乳晕复合体已移入，用订皮器闭合垂直切口

运用“四点盒状”缝合的方法能够使皮肤向内聚拢数厘米，从而能使垂直瘢痕的长度不超过 8cm。然而，对一些病例来说，较长的垂直瘢痕也是可以接受的。因拉拢周围皮肤而出现的垂直瘢痕周围的皮肤褶皱将在术后 6 个月内逐渐消失[95]。

在乳房缩小术中，作者并不常规放置引流，文献中也有证据支持这种做法[96-99]。据 Wrye 等人[97]报道，在乳房缩小术时未应用闭式负压引流不会增加并发症的发生，且患者也更接受这种做法。

提示

Lassus[39]测量了拥有美丽乳房外形的年轻女性乳晕下极到乳房下皱襞之间的距离，其数值在 4.5~10cm。Hall-Findlay[45]则发现术后患者的该数值达 12cm[44]。在作者的实践经验中，垂直瘢痕乳房缩小术后的患者，其垂直瘢痕的长度并不随着时间而增加，这一结果与其他学者的观点一致[58]。虽然一些医生认为拉拢垂直切口并不会对垂直瘢痕长度产生远期影响[100]，但作者依然认为这是垂直瘢痕乳房缩小术中的关键一步。

敷料与伤口护理

向每侧乳房内注入 10ml 的 0.5% 布比卡因(含 1∶200 000 的肾上腺素）以缓解术后疼痛。伤口先覆盖凡士林纱布，再覆盖干纱布，最后外层加盖棉垫，患者穿戴弹力内衣固定敷料。

术后护理

术后 4 周内患者需全天穿戴弹力内衣。作者认为，患者在术后第 1 日即可在医护人员的指导下进行淋浴并用肥皂和水清洗伤口，随后换药。术后第 5 日检视患者时，可拆除皮钉并开始使用 Steri-Strip（免缝胶带）(3M，St. Paul，MN)。术后 3 周时患者可恢复日常活动，并可以在术后 1 个月时开始从事体力劳动。常规于术后 1 个月及 3 个月复诊。

结果、预后及并发症

如前所述，乳房缩小术的首要目的有三个方面：①缓解与乳房肥大相关的症状；②改善乳房外形；③效果持久。短瘢痕乳房缩小术，尤其是垂直瘢痕技术，能够满足上述全部要求（图 10.17）。许多研究表明，行短瘢痕乳房缩小术的患者术后满意度较高[101-103]，并且在相关症状缓解和生活质量方面均有明显的提高[59,66,104]，同时手术效果维持时间长[58,103]。

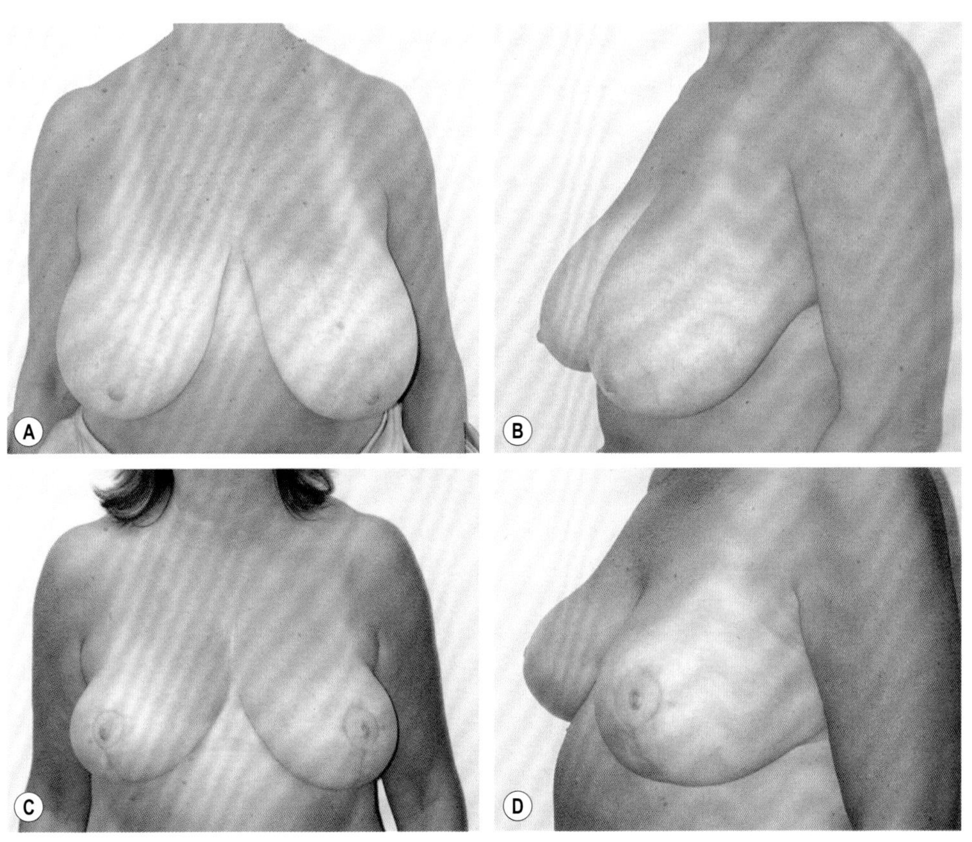

图 10.17　一位 19 岁女性，接受双侧上方蒂垂直瘢痕乳房缩小术。右侧乳房切除的组织量为 420g，左侧为 400g。右侧吸脂 50ml，左侧吸脂 100ml，术前和术后 3 个月效果

随着年龄较小的患者也开始寻求乳房缩小成形术，术后能否正常哺乳的问题也获得了越来越多的关注。根据文献报道，使用上方蒂技术[105-108]和内侧蒂技术[105,106,109]的患者，哺乳率分别为 60%~80% 和 48%~65%，与未行乳房手术的女性并无明显差异。以作者的经验，在术前应对患者进行强调哺乳是个复杂的过程，即便是那些未行乳房缩小术的女性，在哺乳方面也同样会遇到难题。

根据文献，短瘢痕乳房缩小术术后并发症的发生率相差很大，从 3% 至 25% 不等[59,66,67,110,111]。常见的术后并发症包括切口浅层裂开(0~14.3%)、瘢痕增生(0~8.8%)、血清肿(0~17%)、血肿(0~8.6%)、感染(0~8.3%)、乳头感觉异常(0~11%)和脂肪坏死(0.8%~6.2%)(表 10.2)[49,66,67,110,112,113]。虽然也有文献报道了乳头乳晕复合体坏死的情况，但作者并未发现垂直瘢痕技术术后出现乳头乳晕复合体部分或完全坏死的病例。垂直瘢痕乳房缩小术后行修复手术的患者比例为 2%~8%，其中最主要的修复原因是瘢痕[67,112,114]。一些研究对垂直瘢痕技术和倒 T 乳房缩小成形术在术后并发症发生率上进行了比较，但是各研究的结果并不一致[110,112,115]。

表 10.2　短瘢痕乳房缩小术后并发症

早期并发症	远期并发症
出血 / 血肿	切除过度 / 不足
血清肿	不对称
感染(蜂窝织炎、脓肿)	外形不规则
伤口裂开	假性下垂
脂肪坏死	瘢痕增生
乳头乳晕复合体血管危象 / 坏死	乳头乳晕复合体错位 / 畸形
皮肤血管危象 / 坏死	乳头乳晕复合体扩大(乳晕缘瘢痕 / 下方蒂乳晕缘短瘢痕乳房缩小术)
乳头感觉异常	后期缝线感染 / 线头露出
	无法哺乳

2006 年，作者对 250 名行垂直瘢痕乳房缩小术的患者进行了回顾性研究，结果发现并发症的发生率为 5.6%[49]。最常见的并发症为切口浅层裂开(2.2%)、血肿(1.2%)、脂肪坏死(0.8%)和血清肿(0.4%)[49]。作者对其进行了分组[如选择的皮瓣类型(P=0.662)、是否进行吸脂(P=0.831)]并行统计学分析，发现不同分组之间并发症的发生率并未存在明显统计学差异(如是否发生并发症)[49]。虽然作者的研究并没有发现并发症与乳房的切除组织量之间存在联系(P=0.107)，但有其他文献报道，切除的组织量越多，并发症的发生率越高[78,79]。

以下为垂直瘢痕乳房缩小术后出现的一些问题及预防对策。

切口裂开

浅层切口裂开是作者对 250 例患者回顾性研究中发生率最高的术后并发症，达到了 2.2%。好发的典型部位为垂直切口的中部，此处承受的张力也往往是最大的。尽管一些研究[42,45]描述了使用连续皮内缝合的方法拉拢垂直瘢痕周围的皮肤，然而这样却可能由于阻碍了皮缘的血供而导致切口的愈合不良。为了缓解这些问题，作者使用了“四点盒状”缝合法，在有效地拉拢垂直切口周围皮肤的同时，减少皮缘缺血的发生。订皮器能够在不额外造成皮缘缺血的情况下进一步拉拢对合皮缘。

切除量不足

短瘢痕乳房缩小术的争议之处，在于对那些通常使用下方蒂 / 倒 T 乳房缩小成形术的医师来说，难以估计去除的组织量[116]。这会导致在短瘢痕乳房缩小术后即刻，乳房常表现为上极过于饱满、下极平坦以及乳头的内陷。虽然垂直瘢痕技术在术后即刻于手术台上表现出这种特征性的非正常外观，但是术后乳房会在外观上大大改善，取得令人满意的结果。

在初学该技术时，往往切除的组织量不足，主要是外侧与上方。然而，在应用该技术时，作者对预切除的组织进行了术前设计，如需扩大切除时，外可至腋前线，上可至蒂部深部组织，在此范围内进行切除是安全的。如果蒂部和皮瓣的厚度≥2.5cm，则可在不影响蒂部或乳房皮肤血供的前提下去除更多的组织。

二次手术

患者可能出于多种原因寻求再次行乳房缩小术，其中包括切除的乳房组织量不足、乳房及乳头乳晕复合体不对称以及乳房肥大的症状复发。对于这些患者的术前评估应与初次乳房缩小术的患者类似。然而，需要额外关注下述几个方面：①乳房的瘢痕；②乳腺实质过多的部位；③患者寻求手术的目的。

再次行乳房缩小术的患者需要关注的主要问题之一为乳头乳晕复合体的血供，对于初次手术时应用的真皮乳腺组织瓣不明的患者更是如此。至今，已有 3 例乳头乳晕复合体完全坏死、2 例部分坏死和 2 例缺血 / 表皮坏死的病例报道[117]。针对 25 例既往已行乳房缩小术的患者，作者对垂直瘢痕乳房缩小术进行了改进，并于 2012 年发表文章报道了此经验。当前，作者已在超过 40 例患者身上应用了这一改良技术。至今，无一例患者出现乳头乳晕复合体部分或完全坏死。根据作者的经验，对行二次乳房缩小术的患者，应用垂直瘢痕乳房缩小术的改良技术，即使在初次乳房缩小术式不明的情况下，也是安全可行的[50,117]。

行二次乳房缩小术时，作者的技术与前文所述的技术相似。然而，在选择最合适的组织蒂时，可以应用下列技术进行改良：

1. 若术前乳头乳晕复合体已在理想的位置：可仅对乳头乳晕复合体正下方的组织行楔形切除；

2. 若需要向上调整乳头乳晕复合体的位置：选择中等厚度的、去除表皮并保留深层真皮的上方蒂(图 10.18)。

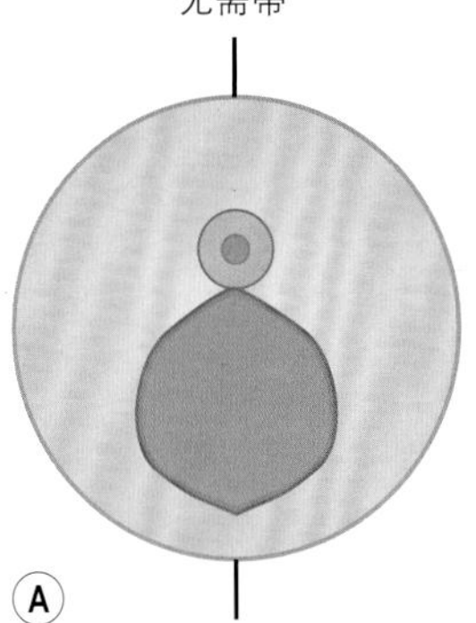

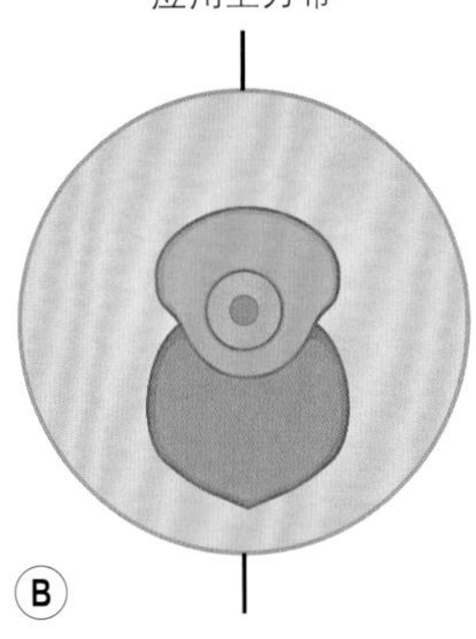

图 10.18　乳房缩小术中蒂的选择方法。(A)如果乳头乳晕复合体位置合适，则无需蒂，行下楔形切除术；(B)如果乳头乳晕复合体位置较低，需要移位，则使用上方蒂

Adapted with permission from: Ahmad J, McIsaac SM, Lista F. Does knowledge of the initial technique affect outcomes after repeated breast reduction? Plast Reconstr Surg. 2012 Jan; 129(1): 11-8.

这种蒂部的选择策略结合乳头乳晕复合体正下方组织的楔形切除，控制了对乳房组织的破坏程度，有助于保护乳房组织的血供。此外，行二次乳房缩小术时，吸脂术有助于在限制切除组织量的同时，减少乳房的体积，并且适用于所有病例。

结论

在过去 20 多年时间里接诊了超过 3 000 例患者后，作者发现垂直瘢痕乳房缩小成形术是一种用途广泛的技术，能够在大多数患者中取得可靠的临床效果。虽然该技术也可用于乳房严重肥大的患者，但必须注意，术后乳房的体积相对于其他传统的乳房缩小术仍然较大。对于那些乳房严重肥大却追求术后获得较小乳房的患者，该技术并不适用。总的来说，垂直瘢痕乳房缩小成形术能够构建出突度更佳、基底更窄的乳房，保留了乳房内上方的丰满度，术后瘢痕较小，且乳房形态能够得到长期的维持，是乳房美容外科不可或缺的一项技术。

参考文献

1. *Cosmetic surgery national data bank statistics. American Society for Aesthetic Plastic Surgery*, 2014. [Online] Available from: <http://www.surgery.org/sites/default/files/2014-Stats.pdf>.
2. Rohrich RJ, Gosman AA, Brown SA, et al. Current preferences for breast reduction techniques: a survey of board-certified plastic surgeons 2002. *Plast Reconstr Surg*. 2004;114(7):1724–1733.
3. Okoro SA, Barone C, Bohnenblust M, Wang HT. Breast reduction trend among plastic surgeons: a national survey. *Plast Reconstr Surg*. 2008;122(5):1312–1320.
4. Nelson RA, Colohan SM, Sigurdson LJ, Lalonde DH. Practice profiles in breast reduction: a survey among Canadian plastic surgeons. *Can J Plast Surg*. 2008;16(3):157–161.
5. Andrews JM, Yshizuki MM, Martins DM, Ramos RR. An areolar approach to reduction mammaplasty. *Plast Reconstr Surg*. 1975;28(3):166–170.
6. de Benito J, Sanza IF. Periareolar techniques for mammary reduction and elevation. *Aesthetic Plast Surg*. 1993;17(4):311–316.
7. Felício Y. Periareolar reduction mammaplasty. *Plast Reconstr Surg*. 1991;88(5):789–798.
8. Benelli L. A new periareolar mammaplasty: the "round block" technique. *Aesthetic Plast Surg*. 1990;14(2):93–100.
9. Bustos RA. Periareolar mammaplasty with silicone supporting lamina. *Plast Reconstr Surg*. 1992;89(4):646–657.
10. Wilkinson TS, Aiache AE, Toledo LS. *Circumareolar Techniques for Breast Surgery*. New York, NY: Springer New York; 1995.
11. Peled IJ, Zagher U, Wexler MR. Purse-string suture for reduction and closure of skin defects. *Ann Plast Surg*. 1985;14(5):465–469.
12. Hammond DC, Khuthaila DK, Kim J. The interlocking Gore-Tex suture for control of areolar diameter and shape. *Plast Reconstr Surg*. 2007;119(3):804–809.
13. Tristant H, Hazebroucq V, Benmussa M, et al. Internal supporting mammary lamina. Results of the detection of breast lesions. *Ann Chir Plast Esthet*. 1997;42(2):183–191.
14. Goes JC. Periareolar mammaplasty: double skin technique with application of polyglactine or mixed mesh. *Plast Reconstr Surg*. 1996;97(5):959–968.
15. Goes JCS, Landecker A, Lyra EC, et al. The application of mesh support in periareolar breast surgery: clinical and mammographic evaluation. *Aesthetic Plast Surg*. 2004;28(5):268–274.
16. Hammond DC. Short scar periareolar inferior pedicle reduction (SPAIR) mammaplasty. *Plast Reconstr Surg*. 1999;103(3):890–901.
17. Hammond DC. The short scar periareolar inferior pedicle reduction (SPAIR) mammaplasty. *Semin Plast Surg*. 2004;18(3): 231–243.
18. Righi B, Robotti E. Successfully exploiting two opposing forces: a rational explanation for the "interlocking suture". *Aesthetic Plast Surg*. 2011;35(2):177–183.
19. Holländer E. Die operation der mammahypertophie und der hangebrust. *Deutsche Mede Wschr*. 1924;50:1400.
20. Elbaz JS, Verheecke G. La cicatrice en L dans les plasties mammaries. *Ann Chir Plast Esthet*. 1972;17:283–288.
21. Dufourmentel C, Mouly R. Développements récents de la plastie mammaire par la méthode oblique latérale. *Ann Chir Plast Esthet*. 1965;10(4):227–241.
22. Meyer R, Kesselring UR. Reduction mammaplasty with an L-shaped suture line. Development of different techniques. *Plast Reconstr Surg*. 1975;55(2):139–148.
23. Regnault P. Reduction mammaplasty by the "B" technique. *Plast Reconstr Surg*. 1974;53(1):19–24.
24. Maillard GF. A Z-mammaplasty with minimal scarring. *Plast Reconstr Surg*. 1986;77(1):66–76.
25. Lassus C. An "all-season" mammoplasty. *Aesthetic Plast Surg*. 1986;10(1):9–15.
26. Gasperoni C, Salgarello M, Gasperoni P. A personal technique: mammaplasty with J scar. *Ann Plast Surg*. 2002;48(2):124–130.
27. Meyer R. "L" technique compared with others in mammaplasty reduction. *Aesthetic Plast Surg*. 1995;19(6):541–548.
28. Chiari AJ, Nunes TA, Grotting JC, et al. Breast sensitivity before and after the L short-scar mammaplasty. *Aesthetic Plast Surg*. 2012;36(1):105–114.
29. Chiari A. The L short-scar mammaplasty: 12 years later. *Plast Reconstr Surg*. 2001;108(2):489–495.
30. Chiari Júnior A. The L short-scar mammaplasty: a new approach. *Plast Reconstr Surg*. 1992;90(2):233–246.
31. Passot R. La correction esthétique du prolapses mammaire par le procédé de la transposition du mamelon. *La Presse Médicale*. 1925;20:313–328.
32. Maliniac JW. Evaluation of principal mamma-plastic procedures. *Plast Reconstr Surg (1946)*. 1949;4(4):359–373.
33. Conway H. Mammaplasty; analysis of 110 consecutive cases with end-results. *Plast Reconstr Surg (1946)*. 1952;10(5):303–315.
34. Thorek M. *Plastic Surgery of the Breast and Abdominal Wall*. Springfield, IL: Charles C. Thomas Co.; 1942.
35. Ribeiro L. A new technique for reduction mammaplasty. *Plast Reconstr Surg*. 1975;55(3):330–334.
36. Yousif NJ, Larson DL, Sanger JR, Matloub HS. Elimination of the vertical scar in reduction mammaplasty. *Plast Reconstr Surg*. 1992;89(3):459–467.
37. Lalonde DH, Lalonde J, French R. The no vertical scar breast reduction: a minor variation that allows you to remove vertical scar portion of the inferior pedicle wise pattern T scar. *Aesthetic Plast Surg*. 2003;27(5):335–344.
38. Arie G. Una nueva tecnica de mastoplastia. *Rev Latinoam Cir Plast*. 1957;3:23–28.

39. Lassus C. A 30-year experience with vertical mammaplasty. *Plast Reconstr Surg*. 1996;97(2):373–380.
40. Lassus C. Update on vertical mammaplasty. *Plast Reconstr Surg*. 1999;104(7):2289–2298.
41. Lassus C. Breast reduction: evolution of a technique–a single vertical scar. *Aesthetic Plast Surg*. 1987;11(2):107–112.
42. Lejour M. Vertical mammaplasty and liposuction of the breast. *Plast Reconstr Surg*. 1994;94(1):100–114.
43. Lejour M. Vertical mammaplasty: early complications after 250 personal consecutive cases. *Plast Reconstr Surg*. 1999;104(3): 764–770.
44. Lejour M. Vertical mammaplasty: update and appraisal of late results. *Plast Reconstr Surg*. 1999;104(3):771–781.
45. Hall-Findlay EJ. A simplified vertical reduction mammaplasty: shortening the learning curve. *Plast Reconstr Surg*. 1999;104(3): 748–759.
46. Hall-Findlay EJ. Vertical breast reduction with a medially-based pedicle. *Aesthet Surg J*. 2002;22(2):185–194.
47. Hall-Findlay EJ. Pedicles in vertical breast reduction and mastopexy. *Clin Plast Surg*. 2002;29(3):379–391. *A succinct review of various breast reduction techniques and the pedicles that are used to transpose the NAC. Dr. Hall-Findlay describes in detail her technique for vertical scar reduction mammaplasty.*
48. Hall-Findlay EJ. The three breast dimensions: analysis and effecting change. *Plast Reconstr Surg*. 2010;125(6):1632–1642.
49. Lista F, Ahmad J. Vertical scar reduction mammaplasty: 15-year experience including a review of 250 consecutive cases. *Plast Reconstr Surg*. 2006;117(7):2152–2165. *We describe our technique for vertical scar reduction mammaplasty using a superior or medial pedicle. We performed a review of 250 consecutive patients including an analysis of complications. Technical considerations are discussed in detail, and a review of previously described techniques of vertical scar reduction mammaplasty is included.*
50. Lista F, Austin RE, Singh Y, Ahmad J. Vertical scar reduction mammaplasty. *Plast Reconstr Surg*. 2015;136(1):23–25.
51. Manchot C. *Die Hautarterien Des Menschlichen Korpers*. Leipzig: Vogel; 1889.
52. van Deventer PV. The blood supply to the nipple–areola complex of the human mammary gland. *Aesthetic Plast Surg*. 2004;28(6):393–398.
53. van Deventer PV, Page BJ, Graewe FR. The safety of pedicles in breast reduction and mastopexy procedures. *Aesthetic Plast Surg*. 2008;32(2):307–312.
54. Michelle le Roux C, Kiil BJ, Pan W-R, et al. Preserving the neurovascular supply in the Hall-Findlay superomedial pedicle breast reduction: an anatomical study. *J Plast Reconstr Aesthet Surg*. 2010;63(4):655–662.
55. Eder M, Klöppel M, Müller D, et al. 3-D analysis of breast morphology changes after inverted T-scar and vertical-scar reduction mammaplasty over 12 months. *J Plast Reconstr Aesthet Surg*. 2013;66(6):776–786.
56. Quan M, Fadl A, Small K, et al. Defining pseudoptosis (bottoming out) 3 years after short-scar medial pedicle breast reduction. *Aesthetic Plast Surg*. 2011;35(3):357–364.
57. Small KH, Tepper OM, Unger JG, et al. Re-defining pseudoptosis from a 3D perspective after short scar-medial pedicle reduction mammaplasty. *J Plast Reconstr Aesthet Surg*. 2010;63(2):346–353.
58. Ahmad J, Lista F. Vertical scar reduction mammaplasty: the fate of nipple–areola complex position and inferior pole length. *Plast Reconstr Surg*. 2008;121(4):1084–1091. *We report on the early and long-term fate of the NAC position and inferior pole length. Compared with preoperative skin markings, the NAC was located significantly higher at both early and long-term follow-up. Based on these findings, we adjusted their skin marking technique so that the superior border of the NAC is marked at the level of the inframammary crease. We also observed that at 4 years, the distance from the inframammary crease to the inferior border of the NAC was significantly shorter, and pseudoptosis did not occur after vertical scar reduction mammaplasty.*
59. Spector JA, Kleinerman R, Culliford AT 4th, Karp NS. The vertical reduction mammaplasty: a prospective analysis of patient outcomes. *Plast Reconstr Surg*. 2006;117(2):374–381.
60. Kerrigan CL, Collins ED, Striplin D, et al. The health burden of breast hypertrophy. *Plast Reconstr Surg*. 2001;108(6):1591–1599.
61. Thoma A, Sprague S, Veltri K, et al. A prospective study of patients undergoing breast reduction surgery: health-related quality of life and clinical outcomes. *Plast Reconstr Surg*. 2007;120(1):13–26.
62. Kerrigan CL, Collins ED, Kneeland TS, et al. Measuring health state preferences in women with breast hypertrophy. *Plast Reconstr Surg*. 2000;106(2):280–288.
63. Kerrigan CL, Collins ED, Kim HM, et al. Reduction mammaplasty: defining medical necessity. *Med Decis Making*. 2002;22(3):208–217. *An evidence-based definition of the medical necessity for breast reduction is described in an effort to establish clear, practical, objective, and fair criteria that could be applied by physicians to help differentiate women seeking breast reduction for symptom relief versus aesthetic improvement.*
64. Hammond DC, Loffredo M. Breast reduction. *Plast Reconstr Surg*. 2012;129(5):829e–839e.
65. Serra MP, Longhi P, Sinha M. Breast reduction with a superomedial pedicle and a vertical scar (Hall-Findlay's technique): experience with 210 consecutive patients. *Ann Plast Surg*. 2010;64(3):275–278.
66. Antony AK, Yegiyants SS, Danielson KK, et al. A matched cohort study of superomedial pedicle vertical scar breast reduction (100 breasts) and traditional inferior pedicle Wise-pattern reduction (100 breasts): an outcomes study over 3 years. *Plast Reconstr Surg*. 2013;132(5):1068–1076.
67. Neaman KC, Armstrong SD, Mendonca SJ, et al. Vertical reduction mammaplasty utilizing the superomedial pedicle: is it really for everyone? *Aesthet Surg J*. 2012;32(6):718–725.
68. Akyurek M. Contouring the inferior pole of the breast in vertical mammaplasty: suction-assisted lipectomy versus direct defatting. *Plast Reconstr Surg*. 2011;127(3):1314–1322.
69. Hammond DC, O'Connor EA, Knoll GM. The short-scar periareolar inferior pedicle reduction technique in severe mammary hypertrophy. *Plast Reconstr Surg*. 2015;135(1): 34–40.
70. Nelson JA, Fischer JP, Chung CU, et al. Obesity and early complications following reduction mammaplasty: an analysis of 4545 patients from the 2005–2011 NSQIP datasets. *J Plast Surg Hand Surg*. 2014;48(5):334–339.
71. Imahiyerobo TA, Pharmer LA, Swistel AJ, Talmor M. A comparative retrospective analysis of complications after oncoplastic breast reduction and breast reduction for benign macromastia: are these procedures equally safe? *Ann Plast Surg*. 2015;75(4):370–375.
72. Stevens WG, Gear AJL, Stoker DA, et al. Outpatient reduction mammaplasty: an eleven-year experience. *Aesthet Surg J*. 2008;28(2):171–179.
73. O'Grady KF, Thoma A, Dal Cin A. A comparison of complication rates in large and small inferior pedicle reduction mammaplasty. *Plast Reconstr Surg*. 2005;115(3):736–742.
74. Gust MJ, Smetona JT, Persing JS, et al. The impact of body mass index on reduction mammaplasty: a multicenter analysis of 2492 patients. *Aesthet Surg J*. 2013;33(8):1140–1147.
75. Shah R, Al-Ajam Y, Stott D, Kang N. Obesity in mammaplasty: a study of complications following breast reduction. *J Plast Reconstr Aesthet Surg*. 2011;64(4):508–514.
76. Villani F, Caviggioli F, Banzatti B, et al. Correlation between complication rate and perioperative risk-factors in superior pedicle reduction mammaplasty: our experience in 127 patients. *Acta Chir Plast*. 2009;51(3–4):65–68.
77. Manahan MA, Buretta KJ, Chang D, et al. An outcomes analysis of 2142 breast reduction procedures. *Ann Plast Surg*. 2015;74(3): 289–292.
78. Srinivasaiah N, Iwuchukwu OC, Stanley PRW, et al. Risk factors for complications following breast reduction: results from a randomized control trial. *Breast J*. 2014;20(3):274–278.
79. Robert G, Duhamel A, Alet J-M, et al. Complications of breast reduction about 715 breasts. *Ann Chir Plast Esthet*. 2014;59(2):97–102.
80. Lewin R, Goransson M, Elander A, et al. Risk factors for complications after breast reduction surgery. *J Plast Surg Hand Surg*. 2014;48(1):10–14.
81. Bikhchandani J, Varma SK, Henderson HP. Is it justified to refuse breast reduction to smokers? *J Plast Reconstr Aesthet Surg*. 2007;60(9):1050–1054.
82. Pluvy I, Garrido I, Pauchot J, et al. Smoking and plastic surgery, part I. Pathophysiological aspects: update and proposed recommendations. *Ann Chir Plast Esthet*. 2015;60(1):e3–e13.
83. Rinker B. The evils of nicotine: an evidence-based guide to smoking and plastic surgery. *Ann Plast Surg*. 2013;70(5): 599–605.
84. Short KK, Ringler SL, Bengtson BP, et al. Reduction mammaplasty: a safe and effective outpatient procedure. *Aesthetic Plast Surg*. 1996;20(6):513–518.
85. Davies BW, Lewis RD, Pennington GA. Reduction mammaplasty: a comparison of outpatient and inpatient procedures. *Aesthetic Plast Surg*. 1996;20(1):77–80.

86. Buenaventura S, Severinac R, Mullis W, et al. Outpatient reduction mammaplasty: a review of 338 consecutive cases. *Ann Plast Surg*. 1996;36(2):162–166.

87. Carpelan A, Kauhanen S, Mattila K, et al. Reduction mammaplasty as an outpatient procedure: a retrospective analysis of outcome and success rate. *Scand J Surg*. 2015;104(2):96–102.

88. Haeck PC, Swanson JA, Iverson RE, et al. Evidence-based patient safety advisory: patient selection and procedures in ambulatory surgery. *Plast Reconstr Surg*. 2009;124(4 suppl):6S–27S.

89. Fleisher LA, Beckman JA, Brown KA, et al. ACC/AHA 2007 guidelines on perioperative cardiovascular evaluation and care for noncardiac surgery: a report of the American College of Cardiology/American Heart Association task force on practice guidelines (writing committee to revise the 2002 guidelines on perioperative cardiovascular evaluation for noncardiac surgery): developed in collaboration with the American Society of Echocardiography, American Society of Nuclear Cardiology, Heart Rhythm Society, Society of Cardiovascular Anesthesiologists, Society for Cardiovascular Angiography and Interventions, Society for Vascular Medicine and Biology, and Society for Vascular Surgery. *Circulation*. 2007;116(17):e418–e499.

90. Chopra V, Flanders SA, Froehlich JB, et al. Perioperative practice: time to throttle back. *Ann Intern Med*. 2010;152(1):47–51.

91. Haeck PC, Swanson JA, Iverson RE, Lynch DJ. Evidence-based patient safety advisory: patient assessment and prevention of pulmonary side effects in surgery. Part 1. Obstructive sleep apnea and obstructive lung disease. *Plast Reconstr Surg*. 2009;124(4 suppl):45S–56S.

92. Haeck PC, Swanson JA, Iverson RE, Lynch DJ. Evidence-based patient safety advisory: patient assessment and prevention of pulmonary side effects in surgery. Part 2. Patient and procedural risk factors. *Plast Reconstr Surg*. 2009;124(4 suppl):57S–67S.

93. Seruya M, Baker SB. MOC-PS(SM) CME article: venous thromboembolism prophylaxis in plastic surgery patients. *Plast Reconstr Surg*. 2008;122(3 suppl):1–9.

94. Venturi ML, Davison SP, Caprini JA. Prevention of venous thromboembolism in the plastic surgery patient: current guidelines and recommendations. *Aesthet Surg J*. 2009;29(5):421–428.

95. Tapia A, Blanch A, Salvador J, et al. Evolution of the vertical scar in Lejour's mastoplasty technique. *Aesthetic Plast Surg*. 1996;20(5):377–384.

96. Vandeweyer E. Breast reduction mammaplasty. Shall we drain? *Acta Chir Belg*. 2003;103(6):596–598.

97. Wrye SW, Banducci DR, Mackay D, et al. Routine drainage is not required in reduction mammaplasty. *Plast Reconstr Surg*. 2003;111(1):113–117.

98. Kosins AM, Scholz T, Cetinkaya M, Evans GRD. Evidence-based value of subcutaneous surgical wound drainage: the largest systematic review and meta-analysis. *Plast Reconstr Surg*. 2013;132(2):443–450.

99. Stojkovic CA, Smeulders MJC, Van der Horst CM, Khan SM. Wound drainage after plastic and reconstructive surgery of the breast. *Cochrane Database Syst Rev*. 2013;(3):CD007258.

100. Matthews JLK, Oddone-Paolucci E, Lawson DM, Hall-Findlay EJ. Vertical scar breast reduction: does gathering the incision matter? *Ann Plast Surg*. 2014;doi:10.1097/SAP.0000000000000234; [Epub 2014, July 4].

101. Swanson E. Prospective outcome study of 106 cases of vertical mastopexy, augmentation/mastopexy, and breast reduction. *J Plast Reconstr Aesthet Surg*. 2013;66(7):937–949.

102. Adham M, Sawan K, Lovelace C, et al. Patient satisfaction with vertical reduction mammaplasty: part I. *Aesthet Surg J*. 2010;30(6):814–820.

103. Bouwer LR, van der Biezen JJ, Spronk CA, van der Lei B. Vertical scar versus the inverted-T scar reduction mammaplasty: a 10-year follow-up. *J Plast Reconstr Aesthet Surg*. 2012;65(10):1298–1304.

104. Thoma A, Ignacy TA, Duku EK, et al. Randomized controlled trial comparing health-related quality of life in patients undergoing vertical scar versus inverted T-shaped reduction mammaplasty. *Plast Reconstr Surg*. 2013;132(1):48e–60e.

105. Cruz NI, Korchin L. Lactational performance after breast reduction with different pedicles. *Plast Reconstr Surg*. 2007;120(1):35–40.

106. Chiummariello S, Cigna E, Buccheri EM, et al. Breastfeeding after reduction mammaplasty using different techniques. *Aesthetic Plast Surg*. 2008;32(2):294–297.

107. Cherchel A, Azzam C, De Mey A. Breastfeeding after vertical reduction mammaplasty using a superior pedicle. *J Plast Reconstr Aesthet Surg*. 2007;60(5):465–470.

108. Kakagia D, Tripsiannis G, Tsoutsos D. Breastfeeding after reduction mammaplasty: a comparison of 3 techniques. *Ann Plast Surg*. 2005;55(4):343–345.

109. Cruz-Korchin N, Korchin L. Breast-feeding after vertical mammaplasty with medial pedicle. *Plast Reconstr Surg*. 2004;114(4):890–894.

110. Zoumaras J, Lawrence J. Inverted-T versus vertical scar breast reduction: one surgeon's 5-year experience with consecutive patients. *Aesthet Surg J*. 2008;28(5):521–526.

111. Nadeau MH, Gould DJ, Macias LH, et al. Superior pedicle technique of reduction mammaplasty: a stepwise approach. *Aesthet Surg J*. 2015;35(1):94–104.

112. James A, Verheyden C. A retrospective study comparing patient outcomes of wise pattern-inferior pedicle and vertical pattern-medial pedicle reduction mammoplasty. *Ann Plast Surg*. 2011;67(5):481–483.

113. Beer GM, Spicher I, Cierpka KA, Meyer VE. Benefits and pitfalls of vertical scar breast reduction. *Br J Plast Surg*. 2004;57(1):12–19.

114. Rinker B. Lowering revision rates in medial pedicle breast reduction by the selective addition of "inverted-T" technique. *Aesthetic Plast Surg*. 2013;37(2):341–348.

115. Cunningham BL, Gear AJL, Kerrigan CL, Collins ED. Analysis of breast reduction complications derived from the BRAVO study. *Plast Reconstr Surg*. 2005;115(6):1597–1604.

116. Hidalgo DA, Elliot LF, Palumbo S, et al. Current trends in breast reduction. *Plast Reconstr Surg*. 1999;104(3):806–815.

117. Ahmad J, McIsaac SM, Lista F. Does knowledge of the initial technique affect outcomes after repeated breast reduction? *Plast Reconstr Surg*. 2012;129(1):11–18. *We report our modified technique for vertical scar reduction mammaplasty used in patients presenting for repeated breast reduction. This approach was used safely in patients regardless of whether or not the previous pedicle was known.*

第 11 章

男性乳腺发育手术

Charles M. Malata, Kai Yuen Wong

概要

- 男性乳腺发育症是男性乳房组织良性增生的一种常见病症，可能会导致严重的心理疾病，主要通过手术治疗。
- 手术的目的是以最小的瘢痕，恢复男性正常的胸部轮廓，同时保证乳头乳晕复合体的存活。
- 已经有很多外科手术技术被运用于男性乳腺发育症的治疗，包括各种形式的吸脂术、开放性腺体切除术、皮肤切除术以及这些方法的组合。
- 目前，无论是单独使用还是与其他技术相结合，吸脂术已成为男性乳腺发育症外科治疗的主要方法。
- 本章概述了常用手术技术的要点和原理。作者提出了一种安全的、已被证实的手术方法，以实现可预测的手术结果，并且提出了有利于手术成功的方法。

简介

男性乳腺发育症或男性乳房组织异常增大症是男性最常见的乳腺疾病。据报道，该病的患病率为 30%~70%，与年龄相关[1-3]。该病可能会给患者带来严重的心理压力[4,5]。大多数病例，尤其是青春期的病例，都是良性且有自限性的。准备进行外科手术治疗的大多数患者，是因某种医学原因或者药物治疗无效而被内科医生转诊到外科。由于严重的情绪或心理困扰，重度或中度的男性乳腺发育症也可直接转来进行手术。治疗的目的是恢复男性正常的胸部轮廓，同时最大程度地减小手术痕迹，并保护乳头乳晕复合体。

关于男性乳腺发育的外科手术方法报道很多。相比之下，几乎没有关于综合手术方法的报道，特别是关于不同治疗方式的作用比较的报道[6-9]。尽管手术切除是传统公认的标准方法，但目前吸脂术已被认为是主要的手术方法，无论是单独吸脂还是与更具侵入性的手术方法结合。最近有报道提出其他微创手术技术，但是效果尚不明确。男性乳腺发育症患者术后满意度较低[10]，因此，作者概述了许多手术方法及其相互关系，并为手术方法的选择和效果的优化提供了指导。

基础科学

多数学者认为，男性乳腺发育主要是由于体内雌激素较雄激素水平增高所致，因为雌激素会刺激乳腺组织生长，而雄激素会拮抗雌激素的作用[16,17]。因此，这种激素失衡可能是由于雌激素的绝对或相对过量，或雄激素水平或作用降低(表 11.1)。有趣的是，最近的一项研究报告了 49 种与男性乳腺发育有关的药物，而在大多数情况下，单纯激素水平失调无法解释乳房增大的原因[18]。

男性乳腺发育的病因分为生理性和病理性的。前者可能发生在 3 个不同年龄段。在新生儿期，男性乳腺发育症可归因于孕期母体雌激素水平高。在青春期，多达 65% 的男孩可能患有男性乳腺发育症，但其中 75% 的病例通常在发病后 2 年内自愈[19]。男性乳腺发育症在老年男性中也很常见。据报道，住院的 50~69 岁男性人群中患病率为 72%[20]。可能的机制包括继发于全身总脂肪量的增加以及随年龄增长雄激素水平逐渐降低[16,21-23]。老年男性也有可能是因服用一些药物而导致乳腺发育[18]。

历史回顾

大事年表：

- 公元 7 世纪：男性乳腺发育症的手术治疗最早可追溯到保罗斯·伊耿内塔(公元 625—690 年)；
- 1946 年：现代治疗方法始于久负盛名的 Webster 技

表 11.1　男性乳腺发育症病因分类

特发性		
生理性	新生儿期，青春期，老年期	
病理性	先天性	克氏症，无睾症，两性畸形，雄激素抵抗综合征，睾酮合成酶缺陷，外周组织芳香化酶增高
	内分泌性	去势治疗，腮腺炎，库欣综合征，先天性肾上腺皮质增生，促肾上腺皮质激素缺乏，甲状腺功能亢进，甲状腺功能减退，垂体机能减退，高泌乳素血症
	肿瘤	睾丸瘤（癌）（绒毛膜癌、睾丸支持细胞瘤和睾丸间质细胞瘤），肾上腺腺瘤（癌），垂体腺瘤，乳腺癌，分泌人绒毛膜促性腺激素（肺、肝、肾、胃、淋巴）的肿瘤
	药物	激素（雌激素、雄激素、促性腺激素），抗雄激素（西咪替丁、螺内酯、洋地黄、黄体酮、环丙酮、氟他胺），催乳激素刺激剂（吩噻嗪、利血平、羟嗪），滥用毒品（大麻、海洛因、美沙酮、安非他明），抗结核药物（异烟肼、乙硫胺、噻唑酮）
	代谢性	甲状腺中毒（睾酮 / 雌激素结合改变），肾功能衰竭（后天性睾丸衰竭），肝硬化（外周芳香化底物增加），饥饿（与肝硬化相同），酗酒
	其他	人类免疫缺陷病毒，胸壁创伤，囊性纤维化，生理应激

术：乳晕缘开放式切除法[11]；

- 1972 年：Illouz 引入吸脂术，作为一种无创的身体塑形方法[12]；
- 1983 年：Teimourian 和 Perlman 提出了将开放式切除和吸脂联合运用治疗男性乳腺发育症的创新方法[13]；
- 1992 年：Zocchi 首创超声吸脂术治疗男性乳腺发育症[14]；
- 1996 年：Morselli 报道了拖出清除技术，作为吸脂术的辅助技术[15]；
- 2003 年：Fruhstorfer 和 Malata 第一次提出了男性乳腺发育症外科综合治疗方案的理念[16]。

诊断 / 患者表现

全面了解病史，对于明确男性乳腺发育症的潜在原因（表 11.1）和排除乳腺癌及其他肿瘤很重要。此外应该注意的是，约 25% 的男性乳腺发育症病例可能是原发性的[24]。询问病史重点包括患者的年龄、乳房开始增大和持续的时间、有无伴随疼痛的症状、最近的体重变化以及要特别注意内分泌和肝脏功能的异常。需要明确有无药物或毒品的使用史，因为 10%~20% 的男性乳腺发育症病例可能由上述原因引起[18,24,25]。研究男性乳腺发育症的心理和社会影响也很重要，因为社交尴尬是寻求手术治疗的患者最常见的困扰。

体格检查时，男性乳腺发育通常是双侧的，乳头乳晕复合体下可触及腺体组织，并向周围不同程度地延伸。需与假性男性乳腺发育症或乳房脂肪沉积相鉴别，后者是脂肪组织肥大，而没有腺体增生。乳腺癌并不常见，在英国和美国的男性中，恶性肿瘤的发病率不到 1%[26,27]。它通常单侧出现，是位于乳头乳晕复合体外部的硬块。作为系统检查的一部分，体格检查应包括第二性征发育和甲状腺的评估以及检查是否有慢性肾脏或肝脏疾病。检查生殖器时，明确有无睾丸肿块或萎缩也很重要。有时会出现肝肿大。

实验室检查（框 11.1）是根据临床发现量身订制的。很少进行广泛的检查，通常不影响治疗[28]。生化评估包括肝、肾、甲状腺功能检测、血清睾酮、催乳素、卵泡刺激素和黄体生成素水平。对于近期出现或者是有症状的男性乳腺发育症患者，可能需要进行额外的检查以排除肿瘤[2]。例如，血清中雌激素、人绒毛膜促性腺激素（hCG）、脱氢表雄酮（DHEA）和尿 17- 酮甾类。

框 11.1　男性乳腺发育症的诊断评估

- 实验室检查：
  - 睾酮
  - 雌激素 ± β - 人体绒毛膜促性腺激素
  - 催乳素、促卵泡激素和促黄体激素
  - 尿素和电解质
  - 肝功能检查
  - 甲状腺功能检查（甲状腺素和促甲状腺激素）
  - ± 脱氢表雄酮或尿 17- 酮类固醇
- 放射检查：
  - 乳房超声扫描
  - 乳房 X 线照片
  - ± 腹部计算机断层扫描
  - ± 睾丸超声扫描
- ± 核心或细针穿刺活检

除非怀疑是乳腺癌[29-33]或患者出现单侧乳房增大，否则不建议常规行乳房 X 线钼靶检查和乳腺超声检查（无论有无活检）。反之，如果根据临床表现和检查结果怀疑有睾丸或肾上腺肿块，也可进行睾丸超声或腹部计算机断层扫描。

患者选择

人们对男性乳腺发育症进行过多种临床和组织学分类[6,7,34,35]。Simon 等人的分类是最实用的，因为它不仅考虑了乳房的大小，还考虑了多余的皮肤量（表 11.2）。但是，类别之间的界限定义不明确，有主观性干扰。因此，作者将男性乳腺发育症分为 2 类[6]：乳房轻至中度增大，没有

表 11.2 Simon 等人对男性乳腺发育症的分类

		乳房增大	多余皮肤
Ⅰ		轻度	无
Ⅱ	A	中度	无
	B		有
Ⅲ		显著	有

Adapted from Simon BE, Hoffman S, Kahn S. Classification and surgical correction of gynecomastia. Plast Reconstr Surg. 1973;51:48-52.

或有少量多余的皮肤(SimonⅠ级和 SimonⅡA 级),乳房轻中度至显著增大,有明显多余的皮肤(SimonⅡB 级和 SimonⅢ级)。这种分类有助于选择合适的治疗方式,详细内容将在下面的章节中讨论。框 11.2 中总结了男性乳腺发育症的适应证。

框 11.2 男性乳腺发育症手术的适应证

- 青春期(>2 年)后持续增大,并排除其他疾病原因
- 前期治疗效果不佳
- 乳房增大严重
- 明显不对称或单侧增大
- 严重的社会心理影响或病态
- 患者要求
- 体重骤减
- 特殊的临床情况:
  - 药物导致——前列腺癌治疗
  - 药物导致——促蛋白合成类固醇或大麻的使用(无法对药物治疗产生反应或自发缓解)

治疗 / 手术技术

医疗管理

男性乳腺发育症大多数情况下无须治疗,因为他们是良性的且有自限性[19,37,38]。假性乳腺发育症的男性患者首先应减肥,并根据具体病因采取针对性治疗(表 11.1)。

治疗重点是纠正雄激素和雌激素的失衡[28,39,40]。抗雌激素药如他莫昔芬常被用作一线用药,包括前列腺癌[41-44]和持续性青春期男性乳腺发育症[45-47]。其他药物包括睾酮、达那唑(促性腺激素抑制剂)和芳香化酶抑制剂,如替斯托内酯。由于很难将治疗效果与自限性男性乳腺发育症区别开来,因此治疗的证据基础受到限制[48,49]。此外,药物在乳房增生阶段可能最有效。对于病史在 1 年以上的男性乳腺发育症患者,由于乳腺腺体组织进展为不可逆的致密纤维化和透明质化,药物治疗往往无效[2,24,35,38],应考虑手术治疗。

对于接受抗雄激素治疗的老年前列腺癌患者,应进行预防性放疗干预[50-52]。相反,由于乳腺癌的风险增加,尽管患癌风险很小,仍不建议对青春期男性乳腺发育症患者使用此法治疗。

当需要治疗时,大多数患者最好采用手术治疗而无须药物治疗,手术是主要的治疗方式(见表 11.2)。

手术治疗

当前公认的治疗男性乳腺发育的外科手术技术包括各种形式的吸脂术、开放式腺体切除术、皮肤切除术以及这些方法的组合。吸脂术是当前最主要的治疗男性乳腺发育的外科手术技术,因它具有微创性,方便改善轮廓,并且通常以单一方式使用[6,9,53,54]。

各种形式的吸脂术包括传统的、动力辅助的、超声辅助的、激光辅助的和共振聚能振波(VASER)辅助技术[32-36]。最常用的类型是传统的和超声辅助的吸脂术。下面总结了目前几种主要手术方法的概要。

麻醉与浸润

作者的所有手术都在全麻条件下和日间进行(非住院护理的医疗服务),除非有皮肤切除计划的老年前列腺癌患者,预计有可能需要留置引流管的情况(这种情况很少见,除非是非常严重的男性乳腺发育症);或者患者有其他潜在疾病情况以及经长途跋涉来手术的患者。所有患者都由专业医学摄影师对乳房进行术前照相。所有患者在全身麻醉诱导期均接受围手术期预防使用广谱抗生素(表 11.2)。

术前以坐姿对患者进行标记,标记出乳房下皱襞、乳房边界、计划的穿刺切口部位以及以乳房最突出部分为中心的同心圆标志(图 11.1)。通过乳房下皱襞外侧穿刺切口浸润注射肿胀溶液。肿胀溶液配比为每 1 000ml 乳酸林格氏液含 1ml 1∶1 000 肾上腺素溶液(1mg)和 30ml 1% 利多卡因(300mg)。

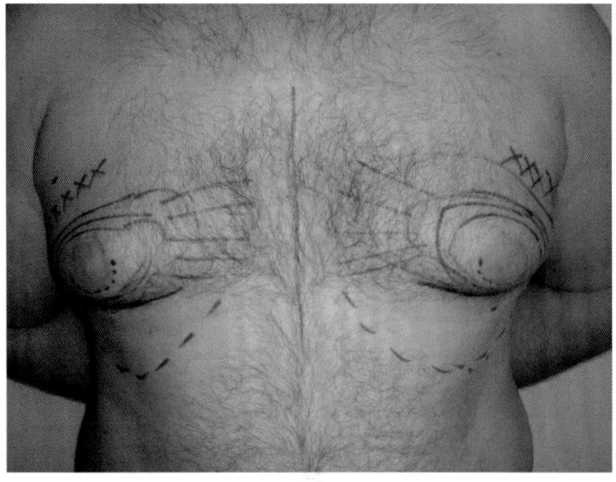

图 11.1 直立位男性乳腺发育患者的术前标记。同心圆形标记乳房最突出的部位。乳头乳晕复合体下缘的点状虚线标记了乳晕缘切口,可能在术中转换为开放性切口。直线标示区域表示吸脂术的逐渐过渡区域,交叉表示在吸脂术过程中不能损伤的区域。虚线表示适当程度的吸脂有助于皮肤塑形

常规吸脂

Yves Illouz 在 20 世纪 70 年代引入了常规吸脂术，也称为“传统吸脂术”或“吸脂术”(SAL)，并实施了 3 000 例不同部位吸脂[12]。该术式可将乳房局部增大的软组织体积减小[28,53,55-57](图 11.2)。然而，乳晕下组织的残留是该技术经常遇到的并发症[6,8,54]。这种持续残留的组织会使患者不适，导致患者要求二次手术。传统吸脂术不适合严重乳房肥大病例或主要以纤维组织增生为主的病例[7]，并且有 39% 的病例可能需在术中转换为开放式切除术[54]。对于质地柔软的乳房，即使体积较大，吸脂术也是有效的，但良好的皮肤质地对于术后皮肤的回缩是非常重要的，从而可以避免皮肤的切除。吸脂可以改善乳房轮廓，且瘢痕最小。

为治疗男性乳腺发育症而特别设计的吸脂针管(图 11.3)已成功应用于治疗质地更硬、更困难的患者[56,58-61]。针对较大的乳房、下垂的乳房、皮肤过多或乳房下皱襞清晰的乳房，更有效的方法是交叉隧道抽吸。广泛的交叉隧道吸脂可以使皮肤更均匀地回缩，皮肤回缩的过程中可以减少起伏和不平整。乳房下皱襞可通过锐性剥离[62]或通过抽吸针

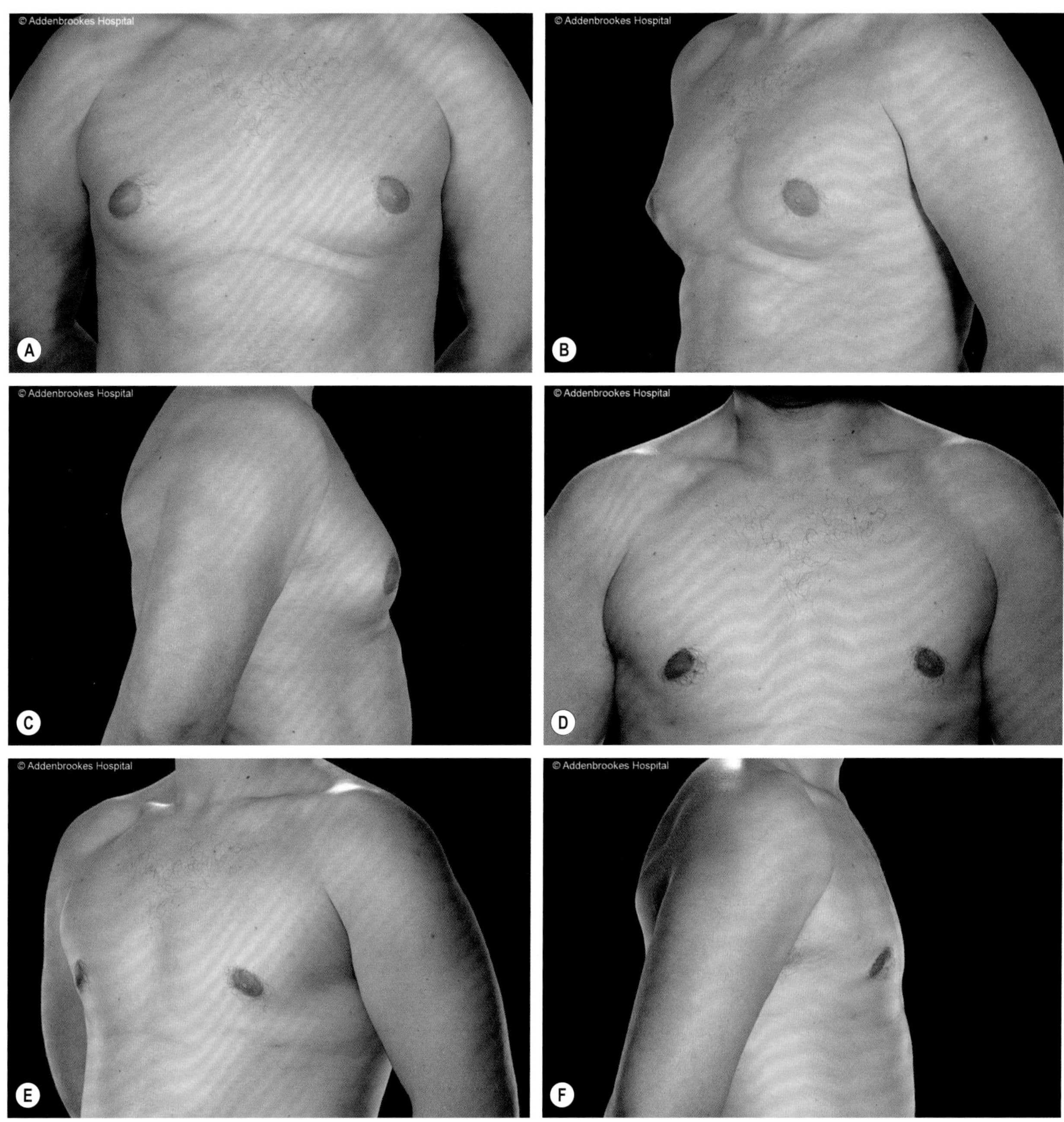

图 11.2 一名 25 岁中等程度的男性乳腺发育症患者，单纯接受常规吸脂治疗。(A~C)术前外观和(D~F)术后 6 个月的效果
From: Wong KY, Malata CM. Conventional versus ultrasound-assisted liposuction in gynaecomastia surgery: a 13-year review. J Plast Reconstr Aesthet Surg. 2014;67:921-926.

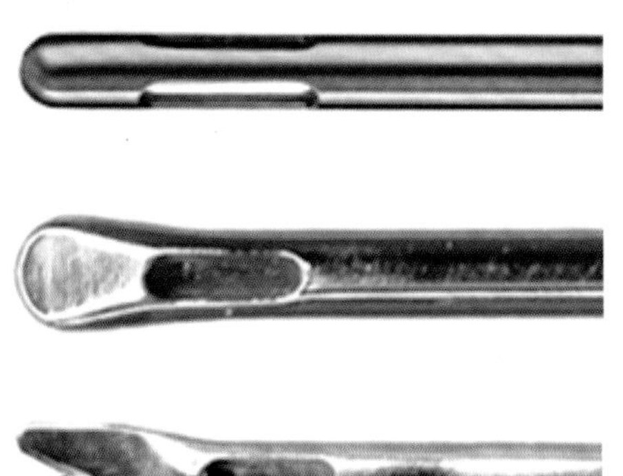

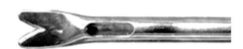

图 11.3 不同外形的吸脂管:(上)Mercedes 钝头、(中)铲形头和(下)V 形头

管消除掉[61]。在作者的临床实践中,很少使用特别锐利的吸脂针管,以避免引起术中或术后出血的风险。

浸润麻醉后,使用同一切口插入吸脂管抽吸。乳房下皱襞外侧的切口可更好地从外侧和内侧对整个乳房进行吸脂。但与其他医生喜欢的腋窝和乳晕切口不同,虽然切口减少,但意外穿透胸壁的风险更大。管径 4.6mm 或 5.2mm 的 Mercedes 吸脂针管可通用于通过掌压和夹捏手法的初步抽吸,而后期的精细抽吸以及最终轮廓塑形,则使用 3mm 或 3.7mm 管径的吸脂针管。应着重集中抽吸乳房腺体组织,而不仅仅是皮下脂肪组织。在抽吸期间,通过不断观察评估轮廓的变化,同时用拇指和食指的夹捏评估乳房剩余组织的厚度。还要密切关注抽吸物的颜色(含血量)和抽吸出的液体体积。当获得令人满意的轮廓后,应注意对吸脂区域周围的脂肪组织进行处理,以避免出现明显的碟状畸形;任何术前明显存在的乳房下皱襞都应谨慎处理,以免形成类似女性乳房的轮廓外观。这就需要吸脂范围超出乳房的区域,以达到 Rosenberg 强调的术后皮肤塑形[55,58,61]。

常规吸脂手术可使用传统方式(如作者的临床应用),也可以使用动力辅助方式,或者结合开放式腺体切除方式[63]。我们根据乳房轮廓,触诊和夹捏试验结果,降低了转化为开放切除手术门槛。因此,如果传统吸脂术不能解决问题,则应做乳晕缘半圆形切口,通过开放式切口切除乳腺腺体。在前期已行吸脂术的基础上,这一手术切除的过程可以快速地轻松完成。

超声辅助吸脂

超声辅助吸脂术(UAL)是 Zocchi 在 20 世纪 80 年代基于选择性破坏脂肪组织、同时保护其他组织不受损伤而开发的。对于组织坚韧的乳房,超声辅助吸脂术比传统吸脂术更为有效(图 11.4,UAL)。通过对乳房脂肪的乳化,特别适用于治疗致密的纤维性男性乳腺发育症[7,14,54,57,64]。也有研究指出,超声辅助吸脂术可以减少术后瘀青、使乳房轮廓更加平滑,并且更利于术后皮肤收缩塑形以及减轻外科医生工作强度[7,54,57,65-67]。此外,在作者 13 年里对 219 位患者的研究中发现,与传统的吸脂术相比,超声辅助吸脂术在术中转换为开放切除手术的比例(25% vs. 39%)和术后二次修复的比例(2% vs. 19%)均显著降低[54]。接受超声辅助吸脂术治疗的患者进行后续修复手术的可能性下降了 88.2%,术中转换为开放切除的可能性下降了 66.7%。因此,在条件允许的情况下,超声辅助吸脂术已成为作者首选的治疗方式。

超声辅助吸脂术使用实心或空心针,在肿胀麻醉浸润后(Mentor Contour Genesis 或 Mentor Lysonix 3000 设备,以 400ml/min 的速度进行浸润麻醉),通过常规吸脂术同样的穿刺切口,插入带或不带皮肤保护端口的空心超声波辅助吸脂套管。除了可以更好地吸脂外,位于侧方的切口还可以避免对乳头乳晕复合体造成创伤或热灼伤[6,7,57]。超声辅助吸脂术对技术要求较高,必须采取多种措施避免不良事件的发生(框 11.3)[68-72]。常规安全性措施包括避免热损伤[6,7,57],通过鞘管系统持续进行生理盐水冲洗(对于上面列出的 Mentor 机器,持续进行 40ml/h 的冲洗),使用探针鞘管及皮肤保护罩,鞘管进入前,皮肤切口周围用湿纱布覆盖,避免烫伤。插管以扇形的长距离连续冲击移动,由深至浅。抽吸应超出增大乳房的边界,并且与传统吸脂术一样,应刻意破坏已形成的乳房下皱襞。超声辅助吸脂术操作结束的标志[73]由抽吸阻力的消失、抽吸物的体积、抽吸物出血量和计划的手术时间决定。最后使用传统吸脂术(3.7mm Mercedes 针头),通过机器的最大吸力完成最终的吸脂和轮廓塑造[74]。

框 11.3 超声吸脂术的缺点

- 适应证局限及设备昂贵
- 手术时间延长
- 增加护士工作强度
- 特别风险:
  - 热损伤
  - 皮肤坏死
  - 周围神经脱髓鞘
- 气蚀和潜在的 DNA 变化
- 需要特别注意的预防措施,包括:
  - 皮肤防护
  - 超声波吸脂探头护套
  - ± 连续液体灌注
  - 湿纱布在穿刺皮肤周围保护
  - 探头连续运动技术
  - 避免探头撞击

其他微创技术

相关文献已经对越来越多的微创技术进行过描述,包括内窥镜辅助技术[75,76]、拖出清除技术[15,77-79]、关节镜刹刀技术[8,15,80]和乳房旋切术[81,82]。它们确切的作用还有待进一步临床验证。最有前景的是关节镜刹刀技术,该设备在英国和美国的大多数医院较为普及[8]。它提供了一种较小的损伤来替代传统开放性手术的可能,乳晕周围没有明显的瘢痕,并且可以与传统吸脂术有效结合。这些微创技术已经在

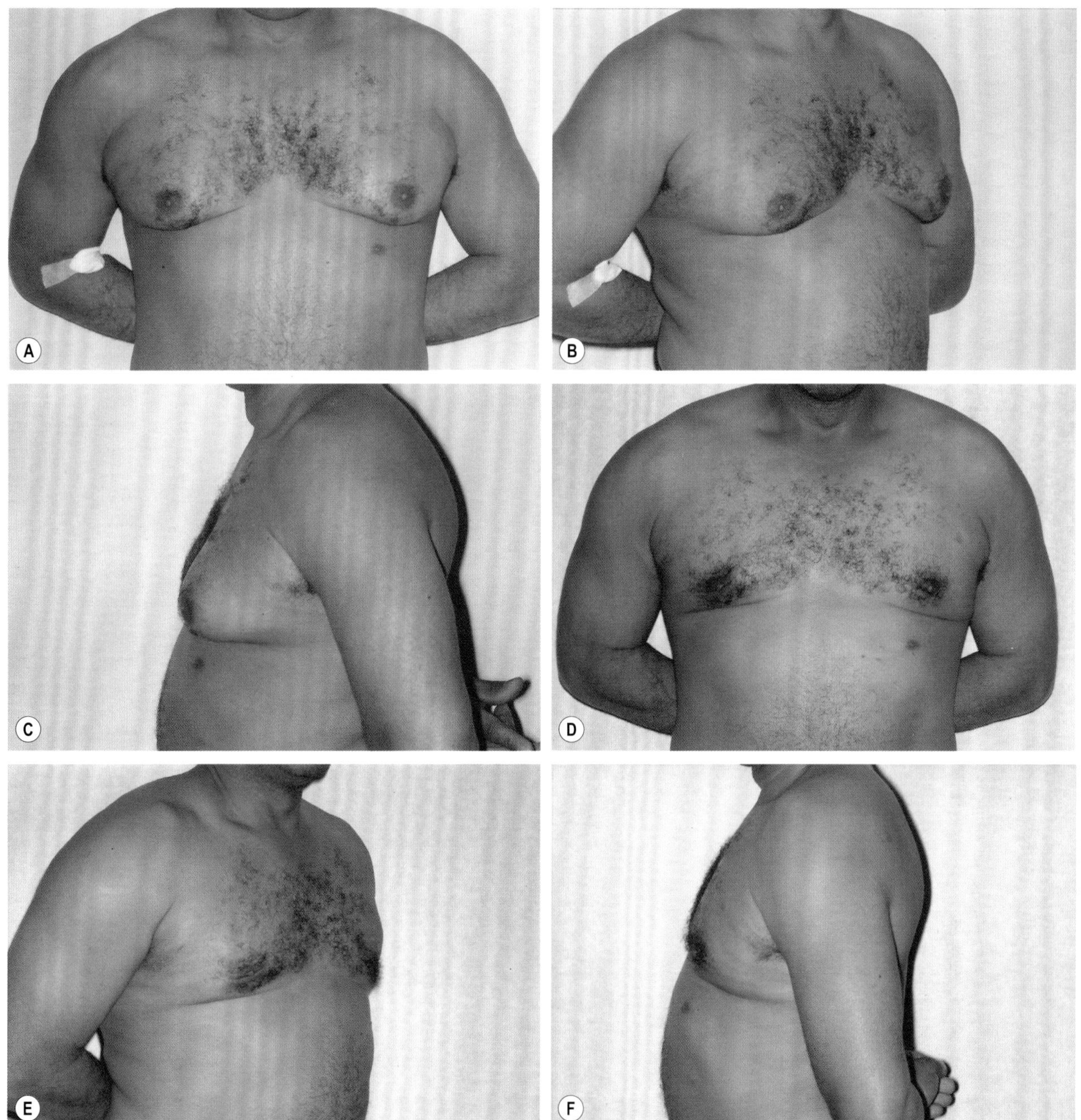

图 11.4　46 岁男性，大小均匀、质地致密的中度双侧男性乳腺发育患者，接受超声辅助吸脂治疗。（A~C）术前外观和（D~F）术后 5 个月效果

From：Fruhstorfer BH，Malata CM. A systematic approach to the surgical treatment of gynaecomastia. Br J Plast Surg. 2003；56：237-246.

临床有所应用，用于减少不美观的切口瘢痕和乳头畸形的发生。但是它们是否能被广泛接受和应用还有待观察。

开放式切除

传统切除的方法是通过乳晕下缘切口[11]进行开放式切除。除此之外还有环乳晕、乳晕缘、经乳晕和 circumthelial 等切口形式[11,83-94]。吸脂术通常不适用于小的腺体组织和腺体分布较分散的乳房及健美者，因为后者的腺体组织占比较高，脂肪较少[95,96]。开放式切除术虽然并发症发生率较高、有潜在的瘢痕和轮廓外形不佳的风险，但仍是非常有效的选择[97,98]。目前的开放式切除术与吸脂术联合使用技术是由 Teimourian 和 Perlman 首创的[13]。吸脂术具有许多作用，例如预隧道化乳房内部组织以利于切除，减少出血和淤青形成以及减少乳房组织的破坏。吸脂后，可通过切口切除剩余组织。

作者倾向于使用久负盛名的 Webster 技术进行开放式切除，沿乳头乳晕复合体下缘做半圆形切口。为了更充分地切除多余的组织，在沿胸大肌上方的深层平面分离至乳房的上边界之前，使用组织剪在乳房的下边界下方进行解剖。乳晕下至少保留1cm厚度的乳腺组织，以防止乳头乳晕复合体凹陷[6](图11.5和图11.6)。开放式切除即使与吸脂术结合使用，有时也不能完全纠正因皮肤过多而下垂的乳房。一些学者建议避免皮肤切除，让皮肤在6~8个月的时间内自行塑形恢复。如果患者能接受瘢痕，作者倾向于在首次手术时一并解决皮肤过多的问题。该手术方案的优势是降低治疗费用，一次手术就可以达成预期效果，同时缩短因手术治疗而耽误的工作时间。

皮肤切除术

有许多手术方法可以切除男性乳腺发育患者多余的皮肤。尽管这些手术方法大多与女性乳房肥大患者的手术方法相似，但是与女性乳房缩小术后的乳房形态是不一样的，同时更加要求减少瘢痕(越少越好)。与吸脂术和Webster切除术相比，皮肤切除术会留下较大的瘢痕，但对于乳房巨

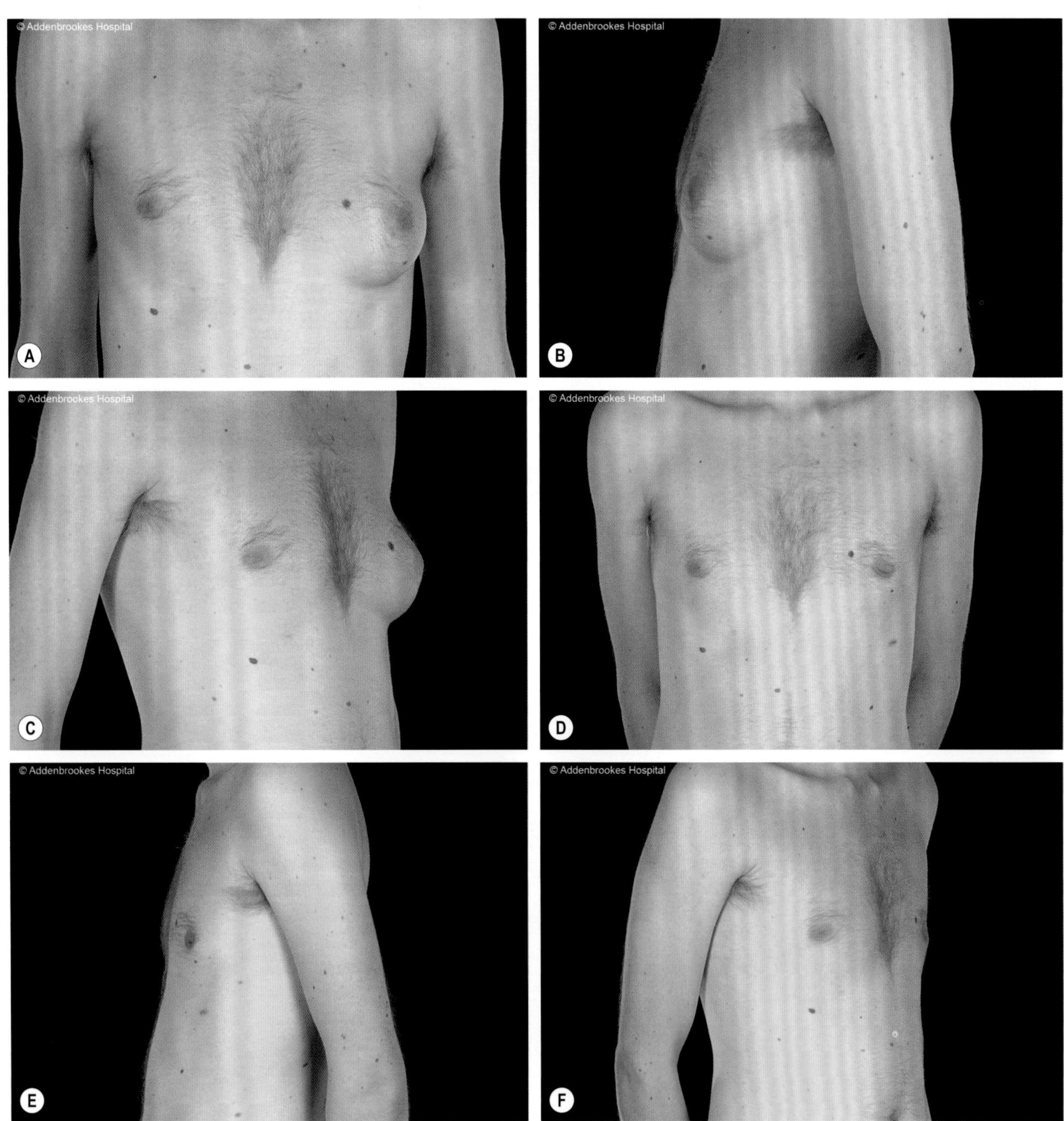

图11.5 20岁患者，左侧重度增大、中等质地的男性乳腺发育，采用常规吸脂和开放性切除术联合治疗。(A~C)术前外观和(D~F)术后6个月效果，显示出极佳的对称性

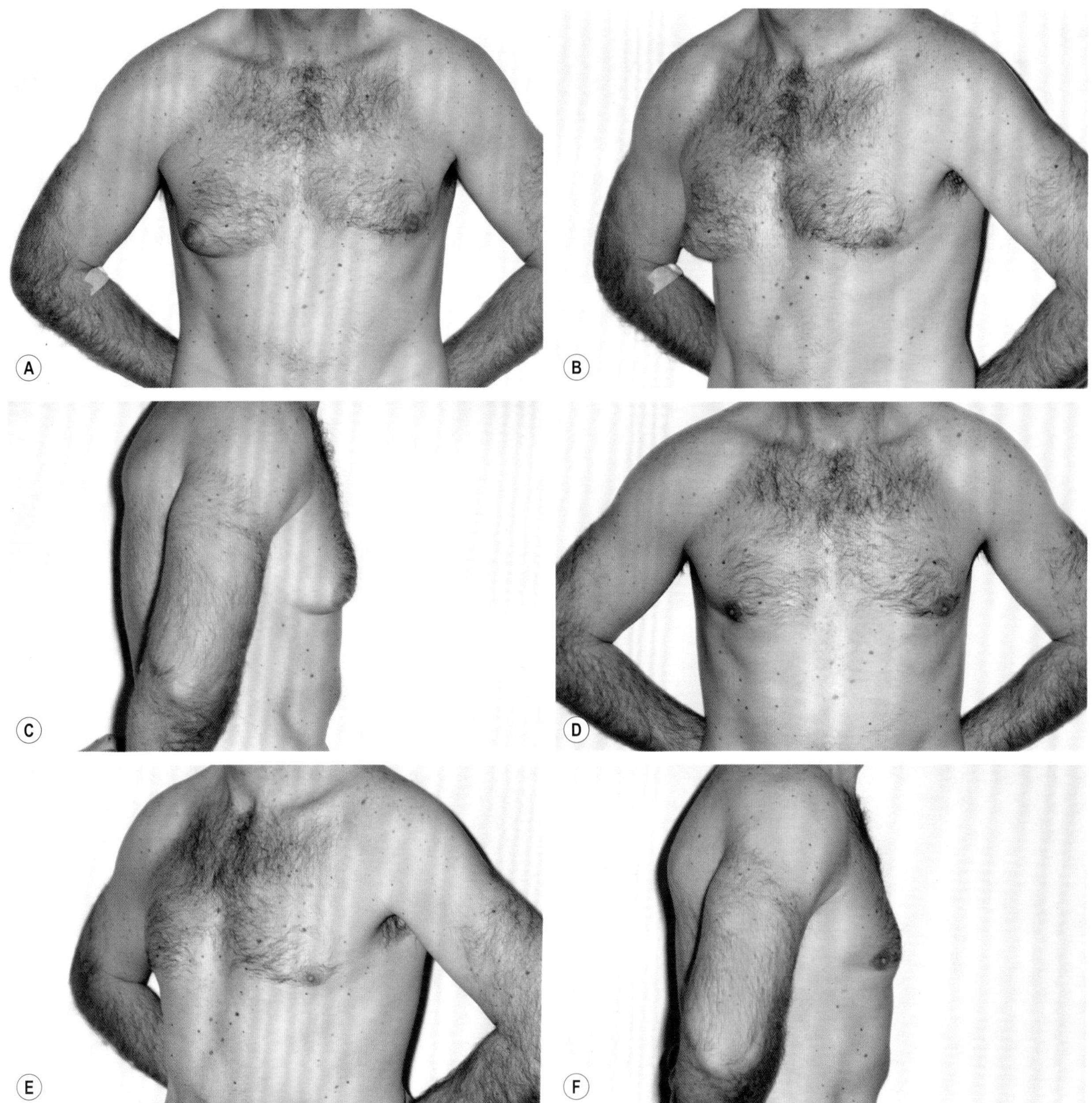

图 11.6 30 岁男性乳腺发育症患者，右侧中度增大，质地较硬，接受超声辅助吸脂和开放性切除术治疗。(A~C) 术前外观和 (D~F) 术后 6 个月，显示出良好的对称性效果

大、明显下垂或皮肤松弛的患者仍然是皮肤切除术的最佳适应证。

对于乳房皮肤明显过多或体积巨大的患者，通常需要在行乳腺开放式切除术的同时行皮肤切除术，或在术后最短 4~6 个月后施行二期手术。当前，对于何时以及如何进行皮肤切除术，尚未达成共识。通常作者根据皮肤弹性、乳房下垂、皮肤过多、皮肤类型和患者是否愿意接受二期手术来作出决定。外科医生的偏好，对于手术方法的选择也起到一定作用。

基于乳房外形和对称性的考虑，在不接受开放性切除术的男性乳腺发育患者中，作者总是建议在吸脂术留下大量脂肪基质组织的情况下，进行开放性切除术。当出现皮肤过多或下垂时，作者更倾向于在初次手术时解决这个问题，尤其是在皮肤弹性较差或接近较差界线的情况下。皮肤切除术（框 11.4）的选择在很大程度上也取决于外科医生的偏好。

同心圆乳房上提固定术

与其他皮肤切除术相比，乳房固定术通常选择以乳晕为同心圆的切口，主要是因为该法避免了乳晕外的切口瘢痕。作者倾向于选择以乳晕为同心圆的切口技术[13,99]，因为瘢痕不太明显（图 11.7 和图 11.8）。但是仍然有存在不良瘢痕形成的风险（如瘢痕扩大、增生性瘢痕或瘢痕疙瘩），特别是在深色皮肤患者中。在巨乳患者中，该技术与乳晕周围皮肤过度皱褶、持续存在分泌物和可触及缝线等情况相关。

框 11.4 男性乳腺发育症皮肤切除术的要点

- 适应证：
  - 乳房巨大的男性乳腺发育症患者（SimonⅡB 或 SimonⅢ级）
  - 乳房下垂
  - 皮肤弹性差
  - 大量减肥后
- 手术方法选择：
  - 同心圆法
  - 垂直瘢痕法（LeJour 型）
  - 椭圆形法
  - T 形瘢痕法（Wise 模式）
  - 横向楔型法
  - 无垂直瘢痕伴乳头移位术（Lalonde 型）

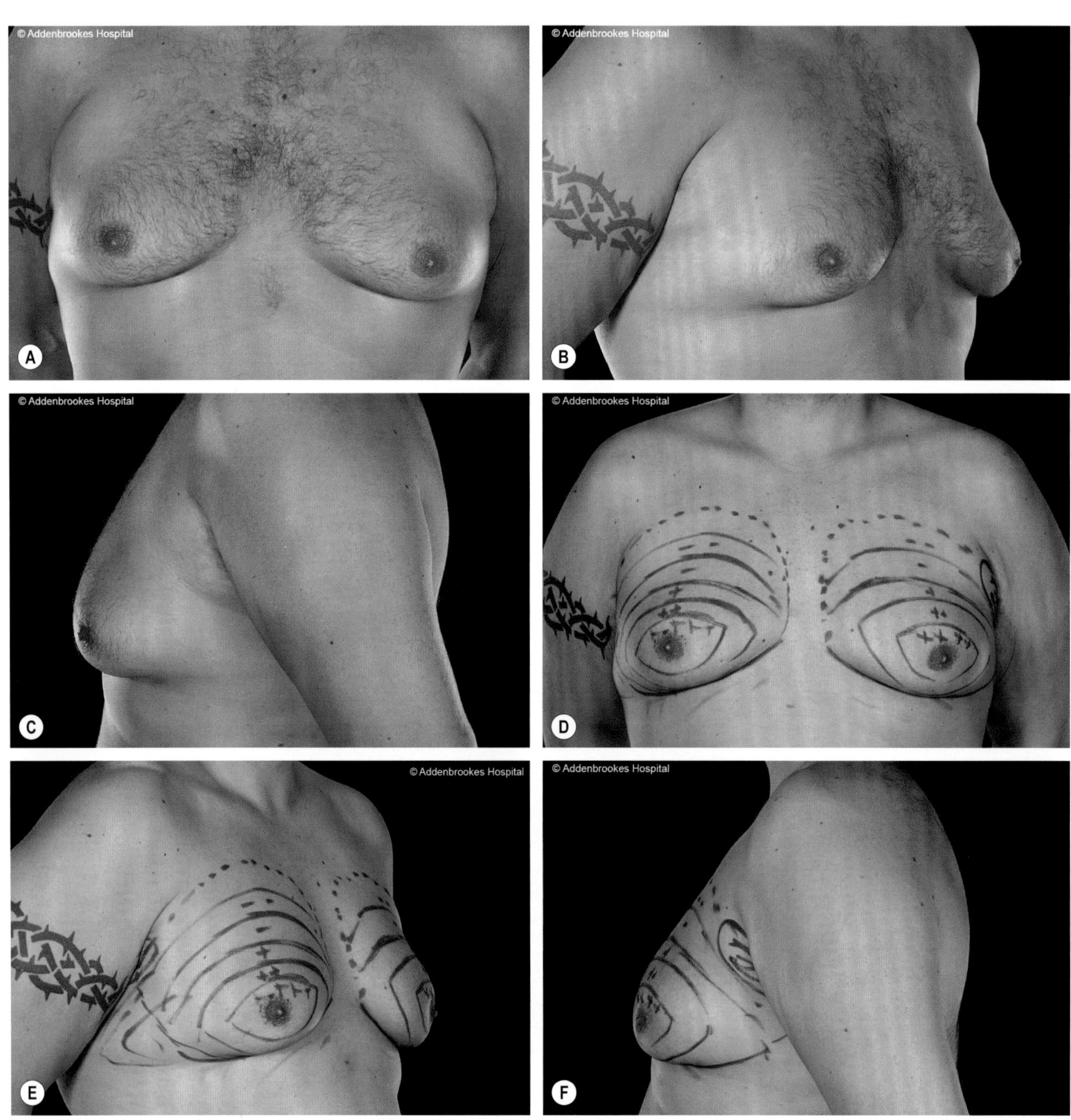

图 11.7 30 岁双侧男性乳腺发育症患者，乳房体积较大，质地中等，常规吸脂，行同心圆皮肤切除术。(A~C) 术前外观，(D~F) 标记和 (G~I) 7 个月后的术后结果

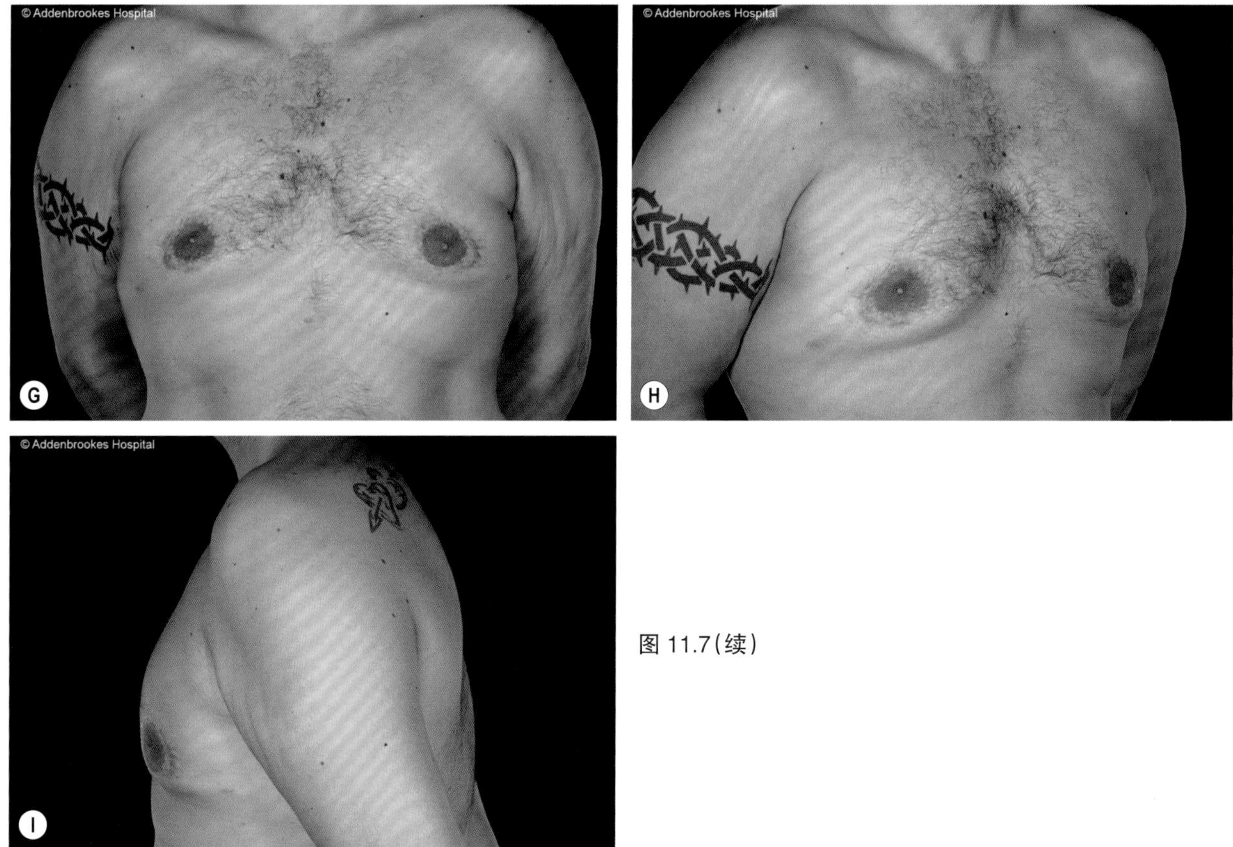

图 11.7(续)

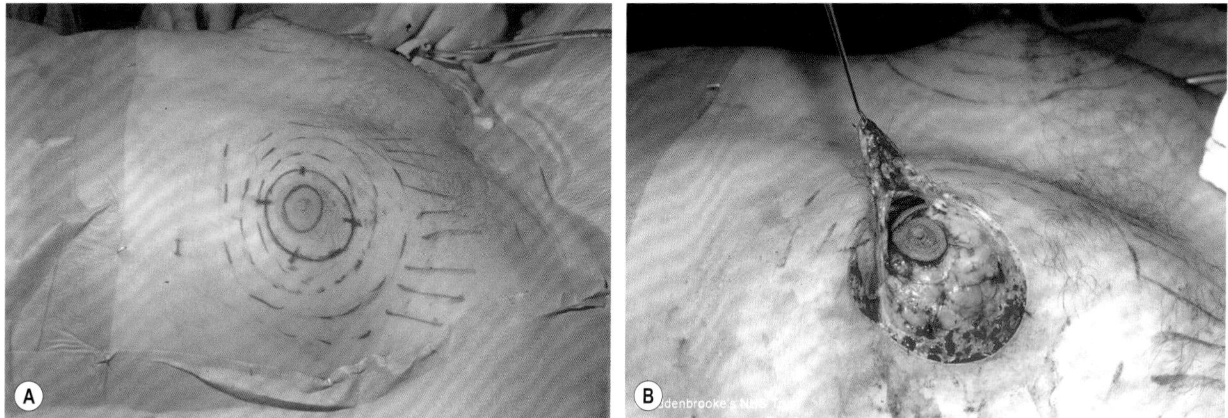

图 11.8　传统吸脂术、腺体切除术和同心圆皮肤切除术的术中照片。(A,B)标记线中,实线表示皮肤切除的范围,与 Benelli 乳晕缘切口乳房上提固定术相似。去除皮肤形状类似于甜甜圈

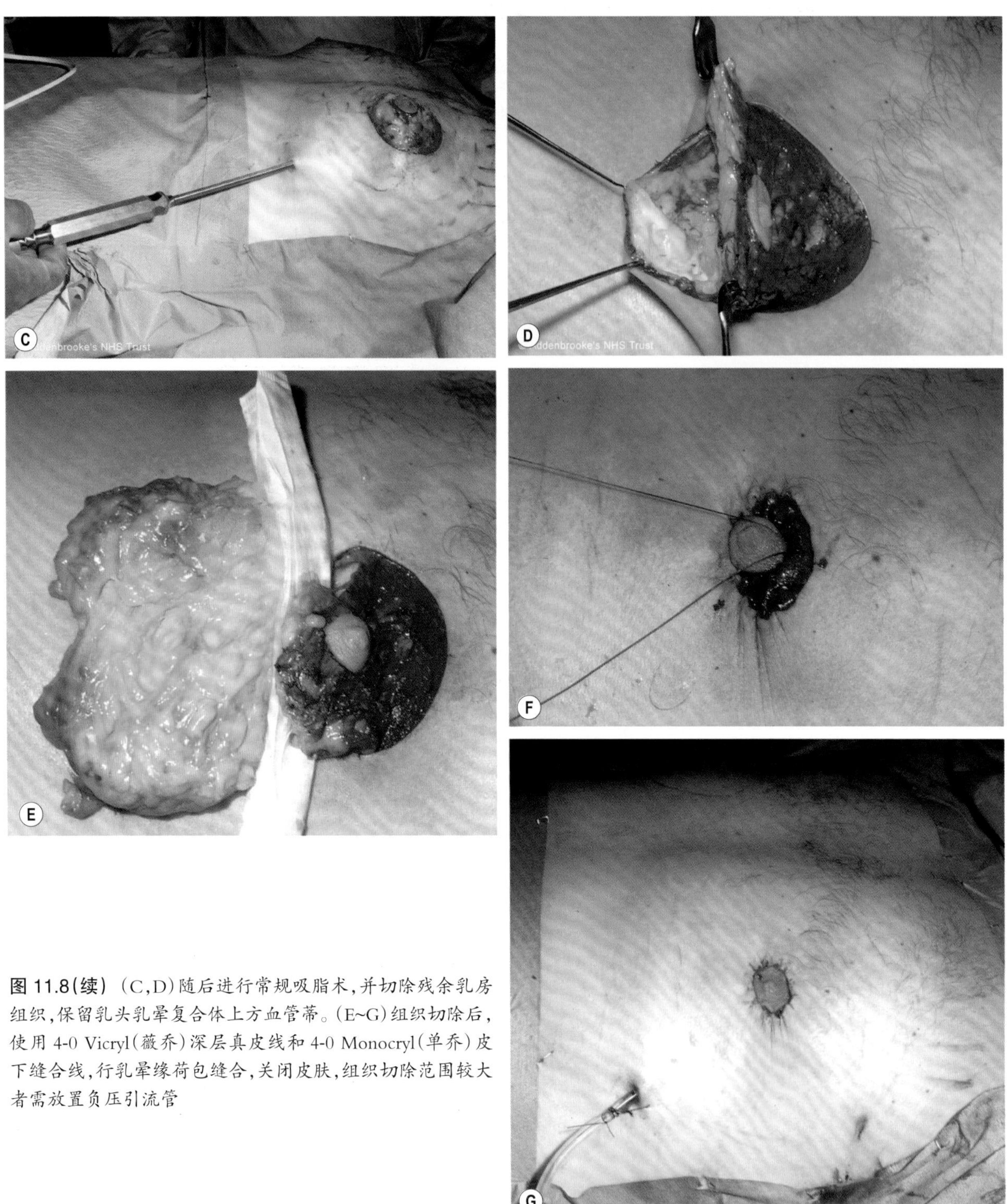

图 11.8(续) (C,D)随后进行常规吸脂术,并切除残余乳房组织,保留乳头乳晕复合体上方血管蒂。(E~G)组织切除后,使用 4-0 Vicryl(薇乔)深层真皮线和 4-0 Monocryl(单乔)皮下缝合线,行乳晕缘荷包缝合,关闭皮肤,组织切除范围较大者需放置负压引流管

对于真性乳房下垂患者,那些旨在完全解决(平胸)或追求最佳美学效果的患者,可使用 LeJour 法垂直瘢痕乳房成形术来切除皮肤。

LeJour 术式

对于真性乳房下垂或巨乳的患者,可采用 LeJour 法垂直瘢痕乳房成形术进行皮肤切除和组织切除。以垂直、椭圆形以近似柱状切口形式切除皮肤和下方乳房组织。此法形成的垂直瘢痕是非常明显的,因此这种技术应作为最后的选择,尤其适用于那些希望避免 T 形瘢痕的患者(图 11.9 和图 11.10)。

其他皮肤缩小技术

另一些技术采用横向楔形、椭圆形和倒 T 形切口(图 11.11)。所有这些瘢痕即使在 12~18 个月后仍会非常明显。

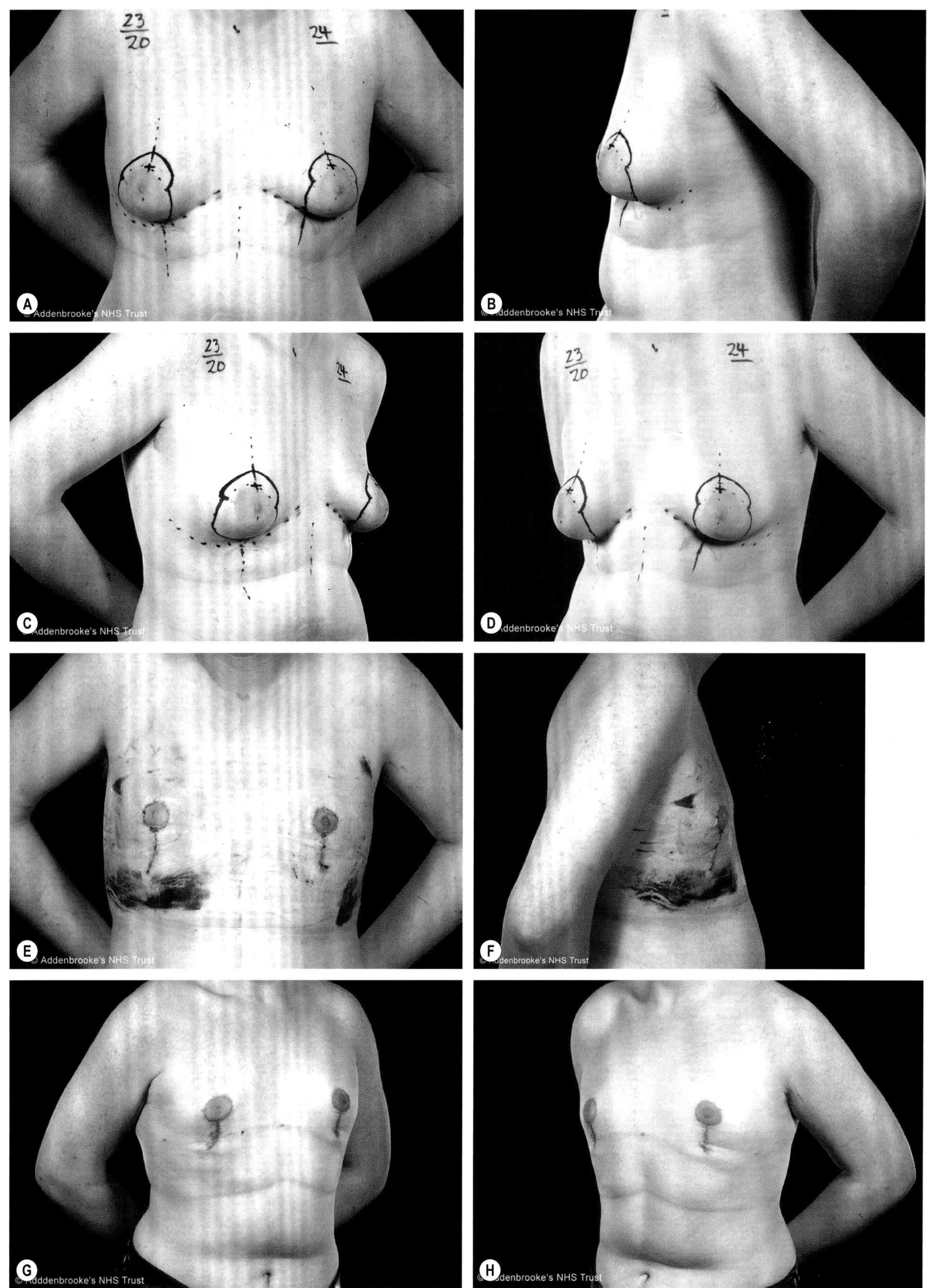

图 11.9 17 岁男性乳腺发育症患者，乳房形态较大，质地坚硬，下垂度为 1 级，行常规吸脂、腺体切除，按照 LeJour 术式切除皮肤。(A~D)术前标记和(E,F)术后 1 周和术后 2 个月(G,H)的效果展示。注意侧位和斜位视图中的扁平胸部轮廓

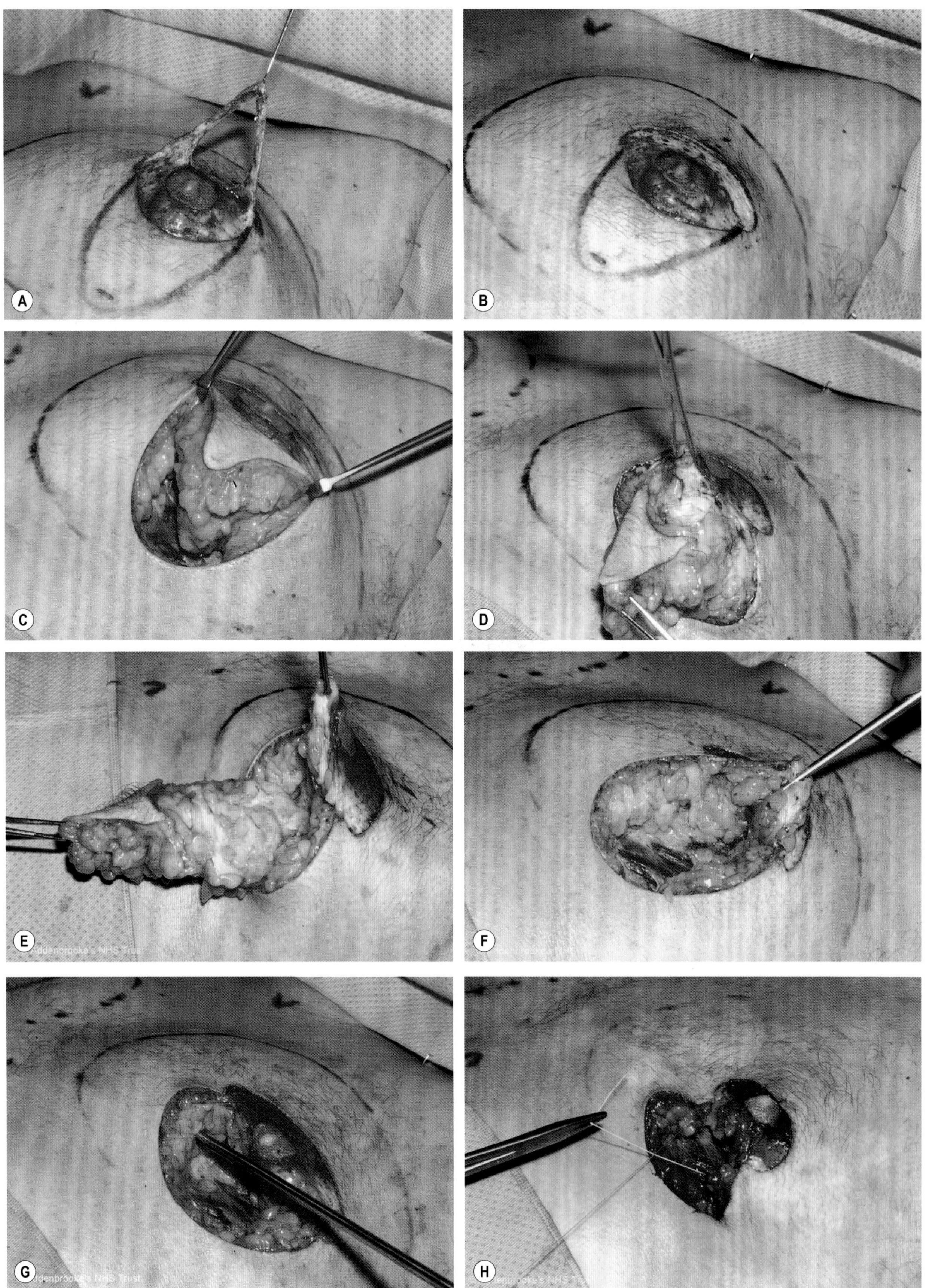

图 11.10 男性乳腺发育症患者，左侧乳房常规吸脂术、腺体切除术和 LeJour 皮肤切除术的术中照片。(A,B)乳晕缘标准区域去除表皮；(C,D)切除中央腺体组织及上面覆盖的皮肤；(E,F)切除术后，乳头乳晕复合体留在较薄的蒂部，以避免上极过度饱满；(G,H)外侧柱状轮廓清晰，用 2-0 Vicryl(薇乔)缝线缝合

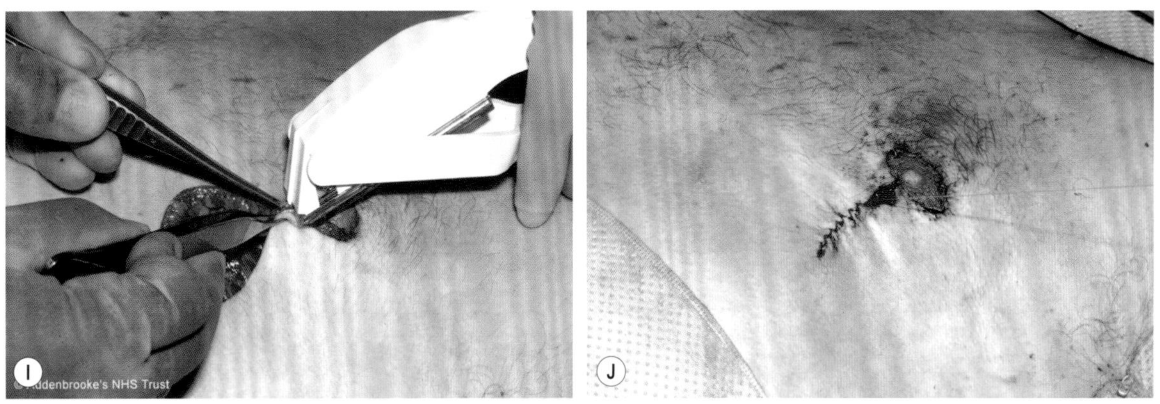

图 11.10(续) (I,J)使用订皮器临时固定切口,并用 3-0 Vicryl(薇乔)线和 3-0 Monocryl(单乔)线缝合皮肤

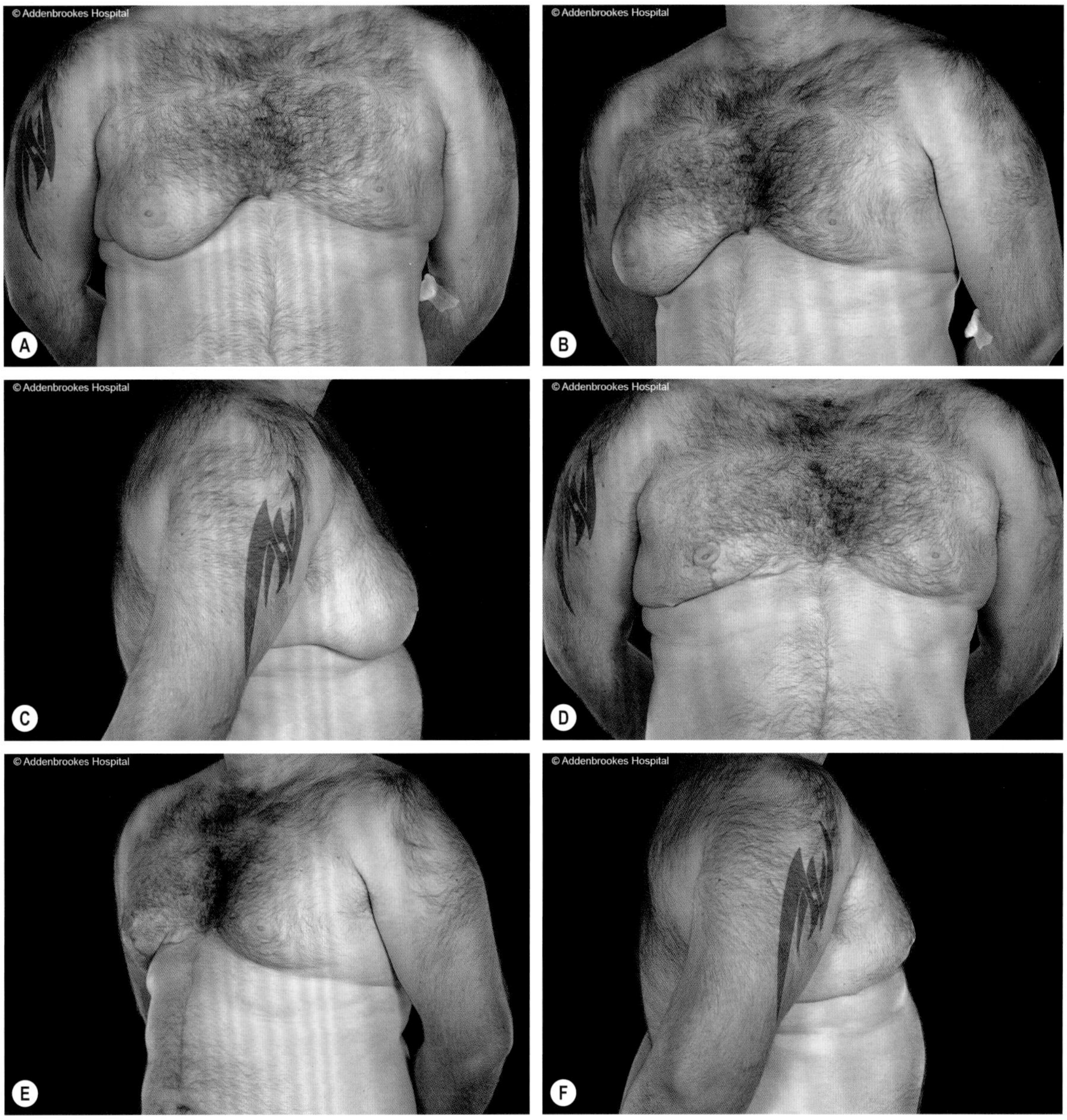

图 11.11　45 岁男性乳腺发育症患者,右侧乳房体积大,质地坚硬,皮肤多余,有假性下垂,行常规吸脂术、腺体切除术和 Wise 皮肤切除术治疗。(A~C)术前外观和(D~F)术后 5 个月外观。患者术后 5 个月时疗效尚可,虽然瘢痕明显,但对称性良好

乳房体积巨大或下垂的患者适合行椭圆形乳房切除术、游离乳头移植或乳头提升移位术(图 11.12 和图 11.13)。这也避免了女性乳房缩小术后瘢痕显现的特点。但由于乳头色素脱失,对于深色皮肤患者应避免使用该方法。为了降低难看的瘢痕形成和乳头畸形的风险,人们近年来开始提倡使用微创切除技术,但其疗效仍有待评估。对于瘢痕疙瘩或增生性瘢痕可能性较高的患者,作者通常采用非垂直性瘢痕切口技术的 Lalonde 式乳房缩小术(图 11.12 和图 11.13)。去除表皮后,在开放式腺体切除之前,通过水平切口行吸脂术,达到止血效果后,乳头乳晕复合体向上移位,并通过预先设计的“纽扣孔”穿出,于乳房下方的长切口处放置负压引流管一根。

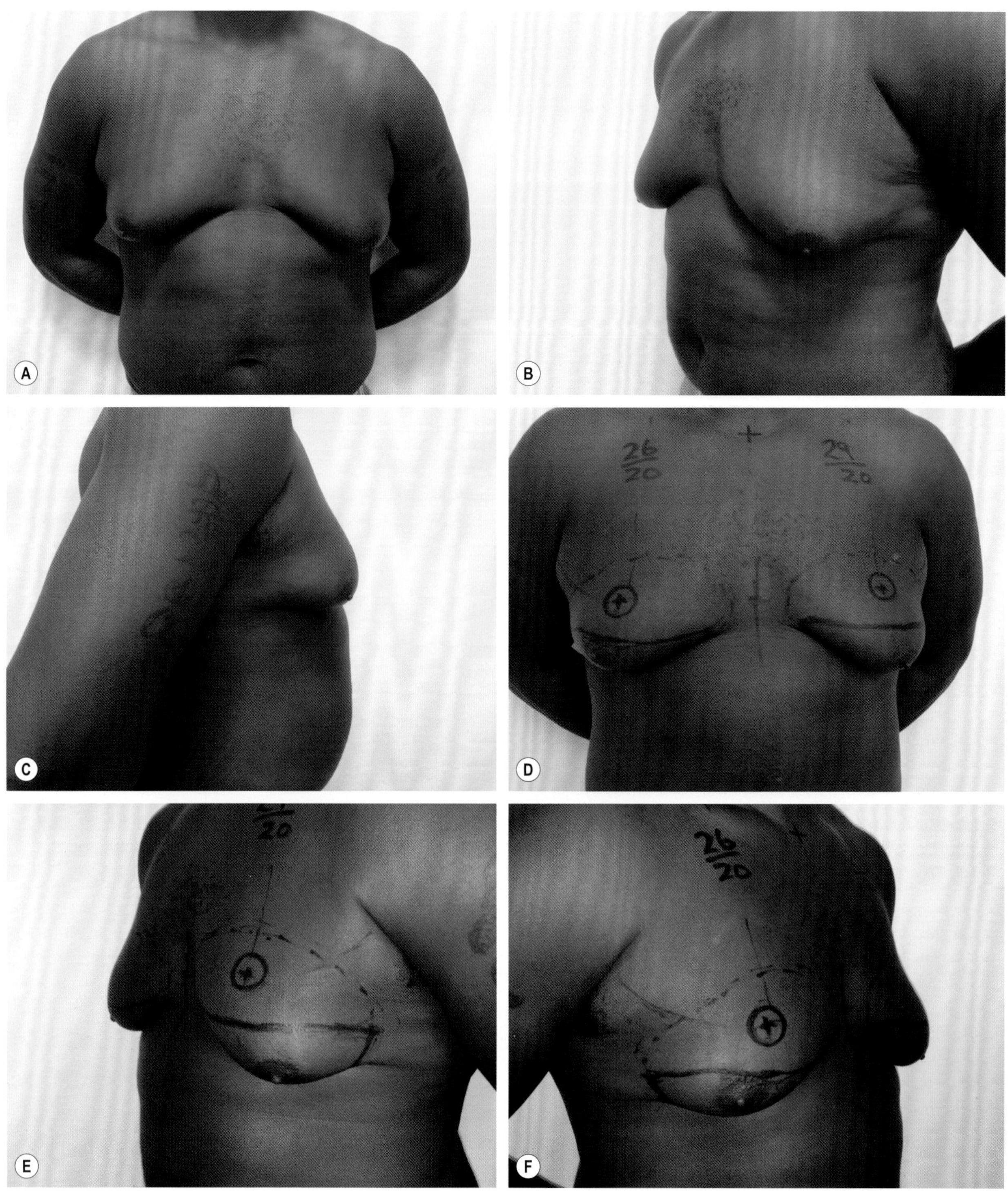

图 11.12 37 岁双侧男性乳腺发育症患者,体积较大,质地坚硬,下垂达到 2 级,行常规吸脂术、腺体切除术和 Lalonde 术式皮肤切除术,无垂直瘢痕。(A~C) 术前外观;(D~F) 术前标记。新乳晕宽 20mm,其下缘必须位于上切口上缘至少 4cm 处

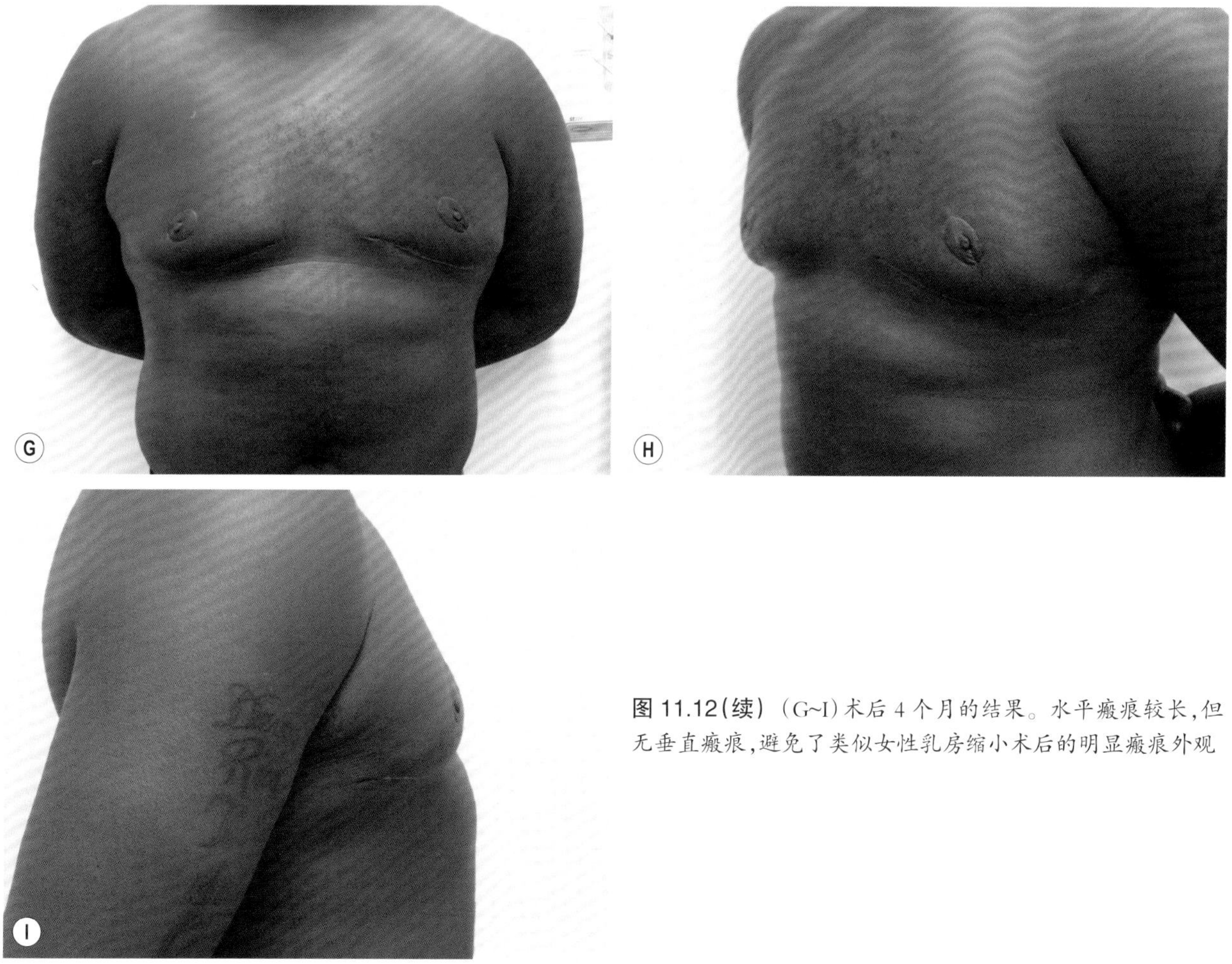

图 11.12(续)（G~I）术后 4 个月的结果。水平瘢痕较长，但无垂直瘢痕，避免了类似女性乳房缩小术后的明显瘢痕外观

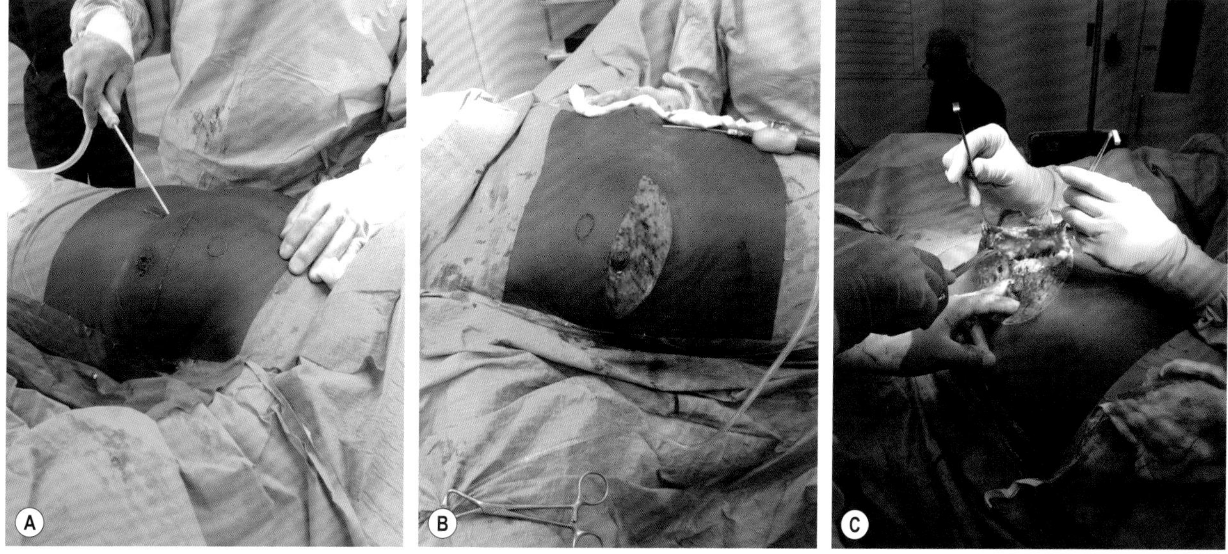

图 11.13　行常规吸脂术、腺体切除术和无垂直瘢痕的 Lalonde 式皮肤切除术患者的术中情况。(A)常规吸脂术;(B)距离"纽扣孔"形新乳晕下方约 4cm 做水平线，与乳房下皱襞延长线围成一椭圆形范围，予以去除上皮;(C)腺体切除术前的皮瓣设计

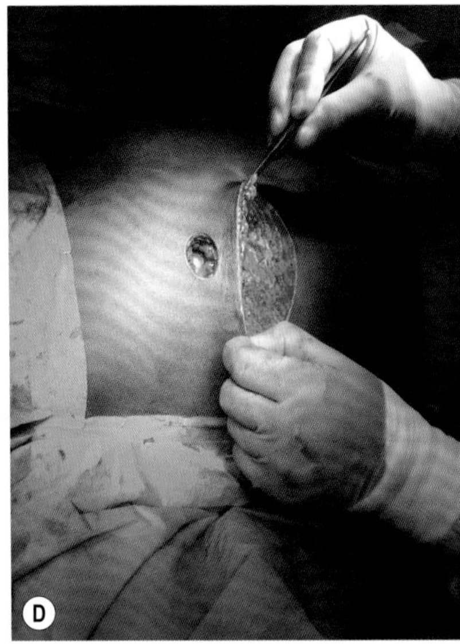

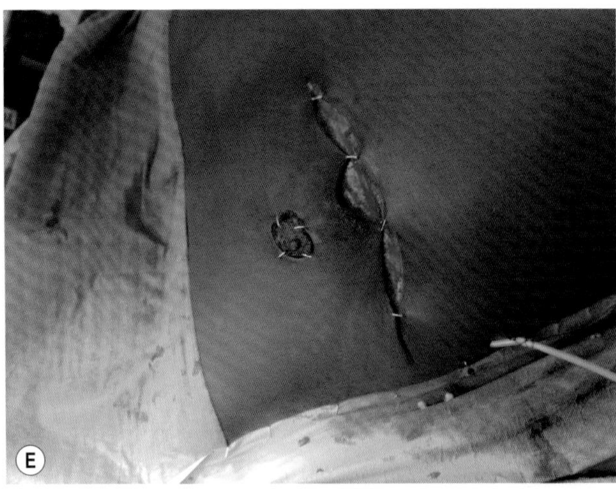

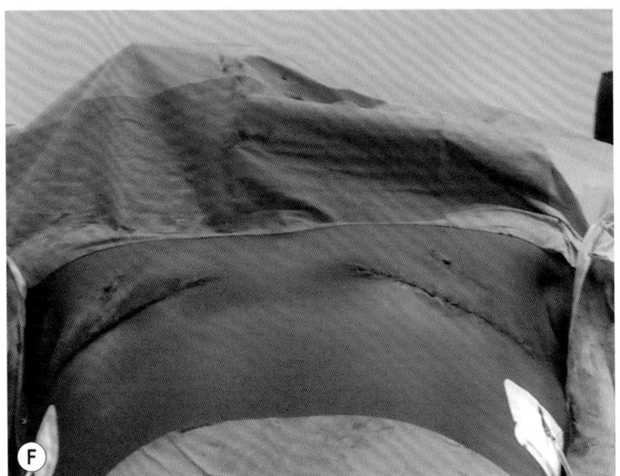

图 11.13(续) (D,E)皮瓣交替覆盖创面,并形成新乳晕;(F)闭合切口

两期皮肤缩小术

皮肤切除术由于会产生非常明显的瘢痕,有时会受到患者的抵制,于是,两期皮肤切除术应运而生。具体来说,在吸脂术后,至少间隔恢复4~6个月,再行皮肤切除术。这可能会降低皮肤切除的概率,从而减少瘢痕形成。偶尔会有计划进行两期手术的患者,接受了第一次手术后的结果,拒绝第二次皮肤切除术。随着皮肤的收缩,两期皮肤收缩术后的皮肤也可能变得更少。但是,切口内部的瘢痕粘连收缩也会引起新的问题。对于通过吸脂术治疗严重的男性乳腺发育症后皮肤明显过剩的患者,作者不排除使用切除技术减少皮肤量的可能。

男性乳腺发育症的手术治疗策略

根据经验总结,我们提出了统一的男性乳腺发育症的手术治疗策略(图11.14),旨在最大程度地发挥上述不同手术方法的优势,同时最大限度地减少每种技术的弊端[6]。在我们的实践中,所有手术都是先行吸脂术,即使是那些乳晕下方有如硬盘一样质地坚硬腺体的患者。虽然后者可能仍需要进行开放式切除术,但最初的吸脂术[6,62]可通过预先隧道化,减少出血和勾勒周围轮廓来防止碟形凹陷畸形,为手术提供了便利。

我们通常会告诉患者可能需要进行开放式切除手术。通过乳晕下缘切口的Webster手术技术,适用于切除坚硬的乳晕下肿块和吸脂后残留的腺体组织。从技术上讲,在手术开始时进行吸脂术比在切除后进行吸脂术更容易操作。因此,手术开始时应进行最大程度的吸脂。吸脂术还可以刺激皮肤收缩,尤其是在超声辅助下。在我们的实践中,常规吸脂术仅在无法使用超声辅助吸脂术的情况下才使用,因为后者疗效更好[54]。尽管超声辅助吸脂术的优越性未被广泛接受,根据男性乳腺发育矫正术中需转换成开放性切除术及术后需进行修整手术的客观参数,我们已经证明它是一种更加有效的治疗男性乳腺发育的方法[54]。

吸脂术后接着行开放切除术,对大多数患者而言非常有疗效,并且也被提倡用于明显的男性乳腺发育伴皮肤量过多者[95,99-102],因为只要术后6个月,患者就能意识到他们可能需要二次手术来解决残留的皮肤量过多的问题。常规吸脂术对柔软至中等硬度的乳房、特别是组织均匀散在分布的乳房疗效好。对于乳晕下散在分布着坚硬肿块的患者,这种治疗方法则不适合。

当皮肤组织过多或下垂时,我们更愿意在初次手术中予以解决[103],特别是在皮肤弹性差或临界于松弛的情况下。这类患者需要减少皮肤量,也可以从最初的吸脂术中受

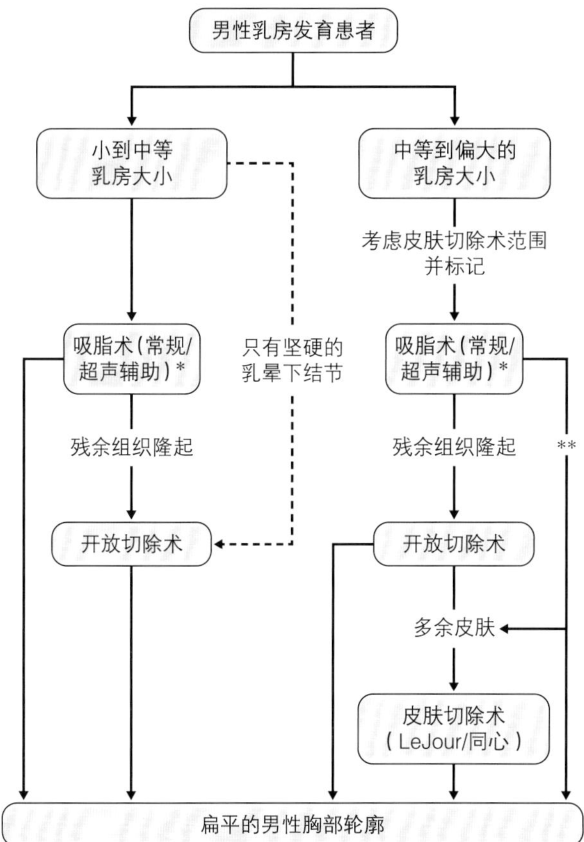

* 如果条件允许，优先使用超声辅助吸脂术，因为超声辅助吸脂术会比常规吸脂术更有效，且刺激皮肤更好地收紧

** 优良的皮肤质地加上使用超声辅助吸脂术，完全可以避免开放切除术和皮肤切除术

图 11.14　男性乳腺发育症外科治疗实用方法图解

益，因为后者可以降低乳房的体积；这些患者通常伴有肥胖，因此需要在乳房和脂肪交界处逐渐过渡。乳晕外周环形切口的乳房固定术产生的皮肤褶皱，会在手术 2~3 个月后才能恢复得令人满意；而乳晕周围的 Benelli 缝线有时会被触摸到，这需要将线结深埋于真皮下方；其瘢痕也可能会撑大，容易出现瘢痕增生或瘢痕疙瘩的患者应谨慎使用。LeJour 法乳房成形术的垂直瘢痕很明显，如外侧楔形切除后的瘢痕，但是可以显著改善乳房的轮廓；令人惊讶的是，患者非常能接受这个手术方式[6]。一些人建议将外侧多余的皮肤向外聚拢和切除，但这可能会导致乳头位置太靠外侧。皮肤切除术是男性乳腺发育矫正手术的必要组成部分。

术后护理

引流管通常不会使用，除非行大范围乳房切除术或皮肤切除术，例如大量减肥的患者[104]。手术后，使用由蓬松纱布或 Reston 泡沫(3M Health Care，Borken，德国)制成的压力敷料覆盖胸部，用 Microfoam(微泡)或 mefix 胶带粘贴并固定到位。指导患者白天和晚上都穿胸部弹力衣 4~6 周。持续口服抗生素 5d。

结果、预后及并发症

尽管许多整形外科医生应用多种治疗方法获得了非常满意的效果，但就技术方法而言仍然是过剩的。因此，遵循上述思路的符合逻辑的综合疗法，可以在男性乳腺发育症的外科治疗中获得可预测的效果。对于所有男性乳腺发育症病例，我们都是以吸脂术作为开始，即使在那些具有坚硬的乳晕下组织的病例，因为它有助于随后的开放式切除手术。从技术上讲，在手术开始时进行吸脂术比在组织切除后进行吸脂术更容易。我们只有在无法使用超声吸脂术时才使用常规吸脂术。

考虑到乳房外形和协调性，对于不是必须进行开放性切口手术的患者，为避免吸脂术后留下大量残留的腺体组织，我们总是建议他们进行开放式切除术。每当出现皮肤过剩和 / 或下垂时，我们倾向于在初次手术中解决皮肤过量松弛或者临界松弛的情况。这是为了避免术后皮肤过剩。皮肤去除术的选择在很大程度上取决于外科医生的偏好。我们赞成乳晕缘同心圆法乳房缩小固定术。

框 11.5 显示了男性乳腺发育症手术可能出现的并发症。在吸脂术出现之前，男性乳腺发育矫正术的并发症发生率一直很高，特别是血肿形成、血清肿、损毁性瘢痕、乳头退缩和乳头敏感度降低[97,98,105]。表 11.3 总结了我们为患者提供的围手术期建议。

框 11.5　男性乳腺发育矫正术可能出现的并发症

- 出血和血肿形成
- 血清肿形成
- 感染
- 皮肤 / 乳头坏死
- 轮廓畸形，如乳头内翻或凹陷
- 乳头感觉改变
- 皮肤过剩
- 残留组织不对称性
- 瘢痕形成(宽大、肥厚、瘢痕疙瘩、色素沉着)
- 矫正过度、矫正不足
- 偶尔需要修复手术：不对称、残留组织，皮肤原因，乳头凹陷
- “复发”

表 11.3　男性乳腺发育患者围手术期信息汇总表

手术时间	90~120min
麻醉时间	全麻
留院时间	日间手术，偶尔住 1 晚
休假时间	1~2 周
禁止驾驶时间	1~2 周
塑身衣	4~6 周
禁止运动	6~8 周

二次手术

男性乳腺发育症患者是外科手术中具有挑战性的一组患者，这不仅是因为他们对手术的期望值很高。在接受外科手术治疗的患者中，由于各种原因，有的患者需要在初次手术几个月后进行修复手术。这些原因包括矫正不足、患者不满意[10]、残留疼痛性结节、不对称和"复发"（通常与体重增加有关）。过度矫正很少见。与其他手术情况相似，是否需要修复手术是以某种特定治疗方法的有效性与否作为客观指标的。

结论

如今，外科医生面临多种用于治疗男性乳腺发育症的切除术和吸脂术。我们提出了一种综合的手术管理方法，并强调了不同治疗方式的作用。即使是经验丰富的外科医生，通常也很难选择最合适的治疗方法。有时，根据男性乳腺发育的程度，需要将这些治疗方法组合使用。

总之，对男性乳腺发育症的外科治疗包括三个基本步骤：吸脂术、开放式切除术和皮肤切除术，当然，对于某个既定患者而言，这些步骤可能并非全部必要。吸脂术应经常用于乳房弥散性增大或特别大的患者，对于乳晕下长有坚硬结节、体积较小的乳房，吸脂术也是可选的，有助于随后进行的开放性切除术。超声吸脂术的疗效使我们得出结论，在条件允许的情况下，它比常规吸脂更可取，因为它更加有效，并能刺激皮肤收紧，还可能会减少瘀伤。吸脂后，再次评估乳房的对称性，如果存在残余团块组织，则行开放切除术；如果仍然有明显的多余皮肤，则提示行皮肤切除术。至于选择同心圆切口、垂直瘢痕（LeJour 技术）切口还是椭圆形皮肤切除术，很大程度上取决于要切除的多余皮肤的量以及外科医生的经验。

尽管许多整形外科医生通过多种治疗方式都可以获得出色的疗效，但是当今面对众多技术选择的外科医生，如果能够按照我们的建议提出的实用治疗方案，那么既可获得可预测的疗效，又能提高患者的满意度。

参考文献

1. Williams MJ. Gynecomastia. Its incidence, recognition and host characterization in 447 autopsy cases. *Am J Med*. 1963;34:103–112.
2. Carlson HE. Gynecomastia. *N Engl J Med*. 1980;303:795–799.
3. Johnson RE, Murad MH. Gynecomastia: pathophysiology, evaluation, and management. *Mayo Clin Proc*. 2009;84:1010–1015.
4. Rew L, Young C, Harrison T, Caridi R. A systematic review of literature on psychosocial aspects of gynecomastia in adolescents and young men. *J Adolesc*. 2015;43:206–212.
5. Kipling M, Ralph JEM, Callanan K. Psychological impact of male breast disorders: literature review and survey results. *Breast Care (Basel)*. 2014;9:29–33.
6. Fruhstorfer BH, Malata CM. A systematic approach to the surgical treatment of gynaecomastia. *Br J Plast Surg*. 2003;56:237–246. *First comprehensive algorithmic approach to the surgical management of gynecomastia. It takes into account breast size, consistency, skin excess, and skin quality.*
7. Rohrich RJ, Ha RY, Kenkel JM, Adams WP. Classification and management of gynecomastia: defining the role of ultrasound-assisted liposuction. *Plast Reconstr Surg*. 2003;111:909–923, discussion 924–925.
8. Petty PM, Solomon M, Buchel EW, Tran NV. Gynecomastia: evolving paradigm of management and comparison of techniques. *Plast Reconstr Surg*. 2010;125:1301–1308. *An algorithmic approach to gynecomastia surgery, which establishes the role of minimally invasive arthroscopic excision of firm to moderately firm and large gynecomastia using remote incisions.*
9. Adekunle A, Malata CM. Gynecomastia: evolving paradigm of management and comparison of techniques. *Plast Reconstr Surg*. 2012;129:366e–367e.
10. Ridha H, Colville RJ, Vesely MJ. How happy are patients with their gynaecomastia reduction surgery? *J Plast Reconstr Aesthet Surg*. 2009;62:1473–1478.
11. Webster JP. Mastectomy for gynecomastia through a semicircular intra-areolar incision. *Ann Surg*. 1946;124:557–575. *Original description of the time-honored Webster's technique of periareolar approach to open excision for gynecomastia.*
12. Illouz YG. Body contouring by lipolysis: a 5-year experience with over 3000 cases. *Plast Reconstr Surg*. 1983;72:591–597.
13. Teimourian B, Perlman R. Surgery for gynecomastia. *Aesthetic Plast Surg*. 1983;7:155–157. *First description of liposuction combined with open excision for gynecomastia treatment. This has become a widely accepted method because of the frequent difficulty of removing breast parenchyma by suction alone.*
14. Zocchi M. Ultrasonic liposculpturing. *Aesthetic Plast Surg*. 1992;16:287–298. *Ultrasound-assisted liposuction was pioneered by Michele Zocchi in the 1980s as described in this paper.*
15. Morselli PG. 'Pull-through': a new technique for breast reduction in gynecomastia. *Plast Reconstr Surg*. 1996;97:450–454.
16. Braunstein GD. Aromatase and gynecomastia. *Endocr Relat Cancer*. 1999;6:315–324.
17. Rochefort H, Garcia M. The estrogenic and antiestrogenic activities of androgens in female target tissues. *Pharmacol Ther*. 1983;23: 193–216.
18. Nuttall FQ, Warrier RS, Gannon MC. Gynecomastia and drugs: a critical evaluation of the literature. *Eur J Clin Pharmacol*. 2015;71:569–578.
19. Nydick M, Bustos J, Dale JH, Rawson RW. Gynecomastia in adolescent boys. *JAMA*. 1961;178:449–454.
20. Niewoehner CB, Nuttal FQ. Gynecomastia in a hospitalized male population. *Am J Med*. 1984;77:633–638.
21. Harman SM, Metter EJ, Tobin JD, et al. Longitudinal effects of aging on serum total and free testosterone levels in healthy men. Baltimore Longitudinal Study of Aging. *J Clin Endocrinol Metab*. 2001;86:724–731.
22. Labrie F, Luu-The V, Labrie C, Bélanger A, et al. Endocrine and intracrine sources of androgens in women: inhibition of breast cancer and other roles of androgens and their precursor dehydroepiandrosterone. *Endocr Rev*. 2003;24:152–182.
23. Cleland WH, Mendelson CR, Simpson ER. Effects of aging and obesity on aromatase activity of human adipose cells. *J Clin Endocrinol Metab*. 1985;60:174–177.
24. Braunstein GD. Gynecomastia. *N Engl J Med*. 1993;328:490–495. *Excellent overview of gynecomastia including prevalence, pathogenesis, and treatment.*
25. Bowman JD, Kim H, Bustamante JJ. Drug-induced gynecomastia. *Pharmacotherapy*. 2012;32:1123–1140.
26. Giordano SH, Cohen DS, Buzdar AU, et al. Breast carcinoma in men: a population-based study. *Cancer*. 2004;101:51–57.
27. *Breast cancer incidence statistics. Cancer Research UK. [Online]* Available from: <http://www.cancerresearchuk.org/health-professional/cancer-statistics/statistics-by-cancer-type/breast-cancer/incidence-invasive>; [accessed 21.07.15].
28. Guenther D, Ha RY, Rohrich RJ, Kenkel JM. Treatment of gynecomastia. In: Nahai Foad, ed. *The Art of Aesthetic Surgery: Principles and Techniques*. Florida: CRC Press; 2011:2647–2678.
29. Narula HS, Carlson HE. Gynaecomastia–pathophysiology, diagnosis and treatment. *Nat Rev Endocrinol*. 2014;10:684–698.
30. Ikard RW, Vavra D, Forbes RC, et al. Management of senescent gynecomastia in the Veterans Health Administration. *Breast J*. 2011;17:160–166.
31. Hanavadi S, Monypenny IJ, Mansel RE. Is mammography overused in male patients? *Breast*. 2006;15:123–126.
32. Nguyen C, Kettler MD, Swirsky ME, et al. Male breast disease:

pictorial review with radiologic–pathologic correlation. *Radiographics*. 2013;33:763–779.

33. Daniels IR, Layer GT. How should gynaecomastia be managed? *ANZ J Surg*. 2003;73:213–216.
34. Nicolis G, Modlinger R, Gabrilove L. The histopathology of gynecomastia. *Am J Clin Pathol*. 1973;59:124–125.
35. Bannayan GA, Hajdu SI. Gynecomastia: clinicopathologic study of 351 cases. *Am J Clin Pathol*. 1972;57:431–437.
36. Simon BE, Hoffman S, Kahn S. Classification and surgical correction of gynecomastia. *Plast Reconstr Surg*. 1973;51:48–52. *Widely quoted practical clinical classification of gynecomastia taking into account the size of the breast and amount of redundant skin.*
37. Nuttall FQ. Gynecomastia as a physical finding in normal men. *J Clin Endocrinol Metab*. 1979;48:338–340.
38. Hands LJ, Greenall MJ. Gynaecomastia. *Br J Surg*. 1991;78:907–911.
39. Carlson HE. Approach to the patient with gynecomastia. *J Clin Endocrinol Metab*. 2011;96:15–21.
40. Narula HS, Carlson HE. Gynecomastia. *Endocrinol Metab Clin North Am*. 2007;36:497–519.
41. Dobs A, Darkes MJM. Incidence and management of gynecomastia in men treated for prostate cancer. *J Urol*. 2005;174:1737–1742.
42. Boccardo F, Rubagotti A, Battaglia M, et al. Evaluation of tamoxifen and anastrozole in the prevention of gynecomastia and breast pain induced by bicalutamide monotherapy of prostate cancer. *J Clin Oncol*. 2005;23:808–815.
43. Perdonà S, Autorino R, De Placido S, et al. Efficacy of tamoxifen and radiotherapy for prevention and treatment of gynaecomastia and breast pain caused by bicalutamide in prostate cancer: a randomised controlled trial. *Lancet Oncol*. 2005;6:295–300.
44. Tunio MA, Al-Asiri M, Al-Amro A, et al. Optimal prophylactic and definitive therapy for bicalutamide-induced gynecomastia: results of a meta-analysis. *Curr Oncol*. 2012;19:e280–e288.
45. Khan HN, Rampaul R, Blamey RW. Management of physiological gynaecomastia with tamoxifen. *Breast*. 2004;13:61–65.
46. Lawrence SE, Faught KA, Vethamuthu J, Lawson ML. Beneficial effects of raloxifene and tamoxifen in the treatment of pubertal gynecomastia. *J Pediatr*. 2004;145:71–76.
47. Lapid O, van Wingerden JJ, Perlemuter L. Tamoxifen therapy for the management of pubertal gynecomastia: a systematic review. *J Pediatr Endocrinol Metab*. 2013;26:803–807.
48. Treves N. Gynecomastia; the origins of mammary swelling in the male: an analysis of 406 patients with breast hypertrophy, 525 with testicular tumors, and 13 with adrenal neoplasms. *Cancer*. 1958;11:1083–1102.
49. Gruntmanis U, Braunstein GD. Treatment of gynecomastia. *Curr Opin Investig Drugs*. 2001;2:643–649.
50. Di Lorenzo G, Perdonà S, De Placido S, et al. Gynecomastia and breast pain induced by adjuvant therapy with bicalutamide after radical prostatectomy in patients with prostate cancer: the role of tamoxifen and radiotherapy. *J Urol*. 2005;174:2197–2203.
51. Tyrrell CJ, Payne H, Tammela TLJ, et al. Prophylactic breast irradiation with a single dose of electron beam radiotherapy (10 Gy) significantly reduces the incidence of bicalutamide-induced gynecomastia. *Int J Radiat Oncol Biol Phys*. 2004;60:476–483.
52. Van Poppel H, Tyrrell CJ, Haustermans K, et al. Efficacy and tolerability of radiotherapy as treatment for bicalutamide-induced gynaecomastia and breast pain in prostate cancer. *Eur Urol*. 2005;47:587–592.
53. Malata CM, Lau CK. Kumiponjera D. Gynaecomastia: An algorithmic approach to surgical management (with special emphasis on liposuction). In: Stone C, ed. *The Evidence for Plastic Surgery*. Shrewsbury, UK: TFM Publish Ltd; 2008:273–285.
54. Wong KY, Malata CM. Conventional versus ultrasound-assisted liposuction in gynaecomastia surgery: a 13-year review. *J Plast Reconstr Aesthet Surg*. 2014;67:921–926. *First paper to objectively compare suction-assisted and ultrasound-assisted liposuction in gynecomastia surgery.*
55. Rosenberg GJ. Gynecomastia: suction lipectomy as a contemporary solution. *Plast Reconstr Surg*. 1987;80:379–386. *Gary Rosenberg popularized the use of suction-assisted liposuction beyond the confines of the breast in order to facilitate contouring and postoperative redraping of the skin in gynecomastia surgery.*
56. Samdal F, Kleppe G, Amland PF, Abyholm F. Surgical treatment of gynaecomastia. Five years' experience with liposuction. *Scand J Plast Reconstr Surg Hand Surg*. 1994;28:123–130.
57. Hodgson ELB, Fruhstorfer BH, Malata CM. Ultrasonic liposuction in the treatment of gynecomastia. *Plast Reconstr Surg*. 2005;116:646–653, discussion 654–655. *Evaluation of ultrasound-assisted liposuction for gynecomastia surgery.*
58. Rosenberg GJ. A new cannula for suction removal of parenchymal tissue of gynecomastia. *Plast Reconstr Surg*. 1994;94:548–551.
59. Becker H. The treatment of gynecomastia without sharp excision. *Ann Plast Surg*. 1990;24:380–383.
60. Rosenberg GJ, Colon GA. Gynecomastia: two perspectives. In: Marchac D, Granick MS, Solomon MP, eds. *Male Aesthetic Surgery*. Boston: Butterworth Heinemann; 1996:287.
61. Rosenberg GJ. Gynecomastia. In: Spear SL, ed. *Surgery of the Breast: Principles and Art*. Philadelphia: Lippincott Williams & Wilkins; 2006:1210–1219.
62. Mladick RA. Gynecomastia. Liposuction and excision. *Clin Plast Surg*. 1991;18:815–822.
63. Scuderi N, Dessy LA, Tempesta M, et al. Combined use of power-assisted liposuction and trans-areolar incision for gynaecomastia treatment. *J Plast Reconstr Aesthet Surg*. 2010;63:e93–e95.
64. Gingrass MK, Kenkel JM. Comparing ultrasound-assisted lipoplasty with suction-assisted lipoplasty. *Clin Plast Surg*. 1999;26:283–288, ix.
65. Maxwell GP, Gingrass MK. Ultrasound-assisted lipoplasty: a clinical study of 250 consecutive patients. *Plast Reconstr Surg*. 1998;101:189–202, discussion 203–204.
66. Fodor PB, Watson J. Personal experience with ultrasound-assisted lipoplasty: a pilot study comparing ultrasound-assisted lipoplasty with traditional lipoplasty. *Plast Reconstr Surg*. 1998;101:1103–1116, discussion 1117–1119.
67. Baker JL. A practical guide to ultrasound-assisted lipoplasty. *Clin Plast Surg*. 1999;26:363–368, vii.
68. Perez JA. Treatment of dysesthesias secondary to ultrasonic lipoplasty. *Plast Reconstr Surg*. 1999;103:1534.
69. Gerson RM. Avoiding end hits in ultrasound-assisted lipoplasty. *Aesthet Surg J*. 1997;17:331, 333.
70. Grolleau JL, Rouge D, Chavoin JP, Costagliola M. [Severe cutaneous necrosis after ultrasound lipolysis. Medicolegal aspects and review]. *Ann Chir Plast Esthet*. 1997;42:31–36.
71. Troilius C. Ultrasound-assisted lipoplasty: is it really safe? *Aesthetic Plast Surg*. 1999;23:307–311.
72. Lack EB. Safety of ultrasonic-assisted liposuction (UAL) using a non-water-cooled ultrasonic cannula. A report of six cases of disproportionate fat deposits treated with UAL. *Dermatol Surg*. 1998;24:871–874.
73. Rohrich RJ, Beran SJ, Kenkel JM. Operative principles and basic procedure. In: Rohrich RJ, Beran SJ, Kenkel JM, eds. *Ultrasound-assisted Liposuction*. St Louis, Missouri: Quality Medical Publishing; 1998:121–152.
74. Malata CM, Wong KY. A comparison of conventional with ultrasound-assisted liposuction in gynaecomastia surgery. In: Shiffman MA, Di Giuseppe A, eds. *Liposuction: Principles and Practice*. 2nd ed. Berlin: Springer; 2016:511–523.
75. Ohyama T, Takada A, Fujikawa M, Hosokawa K. Endoscope-assisted transaxillary removal of glandular tissue in gynecomastia. *Ann Plast Surg*. 1998;40:62–64.
76. Prado AC, Castillo PF. Minimal surgical access to treat gynecomastia with the use of a power-assisted arthroscopic–endoscopic cartilage shaver. *Plast Reconstr Surg*. 2005;115:939–942.
77. Hammond DC, Arnold JF, Simon AM, Capraro PA. Combined use of ultrasonic liposuction with the pull-through technique for the treatment of gynecomastia. *Plast Reconstr Surg*. 2003;112:891–895, discussion 896–897.
78. Bracaglia R, Fortunato R, Gentileschi S, et al. Our experience with the so-called pull-through technique combined with liposuction for management of gynecomastia. *Ann Plast Surg*. 2004;53:22–26.
79. Lista F, Ahmad J. Power-assisted liposuction and the pull-through technique for the treatment of gynecomastia. *Plast Reconstr Surg*. 2008;121:740–747.
80. Benito-Ruiz J, Raigosa M, Manzano M, Salvador L. Assessment of a suction-assisted cartilage shaver plus liposuction for the treatment of gynecomastia. *Aesthet Surg J*. 2009;29:302–309.
81. Iwuagwu OC, Calvey TAJ, Ilsley D, Drew PJ. Ultrasound guided minimally invasive breast surgery (UMIBS): a superior technique for gynecomastia. *Ann Plast Surg*. 2004;52:131–133.
82. Qutob O, Elahi B, Garimella V, et al. Minimally invasive excision of gynaecomastia–a novel and effective surgical technique. *Ann R Coll Surg Engl*. 2010;92:198–200.
83. Pitanguy I. Transareolar incision for gynecomastia. *Plast Reconstr*

Surg. 1966;38:414–419.

84. Letterman G, Schurter M. Surgical correction of massive gynecomastia. *Plast Reconstr Surg*. 1972;49:259–262.
85. Huang TT, Hidalgo JE, Lewis SR. A circumareolar approach in surgical management of gynecomastia. *Plast Reconstr Surg*. 1982;69:35–40.
86. Saad MN, Kay S. The circumareolar incision: a useful incision for gynaecomastia. *Ann R Coll Surg Engl*. 1984;66:121–122.
87. Freiberg A, Hong C. Apple-coring technique for severe gynecomastia. *Can J Surg*. 1987;30:57–60.
88. Lai YL, Weng CJ, Noordhoff MS. Areolar reduction with inner doughnut incision. *Plast Reconstr Surg*. 1998;101:1695–1699.
89. Becker H. The intra-areolar incision for breast augmentation. *Ann Plast Surg*. 1999;42:103–106.
90. Chiu DT, Siegel HW. The pinwheel technique: an adjunct to the periareolar approach in gynecomastia resection. *Ann Plast Surg*. 1999;42:465–469.
91. Persichetti P, Berloco M, Casadei RM, et al. Gynecomastia and the complete circumareolar approach in the surgical management of skin redundancy. *Plast Reconstr Surg*. 2001;107:948–954.
92. Coskun A, Duzgun SA, Bozer M, et al. Modified technique for correction of gynaecomastia. *Eur J Surg*. 2001;167:822–824.
93. Atiyeh BS, Al-Amm CA, El-Musa KA. The transverse intra-areolar infra-nipple incision for augmentation mammaplasty. *Aesthetic Plast Surg*. 2002;26:151–155.
94. Sarkar A, Bain J, Bhattacharya D, et al. Role of combined circumareolar skin excision and liposuction in management of high grade gynaecomastia. *J Cutan Aesthet Surg*. 2014;7:112–116.
95. Aiache AE. Surgical treatment of gynecomastia in the body builder. *Plast Reconstr Surg*. 1989;83:61–66.
96. Blau M, Hazani R. Correction of gynecomastia in body builders and patients with good physique. *Plast Reconstr Surg*. 2015; 135:425–432.
97. Courtiss EH. Gynecomastia: analysis of 159 patients and current recommendations for treatment. *Plast Reconstr Surg*. 1987;79: 740–753.
98. Steele SR, Martin MJ, Place RJ. Gynecomastia: complications of the subcutaneous mastectomy. *Am Surg*. 2002;68:210–213.
99. Wiesman IM, Lehman JA, Parker MG, et al. Gynecomastia: an outcome analysis. *Ann Plast Surg*. 2004;53:97–101.
100. Esme DL, Beekman WH, Hage JJ, Nipshagen MD. Combined use of ultrasonic-assisted liposuction and semicircular periareolar incision for the treatment of gynecomastia. *Ann Plast Surg*. 2007;59:629–634.
101. Gasperoni C, Salgarello M, Gasperoni P. Technical refinements in the surgical treatment of gynecomastia. *Ann Plast Surg*. 2000;44:455–458.
102. Boljanovic S, Axelsson CK, Elberg JJ. Surgical treatment of gynecomastia: liposuction combined with subcutaneous mastectomy. *Scand J Surg*. 2003;92:160–162.
103. Strasser EJ. Ultrasound aspiration for gynecomastia. *Plast Reconstr Surg*. 2003;112:1967–1968, author reply 1968–1969.
104. Keskin M, Sutcu M, Cigsar B, Karacaoglan N. Necessity of suction drains in gynecomastia surgery. *Aesthet Surg J*. 2014;34:538–544.
105. Colombo-Benkmann M, Buse B, Stern J, Herfarth C. Indications for and results of surgical therapy for male gynecomastia. *Am J Surg*. 1999;178:60–63.

第12章

乳房假体相关的间变性大细胞淋巴瘤

Mark W. Clemens II，Roberto N. Miranda

概要

- 乳房假体相关的间变性大细胞淋巴瘤（BIA-ALCL）是一种特殊类型的T细胞淋巴瘤，见于因乳房再造或美容目的、接受了乳房假体置入的患者，常累及假体的包膜或积液。
- 2/3的乳房假体相关的ALCL病例表现为迟发（>1年）的假体周围积液，1/3的病例表现为包膜肿块，1/8的患者会出现淋巴结肿大。
- 最佳的筛查工具包括超声或正电子发射断层扫描（PET）/CT引导的定向细针穿刺。在实施手术干预前应当明确诊断。
- 对疑似病例的组织、假体和渗出液样本应送CD30免疫组织化学病理检查，并结合临床病史以排除ALCL。
- 确诊病例的手术治疗应包括取出双侧假体、完整切除包膜以及彻底切除包括受累淋巴结在内的病变组织。
- 辅助疗法如化疗、胸壁放疗、抗CD30免疫治疗和干细胞移植对于晚期病例的作用正在研究中。

简介

乳房假体相关的间变性大细胞淋巴瘤是一种罕见的T细胞淋巴瘤，发生在因乳房重建和乳房美容目的而置入的乳房假体周围。FDA在2011年、2016年和2017年就乳房假体相关的ALCL和毛面乳房假体的相关性发出了安全警示，包括临床表现、预后和治疗选择，随后引起了公众和临床医师的关注[1]。此警示基于Keech和Creech在1997年发表的个案报道中对此病的描述[2]。自2011年FDA发布安全警示以来，全球多个主要政府机构都制定了针对乳房假体相关的ALCL的患者和医师建议。美国国家综合癌症网络（NCCN）在2016年发布了乳房假体相关的ALCL的标准化诊断和治疗指南，随后被美国整形外科医师协会（ASPS）和美国美容整形医师协会（ASAPS）采用[2a,3]。世界卫生组织已经正式将乳房假体相关的ALCL认定作为ALCL的一个亚型，其下属的政府间机构国际癌症研究中心（IARC）在2014年将乳房假体相关的ALCL作为优先课题以明确其恶性肿瘤病因和发病机理[4]。2015年，美国国家癌症研究所（NCI）发布了针对乳房假体相关的ALCL的具体手术建议[5]。2015年，法国国家癌症研究所（Agence Nationalede Sécuritédu Médicament）发布了针对乳房假体相关的ALCL的诊断和治疗建议，并要求所有乳房假体都应当警示ALCL与乳房假体之间存在明确的相关性[6]。在过去的20年中，对假体周围T细胞淋巴瘤的有限病例报道增进了当前人们对乳房假体相关的ALCL的理解和认识[7]。有关乳房假体相关的ALCL的诊断、治疗和预后的若干概念将是本章的重点。

淋巴瘤相关知识

淋巴瘤是一种由淋巴细胞发展而来的免疫系统癌症，是血液恶性肿瘤中最常见的类型[8]。淋巴瘤大致包括霍奇金淋巴瘤、非霍奇金淋巴瘤（NHL）和多种淋巴增生性疾病。在美国，2010年约有6.5万例患者被诊断为NHL[9]。Stein团队于1985年首次将ALCL描述为一种新型的NHL，其特征为表达细胞表面蛋白CD30的大型间变性淋巴样细胞[10]。2014年美国T细胞型NHL预计诊断例数为17 302例[11]，这其中就包括1 982例ALCL，其中758例为女性[12]。

ALCL作为单独病种被添加到了1988年的Kiel分类和1994年的欧美淋巴瘤分类修订版中[13]。世界卫生组织于2001年将该病纳入淋巴瘤分类，并在2008年的修订版中进一步描述了其变异型[14,15]。NHL的预后评估采用国际预后指数（IPI），基于一些公认的危险因素，例如Ann Arbor分期系统、高龄、血清乳酸脱氢酶（LDH）升高、全身状况差以及结直肠外结节数量增加[16]。ALCL的临床病理亚型包括一系列疾病，从更具侵袭性的全身性 ALCL 到 CD30 阳性的皮肤无痛性淋巴增生性疾病，包括良性淋巴瘤样丘疹性皮肤病，以及原发无痛性皮肤 ALCL［5 年总体生存率（OS）>90%~95%，淋巴结转移率 5%］[17]。全身性 ALCL 的特征是多发、频繁淋巴结肿大和广泛转移。全身性 ALCL 可根据间变性淋巴瘤激酶（ALK）酪氨酸激酶受体基因异位的表达或缺失进一步分类。ALK 最常表达为 t(2;5) 易位的结果，包括 2p23 和 5q35 染色体，这些染色体产生了 *ALK* 基因和核磷蛋白基因的致癌融合蛋白[18]。ALK 阳性 ALCL 在全部的 ALCL 中占 50%~80%，多见于 30 岁以下男性（男女比例 6.5 : 1），不同 IPI 的 5 年生存率为 0/1:90%，2:68%，3:33%，4/5:23%[5]。相比之下，ALK 阴性 ALCL 是免疫表型和细胞遗传学上都不同的一组，其不同 IPI 的 5 年生存率为 0/1:74%，2:62%，3:31%，4/5:13%。标准的一线化疗药物是环磷酰胺、羟基柔红霉素、长春新碱和泼尼松（CHOP），难治性病例可以用异环磷酰胺、卡铂、依托泊苷（ICE）或依托泊苷、甲基泼尼松、阿糖胞苷、顺铂（ESHAP）治疗[19]。化疗后 ALK 阳性 ALCL 的整体 5 年生存率要高于 ALK 阴性的全身性 ALCL（分别为 58% 和 34%）[20,21]。在所有 T 细胞淋巴瘤中，ALK 阳性 ALCL 在北美的占比普遍高于欧洲或亚洲（分别为 16.0%、6.4% 和 3.2%）。全身性 ALK 阴性 ALCL 在欧洲比在北美或亚洲更常见（分别为 9.4%、7.8% 和 2.6%）[22]。

乳房假体相关的间变性大细胞淋巴瘤：一种新的类型

乳房假体相关的 ALCL 与原发性乳腺淋巴瘤（PBL）不同，后者是一种乳腺实质疾病，占乳腺恶性肿瘤的 0.04%~0.5%，在所有淋巴瘤中占比 1%~2%[23]。原发乳腺淋巴瘤主要是 B 细胞淋巴瘤（占 65%~90%）[24,25]，而乳房假体相关的 ALCL 是一种来源于乳房假体周围的渗出液或包膜组织的 T 细胞淋巴瘤[26,27]。所有确诊的乳房假体相关的 ALCL 报道病例均为 ALK 阴性并表达 CD30 细胞表面蛋白（框 12.1、图 12.1A、图 12.1B、图 12.2）。大多数病例是在对迟发性持续血清肿进行假体调整的手术过程中发现并诊断的，可能伴有疼痛、乳房肿块、肿胀以及乳房不对称等症状。初

框 12.1 乳房假体相关的间变性大细胞淋巴瘤的诊断标准

1. 具有足够的肿瘤病理标本量以进行分析，包括在乳房假体周围或在乳房假体包膜内的积液。
2. 发现大的淋巴肿瘤细胞，具有丰富的细胞质和多形核。
3. 肿瘤通过免疫组织化学显示 CD30 的均匀表达，流式细胞术显示单克隆扩增的 T 细胞群体。
4. 间变性淋巴瘤激酶（ALK）蛋白阴性或染色体 2q23 的 *ALK* 基因易位。

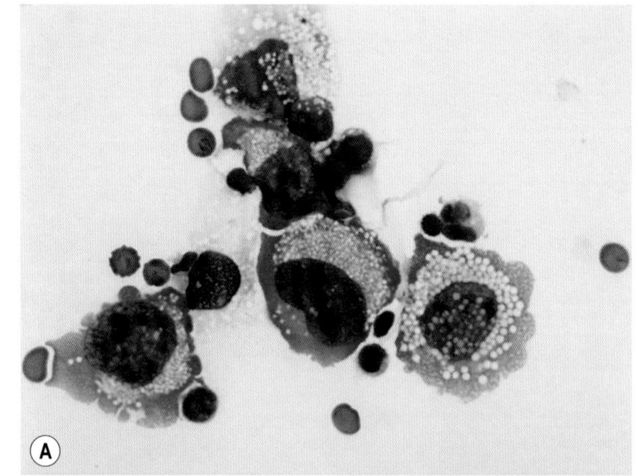

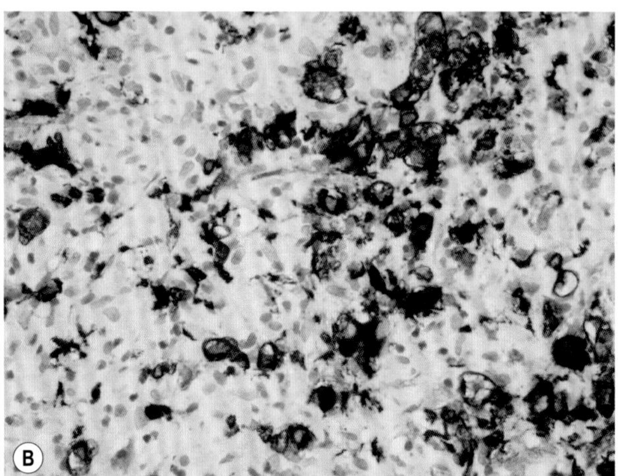

图 12.1 （A）乳房假体相关的 ALCL 恶性积液的 Wright Giemsa 染色，显示具有马蹄形核染、核折叠和大量空泡细胞质的多形细胞（×1 000）；（B）1 例乳房假体相关的 ALCL 的组织切片免疫组织化学显示成片的 CD30 阳性的大细胞

From：Clemens MW，Miranda RN. Coming of age，breast implant-associated anaplastic large cell lymphoma after 18 years of investigation. Clin Plast Surg. 2015；42（4）.

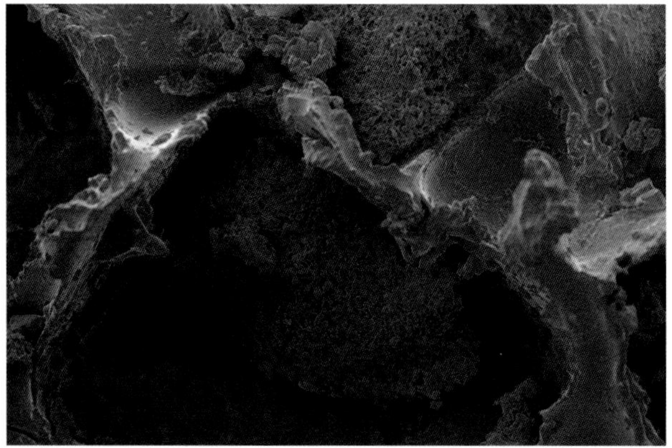

图 12.2 扫描电子显微镜照片（×300）显示聚集在硅胶假体表面上的淋巴瘤细胞群

次隆乳手术和乳癌根治性或预防性再造术报道的乳房假体相关的 ALCL 例数几乎是一样的，当然，接受假体置入隆乳的女性患者数量是假体再造患者的 2 倍。乳房假体相关的 ALCL 的治疗通常只需取出假体和切除周围包膜而无须全身性治疗，但对于侵袭性的除外。有关本病进展及致死的案例已有报道[28]，ALCL 的危险因素并未明确，尽管有一些理论包括亚临床生物膜的存在、对毛面假体颗粒的反应、包膜挛缩或包膜损伤（如包膜切开术）、遗传易感性或自身免疫反应，这些观察结果并未得到正式的流行病学研究证实[29]。最近有研究发现可能的致病机制是局部抗原驱动的慢性 T 细胞刺激，最终导致淋巴瘤[30]。需要进一步研究来确定可能的危险因素、易感人群以及最佳筛查与监测方式。

流行病学

从 1997 年至今，通过病例报道或文献回顾已发现 99 例乳房假体相关的 ALCL 患者（图 12.3）[31-57]。得益于官方正式承认和全面的医师教育，过去几年前报道的病例呈指数增长。对于全世界估计有 1 100 万以上做过乳房假体置入的女性来说，乳房假体相关的 ALCL 的发病率和流行率很难得到可靠的流行病学数据[58]。根据报告到制造商与用户设施设备体验中心（MAUDE）的数据，截至 2017 年 2 月，FDA 数据库已经收到大约 359 个发生假体置入女性的 ALCL 不良事件的报告，这其中还包括 9 例与该疾病有关的死亡病例。De Jong 团队从荷兰全国病理数据库中报告了一项单独匹配的病例对照研究[60]。这个病理数据库纳入了大约 900 万女性的数据。作者发现，与没有假体的女性相比，有乳房假体与发生 ALCL 呈正相关，优势比为 18.2(95%CI 为 2.1~156.8)。基于这些数据，作者估计有置入假体的女性每年乳房假体相关的 ALCL 的发病率是每 100 000 人中有 0.1~0.3 例。许多先前的研究未能显示隆乳与淋巴瘤的风险之间存在关联，这些研究受到患者人数以及随访时间不足的限制[61-63]。这些研究也突显了确定一种最近才被发现的罕见临床疾病的发病率与患病率的难度。截至 2017 年 2 月 1 日，美国 FDA 的 MAUDE 数据库已收到 359 例置入乳房假体女性的 ALCL 不良事件报告[59]。然而，FDA 将此数据视为可能重复，未经验证和不可靠的。截至 2017 年 6 月 1 日，美国 ASPS 与 FDA 合作的 PROFILE 项目前瞻性登记报告了 149 例经病理证实的乳房假体相关的 ALCL 独立病例。在对全球前 40 个乳房假体市场的回顾中，政府管理部门共收到 464 例乳房假体相关的 ALCL 不良事件报告。

得州大学 MD 安德森癌症中心进行的一项流行病学研究比较了在美国经病理证实的病例数量与毛面假体的销售量，推测乳房假体相关的 ALCL 的终生患病率为 1：30 000。这项研究推测乳房假体相关的 ALCL 仅发生在毛面乳房假

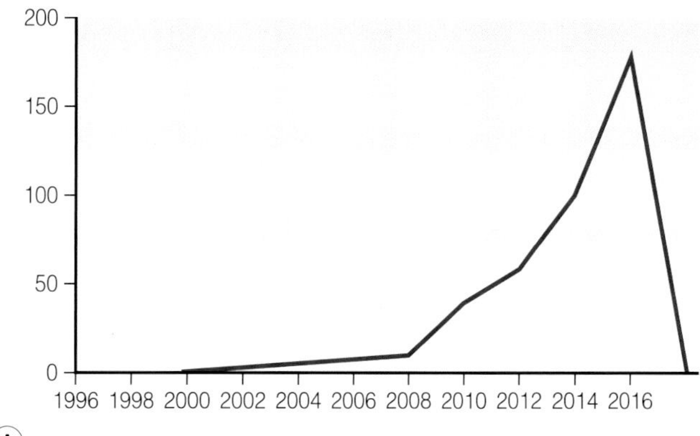

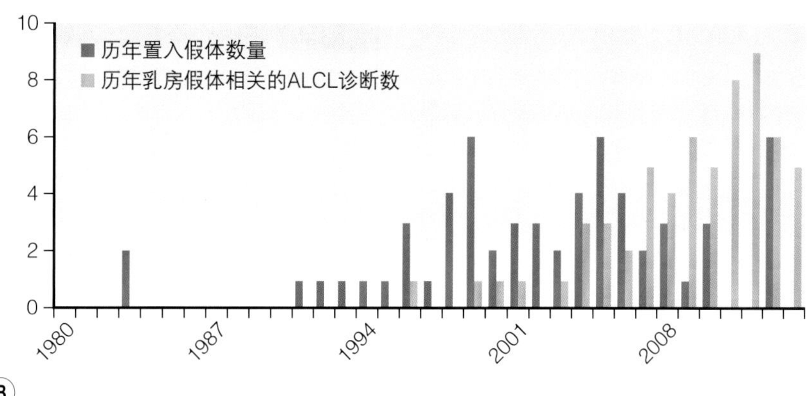

图 12.3 （A）公开的乳房假体相关的 ALCL 病例时间表；（B）历年置入假体数量与乳房假体相关的 ALCL 诊断数

体中[59b]，这一发病率是普通人群中乳房原发性 ALCL 的 67.6 倍。Mcguire 团队报告了美国 FDA 授权对 Biocell 假体进行 CA/CARE 试验的结果，这种假体是毛面假体中数量最多的一个系列，总共有 17 656 名女性接受了 31 985 枚 Biocell 毛面假体的置入。在该系列产品中，已发生 6 例乳房假体相关的 ALCL 病例，风险为 1：2 943（95%CI：13 508 000）[59c]。2016 年，澳大利亚治疗用品管理局发布了乳房假体相关的 ALCL 的最新动态，根据来自全国的 60 例病例的数据，估计每 1 000~10 000 例毛面假体置入的女性中就有 1 例存在患病风险，并报告了各家厂商产品的风险，包括 Allergan Biocell（1：3 705）、Silimed 聚氨酯（1：3 894）和 MentorSiltex（1：60 631）[59d]。澳大利亚和美国的数据中，风险的差异可能是由于地理差异或医生的报告习惯所致，需要进一步研究。

诊断与治疗

乳房假体相关的 ALCL 的诊断和治疗遵循美国国家综合癌症网络建立的标准化指南。乳房假体相关的 ALCL 的诊断可能比较困难，因为在大多数医疗中心，仍然是相对罕见的。2/3 的乳房假体相关的 ALCL 患者在置入术后平均 9 年会出现与假体周围的纤维囊相关的恶性积液。任何发生于术后 1 年以上的血清肿且不易用感染和创伤来解释的情况都具有这种疾病的嫌疑（图 12.4）[48]。1/3 的患者表现为肿块，这可能意味着临床更具侵袭性。Adrada 团队通过对 44 例乳房假体相关的 ALCL 患者的影像学检查结果进行回顾性研究，报道了不同检查手段对诊断积液的敏感性 / 特异性：超声波（84%/75%）、CT（55%/83%）、磁共振（82%/33%）和 PET（38%/83%）[64]。此外，也报道了不同方法对检测乳房假体相关的 ALCL 肿瘤的敏感性 / 特异性：超声波（46%/100%）、CT（50%/100%）、磁共振（82%/33%）和 PET（64%/88%）。乳腺 X 线摄影对乳房假体相关的 ALCL 积液和肿瘤的敏感性较差。在我们的机构中，超声被用作可疑病例的筛查工具，并与 PET 结合用于已确诊的病例，以确定病情进展和疾病监测。

对于疑似病例，任何假体周围穿刺液均应送病理检查以进行细胞学评估，并结合临床病史以明确排除乳房假体相关的 ALCL。乳房假体相关的 ALCL 的病理学评估可能检出独立的细胞、聚集细胞簇甚至连贯成片。仅靠苏木精伊红（HE）染色很难诊断乳房假体相关的 ALCL，但是免疫组织化学提示在细胞膜存在强而均匀的 CD30 表达。也可见其他 T 细胞抗原差异性表达，最常见的是 CD4（80%~84%）、CD43（80%~88%）、CD3（30%~46%）、CD45（36%）和 CD2（30%）[65]，而 CD5、CD7、CD8 或 CD15 的表达很少。超声有助于确定血清肿的程度，并有助于发现相关的包膜肿块。临床评估应包括对局部淋巴结的检查。积液的量从 20~1 000ml 不等，性质通常是黏性的。包膜可能增厚及纤维化，或者外观上看似正常不易鉴别出淋巴瘤。如果发生肿块，可能会突向假体生长，在影像学上表现出占位变形效应，肿物也可能突出到周围软组织中。

活检证实为乳房假体相关的 ALCL 的患者，必须转诊给淋巴瘤肿瘤专科医生。乳房假体相关的 ALCL 的外科手术治疗需要彻底切除肿瘤，包括去除假体，完全切除病灶至切缘阴性以及全包膜囊切除。由于假体包膜囊可能经多个区域淋巴结群引流，因此在乳房假体相关的 ALCL 的治疗中，前哨淋巴结活检似乎没有作用。肿大淋巴结的针吸活检可产生假阴性，因此，对任何可疑淋巴结应进行切除活检。强烈建议让肿瘤外科医师参与该淋巴瘤的治疗，以期获得最佳的手术控制。切除不完全或局部手术不充分可能导致患者需要辅助放疗和化疗，而完整的切除可能使多数病例达到较好的治疗效果。手术应采用严格的肿瘤学技术进行，包括使用标本定位缝线、在肿瘤基底放置手术夹以及在进行对侧探查时更换新器械。目前，FDA 不建议对无症状患者和家族性癌症易感性患者进行筛查或预防性去除假体。尽管不建议乳房假体相关的 ALCL 患者再次置入假体，但仍有几例患者在经过明确治疗后用光面假体进行了替换，医务人员正在对这些患者进行着密切监测。

肿瘤分期

乳房假体相关的 ALCL 或其他类型的淋巴瘤患者传统上是按 1971 年的 Ann Arbor 分类法进行分期的，该分类将淋巴瘤视为一种“体液肿瘤”按其进展进行分期[66]。在此分类下，几乎所有乳房假体相关的 ALCL 患者都分别属于两个分期：即ⅠE 期（84%）和ⅡE 期（16%）（图 12.5A 和图 12.5B）。尽管大多数乳房假体相关的 ALCL 患者的临床病程相对较慢，但因本病导致死亡的报告强调了及时诊断和规范治疗以及定期监测的重要性，否则疾病进展会产生不利影响。在死亡的乳房假体相关的 ALCL 患者中观察到有局部或区域性扩散，没有乳房假体相关的 ALCL 患者发生广泛的转移。这种进展模式表明乳房假体相关的 ALCL 是一个单独的病种，与其他 NHL 相比，其进展更像实体肿瘤。这种疾病传播模式也更适合于美国癌症联合委员会编制的对实体瘤进行分期的 TNM 临床和病理分期系统[67]。

最新的乳房假体相关的 ALCL 的 TNM 分期系统比 Ann Arbor 系统更适用于预测乳房假体相关的 ALCL 患者的预后和评估治疗方案（图 12.6A，图 12.6B，图 12.7A，图 12.7B，表 12.1）[68]。

临床特征和结果

乳房假体相关的 ALCL 的临床病理特征已在一些文献综述中报道。2014 年，Miranda 等人回顾了 60 例乳房假体相关的 ALCL 患者的长期随访[56]。平均年龄为 52 岁(28~87 岁)，假体置入和诊断淋巴瘤间隔的中位数为 9 年（1~32 年）。患者表现为恶性积液或血清肿（70%）以及明显肿块（30%）。生存期中位数 12 年（随访时间中位数为 2 年，区间 0~14 年）。93% 的患者进行了全包膜囊切除术并取出了假体。接

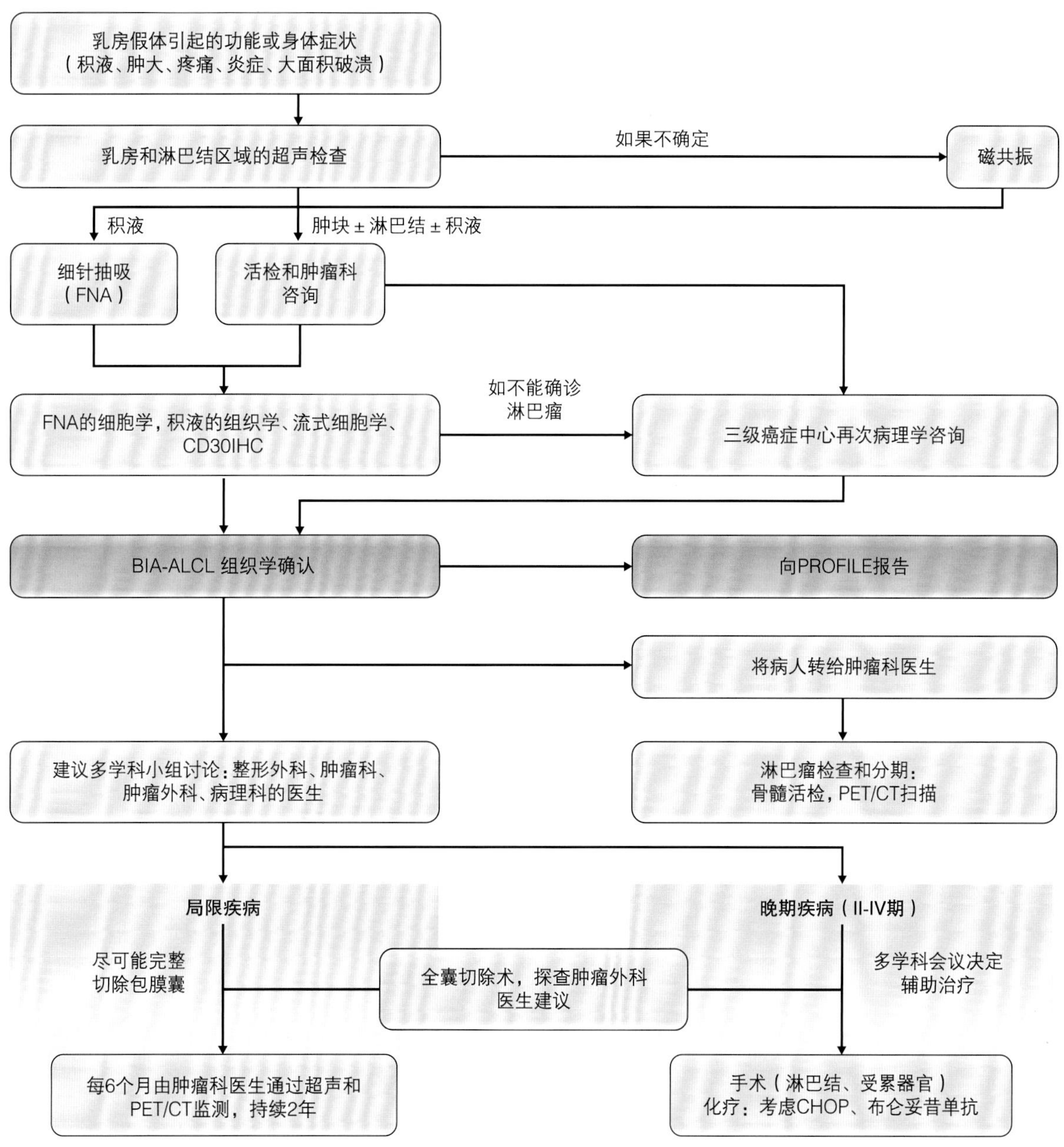

图 12.4　乳房假体相关的 ALCL 的诊断和管理遵循美国国家综合癌症网络（NCCN）的标准化指南。此图根据 NCCN 指南概述了延迟性血清肿患者的临床路径和乳房假体相关的 ALCL 的治疗

缩写含义：CHOP：环磷酰胺、羟基柔红霉素、长春新碱、泼尼松；IHC：免疫组织化学；PROFILE：乳房假体和 ALCL 病因学及流行病学的患者登记和统计（网址：www.thpf.org/PROFILE）

From：Clemens MW，Butler CE. ASPS/PSF efforts on BIA-ALCL. Plastic Surgery News. 2015；26（7）.

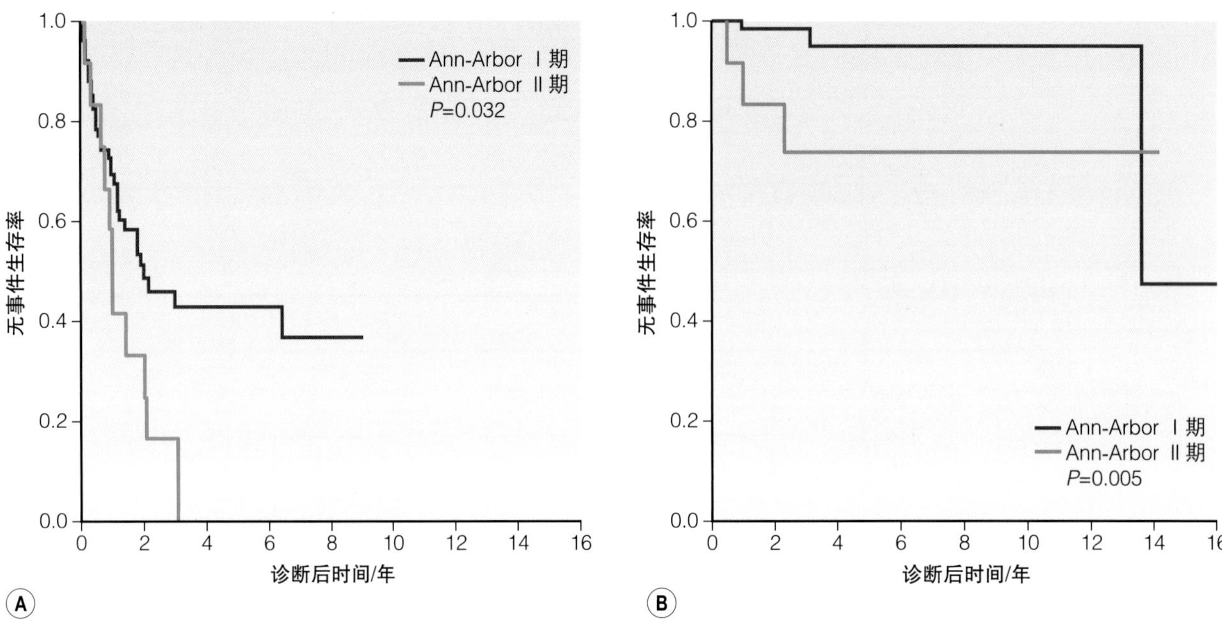

图 12.5 基于 Ann Arbor 分期的生存曲线。(A)无事件生存率;(B)总体生存率

From:Clemens MW,Medeiros LJ,Butler CE,et al. Complete surgical excision is essential for patients with breast implant-associated anaplastic large cell lymphoma. J Surg Onc. 2016;34(2):160-168.

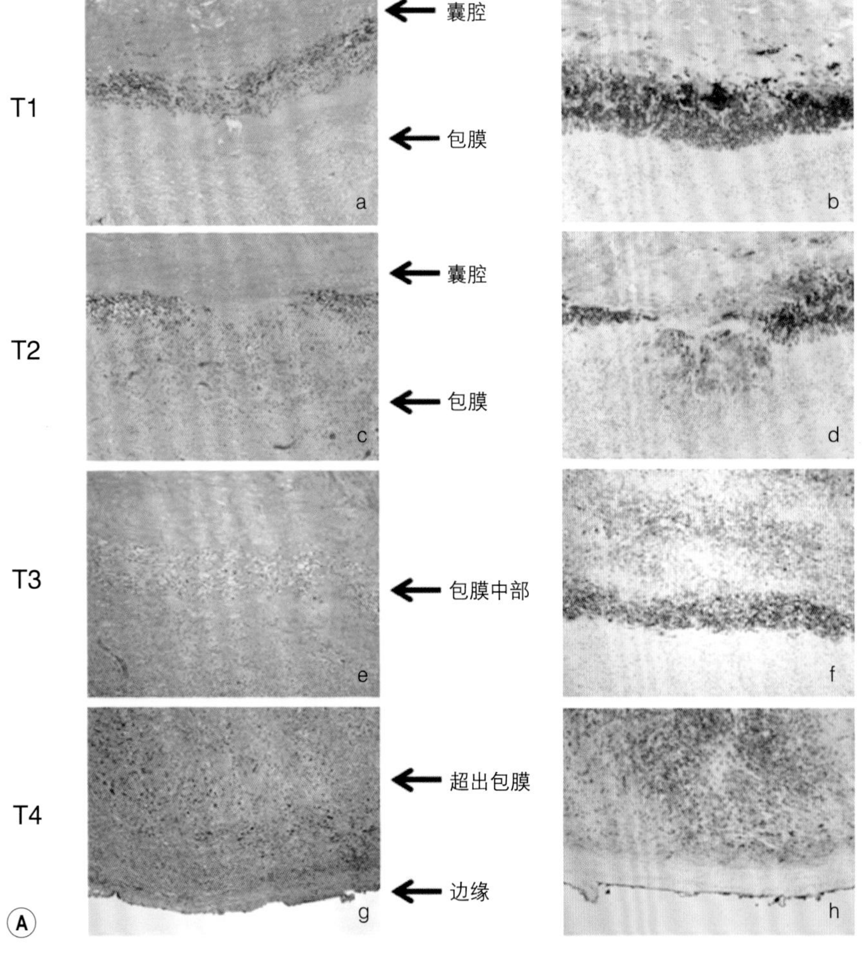

图 12.6 乳房假体相关的 ALCL 分期系统:该 TNM(肿瘤、淋巴结、转移)分期系统根据美国癌症联合委员会(AJCC)的 TNM 系统,为实体肿瘤所编制

T1 期:淋巴瘤细胞被限制在积液或位于包膜囊腔侧的层次(Ⅰa,Ⅰb)

T2 期:淋巴瘤细胞在包膜囊腔一侧表面浸润(Ⅰc)

T3 期:淋巴瘤细胞成簇或成片浸润到囊壁全层(Ⅱa)

T4 期:淋巴瘤细胞浸润超出囊膜(Ⅱb),进入邻近的软组织或乳腺实质(Ⅲ,Ⅳ)。

From:Clemens MW,Medeiros LJ,Butler CE,et al. Complete surgical excision is essential for patients with breast implant-associated anaplastic large cell lymphoma. J Surg Onc. 2016;34(2):160-168.

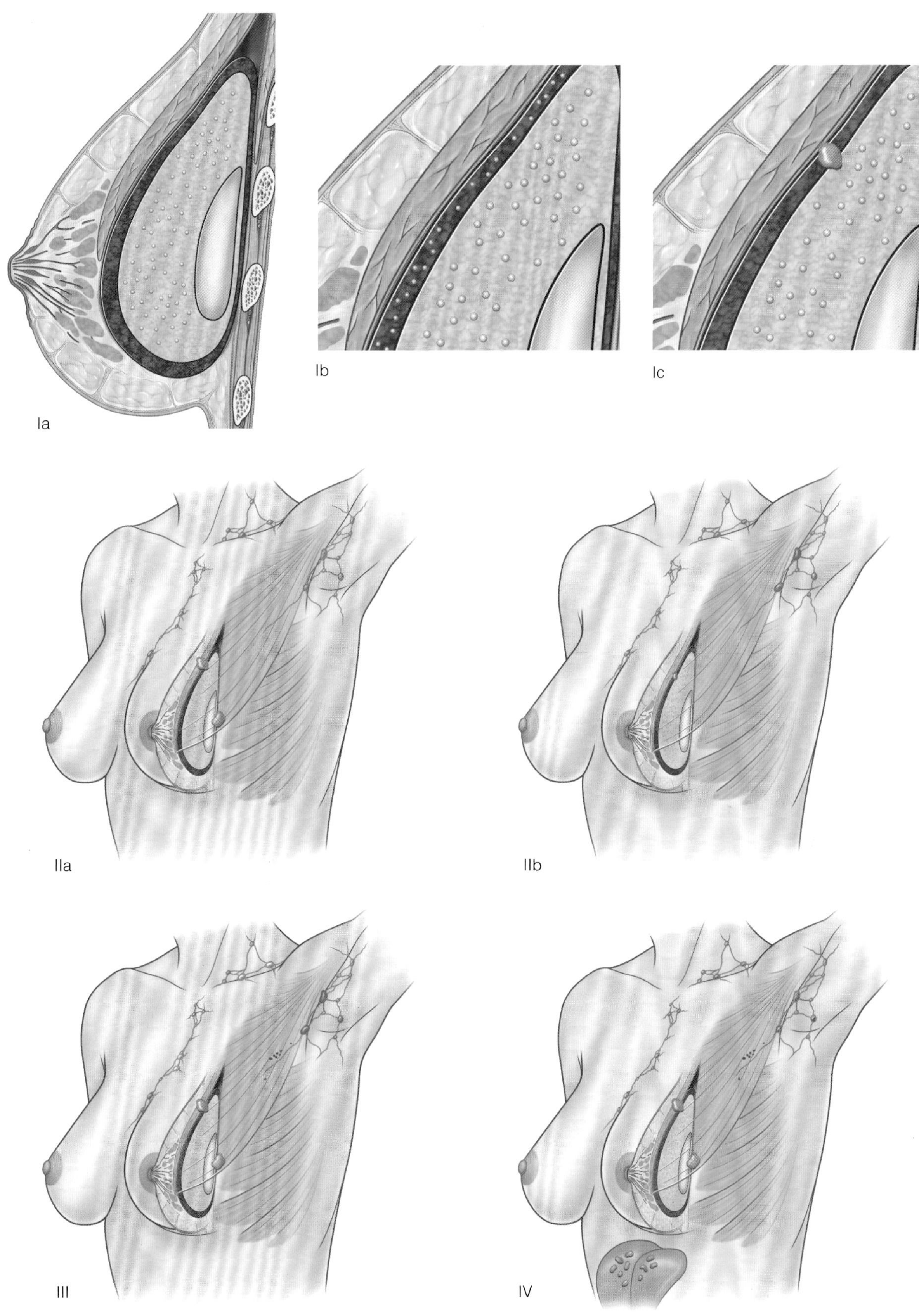

图 12.6(续)

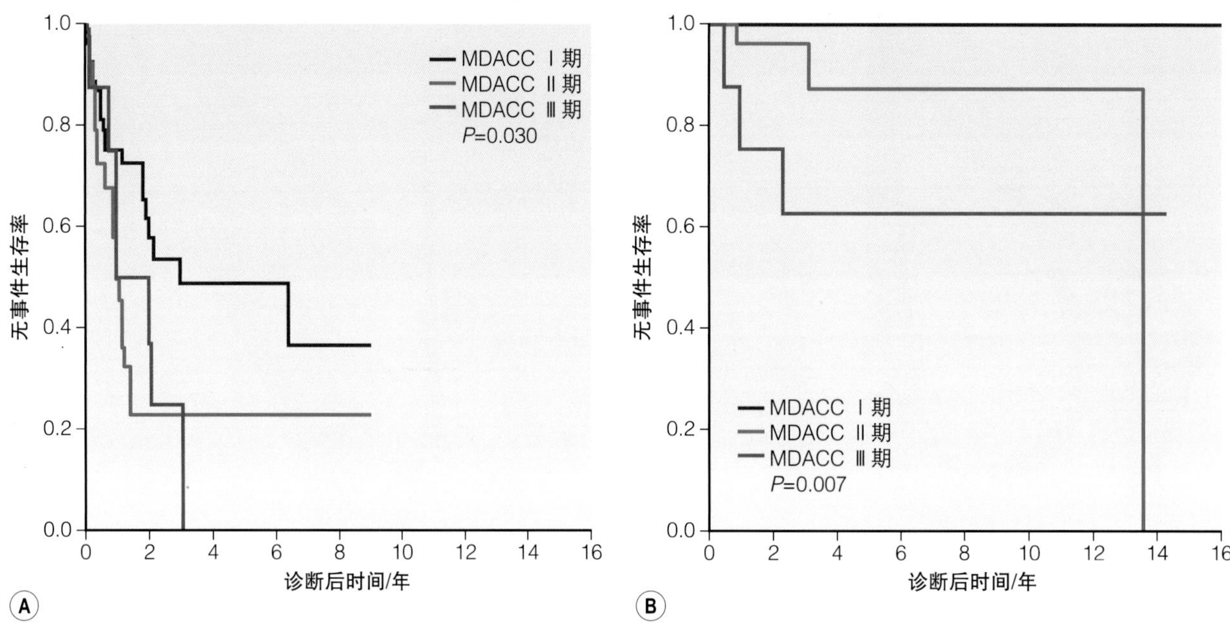

图 12.7 基于乳房假体相关的 ALCL 的 TNM(肿瘤,淋巴结转移)分期的生存曲线。(A)无事件生存率;(B)总体生存率

From:Clemens MW,Medeiros LJ,Butler CE,et al. Complete surgical excision is essential for patients with breast implant-associated anaplastic large cell lymphoma. J Surg Onc. 2016;34(2):160-168.

表 12.1 乳房假体相关的 ALCL 的肿瘤、淋巴结、转移分期建议

肿瘤范围	T1 期	T2 期	T3 期	T4 期
T	仅限于积液或包膜囊腔内层	早期包膜囊浸润	细胞聚集物或片层包膜囊浸润	淋巴瘤浸润超出包膜囊
淋巴结	**N0**	**N1**	**N2**	
N	无淋巴结受累	一个区域淋巴结(+)	多个区域淋巴结(+)	
转移	**M0**	**M1**		
M	无远处转移	远处或器官转移		
阶段				
ⅠA	T1N0M0			
ⅠB	T2N0M0			
ⅠC	T3N0M0			
ⅡA	T4N0M0			
ⅡB	T1-3N1M0			
Ⅲ	T(4)N(1~2)M0			
Ⅳ	T(任何)N(任何)M1			

TNM:肿瘤、淋巴结、转移

受化疗和未接受化疗患者的总生存期(OS)及无进展生存期(PFS)接近(相应 P=0.44 和 P=0.28),表明某些患者通过充分的手术治疗就能达到最佳效果。放疗也已经用于本病的局部控制,需要进一步的研究来确定辅助治疗的具体适应证。出现乳腺肿块的患者,其 OS 和 PFS 更差(相应 P=0.052 和 P=0.03)。目前,尚不清楚肿块与预后不良之间的关联是否因为存在更具侵袭性的变异型,或者肿瘤的进展程度更高,还是肿瘤手术切除不足的后果。不同治疗方式的总体生存率和无事件生存率的总览见图 12.8A 和图 12.8B。

Hart 等对确诊的 53 例乳房假体相关的 ALCL 患者进行过 meta 分析[69],作者指出,在已有临床数据资料的患者中,包膜囊外发病的发生率为 17.3%,存在肿块的患者占 23.1%;此外,仅接受手术治疗的患者占 39.6%,接受手术和放疗的占 9.4%,接受手术和化疗的占 18.9%,接受手术、化疗和放疗的占 30.2%,仅接受化疗的占 1.9%。在中位 15 个月(3.6~90 个月)的随访中,疾病复发率为 28.3%,其中 73.3% 的患者采用了补救性化疗。乳房假体相关的 ALCL 造成了 4 例患者死亡,囊外发病与复发(P<0.000 1)和患者死亡风险增加(P=0.000 8)相关。这项研究还发现存在和不存在肿块的患者 3 年及 5 年生存率在统计学上有显著差异

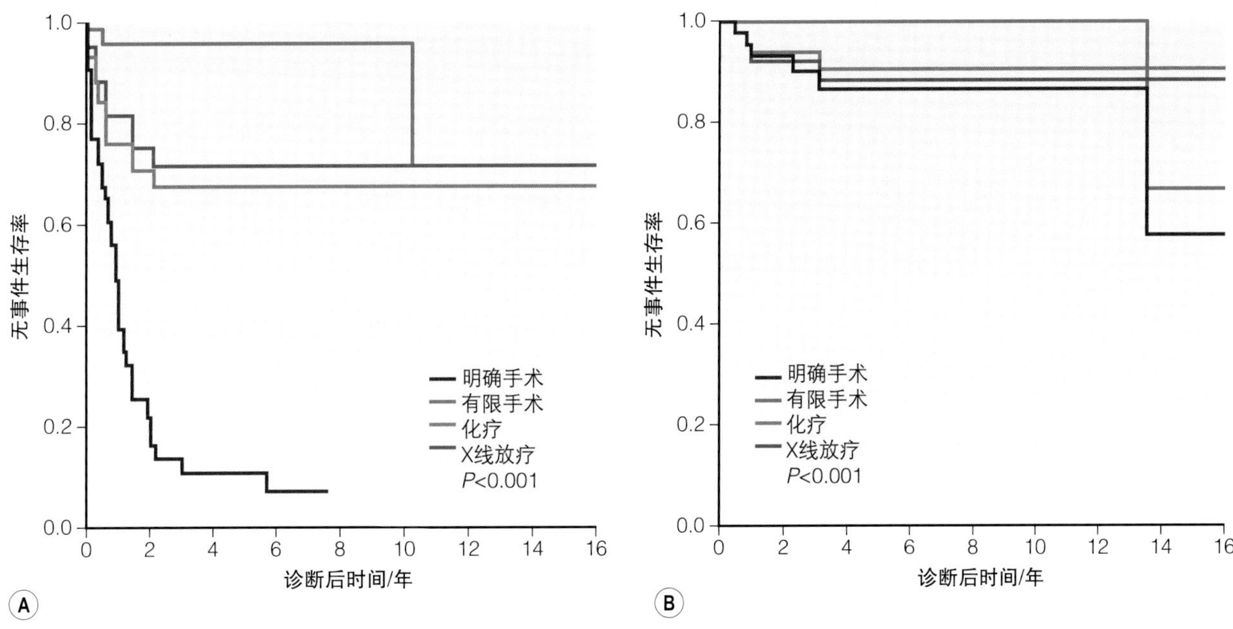

图 12.8 基于不同治疗方法的生存曲线。(A)无事件生存率;(B)总体生存率

From:Clemens MW,Medeiros LJ,Butler CE,et al. Complete surgical excision is essential for patients with breast implant-associated anaplastic large cell lymphoma. J Surg Onc. 2016;34(2):160-168.

(分别为 P=0.030 8 和 P=0.030 8)。虽然大多数患者的乳房假体相关的 ALCL 进程相对缓慢,但有关该病引起的弥漫性肿瘤和死亡的报道强调了及时诊断和适当监测并进行充分治疗的重要性。

Brody 团队最近报道了对 79 例已公开的病例和 94 例以前未报告的病例的总结[70],作者认为,对于所有已知表面特征的假体,所有罹患该病的患者手术史中至少使用过一个毛面假体。作者再次确认目前没有光面假体的病例,重要的是,据报道,乳房假体相关的 ALCL 与当前假体制造商采用的所有毛面假体技术有关。尽管未进行正式的生物膜评估,所有做过微生物培养的结果均为阴性。作者指出,大多数患者在接受充分治疗后疾病进展缓慢且预后良好,但也承认偶尔会发生淋巴结肿大和转移,并且这些问题已导致 9 名患者死亡。

确定研究重点

进一步研究原代细胞系和生物学模型的发展,对于充分阐明乳房假体相关的 ALCL 的确切病因和发病机理非常重要。Lechner 团队报告了乳房假体相关的 ALCL 细胞系模型(TLBR-1)以及在免疫缺陷小鼠上进行异种移植。从积液或切除标本中建立细胞系对于全面研究本病和鉴定潜在的分子靶标将是很重要的,有必要进行进一步的研究,以确定某些患者是否存在易感性以及对于患者或所用假体的类型是否存在任何可改变的危险因素。Kim 团队最近报道了最新的由 RAND 公司支持的多学科共识,以评估当前在乳房假体相关的 ALCL 的诊断、管理和监测方面存在的认识差距[71]。专家小组成员一致认为,对于乳房假体置入术后 1 年以上出现的血清肿,应通过超声检查以明确,并且如果存在血清肿,则应抽出并送到有经验的血液病理学医生进行培养、细胞学检查、流式细胞术和细胞封块检查。应手术切除受累及的假体和包膜囊(尽可能全部切除),这对于局限在包膜囊内的乳房假体相关的 ALCL 是足够的;术后监测应至少每 6 个月 1 次,临床随访至少 5 年以及每年 1 次进行乳房超声检查,至少持续 2 年。乳房假体相关的 ALCL 在生物学上通常进展缓慢,预后良好,除非它扩散到包膜囊外或呈肿块状生长。(有关患者管理的示例请见图 12.9A~ 图 12.9F、图 12.10A~ 图 12.10C)专家组对是否应对所有乳房假体相关的 ALCL 患者进行化疗和放疗,或者哪些患者可能受益并未达成共识,建议进一步做更大样本量及更长期的随访研究。

T 细胞淋巴瘤的治疗进展给单纯手术治疗比较困难的乳房假体相关的 ALCL 带来希望。本妥昔单抗是一种新的抗 CD30 单克隆抗体,已改变了全身性 ALCL 的治疗方案,据报道对复发或难治性全身性 ALCL 的客观有效率为 86%,完全缓解率为 59%[72,73]。一些主要转诊中心在乳房假体相关的 ALCL 患者上进行的前瞻性试验可能有助于确定新型药物的化疗敏感性和疗效。

医学与法律相关问题

根据 FDA 在 2011 年提出的要求,假体制造商在美国和加拿大的产品外包装上增加了有关乳房假体相关的 ALCL 存在的书面警示;随后,由 ASPS 编制了包含乳房假体相关的 ALCL 风险警示内容在内的乳房假体知情同意书示例,并可在其网站下载(www.plasticsurgery.org)。

就乳房假体相关的 ALCL 来说,相关风险的披露应至少

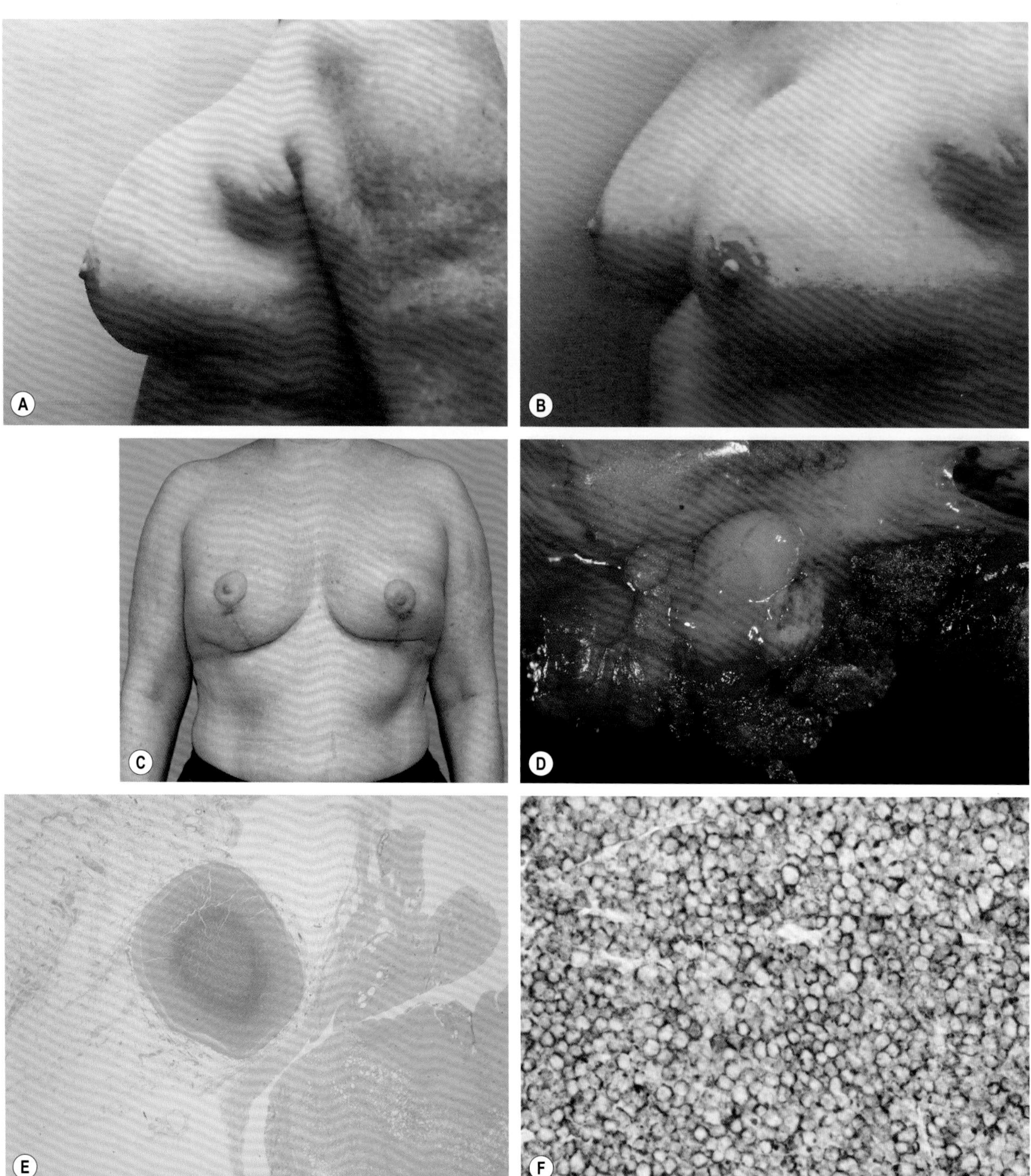

图 12.9 (A,B)1 例 52 岁女性接受毛面硅胶假体隆乳手术后的临床照片。术后 20 年,近期出现左乳肿胀,已多次抽吸积液。随后患者接受了包膜部分切除术、假体取出和乳房上提固定术;(C)肿瘤是否被完全切除仍然存疑,尽管无症状,但患者仍然接受了完全的包膜囊切除术,并切除了囊后壁;(D)术后病理再次证明,她的胸壁的确存在乳房假体相关的 ALCL,且边缘未累及;(E)组织切片显示了一个包含致密的肿瘤细胞的结节;(F)免疫组织化学表明大多数肿瘤细胞表达 CD30。患者未接受进一步的辅助治疗,目前已 2 年未复发

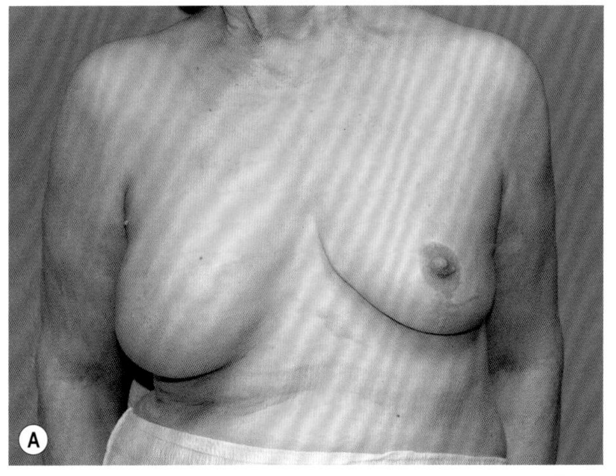

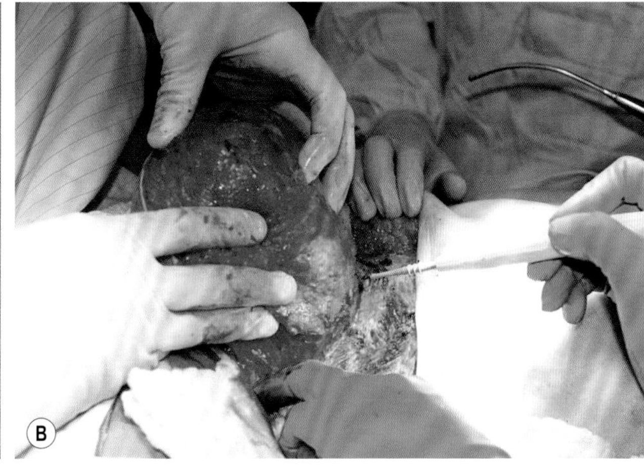

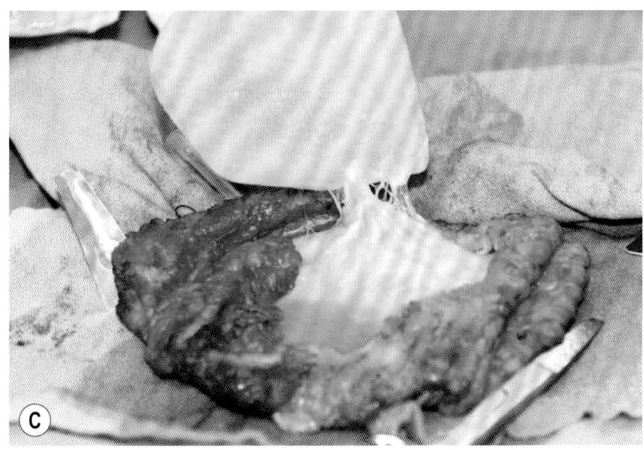

图 12.10 （A）77 岁女性，2003 年因乳腺癌接受右乳房切除术。假体置入术后 11 年，近期出现右侧乳房肿胀；（B，C）患者接受了假体取出术和全包膜囊切除。患者术后 2 年未复发。在术后前 2 年中每 6 个月做 1 次 PET-CT 扫描进行监测。患者未同意进一步再造

有 3 个基本目的：第一是使患者意识到这种罕见疾病的存在；第二是让患者了解常见的症状，例如乳房肿块或晚期出现的血清肿或积液；第三是促使患者一旦出现这些症状要采取行动并及时与医生联系。在初次沟通时，患者签署的同意书副本以及针对具体程序的信息手册将使患者能够在空闲时在家中进一步消化手术细节，并提高回访率。然而，将特定风险写在知情同意书内的法律权责目前仍不明确，因此，理想情况下，将乳房假体相关的 ALCL 风险包含在知情同意书中的决定应该是自觉行为而不是强制性的，尽管现在的社会是个法制社会，但记住一点很重要：知情同意是一个过程，而不只是一个过场，应该跟患者持续沟通，而不仅仅是让患者在表格上签名。纠纷更多是由于缺乏沟通造成的，评判外科医生的能力通常不是基于他们的错误，而是根据他们处理错误的方式。

与乳房假体相关的并发症未来逐渐纳入保险范围，但具体时间仍然未知，对此问题可依据乳房假体破裂的筛查问题作类比。当美国于 2006 年取消对硅胶假体的禁令时，FDA 建议所有使用硅胶乳房假体的女性在置入后 3 年通过磁共振检查评估假体是否破裂。由于保险政策并未覆盖此项筛查，因此这项研究建议并未广泛施行[74]。幸运的是，对乳房假体相关的 ALCL 筛查建议尚未看到类似的趋势。磁共振筛查是针对假体破裂的，而对延迟性血清肿的患者则要检查其是否存在乳房恶性病变。因此，如果临床有足够理由怀疑癌症，医生应毫不犹豫地对积液作 CD30 免疫组织化学病理学检查（常规病理不做此项目）。世卫组织已于 2016 年在其更新的淋巴瘤分类中加入乳房假体相关的 ALCL，正式分类将有助于医师认识、患者教育、病例报道和管理。

病例报道

肿瘤学家和外科医生在治疗乳房假体相关的 ALCL 患者时有很多可利用的资源。美国整形外科基金会联合 ASPS 和 FDA 成立了 PROFILE（乳腺假体和 ALCL 病因学及流行病学的患者登记和统计）注册机构。PROFILE 的目的是收集有置入乳房假体女性中的乳房假体相关的 ALCL 患者的科学数据，并支持乳房假体相关的 ALCL 的特征研究，明确乳房假体在该病致病因素中的确切作用。除了向整形外科医生、肿瘤科医生和患者提供有关乳房假体和乳房假体相关的 ALCL 的治疗相关信息外，已确诊的病例还可用于进行流行病学研究。该机构鼓励治疗医师向 PROFILE 网站报告已确诊的病例（网址：www.thepsf.org）。

结论

乳房假体相关的 ALCL 的及时诊断将取决于数以百万计置入乳房假体的女性能够获得严密的监测、受过相关培

训的医生以及适当的检测和医疗服务。乳房假体相关的ALCL是一种罕见的与乳房假体相关的淋巴瘤，目前确切的病因和发病机制仍不清楚。目前，准确的诊断和彻底的手术治疗是患者重要的最佳治疗手段；进一步的研究对于乳房假体相关的ALCL的预防、诊断和最佳治疗方案至关重要。

参考文献

1. *Anaplastic large cell lymphoma (ALCL) in women with breast implants: preliminary fda findings and analyses. U.S. Food and Drug Administration*, 2011. [Online] Available from: <www.fda.gov>.
2. Keech JA, Creech BJ. Anaplastic T-cell lymphoma in proximity to a saline-filled breast implant. *Plast Reconstr Surg*. 1997;100(2):554–555.
2a. National Comprehensive Cancer Network. <https://www.nccn.org/about/>.
3. Clemens MW, Horwitz SM. NCCN Consensus Guidelines for the Diagnosis and Management of Breast Implant-Associated Anaplastic Large Cell Lymphoma. *Aesthet Surg J*. 2017;37(3):285–289.
4. *IARC monographs on the evaluation of carcinogenic risks to humans. Report of the Advisory Group to Recommend Priorities for IARC Monographs during 2015–2019, April 18*, 2014. [Online] Available from: <http://monographs.iarc.fr>.
5. *Treatment for health professionals. US National Cancer Institute*. [Online] Available from: <http://www.cancer.gov/>.
6. Institut National du Cancer. *Agence Nationale de Sécurité du Médicament. Breast implant associated anaplastic large cell lymphoma: expert opinion, February 1*, 2015.
7. Clemens MW, Miranda RN. Coming of age, breast implant–associated anaplastic large cell lymphoma after 18 years of investigation. *Clin Plast Surg*. 2015;42(4).
8. *General information about adult non-hodgkin lymphoma. National Cancer Institute*, 2014. [Online] Available from: <https://www.cancer.gov/types/lymphoma/patient/adult-nhl-treatment-pdq>.
9. Altekruse SF, Kosary CL, Krapcho M, et al., eds. *SEER Cancer Statistics Review, 1975–2007*. Bethesda, MD: National Cancer Institute; 2010.
10. Stein H, Mason DY, Gerdes J, et al. The expression of the Hodgkin's disease associated antigen Ki-1 in reactive and neoplastic lymphoid tissue: evidence that Reed-Sternberg cells and histiocytic malignancies are derived from activated lymphoid cells. *Blood*. 1985;66:848–858.
11. *SEER data fact sheets. Non-Hodgkin lymphoma*. [Online] Available from: <http://seer.cancer.gov/statfacts/html/nhl.html>.
12. The non-Hodgkin's lymphoma classification project. A clinical evaluation of the International Lymphoma Study Group classification of non-Hodgkin's lymphoma. *Blood*. 1997;89:3909–3915.
13. Willemze R, Jaffe ES, Burg G, et al. WHO-EORTC classification for cutaneous lymphomas. *Blood*. 2005;105(10):3768–3785.
14. Delsol G, Ralfkiaer E, Stein H, et al. Anaplastic large cell lymphoma. In: Jaffe ES, Harris NL, Stein H, et al., eds. *World Health Organization Classification of Tumours: Pathology and Genetics of Tumours of Haematopoietic and Lymphoid Tissues*. Lyon, France: IARC Press; 2001:230–235.
15. Swerdlow SH, Campo E, Harris NL, et al. *WHO Classification of Tumours of Haematopoietic and Lymphoid Tissues*. Lyon, France: IARC Press; 2008.
16. The International Non-Hodgkin's Lymphoma Prognostic Factors Project. A predictive model for aggressive non-Hodgkin's lymphoma. *N Engl J Med*. 1993;329(14):987–994.
17. Jacobsen E. Anaplastic large-cell lymphoma, T-/null-cell type. *Oncologist*. 2006;11:831–840.
18. Morris SW, Kirstein MN, Valentine MB, et al. Fusion of a kinase gene, ALK, to a nucleolar protein gene, NPM, in non-Hodgkin's lymphoma. *Science*. 1994;263:1281–1284.
19. Fisher RI, Gaynor ER, Dahlberg S, et al. Comparison of a standard regimen (CHOP) with three intensive chemotherapy regimens for advanced non-Hodgkin's lymphoma. *N Engl J Med*. 1993;328(14):1002–1006.
20. Savage KJ, Harris NL, Vose JM, et al. ALK– anaplastic large-cell lymphoma is clinically and immunophenotypically different from both ALK+ ALCL and peripheral T-cell lymphoma, not otherwise specified: report from the International Peripheral T-Cell Lymphoma Project. *Blood*. 2008;111:5496–5504.
21. Savage KJ, Chhanabhai M, Gascoyne RD, et al. Characterization of peripheral T-cell lymphomas in a single North American institution by the WHO classification. *Ann Oncol*. 2004;15:1467–1475.
22. Vose J, Armitage J, Weisenburger D. International peripheral T-cell and natural killer/T-cell lymphoma study: pathology findings and clinical outcomes. *J Clin Oncol*. 2008;26:4124–4130.
23. Brogi E, Harris NL. Lymphomas of the breast: pathology and clinical behavior. *Semin Oncol*. 1999;26:357–364.
24. Cao YB1, Wang SS, Huang HQ. Primary breast lymphoma–a report of 27 cases with literature review. *Ai Zheng*. 2007;26(1):84–89.
25. Gholam D1, Bibeau F, El Weshi A. Primary breast lymphoma. *Leuk Lymphoma*. 2003;44(7):1173–1178.
26. Kim B, Roth C, Chung KC, et al. Anaplastic large cell lymphoma and breast implants: a systematic review. *Plast Reconstr Surg*. 2011;127:2141–2150.
27. Clemens MW, Miranda RN. Commentary on: lymphomas associated with breast implants: a review of the literature. *Aesthet Surg J*. 2015;35(5):545–547.
28. Kim B, Roth C, Young VL, et al. Anaplastic large cell lymphoma and breast implants: results from a structured expert consultation process. *Plast Reconstr Surg*. 2011;128:629–639. *The authors conducted a structured expert consultation process to evaluate evidence for the association of breast implants with anaplastic large cell lymphoma (ALCL), and to determine the clinical significance and a potential biological model based on their interpretation of the published evidence. Panelists agreed that (1) there is a positive association between breast implants and ALCL development but possible under recognition of the true number of cases; (2) a recurrent, clinically evident delayed seroma after breast implantation should be aspirated and sent for CD30 immunohistochemistry analysis; (3) anaplastic lymphoma kinase-negative ALCL that develops around breast implants is a clinically indolent disease with a favorable prognosis that is distinct from systemic anaplastic lymphoma kinase-negative ALCL; (4) management should consist of removal of the involved implant and capsule, which is likely to prevent recurrence, and evaluation for other sites of disease; and (5) adjuvant radiation or chemotherapy should not be offered to women with capsule-confined disease. The authors' assessment yielded consistent results on a number of key issues regarding ALCL in women with breast implants, and was used as the basis for the Food and Drug Administration (FDA) safety communication in 2011.*
29. Yoshida SH, Swan S, Teuber SS, Gershwin ME. Silicone breast implants: immunotoxic and epidemiologic issues. *Life Sci*. 1995;56(16):1299–1310.
30. Ferreri AJM, Govi S, Pileri SA, Savage KJ. Anaplastic large cell lymphoma, ALK-negative. *Crit Rev Oncol Hematol*. 2013;85(2):206–215.
31. Gaudet G, Friedberg JW, Weng A, et al. Breast lymphoma associated with breast implants: two case-reports and a review of the literature. *Leuk Lymphoma*. 2002;43:115–119.
32. Alobeid B, Sevilla DW, El-Tamer MB, et al. Aggressive presentation of breast implant-associated ALK-1 negative anaplastic large cell lymphoma with bilateral axillary lymph node involvement. *Leuk Lymphoma*. 2009;50:831–833.
33. Miranda RN, Lin L, Talwalkar SS, et al. Anaplastic large cell lymphoma involving the breast: a clinicopathologic study of 6 cases and review of the literature. *Arch Pathol Lab Med*. 2009;133:1383–1390.
34. Li S, Lee AK. Silicone implant and primary breast ALK1-negative anaplastic large cell lymphoma, fact or fiction? *Int J Clin Exp Pathol*. 2009;3:117–127.
35. Farkash EA, Ferry JA, Harris NL, et al. Rare lymphoid malignancies of the breast: a report of two cases illustrating potential diagnostic pitfalls. *J Hematop*. 2009;2:237–244.
36. Bishara MR, Ross C, Sur M. Primary anaplastic large cell lymphoma of the breast arising in reconstruction mammoplasty capsule of saline filled breast implant after radical mastectomy for breast cancer: an unusual case presentation. *Diagn Pathol*. 2009;4:11.
37. Lazzeri D, Agostini T, Giannotti G, et al. Null-type anaplastic lymphoma kinase-negative anaplastic large cell lymphoma arising in a silicone breast implant capsule. *Plast Reconstr Surg*. 2011;127:159e–162e.
38. Talwalkar SS, Miranda RN, Valbuena JR, et al. Lymphomas involving the breast: a study of 106 cases comparing localized and disseminated neoplasms. *Am J Surg Pathol*. 2008;32:1299–1309.
39. Lechner MG, Lade S, Liebertz DJ, et al. Breast implant-associated, ALK-negative, T-cell, anaplastic, large-cell lymphoma: establishment and characterization of a model cell line (TLBR-1) for this newly emerging clinical entity. *Cancer*. 2011;117:1478–1489.
40. Carty MJ, Pribaz JJ, Antin JH, et al. A patient death attributable to implant-related primary anaplastic large cell lymphoma of the breast. *Plast Reconstr Surg*. 2011;128:112e–118e.
41. Aladily TN, Medeiros LJ, Amin MB, et al. Anaplastic large cell lymphoma associated with breast implants: a report of 13 cases.

Am J Surg Pathol. 2012;36:1000–1008.

42. Lazzeri D, Zhang YX, Huemer GM, et al. Capsular contracture as a further presenting symptom of implant-related anaplastic large cell lymphoma. *Am J Surg Pathol*. 2012;36:1735–1736, author reply 6–8.
43. Bautista-Quach MA, Nademanee A, Weisenburger DD, Chen W, Kim YS. Implant-associated primary anaplastic large-cell lymphoma with simultaneous involvement of bilateral breast capsules. *Clin Breast Cancer*. 2013;13:492–495.
44. Farace F, Bulla A, Marongiu F, et al. Anaplastic large cell lymphoma of the breast arising around mammary implant capsule: an Italian report. *Aesthetic Plast Surg*. 2013;37:567–571.
45. Ivaldi C, Perchenet AS, Jallut Y, Casanova D. About two cases of lymphoma in implant capsule: a difficult diagnosis, an unknown pathology]. *Ann Chir Plast Esthet*. 2013;58:688–693.
46. Parthasarathy M, Orrell J, Mortimer C, Ball L. Chemotherapy-resistant breast implant-associated anaplastic large cell lymphoma. *BMJ Case Rep*. 2013.
47. Thompson PA, Prince HM. Breast implant-associated anaplastic large cell lymphoma: a systematic review of the literature and mini-meta analysis. *Curr Hematol Malig Rep*. 2013;8:196–210.
48. Zakhary JM, Hamidian Jahromi A, Chaudhery S, Kim M. Anaplastic large cell lymphoma in the setting of textured breast implant: a call for patients and physicians education. *J la State Med Soc*. 2013;165:26–29.
49. Wong AK, Lopategui J, Clancy S, et al. Anaplastic large cell lymphoma associated with a breast implant capsule: a case report and review of the literature. *Am J Surg Pathol*. 2008;32:1265–1268.
50. Taylor KO, Webster HR, Prince HM. Anaplastic large cell lymphoma and breast implants: five Australian cases. *Plast Reconstr Surg*. 2012;129:610e–617e.
51. George EV, Pharm J, Houston C, et al. Breast implant-associated ALK-negative anaplastic large cell lymphoma: a case report and discussion of possible pathogenesis. *Int J Clin Exp Pathol*. 2013;6:1631–1642.
52. Sorensen K, Murphy J, Lennard A, et al. Anaplastic large cell lymphoma in a reconstructed breast using a silicone implant: a UK case report. *J Plast Reconstr Aesthet Surg*. 2014;67(4):561–563.
53. Smith TJ, Ramsaroop R. breast implant related anaplastic large cell lymphoma presenting as late onset peri-implant effusion. *Breast*. 2012;21:102–104.
54. Olack B, Gupta R, Brooks GS. Anaplastic large cell lymphoma arising in a saline breast implant capsule after tissue expander breast reconstruction. *Ann Plast Surg*. 2007;59:56–57.
55. Newman MK, Zemmel NJ, Bandak AZ, Kaplan BJ. Primary breast lymphoma in a patient with silicone breast implants: a case report and review of the literature. *J Plast Reconstr Aesthet Surg*. 2008;61:822–825.
56. Miranda RN, Aladily TN, Prince HM, et al. Breast implant-associated anaplastic large-cell lymphoma: long-term follow-up of 60 patients. *J Clin Oncol*. 2014;32:114–120. *Miranda et al. reviewed the long-term follow-up of 60 breast implant-associated anaplastic large cell lymphoma (BIA-ALCL) patients. The mean age was 52-years-old (range 28–87 years) with a median of 9 years (range 1–32 years) between implantation and lymphoma diagnosis. Patients presented with either a malignant effusion or seroma (70%) or a distinct mass (30%). The median overall survival (OS) was 12 years (median follow-up 2 years; range 0–14 years). A total capsulectomy with implant removal was performed in 93% of patients. OS and progression-free survival (PFS) were similar between patients who received and did not receive chemotherapy (p=0.44 and p=0.28, respectively), suggesting that some patients may achieve optimal outcomes with an adequate surgical approach. Patients with a breast mass had a worse rate of OS and PFS (p=0.052 and p=0.03, respectively). The association of a mass may indicate either a worse prognosis of a more aggressive variant, more progressed disease, or perhaps a consequence of inadequate surgical ablation of tumor infiltration.*
57. Hart AM, Lechowicz MJ, Peters KK, et al. Breast implant-associated anaplastic large cell lymphoma: report of 2 cases and review of the literature. *Aesthet Surg J*. 2014;34(6):884–894.
58. Lipworth L, Tarone RE, McLaughlin JK. Breast implants and lymphoma risk: a review of the epidemiologic evidence through 2008. *Plast Reconstr Surg*. 2009;123:790–793.
59. http://www.fda.gov/MedicalDevices/ProductsandMedicalProcedures/ImplantsandProsthetics/BreastImplants/ucm481899.htm.

59b. Srinivasa DR, Miranda RN, Kaura A, et al. Global Adverse Event Reports of Breast Implant-Associated ALCL: An International Review of 40 Government Authority Databases. *Plast Reconstr Surg*. 2017;139(5):1029–1039.

59c. McGuire P, Reisman NR, Murphy DK. Risk Factor Analysis for Capsular Contracture, Malposition, and Late Seroma in Subjects Receiving Natrelle 410 Form-Stable Silicone Breast Implants. *Plast Reconstr Surg*. 2017;139(1):1–9.

59d. Australian Therapeutic Goods Administration. *Breast implants: Update on TGA monitoring of anaplastic large cell lymphoma.* <https://www.tga.gov.au/alert/breast-implants-update-tga-monitoring-anaplastic-large-cell-lymphoma>.

60. de Jong D, Vasmel WL, de Boer JP, et al. Anaplastic large-cell lymphoma in women with breast implants. *JAMA*. 2008;300:2030–2035. *de Jong and colleagues reported an individually matched case control study from the Netherlands nationwide pathology database. The pathology database served a total population of approximately nine million women. The authors found a positive association for the development of ALCL in women with breast implants compared to those without implants, with an odds ratio of 18.2 (95% confidence interval, 2.1–156.8). Based upon this data, the authors estimated an incidence of 0.1–0.3 per 100 000 BIA-ALCL cases for women with prostheses per year. This study contradicted a number of prior studies that failed to show an association between breast augmentation and risk of lymphoma. In addition, those prior studies were woefully limited in power and length of follow-up. This study emphasized the difficulty in determining the incidence and prevalence of a very rare and recently recognized clinical entity.*
61. Largent J, Oefelein M, Kaplan HM, et al. Risk of lymphoma in women with breast implants: analysis of clinical studies. *Eur J Cancer Prev*. 2012;21:274–280.
62. Brinton LA. The relationship of silicone breast implants and cancer at other sites. *Plast Reconstr Surg*. 2007;120(7 suppl 1):94S–102S.
63. Lipworth L, Tarone RE, McLaughlin JK. Breast implants and lymphoma risk: a review of the epidemiologic evidence through 2008. *Plast Reconstr Surg*. 2009;123(3):790–793.
64. Beatriz EA, Miranda RN, Rauch GM, et al. Breast implant-associated anaplastic large cell lymphoma: sensitivity, specificity and findings of imaging studies in 44 patients. *Breast Cancer Res Treat*. 2014;147(1):1–14.
65. Taylor CR, Siddiqi IN, Brody GS. Anaplastic large cell lymphoma occurring in association with breast implants: review of pathologic and immunohistochemical features in 103 cases. *Appl Immunohistochem Mol Morphol*. 2013;21(1):13–20.
66. Carbone PP, Kaplan HS, Musshoff K, et al. Report of the Committee on Hodgkin's Disease Staging Classification. *Cancer Res*. 1971;31:1860–1861.
67. Sobin LH, Gospadarowicz MK, Wittekind C. *TNM Classification of Malignant Tumors*. 7th ed. Hoboken, NJ: Wiley-Blackwell; 2009.
68. Clemens MW, Medeiros LJ, Butler CE, et al. Complete surgical excision is essential for patients with breast implant-associated anaplastic large cell lymphoma. *J Clin Oncol*. 2015:160–168. *The authors evaluated the efficacy of different treatment modalities utilized for BIA-ALCL in order to determine an optimal treatment approach. A total of 128 patients were reviewed for pathologic findings, and clinical follow-up and malignant tissue specimens were centralized for 87 patients with BIA-ALCL. At a median follow-up of 45 months (range 3–217 months), the median OS after diagnosis of BIA-ALCL was 13 years, and the OS rate was 93% at 3 years and 89% at 5 years. Patients with lymphoma confined by the fibrous capsule surrounding the implant had better event-free survival (EFS) and OS than patients with lymphoma spread beyond the capsule (p=0.03). Patients who underwent a complete surgical excision that included total capsulectomy with breast implant removal had better OS (p=0.022) and EFS (p=0.014) when compared with patients who received partial capsulectomy, systemic chemotherapy, or radiation therapy. Based upon observed disease progression characteristics, a novel solid tumor TNM (tumor, lymph node, metastasis) staging system was proposed. The authors concluded that surgical management with complete surgical excision is essential to achieve optimal EFS in patients with BIA-ALCL.*
69. Hart A, Lechowicz MJ. Breast implant-associated anaplastic large cell lymphoma: treatment experience in 53 patients. *Aesthet Surg J*. 2014;34(6):884–894. *Hart et al. performed a meta-analysis and identified 53 BIA-ALCL patients. For patients with available clinical data, the authors noted rates of 17.3% with extracapsular disease and 23.1% with the presence of a mass. A total of 39.6% of patients were treated with surgery alone, 9.4% with surgery and radiation, 18.9% with surgery and chemotherapy, 30.2% with surgery, chemotherapy, and radiation, and 1.9% with chemotherapy alone. At a median follow-up of 15 months (3.6–90 months), disease recurrence was 28.3%, of which 73.3% were treated with salvage chemotherapy. BIA-ALCL was attributed to four patient deaths. Extracapsular disease extension was associated with increased risk for recurrence (p<0.0001) and patient death (p=0.0008). This study also found a statistically significant difference in 3- and 5-year survival rates between patients presenting with and without a mass (p=0.0308 and p=0.0308, respectively).*

70. Brody GS, Deapen D, Clive T, et al. Anaplastic large cell lymphoma (ALCL): occurring in women with breast implants analysis of 173 cases. *Plast Reconstr Surg*. 2015;135(3):695–705. *Brody and colleagues recently reported a summary of 79 published patients and 94 previously unreported cases. The authors report that for all implants where surface characteristics were known, there was at least one textured device used within the patient's surgical history. The authors reconfirm that there are no known pure smooth implant cases and importantly note that BIA-ALCL has been reported in association with all major forms of implant texturing techniques from current implant manufacturers. The authors noted most patients having slow disease progression and a good prognosis when adequately treated, but conceded occasional lymphadenopathy, metastases, and nine attributable deaths.*

71. Kim B, Predmore ZS, Mattke S, et al. Breast implant–associated anaplastic large cell lymphoma: updated results from a structured expert consultation process. *Plast Reconstr Surg Glob Open*. 2015;3(1):e296.

72. Younes A, Bartlett NL, Leonard JP, et al. Brentuximab vedotin for relapsed CD30 positive lymphomas. *N Engl J Med*. 2010;363: 1812–1821.

73. Pro B, Advani R, Brice P, et al. Brentuximab vedotin (SGN-35) in patients with relapsed or refractory systemic anaplastic large-cell lymphoma: results of a phase II study. *J Clin Oncol*. 2012;30: 2190–2196.

74. Chung KC1, Malay S, Shauver MJ. Economic analysis of screening strategies for rupture of silicone gel breast implants. *Plast Reconstr Surg*. 2012;130(1):225–237.

下篇

乳房重建外科

第 13 章

乳房再造相关的肿瘤学问题

Grant W. Carlson

概要

- 在美国，接受全乳房切除术治疗的乳腺癌女性中有 35% 会进行即刻或术后早期乳房再造。在年轻女性和在三级医疗中心接受治疗的患者中，这一比例更高。
- 即刻乳房再造术（IBR）有几个优点：它可以预防乳房切除术后的负面心理和精神后遗症；其美学效果优于延期再造手术；它还可以通过减少手术次数和住院时间来降低医院成本。
- 即刻乳房再造术有可能影响乳腺癌的治疗。它可能会影响癌症辅助治疗的有效性以及乳腺癌复发的发现和治疗。化疗和放疗也可能影响再造术后并发症的发生率。

简介

在接受全乳房切除术治疗乳腺癌的女性中，约有 35% 接受了即刻或术后早期乳房再造。这一比例在年轻女性和在三级医疗中心接受治疗的患者中更高。即刻乳房再造术有诸多优点：它可以预防乳房切除术后的负面心理和精神后遗症，其美学效果优于延期再造手术，并可以通过减少手术次数和住院时间来降低医院成本。因此，即刻乳房再造术有可能改变乳腺癌的治疗。它可能会影响癌症辅助治疗的有效性以及乳腺癌复发的发现和治疗。化疗和放疗也可能影响再造术后并发症的发生率。本章将介绍乳房再造术在肿瘤学方面需要考虑到的一些相关问题。

即刻乳房再造术对生存率的影响

有观点认为，乳房再造术可能会对乳腺癌患者术后的生存率造成负面影响。研究表明，乳房再造不会影响局部复发的发现。保留皮肤和乳头的乳房切除术由于可以提升乳房再造的效果而被广泛使用。虽然该术式除了比传统的乳房切除术在术式上更为保守，但它并不会增加乳腺癌复发的风险。乳房再造术后并发症可能会延迟辅助治疗，从而影响生存率。

Agarwal 等通过分析 1998—2002 年 SEER 肿瘤数据库登记在册的 52 249 位患者资料，对乳房切除术后即刻或术后早期乳房再造对乳腺癌相关生存率的影响进行了研究[1]。人口学协变量包括年龄、种族、婚姻状况、收入、教育程度和居住地城镇化规模；肿瘤学协变因子包括肿瘤分期、组织学分级、淋巴转移情况、激素受体情况、放射治疗和单侧或双侧乳房切除。接受乳房再造的患者与仅接受乳房切除的患者相比，在控制了人口学和肿瘤学协变因子的情况下，前者的死亡风险有显著降低（HR 0.73，$P<0.000\ 1$）。

能否实施乳房再造手术体现了医疗机构乳腺癌的综合治疗水平，因此以上结果是意料之中的。肿瘤中心的患者更有可能被转诊至整形外科医生，以接受更加积极的治疗和随访监测。此外，包括 SEER 在内的大型多中心肿瘤数据库本身具有难以克服的选择偏倚。这些数据不会记录接受乳房再造的患者的选择因素和合并症。自身健康状况更好的患者对于治疗乳腺癌更有决心，更倾向于选择乳房再造，最终的生存率也更高。

麻醉、出血、阿片类药物使用等手术造成的应激反应可能影响肿瘤进程。乳房再造手术，尤其是利用自体组织进行再造，会显著延长手术时间，出血更多，术后疼痛更剧烈。需要进行更多研究，以评估不同方式的再造手术对乳腺癌生存率的影响。

即刻乳房再造与乳癌局部复发

保留皮肤和乳头的乳房切除术

保留皮肤的乳房切除术（SSM）极大提高了即刻乳房再

造的美学效果(图 13.1)。保留被覆皮肤和乳房下皱襞减少了再造手术所需的组织量[2]。乳房的对称性通常不需要通过对侧乳房缩小手术来实现,乳晕缘瘢痕也较为隐蔽。

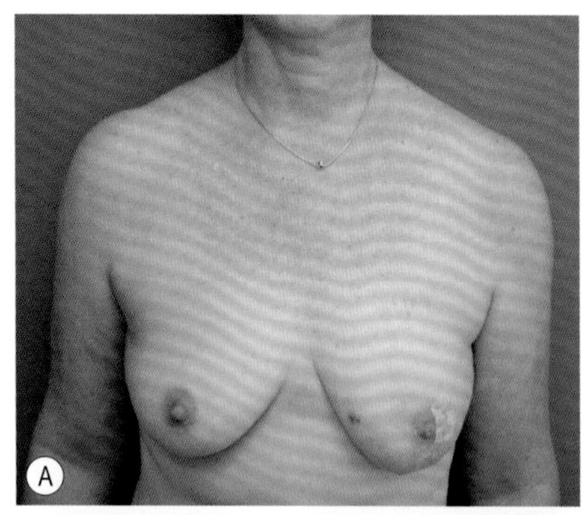

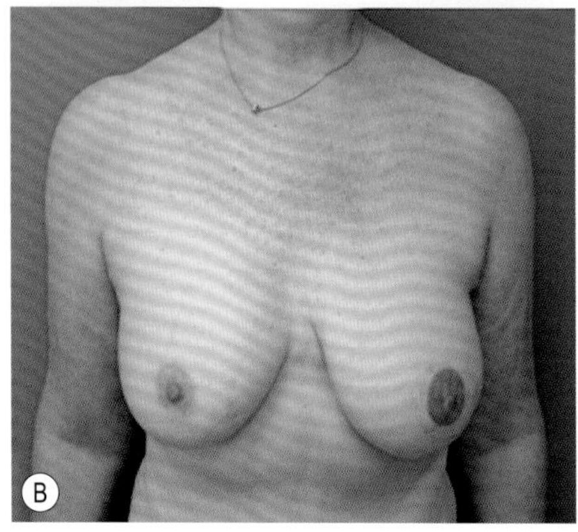

图 13.1 保留皮肤的乳房切除术和即刻横行腹直肌(TRAM)肌皮瓣乳房再造术

有人认为保留皮肤、乳头、乳房下皱襞会降低乳房切除术的有效性。但已有大量证据表明,SSM 后乳腺癌局部复发率与不保留皮肤的乳房切除术相仿(表 13.1)[3-5]。但是,对于弥漫性导管原位癌(DCIS)或病灶位置浅表的患者,应注意保证手术的切除范围。

接受保留乳头的乳房切除术(NSM)的病例因其美学效果较好而在近年来有所增加(图 13.2)。SSM 后乳头乳晕重建术的效果并不能保证令人满意。而保留乳头的乳房再造术的随访年限不足、样本数量较少、而手术适应证和手术方式尚不统一(图 13.2)。出于肿瘤学和再造考虑,接受 NSM 的适用性并不强[6]。较大肿块或中央型肿瘤的病变累及乳头的发生率更高。由于不能保证有效的乳头血供,大而下垂的乳房也不适合该术式。乳头提升必须在保留真皮乳腺蒂的情况下才能实现,而这也影响了乳房切除术的完整性。接受 NSM 适合乳房大小适中或偏小、轻度下垂或不下垂的患者。

乳房再造术后局部肿瘤复发的诊断

乳腺癌术后的影像学随访目前尚具争议并缺少足够的数据以及相关指南[7]。乳腺癌术后局部复发与肿瘤的生长阶段相关。由于大多数局部复发的患者在术后随访的体检中发现皮肤或皮下的肿块[8],皮瓣或乳房假体可能会延迟胸壁复发病灶的发现。

局部复发后的系统转移或复发并非必然,尤其在导管原位癌(DCIS)的患者中[9,10]。这表明复发病灶的早期发现可能有助于改善生存率。乳癌切除的所有术式均不能保证乳腺组织的完全切除,区别只在于留在皮肤、皮下组织和乳房下皱襞中微小乳腺的量的大小,且在 SSM 术后可能大量保留。Torresan 等在乳腺癌根治术后评估了采用 SSM 所保留的组织中腺体的残留[11]。他们发现 60% 的皮瓣中含有残留腺体组织,且与皮瓣的厚度成正相关。

乳腺组织的完全切除在导管原位癌的治疗中至关重要。因为绝大多数复发病例都由残余病灶发展而来。有几位作者曾报道过接受 SSM 和即刻乳房再造术治疗乳腺癌的患者出现局部复发的病例[9,12,13],并发现大多数局部复发表现为浸润性癌。因此,乳房再造术后,钼靶片随访仍具有早发现复发病灶的价值。

假体乳房再造后进行体格检查相对容易,因为除乳房下皱襞和腋部外,假体表面仅覆有少量的软组织。由于假体

表 13.1 已发表的关于保留皮肤和不保留皮肤的乳房切除术术后局部复发病例统计

作者	随访时间 / 月	保留皮肤的乳房切除术 / 例	保留皮肤的乳房切除术局部复发率 /%	不保留皮肤的乳房切除术 / 例	不保留皮肤的乳房切除术局部复发率 /%
Newman 等[85]	50	437	6.2	437	7.4
Carlson 等[3]	41.3	187	4.8	84	9.5
Kroll 等[4]	72	114	7.0	40	7
Simmons 等[5]	15.6~32.4	77	3.9	154	3.2
Rivadeneira 等[86]	49	71	5.6	127	3.9
Medina-Franco 等[87]	73	176	4.5	—	—
Carlson 等[10]	64.6	565	5.5	—	—
Slavin 等[88]	44.8	51	3.9	—	—
Toth 等[89]	51.5	50	0	—	—
Spiegel 等[90]	117.6	221	4.5	—	—
Foster 等[91]	49.2	25	4.0	—	—

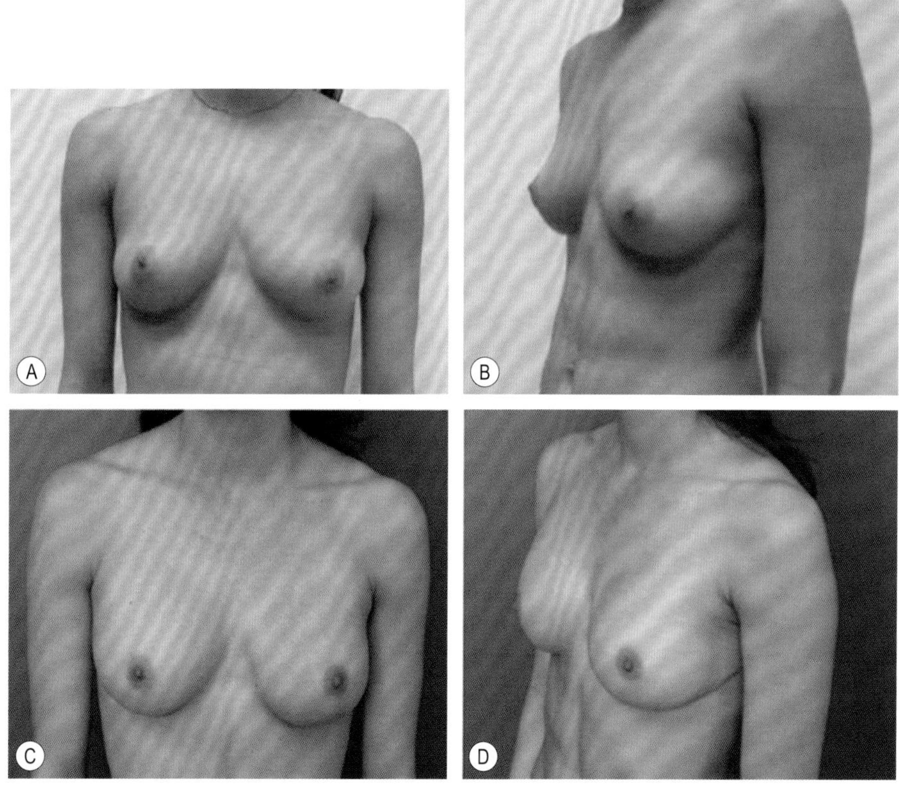

图 13.2　通过乳房下皱襞切口的保留乳头的乳房切除术和即刻假体乳房再造术前(A,B)与术后(C,D)视图

表 13.2　已发表的关于保留乳头的乳房切除术术后乳头乳晕复合体复发的病例统计

作者	年份	病例数	随访时间中位数 / 月	乳头乳晕复合体复发
Petit 等[92]	2005	579	41	0
Sacchini 等[93]	2006	68	24.6	0
Paepke 等[94]	2008	94	34	0
Babiera 等[95]	2010	53	15	0
Kim 等[96]	2010	152	60	1.3%
Jensen 等[97]	2011	77	60.2	0
Peled 等[98]	2012	152	45	0
Lohsiriwat 等[99]	2012	861	50	1.3%
Sakurai 等[100]	2013	788	78	3.7%

通常置于胸大肌深面,因此假体后方的胸壁深部鲜有复发病灶。传统钼靶片由于射线无法穿透假体,因此在假体再造后的乳房检查中的作用有限。磁共振技术被广泛用于评估硅胶假体的完整性,在假体再造后的乳房的随访中也可以发挥作用[14-17]。

自体组织乳房再造术后的体格检查发现,复发病灶的敏感度相比假体乳房再造术较低。胸壁的复发灶往往在症状出现之后才被发现。自体组织再造几乎不影响钼靶对乳腺的显影[18]。TRAM 皮瓣再造乳房术后的钼靶片随访中的良性发现包括脂肪坏死、脂肪囊、钙化与淋巴结表皮包涵体囊肿(图 13.3)[19]。自体组织再造后的乳腺癌复发灶的影像学表现和原发肿瘤类似(图 13.4)[20,21]。有人认为常规的影像学随访复查可以在临床检查前发现无法触及的局部复发。

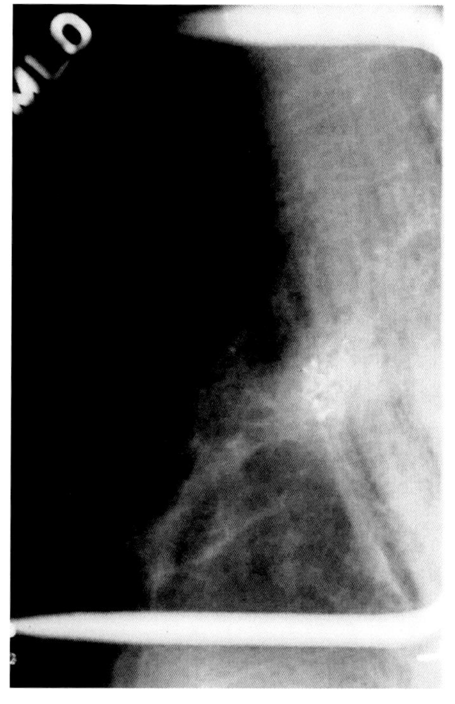

图 13.3　TRAM 皮瓣乳房再造术后脂肪坏死的钼靶影像

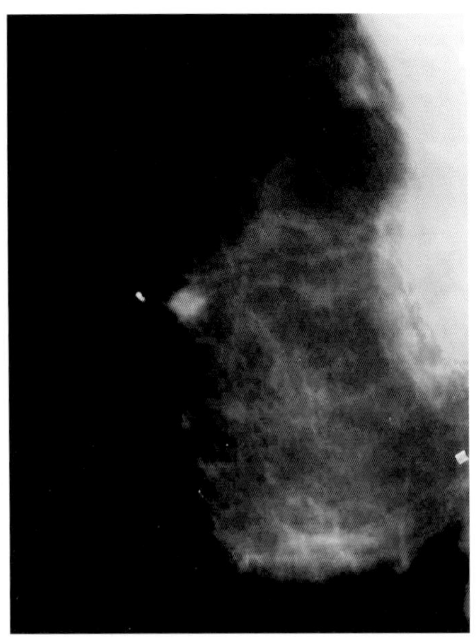

图 13.4 TRAM 皮瓣乳房再造术后乳腺癌复发的钼靶影像

Helvie 等对 113 位患者在 TRAM 皮瓣乳房再造术后的钼靶片影像进行了评估[22]，6 位患者影像出现了可疑病灶并接受了活检，2 位患者被发现出现了局部复发。2 位患者在随访的体格检查中发现复发病灶；另有 1 例影像学假阴性患者。在此项研究中，TRAM 皮瓣乳房再造影像学随访发现，局部复发的敏感度和特异度分别为 67% 和 98%。

自体组织乳房再造术后磁共振影像随访的有效性尚待研究证实[23,24]。乳房磁共振可以清晰显示再造组织和残余的乳房脂肪组织的界线。局部复发在乳房磁共振影像上表现为增强灶。术后早期，TRAM 皮瓣中的脂肪坏死也表现为增强，在术后 6~12 个月内消失。Rieber 等分析了 41 位自体组织乳房再造患者术后的磁共振影像[25]，发现所有病例均可在影像上区分再造组织和残余的乳房组织。由此，有 4 名在超声或钼靶片有可疑发现的患者在经过磁共振检查后排除了复发，另有 3 名患者的磁共振结果检查为假阳性。

乳房再造术后影像学检查的潜在适应证包括切缘距离肿块较近以及通过 SSM 治疗导管原位癌扩散的患者。行 SSM 治疗后的浸润性癌患者进行自体组织再造，而再造后的影像学检查的常规操作仍需进一步研究。磁共振检查的发现率、特异性均较低，因此不适用于常规的再造术后随访。磁共振最适用于体检、钼靶或超声检查发现异常后的进一步鉴别。该技术还有助于显示局部病变的范围。

乳房再造术后局部复发的治疗

乳房再造术后局部复发的手术治疗方案取决于转移灶的数量和位置以及既往治疗。再造乳房的影像学检查和全身扫描用于评估肿瘤进展的程度(图 13.4)。出现单个局部复发时，可以尽量切除再造组织，保证切缘阴性。术后通常会进行胸壁的放射辅助治疗(图 13.5)。

对于假体乳房再造后出现的局部复发，可能需要切除

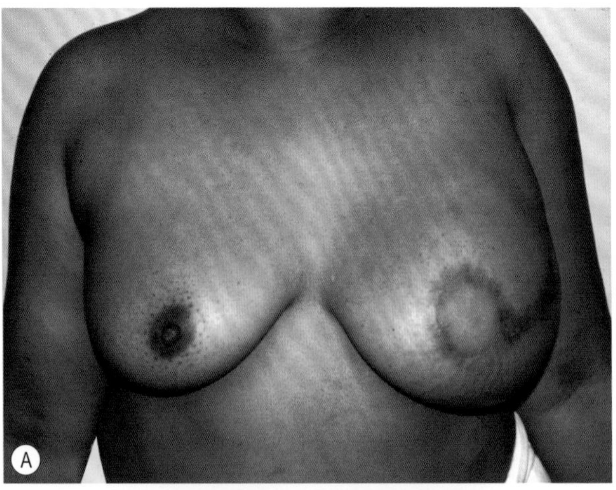

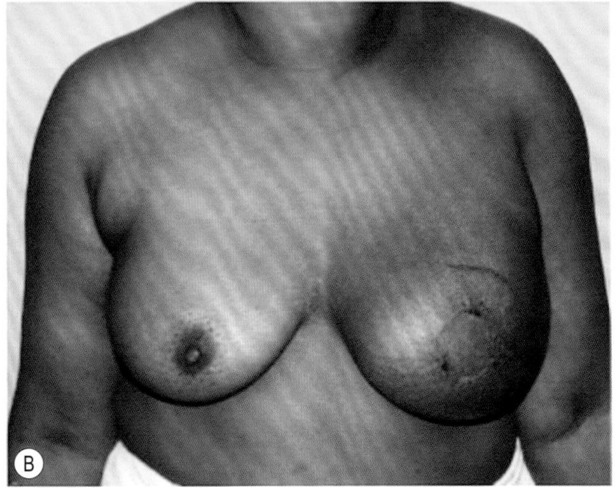

图 13.5 左侧 TRAM 皮瓣乳房再造术后乳腺癌局部复发的局部扩大切除和放疗的术前(A)与术后(B)外观

部分假体包膜。Howard 等回顾了 16 例 TRAM 皮瓣再造术后的局部复发病例[26]，其中 8 例的复发位置位于皮肤，并通过查体发现；8 例复发于胸壁并表现出症状，通过查体时或影像学检查发现。其中 12 位患者愿意接受手术切除治疗，3 位患者需要将 TRAM 皮瓣完全切除。

即刻乳房再造和辅助治疗

化疗

有人担心即刻乳房再造可能会导致化疗延迟。一项在英国和爱尔兰进行的研究在调查了 376 位乳房外科医生后发现，大部分(57%)医生因此倾向于延期乳房再造[27]。乳房再造确实存在较高的并发症发生率，肥胖、吸烟和接受胸壁放射治疗后的患者的并发症发生率更高。在 Alderman 等进行的一项关于组织扩张器或 TRAM 皮瓣乳房再造术后并发症率的多中心研究[28]中，并发症发生率高达 52%，30% 的患者出现了严重并发症。

即刻乳房再造术后的并发症理所应当会造成辅助治疗

的延迟。但多篇论文在对比即刻乳房再造组和仅做乳房切除的对照组后发现，两组患者开始化疗的时间并没有显著差异[29-32]。Alderman 等统计了 8 个国家癌症治疗中心的数据后指出，即刻乳房再造不会导致患者不做化疗，相比于非即刻再造组会有略微的延迟，但这样的差异具有重要的统计学意义[32]。作者认为如此略微的延迟不会影响生存期。

即刻乳房再造术后的创面并发症必须积极处理，清除坏死和存在潜在感染倾向的组织。如果清创后开放的创面新鲜，患者可接受化疗，化疗对创面愈合的影响很小，但必须对此类患者进行密切观察，及时发现感染征象。

局部进展的Ⅲ期乳腺癌患者通常的治疗方案是化疗、乳房完全切除术和辅助放疗。患者术后 5 年的生存率是 50%~80%，而对化疗不敏感的患者的预后更差。对于这些患者，乳癌切除、辅助放疗后再进行延期乳房再造是不错的选择，因为后期再造避免了即刻再造后再造部位和放疗射线的相互影响，本章后文将对该问题作详细说明。

化疗对即刻乳房再造术后并发症发生的影响说法不一。Mehrara 等发现新辅助化疗是游离皮瓣乳房再造术后总体并发症的发生率的独立预测因素[33]。Zweifel-Schlatter 等比较了 47 名新辅助化疗后进行乳房切除和即刻游离皮瓣乳房再造的患者和 52 名未经新辅助化疗而行乳房切除和即刻游离皮瓣乳房再造的患者，并未发现术后辅助治疗的延迟[34]。新辅助化疗也没有影响创面并发症或推迟术后辅助放疗。

放疗

乳房切除术后放疗（postmastectomy radiotherapy，PMRT）的原理

乳房切除术后放疗的目的是优化局部肿瘤控制，提高生存率。已有研究表明，广泛淋巴转移、肿瘤较大（≥5cm）、肿瘤侵入淋巴血管和切缘阳性都有导致乳腺癌乳房切除术后局部复发的倾向。随机对照试验和 meta 分析都表明，乳房切除术后放疗可以减少 67% 的局部复发概率[35-37]。局部复发和系统复发不应被视作相互独立的事件。加强局部控制可以减少亚临床肿瘤残余病灶的形成和扩散。

2 项随机对照试验显示除了乳房切除术后放疗对具有 1~3 枚淋巴结转移的患者提供生存获益[38,39]。这两项研究的不足之处在于非放疗组的局部复发率过高，可能的原因是腋窝淋巴结清扫不到位，同时使用了非蒽环类的化疗方案。早期乳腺癌试验协作组进行的一项 meta 分析提出了关于乳房切除术后放疗更为有力的证据[40]。研究汇集了 1964—1986 年的 22 个临床试验结果，其中有 1 133 名接受了腋窝清扫并发现 1~3 枚淋巴结转移的女性。放射治疗组局部复发率（$2P<0.000\ 01$）、总体复发率（RR 0.67，$2P=0.000\ 09$），乳腺癌死亡率（RR 0.78，$2P=0.01$）均有所降低。

近年来乳腺癌筛查、淋巴结分析和更好的系统性治疗降低了乳腺癌的复发，也降低了乳房切除术后放疗的效用。如今一些癌症中心推荐早期乳腺癌患者进行乳房切除术后放疗治疗，这种治疗路径会使得乳房再造的复杂性增加，因为部分患者可能存在淋巴结转移。在Ⅲ期乳腺癌的患者，最好是选择延期乳房再造。即刻乳房再造术后的放疗存在两个技术难题，一是再造组织对放射靶区和路径有所干扰，二是射线对再造的乳房外观效果有一定影响。

乳房再造对放疗的影响

胸壁是接受放疗的最重要的靶区。大部分的局部复发仅在胸壁上出现，而不累及淋巴结。风险最高的区域包括肿瘤床表面的皮肤和切口。对再造术后的乳房进行放疗存在技术难题。胸壁组织结构的扭曲使得放疗方案需要特别设计。放射治疗更为棘手，尤其是对内乳淋巴结（IMLN）进行放疗时，需要改变靶区的深度，这也就意味着心脏和肺都将受到更多辐射。扩张器逐渐扩张后内侧切迹的变化可能造成靶区匹配时出现偏移。这些因素都使得辐射的能量密度和剂量上升，作用在皮肤表层，增加了乳房切除术后放疗的副作用和并发症。

Chen 等进行了一项面向肿瘤放射医师就乳房再造术后患者进行放疗治疗的问卷[41]。一共有 358 名肿瘤放射医师回应了问卷。57% 的医师认为乳房再造后设计有效的放疗计划有一定的挑战性。对于组织扩张器再造，属于减少心肺放射剂量的考虑，60% 的医师认为完全没有扩张或完全扩张时都不如扩张至 150~250ml 时容易进行放射治疗。

内乳淋巴结的常规治疗具有争议。所有表明在淋巴结阳性的患者中进行术后内乳淋巴结区放疗有助于提高生存率的随机对照临床试验均对内乳淋巴结进行了放疗[35,36,40]。而回顾性研究对于内乳淋巴结放疗则存在相当的争议。在单侧或双侧假体再造的患者中，内乳淋巴结放疗是心肺高放射剂量的单一预测因素，也是心脏毒性的危险因素。随机对照试验的长期随访可能可以给出相关问题的答案。

Motwani 等探讨了即刻自体组织乳房再造对乳房切除术后放疗技术的影响[42]。2 名肿瘤放射医生回顾了 110 名患者的放射方案，与仅进行乳房切除术后的患者进行配对和对比，并对胸壁覆盖度、内乳淋巴结区域覆盖度、肺部放射减少的程度和避开心脏的情况进行评分。他们发现，即刻乳房再造后的总体评分不如非再造组，尤其是对内乳淋巴结区域的覆盖。因此作者认为对于局部进展的乳腺癌患者，应考虑延迟进行乳房再造。

其他不对内乳淋巴结进行常规治疗的肿瘤治疗中心进行的的多项研究发现，其患者的内乳淋巴结的胸壁覆盖度与局部控制效果非常好，心肺放疗的剂量也在可接受的范围内[43-45]。但这些研究对再造组和对照组使用了不同的放疗技术，因此很难比较再造组和对照组之间放疗的效果。

乳房切除术后放疗中的即刻假体乳房再造

越来越多的Ⅲ级证据支持假体乳房再造术结合放疗将增加手术相关并发症[46-49]。Lam 等回顾了关于乳房切除术后放疗对即刻两步法假体乳房再造的影响的 12 项研究，共包括 1 853 位患者[49]。假体再造术中扩张器置入术后的放疗较对照组有更高的再造失败率（29.3% vs. 5%，

P<0.000 01)。Barry 和 Kell 对 11 项研究进行了 meta 分析，发现假体再造术后 PMRT 将导致较无放疗组更高的并发症发生率（OR=0.42，95%CI：2.4~7.2）[46]。自体组织再造后放疗的并发症发生率较低（OR=0.21，95%CI：0.1~0.4）。

从患者角度对假体置入乳房再造术后的放疗进行报道的论文较少。Albornoz 等进行了一项用 Breast-Q 问卷评估比较假体再造术后放疗组和非放疗组患者疗效汇报的情况[50]。Breast-Q 是一个经过了有效性检验的量化患者术后满意度和健康相关生活质量的患者疗效汇报问卷。该问卷可以帮助患者和医生就乳房再造问题作出决策。633 名接受了假体再造术的患者填写了该问卷，其中 414 名未接受放疗，219 名接受了放疗（术前放疗 47 人，术后放疗 172 人）。单因素分析发现，接受了术后放疗的患者在各个维度的满意度都降低（乳房满意度、再造效果满意度、心理社会功能、性功能和生理功能）。接受放疗的患者年龄较小，腋窝清扫和化疗的比例较高。多因素分析在控制了患者和治疗方案因素后证实了放疗对乳房满意度具有负面影响（P=0.03）。作者认为，造成这个现象的可能原因包括放疗导致的包膜挛缩和纤维化。因此，行假体再造术后放疗后满意度下降的可能性应在术前告知患者，指导医疗决策。

这项研究的结果证实了 Eriksson 等进行的另一项利用 Breast-Q 的研究结果[47]。他们也发现放疗降低了假体再造术后 Breast-Q 量表的所有维度评分。他们还研究了放疗对再造失败率的影响：无放疗 6%，术前放疗 25%，术后放疗 15%（P<0.001）。再造失败的患者没有纳入量表分析。Eriksson 同时发现绝大多数再造成功的患者无论放疗与否，都认为如果再次让她们选择，她们依然会选择再造。综合以上因素，需要放疗（尤其是术前放疗）的患者应该考虑进行自体组织乳房再造。但文献报道的术后满意度也说明放疗并非假体再造的禁忌证。

有些患者不接受或不适合进行自体组织乳房再造。在需要接受放疗的患者进行假体乳房再造术前对患者提供充分的知情同意是手术医生义不容辞的责任。

放疗对 TRAM 皮瓣乳房再造手术的影响

文献中的证据表明，放射治疗会增加 TRAM 皮瓣并发症的风险，并对术后乳房美学上产生负面影响。早期研究表明，胸壁放疗会增加带蒂 TRAM 皮瓣后期乳房再造手术并发症的风险[51]。整体而言，胸壁放疗病史会导致脂肪坏死和皮瓣坏死的显著增加。双蒂 TRAM 皮瓣再造则会降低这些并发症的风险，说明改善血供可以避免部分放疗辐射的副作用。

Wiliams 等回顾了 19 例行带蒂 TRAM 皮瓣手术及接受放疗的病例[52]，将放射治疗后 TRAM 皮瓣再造术的并发症发生率和单纯 TRAM 皮瓣再造术的对照组的术后并发症发生率进行比较。无论再造手术之前或之后进行放射治疗，皮瓣并发症的总体发生率均相同。10 名患者（52.6%）表现出 TRAM 皮瓣放疗后的改变，6 名患者需要手术干预（31.6%）。

Carlson 等回顾性分析了 199 例共接受 232 例带蒂 TRAM 皮瓣再造的患者[53]。根据放疗的使用和时间选择以及再造的时间选择，将患者分为 5 组。盲审人员评估了整体美学外观。即刻非放疗组的皮瓣并发症发生率为 34.2%，后期非放疗组为 10.7%，TRAM 皮瓣术后放疗组为 44%，即刻 TRAM 皮瓣术前放疗组为 60%，延期 TRAM 皮瓣术前放疗组为 33%（P=0.010）。行即刻 TRAM 皮瓣再造且未接受放射治疗的患者比其他 4 组具有更好的整体美学效果(P<0.001)。无论是在 TRAM 皮瓣再造之前还是之后进行放射治疗，美学效果都是相似的。

Tran 等对接受术后放疗的即刻和延期游离 TRAM 皮瓣再造的患者进行比较[54]。研究组包括 32 例即刻 TRAM 皮瓣和 70 例延期 TRAM 皮瓣的患者。两组之间早期并发症的发生率无差异。但是，即刻再造组的晚期并发症（脂肪坏死、体积减少或皮瓣挛缩）的发生率明显更高。即刻组中有 9 名患者（28%）需要额外的皮瓣手术来纠正轮廓变形。作者得出结论，对于需要术后放疗的患者，应在放疗结束后，再行延期 TRAM 皮瓣再造手术。

Rogers 和 Allen 的论文证明了放疗对腹壁下动脉穿支（DIEP）皮瓣再造有类似的有害影响[55]。他们检查了 30 个接受术后放疗的 DIEP 皮瓣，而对照组则是 30 个未接受放疗的 DIEP 皮瓣。他们报告放疗组脂肪坏死的发生率为 23.3%，而对照组为 0。56.7% 的患者出现放射纤维病，其中 5 例（16.7%）需要进行手术治疗。

Spear 等回顾了 150 例患者中的 171 个带蒂 TRAM 皮瓣[56]，以确定放疗的影响。这是第一项严格评估放疗对 TRAM 皮瓣再造的美学效果影响的研究。放疗无论在再造之前还是之后进行，都会对皮瓣再造的外观、对称性、挛缩和色素沉着产生负面影响，这是基于盲审鉴定者对术后照片的评估得出的结果。与对照组相比，TRAM 皮瓣术后放疗组脂肪坏死的发生率增加了 2 倍。作者建议在接受乳房切除术后放疗的患者应推迟进行 TRAM 皮瓣的再造手术。

延期 - 即刻乳房再造

MD 安德森癌症中心提倡采用两步法对可能接受术后放疗的患者进行“延期 - 即刻乳房再造”，以避免潜在的并发症和对射线的干扰[57]。第一步包括在进行保留皮肤乳房切除术的同时插入胸肌下组织扩张器，该扩张器填充至适当的体积，以试图保留被覆皮肤。对石蜡病理分析进行复查后，如果不需要术后放疗，则患者应进行一期乳房再造。对于需要术后放疗的患者，应缩小扩张器，为放疗提供平坦表面。放疗完成后，扩张器重新扩张，使被覆皮肤膨胀。第二步是保留皮肤的延期再造的一种形式。

一项动物研究表明，与完全扩张的扩张器在接受放射线照射的研究组相比，表皮厚度的减少、血清肿形成的增加以及包膜厚度的增加证明了组织扩张器的部分扩张加剧了放疗的不良影响[58]。MD 安德森癌症中心对 47 位Ⅲ期乳腺癌患者进行了为期 5 年的回顾[59]，这些患者接受了延期 - 即刻乳房再造。15 例患者（32%）发生了扩张器失效，其中 9 例（22%）是在术后放疗后再次扩张期间发生。

术后放疗后延期乳房再造的时机选择

在进行延期乳房自体组织房再造中，考虑到术后化疗的急性期影响，最佳延期时间为 6~12 个月。Baumann 等回顾了他们在术后放疗后延期 TRAM 游离皮瓣再造的经验[60]，以确定手术时机对术后并发症的影响。共有 189 名患者参与了研究，并被分为 2 组：术后放疗未满 12 个月的再造术患者和超过 12 个月的再造术患者。研究人员发现，在延迟时间相对更长的治疗组中，包括皮瓣坏死和二次手术在内的并发症发生率均有降低。Momoh 等回顾了他们对 100 例术后放疗后延期游离皮瓣再造的患者的经验，发现无论是早期(6 个月以内)还是延期(术后放疗后超过 6 个月)手术，并发症发生率均无差异[61]。

保乳失败后的乳房再造

保乳治疗(BCT)是大多数早期乳腺癌患者的治疗选择。尽管生存率与全乳房切除术相当，但保乳治疗仍有 20 年内每年 0.5% 的乳腺癌复发风险。保留乳房失败后的主要治疗是全乳房切除术。人们对在这种情况下进行的再造术仍缺乏足够经验，并面临着一系列独有的挑战。

越来越多的数据表明，在术前放疗中，以假体为基础的即刻乳房再造的并发症发生率增加，也有不少文献记录了乳房切除术的皮瓣坏死、包膜挛缩和再造失败的病例[47,62-64]。Cordeiro 等发现保乳治疗失败后立即进行组织扩张器再造的患者术后美学效果较差[62]。Hirsch 等回顾了他们在保乳治疗后立即进行组织扩张器再造的经验。他们发现，第一步(组织扩张器)和第二步(永久性假体放置)的取出率相似，达到 29.6%(21/71)。

保乳治疗失败后，假体乳房再造可能取得良好的效果，但医生必须向患者告知并发症增加的风险(图 13.1)。文献未提供相关数据证实保乳治疗后的时间对利用组织扩张器进行即刻乳房再造的结果的影响。

对侧预防性乳房切除

越来越多被诊断出患有乳腺癌的女性患者选择在乳腺癌治疗的同时进行对侧预防性乳房切除术(CPM)。来自大样本国家注册中心的数据涵盖了过去 10 年的大部分时间，对侧预防性乳房切除术的发生率增加了超过 1 倍[65]。导致这种趋势的潜在因素很多，但总体而言，主要原因在于患者、医学界和公众的认知，即患者存在随后发生原发性乳腺癌的风险。一些风险因素比其他风险因素更好理解。例如，可遗传的基因突变大大增加了对侧原发性乳腺癌的风险，但无法通过磁共振或某些组织病理学研究确定的发现会具有未知的影响。

已被证实的是，年龄越小的患者选择对侧预防性乳房切除术的可能性越高[66-72]。在早期乳腺癌的患者中，年轻女性的预期寿命更长，因此罹患第二次原发性乳腺癌的窗口也更长。另外，患有早期癌症的年轻女性可能更容易发生易感基因突变，这显然会使对侧乳房继发癌症的风险增加，并可能促使她们选择进行对侧预防性乳房切除术。另外，年龄较小的女性通常选择乳房切除术后再造的可能性更高[2-4]。一些人认为双侧乳房再造可以达到更好的对称性和更好的美学效果，这可能使某些女性更容易接受对侧手术。

少数裔妇女不太可能选择对侧预防性乳房切除术，这一趋势很可能反映出文化偏好和社会经济差异[67,69-71,73]。乳腺癌的家族病史是预防性乳房切除术的重要预测指标[66,69,72,74,75]。外科肿瘤学会提出，家族史中存在多个一级亲属罹患乳腺癌是预防性乳房切除术的适应证之一[76]。

在乳腺癌的诊断检查中使用磁共振可使对侧预防性乳房切除术的应用增加 2~3 倍[69,74,77]。Sorbero 等为这种关联提出了两种可能的解释[77]。首先，接受磁共振检查的女性更有可能进行乳房切除术而不是保乳术，这部分进行乳房切除术的患者具有选择对侧预防性乳房切除术的可能。其次，对侧乳腺的不确定发现(其中一些还需要进行进一步的乳腺活检)给患者乃至他们的医生带来不确定性和困扰，从而促使患者决定行对侧预防性乳房切除术。

大约 5% 接受了对侧预防性乳房切除术的患者出现了隐匿性乳腺癌[75,78]。尽管这些病变可能已经在随访的影像中被发现，并得到了有效的治疗，但是大多数证据表明，至少在高风险的女性，例如在家族史或激素受体阴性的乳腺癌女性中，对侧预防性乳房切除术后无疾病生存期总体有所提高[77,79,80]。

全美范围内有关乳房再造的数据表明，即刻乳房再造病例数量总体增加，并且乳房假体的使用量显著增加[81]。接受对侧预防性乳房切除术的妇女比例的增加无疑是导致这些趋势的重要原因。医生必须权衡预防性乳房切除术的优势和额外手术的风险，在大多数情况下，额外手术不仅包括乳房切除术，还涉及再造术。因为额外的手术是自愿选择的，而且涉及的乳房是健康的，所以患者甚至临床医生都可能低估了潜在的风险。Crosby 等研究了在 497 例乳腺癌侧治疗性乳房切除、健侧预防性乳房切除和双侧乳房再造的患者[82]。研究结果显示，有 154 例患者在再造过程中出现了并发症，其中 42 例患者(27.3%)在预防切除侧出现了并发症。在假体再造组中，研究人员发现癌侧的并发症发生率为 22.5%，而预防性切除侧的并发症发生风险为 19.2%。两侧都出现并发症的风险为 11.1%。

其他研究也证明了预防性乳房切除术较高的并发症发生率[75,82-84]。Miller 等回顾了一家医疗机构的 600 例行全乳切除术的患者的治疗经验(单侧乳房切除术 391 例，对侧预防性乳房切除术 209 例[83]。调整混杂变量(年龄、体重指数、吸烟、糖尿病、再造和放疗)后，与接受单侧乳房切除术的患者相比，进行对侧预防性乳房切除术的患者发生手术并发症的可能性高 1.5 倍(P=0.029)，而发生严重并发症的可能性高 2.7 倍(P=0.004)。

近年来，对侧预防性乳房切除术的发生率急剧上升。选择对侧预防性乳房切除术的女性通常是年轻、白人且有乳腺癌家族史的女性。保乳失败和追求乳房切除术后乳房再造效果是其他的促成因素。这组患者选择再造术的趋势(这里特指即刻假体再造）反映了在全美所有接受乳房切除术的患者的趋势。随着对侧预防性乳房切除术病例数量的持续增加，医生必须严格评估该手术的结果，尤其是额外的并发症发生率。

参考文献

1. Agarwal J, Agarwal S, Pappas L, et al. A population-based study of breast cancer-specific survival following mastectomy and immediate or early-delayed breast reconstruction. *Breast J*. 2012;18(3):226–232. *Large population based study using the SEER database of over 52 000 breast cancer patients. Regression analysis showed that IBR had no impact on breast cancer survival.*
2. Carlson GW. Skin sparing mastectomy: anatomic and technical considerations. *Am Surg*. 1996;62(2):151–155.
3. Carlson GW, Bostwick J 3rd, Styblo TM, et al. Skin-sparing mastectomy. Oncologic and reconstructive considerations. *Ann Surg*. 1997;225(5):570–575, discussion 575-578. *A large retrospective review comparing the outcomes of non-skin sparing and skin sparing mastectomies in the treatment of breast cancer.*
4. Kroll SS, Khoo A, Singletary SE, et al. Local recurrence risk after skin-sparing and conventional mastectomy: a 6-year follow-up. *Plast Reconstr Surg*. 1999;104(2):421–425.
5. Simmons RM, Fish SK, Gayle L, et al. Local and distant recurrence rates in skin-sparing mastectomies compared with non-skin-sparing mastectomies. *Ann Surg Oncol*. 1999;6(7):676–681.
6. Zhong T, Antony A, Cordeiro P. Surgical outcomes and nipple projection using the modified skate flap for nipple-areolar reconstruction in a series of 422 implant reconstructions. *Ann Plast Surg*. 2009;62(5):591–595.
7. Barnsley GP, Grunfeld E, Coyle D, et al. Surveillance mammography following the treatment of primary breast cancer with breast reconstruction: a systematic review. *Plast Reconstr Surg*. 2007;120(5):1125–1132.
8. Langstein HN, Cheng MH, Singletary SE, et al. Breast cancer recurrence after immediate reconstruction: patterns and significance. *Plast Reconstr Surg*. 2003;111(2):712–720, discussion 721–722. *Review of 39 local recurrences after IBR. The majority of local recurrences occurred in the skin and subcutaneous tissue.*
9. Carlson GW, Page A, Johnson E, et al. Local recurrence of ductal carcinoma in situ after skin-sparing mastectomy. *J Am Coll Surg*. 2007;204(5):1074–1078, discussion 1078–1080.
10. Carlson GW, Styblo TM, Lyles RH, et al. Local recurrence after skin-sparing mastectomy: tumor biology or surgical conservatism? *Ann Surg Oncol*. 2003;10(2):108–112.
11. Torresan RZ, dos Santos CC, Okamura H, et al. Evaluation of residual glandular tissue after skin-sparing mastectomies. *Ann Surg Oncol*. 2005;12(12):1037–1044.
12. Rubio IT, Mirza N, Sahin AA, et al. Role of specimen radiography in patients treated with skin-sparing mastectomy for ductal carcinoma in situ of the breast. *Ann Surg Oncol*. 2000;7(7): 544–548.
13. Slavin SA, Love SM, Goldwyn RM. Recurrent breast cancer following immediate reconstruction with myocutaneous flaps. *Plast Reconstr Surg*. 1994;93(6):1191–1204, discussion 1205–1207.
14. Bone B, Aspelin P, Isberg B, et al. Contrast-enhanced MR imaging of the breast in patients with breast implants after cancer surgery. *Acta Radiol*. 1995;36(2):111–116.
15. Gorczyca DP, Sinha S, Ahn CY, et al. Silicone breast implants in vivo: MR imaging. *Radiology*. 1992;185(2):407–410.
16. Harms SE, Flamig DP, Evans WP, et al. MR imaging of the breast: current status and future potential. *AJR Am J Roentgenol*. 1994;163(5):1039–1047.
17. Heywang SH, Hilbertz T, Beck R, et al. Gd-DTPA enhanced MR imaging of the breast in patients with postoperative scarring and silicon implants. *J Comput Assist Tomogr*. 1990;14(3):348–356.
18. Lindbichler F, Hoflehner H, Schmidt F, et al. Comparison of mammographic image quality in various methods of reconstructive breast surgery. *Eur Radiol*. 1996;6(6):925–928.
19. Hogge JP, Robinson RE, Magnant CM, et al. The mammographic spectrum of fat necrosis of the breast. *Radiographics*. 1995;15(6):1347–1356.
20. Eidelman Y, Liebling RW, Buchbinder S, et al. Mammography in the evaluation of masses in breasts reconstructed with TRAM flaps. *Ann Plast Surg*. 1998;41(3):229–233.
21. Helvie MA, Wilson TE, Roubidoux MA, et al. Mammographic appearance of recurrent breast carcinoma in six patients with TRAM flap breast reconstructions. *Radiology*. 1998;209(3):711–715.
22. Helvie MA, Bailey JE, Roubidoux MA, et al. Mammographic screening of TRAM flap breast reconstructions for detection of nonpalpable recurrent cancer. *Radiology*. 2002;224(1):211–216.
23. Ahn CY, Narayanan K, Gorczyca DP, et al. Evaluation of autogenous tissue breast reconstruction using MRI. *Plast Reconstr Surg*. 1995;95(1):70–76.
24. Kurtz B, Audretsch W, Rezai M, et al. Initial experiences with MR-mammography in after-care following surgical flap treatment of breast carcinoma. *Rofo Fortschr Geb Rontgenstr Neuen Bildgeb Verfahr*. 1996;164(4):295–300.
25. Rieber A, Schramm K, Helms G, et al. Breast-conserving surgery and autogenous tissue reconstruction in patients with breast cancer: efficacy of MRI of the breast in the detection of recurrent disease. *Eur Radiol*. 2003;13(4):780–787.
26. Howard MA, Polo K, Pusic AL, et al. Breast cancer local recurrence after mastectomy and TRAM flap reconstruction: incidence and treatment options. *Plast Reconstr Surg*. 2006;117(5):1381–1386.
27. Callaghan CJ, Couto E, Kerin MJ, et al. Breast reconstruction in the United Kingdom and Ireland. *Br J Surg*. 2002;89(3):335–340.
28. Alderman AK, Wilkins EG, Kim HM, et al. Complications in postmastectomy breast reconstruction: two-year results of the Michigan Breast Reconstruction Outcome Study. *Plast Reconstr Surg*. 2002;109(7):2265–2274.
29. Allweis TM, Boisvert ME, Otero SE, et al. Immediate reconstruction after mastectomy for breast cancer does not prolong the time to starting adjuvant chemotherapy. *Am J Surg*. 2002;183(3):218–221.
30. Caffo O, Cazzolli D, Scalet A, et al. Concurrent adjuvant chemotherapy and immediate breast reconstruction with skin expanders after mastectomy for breast cancer. *Breast Cancer Res Treat*. 2000;60(3):267–275.
31. Taylor CW, Horgan K, Dodwell D. Oncological aspects of breast reconstruction. *Breast*. 2005;14(2):118–130.
32. Alderman AK, Collins ED, Schott A, et al. The impact of breast reconstruction on the delivery of chemotherapy. *Cancer*. 2010;116(7):1791–1800. *Multi-institutional study that found IBR did not lead to omission of chemotherapy but was associated with a modest delay in initiating treatment.*
33. Mehrara BJ, Santoro TD, Arcilla E, et al. Complications after microvascular breast reconstruction: experience with 1195 flaps. *Plast Reconstr Surg*. 2006;118(5):1100–1109, discussion 1110–1111.
34. Zweifel-Schlatter M, Darhouse N, Roblin P, et al. Immediate microvascular breast reconstruction after neoadjuvant chemotherapy: complication rates and effect on start of adjuvant treatment. *Ann Surg Oncol*. 2010;17(11):2945–2950.
35. Overgaard M, Jensen MB, Overgaard J, et al. Postoperative radiotherapy in high-risk postmenopausal breast-cancer patients given adjuvant tamoxifen: Danish Breast Cancer Cooperative Group DBCG 82c randomised trial. *Lancet*. 1999;353(9165):1641–1648.
36. Ragaz J, Olivotto IA, Spinelli JJ, et al. Locoregional radiation therapy in patients with high-risk breast cancer receiving adjuvant chemotherapy: 20-year results of the British Columbia randomized trial. *J Natl Cancer Inst*. 2005;97(2):116–126.
37. Clarke M, Collins R, Darby S, et al. Effects of radiotherapy and of differences in the extent of surgery for early breast cancer on local recurrence and 15-year survival: an overview of the randomised trials. *Lancet*. 2005;366(9503):2087–2106.
38. Ragaz J, Jackson SM, Le N, et al. Adjuvant radiotherapy and chemotherapy in node-positive premenopausal women with breast cancer [see comments]. *N Engl J Med*. 1997;337(14):956–962.
39. Overgaard M, Hansen PS, Overgaard J, et al. Postoperative radiotherapy in high-risk premenopausal women with breast cancer who receive adjuvant chemotherapy. Danish Breast Cancer Cooperative Group 82b Trial [see comments]. *N Engl J Med*. 1997;337(14):949–955.
40. EBCTCG, McGale P, Taylor C, et al. Effect of radiotherapy after mastectomy and axillary surgery on 10-year recurrence and 20-year breast cancer mortality: meta-analysis of individual patient data for 8135 women in 22 randomised trials. *Lancet*. 2014;383(9935):2127–2135. *Landmark meta-analysis that examines the impact of postmastectomy radiotherapy on breast cancer survival.*
41. Chen SA, Hiley C, Nickleach D, et al. Breast reconstruction and post-mastectomy radiation practice. *Radiat Oncol*. 2013;8:45.
42. Motwani SB, Strom EA, Schechter NR, et al. The impact of immediate breast reconstruction on the technical delivery of postmastectomy radiotherapy. *Int J Radiat Oncol Biol Phys*. 2006;66(1):76–82.
43. Koutcher L, Ballangrud A, Cordeiro PG, et al. Postmastectomy intensity modulated radiation therapy following immediate

expander-implant reconstruction. *Radiother Oncol.* 2010;94(3):319–323.

44. Liljegren A, Unukovych D, Gagliardi G, et al. No difference in dose distribution in organs at risk in postmastectomy radiotherapy with or without breast implant reconstruction. *Radiat Oncol.* 2014;9:14.
45. Ohri N, Cordeiro PG, Keam J, et al. Quantifying the impact of immediate reconstruction in postmastectomy radiation: a large, dose-volume histogram-based analysis. *Int J Radiat Oncol Biol Phys.* 2012;84(2):e153–e159.
46. Barry M, Kell MR. Radiotherapy and breast reconstruction: a meta-analysis. *Breast Cancer Res Treat.* 2011;127(1):15–22.
47. Eriksson M, Anveden L, Celebioglu F, et al. Radiotherapy in implant-based immediate breast reconstruction: risk factors, surgical outcomes, and patient-reported outcome measures in a large Swedish multicenter cohort. *Breast Cancer Res Treat.* 2013;142(3):591–601. *Study that evaluates the impact of postmastectomy radiotherapy on surgical morbidity and patient reported outcomes after immediate implant-based reconstruction.*
48. Ho A, Bovill E, Macadam S, et al. Post-mastectomy radiation therapy after immediate two-stage tissue expander/implant breast reconstruction: a UBC perspective. *Plast Reconstr Surg.* 2014.
49. Lam TC, Hsieh F, Boyages J. The effects of postmastectomy adjuvant radiotherapy on immediate two-stage prosthetic breast reconstruction: a systematic review. *Plast Reconstr Surg.* 2013;132(3):511–518. *Meta-analysis of 12 studies and 1853 patients that showed postmastecomy radiotherapy after two-staged prosthetic breast reconstruction resulted in an 18.6% reconstrutive failure rate compared to a 3.1% failure rate for a control group not receiving radiation.*
50. Albornoz C, Matros E, McCarthy C, et al. Implant based reconstruction and radiation: a multicenter analysis of long-term health-related quality of life and satisfaction. *Ann Surg Oncol.* 2014.
51. Watterson PA, Bostwick J 3rd, Hester TR Jr, et al. TRAM flap anatomy correlated with a 10-year clinical experience with 556 patients. *Plast Reconstr Surg.* 1995;95(7):1185–1194.
52. Williams JK, Carlson GW, Bostwick J 3rd, et al. The effects of radiation treatment after TRAM flap breast reconstruction. *Plast Reconstr Surg.* 1997;100(5):1153–1160.
53. Carlson GW, Page AL, Peters K, et al. Effects of radiation therapy on pedicled transverse rectus abdominis myocutaneous flap breast reconstruction. *Ann Plast Surg.* 2008;60(5):568–572.
54. Tran NV, Chang DW, Gupta A, et al. Comparison of immediate and delayed free TRAM flap breast reconstruction in patients receiving postmastectomy radiation therapy. *Plast Reconstr Surg.* 2001;108(1):78–82.
55. Rogers NE, Allen RJ. Radiation effects on breast reconstruction with the deep inferior epigastric perforator flap. *Plast Reconstr Surg.* 2002;109(6):1919–1924, discussion 1925-1926.
56. Spear SL, Ducic I, Low M, et al. The effect of radiation on pedicled TRAM flap breast reconstruction: outcomes and implications. *Plast Reconstr Surg.* 2005;115(1):84–95.
57. Kronowitz SJ, Hunt KK, Kuerer HM, et al. Delayed-immediate breast reconstruction. *Plast Reconstr Surg.* 2004;113(6):1617–1628.
58. Celet Ozden B, Guven E, Aslay I, et al. Does partial expander deflation exacerbate the adverse effects of radiotherapy in two-stage breast reconstruction? *World J Surg Oncol.* 2012;10:44.
59. Kronowitz SJ, Lam C, Terefe W, et al. A multidisciplinary protocol for planned skin-preserving delayed breast reconstruction for patients with locally advanced breast cancer requiring postmastectomy radiation therapy: 3-year follow-up. *Plast Reconstr Surg.* 2011;127(6):2154–2166.
60. Baumann DP, Crosby MA, Selber JC, et al. Optimal timing of delayed free lower abdominal flap breast reconstruction after postmastectomy radiation therapy. *Plast Reconstr Surg.* 2011;127(3):1100–1106.
61. Momoh AO, Colakoglu S, de Blacam C, et al. Delayed autologous breast reconstruction after postmastectomy radiation therapy: is there an optimal time? *Ann Plast Surg.* 2012;69(1):14–18.
62. Cordeiro PG, Snell L, Heerdt A, et al. Immediate tissue expander/implast breast reconstruction after salvage mastectomy for cancer recurrence following lumpectomy/irradiation. *Plast Reconstr Surg.* 2012;129(2):341–350. *This text highlights that implant-based reconstruction after failed breast conservation has poorer aesthetic outcomes for patients without a history of radiation.*
63. Hirsch EM, Seth AK, Dumanian GA, et al. Outcomes of tissue expander/implant breast reconstruction in the setting of prereconstruction radiation. *Plast Reconstr Surg.* 2012;129(2):354–361.
64. Lin KY, Johns FR, Gibson J, et al. An outcome study of breast reconstruction: presurgical identification of risk factors for complications. *Ann Surg Oncol.* 2001;8(7):586–591.
65. Habermann EB, Abbott A, Parsons HM, et al. Are mastectomy rates really increasing in the United States? *J Clin Oncol.* 2010;28(21):3437–3441.
66. Arrington AK, Jarosek SL, Virnig BA, et al. Patient and surgeon characteristics associated with increased use of contralateral prophylactic mastectomy in patients with breast cancer. *Ann Surg Oncol.* 2009;16(10):2697–2704.
67. Cemal Y, Albornoz CR, Disa JJ, et al. A paradigm shift in U.S. breast reconstruction: part 2. The influence of changing mastectomy patterns on reconstructive rate and method. *Plast Reconstr Surg.* 2013;131(3):320e–326e. *Review of the National Inpatient Sample database showing the increase in implant-based breast reconstruction and the use of contralateral prophylactic mastectomy.*
68. Chagpar AB, Studts JL, Scoggins CR, et al. Factors associated with surgical options for breast carcinoma. *Cancer.* 2006;106(7):1462–1466.
69. King TA, Sakr R, Patil S, et al. Clinical management factors contribute to the decision for contralateral prophylactic mastectomy. *J Clin Oncol.* 2011;29(16):2158–2164.
70. Tuttle TM, Habermann EB, Grund EH, et al. Increasing use of contralateral prophylactic mastectomy for breast cancer patients: a trend toward more aggressive surgical treatment. *J Clin Oncol.* 2007;25(33):5203–5209.
71. Tuttle TM, Jarosek S, Habermann EB, et al. Increasing rates of contralateral prophylactic mastectomy among patients with ductal carcinoma in situ. *J Clin Oncol.* 2009;27(9):1362–1367.
72. Yi M, Hunt KK, Arun BK, et al. Factors affecting the decision of breast cancer patients to undergo contralateral prophylactic mastectomy. *Cancer Prev Res (Phila).* 2010;3(8):1026–1034.
73. Elmore L, Myckatyn TM, Gao F, et al. Reconstruction patterns in a single institution cohort of women undergoing mastectomy for breast cancer. *Ann Surg Oncol.* 2012;19(10):3223–3229.
74. Chung A, Huynh K, Lawrence C, et al. Comparison of patient characteristics and outcomes of contralateral prophylactic mastectomy and unilateral total mastectomy in breast cancer patients. *Ann Surg Oncol.* 2012;19(8):2600–2606.
75. Pinell-White XA, Kolegraff K, Carlson GW. Predictors of contralateral prophylactic mastectomy and the impact on breast reconstruction. *Ann Plast Surg.* 2014;72(6):S153–S157.
76. *Position Statement on Prophylactic Mastectomy.* 2007.
77. Sorbero ME, Dick AW, Beckjord EB, et al. Diagnostic breast magnetic resonance imaging and contralateral prophylactic mastectomy. *Ann Surg Oncol.* 2009;16(6):1597–1605.
78. Goldflam K, Hunt KK, Gershenwald JE, et al. Contralateral prophylactic mastectomy. Predictors of significant histologic findings. *Cancer.* 2004;101(9):1977–1986.
79. Boughey JC, Hoskin TL, Degnim AC, et al. Contralateral prophylactic mastectomy is associated with a survival advantage in high-risk women with a personal history of breast cancer. *Ann Surg Oncol.* 2010;17(10):2702–2709.
80. Brewster AM, Bedrosian I, Parker PA, et al. Association between contralateral prophylactic mastectomy and breast cancer outcomes by hormone receptor status. *Cancer.* 2012;118(22):5637–5643.
81. Albornoz CR, Bach PB, Mehrara BJ, et al. A paradigm shift in U.S. Breast reconstruction: increasing implant rates. *Plast Reconstr Surg.* 2013;131(1):15–23.
82. Crosby MA, Garvey PB, Selber JC, et al. Reconstructive outcomes in patients undergoing contralateral prophylactic mastectomy. *Plast Reconstr Surg.* 2011;128(5):1025–1033.
83. Miller ME, Czechura T, Martz B, et al. Operative risks associated with contralateral prophylactic mastectomy: a single institution experience. *Ann Surg Oncol.* 2013.
84. Osman F, Saleh F, Jackson TD, et al. Increased postoperative complications in bilateral mastectomy patients compared to unilateral mastectomy: an analysis of the NSQIP database. *Ann Surg Oncol.* 2013;20(10):3212–3217.
85. Newman LA, Kuerer HM, Hunt KK, et al. Presentation, treatment, and outcome of local recurrence afterskin-sparing mastectomy and immediate breast reconstruction. *Ann Surg Oncol.* 1998;5(7):620–626.
86. Rivadeneira DE, Simmons RM, Fish SK, et al. Skin-sparing mastectomy with immediate breast reconstruction: a critical analysis of local recurrence. *Cancer J.* 2000;6(5):331–335.
87. Medina-Franco H, Vasconez LO, Fix RJ, et al. Factors associated with local recurrence after skin-sparing mastectomy and immediate breast reconstruction for invasive breast cancer. *Ann Surg.* 2002;235(6):814–819.

88. Slavin SA, Schnitt SJ, Duda RB, et al. Skin-sparing mastectomy and immediate reconstruction: oncologic risks and aesthetic results in patients with early-stage breast cancer. *Plast Reconstr Surg*. 1998;102(1):49–62.
89. Toth BA, Forley BG, Calabria R. Retrospective study of the skin-sparing mastectomy in breast reconstruction. *Plast Reconstr Surg*. 1999;104(1):77–84.
90. Spiegel AJ, Butler CE. Recurrence following treatment of ductal carcinoma in situ with skin-sparing mastectomy and immediate breast reconstruction. *Plast Reconstr Surg*. 2003;111(2):706–711.
91. Foster RD, Esserman LJ, Anthony JP, et al. Skin-sparing mastectomy and immediate breast reconstruction: a prospective cohort study for the treatment of advanced stages of breast carcinoma. *Ann Surg Oncol*. 2002;9(5):462–466.
92. Petit JY, Veronesi U, Luini A, et al. When mastectomy becomes inevitable: the nipple-sparing approach. *Breast*. 2005;14(6):527–531.
93. Sacchini V, Pinotti JA, Barros AC, et al. Nipple-sparing mastectomy for breast cancer and risk reduction: oncologic or technical problem? *J Am Coll Surg*. 2006;203(5):704–714.
94. Paepke S, Schmid R, Fleckner S, et al. Subcutaneous mastectomy with conservation of the nipple-areola skin: broadening the indications. *Ann Surg*. 2009;250(2):288–292.
95. Babiera G, Simmons R. Nipple-areolar complex-sparing mastectomy: feasibility, patient selection, and technique. *Ann Surg Oncol*. 2010;17(suppl 3):245–248.
96. Kim HJ, Park EH, Lim WS, et al. Nipple areola skin-sparing mastectomy with immediate transverse rectus abdominis musculocutaneous flap reconstruction is an oncologically safe procedure: a single center study. *Ann Surg*. 2010;251(3):493–498.
97. Jensen JA, Orringer JS, Giuliano AE. Nipple-sparing mastectomy in 99 patients with a mean follow-up of 5 years. *Ann Surg Oncol*. 2011;18(6):1665–1670.
98. Peled AW, Foster RD, Stover AC, et al. Outcomes after total skin-sparing mastectomy and immediate reconstruction in 657 breasts. *Ann Surg Oncol*. 2012;19:3402–3409. *Single institution experience with nipple sparing mastectomies that highlights changes in technique to reduce complication rates.*
99. Lohsiriwat V, Martella S, Rietjens M, et al. Paget's disease as a local recurrence after nipple-sparing mastectomy: clinical presentation, treatment, outcome, and risk factor analysis. *Ann Surg Oncol*. 2012;19(6):1850–1855.
100. Sakurai T, Zhang N, Suzuma T, et al. Long-term follow-up of nipple-sparing mastectomy without radiotherapy: a single center study at a Japanese institution. *Med Oncol*. 2013;30(1):481.

第14章

乳房切除术后的再造术前评估与设计

John YS Kim，Nima Khavanin

概要

- 了解每个患者术前情况的具体细节，可以优化共同决策的制订，同时调整患者的期望值，并获得更好的再造效果。
- 乳房再造的术前评估通常包括了解患者的肿瘤状态、治疗计划、既往诊疗和手术史、用药、解剖结构和对术后效果的期望值。
- 患者的肿瘤病史决定着后期的临床决策，包括乳房切除时是否保留乳头以及是否需要进行化疗和放疗。
- 围手术期用药管理在降低不良事件的风险中起着重要作用，继续或停用某种特定药物时应视具体情况而定。
- 风险计算器将患者的一般信息及合并症转换为个性化的风险测量，以便对患者进行教育和共同制订治疗方案。

简介

乳腺癌的外科手术治疗需要多学科协作，涉及肿瘤科、放射科、病理科、乳腺肿瘤外科和整形外科。由于存在多种可用的技术可供选择，每种选择都有其伴随的优势和风险，因此这种权衡对乳房再造患者尤其重要。了解每个患者术前情况的具体细节可以优化共同决策的制订，同时调整患者的期望值，并取得更好的再造效果。因此，本章将回顾有关患者和疾病的一些影响乳房再造后内科治疗、外科手术和美学效果的因素，包括再造前放疗、化疗、解剖结构、用药和合并症。

病史

详细的病史应关注患者的肿瘤病史和治疗计划、相关的内科和外科病史以及可能影响伤口愈合及再造结果的危险因素。

肿瘤情况和治疗计划

患者的肿瘤分期不仅是预期寿命的重要预测指标，也是一些新辅助疗法或辅助化疗的依据。诸如肿瘤大小和位置之类的细节决定患者是否适合做保留乳头的乳房切除术，而肿瘤的类型（例如炎性癌肿）可能会影响皮肤切除的范围及必需的软组织覆盖。如果肿瘤问题的严重性达到一定程度，导致患者预期寿命有限，或急需辅助治疗，则医生不得不推迟实施复杂的再造手术。这说明肿瘤问题还可能决定是否延迟再造手术。

乳癌分期

作为预后因素，乳癌分期是癌症患者的长期生存期重要的预测指标之一。最近的SEER（监测、流行病学与最终结果）统计数据显示，0或Ⅰ期患者的5年生存率接近100%，Ⅱ期为93%，Ⅲ期为72%，Ⅳ期为22%[1]。这个数据对于女性患者选择保乳治疗或乳房切除术以及是否进行再造的决定起到了重要作用。最近，早期乳腺癌患者选择乳房切除术的比例在2011年增至37.8%，其中36.4%的患者选择进行再造[2]。虽然早期乳癌（Ⅰ期或原位癌）患者[3,4]更可能接受再造，但也有一些医疗机构的报告显示，癌症分期与再造率并不相关[5]，其关联度因医疗机构而异。

乳癌分期也和肿瘤的多种指标（肿瘤大小、切缘、淋巴结受累以及肿瘤组织学等）一样，决定着乳房切除术后放疗和全身化疗的决策。表14.1为乳房切除术后放疗的适应证。辅助治疗和新辅助治疗的可能性会影响再造的时机，甚至会影响再造的方式。因此，应注意随访每一位患者。

表 14.1 乳房切除术后放疗评估的因素[12-16]

适应证
• 局部晚期疾病——T4 期肿瘤
• T3 期肿瘤，病理提示有淋巴结肿大
• 病理证实浸润性疾病边缘阳性
• 具有 4 个以上受累淋巴结的任何大小的肿瘤
潜在适应证
• T1~T2 期疾病和 1~3 个受累淋巴节
• T3N0
• 在手术切缘辨认导管原位癌
• 淋巴结阴性，三阴性乳腺癌

特殊情况：炎性乳腺癌

炎症性乳腺癌是一种侵袭性肿瘤，其特征是经典的桔皮征，预后相对较差[6]。这类肿瘤可能需要比较积极的手术切除以及辅助的放疗和化疗，且复发率相对较高[7,8]。在这种情况下进行再造是具有挑战性的，因为弥漫性皮肤和淋巴管受累可能需要对乳房、胸壁和皮肤进行广泛切除，从而导致巨大的缺损。而且术后对放疗的需求也增加了患者预后不良的概率。尽管有些外科医生认为炎症性乳腺癌是再造的相对禁忌证，但也有医生持不同观点。后者认为，自体皮瓣可在计划进行乳房切除术后放疗的胸壁上提供可靠的血管化软组织覆盖[9,10]。

这类罕见病例的再造数据目前仍相对较少[10]。迄今最大样本的研究[9]包含了 59 例接受了放疗和化疗的自体组织再造患者，其中 52 例延期再造，7 例即刻再造。约 36% 的患者出现了并发症，其中 1 例皮瓣完全坏死。

特殊情况：保留乳头的乳房切除术

保留乳头的乳房切除术（NSM），顾名思义，除常规的乳房切除并保留皮瓣外，还保留了乳头和乳晕，可以有效地改善美学效果[11]。通常，保留乳头的乳房切除术仅适用于严格筛选的患者，尤其是出于预防目的实施乳房切除术，或者单发较小病灶，且距乳头乳晕复合体有一定距离的患者[12-14]。其他可以采用这种方法的适应证包括无腋窝淋巴结受累、无淋巴血管受累、无广泛的导管内累及、1 级或 2 级肿瘤、人类表皮生长因子受体家族蛋白（HER2/neu）阴性和雌激素受体 / 孕激素受体（ER/PR）阳性。禁忌证包括炎性乳腺癌、累及乳头乳晕、出现乳头内陷、湿疹样癌（Paget 病）、乳头血性溢液和多发性肿瘤（表 14.2）[15,16]。

乳头切除术后病理学的回顾性研究已证实，乳头的亚临床受累率在 0~58%，具体取决于肿瘤大小和位置、是否多发和淋巴结阳性等[11]。这些数据促使研究人员制定了 NSM 的肿瘤学标准，包括肿瘤位于外周、大小在 2~5cm 以下，并且肿瘤到乳头的距离 >2cm[17]。使用类似标准选择的患者，在 13~66 个月的随访中，局部肿瘤复发率为 1%~12%[11]，一些作者甚至主张进一步扩大这些纳入标准[18]。最近的系统回顾和 meta 分析发现，合并乳头乳晕复合体的癌症复发率为 0.9%，而乳头乳晕复合体以外皮瓣的复发率为 4.2%[16]。

表 14.2 保留乳头的乳房切除术的标准

适应证[11-18]	禁忌证
• 肿瘤距乳头 >2cm	• 炎性乳腺癌
• 腋窝淋巴结阴性	• 乳头乳晕复合体累及
• 无淋巴管累及	• 乳头内陷
• 无广泛的导管内累及	• Paget 病
• 肿瘤 1~ 2 级	• 乳头血性溢液
• HER2/neu 阴性	• 多发性
• 肿瘤直径 <2~5cm	• HER2/neu 阳性
• ER/PR 阳性 *	• 3 级肿瘤
支持因素	
• 无既往乳房手术史或放疗史	
• 年轻，<45 岁	
• 非吸烟者	
• 无辅助放疗	

* 正在进行的研究

除乳头的复发风险外，保留乳头的乳房切除术还带来一个新的再造美学难题，因为患者希望能保留乳头，但并非总能如愿以偿。实际上，保留乳头的乳房切除术相关的乳头部分坏死率为 1%~9.7%，全部坏死率为 0~7.9%[11]。从再造的角度来看，包括吸烟、年龄、体重指数、术前放疗、切口类型、皮瓣厚度和乳房大小在内的许多因素都已被认定为乳头坏死的危险因素[19-22]。与其他方法相比，乳房切除术采用乳晕缘全层切口已被证明会增加乳头坏死的发生率，而乳房下皱壁切口的耐受性相对较好[20,23,24]。另一项研究发现，C 罩杯或更大罩杯患者发生乳头坏死的比例是 34%（其中部分坏死 32%，全部坏死 2%），而 A 罩杯或 B 罩杯患者乳头坏死发生率是 6%（均为部分坏死）（P=0.003）[21]。尽管从理论上讲乳房下垂也会有影响，但实际胸骨上凹到乳头乳晕复合体的距离并不影响保留乳头的乳房切除术术后并发症发生率[22]。与之类似，使用生物材料悬吊或同时进行腋窝及淋巴结清扫也不会增加乳头坏死的发生率[21]。

化疗

新辅助化疗对乳腺癌效果确切，可以减轻乳房和腋窝的肿瘤负担，从而减少广泛的外科手术[25]。由于这些药物中多数都具有细胞毒性，因此从理论上讲它们可能会增加患者发生感染和伤口愈合不良等并发症的风险[26]。但是，多项大型队列研究和 meta 分析尚未证明新辅助化疗与感染、皮肤坏死、血清肿、非计划二次手术率及再造失败之间存在关联[27-29]。

辅助化疗在改善乳腺癌的复发率和总体生存率方面也起着至关重要的作用[30,31]，其对再造效果的作用也已被广泛地研究。许多化疗药物具有明确的涉及心、肺、肾脏和肝脏的全身性不良反应，而其他不良反应则取决于患者的特定治疗方案。表 14.3 和表 14.4 列出了美国国家综合癌症网络指南中的最新方案。尽管具有这些全身性不良反应，但就手术并发症、伤口愈合问题和再造失败的风险而言，即刻乳房

表 14.3　HER2 阴性浸润性乳腺癌的新辅助 / 辅助化疗方案

首选方案

- 密集化疗 AC(阿霉素 / 环磷酰胺),然后紫杉醇治疗每 2 周 1 次
- 密集化疗 AC(阿霉素 / 环磷酰胺),然后紫杉醇每周 1 次
- TC(多西他赛和环磷酰胺)

其他方案

- 密集化疗 AC(阿霉素 / 环磷酰胺)
- AC(阿霉素 / 环磷酰胺)每 3 周 1 次
- FAC/ CAF(氟尿嘧啶 / 阿霉素 / 环磷酰胺)
- FEC/ CEF(环磷酰胺 / 厄比霉素 / 氟尿嘧啶)
- CMF(环磷酰胺 / 甲氨蝶呤 / 氟尿嘧啶)
- AC(阿霉素 / 环磷酰胺)每 3 周 1 次,然后多西他赛
- AC(阿霉素 / 环磷酰胺),然后紫杉醇每周 1 次
- EC(厄比霉素 / 环磷酰胺)
- FEC/CEF(环磷酰胺 / 厄比霉素 / 氟尿嘧啶),然后多西他赛或紫杉醇每周 1 次
- FAC(氟尿嘧啶 / 阿霉素 / 环磷酰胺),然后紫杉醇每周 1 次
- TAC(多西他赛 / 阿霉素 / 环磷酰胺)

Modified from the NCCN Guidelines version 2.2015 for Invasive Breast Cancer.

表 14.4　HER2 阳性浸润性乳腺癌的新辅助 / 辅助化疗方案

首选方案

- AC(阿霉素 / 环磷酰胺),然后紫杉醇 + 曲妥珠单抗 ± 帕妥珠单抗
- TCH(多西他赛 / 卡铂 / 曲妥珠单抗)± 帕妥珠单抗

其他方案

- AC(阿霉素 / 环磷酰胺),然后多西他赛 + 曲妥珠单抗 ± 帕妥珠单抗
- 多西他赛 + 环磷酰胺 + 曲妥珠单抗
- FEC(环磷酰胺 / 厄比霉素 / 氟尿嘧啶),然后多西他赛 + 曲妥珠单抗 + 帕妥珠单抗
- FEC(环磷酰胺 / 厄比霉素 / 氟尿嘧啶),然后紫杉醇 + 曲妥珠单抗 + 帕妥珠单抗
- 紫杉醇 + 曲妥珠单抗
- 帕妥珠单抗 + 曲妥珠单抗 + 多西紫杉醇,然后进行 FEC(环磷酰胺 / 厄比霉素 / 氟尿嘧啶)
- 帕妥珠单抗 + 曲妥珠单抗 + 紫杉醇,然后 FEC(环磷酰胺 / 厄比霉素 / 氟尿嘧啶)

Modified from the NCCN Guidelines version 2.2015 for Invasive Breast Cancer.

再造术后辅助化疗的应用一直被证明是安全的[32-34]。即使是采用扩张器或假体的乳房再造术,辅助化疗既不影响扩张器扩张的时间,也不影响血清肿、感染和皮肤坏死等手术并发症的发生率[35]。

随之而来的是,有关即刻乳房再造可能会推迟辅助化疗开始时机的担忧逐渐被打消了[5,36-38]。一项包括 3 643 例患者在内的、迄今为止最大规模的研究得出的结论是,尽管即刻乳房再造的确会推迟化疗,但似乎并没有显著性临床差异,也不会导致延误化疗[39]。尽管如此,在制订手术计划时仍要考虑到推迟化疗的可能,这一点很重要。例如,具有多种伤口愈合并发症风险因素的患者可考虑一些伤口愈合问题风险最低的方法,以促进向辅助治疗的顺利过渡。尽管乳房切除术、再造术和辅助化疗的最佳时机仍是一个热门的研究课题,但从术后 44d[40]~12 周内[41]开始化疗的病例都显示化疗对延长患者的生存期具有显著优势。

激素和生物疗法

靶向激素和生物疗法已成为乳腺癌治疗的重要组成部分,证据显示其对乳房再造效果的影响各不相同。雌激素已被发现是通过表皮雌激素信号转导促进皮肤伤口愈合的[42]。选择性雌激素受体调节剂(SERM),包括他莫昔芬和雷洛昔芬,在小鼠模型中已显示出类似的加速皮肤伤口愈合的作用[43]。然而,一项对人类成纤维细胞的体外研究发现,他莫昔芬可以延迟细胞增殖、生长因子的产生及随后的伤口愈合,但确实改善了瘢痕的形成[44]。一项对瘢痕疙瘩患者的随机对照试验发现,他莫昔芬与安慰剂相比,瘢痕疙瘩形成的风险绝对值降低了 40%[45]。就安全性而言,雌激素受体调节剂在很大程度上被认为风险较低。然而,他莫昔芬与放疗同时进行时会出现伴有 2 级以上皮下纤维化[46],并且增加静脉血栓栓塞性疾病的风险,尤其是在 2 年内使用过该药物的老年女性[47]。据文献报道,他莫昔芬患者静脉血栓栓塞的 5 年发生率为 1.2%,而对照组为 0.5%[47]。

迄今为止,鲜有针对相对较新的生物制剂对手术结果影响的研究。VEGF 抑制剂贝伐单抗与多种伤口并发症有关,包括裂开、瘀斑、手术部位出血和感染[48]。然而,其在乳房再造中的作用目前资料有限。Golshan 等[49]回顾了 13 例三阴性乳腺癌患者,他们接受了乳房切除后即刻再造术,其中 5 例(3 例 TRAM 皮瓣和 2 例采用扩张器 / 假体)只用顺铂,8 例(2 例 TRAM 皮瓣和 6 例扩张器 / 假体)使用顺铂 + 贝伐单抗。在贝伐单抗 + 顺铂组中有 4 例患者(占总数 50%,扩张器 / 假体再造例数的 66%)在采用组织扩张器和异体真皮再造后发生了坏死。迄今为止,尚未有人发表过关于 HER2/neu 途径抑制剂曲妥珠单抗或拉帕替尼对乳房再造结果影响的研究。

放疗

对于许多淋巴结转移广泛、局部晚期乳腺癌或接受保乳治疗的患者,外照射是联合治疗计划的常规组成部分,已被证实可减少局部的复发,甚至改善总体生存率(表 14.5)[50-52]。但是,放射暴露确实会导致纤维化以及皮肤和皮下组织的血管和结构受损,增加患者出现并发症和美学效果不佳的风险[53]。乳房再造联合放射治疗的最佳方式仍存在争议,也是目前相关研究领域的热门课题。

术前放疗——假体乳房再造

乳癌再造患者接受放疗的方式一般是以下两种:保乳治疗失败后即刻再造后放疗,或乳房切除术后先放疗再延期再造。一项包含 76 例患者的研究比较了这两种方式在扩张器 / 假体再造的术后效果,并未发现两者之间存在显著差异[54]。

表 14.5 乳房切除术后放疗对肿瘤治疗效果的影响

引用	随访时间	患者人数	淋巴结状态	局部复发		总体生存率	
				有乳房切除术后放疗	无乳房切除术后放疗	有乳房切除术后放疗	无乳房切除术后放疗
Overgaard 等,1999 年	10 年	135	N0	3%	17%	82%	70%
		1 061	1~3N+	7%	30%	62%	54%
		51	≥4N+	14%	42%	32%	20%
Katz 等,2000 年	10 年	132	N0	6%	23%	56%	55%
		794	1~3N+	6%	31%	55%	44%
		448	≥4N+	11%	46%	24%	17%
Truong 等,2005 年	20 年	183	1~3N+	9%	20%	61%	53%
		112	≥4N+	17%	41%	30%	16%

与未接受过放疗的患者相比,在接受过射线照射的部位进行假体再造的患者发生多种并发症的风险更高,包括包膜挛缩、伤口裂开、假体外露、二次手术以及再造失败[55-60]。先放疗再扩张器 / 假体再造的患者,10 年内严重包膜挛缩的发生率可高达 20%;和未接受过射线照射的患者相比,采用一步法和两步法假体再造的包膜挛缩风险分别增加了 3.3 倍和 7.2 倍[56]。总体而言,这种并发症风险的增加表明再造的成功率相对较低,据报道,两步法再造成功率只有 60%[54]。在该研究中发现,在放疗后置入组织扩张器的患者中,约 56% 需要取出假体或行皮瓣移植修复,还有 44% 需要扩张器 / 假体置换。最常见的根本原因包括感染、疼痛或紧绷、假体外露和美学效果不佳[54]。

尽管早期文献中的结果相互矛盾,但人们普遍认为,在修复手术时,预先放疗的有害作用会降低扩假体再造患者的满意度和美学效果。2006 年,一项针对 315 例放疗后扩张器 / 假体再造病例的研究发现,外科医生报告的美容结果非常好或极好的比例为 55.1%,良好为 24.1%,一般为 17.2%,差的为 3.4%,这些数据与从未接受过辐射的人相比并没有显著性差异(P=0.225)[61]。然而,最近多项通过成熟的再造模块 Breast-Q 收集患者数据进行的研究发现,预先放疗对乳房的外观满意度以及总体健康相关生活质量会造成显著的负面影响[62,63]。

术前放疗——自体组织再造

由于担心辐射的有害作用,许多人都支持在接受过放疗的部位采用自体组织移植再造[64]。尽管如此,与从未接受过放疗的患者相比,这些患者发生并发症,尤其是脂肪坏死的风险仍然较高[65-68]。最近对该组患者进行的 meta 分析发现,伤口愈合并发症的发生率为 10%,脂肪坏死率为 10%,感染发生率为 4%,血肿发生率为 2%,血清肿发生率为 4%[69]。在 meta 分析中纳入的 1 011 例在受照射部位进行的皮瓣移植再造中,完全皮瓣坏死率只有 1%,部分皮瓣坏死率为 6%[69]。总体上,在受过放疗的胸廓上进行自体组织移植再造被认为是最安全、最可靠的选择,因此应该鼓励对愿意进行皮瓣移植再造的患者实施该治疗。

淋巴瘤的"斗篷照射"

过去,何杰金淋巴瘤的照射模式会覆盖颈部、纵膈和腋窝的淋巴结,由于其覆盖分布与斗篷相似,因此,被称为"斗篷照射"[70]。斗篷照射与乳房切除术后放疗的不同之处在于其聚焦于纵隔淋巴结,患者的目标照射区域为乳房的内侧组织,而中央和外侧部分通常相对健康[70]。并且总的放射剂量通常也较小,一般为 35~44Gy,而全乳房照射的剂量为 60Gy[70]。

经斗篷照射后进行乳房再造的报道仅有 2 个,患者总数为 23 人[70,71]。总体而言,有 11 例患者出现 1 种或多种并发症,包括 5 例乳房切除后皮瓣坏死,5 例严重包膜挛缩(1 例Ⅳ级,4 例Ⅲ级),6 例蜂窝组织炎,4 例血清肿,1 例血肿和 1 例慢性乳房疼痛。有 4 例原先行扩张器 / 假体再造的患者需要去除假体,并使用自体组织瓣移植进行治疗。尽管这些患者可能并未表现出明显的辐射导致的皮肤变化[70,71],但医生仍然必须认识到这类特殊患者的相关风险。

术后放疗

通常,医生只要在利用病理学知识对肿瘤和淋巴结标本进行彻底评估之后,才能作出有关乳房切除术后放疗的最终决定。尽管治疗方案在一些医疗机构和医生中存在差异,乳房切除术后放疗的通用适应证常包括局部肿瘤晚期及淋巴结阳性或手术切缘阳性(表 14.1)。对于这些接受治疗的患者中,该方案的优势包括降低远期局部复发和提高总生存率(表 14.5)。在计划进行乳房切除术后放疗的情况下,有关乳房再造与放疗的最佳安排目前仍存在争议,其中一些主张是即刻假体再造随后放疗,而另一些则主张分步进行[54,57,72,73]。对于考虑自体组织移植再造的患者,也有一种被称作"延期 - 即刻"的方法,就是在放疗前置入扩张器以保持天然的被覆皮肤和容积,直到放疗结束后再进行最终的自体组织或假体再造[74-76]。对于这类患者还有一种传统的治疗方案,就是将再造工作全部安排到到放疗之后,而这种情况几乎肯定需要进行自体组织再造。

药物

除处方药外,完整的用药史还应包括所有非处方药和中草药或替代药。本节将回顾再造医生可能会遇到的一些最常见药物的资料。

通常，一些与戒断综合征相关的药物在围手术期应根据需要继续使用或逐渐减量。口服药物可以用透皮、透黏膜或静脉内给药形式进行替代，以补偿由于胃肠道功能下降或口服摄入减少而引起的吸收障碍。

阿司匹林 / 非甾体抗炎药

阿司匹林会不可逆地抑制血小板环氧酶，增加围手术期失血和出血的风险[77,78]。尽管它对降低心血管并发症有潜在的优势，但 POISE-2 试验发现，在接受非心脏手术的患者中，阿司匹林增加了出血风险，而心血管预后及总体死亡率并没有任何改善[79]。在乳房再造患者中，阿司匹林组血肿发生率增加到了 9.2%，而对照组为 4.7%[80]。尽管阿司匹林的血浆半衰期仅为 20min，但它对血小板的不可逆作用可能需要长达 10d 才能恢复。通常，大多数接受阿司匹林单药治疗的患者维持其剂量到手术前 1~2 周仍是有效的[81]。

其他非甾体类抗炎药（NSAID）对环氧合酶同工酶具有可逆性抑制作用，从而能产生类似的抗血小板作用，并增加出血风险[82]。选择性 COX-2 抑制剂包括塞来昔布对血小板功能的影响很小，但对心血管的作用却似乎有害[83]。一般而言，许多外科医生都建议在手术前 1~2 周停用 NSAID 以及选择性 COX-2 抑制剂，但对健康个体而言，布洛芬对血小板功能的作用似乎会在 24h 内恢复正常[84]。

口服避孕药

口服避孕药是一类广泛使用的药物，可用于预防妊娠和治疗许多妇科疾病。但这也成为年轻女性发生血栓栓塞事件的主要原因，基线发生率高达 0.1%，在手术和活动性恶性肿瘤患者中进一步增加[85,86]。大多数外科医生建议术前停用避孕药 4~6 周，这样，雌激素或孕激素水平才能恢复到生理水平。需要着重提醒患者的是，在恢复用药后的第 1 周内，应采用其他避孕措施来防止意外怀孕。

糖皮质激素

接受糖皮质激素治疗的患者必须平衡治疗疾病的获益与免疫抑制、蛋白质分解代谢增加和伤口愈合不良的风险[87]。

通常，人体每日产生 10~12mg 的皮质醇。这一数字在中等压力下会增加到每日 25~50mg，重大压力下增加到每日 75~150mg，并在应激事件发生后 24~48h 内回到基线水平[87]。对于接受慢性类固醇治疗的患者，下丘脑 - 垂体 - 肾上腺轴被抑制的可能性通常由剂量和持续时间决定，作手术决策时需考虑到这些[88-90]。使用类固醇少于 3 周或正在进行长期隔日治疗的患者，不太可能出现肾上腺轴被抑制，因而可以继续按其常规剂量。另外，已使用泼尼松 >20mg 超过 3 周或更长时间的患者，围手术期需要更大剂量。而使用泼尼松 5~20mg 超过 3 周的患者，既可以接受检测，也可以接受术后经验性激素冲击治疗。

既往手术史

乳房再造患者的外科手术史必须包括所有既往手术操作的详细信息，尤其是涉及乳房、腹部或其他潜在供区部位的手术信息。

乳房手术

据估计，在美国有超过 200 万女性接受了隆乳术，每年都要进行 30 万例手术[91]。对于乳房再造术，这类患者显示出对以假体置入为基础的手术方法的偏爱，无论是只用假体还是联合背阔肌瓣[92-95]。这种偏好至少部分是由于她们有接受假体的意愿，体重指数相对较低，且皮瓣可用的软组织较少[92,96]。

这类患者进行再造手术的并发症发生率不受先前假体位置或再造方法（直接置入假体或先置入扩张器后置入假体）的影响，和一般人群的并发症发生率基本相同[97,98]。只有一项小型研究发现包膜挛缩发生率有显著差异，作者推测可能是先前隆乳手术后残留的生物膜或包膜导致的[96]。尽管如此，接受过隆乳手术的患者对其再造的满意度更高[92]。

腹部手术

所有类型的腹部瘢痕（例如肋缘下、下腹横切口、中线剖腹切口等）均可能使腹部皮瓣血供受损，从而影响其存活[99]并增加供区畸形发生率[86,100,101]。为了预防皮瓣血供不足，可以采取一些措施来改善皮瓣灌注，包括手术延迟、皮瓣设计优化和显微手术技术[102-106]。通过仔细设计，腹壁下动脉皮瓣[107]在因腹腔内手术留下垂直或短横形切口的患者中得以成功实施[99]。

腹壁成形手术史尤其需要关注，因为在上腹部皮瓣的分离和切除过程中，供应组织瓣的穿支血管已经被切断了。尽管少量的小型研究表明，经腹直肌内新生的穿支血管可以成功地进行腹部皮瓣移植再造[99,108-110]，但腹壁成形手术史仍应被视为腹部皮瓣转移乳房再造的相对禁忌证。

合并症

了解患者的合并症有助于以患者为中心讨论最佳再造时机和方式。结合列线图[60]和个人风险计算器[111,112]，这些数据使外科医生能够了解患者发生并发症的个体风险，从而有助于患者教育和围手术期的决策。下文将讨论常见合并症对患者预后的影响。

糖尿病

糖尿病本身就是多种代谢功能紊乱的最终结果，大致分为 2 种类型：1 型糖尿病，即胰岛素依赖型糖尿病和 2 型糖尿病。无论其潜在的过程如何，糖尿病总是与许多全身性疾病相关，包括外周动脉疾病、微血管疾病、神经系统病变和免疫缺陷[113]。已经确定可以导致糖尿病伤口愈合并发症增加的细胞因子有 100 多种[114]。最近，许多学者开始研究胰岛素依赖的 1 型糖尿病和 2 型糖尿病出现不良反应的潜在差异，可能作为短期和长期血糖控制作用的替代指标[115]。

最近一项使用全美开放数据的研究通过单因素方差分

析发现，糖尿病患者发生伤口并发症的风险会增加(4.6% vs. 9.8%，P<0.001)，然而在对包括肥胖症在内的潜在干扰因素进行了修正后，这一因素往往不相关，肥胖症和2型糖尿病都是一个更大的概念“代谢综合征”的一部分[116]。一些较小的单中心研究概括了这一发现，即糖尿病患者的伤口并发症或再造失败风险并未增加[117,118]。迄今为止，有关这一课题最大规模的研究(包括近30 000例患者)发现，在接受自体组织再造的糖尿病患者中，包括伤口并发症在内的总体并发症发生率有小幅增加，且有统计学意义；这种增加在胰岛素依赖的1型糖尿病患者中比在2型糖尿病患者中更明显[115]。

需要注意的是，这些研究都是有局限的，因为它们本质上都是回顾性研究，并可能受到选择偏倚的影响。此外，有糖尿病史并不代表血糖控制不好，特别是自外科护理改善计划(SCIP)指南建议术后第1日和第2日的血糖控制在11.1mmol/L(200mg/dl)以内[119]。尽管目前已有大量乳房再造术后与糖尿病相关的风险的大量研究报告，但总体而言，血糖控制不佳对伤口并发症的影响是公认的[113,114]。乳房再造术前后对糖尿病患者进行正确医疗管理的重要性应引起重视。

吸烟

众所周知，吸烟会对伤口愈合、微血管血流和氧气输送产生各种负面影响，从而增加乳房再造后伤口并发症的风险，并导致后续后遗症[60,120-126]。尤其是对于自体组织再造患者，吸烟会增加皮瓣坏死和供区并发症发生率，以至于许多外科医生建议吸烟者不适合采用这种术式[126-128]。

有趣的是，即使戒烟后，吸烟的不良影响也可能持续存在。一项包含227例TRAM皮瓣再造的研究表明，正在吸烟者、既往吸烟者(戒烟不满12个月)和不吸烟者之间的术后并发症发生率依次降低[126]。最近，对近12 000名患者的分析表明，与从未吸烟的人相比，无论采用哪种乳房再造方法，既往吸烟者的皮瓣坏死概率增加2.46倍[111]。需要进行额外的研究以明确这些有争议的发现[129]，以求更好地了解既往吸烟史对患者预后的真实影响。

对所有来寻求乳房再造的吸烟患者，医生应特别向其强调，手术前至少提前3~4周戒烟，以减少并发症发生率。对于考虑复吸的患者，尼古丁替代疗法被证明可以使戒烟率提高50%~70%，而不会增加伤口愈合并发症的风险[130-132]。

肥胖

肥胖患者的乳房再造是一项具有挑战性的手术，因为与不肥胖的患者相比，这些患者不仅并发症发生率会增加[133-138]，而且从美学上讲，她们相对较大而且下垂的乳房很难再造，特别是在单侧再造的情况下。肥胖症通过两种机制对手术结果产生负面影响。第一是患者的身体特征对外科手术的直接影响，第二是涉及与肥胖高度相关的合并症。这些疾病包括冠状动脉疾病、糖尿病、阻塞性睡眠呼吸暂停综合征、高血压、高脂血症、微血管疾病、腹壁疝以及静脉疾病等[139]。

在这类患者中使用组织扩张器/假体再造仍然是一个有争议的问题。再造失败的风险以及患者对美学结果的不满[140,141]导致一些外科医生主张在肥胖患者中使用自体组织乳房再造术[142]。也有医生认为，尽管乳房再造术的总体并发症和再造失败率升高，但仍在可接受的范围内。因此，只要是对再造手术感兴趣的女性，无论其体重指数高低，医生在建议自体组织乳房再造时，都应同时介绍扩张器/假体再造术式[143,144]。

这类患者的主要美学挑战之一就是再造时达到较大的体积及垂度，尤其是在单侧再造的情况下。一项针对262名患者的研究发现，与正常体重患者相比，接受扩张器/假体再造手术的肥胖患者的美学满意度优势比为0.14[141]。在这些患者中，使用脱细胞真皮基质或其他生物材料可能有助于容纳大型扩张器或假体，并再造出更自然的下极饱满度和垂度，从而接近乳房切除前的形态[145-147]。

除能提供足够的组织来再造较大的下垂乳房外，皮瓣移植再造法还可以带来额外优势：可以切除供区冗余的软组织，包括腹部、大腿内侧和臀部。然而，在这类高危人群中，传统的TRAM皮瓣可能会降低上腹部的张力，尤其是在双侧再造的时候[148]。保留肌肉的TRAM皮瓣和穿支皮瓣[149-151]为经验丰富的外科医生提供了更有吸引力的替代方案，腹壁并发症发生率更低(腹部薄弱发生率<5%)，总体效果很好(皮瓣坏死<2%)[152]。

结缔组织病

尽管结缔组织病(CTD)和乳腺癌之间没有明确的联系，但它们的相对共性使得再造外科医生很可能会遇到这一具有挑战性的患者群体[153,154]。许多CTD患者对放疗的严重反应可能是由TGF-β介导的放射反应，重新激活了导致组织纤维化的静止疾病[155]，通常表现为晚期组织反应[156]。有趣的是，与其他恶性肿瘤相比，这种反应在乳腺癌放疗中更常见，在硬皮病和系统性红斑狼疮患者中最普遍[157]。尽管这种疾病并不是保留乳房和全乳房放疗的禁忌证，但仍有许多患CTD的女性为了避免放疗而选择乳房切除术[157]。

一般而言，TGF-β通路的中断、针对胶原蛋白或其他结构分子的自身抗体、血管病变或血管形成紊乱以及抗炎药或免疫调节药等几大因素的综合作用，都增加了CTD患者伤口裂开的风险[158]。此外，包括抗磷脂综合征在内的某些患者的继发性疾病都可能导致血液处于高凝状态，增加静脉血栓栓塞的风险[159]。其他相关并发症包括血清肿，尤其是供区的顽固水肿以及继发于血小板异常的迟发性血肿[158]。对这一高危人群的研究目前只有很少的病例系列报道，其并发症的真实风险仍有待确定。

呼吸系统疾病

对于有基础肺疾病史的患者，即使围手术期正常的肺生理也可能成为负担，从而导致术后肺部并发症的进展。特别是在手术超过2.5h[160]、术后膈肌功能障碍、疼痛以及胸部固定可能会导致这些患者出现持续长达1周的肺呼吸容量减少[161]。

已知慢性阻塞性肺病的病史会使手术后肺部并发症的风险增加 2.7~6 倍[162]。一项使用美国国家外科质量改善计划注册中心(NSQIP)数据的大型研究发现,慢性阻塞性肺疾病患者引起术后肺炎的比率为 1.71,计划外再次插管的比率为 1.54,呼吸机依赖的比率为 1.45[163]。尽管这种风险有所增加,但该类人群似乎并未出现任何低于手术绝对禁忌证标准的肺功能抑制水平[164,165]。只有少数研究专门探讨了慢性阻塞性肺病对乳房再造的影响,并且发现其与主要并发症和再造延期存在着类似的相关性[166]。尽管如此,手术,尤其是乳房再造术可能包含的多项手术的风险和优势必须针对每位患者的具体情况仔细权衡。

与慢性阻塞性肺病不同的是,尽管最初人们认为存在哮喘这种基础疾病的患者的肺部并发症发生率更高,但最近的研究未能证明控制良好的哮喘与不良结局之间存在联系。也就是说,在选择手术之前,应该强调对患者哮喘的最佳医疗管理[167]。

出血 / 凝血障碍

不管是凝血倾向还是出血倾向,人体对血管内皮损伤的自然反应出现异常以及血栓的形成都可能使乳房再造患者面临许多潜在的严重并发症风险。血栓形成倾向是多种遗传性或后天性疾病的表现,使患者静脉栓塞(VTE)的风险显著增加[168]。据报道,这类患者术后静脉栓塞的风险会增加 5~20 倍[169],并且在相对耗时更久的自体组织再造手术中可能还会进一步增加[170]。

对于乳房再造患者尤其要注意一点,即在接受显微外科再造手术的血液高凝状态的患者中,吻合口血栓形成以及皮瓣坏死的风险可能会增加。迄今为止,仅有少量的小型研究和病例报告研究过这一课题[171-174]。最大的系列研究包括 100 例接受游离移植的患者,其中 11 例为病理性杂合因子Ⅴ莱顿(Leiden)突变阳性[171]。这项研究未能明确血栓形成倾向与血栓栓塞继发的皮瓣坏死之间存在显著相关性,他们的分析还不足以检测这种罕见并发症的差异。最近的多项其他研究表明,高凝患者的皮瓣坏死率接近 15%[172,173,175],远高于同时期游离组织移植手术常见的 1%~2%[176]。

最终,大多数患者安全地进行了游离皮瓣乳房再造,许多未检出的患者也有可能已经或者继续这样做。尽管如此,因为风险倾向很高,一些医生会建议这类患者不要进行游离组织移植[172,174],这推动了假体或带蒂皮瓣再造术的应用。尽管如此,在了解皮瓣坏死风险增加的情况下,仍有些人会谨慎地进行游离组织移植,并同时进行抗凝治疗[173,177,178]。

另外,出血性疾病使患者出血或血肿的风险增加,甚至可能致命。一项针对超过 16 000 例乳房再造的研究表明,出血性疾病的病史是造成重大内科和外科并发症的危险因素,并证明了该发现在围手术期风险分级和决策中的作用[116]。当已知或疑似出血性疾病时,最关键的步骤是准确地诊断和治疗,以预防可能危及生命的围手术期出血[179]。当然,对于病史和体格检查阴性的患者,目前尚不进行术前筛查[180,181]。

体格检查

与每个再造方法相关的体格检查具体细节将在其各自的章节中进行回顾。一般来说,体格检查除详细检查乳房和自体组织再造的潜在供区外,还包括基本生命体征如身高、体重和体重指数。

乳房的检查应重点关注乳房下皱襞、乳头、对称性、皮肤厚度和质地、皮肤瘢痕以及腋窝检查。这些信息有助于决定患者的美学目标,尤其是在单侧乳房再造患者中,再造时要注意对称性的操作。另外,测量胸骨到乳头距离、乳头到乳房下皱襞距离、乳房基底直径等数据有助于假体的选择。其他体征,如肿块的整体大小、临床阳性淋巴结、乳头内陷或溢液、Paget 病或桔皮征会影响患者对保留乳头的乳房切除术和 / 或乳房切除术后再造的适应证选择,因此,在决定再造方式时应考虑这些因素。

对于考虑自体组织移植乳房再造的患者,对供区部位包括腹部、臀部、大腿和背部应仔细检查,以确保有足够的组织量进行再造。本章前面提到了腹部或骨盆手术后的瘢痕,应将其标记为损害血供和造成切口疝的潜在风险。

术前拍照

术前和术后照相现在已经成为乳房再造的标准程序,有助于存档、协作、患者教育和研究。

在初期医患沟通期间,与患者一起查看照片可将术前沟通从单向的讨论(医生告诉患者)转变为双向模式,在这种环境中,医生与患者讨论他们的期望效果[182],并在此时需要谨慎地避免对患者保证效果所带来的隐患[183]。术后,通过照片,患者和外科医生都可以在预期结果的基础上更客观地评估术后效果,从而指导是否需要进行其他手术和 / 或调整对称性的操作。此外,系统地回顾术后长期的照片,可以使外科医生追踪和研究其手术操作的演变,从而促进质量改善和循证决策。

乳房的照片可能会因其构图以及患者的身材而有很大差异,因此一套标准的方法对于获取高质量、标准化的图像至关重要。其边界上到颈部下方的胸骨上凹,下到低于肋弓缘。手臂可以放在侧面、臀部或后腰部,常见的视图包括正面(AP),侧面和斜面照片。照相的条件会因设备和设置存在差异,为了获得高质量和标准化的照片,DiBernardo 等[184]建议将患者置于合适的背景前,并在 3 英尺(约 0.9m,1 英尺≈0.3m)的距离处使用 50mm 镜头,并以 1∶12 的复制比例进行拍摄。为了获得最佳的肤色且不影响曝光,建议使用中等的蓝色或 18% 的灰色背景。

标记

每种手术方法的术前设计标记各不相同,将在各自的章节中详细介绍。乳房的一般标志如图 14.1 所示，其中包括乳房下皱襞、中线和乳房切除术的切口位置等。供区部位需标记出皮瓣的解剖边界、切口部位、血管蒂的预期走向以及可能的多普勒标记。

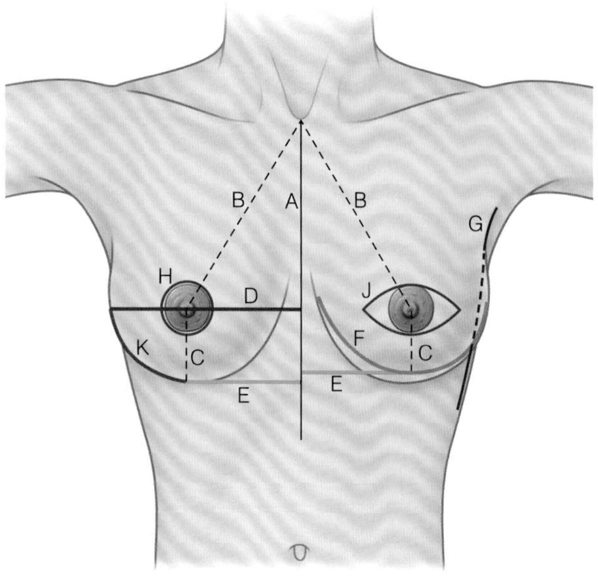

图 14.1 乳房再造术前标记画线示例。需要标记和测量以下数值：(A) 中线；(B) 胸骨上凹到乳头乳晕复合体距离；(C) 乳头至乳房下皱壁距离；(D) 乳房基底宽度；(E) 乳房下皱襞到中线的投影及乳房下皱襞偏移；(F) 乳房下皱襞；(G) 胸廓外侧边界。红线为预计的乳房切除切口：(H) 圆形切口 (J) 乳晕缘椭圆切口常用于保留皮肤的乳房切除术后行自体组织或假体再造，另外还有乳房下皱襞下外侧切口 (K) 常用于保留乳头的乳房切除术

成像

穿支血管的粗细和分布因患者的具体情况而差异巨大，甚至在同一个患者的左右侧腹部都不同。术前血管成像与实际穿支发出的位置具有良好的相关性，并且在以穿支血管为基础的皮瓣再造中起着重要作用[185-189]。术前成像在双侧手术中平均可减少超过 1h 的手术时间[189]，并且包括皮瓣部分坏死和供区问题在内的相关并发症都显著减少，甚至在腹部能够提高成功完成 DIEP 皮瓣的概率[188]。成本 - 效用分析推荐在腹部穿支皮瓣乳房再造术前进行血管成像[190]。

表 14.6 概括地介绍了一些用于穿支皮瓣的成像技术。有关选择穿支血管的注意事项以及相关的特定成像方式的细节将在其他章节详细介绍。

风险 / 利益术前告知

成功的患者教育有助于作出明智的决策，并且已被证明可以提高患者的满意度及他们术后的整体生活质量[191-194]。为此已经有多个可用于辅助的综合流程[191,195-198]。近年来，循证决策成为趋势，使定量风险评估（尤其是风险计算器）成为一种普遍的新选择。

表 14.6 穿支皮瓣的术前影像学检查方法

方法[185-189]	优点 / 缺点
多普勒超声	快速，随时可做，但比其他方式相对不可靠
MRA	避免辐射和使用静脉造影剂，但影像质量不如 CTA 且价格昂贵
CTA	快速获得出色的图像，但需放射照射（有效剂量为 5.6mSv）和应用静脉造影剂
血管造影	非常准确，但为有创操作，需要造影剂，大部分被计算机断层扫描血管造影或磁共振血管造影取代

风险计算器

有效的风险告知取决于准确、有用的数据以及患者理解。诸如“不太可能”或“罕见”之类的定性术语含混不清，可能难以解释[198]，而定量评估消除了任何不确定性，传达了清晰且一致的信息。这样一来，难点也变成向现有患者告知相关的准确数据。从总体得出的平均风险度量值常常掩盖了部分乳房再造患者的特殊性，这些特殊性的存在会使得大多数患者的风险被高估或低估[112]。风险计算器作为可能解决这个问题的方法在多种领域中脱颖而出[199,200]。针对每个患者独一无二的合并症和人口信息的组合来调整风险预估，以客观且可复制的方式消除了通过计算平均值所带来的不精确性。

这是乳房再造风险评估（BRA）表的由来[112]。基于 Web 的 BRA 评分表（图 14.2）是利用来自多个多中心（包括美国国家手术质量改善项目、乳房再造术后效果联合会和外科医生手术和效果追踪项目）的数据来建立的关于多种内科和外科效果的可靠的、经过验证的模型[111,112,201]。认识到登记数据的固有局限性，对文献进行系统回顾后的修正有助于增强 BRA 评分模型的临床相关性。

共同决策

即使经过充分教育的患者，要作出关于再造的最终时机和方式的决定，通常也很困难[195]。现有的许多策略和指南可以帮助外科医生和患者共同决策，有助于克服这些困难，并增加对乳房再造的接受度[191,195,202,203]。

后续各章节将阐述针对不同再造方法的特定适应证和禁忌证。然而，从整体角度来看，自体组织移植再造手术的优点包括：

(1) 使用患者自体组织，再造效果更自然；
(2) 同时可以从供区包括腹部切取软组织；
(3) 可能提高患者的长期满意度[204]；
(4) 相对于假体再造对放疗引起的并发症更有抵抗力[64]；

乳房再造风险分析（BRA）评分表

为计算术后即刻组织扩张器置入或自体组织再造手术的并发症潜在风险，请完成以下表格
部分数据模型来自乳房切除术后再造效果联合会（MROC）成员使用的数据库中的文件
部分数据模型来自整形外科医生手术和效果追踪项目（TOPS）成员使用的数据库中的文件
部分数据模型来自美国国家手术质量改善项目（NSQIP）成员使用的数据库中的文件

身高 62 ◉ 寸 ○ m
体重 145 ◉ 磅 ○ kg
年龄 55

	是	否
您是否有高血压，是否正在口服降压药?	◉	○
您是否有过被诊断为糖尿病?	◉	○
您是否经历过呼吸困难、疼痛或劳累?（仅限术前30d以内的情况）	○	◉
是否接受过化疗?（仅限术前30d以内的情况）	○	◉

美国麻醉医师协会（ASA）身体状况分类 2 ▼
这是什么?
吸烟状况 从不 ▼
您将接受单侧还是双侧乳房再造? 双侧 ▼
您是否接受过，或预计要接受放疗? 否 ▼

出血风险：

维生素K缺乏	○	◉
血小板减少症	○	◉
血友病	○	◉
其他检查出的凝血障碍	○	◉
术前不能停用香豆素、非甾体类解热镇痛药或其他抗凝药	○	◉
长期阿司匹林治疗	○	◉

你是否曾接受过：

球囊血管成形术	○	◉
支架置入术	○	◉
冠状动脉搭桥术	○	◉
瓣膜置换/修复术	○	◉
置入起搏器/除颤器	○	◉
其他重大心血管手术	○	◉

计算风险

Ⓐ

效果	乳房再造方法				
	组织扩张器	带蒂	背阔肌肌皮瓣	显微外科乳房再造	单次假体置入
总体并发症	13.01%[1]~13.86%[2]	29.69%[2]~34.53%[1]	21.30%[2]~41.78%[1]	22.48%[2]~34.82%[1]	26.39%[1]
总体医学并发症[3]	1.37%	4.99%	1.88%	10.9%	
总体医学并发症[2]	13.86%	29.69%	21.30%	22.48%	
手术部位感染[3]	3.53%	5.64%	2.61%	5.83%	
血清肿[2]	1.65%	2.87%	5.25%	2.48%	
切口裂开[2]	3.99%	14.30%	5.45%	6.71%	
皮瓣坏死（部分或全部）[2]	—	11.85%	3.40%	11.48%	
假体取出[2]	5.12%	—	—	—	
30d内再次手术[2]	5.20%	8.32%	3.84%	9.15%	

[1] 来自乳房切除术后再造效果联合会的数据
[2] 来自整形外科医生手术和效果追踪项目的数据
[3] 来自美国国家手术质量改善项目的数据

Ⓑ

图 14.2　BRA 评分系统的 Web 应用程序用户界面。(A) 用户通过输入一系列有关患者人口统计学和合并症的数据，可以获得对术后并发症风险的个性化预估。预估值从 NSQIP、MROC 和 TOPS 数据库生成[111,112,201]。该 Web 应用程序可登录 www.BRAscore.org 获取；(B) 所列为总体并发症的风险，包括内科和外科并发症以及 30d 内再入院率。手术并发症包括手术部位感染、血清肿、伤口裂开、皮瓣坏死以及移植物取出。并列比较了基于组织扩张器、带蒂 TRAM 皮瓣、背阔肌皮瓣和显微外科再造的并发症发生率

(5) 从功能或美学需求上增加皮肤组织量；

(6) 消除了对假体并发症以及术后维护的担忧(表 14.7)。

但是这种方法也有缺点，包括：

(1) 手术时间较长，同时住院时间和术后恢复期也较长；

(2) 供区畸形包括增加手术部位及切口瘢痕以及由此带来的功能及美学问题[148,205,206]；

(3) 手术过程及操作更有挑战性，通常需要额外的培训和专用的设备(表 14.7)。

表 14.7 自体组织再造的优势[204-209]

优势
• 再造乳房感觉和外观自然
• 没有假体相关并发症的风险，无须长期维护 *
• 改善接受放疗部位的再造效果
• 增加皮肤量，增强功能性或美观性
• 从供区切除多余组织的潜在优势
• 可能改善长期患者满意度
• 通常只需 1 次手术
• 如果是穿支血管皮瓣，可能获得有利的保险政策
缺点
• 手术时间更长
• 术后住院和恢复期更长
• 皮瓣全部坏死的潜在风险
• 供区部位问题，包括再造并发症、功能障碍、美学畸形
• 如果接受再造后再放疗，皮瓣挛缩和体积减少的问题加剧
• 在技术上可能更具挑战性，可能需要额外培训和技术

* 带假体的背阔肌皮瓣或其他皮瓣 + 假体的组合除外

相比之下，基于假体的乳房再造有以下优点：

(1) 手术过程较短，恢复更快；

(2) 乳房体积和突度控制更合理；

(3) 避免了供区畸形；

(4) 通常不需要专门培训，也不需要特殊的外科手术设备，比如显微外科器械[207-212](表 14.8)。

表 14.8 假体乳房再造[204-209]

优势
• 相对技术简化
• 更快的操作
• 住院时间短
• 术后恢复更快
• 无供区问题
• 更好地控制乳房大小和突度
• 非常适合潜在供区部位组织量少的女性
• 不需要专门的显微外科培训或技术
缺点
• 难以形成天然下垂的乳房
• 需对假体进行维护以及并发症风险(例如，需要定期通过磁共振监测硅胶假体、假体可能破裂、出现包膜挛缩、假体皱缩和轮廓凹陷、移位、破裂、可触及性或可见性、假体外露)
• 对放疗损伤作用的承受力较小
• 长期患者满意度可能降低
• 扩张器 / 假体再造需第二次手术
• 组织扩张器需定期复诊扩张

尽管如此，假体还是具有一些缺点。例如，如果扩张器 / 假体两步法再造手术在对称性和假体大小方面受到限制，则需要进行额外的手术(相对而言，直接置入假体的方法可能会受到体积的限制，并且可能会出现更高的二次修复率)。并且，两步法需要频繁地复诊以进行扩张，需要较长的时间才能完成最终的再造手术。此外，患者需要长期进行假体维护，并可能遇到与假体相关的潜在并发症，包括包膜挛缩、假体皱缩、轮廓凹陷、移位、破裂、假体可触及或显形甚至外露[213,214]。

即刻再造与延期再造的选择具有类似的优势和缺点之争[215]。

即刻再造的优点：

(1) 可以最大限度减少乳房切除术后过渡期的乳房缺失对心理和社交的影响；

(2) 一次手术完成肿瘤切除和再造两个手术；

(3) 潜在避免了因延期再造而发生的瘢痕和正常解剖结构丧失所造成的功能和美学缺陷。

另外，延期再造可以在不进一步增加残乳皮瓣压力的情况下实现区域组织的愈合，并且在自体组织再造的情况下，可以避免移植皮瓣受到放疗后发生的组织变形后遗症的影响。

结论

乳房再造术前评估通常包括了解患者的肿瘤学状况、治疗计划、既往内科疾病和外科手术史、用药、解剖结构和对术后的期望值。鉴于可用的再造技术种类繁多，这种术前评估还可有助于权衡风险与优势，从而指导医生与患者之间的共同决策。这样，更完善的术前计划不仅可以加深患者的理解，而且可以为乳房再造带来更好、更可预测的效果。

参考文献

1. American Cancer Society. *Breast cancer survival rates by stage 2015.* Available from: <http://www.cancer.org/cancer/breastcancer/detailedguide/breast-cancer-survival-by-stage>.
2. Kummerow KL, Du L, Penson DF, et al. Nationwide trends in mastectomy for early-stage breast cancer. *JAMA Surg.* 2015;150:9–16.
3. Alderman AK, McMahon L Jr, Wilkins EG. The national utilization of immediate and early delayed breast reconstruction and the effect of sociodemographic factors. *Plast Reconstr Surg.* 2003;111:695–703, discussion 704–705.
4. Hershman DL, Richards CA, Kalinsky K, et al. Influence of health insurance, hospital factors and physician volume on receipt of immediate post-mastectomy reconstruction in women with invasive and non-invasive breast cancer. *Breast Cancer Res Treat.* 2012;136:535–545.
5. Elmore L, Myckatyn TM, Gao F, et al. Reconstruction patterns in a single institution cohort of women undergoing mastectomy for breast cancer. *Ann Surg Oncol.* 2012;19:3223–3229.
6. Dawood S, Ueno NT, Valero V, et al. Differences in survival among women with stage III inflammatory and noninflammatory locally advanced breast cancer appear early: a large population-based study. *Cancer.* 2011;117:1819–1826.
7. Dawood S, Merajver SD, Viens P, et al. International expert panel on inflammatory breast cancer: consensus statement for standardized diagnosis and treatment. *Ann Oncol.* 2011;22:515–523.
8. Singletary SE. Surgical management of inflammatory breast cancer. *Semin Oncol.* 2008;35:72–77.

9. Chang EI, Chang EI, Ito R, et al. Challenging a traditional paradigm: 12-year experience with autologous free flap breast reconstruction for inflammatory breast cancer. *Plast Reconstr Surg*. 2015;135:262e–269e.
10. Chin PL, Andersen JS, Somlo G, et al. Esthetic reconstruction after mastectomy for inflammatory breast cancer: is it worthwhile? *J Am Coll Surg*. 2000;190:304–309.
11. Chung AP, Sacchini V. Nipple-sparing mastectomy: where are we now? *Surg Oncol*. 2008;17:261–266.
12. Spear SL, Hannan CM, Willey SC, Cocilovo C. Nipple-sparing mastectomy. *Plast Reconstr Surg*. 2009;123:1665–1673.
13. Tokin C, Weiss A, Wang-Rodriguez J, Blair SL. Oncologic safety of skin-sparing and nipple-sparing mastectomy: a discussion and review of the literature. *Int J Surg Oncol*. 2012;2012:921821.
14. Fortunato L, Loreti A, Andrich R, et al. When mastectomy is needed: is the nipple-sparing procedure a new standard with very few contraindications? *J Surg Oncol*. 2013;108:207–212.
15. Murthy V, Chamberlain RS. Defining a place for nipple sparing mastectomy in modern breast care: an evidence based review. *Breast J*. 2013;19:571–581.
16. Mallon P, Feron JG, Couturaud B, et al. The role of nipple-sparing mastectomy in breast cancer: a comprehensive review of the literature. *Plast Reconstr Surg*. 2013;131:969–984. *Mallon and colleagues provided a thorough review of the literature examining the safety of nipple-sparing mastectomy and the factors influencing occult nipple malignancy in breast cancer patients. Many of the tumor characteristics they found to influence occult malignancy, including tumor–nipple distance less than 2 cm, grade, presence of nodal metasteses, lymphovascular invasion, HER-2 positivity, ER/PR negativity, tumor size, location, and multicentricity are widely used in clinical decision-making regarding nipple-sparing techniques.*
17. Vlajcic Z, Zic R, Stanec S, et al. Nipple-areola complex preservation: predictive factors of neoplastic nipple-areola complex invasion. *Ann Plast Surg*. 2005;55:240–244.
18. Petit JY, Veronesi U, Orecchia R, et al. Nipple-sparing mastectomy in association with intra operative radiotherapy (ELIOT): a new type of mastectomy for breast cancer treatment. *Breast Cancer Res Treat*. 2006;96:47–51.
19. Algaithy ZK, Petit JY, Lohsiriwat V, et al. Nipple sparing mastectomy: can we predict the factors predisposing to necrosis? *Eur J Surg Oncol*. 2012;38:125–129.
20. Colwell AS, Tessler O, Lin AM, et al. Breast reconstruction following nipple-sparing mastectomy: predictors of complications, reconstruction outcomes, and 5-year trends. *Plast Reconstr Surg*. 2014;133:496–506.
21. Gould DJ, Hunt KK, Liu J, et al. Impact of surgical techniques, biomaterials, and patient variables on rate of nipple necrosis after nipple-sparing mastectomy. *Plast Reconstr Surg*. 2013;132: 330e–338e.
22. Chirappapha P, Petit JY, Rietjens M, et al. Nipple sparing mastectomy: does breast morphological factor related to necrotic complications? *Plast Reconstr Surg Glob Open*. 2014;2:e99.
23. Rawlani V, Fiuk J, Johnson SA, et al. The effect of incision choice on outcomes of nipple-sparing mastectomy reconstruction. *Can J Plast Surg*. 2011;19:129–133.
24. Endara M, Chen D, Verma K, et al. Breast reconstruction following nipple-sparing mastectomy: a systematic review of the literature with pooled analysis. *Plast Reconstr Surg*. 2013;132:1043–1054.
25. van Nes JG, Putter H, Julien JP, et al. Preoperative chemotherapy is safe in early breast cancer, even after 10 years of follow-up; clinical and translational results from the EORTC trial 10902. *Breast Cancer Res Treat*. 2009;115:101–113.
26. Mehrara BJ, Santoro TD, Arcilla E, et al. Complications after microvascular breast reconstruction: experience with 1195 flaps. *Plast Reconstr Surg*. 2006;118:1100–1109, discussion 1110–1111. *The authors examined nearly 1200 cases of microvascular breast reconstruction, benchmarking the incidence of both major and minor complications as well as elucidating many of the risk factors associated with adverse events. The low major complication rate, and 0.5% total flap loss rate in particular, highlights the safety of microvascular techniques for breast reconstruction in highly-trained hands.*
27. Warren Peled A, Itakura K, Foster RD, et al. Impact of chemotherapy on postoperative complications after mastectomy and immediate breast reconstruction. *Arch Surg*. 2010;145:880–885.
28. Hu YY, Weeks CM, In H, et al. Impact of neoadjuvant chemotherapy on breast reconstruction. *Cancer*. 2011;117: 2833–2841.
29. Song J, Zhang X, Liu Q, et al. Impact of neoadjuvant chemotherapy on immediate breast reconstruction: a meta-analysis. *PLoS ONE*. 2014;9:e98225.
30. Moja L, Tagliabue L, Balduzzi S, et al. Trastuzumab containing regimens for early breast cancer. *Cochrane Database Syst Rev*. 2012;(4):CD006243.
31. Early Breast Cancer Trialists' Collaborative Group (EBCTCG), Peto R, Davies C, et al. Comparisons between different polychemotherapy regimens for early breast cancer: meta-analyses of long-term outcome among 100,000 women in 123 randomised trials. *Lancet*. 2012;379:432–444.
32. Oh E, Chim H, Soltanian HT. The effects of neoadjuvant and adjuvant chemotherapy on the surgical outcomes of breast reconstruction. *J Plast Reconstr Aesthet Surg*. 2012;65:e267–e280.
33. Furey PC, Macgillivray DC, Castiglione CL, Allen L. Wound complications in patients receiving adjuvant chemotherapy after mastectomy and immediate breast reconstruction for breast cancer. *J Surg Oncol*. 1994;55:194–197.
34. Kronowitz SJ. Immediate versus delayed reconstruction. *Clin Plast Surg*. 2007;34:39–50, abstract vi.
35. Caffo O, Cazzolli D, Scalet A, et al. Concurrent adjuvant chemotherapy and immediate breast reconstruction with skin expanders after mastectomy for breast cancer. *Breast Cancer Res Treat*. 2000;60:267–275.
36. Rey P, Martinelli G, Petit JY, Youssef O, De Lorenzi F, Rietjens M, et al. Immediate breast reconstruction and high-dose chemotherapy. *Ann Plast Surg*. 2005;55:250–254.
37. Mortenson MM, Schneider PD, Khatri VP, et al. Immediate breast reconstruction after mastectomy increases wound complications: however, initiation of adjuvant chemotherapy is not delayed. *Arch Surg*. 2004;139:988–991.
38. Eck DL, McLaughlin SA, Terkonda SP, et al. Effects of immediate reconstruction on adjuvant chemotherapy in breast cancer patients. *Ann Plast Surg*. 2015;74(suppl 4):S201–S203.
39. Alderman AK, Collins ED, Schott A, et al. The impact of breast reconstruction on the delivery of chemotherapy. *Cancer*. 2010;116:1791–1800. *Concerns regarding the potential for an undue delay in the initiation of systemic chemotherapy in immediate breast reconstructions remained a significant barrier for surgeons and patients alike prior to this 2010 article by Alderman and colleagues. This multicenter study of over 3600 patients provided strong evidence that immediate breast reconstruction does not lead to omission of chemotherapy and that the modest delay in the initiation of treatment is unlikely to be of any clinical significance.*
40. Alkis N, Durnali AG, Arslan UY, et al. Optimal timing of adjuvant treatment in patients with early breast cancer. *Med Oncol*. 2011;28:1255–1259.
41. Lohrisch C, Paltiel C, Gelmon K, et al. Impact on survival of time from definitive surgery to initiation of adjuvant chemotherapy for early-stage breast cancer. *J Clin Oncol*. 2006;24:4888–4894.
42. Campbell L, Emmerson E, Davies F, et al. Estrogen promotes cutaneous wound healing via estrogen receptor beta independent of its antiinflammatory activities. *J Exp Med*. 2010;207:1825–1833.
43. Hardman MJ, Emmerson E, Campbell L, Ashcroft GS. Selective estrogen receptor modulators accelerate cutaneous wound healing in ovariectomized female mice. *Endocrinology*. 2008;149:551–557.
44. Ruffy MB, Kunnavatana SS, Koch RJ. Effects of tamoxifen on normal human dermal fibroblasts. *Arch Facial Plast Surg*. 2006;8:329–332.
45. Mikulec AA, Hanasono MM, Lum J, et al. Effect of tamoxifen on transforming growth factor beta1 production by keloid and fetal fibroblasts. *Arch Facial Plast Surg*. 2001;3:111–114.
46. Azria D, Gourgou S, Sozzi WJ, et al. Concomitant use of tamoxifen with radiotherapy enhances subcutaneous breast fibrosis in hypersensitive patients. *Br J Cancer*. 2004;91:1251–1260.
47. Hernandez RK, Sorensen HT, Pedersen L, et al. Tamoxifen treatment and risk of deep venous thrombosis and pulmonary embolism: a Danish population-based cohort study. *Cancer*. 2009;115:4442–4449.
48. Gordon CR, Rojavin Y, Patel M, et al. A review on bevacizumab and surgical wound healing: an important warning to all surgeons. *Ann Plast Surg*. 2009;62:707–709.
49. Golshan M, Garber JE, Gelman R, et al. Does neoadjuvant bevacizumab increase surgical complications in breast surgery? *Ann Surg Oncol*. 2011;18:733–737.
50. McLaughlin SA. Surgical management of the breast: breast conservation therapy and mastectomy. *Surg Clin North Am*. 2013;93:411–428.
51. Blitzblau RC, Horton JK. Radiotherapy after mastectomy. *Surg Oncol Clin N Am*. 2013;22:563–577.
52. Yang TJ, Ho AY. Radiation therapy in the management of breast cancer. *Surg Clin North Am*. 2013;93:455–471.

53. Classen J, Nitzsche S, Wallwiener D, et al. Fibrotic changes after postmastectomy radiotherapy and reconstructive surgery in breast cancer. A retrospective analysis in 109 patients. *Strahlenther Onkol.* 2010;186:630–636.
54. Hirsch EM, Seth AK, Dumanian GA, et al. Outcomes of tissue expander/implant breast reconstruction in the setting of prereconstruction radiation. *Plast Reconstr Surg.* 2012;129:354–361.
55. Berry T, Brooks S, Sydow N, et al. Complication rates of radiation on tissue expander and autologous tissue breast reconstruction. *Ann Surg Oncol.* 2010;17(suppl 3):202–210.
56. Hvilsom GB, Holmich LR, Steding-Jessen M, et al. Delayed breast implant reconstruction: is radiation therapy associated with capsular contracture or reoperations? *Ann Plast Surg.* 2012;68: 246–252.
57. Spear SL, Seruya M, Rao SS, et al. Two-stage prosthetic breast reconstruction using AlloDerm including outcomes of different timings of radiotherapy. *Plast Reconstr Surg.* 2012;130:1–9.
58. Hirsch EM, Seth AK, Dumanian GA, et al. Outcomes of immediate tissue expander breast reconstruction followed by reconstruction of choice in the setting of postmastectomy radiation therapy. *Ann Plast Surg.* 2014;72:274–278.
59. Lee BT, A Adesiyun T, Colakoglu S, et al. Postmastectomy radiation therapy and breast reconstruction: an analysis of complications and patient satisfaction. *Ann Plast Surg.* 2010;64:679–683.
60. Lin KY, Johns FR, Gibson J, et al. An outcome study of breast reconstruction: presurgical identification of risk factors for complications. *Ann Surg Oncol.* 2001;8:586–591.
61. Cordeiro PG, McCarthy CM. A single surgeon's 12-year experience with tissue expander/implant breast reconstruction: part II. An analysis of long-term complications, aesthetic outcomes, and patient satisfaction. *Plast Reconstr Surg.* 2006;118:832–839.
62. McCarthy CM, Klassen AF, Cano SJ, et al. Patient satisfaction with postmastectomy breast reconstruction: a comparison of saline and silicone implants. *Cancer.* 2010;116:5584–5591.
63. Albornoz CR, Matros E, McCarthy CM, et al. Implant breast reconstruction and radiation: a multicenter analysis of long-term health-related quality of life and satisfaction. *Ann Surg Oncol.* 2014;21:2159–2164.
64. Kronowitz SJ, Robb GL. Radiation therapy and breast reconstruction: a critical review of the literature. *Plast Reconstr Surg.* 2009;124:395–408. *This critical review of the literature provides thoughtful discussion on the optimal timing and technique of breast reconstruction in patients who may require postmastectomy radiation therapy. The article weights the risks and benefits of both delayed and immediate prosthetic reconstruction and autologous reconstrion, as well the alternative "delayed-immediate" technique in light of the most up-to-date evidence at the time of its publication, and provides a great foundation for continued study of this important topic.*
65. Baumann DP, Crosby MA, Selber JC, et al. Optimal timing of delayed free lower abdominal flap breast reconstruction after postmastectomy radiation therapy. *Plast Reconstr Surg.* 2011;127:1100–1106.
66. Fosnot J, Fischer JP, Smartt JM Jr, et al. Does previous chest wall irradiation increase vascular complications in free autologous breast reconstruction? *Plast Reconstr Surg.* 2011;127:496–504.
67. Spear SL, Ducic I, Low M, Cuoco F. The effect of radiation on pedicled TRAM flap breast reconstruction: outcomes and implications. *Plast Reconstr Surg.* 2005;115:84–95.
68. Kroll SS, Schusterman MA, Reece GP, et al. Breast reconstruction with myocutaneous flaps in previously irradiated patients. *Plast Reconstr Surg.* 1994;93:460–469, discussion 470–471.
69. Kelley BP, Ahmed R, Kidwell KM, et al. A systematic review of morbidity associated with autologous breast reconstruction before and after exposure to radiotherapy: are current practices ideal? *Ann Surg Oncol.* 2014;21:1732–1738.
70. Wong RK, Morrison SD, Momeni A, et al. Outcomes of breast reconstruction in breast cancer patients with a history of mantle radiation for Hodgkin lymphoma. *Ann Plast Surg.* 2014;72(suppl 1):S46–S50.
71. Bacilious N, Cordeiro PG, Disa JJ, Hidalgo DA. Breast reconstruction using tissue expanders and implants in Hodgkin's patients with prior mantle irradiation. *Plast Reconstr Surg.* 2002;109:102–107.
72. Patel KM, Albino F, Fan KL, et al. Microvascular autologous breast reconstruction in the context of radiation therapy: comparing two reconstructive algorithms. *Plast Reconstr Surg.* 2013;132:251–257.
73. Cordeiro PG, Albornoz CR, McCormick B, et al. The impact of postmastectomy radiotherapy on two-stage implant breast reconstruction: an analysis of long-term surgical outcomes, aesthetic results, and satisfaction over 13 years. *Plast Reconstr Surg.* 2014;134:588–595.
74. Kronowitz SJ, Lam C, Terefe W, et al. A multidisciplinary protocol for planned skin-preserving delayed breast reconstruction for patients with locally advanced breast cancer requiring postmastectomy radiation therapy: 3-year follow-up. *Plast Reconstr Surg.* 2011;127:2154–2166.
75. Kronowitz SJ. Delayed-immediate breast reconstruction: technical and timing considerations. *Plast Reconstr Surg.* 2010;125:463–474.
76. Kronowitz SJ, Hunt KK, Kuerer HM, et al. Delayed-immediate breast reconstruction. *Plast Reconstr Surg.* 2004;113:1617–1628. *In this 2004 study, the authors describe their two-stage, "delayed-immediate" approach to breast reconstruction. In an attempt to capitalize on the benefits of an immediate reconstruction while minimizing the deleterious effects of postmastectomy radiation therapy on the final outcomes, the authors advocate for the immediate insertion of a tissue expander at the time of mastectomy with definitive delayed reconstruction following the completion of radiation therapy. The authors also present the cases for 16 breasts treated in this manner and conclude that "delayed-immediate" breast reconstruction can achieve the aesthetic outcomes of immediate reconstruction while avoiding the aesthetic and radiation-delivery concerns of immediate reconstruction.*
77. Taggart DP, Siddiqui A, Wheatley DJ. Low-dose preoperative aspirin therapy, postoperative blood loss, and transfusion requirements. *Ann Thorac Surg.* 1990;50:424–428.
78. Sethi GK, Copeland JG, Goldman S, et al. Implications of preoperative administration of aspirin in patients undergoing coronary artery bypass grafting. Department of Veterans Affairs Cooperative Study on Antiplatelet Therapy. *J Am Coll Cardiol.* 1990;15:15–20.
79. Devereaux PJ, Mrkobrada M, Sessler DI, et al. Aspirin in patients undergoing noncardiac surgery. *N Engl J Med.* 2014;370:1494–1503. *Perioperative medication management is an important part of ensuring patient safety and minimizing adverse events. This randomized control trial of aspirin use in non-cardiac surgery found that in all patients, even those already taking aspirin routinely, the initiation or continuation of aspirin therapy perioperatively did not significantly affect the rate of death of non-fatal myocardial infarction at 30 days. Aspirin use was, however, associated with a greater risk of major bleeding (4.6% in aspirin group vs 3.8% in placebo; HR = 1.23; P = 0.04).*
80. Enajat M, Aziz Mohammadi M, Debeij J, et al. Effect of acetylsalicylic acid on microvascular thrombosis in autologous breast reconstruction. *J Reconstr Microsurg.* 2014;30:65–70.
81. Awtry EH, Loscalzo J. Aspirin. *Circulation.* 2000;101:1206–1218.
82. Beattie WS, Warriner CB, Etches R, et al. The addition of continuous intravenous infusion of ketorolac to a patient-controlled analgesic morphine regime reduced postoperative myocardial ischemia in patients undergoing elective total hip or knee arthroplasty. *Anesth Analg.* 1997;84:715–722.
83. Trelle S, Reichenbach S, Wandel S, et al. Cardiovascular safety of non-steroidal anti-inflammatory drugs: network meta-analysis. *BMJ.* 2011;342:c7086.
84. Goldenberg NA, Jacobson L, Manco-Johnson MJ. Brief communication: duration of platelet dysfunction after a 7-day course of Ibuprofen. *Ann Intern Med.* 2005;142:506–509.
85. Vandenbroucke JP, Rosing J, Bloemenkamp KW, et al. Oral contraceptives and the risk of venous thrombosis. *N Engl J Med.* 2001;344:1527–1535.
86. Seeger JD, Loughlin J, Eng PM, et al. Risk of thromboembolism in women taking ethinylestradiol/drospirenone and other oral contraceptives. *Obstet Gynecol.* 2007;110:587–593.
87. Howe CR, Gardner GC, Kadel NJ. Perioperative medication management for the patient with rheumatoid arthritis. *J Am Acad Orthop Surg.* 2006;14:544–551.
88. Livanou T, Ferriman D, James VH. Recovery of hypothalamo-pituitary-adrenal function after corticosteroid therapy. *Lancet.* 1967;2:856–859.
89. Graber AL, Ney RL, Nicholson WE, et al. Natural history of pituitary-adrenal recovery following long-term suppression with corticosteroids. *J Clin Endocrinol Metab.* 1965;25:11–16.
90. Westerhof L, Van Ditmars MJ, Der Kinderen PJ, et al. Recovery of adrenocortical function during long-term treatment with corticosteroids. *Br Med J.* 1972;2:195–197.
91. McCarthy CM, Pusic AL, Disa JJ, et al. Breast cancer in the previously augmented breast. *Plast Reconstr Surg.* 2007;119: 49–58.
92. Spear SL, Slack C, Howard MA. Postmastectomy reconstruction of the previously augmented breast: diagnosis, staging, methodology, and outcome. *Plast Reconstr Surg.* 2001;107:1167–1176.
93. Salgarello M, Rochira D, Barone-Adesi L, Farallo E. Immediate

breast reconstruction after skin- or nipple-sparing mastectomy for previously augmented patients: a personal technique. *Aesthetic Plast Surg*. 2012;36:313–322.

94. Robbins CM, Long JN, Fix RJ, et al. Mastectomy with breast reconstruction in previously augmented patients: indications for implant removal. *Ann Plast Surg*. 2008;61:500–505.
95. Karanas YL, Leong DS, Da Lio A, et al. Surgical treatment of breast cancer in previously augmented patients. *Plast Reconstr Surg*. 2003;111:1078–1083, discussion 1084–1086.
96. Roostaeian J, Yoon AP, Rahgozar P, et al. Implant-based immediate breast reconstruction in the previously augmented patient. *J Plast Reconstr Aesthet Surg*. 2015;68:e71–e79.
97. Alperovich M, Choi M, Frey JD, Karp NS. Reconstructive approach for patients with augmentation mammaplasty undergoing nipple-sparing mastectomy. *Aesthet Surg J*. 2014;34:1059–1065.
98. Elliott LF, Chu CK, Daniel J, et al. Immediate permanent implant reconstruction following mastectomy with capsule preservation in patients with prior augmentation mammoplasty. *Ann Plast Surg*. 2014;72:S103–S106.
99. Hsieh F, Kumiponjera D, Malata CM. An algorithmic approach to abdominal flap breast reconstruction in patients with pre-existing scars–results from a single surgeon's experience. *J Plast Reconstr Aesthet Surg*. 2009;62:1650–1660.
100. Takeishi M, Shaw WW, Ahn CY, Borud LJ. TRAM flaps in patients with abdominal scars. *Plast Reconstr Surg*. 1997;99:713–722.
101. Losken A, Carlson GW, Jones GE, et al. Importance of right subcostal incisions in patients undergoing TRAM flap breast reconstruction. *Ann Plast Surg*. 2002;49:115–119.
102. Wagner DS, Michelow BJ, Hartrampf CR Jr. Double-pedicle TRAM flap for unilateral breast reconstruction. *Plast Reconstr Surg*. 1991;88:987–997.
103. Pennington DG, Nettle WJ, Lam P. Microvascular augmentation of the blood supply of the contralateral side of the free transverse rectus abdominis musculocutaneous flap. *Ann Plast Surg*. 1993;31:123–126, discussion 126–127.
104. Semple JL. Retrograde microvascular augmentation (turbocharging) of a single-pedicle TRAM flap through a deep inferior epigastric arterial and venous loop. *Plast Reconstr Surg*. 1994;93:109–117.
105. Ali RS, Garrido A, Ramakrishnan V. Stacked free hemi-DIEP flaps: a method of autologous breast reconstruction in a patient with midline abdominal scarring. *Br J Plast Surg*. 2002;55:351–353.
106. Das-Gupta R, Busic V, Begic A. Deep inferior epigastric perforator flap (DIEP) breast reconstruction in the presence of a midline vertical scar. *J Plast Reconstr Aesthet Surg*. 2006;59:675–676.
107. Mahajan AL, Zeltzer A, Claes KE, et al. Are Pfannenstiel scars a boon or a curse for DIEP flap breast reconstructions? *Plast Reconstr Surg*. 2012;129:797–805.
108. Bank J, Pavone LA, Seitz IA, et al. Case report and review of the literature: deep inferior epigastric perforator flap for breast reconstruction after abdominal recontouring. *Eplasty*. 2012;12:e52.
109. Jandali S, Nelson JA, Wu LC, Serletti JM. Free transverse rectus abdominis myocutaneous flap for breast reconstruction in patients with prior abdominal contouring procedures. *J Reconstr Microsurg*. 2010;26:607–614.
110. Broyles JM, Howell LK, Rosson GD. Successful DIEP flap for breast reconstruction in a patient with prior abdominoplasty. *Plast Reconstr Surg*. 2012;129:874e–875e.
111. Mlodinow AS, Kim JY, Khavanin N, et al. Individualized risk of surgical complications: an application of the Breast Reconstruction Risk Assessment (BRA) score. *Plast Reconstr Surg*. 2014;134:77–78.
112. Kim JY, Khavanin N, Jordan SW, et al. Individualized risk of surgical-site infection: an application of the breast reconstruction risk assessment score. *Plast Reconstr Surg*. 2014;134:351e–362e. *Individualized risk calculators take the concept of preoperative risk assessment one step beyond the traditional cohort study by individualizing estimates given a patient's unique combination of demographic and clinical characteristics. The Breast Reconstruction Risk Assessment score (BRAscore) risk calculator is the first individual risk calculator available to plastic surgeons, leveraging data from a variety of sources to provide relevant and accurate estimates for a number of complications across the various breast reconstruction modalities. This article by Kim and colleagues details the development and internal validation of the first iteration of one of these models, focusing on a patient's risk for postoperative surgical site infection.*
113. Mills JL Sr, Conte MS, Armstrong DG, et al. The Society for Vascular Surgery Lower Extremity Threatened Limb Classification System: risk stratification based on wound, ischemia, and foot infection (WIfI). *J Vasc Surg*. 2014;59:220–234.e1–2.
114. Brem H, Tomic-Canic M. Cellular and molecular basis of wound healing in diabetes. *J Clin Invest*. 2007;117:1219–1222.
115. Qin C, Vaca E, Lovecchio F, et al. Differential impact of non-insulin-dependent diabetes mellitus and insulin-dependent diabetes mellitus on breast reconstruction outcomes. *Breast Cancer Res Treat*. 2014;146:429–438.
116. Fischer JP, Nelson JA, Au A, et al. Complications and morbidity following breast reconstruction–a review of 16,063 cases from the 2005-2010 NSQIP datasets. *J Plast Surg Hand Surg*. 2014;48:104–114.
117. Andree C, Langer S, Seidenstuecker K, et al. A single center prospective study of bilateral breast reconstruction with free abdominal flaps: a critical analyses of 144 patients. *Med Sci Monit*. 2013;19:467–474.
118. Miller RB, Reece G, Kroll SS, et al. Microvascular breast reconstruction in the diabetic patient. *Plast Reconstr Surg*. 2007;119:38–45, discussion 46–48. *Diabetes mellitus is a very common and potentially significant risk factor in a number of surgical procedures because of its tendency to affect endothelial and red blood cell function, platelet function, and blood viscosity, among other effects. Miller and colleagues' retrospective review of nearly 900 free TRAM flaps aimed to more clearly define the effects of this condition on microvascular breast reconstruction. Their finding that flap complications did not differ significantly between diabetic (type 1 or 2) and non-diabetic patients is reassuring that this common condition is not a contraindication (relative or absolute) to microvascular breast reconstruction.*
119. Waits SA, Fritze D, Banerjee M, et al. Developing an argument for bundled interventions to reduce surgical site infection in colorectal surgery. *Surgery*. 2014;155:602–606.
120. Mlodinow AS, Fine NA, Khavanin N, Kim JY. Risk factors for mastectomy flap necrosis following immediate tissue expander breast reconstruction. *J Plast Surg Hand Surg*. 2014;48:322–326.
121. Akoz T, Akan M, Yildirim S. If you continue to smoke, we may have a problem: smoking's effects on plastic surgery. *Aesthetic Plast Surg*. 2002;26:477–482.
122. Padubidri AN, Yetman R, Browne E, et al. Complications of postmastectomy breast reconstructions in smokers, ex-smokers, and nonsmokers. *Plast Reconstr Surg*. 2001;107:342–349, discussion 350–351. *Not unlike diabetes and hypertension, smoking is another common risk factor in patients presenting for an evaluation for breast reconstruction. The poor effects of smoking on wound healing and surgical results in general are well defined, however this study by Padubidri et al. comprehensively quantifies its effects on the breast reconstruction cohort, highlighting its negative influence on total complication rates, mastectomy flap necrosis, and fat necrosis. Interestingly, however many of these risks returned to rates similar to those of non-smokers in ex-smokers who had quit at least 3 weeks prior to surgery, suggesting an important role for smoking cessation in improving patient safety and outcomes.*
123. Mosely LH, Finseth F, Goody M. Nicotine and its effect on wound healing. *Plast Reconstr Surg*. 1978;61:570–575.
124. Holley DT, Toursarkissian B, Vasconez HC, et al. The ramifications of immediate reconstruction in the management of breast cancer. *Am Surg*. 1995;61:60–65.
125. Watterson PA, Bostwick J 3rd, Hester TR Jr, et al. TRAM flap anatomy correlated with a 10-year clinical experience with 556 patients. *Plast Reconstr Surg*. 1995;95:1185–1194.
126. Kroll SS. Necrosis of abdominoplasty and other secondary flaps after TRAM flap breast reconstruction. *Plast Reconstr Surg*. 1994;94:637–643.
127. Hartrampf CR Jr, Bennett GK. Autogenous tissue reconstruction in the mastectomy patient. A critical review of 300 patients. *Ann Surg*. 1987;205:508–519.
128. Scheflan M, Kalisman M. Complications of breast reconstruction. *Clin Plast Surg*. 1984;11:343–350.
129. Chang DW, Reece GP, Wang B, et al. Effect of smoking on complications in patients undergoing free TRAM flap breast reconstruction. *Plast Reconstr Surg*. 2000;105:2374–2380.
130. Thomsen T, Tonnesen H, Moller AM. Effect of preoperative smoking cessation interventions on postoperative complications and smoking cessation. *Br J Surg*. 2009;96:451–461.
131. Sorensen LT, Karlsmark T, Gottrup F. Abstinence from smoking reduces incisional wound infection: a randomized controlled trial. *Ann Surg*. 2003;238:1–5.
132. Warner DO, Patten CA, Ames SC, et al. Effect of nicotine replacement therapy on stress and smoking behavior in surgical patients. *Anesthesiology*. 2005;102:1138–1146.
133. Jandali S, Nelson JA, Sonnad SS, et al. Breast reconstruction with free tissue transfer from the abdomen in the morbidly obese. *Plast Reconstr Surg*. 2011;127:2206–2213.
134. Chang DW, Wang B, Robb GL, et al. Effect of obesity on flap and

donor-site complications in free transverse rectus abdominis myocutaneous flap breast reconstruction. *Plast Reconstr Surg*. 2000;105:1640–1648.

135. Paige KT, Bostwick J 3rd, Bried JT, Jones G. A comparison of morbidity from bilateral, unipedicled and unilateral, unipedicled TRAM flap breast reconstructions. *Plast Reconstr Surg*. 1998;101:1819–1827.
136. Berrino P, Campora E, Leone S, et al. The transverse rectus abdominis musculocutaneous flap for breast reconstruction in obese patients. *Ann Plast Surg*. 1991;27:221–231.
137. Kroll SS, Netscher DT. Complications of TRAM flap breast reconstruction in obese patients. *Plast Reconstr Surg*. 1989;84:886–892.
138. Spear SL, Ducic I, Cuoco F, Taylor N. Effect of obesity on flap and donor-site complications in pedicled TRAM flap breast reconstruction. *Plast Reconstr Surg*. 2007;119:788–795.
139. Flancbaum L, Choban PS. Surgical implications of obesity. *Annu Rev Med*. 1998;49:215–234.
140. McCarthy CM, Mehrara BJ, Riedel E, et al. Predicting complications following expander/implant breast reconstruction: an outcomes analysis based on preoperative clinical risk. *Plast Reconstr Surg*. 2008;121:1886–1892.
141. Atisha DM, Alderman AK, Kuhn LE, Wilkins EG. The impact of obesity on patient satisfaction with breast reconstruction. *Plast Reconstr Surg*. 2008;121:1893–1899.
142. Garvey PB, Villa MT, Rozanski AT, et al. The advantages of free abdominal-based flaps over implants for breast reconstruction in obese patients. *Plast Reconstr Surg*. 2012;130:991–1000.
143. Hanwright PJ, Davila AA, Mioton LM, et al. A predictive model of risk and outcomes in tissue expander reconstruction: a multivariate analysis of 9786 patients. *J Plast Surg Hand Surg*. 2013;47:513–518.
144. Wang F, Alvarado M, Ewing C, et al. The impact of breast mass on outcomes of total skin-sparing mastectomy and immediate tissue expander-based breast reconstruction. *Plast Reconstr Surg*. 2015;135:672–679.
145. Spear SL, Sher SR, Al-Attar A. Focus on technique: supporting the soft-tissue envelope in breast reconstruction. *Plast Reconstr Surg*. 2012;130:89S–94S.
146. Ganske I, Verma K, Rosen H, et al. Minimizing complications with the use of acellular dermal matrix for immediate implant-based breast reconstruction. *Ann Plast Surg*. 2013;71:464–470.
147. Jordan SW, Khavanin N, Fine NA, Kim JY. An algorithmic approach for selective acellular dermal matrix use in immediate two-stage breast reconstruction: indications and outcomes. *Plast Reconstr Surg*. 2014;134:178–188.
148. Nelson JA, Fischer JP, Yan C, et al. The impact of obesity on abdominal wall function after free autologous breast reconstruction. *Microsurgery*. 2014;34:352–360.
149. Chang DW. Breast reconstruction with microvascular MS-TRAM and DIEP flaps. *Arch Plast Surg*. 2012;39:3–10.
150. Blondeel PN. One hundred free DIEP flap breast reconstructions: a personal experience. *Br J Plast Surg*. 1999;52:104–111.
151. Holm C, Mayr M, Hofter E, Ninkovic M. The versatility of the SIEA flap: a clinical assessment of the vascular territory of the superficial epigastric inferior artery. *J Plast Reconstr Aesthet Surg*. 2007;60:946–951.
152. Lee KT, Mun GH. Effects of obesity on postoperative complications after breast reconstruction using free muscle-sparing transverse rectus abdominis myocutaneous, deep inferior epigastric perforator, and superficial inferior epigastric artery flap: a systematic review and meta-analysis. *Ann Plast Surg*. 2016;76:576–584.
153. Gadalla SM, Amr S, Langenberg P, et al. Breast cancer risk in elderly women with systemic autoimmune rheumatic diseases: a population-based case-control study. *Br J Cancer*. 2009;100: 817–821.
154. Bernatsky S, Ramsey-Goldman R, Foulkes WD, et al. Breast, ovarian, and endometrial malignancies in systemic lupus erythematosus: a meta-analysis. *Br J Cancer*. 2011;104:1478–1481.
155. Lee CE, Prabhu V, Slevin NJ. Collagen vascular diseases and enhanced radiotherapy-induced normal tissue effects–a case report and a review of published studies. *Clin Oncol (R Coll Radiol)*. 2011;23:73–78.
156. Holscher T, Bentzen SM, Baumann M. Influence of connective tissue diseases on the expression of radiation side effects: a systematic review. *Radiother Oncol*. 2006;78:123–130.
157. Chen AM, Obedian E, Haffty BG. Breast-conserving therapy in the setting of collagen vascular disease. *Cancer J*. 2001;7:480–491.
158. Chin KY, Chalmers CR, Bryson AV, Weiler-Mithoff EM. Breast reconstruction in the high risk patient with systemic connective tissue disease: a case series. *J Plast Reconstr Aesthet Surg*. 2013;66:61–66.
159. Erkan D, Leibowitz E, Berman J, Lockshin MD. Perioperative medical management of antiphospholipid syndrome: hospital for special surgery experience, review of literature, and recommendations. *J Rheumatol*. 2002;29:843–849.
160. Licker M, Schweizer A, Ellenberger C, et al. Perioperative medical management of patients with COPD. *Int J Chron Obstruct Pulmon Dis*. 2007;2:493–515.
161. Ford GT, Whitelaw WA, Rosenal TW, et al. Diaphragm function after upper abdominal surgery in humans. *Am Rev Respir Dis*. 1983;127:431–436.
162. Smetana GW. Preoperative pulmonary evaluation. *N Engl J Med*. 1999;340:937–944.
163. Gupta H, Ramanan B, Gupta PK, et al. Impact of COPD on postoperative outcomes: results from a national database. *Chest*. 2013;143:1599–1606.
164. Kroenke K, Lawrence VA, Theroux JF, Tuley MR. Operative risk in patients with severe obstructive pulmonary disease. *Arch Intern Med*. 1992;152:967–971.
165. Milledge JS, Nunn JF. Criteria of fitness for anaesthesia in patients with chronic obstructive lung disease. *Br Med J*. 1975;3:670–673.
166. Fischer JP, Sieber B, Nelson JA, et al. Comprehensive outcome and cost analysis of free tissue transfer for breast reconstruction: an experience with 1303 flaps. *Plast Reconstr Surg*. 2013;131:195–203.
167. Woods BD, Sladen RN. Perioperative considerations for the patient with asthma and bronchospasm. *Br J Anaesth*. 2009;103(suppl 1):i57–i65.
168. Cohn DM, Roshani S, Middeldorp S. Thrombophilia and venous thromboembolism: implications for testing. *Semin Thromb Hemost*. 2007;33:573–581.
169. Kujovich JL, Factor V. Leiden thrombophilia. *Genet Med*. 2011;13:1–16.
170. Kim JY, Khavanin N, Rambachan A, et al. Surgical duration and risk of venous thromboembolism. *JAMA Surg*. 2015;150:110–117.
171. Arnljots B, Soderstrom T, Svensson H. No correlation between activated protein C resistance and free flap failures in 100 consecutive patients. *Plast Reconstr Surg*. 1998;101:1850–1853.
172. Sezgin B, Ayhan S, Tuncer S, et al. Hypercoagulability in microvascular breast reconstruction: an algorithmic approach for an underestimated situation. *J Reconstr Microsurg*. 2012;28:515–520.
173. Wang TY, Serletti JM, Cuker A, et al. Free tissue transfer in the hypercoagulable patient: a review of 58 flaps. *Plast Reconstr Surg*. 2012;129:443–453.
174. Davison SP, Kessler CM, Al-Attar A. Microvascular free flap failure caused by unrecognized hypercoagulability. *Plast Reconstr Surg*. 2009;124:490–495.
175. Herrera FA, Lee CK, Kryger G, et al. Microsurgery in the hypercoagulable patient: review of the literature. *J Reconstr Microsurg*. 2012;28:305–312.
176. Chen KT, Mardini S, Chuang DC, et al. Timing of presentation of the first signs of vascular compromise dictates the salvage outcome of free flap transfers. *Plast Reconstr Surg*. 2007;120: 187–195.
177. Endara M, Nahabedian M. Free flap breast reconstruction in the hypercoagulable patient with a concomitant bleeding diathesis. *Plast Reconstr Surg*. 2013;132:180e–181e.
178. Serletti JM. Discussion. Microvascular free flap failure caused by unrecognized hypercoagulability. *Plast Reconstr Surg*. 2009;124:496–499.
179. Martlew VJ. Peri-operative management of patients with coagulation disorders. *Br J Anaesth*. 2000;85:446–455.
180. Suchman AL, Mushlin AI. How well does the activated partial thromboplastin time predict postoperative hemorrhage? *JAMA*. 1986;256:750–753.
181. Eisenberg JM, Goldfarb S. Clinical usefulness of measuring prothrombin time as a routine admission test. *Clin Chem*. 1976;22:1644–1647.
182. Thomas JR, Freeman MS, Remmler DJ, Ehlert TK. Analysis of patient response to preoperative computerized video imaging. *Arch Otolaryngol Head Neck Surg*. 1989;115:793–796.
183. Chavez AE, Dagum P, Koch RJ, Newman JP. Legal issues of computer imaging in plastic surgery: a primer. *Plast Reconstr Surg*. 1997;100:1601–1608.
184. DiBernardo BE, Adams RL, Krause J, et al. Photographic standards in plastic surgery. *Plast Reconstr Surg*. 1998;102:559–568.

185. Nahabedian MY. Overview of perforator imaging and flap perfusion technologies. *Clin Plast Surg*. 2011;38:165–174.
186. Agrawal MD, Thimmappa ND, Vasile JV, et al. Autologous breast reconstruction: preoperative magnetic resonance angiography for perforator flap vessel mapping. *J Reconstr Microsurg*. 2015;31:1–11.
187. Keys KA, Louie O, Said HK, et al. Clinical utility of CT angiography in DIEP breast reconstruction. *J Plast Reconstr Aesthet Surg*. 2013;66:e61–e65.
188. Schaverien MV, Ludman CN, Neil-Dwyer J, et al. Contrast-enhanced magnetic resonance angiography for preoperative imaging in DIEP flap breast reconstruction. *Plast Reconstr Surg*. 2011;128:56–62.
189. Rozen WM, Anavekar NS, Ashton MW, et al. Does the preoperative imaging of perforators with CT angiography improve operative outcomes in breast reconstruction? *Microsurgery*. 2008;28:516–523.
190. Offodile AC 2nd, Chatterjee A, Vallejo S, et al. A cost-utility analysis of the use of preoperative computed tomographic angiography in abdomen-based perforator flap breast reconstruction. *Plast Reconstr Surg*. 2015;135:662e–669e.
191. Temple-Oberle C, Ayeni O, Webb C, et al. Shared decision-making: applying a person-centered approach to tailored breast reconstruction information provides high satisfaction across a variety of breast reconstruction options. *J Surg Oncol*. 2014;110:796–800.
192. Heller L, Miller MJ. Patient education and decision making in breast reconstruction. *Semin Plast Surg*. 2004;18:139–147.
193. Moyer A, Salovey P. Patient participation in treatment decision making and the psychological consequences of breast cancer surgery. *Womens Health*. 1998;4:103–116.
194. Street RL Jr, Voigt B. Patient participation in deciding breast cancer treatment and subsequent quality of life. *Med Decis Making*. 1997;17:298–306.
195. Sun CS, Cantor SB, Reece GP, et al. Helping patients make choices about breast reconstruction: a decision analysis approach. *Plast Reconstr Surg*. 2014;134:597–608.
196. Causarano N, Platt J, Baxter NN, et al. Pre-consultation educational group intervention to improve shared decision-making for postmastectomy breast reconstruction: a pilot randomized controlled trial. *Support Care Cancer*. 2015;23: 1365–1375.
197. Platt J, Baxter N, Jones J, et al. Pre-consultation educational group intervention to improve shared decision-making in postmastectomy breast reconstruction: study protocol for a pilot randomized controlled trial. *Trials*. 2013;14:199.
198. Edwards A, Elwyn G, Mulley A. Explaining risks: turning numerical data into meaningful pictures. *BMJ*. 2002;324:827–830.
199. Mohanty S, Liu Y, Paruch JL, et al. Risk of discharge to post acute care: a patient-centered outcome for the American College of Surgeons National Surgical Quality Improvement Program surgical risk calculator. *JAMA Surg*. 2015;150:480–484.
200. Bilimoria KY, Liu Y, Paruch JL, et al. Development and evaluation of the universal ACS NSQIP surgical risk calculator: a decision aid and informed consent tool for patients and surgeons. *J Am Coll Surg*. 2013;217:833–842.e1–3.
201. Khavanin N, Kim JY, Davila AA, et al. Abstract 46: The BRA Score: creating a general risk calculator for breast reconstruction outcomes. *Plast Reconstr Surg*. 2014;133:56–57.
202. Ng SK, Hare RM, Kuang RJ, et al. Breast reconstruction post mastectomy: patient satisfaction and decision making. *Ann Plast Surg*. 2016;76:640–644.
203. Ter Louw RP, Patel KM, Sosin M, et al. Patient-centred decision making in breast reconstruction utilising the delayed-immediate algorithm. *J Plast Reconstr Aesthet Surg*. 2014;67:477–482.
204. Hu ES, Pusic AL, Waljee JF, et al. Patient-reported aesthetic satisfaction with breast reconstruction during the long-term survivorship period. *Plast Reconstr Surg*. 2009;124:1–8. *With improving long-term survivorship within the breast cancer community, patient reported outcomes, particularly regarding satisfaction with their breasts following reconstruction, are becoming ever more important in clinical decision-making on the modality of breast reconstruction. With fairly well understood differences in the aging process of expander/implant and autogenous reconstructions, the authors set out to evaluate patient satisfaction, not only in the immediate postoperative period but long-term as well, with these TRAM and expander/implant breast reconstruction. While no difference was found in the short-term aesthetic satisfaction between the cohorts, in the long term satisfaction with expander/implants seemed to decrease, resulting in a significant difference when compared to their TRAM counterparts.*
205. Pulzl P, Schoeller T, Kleewein K, Wechselberger G. Donor-site morbidity of the transverse musculocutaneous gracilis flap in autologous breast reconstruction: short-term and long-term results. *Plast Reconstr Surg*. 2011;128:233e–242e.
206. Clough KB, Louis-Sylvestre C, Fitoussi A, et al. Donor site sequelae after autologous breast reconstruction with an extended latissimus dorsi flap. *Plast Reconstr Surg*. 2002;109:1904–1911.
207. Cheng A, Losken A. Essential elements of the preoperative breast reconstruction evaluation. *Gland Surg*. 2015;4:93–96.
208. O'Shaughnessy K. Evolution and update on current devices for prosthetic breast reconstruction. *Gland Surg*. 2015;4:97–110.
209. Nahabedian MY. Achieving ideal donor site aesthetics with autologous breast reconstruction. *Gland Surg*. 2015;4:145–153.
210. Nahabedian MY. Achieving ideal breast aesthetics with autologous reconstruction. *Gland Surg*. 2015;4:134–144.
211. Sigurdson L, Lalonde DH. MOC-PSSM CME article: breast reconstruction. *Plast Reconstr Surg*. 2008;121:1–12.
212. Zhong T, McCarthy CM, Price AN, Pusic AL. Evidence-based medicine: breast reconstruction. *Plast Reconstr Surg*. 2013;132: 1658–1669.
213. Spear SL, Masden D, Rao SS, Nahabedian MY. Long-term outcomes of failed prosthetic breast reconstruction. *Ann Plast Surg*. 2013;71:286–291.
214. INAMED. *Making an Informed Decision* [patient brochure]. Santa Barbara: INAMED Aesthetics; 2005.
215. Fine N. *Immediate and Delayed Breast Reconstruction [Internet]*. Message to: Nima Khavanin. July 5, 2015.

第 15 章

保留乳头的乳房切除术中的一步法与两步法假体再造

Amy S. Colwell

概要

- 保留乳头的乳房切除术被越来越多地用于治疗或预防乳腺癌；
- 病史和体格检查的关键信息决定了患者是否适合保留乳头；
- 再造手术的目标包括再造乳房并保持乳头居中；
- 结果显示术后外观良好，且并发症发生率较低。

简介

乳癌患者癌细胞未侵袭乳头，或者肿块位于较好的解剖学位置时，可以选择保留乳头的乳房切除术，并即刻行乳房再造。手术方案的制订应重点关注切口位置、一步法或两步法乳房再造、选择圆形还是解剖型假体以及脱细胞真皮基质或补片的应用。该术式既能改善术后效果，也可减少并发症。

结果显示保留乳头的乳房切除术后即刻乳房再造的并发症发生率低，术后保留乳头的概率较高。

历史回顾

历史上第一次乳房再造的尝试是在切除乳房的同时利用侧面的脂肪瘤进行的[1]。硅胶假体的发展让假体得以在乳房切除术后即刻置入，然而，皮肤坏死和包膜挛缩制约了手术的效果。之后，将假体放置在胸大肌和前锯肌下可明显改善皮肤存活，降低包膜挛缩发生率，但在中、大体积乳房再造中，此种术式的美学效果欠佳。组织扩张术可为不同大小乳房的女性提供了一种解决方案，同时极大地降低了乳腺切除术后切口皮肤的张力。目前这种做法被广泛采用，仍然是美国最常见的乳房再造方法。而有了脱细胞真皮基质，就有机会重新探索一步法直接假体置入的方法，如今，一步法乳房再造正逐渐成为部分患者首选的方法[2]。

基础科学

乳腺是由导管和小叶构成的腺体结构，乳腺导管汇集并开口于乳头（图 15.1）。乳腺癌最常见的类型是乳腺导管内癌，治疗包括外科切除有病理改变的瘤体组织，并辅以化疗、放疗以控制局部、区域或转移性病灶。手术切除层次在腺体和皮下脂肪的解剖平面之间，切除范围直到胸骨、锁骨、背阔肌外侧缘和乳房下皱襞。

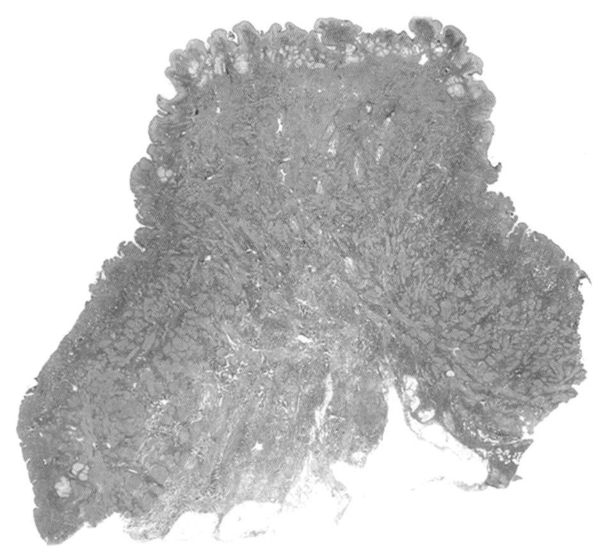

图 15.1 乳腺导管向中心汇集于乳头，乳头横断面低倍镜视图所示（HE 染色），这些导管可在皮肤和真皮下血管网完好的情况下进行手术切除

皮下乳房切除术在过去是一种常用的技术，它会切除大部分乳腺组织，但保留一小部分以保证乳头乳晕和皮肤的存活。因术后乳腺癌总体复发风险较高，这种术式已基本上被淘汰。解剖研究表明，乳腺导管向乳头汇聚，并在乳头中心形成开口，其周围环绕着真皮下血管网。因此，可以在保留皮肤血供的同时从乳头中心切除导管组织，而保留乳头的乳房切除术，也逐渐成为乳腺癌治疗或预防的首选方法。保留乳头的乳房切除术的绝对禁忌证包括乳头受累、局部晚期癌伴有皮肤浸润、炎性乳癌和乳头出血[3]。对于每一个乳房，应将乳头导管组织作为单独的标本送去进行病理学检查，如果切口边缘癌细胞呈阳性，则行乳头切除术。

解剖学上乳房再造主要考虑腔隙的剥离范围、乳房形态恢复以及如何让乳头位置保持居中，乳房切除的范围会大于理想乳房边界，因此要重新确定再造乳房的边界。此外，如果乳房下皱襞被破坏，则必须进行修复。许多患者期望再造后乳房的内侧和上部比术前的乳房更加丰满，而保留乳头的术式对保持乳头位置居中的要求也加大了增加乳房内侧丰满度的难度。为了更好地达到以上美学目标，医生需要谨慎选择手术切口、假体体积和假体类型。

诊断 / 患者表现

病史

此术式的患者通常患有乳腺癌，或存在患癌的高风险。如患者有遗传倾向，则行双侧乳房切除术（图 15.2）。单侧乳腺癌患者可选择单侧或双侧乳腺切除术，乳癌外科医生会选择相对安全可行的乳头保留术式，而整形外科医生关注保留乳头后对乳房外观的影响。术前要了解患者是否接受新辅助化疗或术后化疗，是否接受过放疗。放疗通常是在术后病理报告出具之后决定，但有时术前也是已知的。

患者的整体健康状况决定了可否接受即刻乳房再造，不良预后因素包括充血性心力衰竭、中风、心脏支架置入、需要居家吸氧者和需要接受器官移植。如选择高危患者，可能需要延迟再造手术时间。对于糖尿病患者，围手术期血糖控制很重要，在安全的前提下，应在围手术期停用免疫抑制剂和抗凝剂。心理医生或治疗师需要调节患者的心理健康，在术后恢复和并发症的发生过程中，心理问题可能会加重。患者严禁吸烟，戒烟时间可能需要延长到后期的延期再造术。对于有医保或有过耐甲氧西林金黄色葡萄球菌（MRSA）暴露的患者，应送鼻拭子进行培养。

术式选择要尊重患者对再造乳房的要求，包括乳房的大小、对手术次数的选择以及期望乳房提升的程度。

体格检查

记录患者的身高和体重，检查皮肤质量、乳房对称性以及乳房和腹部的瘢痕，测量乳房切口到乳头、乳头到下皱襞的距离和乳房基底直径，对比双侧乳房下皱襞的垂直高度，之后预估再造乳房的体积。

评估

医生通过病史和体格检查确定行假体还是自体组织再造乳房，如果选择假体再造，推荐硅胶假体，不推荐盐水假

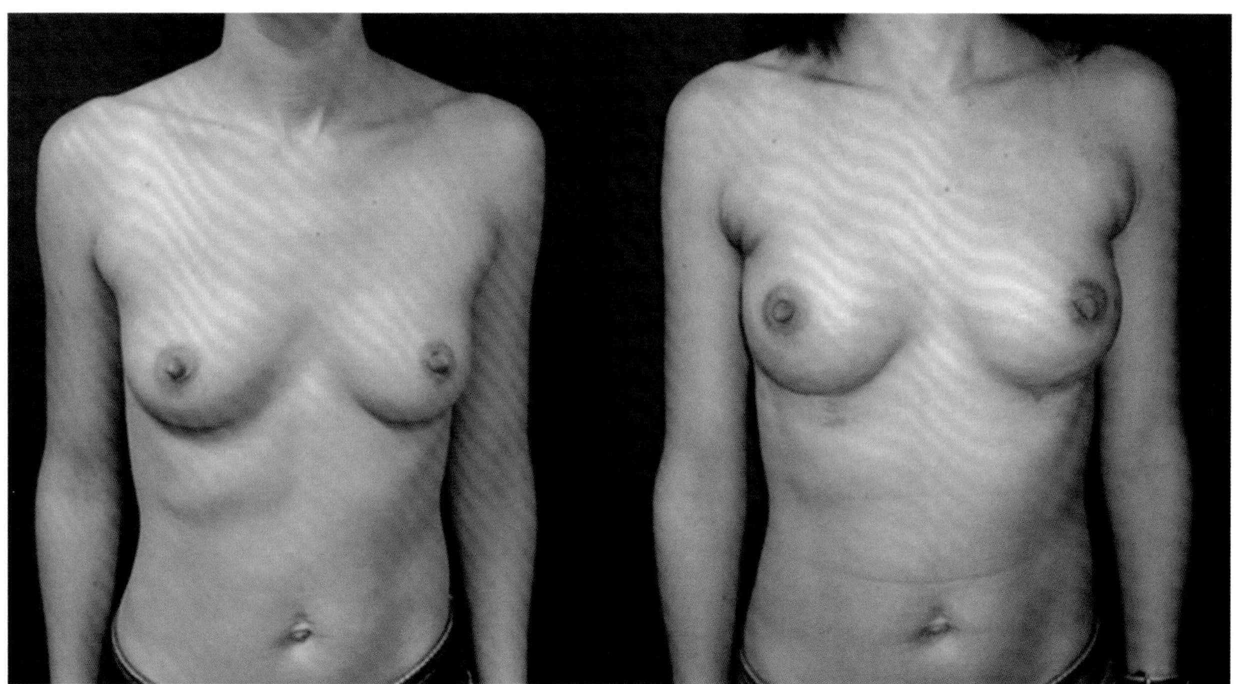

图 15.2 这名 33 岁女性患有 *BRCA* 基因突变。她接受了双侧保留乳头的乳房切除术，同时使用光面圆形中高凸 250cc 硅胶假体进行了即刻乳房再造

体，因为硅胶假体外观和手感更自然。医生随后决定是否保留乳头，选择切口位置，确定实行一步法或两步法手术，使用脱细胞真皮基质或补片，选用假体类型（圆形或解剖型）。

患者选择

保留乳头

乳腺外科医生根据肿瘤的位置和特征确定患者是否应该保留乳头，而整形外科医生考虑的重点是下垂的程度和乳房预期提升的程度。所有 1 级和大多数 2 级乳房下垂患者都可行保留乳头的乳房切除术。直接切除乳房后可令乳头提升 1cm 或 2cm，如果患者要求更大的乳房提升，或是 3 级乳房下垂，尽管也可以考虑使用下方垂直入路的保留乳头的乳房切除术（图 15.3），但通常选择保留皮肤或乳晕的术式。预防性乳房切除术的 3 级乳房下垂患者，可以在保留乳头的乳房切除术前进行保留环乳晕真皮血供的乳房提升术，以抬高乳头位置，但这样对癌症患者，手术时机可能不是最佳的。此外，在行保留乳头的乳房切除术的同时行环形垂直切口乳房上提固定术会面临更高的缺血风险。

乳房既往的手术切口、术前放疗或术后放疗不是保留乳头的乳房切除术的绝对禁忌证[4,5]。既往行肿瘤切除、隆乳、乳房提升或缩乳手术的患者可以施行保留乳头的乳房切除术，并即刻行乳房再造[6]。乳房切除术的切口应考虑到既往乳房手术史，虽然放射治疗是假体乳房再造的一般危险因素，但皮肤损伤较小时仍可行保留乳头的乳房切除术，并即刻再造乳房。即使患者需要术后放疗，也可考虑行保留乳头的乳房切除术，但放射线通常会导致皮肤收缩，引起置入假体的向上移位，乳头也会随之移位，因此放疗后乳头重建成功率不高，还可能引起蜂窝织炎或假体暴露。在选定的患者中，乳房切除术中保留乳头可能是安全、有效的最佳方法（图 15.4）。

切口选择

理想的手术切口既能用于乳房切除，又能用于乳房再造，同时还能减轻瘢痕（图 15.5）[5]。对于许多患者而言，乳房下皱襞下外侧切口是实现这些目标的极佳选择，切口始于下方 6 点钟的位置，延伸至乳房外侧 3 点钟或 9 点钟的位置[7]。该切口易于腋窝淋巴结取样，避开了内侧乳腺下的穿支血管。乳腺外科医生通常首选乳晕缘切口，但该切口会破坏乳头 50% 的血供，可能造成较高的乳头坏死率[5]。如有乳房手术史或之前的乳房外科医生经验不足，考虑到皮肤和乳头的血供，可选择外侧放射状切口。放射状切口对乳头的血供破坏最少，即使之后发生乳头坏死，也可将切口向内侧

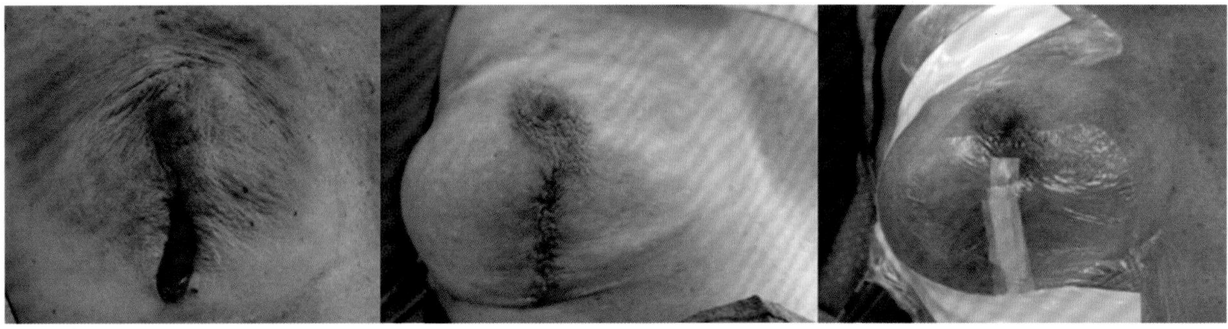

图 15.3 对于严重的 2 级或 3 级乳房下垂，采用下方垂直切口是在保持乳头居中的同时提升乳头的最安全方法。该患者使用了扩张器再造。（右）MicroFoam tape（微泡胶带）用于外侧，以支撑扩张器和保持乳头定位

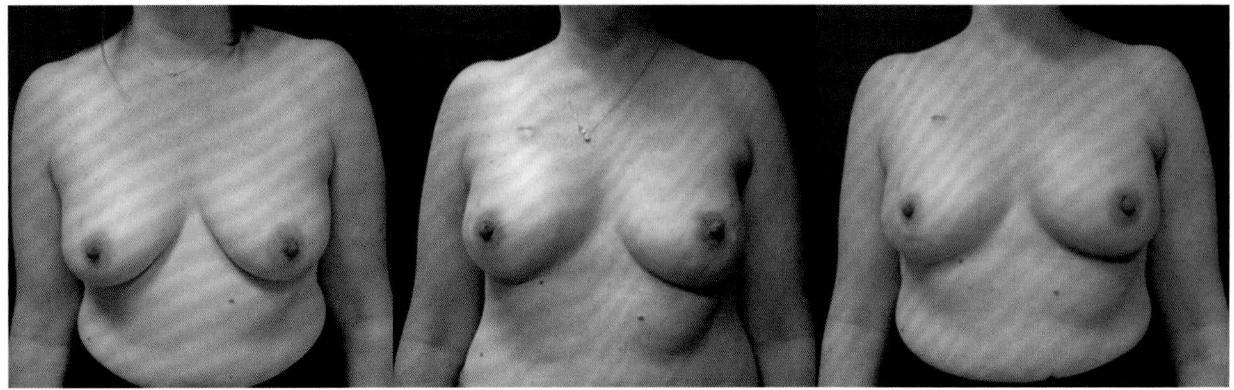

图 15.4 这名 43 岁女性患有右乳腺癌，行双侧乳头保留乳房切除术后即刻 470cc 解剖型中高凸假体乳房再造。（右）相对左侧，右侧乳房行放疗后 6 个月

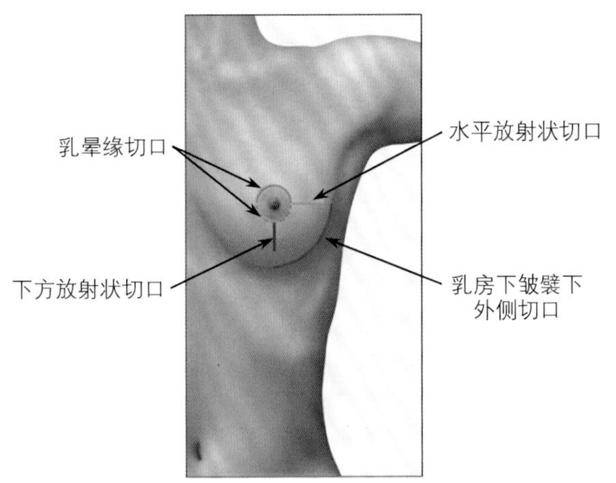

图 15.5　保留乳头乳房切除术的切口入路结合了易操作性和美观性

Reproduced with permission from Colwell AS, Tessler O, Lin A, et al. Breast reconstruction following nipple-sparing mastectomy: predictors of complications, reconstruction outcomes, and 5-year trends. Plast Reconstr Surg. 2014; 133(3): 496-506, Fig. 1.

延伸进行乳头切除。乳房下垂明显时，下方的放射切口有利于乳房的提升，同时保持乳头位置的居中。虽然可以通过此切口去除椭圆形的皮肤，但通常不需要，而且这也可能会导致乳房下极缩窄。有乳房手术史的患者，可以利用原切口瘢痕或稍做延长进行乳房的切除和再造，手术可利用外侧或下方瘢痕，而无法借助乳头内侧或上方的瘢痕。前次隆乳手术采用的下乳晕缘切口也可利用起来，或忽略它而改用外侧放射状或乳房下皱襞切口，这也是作者倾向于选择的方式。尽量避免放射状的切口瘢痕，因为这类瘢痕存在较高的并发症风险和伤口愈合等问题[6]。

一步法或两步法再造

一步法或两步法手术的选择，主要取决于患者的要求，即乳房的大小、减少手术次数和乳房切除后被覆皮肤的情况[8]。如果患者想大幅度增大乳房，手术分两期进行比较安全（图 15.6）。如患者的皮肤有富余且被覆良好，是有可能一步法增加乳房体积的。如果患者希望保留乳头并大幅度缩小乳房，最好选择两步法手术，在更换扩张器时行乳房上提固定术，这样皮肤可更好地回缩。乳房或乳头的下垂和不对称可在一步法手术中调整，而两步法手术会有两次机会进行来修整。乳房切除术后被覆皮肤的质地受患者皮肤的质量和厚度影响，还取决于乳腺外科医生的操作技巧，好的术者会在自然层次中切除乳房组织，保留皮下和真皮下的血供。术中使用锐利的拉钩或广泛的牵拉也会损伤皮肤，假体太大或者扩张器注水过多会让皮肤张力过大而影响皮肤质量，这在两步法再造中更为常见。患者往往在家庭生活和工作不便的时候被诊断出乳腺癌或 *BRCA* 基因阳性，虽然两步法手术一样能进一步行脂肪移植或外观修饰，但一步法手术能使患者更快地恢复正常生活。

圆形或解剖型 / 成形假体的选择

高黏硅胶假体在外观和感觉上更接近乳房组织，所以硅胶假体比生理盐水假体更适合用于乳房再造术。光面圆

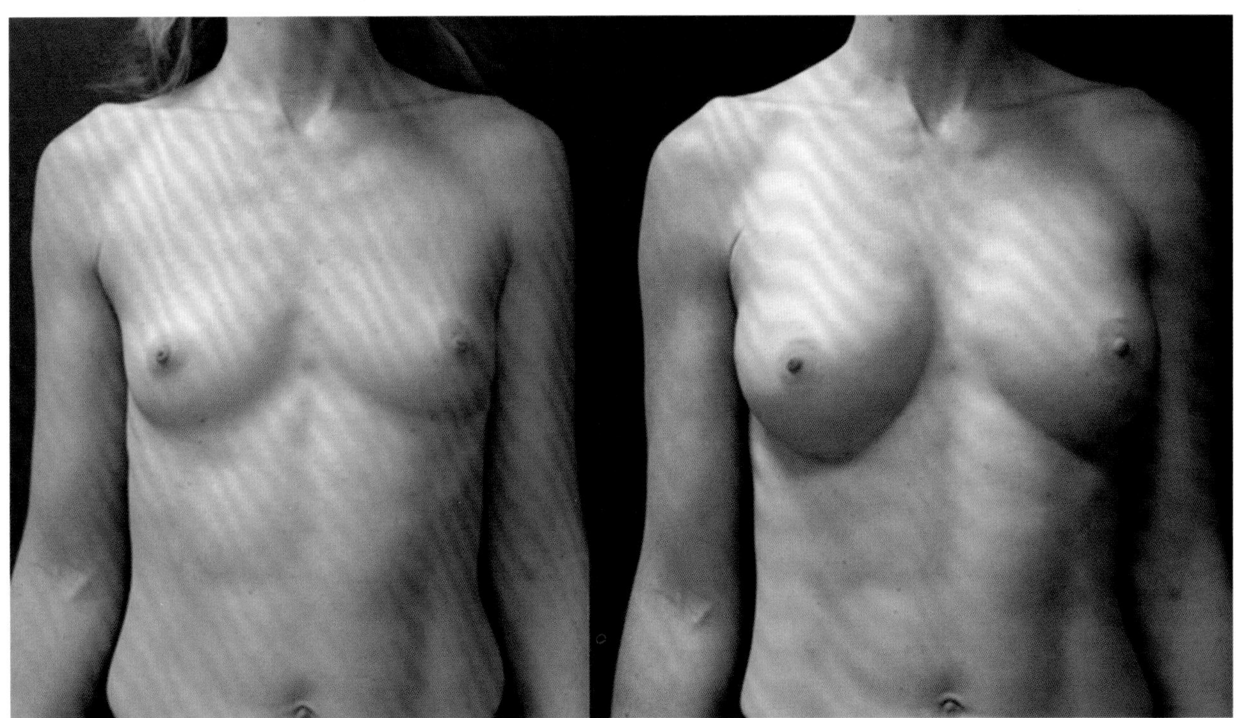

图 15.6　这名 36 岁女性有乳腺癌基因突变，她接受了脱细胞真皮基质的扩张器再造，两步法置换为 495cc 解剖型全高超凸假体

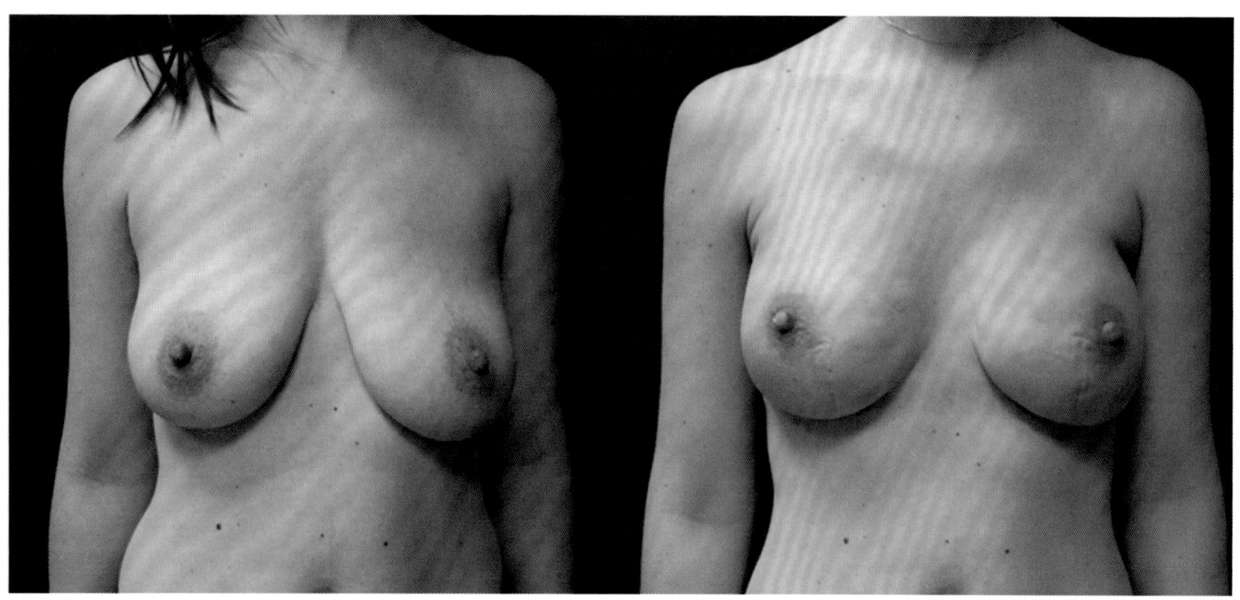

图 15.7 这名 34 岁女性患有右乳腺导管原位癌和 *BRCA* 基因突变，另一家机构拒绝为她做保留乳头的乳房切除术。她接受了乳房下皱襞下外侧切口的乳房切除和即刻假体乳房再造，选用了 475cc 解剖型全高全凸假体

形硅胶假体是美国最常见的假体类型，虽然解剖型硅胶假体已经在世界范围内使用多年，但直到最近才在美国获得批准。圆形假体的优点包括上极丰满度更高、活动性好、手感柔软。解剖型假体的优点包括较少形成褶皱、在单侧再造中外观更自然、对乳房下垂的改善效果更佳（图 15.7）。理论上，解剖型假体的材质有助于减轻放疗后的皮肤收缩。

脱细胞真皮基质或补片

乳房再造最初是在肌肉浅面的的皮下平面进行的，但随后常常发生包膜挛缩。假体或扩张器置入到肌肉后可改善包膜挛缩，但很难使下垂的乳房获得自然的外观。假体部分放置在肌肉下具有肌肉下置入和松解下极肌肉的优点，可使乳房外观更加自然，创新的缝合方法也有助于防止胸肌回缩和扩张器移位。脱细胞真皮基质为组织扩张器、假体置入和乳房下极支撑提供了一种更加可预测的方法。人体脱细胞真皮基质是美国最常用的材料，因其柔韧性、强度、组织相容性以及在减轻包膜挛缩方面的潜在作用而广受欢迎。目前有许多不同的产品可供选择，包括猪和牛真皮基质以及合成丝、钛和 Vicryl（薇乔）网[8]，医生可以根据手术需要来选择不同的产品。这些材料应该足够坚韧，在手术当时和术后所需时间内保持足够的强度，材料本身不应该引起太大的炎症反应继而引发包膜挛缩，也不应该有排异暴露的风险。在感染的环境中，它不应该成为细菌的寄宿地。如果患者乳房皮肤很薄，应选择一种组织相容性好的材料，以提供额外的支撑和覆盖。

治疗 / 手术技术

术前设计

重要的术前标记包括两侧的乳房下皱襞和乳房的术后外侧界（图 15.8），手术切口应与乳腺外科医生一同确定。给

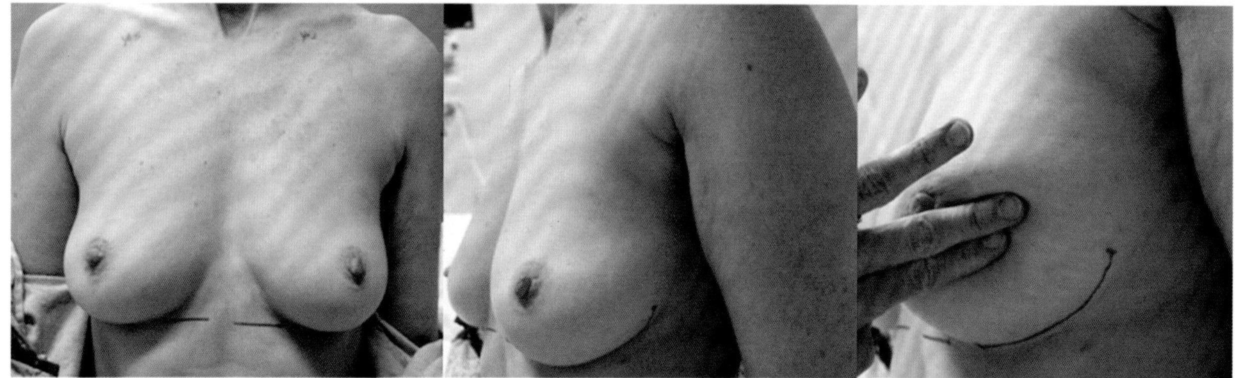

图 15.8 重要的术前标记包括乳腺下皱褶及其与对侧下皱襞的关系。标记出理想的乳房外侧界，作为乳腺下皱襞下外侧切口的延伸

予椎体旁阻滞，降低整体麻醉药物的总体使用量，并在术后的最初 24~36h 内提供镇痛。术前 30min 静脉应用抗生素，最常用的是第一代头孢菌素，如果是高风险患者，还可以联合应用抗革兰氏阴性菌药物。建议术前 3d 进行洗必泰冲洗和碘伏消毒准备，在乳房切除后，皮肤用消毒液重新消毒，用新无菌铺巾覆盖之前的无菌巾后再开始手术。手臂位置向下倾斜与手术床成 75°。给予肌松药使胸大肌下的解剖更容易，也便于假体置入。乳房两侧切除的标本分别称重，可带双层手套有助于无菌操作。

应用脱细胞真皮基质或网片胸肌部分释放的一步法或两步法假体乳房再造术

一步法或两步法乳房再造术的操作过程类似。通常在乳房切除后即刻进行一步法乳房再造，假体被部分胸肌和脱细胞真皮基质或补片覆盖。完全胸大肌下层次可用于两步法再造和较小的乳房的一步法再造，遵循的原则与保留皮肤的乳房切除术相似。

初次检查

检查皮肤的颜色、厚度和创伤情况，如皮肤或乳头出现粉红色、红色、蓝色或灰色的改变，说明皮瓣有缺血性损伤，不适合一步法再造，皮肤损伤严重则考虑延期再造。皮瓣底面有真皮暴露不利于一步法再造，理想的被覆皮肤颜色正常，皮瓣底面脂肪有大理石样花纹（图 15.9）。然后评估解剖范围，如破坏了乳房下皱襞，需用缝合线或脱细胞真皮基质重建皱襞。术中分离的外侧界是背阔肌，故此外侧缘必须用脱细胞真皮基质、前锯肌瓣或外侧被覆皮肤胸壁缝合来限制分离腔隙的范围。如分离的内侧缘位于胸骨与胸肌的结合部的内侧，那么后期可能需要脂肪移植。

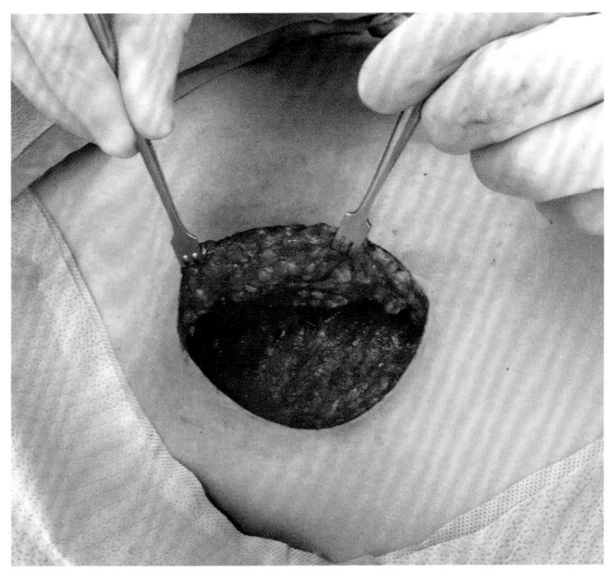

图 15.9　理想的被覆皮肤有正常的颜色和毛细血管充盈，并且在被覆皮肤的底面上有脂肪颗粒

提起胸大肌

将胸大肌置于拉伸状态，用电凝刀仔细将胸大肌下的细小的间隔组织分开，形成胸大肌下间隙（图 15.10）。可使用一个带光源的、有锯齿状边缘的短拉钩，非常易于操作。这个拉钩不用于皮瓣。如果看到了胸大肌下的血管，用钳子夹住血管两端，电凝止血后离断。从外侧到内侧进行分离，直到胸大肌与胸骨的结合处，拉伸肌肉时用电凝离断下方胸大肌。如果乳房下皱襞完整，在胸大肌止点上 1cm 离断肌肉，以避免下皱襞下移，如果乳房下皱襞不完整，在胸肌止点离断肌肉。肌肉离断大约在胸壁的 4 点钟或 8 点钟位置进行，如果肌肉没有充分释放，假体通常会侧方移位。需要将肌肉释放延长到 3 点钟或 9 点钟位置。随着肌肉释放的增加，肌肉退缩会更多，肌肉覆盖率降低，这增加了皮肤或脱细胞真皮基质的覆盖，此时需要更大的脱细胞真皮基质来包裹乳房下极。由于假体在重力作用下的自然下垂，因此上半部分胸肌的分离范围没特殊限制。分离胸大肌与胸小肌的外侧连接，以便肌肉包绕假体，防止边缘结合处凹痕，此凹痕通常位于假体外侧边缘的内侧。

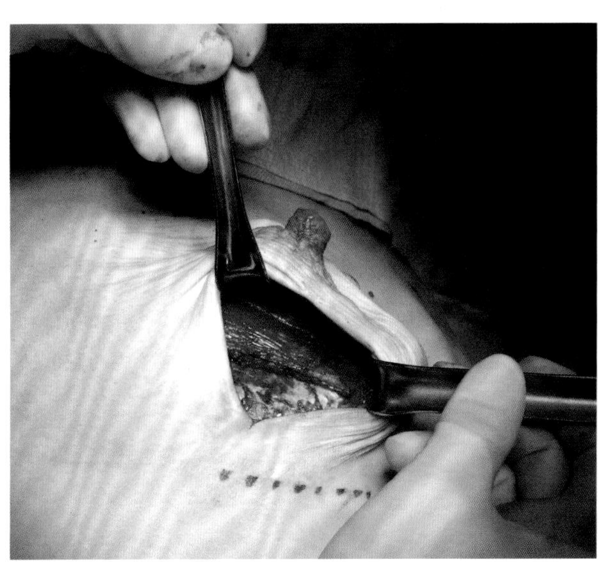

图 15.10　分离胸大肌下间隙，肌肉从下方边界释放至胸壁上约 4 点钟或 8 点钟位置

确定腔隙大小

胸大肌释放后，用脱细胞真皮基质来包裹假体的外侧界。测量乳房基底直径、乳房体积 / 预期再造乳房的体积以及扩张器或假体基底直径，以确定外侧脱细胞真皮基质的缝合位置。人体脱细胞真皮基质有一定的弹性，分离范围通常比预期假体或扩张器直径小 1cm。如使用弹性较差的脱细胞真皮基质或补片，分离范围应更接近假体或扩张器的大小。确定直径后，用直尺测量从胸肌内侧界到外侧前锯肌的距离（图 15.11），在双侧手术中要分别测量两侧的距离。

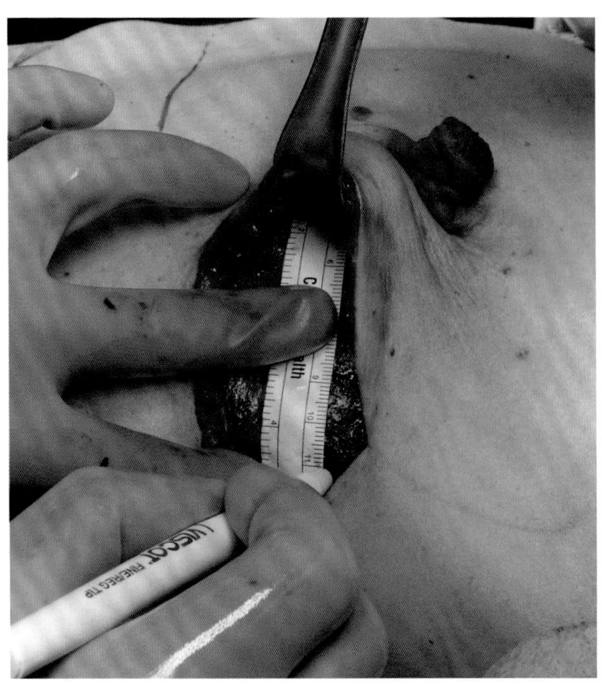

图 15.11 测量从松解的胸大肌内侧缘至术后胸壁外侧的距离

脱细胞真皮基质

脱细胞真皮基质被用作胸大肌的延伸，以完全覆盖假体（图 15.12），如不使用脱细胞真皮基质，部分肌肉松解后也可行两步法再造，但预测性较差。使用脱细胞真皮基质或补片能保证假体或扩张器位置更准确，这对保留乳头的乳房切除术后的乳房再造非常重要。保留皮肤的乳房切除术后两步法乳房再造时，可通过扩张期囊膜切开和分离来纠正扩张器的位置异常。而对于接受保留乳头的乳房切除术的患者，

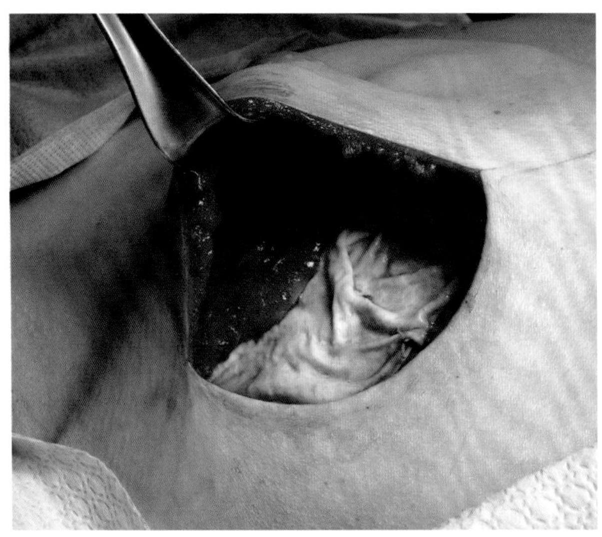

图 15.12 脱细胞真皮基质作为胸肌下方和外侧的延伸，在假体或扩张器周围形成一个完整的腔隙。用不可吸收编织线将脱细胞真皮基质埋入式缝合到胸壁上，也用可吸收线缝合到完整的乳房下皱襞处

无论进行的是一步法还是两步法乳房再造，对称性的保持主要依赖于初次再造手术。

术中可选长方形或成形的脱细胞真皮基质，长方形的脱细胞真皮基质多数需要修剪，而成形的脱细胞真皮基质易于使用，可适用于多数患者。脱细胞真皮基质的选择，要适合乳房基底宽度和预期再造的体积。多数情况下，相对一步法再造，组织扩张器法需要的脱细胞真皮基质相对较小。

根据医生的习惯，缝合脱细胞真皮基质可以从胸大肌开始，也可从胸壁或乳房下皱襞开始。脱细胞真皮基质下方缝合距离会长于上方，因此上方的脱细胞真皮基质会出现褶皱。如使用人体脱细胞真皮基质，这些褶皱就不会被看到或触及，使用较硬的材料时，则需要裁剪掉这些褶皱再加以缝合。作者发现，最简单的做法是先将脱细胞真皮基质缝到胸壁上，以确定缝合的外侧界，如果乳房下皱襞完好，直接将脱细胞真皮基质缝合到下皱襞。使用这种缝合方式，圆形假体会下移 1~2cm，毛面解剖型假体也会下移，但移位不多。预期移位不多时，脱细胞真皮基质可直接缝合于下皱襞处（图 15.13）。如果下皱襞不完整，则应将脱细胞真皮基质缝合到胸壁上，以防止假体从底部滑出。从内侧开始，通过埋入式缝合将脱细胞真皮基质固定到释放的胸大肌的内侧缘。第二针将脱细胞真皮基质缝合到乳房下皱襞，以避免胸壁缝合后假体在内侧受到限制。预期假体或扩张器扩张所需的空间，在水平缝合中留有余地。在外侧继续缝合，如脱细胞真皮基质相对太宽，可按需要进行裁剪，通过水平褥式缝合将脱细胞真皮基质固定在胸壁上，注意把线结留在胸壁侧。胸壁缝合时，作者倾向于使用不可吸收编织线（0-Ethibond），但也可使用 Vicryl（薇乔）或 PDS。如果脱细胞真皮基质没有到达胸肌的外侧与上方连接处，可以通过 8 字缝合将胸肌外侧缘与胸壁缝合，与新形成的乳房侧缘对齐。如果医生预计脱细胞真皮基质的宽度不足以匹配腔隙，缝合可以从侧面开始，继而是下缘，内侧可能会留下脱细胞真皮基质或肌肉无法安全覆盖的小空隙，但临床上这些区域是基本看不到的。使用 1~2 股可吸收线进行 8 字缝合或水平褥式缝合，并将脱细胞真皮基质固定到胸大肌内侧和外侧。这有助于结合假体型号模拟器的置入来评估移植腔隙的大小，同时可保持假体最初置入腔隙的位置。

变化：可根据需要提起前锯肌，使腔隙外侧分离更加充分。这种情况下，可将前锯肌横向离断至所需的宽度，再将脱细胞真皮基质在侧方缝合到前锯肌上。这种方法的优点是乳房下极只需要较小的一块脱细胞真皮基质。此外，肌瓣可能会跨过乳房下皱襞下外侧切口，在切口裂开或放疗时是有益的。

检查腔隙的范围 / 大小

制作好腔隙后，测量其大小并确定可容纳假体的体积。虽然有硅胶假体型号模拟器是最理想的选择，但由于价格便宜、使用方便，盐水假体型号模拟器也在广泛应用。盐水假体型号模拟器注入空气或盐水后，放入腔隙中，用缝线将盐水袋固定（图 15.14）。随着扩张器容积的增加，皮肤粉红色或红色增加，这是缺血的表现（图 15.15）。让患者在手术台上 90° 坐直，并评估其对称性。假体的最终选择，通过可接

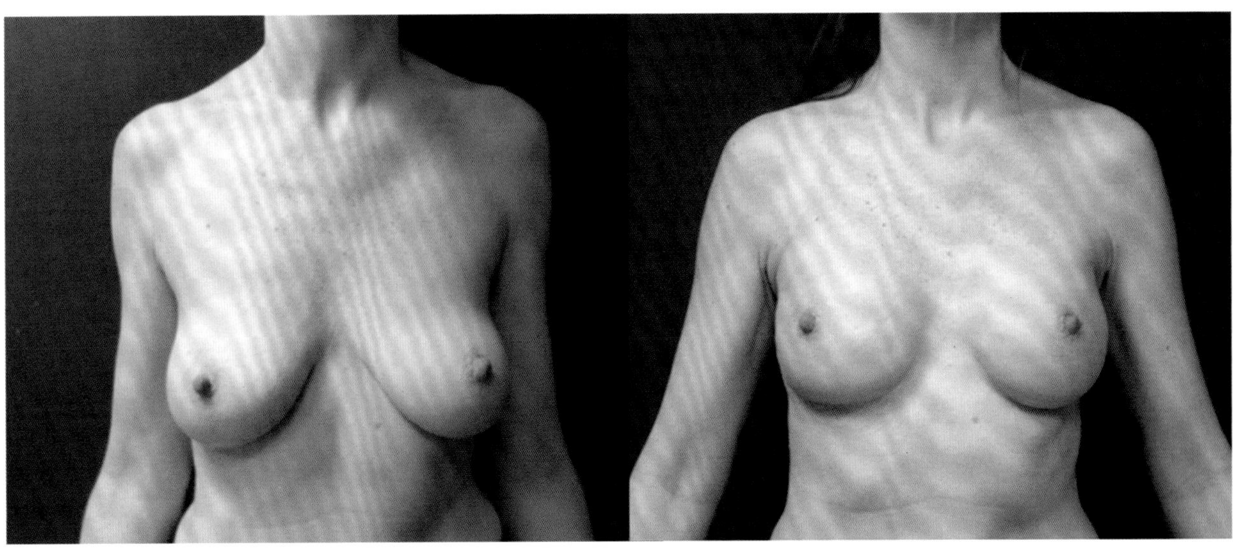

图 15.13　这名 47 岁女性患右导管原位癌，接受了双侧保留乳头的乳房切除术，即刻使用圆形光面中凸 320cc 假体再造双侧乳房。术中将脱细胞真皮基质缝在胸壁上，同时将被覆皮肤固定，以抬高乳房下皱襞

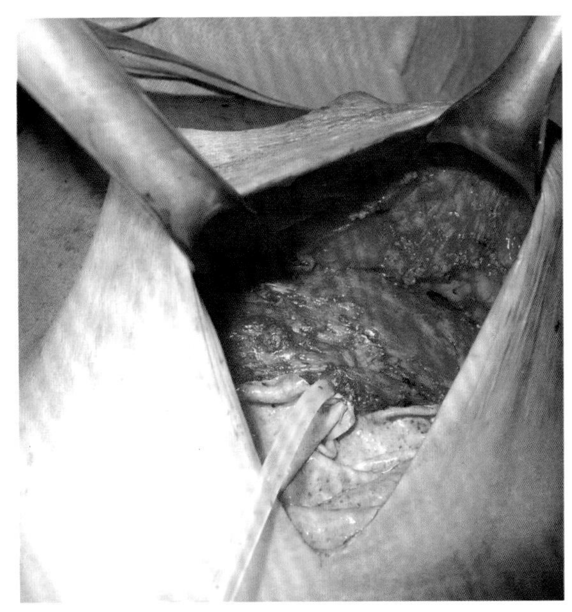

图 15.14　将假体型号模拟器放入胸大肌 - 脱细胞真皮基质间隙中并缝合固定，闭合被覆皮肤切口，扩张假体型号模拟器测量腔隙大小，确定假体大小或扩张器填充量

受的体积和乳房基底直径来确定。在一步法乳房再造术中，为保持乳头居中，中小型乳房常适合中凸或中高凸假体。高凸假体基底直径较窄，可能导致乳头向外侧偏斜，或在乳房内侧形成凹陷，然而较大乳房（>500ml）通常适合高凸假体。术中根据乳腺基底直径和大小目标选择组织扩张器，有标记的扩张器有助于维持位置，这种扩张器比没有标记的扩张器更加昂贵。在两步法乳房再造中，需要再造的乳房常大于术前的乳房，在基底直径相同时，通常选择高凸假体。

假体或组织扩张器准备

腔隙内仔细止血，并用每升含 1g 头孢唑啉、50mg 庆大

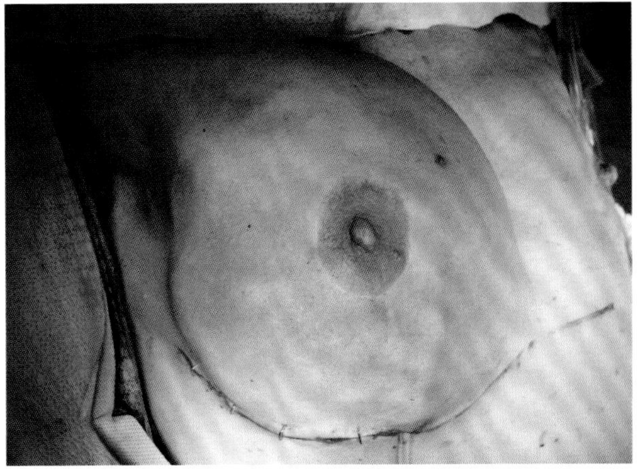

图 15.15　扩张器膨胀后，皮肤会呈现深粉红色、红色或蓝色、灰色，表明此时皮肤已经相对缺血。该患者曾行下方蒂的乳房缩小术。在接受保留乳头的乳房切除术后，皮肤变成深粉色表明即刻假体置入不可行。随后医生置入了扩张器并给予少量填充，患者恢复顺利，未发生乳头或皮肤坏死

霉素、50 000U 杆菌肽的三联抗菌溶液进行冲洗。距腔隙边缘 1~2cm 处开孔，放入 2 个 15 号 Bard 引流管。如引流管的皮肤出口在乳房下皱襞上方，瘢痕会隐藏在泳衣内。其中一个引流管沿着乳房下皱襞放置在脱细胞真皮基质囊内，另一个放在腋窝和胸肌浅面。置入引流管有助于消灭死腔，帮助皮肤与脱细胞真皮基质贴合，促进血管生成和融合。用浸有抗生素溶液的海绵清洗皮肤，更换手套。麻醉应保证患者肌肉完全放松。

假体或扩张器置入

两个拉钩暴露胸大肌 - 脱细胞真皮基质腔隙，按正确的方向将假体或组织扩张器放入腔隙，使用封闭系统将扩张器膨胀至所需要的大小。用可吸收编织线[2-0 Vicryl（薇乔）]，

通过 8 字形或水平褥式缝合将脱细胞真皮基质缝合至胸肌(图 15.16)。可以使用永久性缝线,但可能会触碰到线结,存在误诊为癌性结节的可能。在垂直方向上修剪多余的脱细胞真皮基质,如果垂直方向高度较短,则可降低缝合的紧致度。

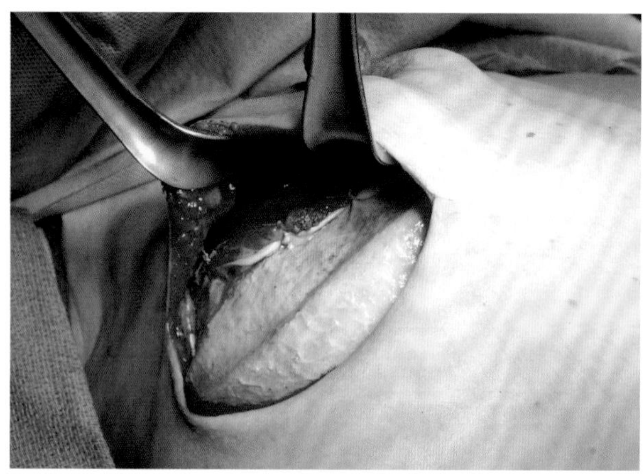

图 15.16 置入假体或扩张器后,可吸收编织缝线闭合肌肉 - 脱细胞真皮基质腔隙

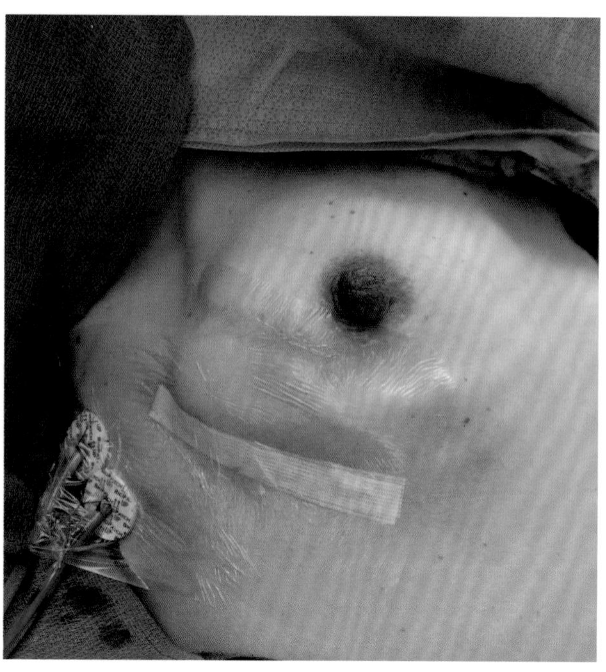

图 15.17 修剪皮肤边缘,用可吸收线分 2 层缝合切口,切口涂抹 Dermabond(多抹棒)皮肤胶或用免缝合胶布包扎。将生物敷料放在引流管出口,Tegaderm(3M 透气贴膜)贴敷在切口和引流管出口处,以便患者出院后淋浴

切口闭合

修剪皮肤边缘或去表皮 2~3mm,用可吸收线分层缝合,切口涂抹 Dermabond(多抹棒)皮肤胶或用免缝合胶布包扎。用 MicroFoam tape(微泡胶带)固定乳头和稳定假体,将生物敷料放在引流管出口,再用 Tegaderm(3M 透气贴膜)贴敷在切口和引流管出口处(图 15.17)。

术后护理

患者在医院观察 1~2d。术后的第 1 日,使用宽松的外科胸罩或绷带给予再造乳房处轻度加压,避免穿紧身衣,以防止对皮肤造成额外的缺血损伤。患者在使用抗菌透明敷料覆盖切口的前提下可以淋浴。口服抗生素直到引流管拔除,引流量少于每日 30cc 时拔除引流管。多数情况下,乳房的一个引流管在术后 1 周取出,另一个在 2 周后取出,引流管放置时间不得超过 4 周。手术后皮肤常出现淤青和肿胀,乳头可能形成结痂(图 15.18),这些通常在手术后的第 1 周加重,之后有所改善。乳头可能会呈现暗紫色,但缺血后恢

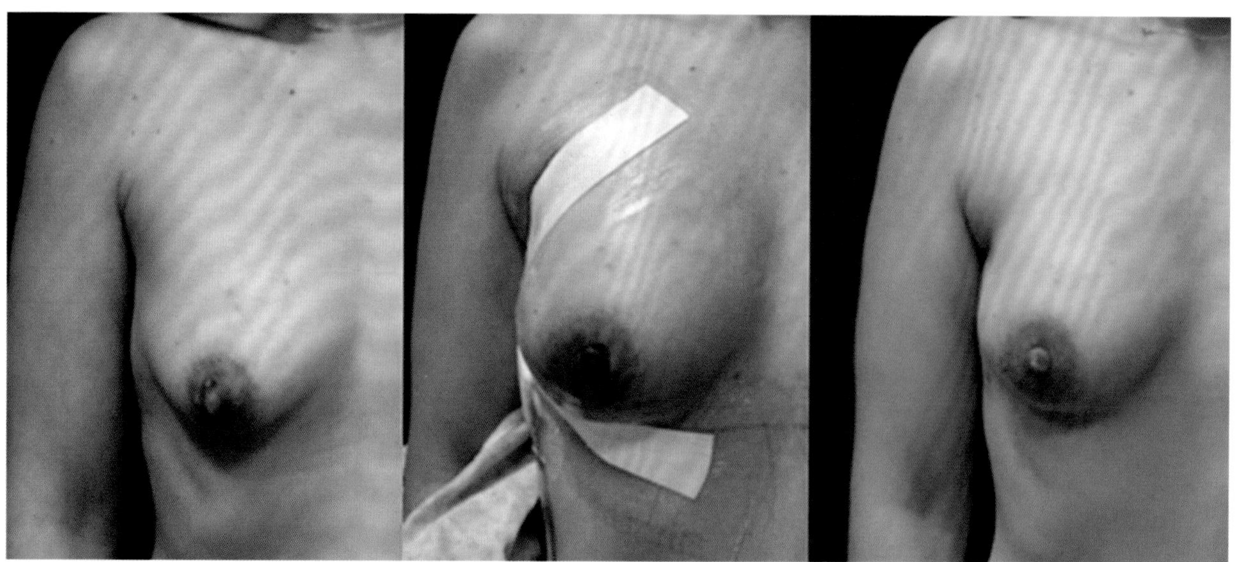

图 15.18 保留乳头乳房切除术与即刻乳房再造术后,乳头上常有结痂,局部应用抗菌剂治疗,痂皮通常会在几周内脱落,不会留有后遗症。图为该患者在保留乳头乳房切除术与即刻假体乳房再造术后 1 周(中)和术后 4 周(右)效果

复能力很好。如乳头坏死，切除术最好延迟到 3~4 周后，以确定乳头乳晕的切除量。在恢复期推荐乳头应用抗生素软膏，鼓励术后立即步行，在 6 周内可恢复轻度活动和锻炼，剧烈运动和水中浸浴中最好推迟 3 个月。术后 3 周开始进行扩张器注水，往后可每周进行 1 次。假体置换置入的二次手术在术后 3 个月进行。假体乳房再造术后，每 1~2 年对患者假体进行一次检查。

结果、预后及并发症

对于有经验的医生，保留乳头的乳房切除术后即刻再造的成功率较高，乳头保留率也较高（图 15.19 和图 15.20）。在 500 例保留乳头的乳房切除术后一步法和两步法再造中，

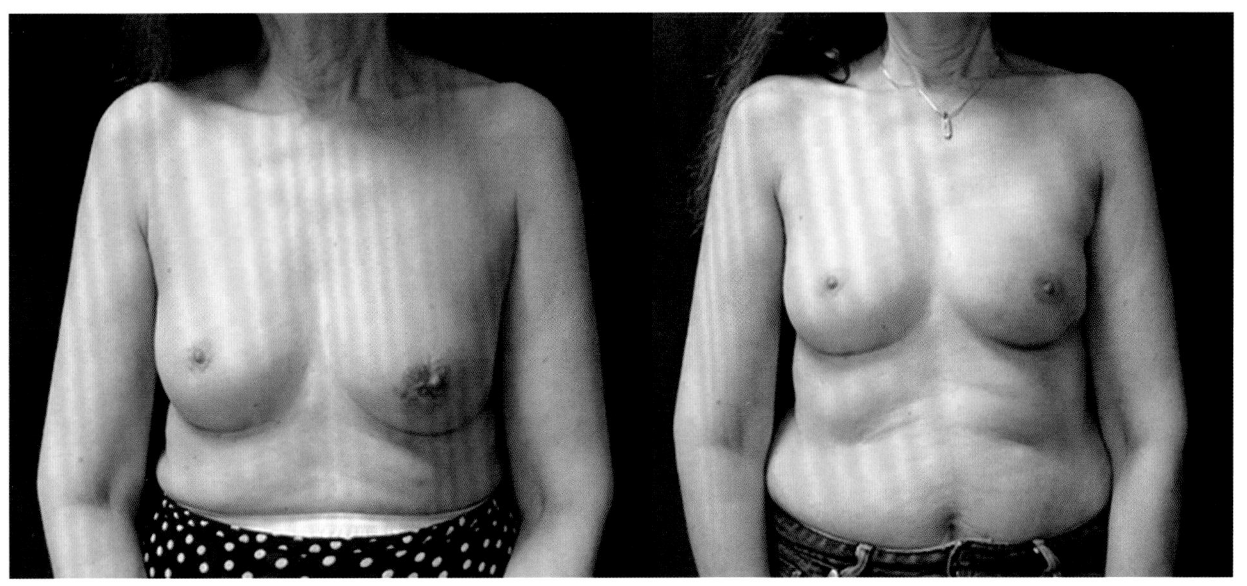

图 15.19　直接假体置入最常用于双侧乳房再造，也可用于单侧。直接假体置入在小乳房时有良好的对称性，例如这位 59 岁的女性左乳腺癌患者，使用 325cc 光面圆形中凸假体进行了即刻置入乳房再造

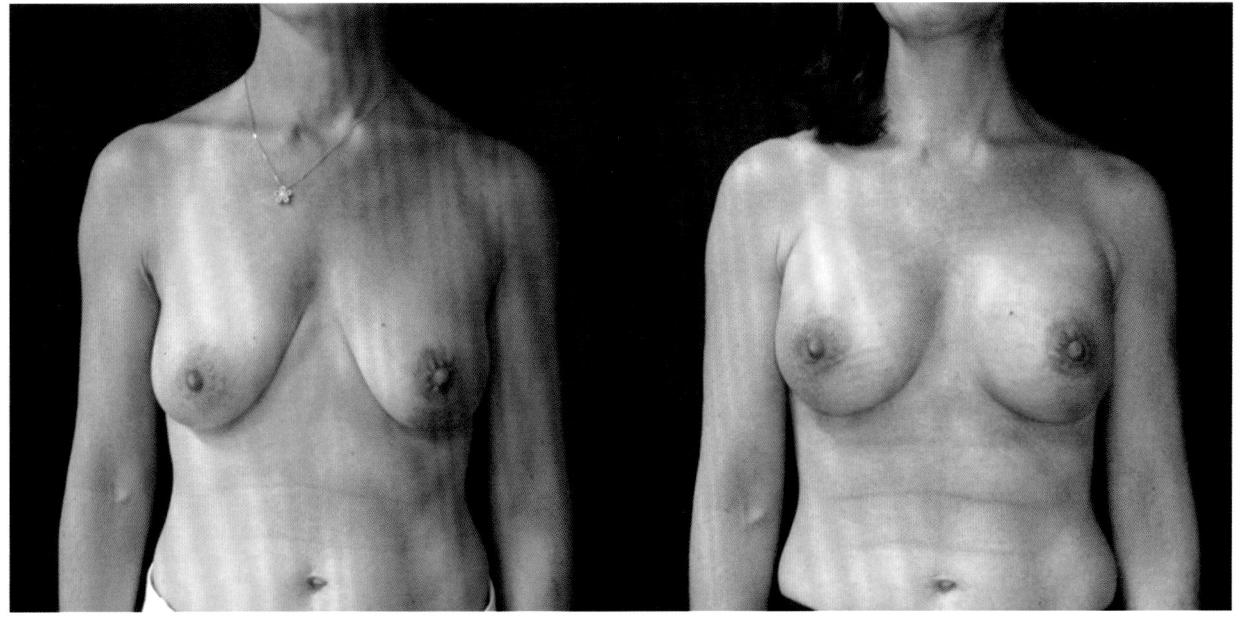

图 15.20　这名 45 岁女性希望一步法再造，术中发现皮肤薄，并有缺血症状，所以使用扩张器置入，两步法手术置换为 500cc 光面圆形硅胶假体，3 个月后乳房上极行脂肪移植

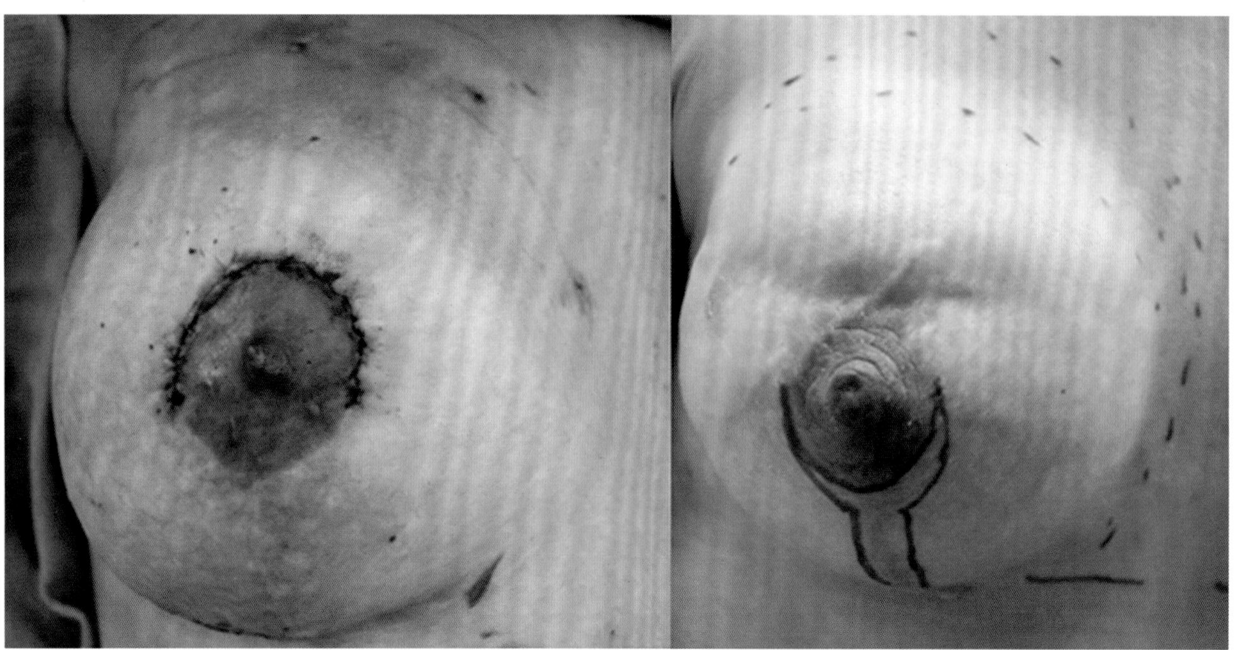

图 15.21 使用假体置换扩张器时，乳房上提固定术可用于调整乳头位置，收紧被覆皮肤。图为新月形切口乳房上提固定术和部分乳晕缘垂直切口乳房上提固定术的术前标记

总体并发症发生率较低，90% 以上的乳头得以保留[5,9]。并发症包括血肿、血清肿、皮肤坏死和乳头坏死等。感染的风险为 3.3%，与假体置入报告的最低感染率相当，这表明保留乳头不会增加感染的总体风险。乳头处无肿瘤复发，种植癌概率小于 2%。并发症的危险因素包括放疗、吸烟和采用乳晕缘切口。

两步法手术

假体置换扩张器

将扩张器填充至目标大小。位置调整、乳房悬吊和 / 或脂肪移植可在两步法手术中实施。之前的切口瘢痕可用于移除扩张器。切开扩张器内侧和上方的纤维囊，以便让假体填充这些区域。由于假体最终的置入位置不可预测，如果可能的话，可以通过部分肌肉松解技术避免下侧和外侧纤维囊被切开；然而，有时这是必需的，新出现的腔隙需用脱细胞真皮基质加强。包膜囊缝合可用于固定腔隙的边界或抬高乳房下皱襞的位置。多数在接受了保留乳头的乳房切除术后进行两步法乳房再造的女性都希望再造的乳房比原本更大，因此会选用高凸的假体，这样既可让乳头居中，又增加了乳房突度。可通过脂肪移植来填补凹陷，减少术后假体显形。在不破坏血供的前提下，乳房悬吊术有助于提升和集中乳头位置，如悬吊后乳头位置仍不可接受，可在二次手术中切除。

乳头切除术（有 / 无重建）

乳头标本的癌细胞病理检查呈阳性，则要切除相应的乳头乳晕组织。根据辅助治疗情况，可在初次手术后 3 周或数月后与组织扩张器置换同时进行。乳头切除 3 个月后可进行乳头重建。

修复

一步法或两步法乳房再造后，矫正手术可以调整假体位置和大小、进行脂肪移植、乳房悬吊和包膜挛缩的处理。根据我们的经验，保留皮肤的乳房切除术或保留乳头的乳房切除术后乳房再造的修复率在一步法和两步法再造中相似，5 年后的总修复率约为 20%[10]。新月形切口、侧方延伸的新月形切口、乳晕缘垂直切口或部分乳晕缘垂直切口的乳房上提固定术可调整乳头位置，而乳头位置也可通过改变假体位置进行调整（图 15.21）。如有足够的皮肤松弛度，允许皮肤闭合和足够的软组织支撑，可行乳头游离移植。

参考文献

1. Uroskie TW, Colen LB. History of breast reconstruction. *Semin Plast Surg*. 2004;18:65–69. *This paper offers a historical perspective on breast reconstruction and allows the reader to learn from prior trials and tribulations of the past.*
2. Colwell AS, Damjanovic B, Zahedi B, et al. Retrospective review of 331 consecutive immediate single-stage implant reconstructions with acellular dermal matrix: indications, complications, trends, and costs. *Plast Reconstr Surg*. 2011;128:1170–1178. *This paper was one of the first comparative outcomes studies on direct-to-implant breast reconstruction with ADM compared to traditional two-stage tissue expander-implant reconstruction without ADM. In this series, single-stage reconstruction had similar complication rates and costs compared to two-stage reconstruction.*
3. Coopey SB, Tang R, Lei L, et al. Increasing eligibility for nipple-sparing mastectomy. *Ann Surg Oncol*. 2013;20:3218–3222. *In this paper, the authors offer new guidance on who is a candidate for nipple-sparing mastectomy. They suggest that if the nipple is not involved by cancer grossly or radiologically that the patient may be considered for the nipple-sparing approach.*

4. Reish RG, Lin A, Phillips NA, et al. Breast reconstruction outcomes after nipple-sparing mastectomy and radiation therapy. *Plast Reconstr Surg*. 2015;135:959–966. *The authors perform an outcomes study on breast reconstruction after NSM and radiotherapy. They find that in patients with preoperative or postoperative radiotherapy, the complication rate is slightly higher, but most patients have successful reconstructions with implant and nipple retention.*
5. Colwell AS, Tessler O, Lin AM, et al. Breast reconstruction following nipple-sparing mastectomy: predictors of complications, reconstruction outcomes, and 5-year trends. *Plast Reconstr Surg*. 2014;133:496–506. *This paper presents 500 consecutive nipple-sparing mastectomy procedures with immediate reconstruction. The authors find a low overall complication rate in one- and two-stage implant reconstruction and outline risk factors for complications and reconstructive failures.*
6. Frederick MJ, Lin AM, Neuman R, et al. Nipple-sparing mastectomy in patients with previous breast surgery: comparative analysis of 775 immediate breast reconstructions. *Plast Reconstr Surg*. 2015;135:954e–962e. *The authors present a consecutive series of 775 implant-based reconstructions where 187 reconstructions had prior breast surgery. They find that NSM was successful in patients with prior scars from lumpectomy, breast augmentation, or breast reduction without an increased risk of nipple loss or reconstructive failure.*
7. Colwell AS, Gadd M, Smith BL, Austen WG Jr. An inferolateral approach to nipple-sparing mastectomy: optimizing mastectomy and reconstruction. *Ann Plast Surg*. 2010;65:140–143. *In this paper, the authors describe an inferolateral inframammary fold incision for nipple-sparing mastectomy that offers excellent access for both mastectomy and reconstruction.*
8. Scheflan M, Colwell AS. Tissue reinforcement in implant-based breast reconstruction. *Plast Reconstr Surg Glob Open*. 2014;2:e192. *This paper reviews patient selection and technique in implant-based reconstruction with acellular dermal matrix or mesh to optimize breast reconstruction.*
9. Spear SL, Willey SC, Feldman ED, et al. Nipple-sparing mastectomy for prophylactic and therapeutic indications. *Plast Reconstr Surg*. 2011;128:1005–1014. *In this paper, the authors provide early experience and guidance for patient selection in nipple-sparing mastectomy.*
10. Colwell AS, Clarke-Pearson E, Lin A, et al. Revision rates in implant-based breast reconstruction: how does direct-to-implant measure up? *Plast Reconstr Surg*. 2016;137:1690–1699. *The authors follow a cohort of direct-to-implant and tissue expander-implant reconstructions for an average of 5 years. They find a similar rate of complications and revisions in the two cohorts of patients.*

第 16 章

保留皮肤的乳房切除术：两步法与直接置入假体乳房再造术

Mitchell H. Brown，Brett Beber，Ron B. Somogyi

概要

- 假体置入乳房再造术是目前最常用的乳房切除术后乳房再造方法；
- 传统的假体置入乳房再造术步骤分为两步，先使用扩张器扩张皮肤软组织，然后置换为乳房假体；
- 乳房切除术患者的人口统计学变化、假体的改进和支持基质的应用以及乳房切除的精细化操作，使直接假体置入乳房再造术的适应证得以扩大；
- 为了达到即刻乳房再造术的最佳效果，加强肿瘤外科医生和整形外科医生之间的协作是必要的；
- 通过对于保留皮肤及乳头适应证认知的提高、假体的改良、内部支持物的应用以及恰当地使用脂肪移植，可以得到外观和感觉接近自然的未接受过手术的乳房。

简介

假体置入乳房再造是世界范围内最常采用的一种乳房切除术后乳房再造的方式。以下几个原因导致了这种再造方式的使用率不断增加：乳房切除患者的人口结构改变、假体和再造技术的改进以及与自体组织移植再造相关并发症发病率的增加。

传统的假体置入乳房再造术是先置入扩张器，然后进行一段时间的连续扩张，然后在第二次手术中将扩张器置换为永久性假体，通常与平衡手术或其他辅助手术联合使用。这种有计划的两步法手术是可预测的，适合多种乳房大小，也给病理检查的时间留有余地，并最大限度减少了被覆皮肤的早期张力。此方法的缺点是至少需要 2 次手术以及需要反复就诊注水进行软组织扩张。

直接假体置入乳房再造术（一步法乳房再造术）试图在实行乳房切除术时就再造最终的乳房，但常常被错误地理解为只需要一次手术就可以完成乳房再造。对于严格挑选的患者，这种方法有利于减少手术次数，更快地恢复正常生活，避免扩张期。其面临的挑战包括乳房大小的限制、早期皮瓣或乳头坏死的可能性、在一次手术中获得最佳效果的难度更大以及永久性假体置入术后进行放射治疗的风险。

本章将介绍乳房切除术后两步法和直接假体置入乳房再造术的适应证、禁忌证，患者选择、手术技巧等方面的最新进展。

历史回顾

继 20 世纪 60 年代第一个乳房假体问世后，外科医生开始使用假体进行乳房再造。组织量过少和被覆软组织的张力过大限制了假体的单独使用。1984 年，Radovan 发表了他的研究，使用带有远端注射阀的光面扩张器进行组织扩张[1]。借助扩张器扩展组织的能力，外科医生能够为更多的患者进行假体置入乳房再造术。

早期的乳房再造术着重于体积，外科医生几乎没有可用的手段改善乳房的形状。后来，假体表面改进为毛面，提高了腔隙内扩张器的稳定性，并减缓了腔隙周围包裹组织的反应。后续的改进包括带有合成注射阀的解剖型扩张器及最终缝合片，扩张器的效果更加确实。在扩张器改进的同时，乳房假体也经过了五代的改进，如今的外科医生可以在各种表面类型、填充材料、形状、凸度和凝胶交联度之间进行选择，从而使手术效果并不仅体现在体积改变上，还能在大小和解剖学设计方面更好地把控手术效果。

随着假体的技术改进，乳房切除术的方法也随之改变。与根治性乳房切除术相比，如今的患者更多地采用保乳手术或保守的全乳房切除术。随着早期诊断的进步、手术方法的改进、组织血供的监测和评估技术的应用，皮肤可以与乳腺分开考虑，许多女性可以在保留被覆皮肤甚至乳头的情况下

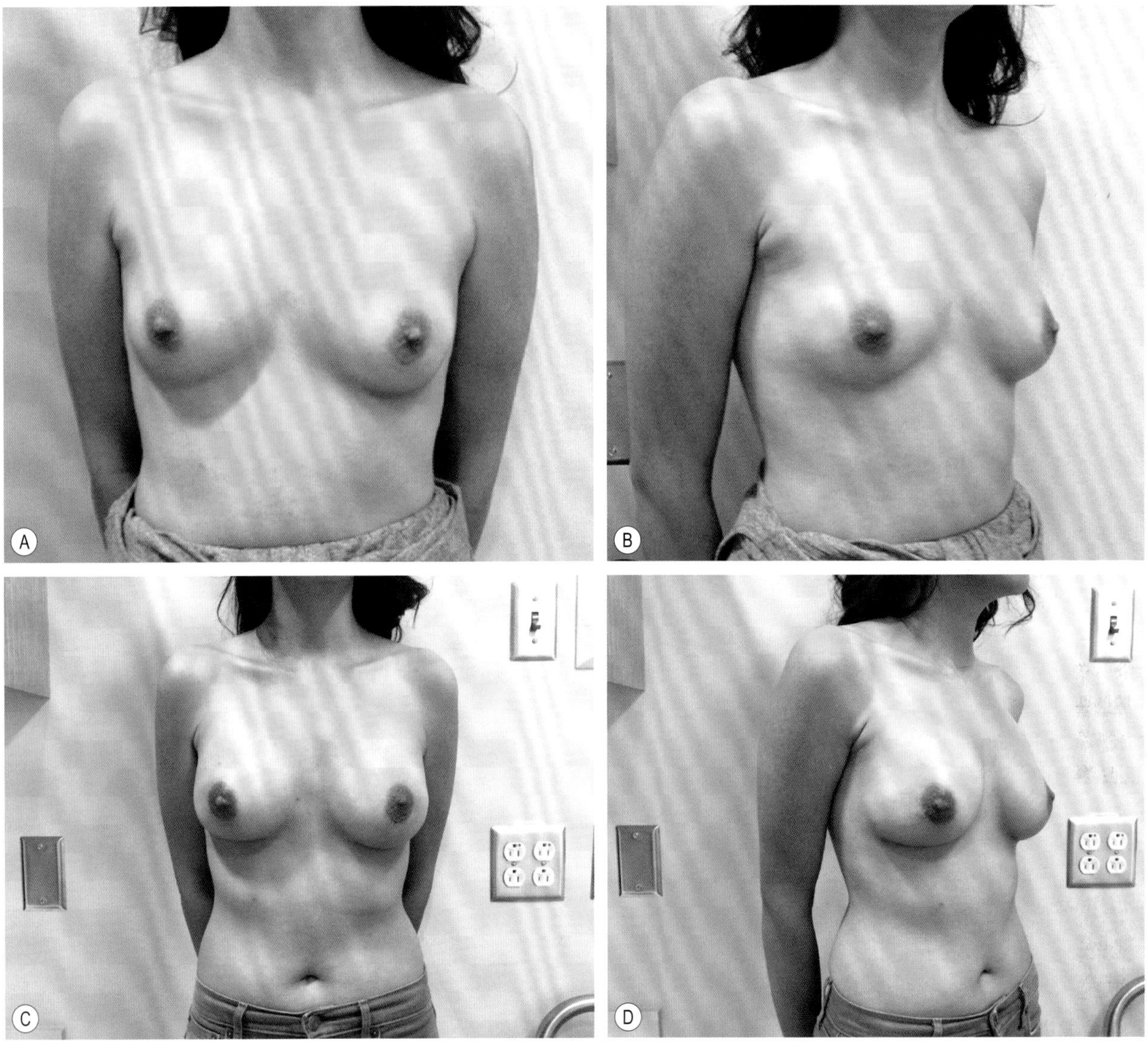

图 16.1　经乳房下皱襞切口双侧保留乳头的乳房切除术。以解剖型高黏硅胶假体和脱细胞真皮基质进行直接假体置入乳房再造术。(A,B)术前；(C,D)术后 1 年

进行乳房切除。结合内部组织基质置入和脂肪填充在内的新技术，今天的假体置入乳房再造术可以在乳房切除后达到接近正常的美学效果(图 16.1)。

患者表现

理想的假体置入乳房再造术应该呈现一个接近对称、手感柔软、外观自然的乳房，其结果应该是可预期的，并且需要最少的手术次数、最低的并发症发生率和最短的完全康复时间。医生和患者更倾向于采用一步法再造术，但不能以欠佳的结果或不必要的风险为代价。传统的也是最常用的方法是分两步法手术，包括置入一个扩张器，进行一段时间的皮肤软组织扩张，然后置换成永久性假体。在某些情况下，为了避免皮肤软组织扩张需要的时间，也会考虑在乳房切除时置入最终的假体。人们最初将其称为一步法假体置入乳房再造术，不过直接假体置入乳房再造术的说法更为准确。图 16.2 总结了直接假体置入法与两步法乳房再造术的优缺点。

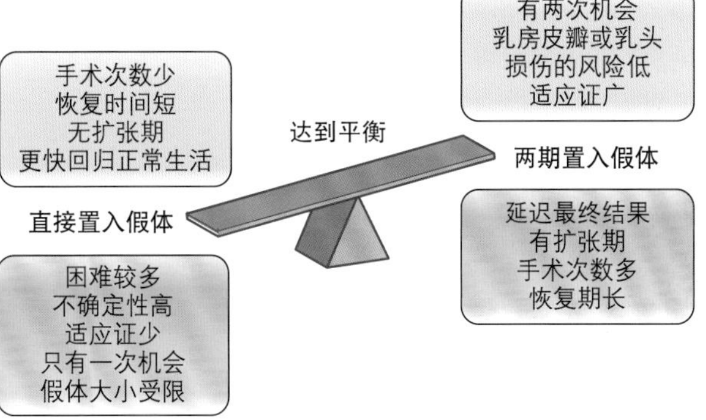

图 16.2　直接假体置入与两步法假体置入乳房再造术的优缺点

直接假体置入乳房再造术的患者选择至关重要。患者的选择需根据乳房的形状和大小、乳头在乳房上的位置、乳房切除的适应证、辅助治疗的可能性、期望的乳房大小以及皮肤或乳头血管损伤等风险因素来进行。理想的人选是一个健康的非吸烟者，乳房罩杯 A~B 且期望与术前相似或稍大的乳房，乳房下垂程度小，预防性切除乳房或肿瘤属于早期，术后辅助治疗的可能性低。直接假体置入乳房再造术的患者的期望值也必须符合实际。

直接假体置入乳房再造术

保留皮肤或乳头的乳房切除术与即刻再造术相结合，在假体置入乳房再造术中取得了良好的效果。

假体置入乳房再造术的优点是操作相对简单以及可避免远处供区相关并发症。缺点是需要反复就诊进行扩张的不便、扩张的固有风险和不适以及需要第二次手术置换假体。随着近年来肿瘤高风险和肿瘤基因阳性患者的增加，一部分人希望通过积极的预防性乳房切除术来降低患癌风险，同时实现最大程度的美学效果，并尽量减少手术的次数和术后恢复时间。采用直接假体置入法可以尽快完成再造[2]，还可节省费用[3-6]，同时也有明显的心理上的优势。基于这些原因，直接假体置入法用于即刻乳房再造术应该是非常理想的。然而，由于刚切除乳腺下间隙中难以为假体提供足够稳定的软组织覆盖，这种方法受到了限制。假体置入到部分皮下平面可能对下极造成较大张力，可导致短期内软组织坏死以及远期该区域皮肤软组织明显变薄。如果全部置入到胸大肌下，假体的大小也会受限制，而且不能在下极形成自然的填充。在这两种情形下，乳腺外侧边界和下皱襞均被破坏，术后会发现乳腺外侧边界和下皱襞均显示不清。近年来在各种可以覆盖假体下极表面的软组织支持基质的辅助下，我们更有能力使用假体进行安全美观的即刻乳房再造术。尽管如此，鉴于患者选择标准的严格和材料费用的增加，直接假体置入乳房再造术仍在有限的范围内使用，最终仅占所有乳房再造术的 10%~15%[2]。

直接假体置入乳房再造术的概念可以实现医生所有的再造手术目标，对于已有的再造技术是一个很有吸引力的选择。直接假体置入乳房再造术的成功将取决于四个关键因素：①谨慎选择患者；②准确选择假体和材料；③设计和实施乳房切除术时保留健康、有活力的皮瓣；④及时有效地处理并发症。

患者选择

直接假体置入乳房再造术的理想患者为身体健康、原有乳房体积较小或中等、术后希望保持与术前大致相同或稍微增大的乳房体积的女性。乳房较大且下垂的女性更适合切除皮肤联合直接假体置入乳房再造术，但是下垂程度和乳房体积将影响保留乳头的可能性。

直接假体置入乳房再造术的主要问题是皮瓣的活力和稳定的软组织覆盖。术前沟通和设计必须充分评估与这两个问题相关的所有因素。这些因素包括肿瘤的位置和生物学特性、切除设计、乳房的大小和形状、切口以及患者的合并症。当然，还必须考虑患者的审美观，包括他们是否愿意或希望进行对侧平衡手术。

直接假体置入乳房再造术几乎没有绝对禁忌证。皮肤质地差，或有影响乳房切除后皮瓣血运的合并症的患者不是最佳的人选。肥胖和胸部下垂的患者，通常需要对被覆皮肤进行较大修整的患者，也很难通过直接置入假体的方法进行乳房再造。有放射治疗史和可能需要术后放射治疗的患者，依照惯例选择自体组织再造术或两步法假体置入乳房再造术。在这些患者中，基于假体置入乳房再造术的范围正在扩大。最近的一些研究表明，脱细胞真皮基质用于这类患者的假体置入乳房再造[7,8]，具有良好的美学效果和可接受的并发症发生率。

最近的几项研究观察了直接假体置入乳房再造术失败的预测指标。这些指标与不良的美学效果和较高的并发症发生率相关，包括吸烟、乳晕缘切口、体重指数增加、乳房体积增大、有放射治疗史和手术时间过长[4,9-11]。

假体与材料选择

直接假体置入乳房再造术的两个主要必备条件是乳房假体和支持基质，以将假体固定在胸大肌下。使用内部支持基质的原因包括：

1. 在胸大肌下支撑假体；
2. 保持胸大肌位置；
3. 界定乳房下皱襞和乳房侧襞；
4. 无须离断前锯肌或腹直肌 / 筋膜；
5. 尽量减少下极皮肤的张力；
6. 增加下极和假体上方组织覆盖物。

一些脱细胞真皮基质具有的另一个优势是抵抗包膜挛缩的潜在可能[10,12]。这些物质是否真正具有保护作用的问题仍有争议，但对接受过放射治疗或预期术后放射治疗的患者会有特别的优势。

内部支持基质可分为生物基质和合成基质。表 16.1 总结了目前可以选择的材料。

人体对内部组织基质有三种反应方式。不属于自体的材料会刺激机体的自然免疫防御。不太复杂的合成材料，如可吸收网会被吸收。

如果这种材料比较复杂，无法被吸收，则机体的反应是将其包裹。另外，如果材料被识别为自体组织，机体的反应是重新血管化和细胞再生，这正是我们使用生物材料所期望看到的结果。脱细胞真皮基质是由来源于人、牛或猪的组织所制备，去除引起排斥反应的细胞成分，由此形成的结构完整的组织结构，为正常组织的长入和细胞的再生提供必要的生物支架。

脱细胞真皮基质的使用并没有被普遍接受，有以下几个原因。首先，这些材料价格昂贵，因此并非所有机构都能使用，它们的成本甚至可以抵销采用一步法乳房再造术所节

表 16.1　用于乳房再造的软组织支持基质类型

生物材料	牛脱细胞真皮基质
人体真皮	Veritas
Autoderm	Surgimend
人体脱细胞真皮基质	丝绸
AlloDerm	Seri Surgical Scafold
Allomax	**合成材料**
FlexHD	可吸收
Dermacell	Vicryl mesh
DermaMatrix	不可吸收
猪脱细胞真皮基质	Prolene mesh
Stratic	Marlex mesh

省的费用。其次，有文献报道，使用脱细胞真皮基质会提高相关并发症的发生率，如感染、血清肿、乳房切除术后皮瓣坏死和假体取出等[4,13-20]。

Vicryl（薇乔）网片应用广泛，相对便宜，对细菌生物膜的形成有抵抗力，并且使用方便。它几乎没有炎症反应，是非致敏性的，并且在许多外科手术中都有较低的并发症。近期的报告显示，直接假体置入乳房再造术中于乳房下极使用 Vicryl（薇乔）网片代替脱细胞真皮基质的术后并发症类似，并且与两步法再造术或直接置入联合脱细胞真皮基质再造术相比，结果同样令人满意，并明显节省了费用[20-22]。要评估可吸收网片的效果，对下极软组织变化的评估和包膜挛缩的发生率进行更长期的研究是非常重要的。当然，这些材料不能提供额外的软组织覆盖，如果皮肤坏死或伤口裂开导致小面积外露，可能无法保护假体。

理想的内部支持基质的特征总结见表 16.2。

表 16.2　乳房再造术理想内部软组织支持基质的特点

安全	易于储存
生物惰性	无菌
再血管化	即用
费用低	可选择大小和形状
容易获得	厚度均匀
保质期长	传染风险低

假体选择

选择圆形还是解剖型假体是基于多种因素的，并且主要取决于外科医生和患者的偏好。在选择假体时要考虑的因素包括所期望的乳房形状、覆盖软组织的质量、对定形凝胶的要求以及控制假体腔隙大小的能力。当然，在单侧乳房再造术中，这种选择很大程度上取决于哪种形状最匹配对侧乳房。无论使用何种假体，都必须遵循公认的设计原则，关注乳房基底宽度、乳房在胸壁的投影和胸壁的解剖结构。腔隙形成以后，选择的假体必须和腔隙紧密贴合，以减少血清肿的形成、非预期的假体移动或旋转。假体和软组织的稳定关系最终将减少修复手术的次数。

假体大小的选择在医患初期沟通时就开始了。胸廓大小必须精确测量，特别是乳房基底宽度、高度和突度，这有助于外科医生估计现有乳房的体积。此外，三维体积计算程序，例如 VECTRA 3D，也有助于假体的选择。在术中，通过乳房切除后称重和使用无菌的假体型号模拟器，结合临床判断来选择最终的假体。建议针对乳房切除重量稍微过度矫正，选择偏大的假体以适应乳腺切除后被覆皮肤的松弛[23]。

直接假体置入乳房再造——手术技术

肿瘤和重建外科医生之间的有效合作对于患者的成功预后至关重要，包括讨论乳房切除术的术式、保守的组织切除的重要性、保留乳房下皱襞和前锯肌筋膜以及尽量减少不必要的乳房腔隙外侧剥离。术前应讨论切口的选择，以确保能将乳腺全部切除，同时尽量减少拉拢时皮瓣的张力。推荐采用较长的、设计巧妙的切口来最大限度减少皮瓣拉拢张力，而较短的、瘢痕隐蔽的切口反而让医生在进行乳房切除术时难度增加。

保留皮肤乳房切除术（切除乳头）最常见的切口是乳房中间切口。切口的长度取决于乳房的大小和切除多余皮肤的需要（图 16.3）。需要进行保留乳头的乳房切除术时，首选乳房下皱襞入路，这样瘢痕的可见程度最小（图 16.4）。

让整形外科医生在乳房切除术中协助肿瘤外科医生是有好处的。这不仅提供了一个加强合作的机会，也有助于学习轻柔处理组织、减少皮瓣拉拢张力、乳房切除皮瓣保持均匀一致和保留深筋膜的重要性。乳房切除术完成后，需仔细评估皮瓣的活力，只要皮瓣活力疑似有问题，都要改为扩张器 - 假体再造或延期手术。胸大肌从胸骨的下内侧附着点开始，沿肋骨附着点向乳房侧襞（LMF）离断。此时，离断部分包括部分前锯肌筋膜，最终形成一个胸大肌 / 前锯肌筋膜的矩形皮瓣，保持内侧和外侧乳房腔隙界线清晰。腔隙分离程度取决于假体的选择。使用解剖型假体时，重要的是使腔隙大小适合假体。假体必须要紧密贴合腔隙，以避免假体旋转和移位，解剖型假体的腔隙剥离类似于圆形毛面假体，但选择光面假体时，腔隙会略大，以便术后进行假体的活动性练习。这将有助于减少包膜挛缩的风险。

内部支持基质可以通过两种方式置入。当使用乳房下皱襞切口时，基质首先缝合到胸大肌的游离缘，然后沿着乳房下皱襞进行缝合。如果使用乳房中间切口，首先沿乳房下皱襞缝合基质，然后缝合到靠近假体顶部的胸大肌游离缘，这样更容易操作。使用亚甲蓝将乳房下皱襞和乳房侧襞从皮肤标记转移到胸壁上有助于确保准确的皱襞位置。在放置支持基质后，插入假体型号模拟器，并将患者置于坐位。检查乳房的对称性，选择合适的假体。患者回到仰卧位，用抗生素溶液冲洗腔隙。引流管沿皮下组织平面的乳房下皱襞放置，并通过腋前线的单独切口引出。许多外科医生会在胸大肌下 / 脱细胞真皮基质间隙内放置第二个引流管。作者发现，很少有积液进入肌肉深面，因此通常使用一个引流管。如今使用的一些支持基质是开窗或打孔的，这样就没必要放置第二个引流管（图 16.5）。

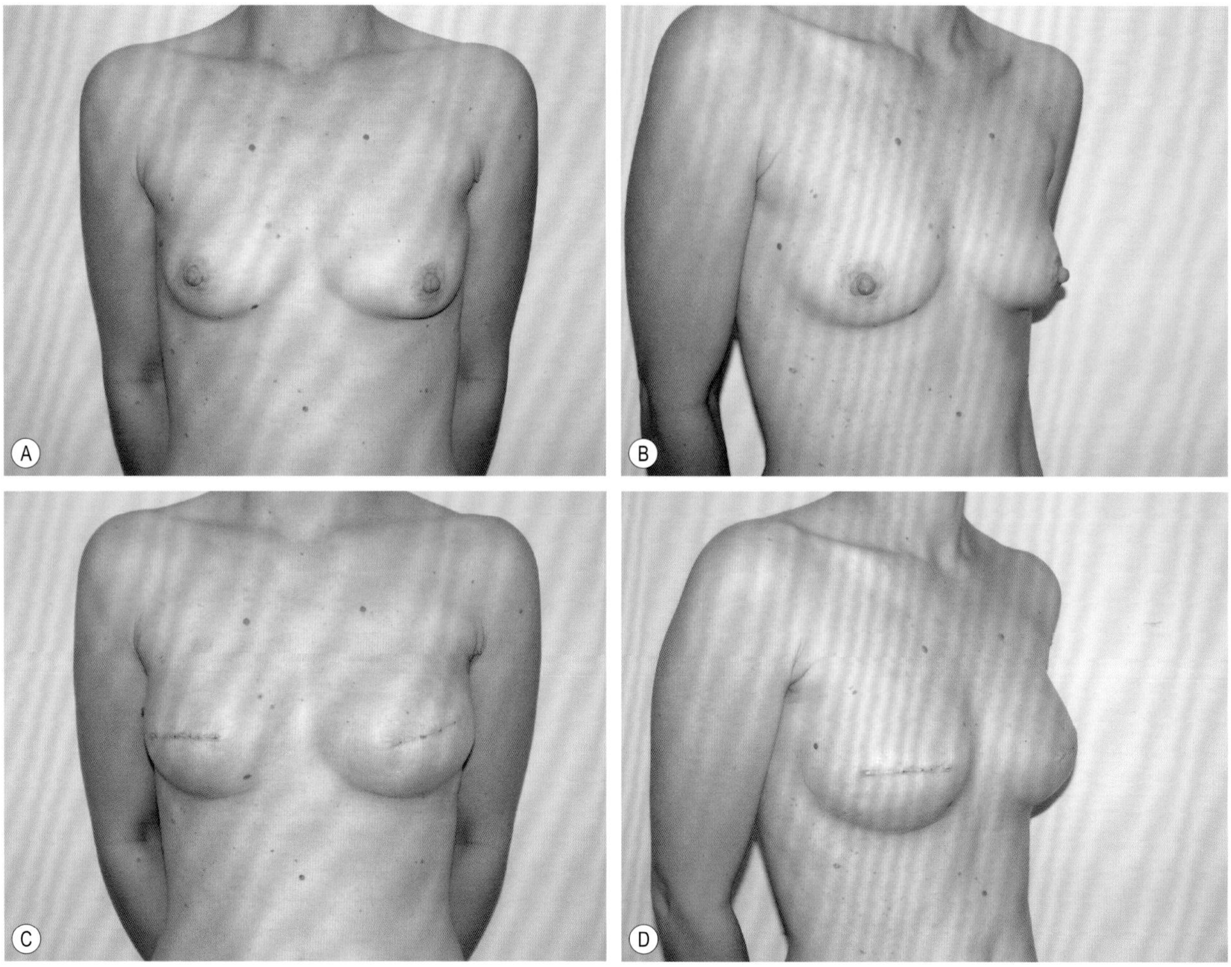

图 16.3 保留皮肤的乳房切除术，通过乳房中间横切口进行直接假体置入再造术。（A，B）术前；（C，D）术后 6 个月

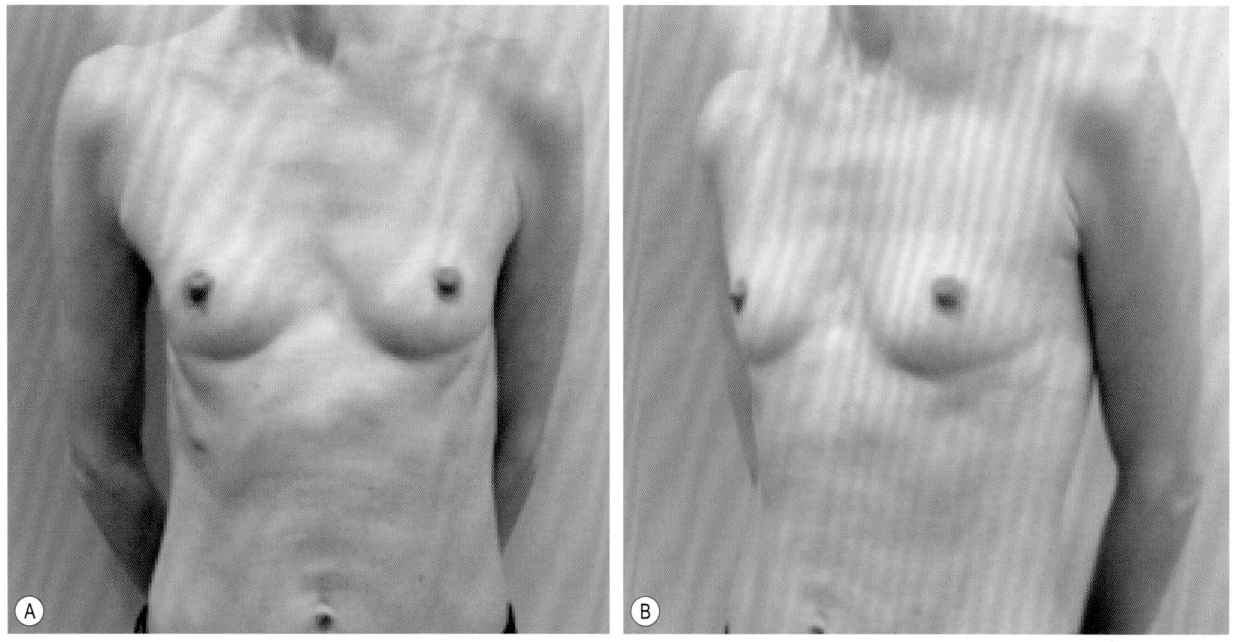

图 16.4 乳房下皱襞切口保留乳头的乳房切除后直接假体置入再造术。（A，B）术前

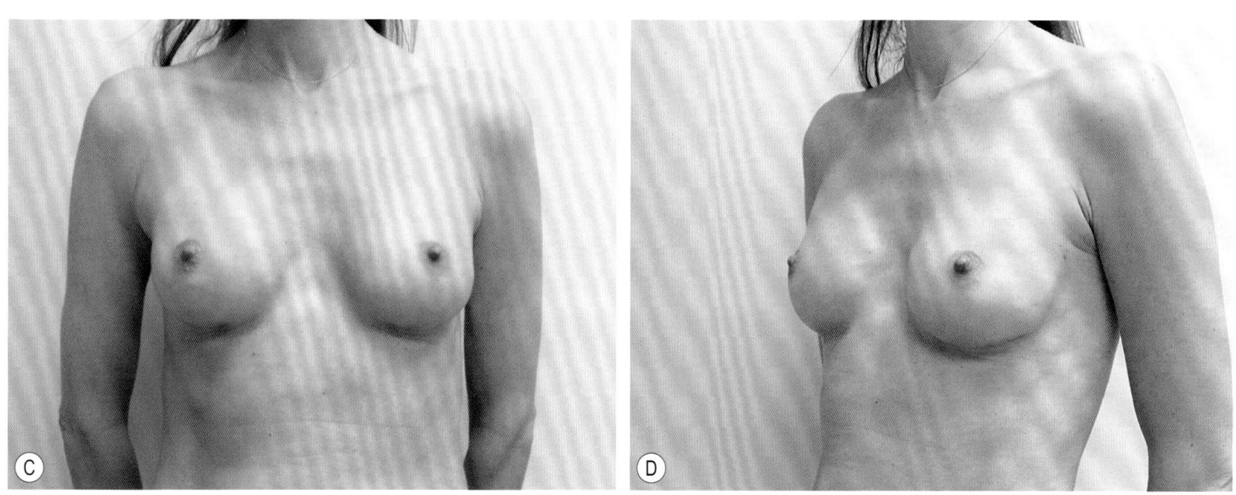

图 16.4(续) (C,D)术后 1 年

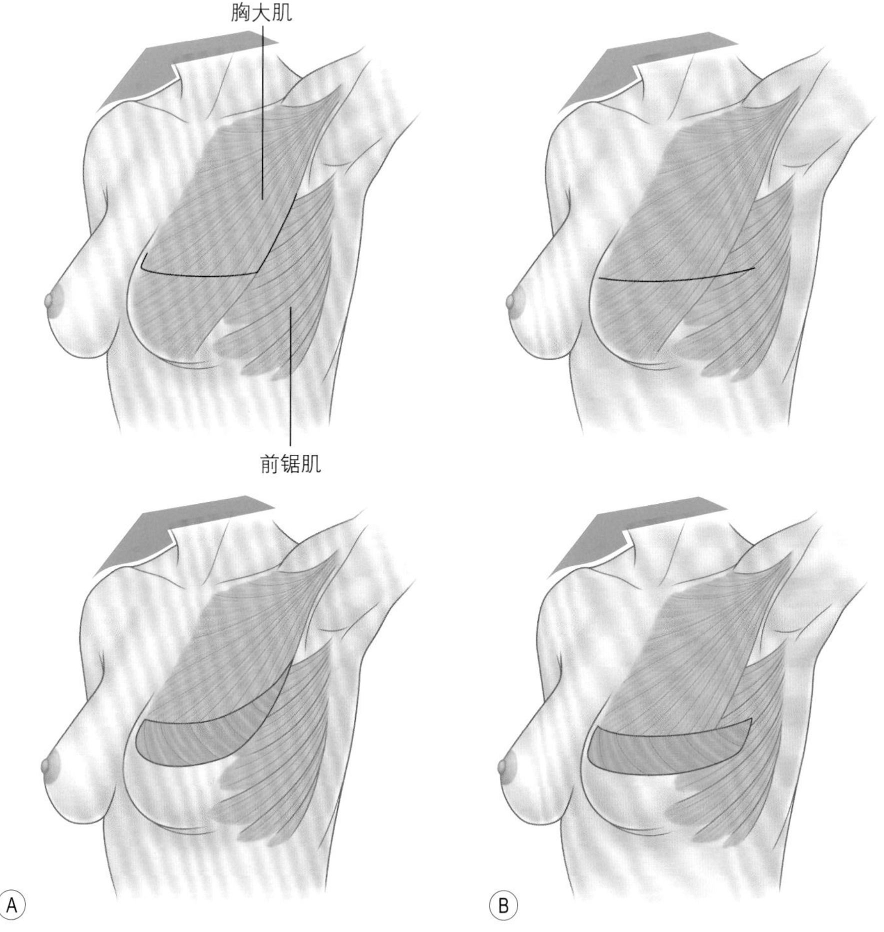

图 16.5 在乳腺下极植入脱细胞真皮基质。(A)胸大肌外侧离断，脱细胞真皮基质植于下侧和外侧。(B)胸大肌外侧下段离断，脱细胞真皮基质植入下侧

假体置入通过“微接触”技术，并完成腔隙的最终闭合。重要的是避免肌肉过度上移，因此肌肉应该向下牵拉，直至达到满意的上极轮廓。然后根据需要对基质进行修剪，以形成一个紧密的支持性腔隙。使用乳房中间切口时，肌肉应该充分向下牵拉到切口的深面。这将有助于防止伤口裂开。最终分两层关闭伤口，并使用避光敷料。

应特别注意那些在乳房切除术时希望乳房体积大幅度缩小的患者，在此情况下，考虑到为减少并发症而放弃保留乳头，切除皮肤的乳房切除术联合直接假体置入乳房再造术是一个极好的选择。可以使用 Wise 模式和垂直皮瓣模式，并且可以使用多余的去上皮化真皮为下极提供额外的假体覆盖。当使用 Wise 模式的皮肤切除术时，因为内侧皮瓣最容易发生坏死，乳腺切除时保留内侧穿支是非常重要的（图 16.6 和图 16.7）。

皮瓣活力的评估

乳房再造术的成功取决于避免并发症。乳房切除术后皮瓣坏死的发生率为 10%~15%，可能会造成严重的后果，包括主要并发症、肿瘤治疗的延误、假体取出或修复手术以及审美效果不佳[24]。

乳房切除术中，如果皮瓣太薄或皮瓣张力过大，可能会对乳房皮肤造成缺血性损伤。再造过程中也可能发生缺血性损伤，因为假体的放置会对皮瓣造成直接压力，从而限制血运。评估乳房切除术后皮瓣坏死可能性的传统方法几乎完全依赖于临床医生的判断，包括术中皮肤颜色、真皮边缘出血、毛细血管充盈时间和皮肤温度。最近，激光辅助 ICG 血管造影等测量技术的应用显著降低了皮瓣坏死的发生率[25]，尽管前景看好，但这些技术的使用取决于组织损伤的发生率与技术本身的费用。

在任何情况下，只要术中对皮瓣的活力有疑问，手术就应改为扩张器 - 假体再造术或延期手术。当使用扩张器时，它可以温和地扩张被覆皮肤，而不会对覆盖的皮瓣造成不必要的张力，这种方法也使得在组织受损的情况下，扩张器可以排除积液来减张。

术后护理

术后，患者使用支持性外科胸罩。避免使用过紧的胸罩或包扎敷料，因为它可能会影响到乳房皮肤的血液循环。患者在拔除引流管之前一直口服抗生素。术后立即鼓励手臂的轻度活动，手术后 4~6 周运动受限。当使用光面假体时，手术后 2 周开始假体的活动性练习，或在患者耐受的情况下开始。

并发症

由于更好的材料、更丰富的外科医生经验以及乳房外科医生和整形外科医生之间更好的协作，目前报告的并发症发生率远低于先前的研究报告[6,26]。报告的主要并发症的总体发生率低至 6%，个别并发症，包括假体取出、需要二次手术的皮肤坏死、感染、血肿、血清肿和包膜挛缩的发生率各低至 2%。较轻并发症，如切口裂开、延期愈合和表皮松解症十分罕见，通常会通过保守和支持疗法自行愈合。

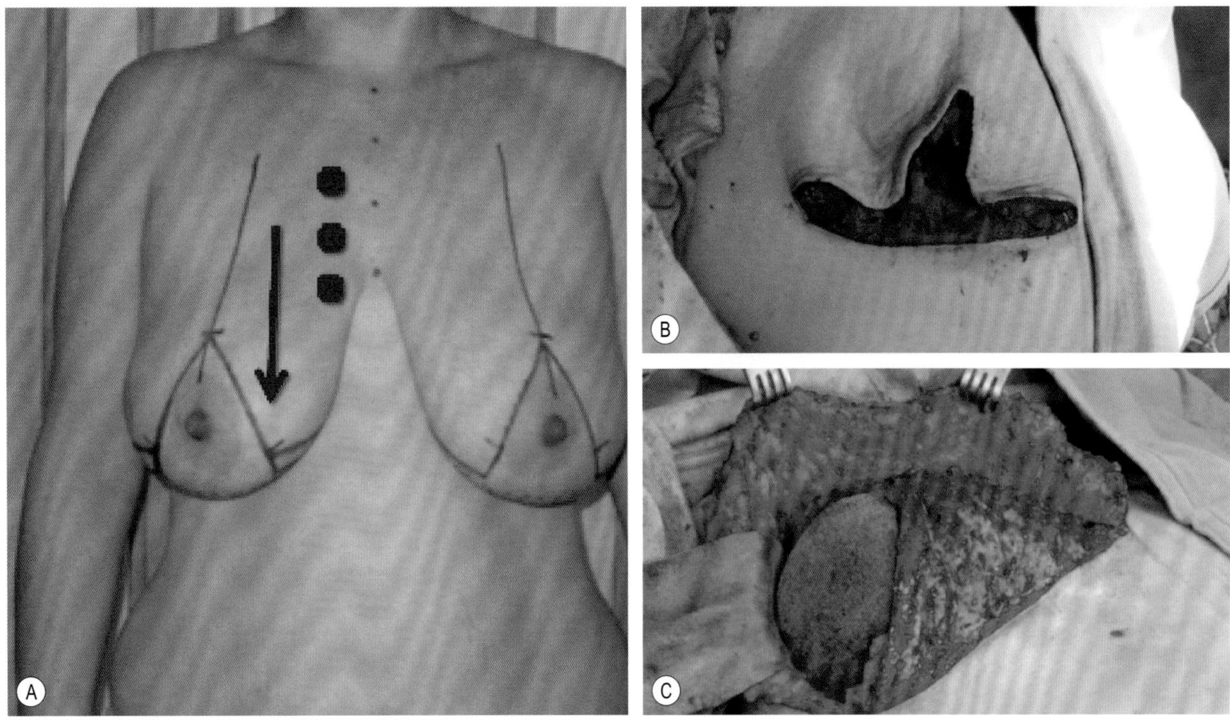

图 16.6 倒 T 形乳房缩小术。（A）皮肤标记。注意内侧穿支的位置；（B）乳房切除术完成；（C）置入胸大肌和真皮瓣下。将脱细胞真皮基质横向缝合

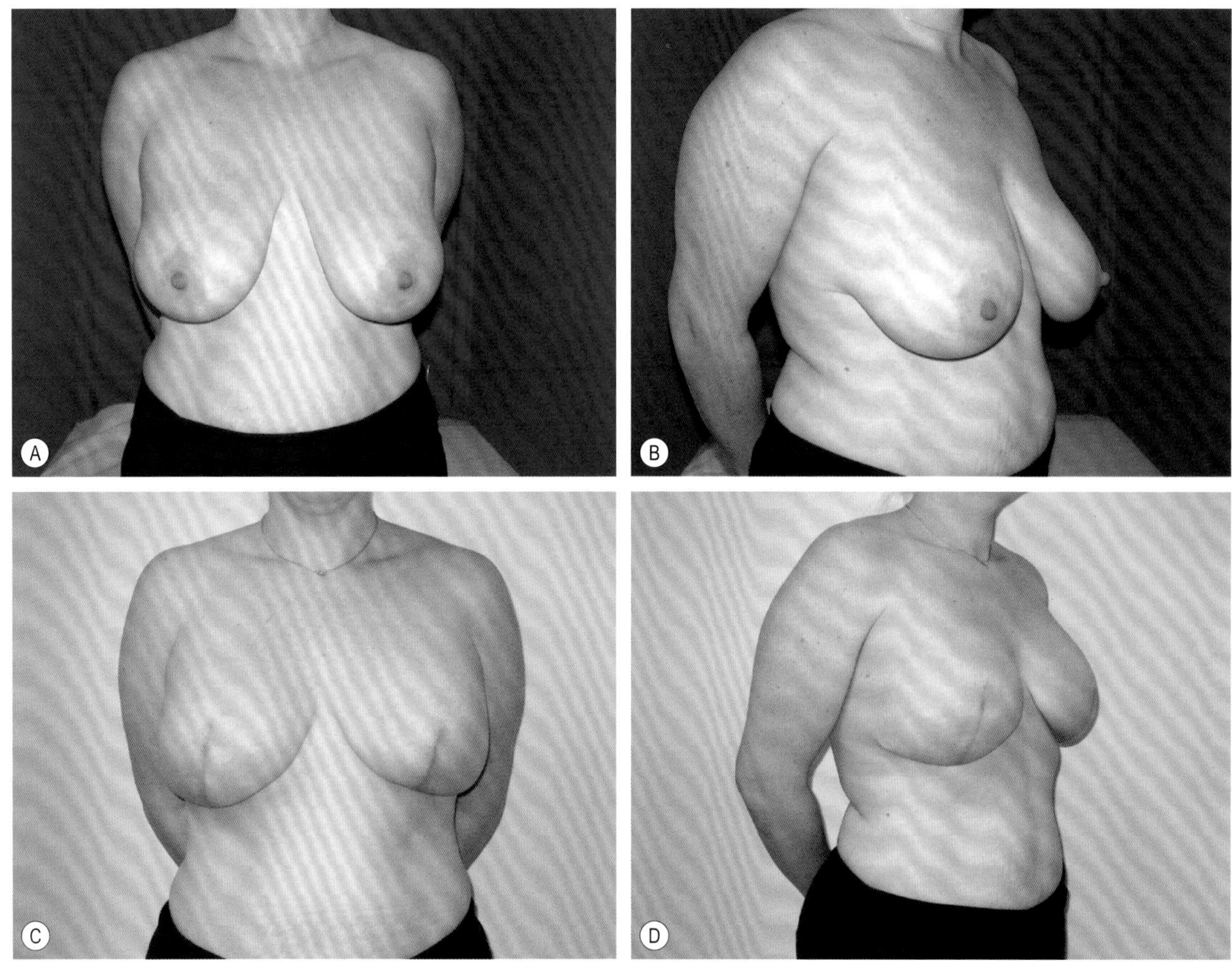

图 16.7　两步法再造乳房缩小术。(A,B)术前；(C,D)术后 6 个月

关于比较直接假体置入乳房再造术和两步法再造术早期并发症的规模最大的多中心报告发现，直接假体置入乳房再造术并发症发生率总体较高分别为 6.8% 和 5.4%，假体取出率分别为 1.4% 和 0.8%。感染、再手术及重大并发症无显著性差异。总的来说，两组的早期并发症发生率都很低。重要的是，并发症的发生率将在很大程度上取决于乳房切除术的术式以及切口的选择[27]。

在直接假体置入乳房再造术中，术后并发症必须积极及时处理。血清肿和血肿必须立即去除，以防止覆盖皮瓣张力过大，并尽量减少远期假体移位。皮瓣坏死后必须密切观察，如果不能迅速愈合，应切除坏死组织并闭合伤口，主要是为了避免假体暴露的可能性。皮肤边缘坏死(2~5mm)通常可以在局部麻醉下清创缝合。如果坏死区域更大，可能需要缩小假体体积，或用扩张器替换，或者全部取出。

改进和后续手术

人们在最初描述置入永久性假体的乳房切除术时，曾将其错误地理解为只需要一次手术就能完成乳房再造。现在人们知道，根据患者选择和医生经验不同，10%~30% 的患者需要进行二次修复和改善[4,10,27]。常见适应证包括假体大小的调整、改善乳房下皱襞和侧襞轮廓，或软组织轮廓不规则。脂肪填充已成为一种常见的辅助手段，以改善轮廓和掩饰假体外围，我们会与所有患者讨论后期的脂肪填充。随着皮瓣活力监测技术的进步，即刻胸大肌和乳房切除皮瓣下脂肪填充将被更广泛地应用，这可能有助于减少对后续修复手术的需要。

两步法乳房再造术

患者选择

不论乳房再造的时机如何，接受两步法假体置入乳房再造术的患者都应该是健康的非吸烟者，拥有高质量的可扩张胸廓皮肤和软组织。想要更大乳房体积的患者可以用假体达到目的，不过外科医生应该评估局部软组织是否有足够的质量来支撑较大假体的重量。如果患者存在这类问题，医生必须考虑选择自体组织再造术。接受单侧再造以匹配对侧中度下垂乳房的患者，采用自体组织再造也可以获得较好的效果。

两步法假体置入乳房再造术的禁忌证包括缺乏可舒展皮肤或缺乏承受上方皮肤舒展张力的底层骨性支撑，乳房切除术后胸壁慢性疼痛的患者也不是适合的人选。再造术前或术后的放射治疗尽管是公认的危险因素，但不是扩张的绝对禁忌证。在延期再造手术中，我们发现，在接受放疗的患者中，胸部组织柔软、顺应性好、期望较小乳房体积的患者接受两步法假体置入乳房再造术能获得令人满意的手术效果。我们越来越多地将预制皮瓣与脂肪移植结合起来，以提高皮瓣的质量、厚度和顺应性[28,29]。

需要术后放射治疗的患者，即刻两步法假体置入乳房再造术也已得到很好的认可[8,30-33]。不同的人对于具体的临床操作程序上有不同的看法，有些主张快速扩张，在放射治疗前进行扩张器和假体的置换，有些则主张在放射治疗后进行置换。作者倾向于尽可能在放射治疗之前迅速扩张和置换的方案。准备术后放射治疗的话，使用脱细胞真皮基质作为乳房下极支持可能有助于减少包膜挛缩的风险。图16.8显示了扩张器置换时正常包膜和脱细胞真皮基质之间的界面。在脱细胞真皮基质区域没有形成包膜，减少了包膜的环形紧缩，降低了临床包膜挛缩的可能性。

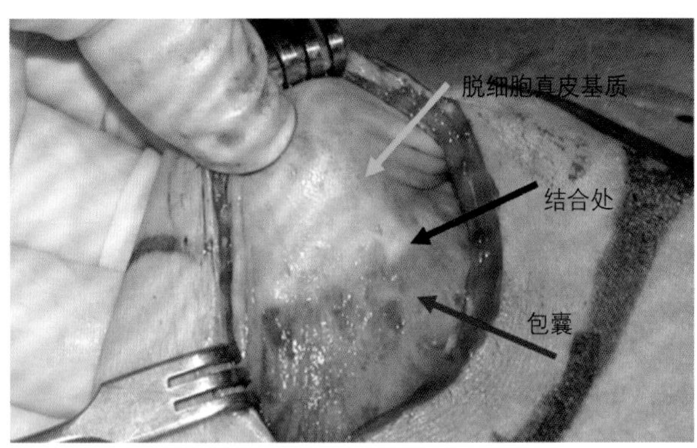

图 16.8 吸收的脱细胞真皮基质显示基质表面没有形成包囊

延期和即刻两步法假体置入乳房再造术方法的差异

在延期与即刻两步法乳房再造术的方法中存在着明显的差异。在延期手术中，软组织的质量、顺应性和软组织血供是可以保障的，这就减少了乳房切除术中皮瓣坏死、切口裂开和扩张器暴露的不确定性。有效地证明了延期皮瓣更能耐受扩张器充注所产生的张力。

此外，在延期手术中，由整形外科医生控制扩张器腔隙剥离的位置和程度，而不是由现有的乳房切除腔隙确定。这就可以更大程度地限制扩张器的位置，不需要用肌肉瓣或内部支持基质限制扩张器外侧位置。最后，胸大肌应附着于其浅面的皮瓣上。因此，胸大肌附着于肋骨的部分可以离断，就像初次隆乳术一样，有助于在扩张过程中向前突出，而不会有上极肌肉游离缘过度收缩的风险。

相比之下，在即刻再造手术中，皮瓣的血供不太稳定，因此建议在伤口闭合时减少皮肤张力。此外，胸大肌的表面与被覆皮肤完全分离。因此胸大肌下缘必须保持与腹直肌筋膜的连续，或通过使用内部支持基质使胸大肌延伸到乳房下皱襞来限制假体的移动。最后一点，乳房切除腔隙的外侧边界通常远远超出假体所需的外侧边界，需要使用前锯肌皮瓣或内部支持基质来限制假体的外侧位置。

即刻两步法再造——手术技术

在乳房再造术中置入扩张器可以被看作是对最终结果的预演。逆向设计过程需要外科医生评估假体的大小和形状，然后选择扩张器来形成可以容纳假体的腔隙，这在计划使用解剖型假体时尤其重要。扩张不足是成功的关键，扩张器的基底应该比最终的假体更窄和更短。作者更倾向于使用带有集成注射阀的粗糙毛面解剖型扩张器，因为它们能够提供乳房下极的优先扩张。缝合片有助于减少扩张器旋转和移位。扩张器的基底宽度由再造乳房所期望的最终宽度决定，该宽度可能不同于原始乳房的宽度。然后根据患者的期望值和单侧再造时对侧乳房的比例确定扩张器的高度和凸度。

患者坐位时做标记，肿瘤科和整形外科医生合作，标记解剖标志，包括胸部中线、乳房经线、乳腺上边界、乳房侧襞和乳房下皱襞。切口的选择基于多种因素，包括乳房的术前大小和形状、所需的乳房大小和位置以及先前存在的瘢痕的位置。最后标记皮肤切口是为了让医生能够进行一个切除边缘安全的乳房肿瘤切除术。

对于保留皮肤的乳房切除术联合即刻置入扩张器，有几种切口可供选择。在垂直方向皮肤过多的大乳房中，传统的横椭圆切口提供了在最小的皮瓣损伤风险下切除被覆皮肤的折衷方法（图 16.9）。如果乳房需要提升和缩小，椭圆的方向可以更加倾斜（图 16.10）。

我们中心进行了大量的预防性乳房切除术，因此保留乳头联合即刻再造的乳房切除术变得越来越普遍。对于较小的乳房，乳房切除术通常是通过乳房下皱襞切口或侧切口进行的。偶尔中等大小的乳房，会用乳晕缘切口，切口或做延长。当存在明显的乳房下垂时，通常会通过切除乳头来减少多余皮肤。乳房切除术采用垂直或倒T形切口（图 16.11）。倒T形乳房切除术可以设计一个较低的真皮瓣，以便在T形连接处延期愈合的情况下提供更好的下极软组织覆盖[34,35]。

患者仰卧位置于手术台上，手臂外展90°并用手托板支撑。所有患者均接受围手术期抗生素预防。在乳房切除术中，沿着乳房下皱襞缝几根缝合钉或缝合线，以防标记墨迹丢失。

乳房切除术完成后，对皮瓣活力进行评估。任何有问题的组织都要保守地切除，并决定是否即刻进行再造。用电凝器精确止血，不做钝性分离。当扩张器被完全放置在胸大肌筋膜下间隙时，胸大肌筋膜在其外侧边缘离断，并分离至腹直肌筋膜。腹直肌筋膜离断到刚好低于乳房下皱襞的程度。前锯肌从侧面离断，然后在扩张器表面缝合到胸大肌的外侧

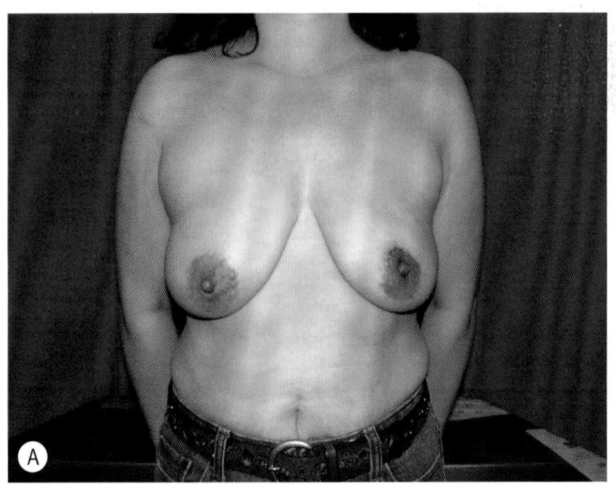

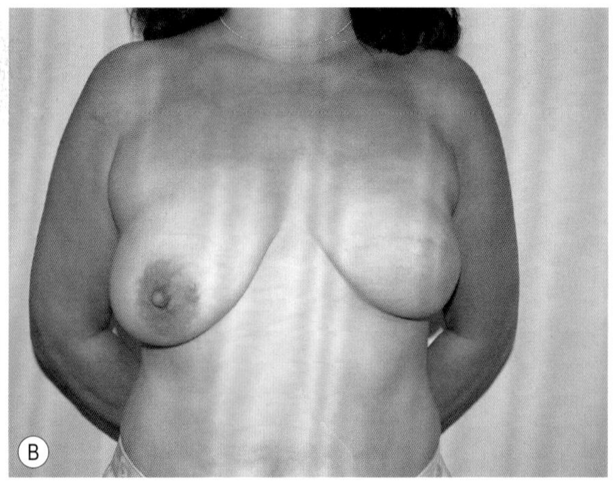

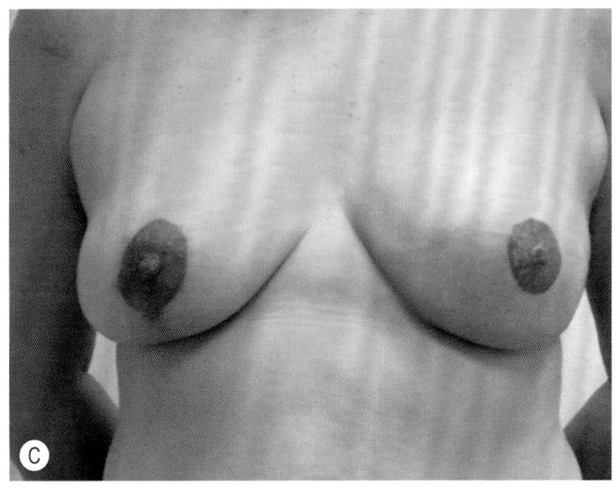

图 16.9　(A)术前视图，肥大乳房垂直方向皮肤过多；(B)术后视图，左侧乳房切除术后和使用水平切口再造乳房；(C)最终视图，同一患者左侧乳头乳晕重建和右侧乳房平衡手术

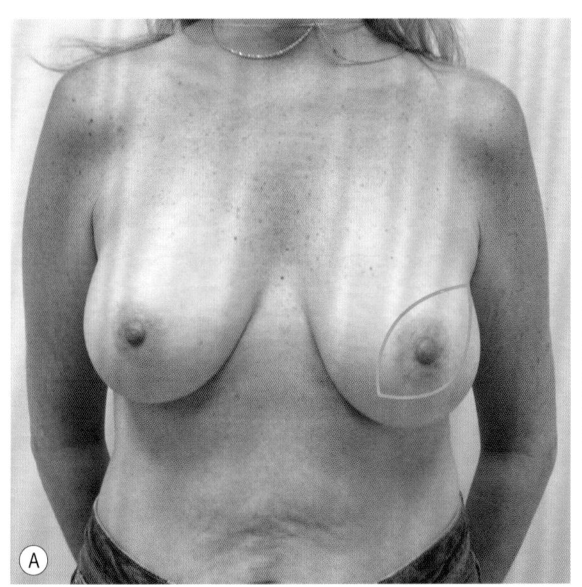

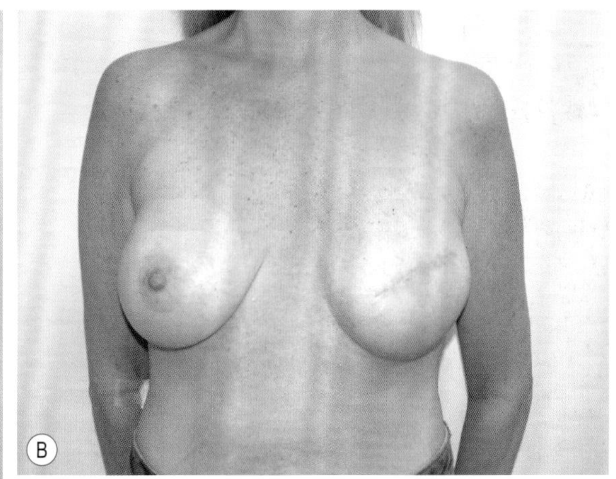

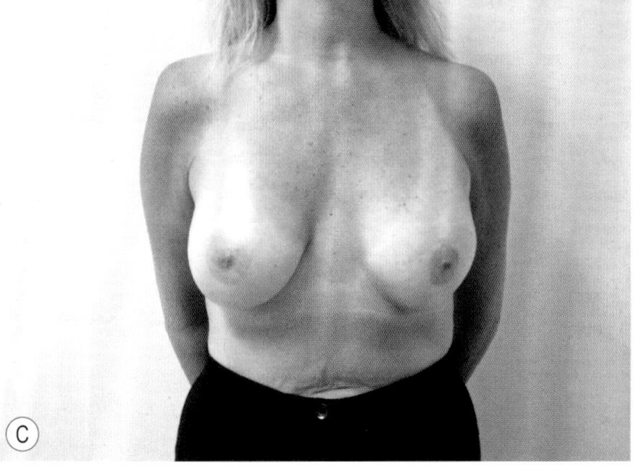

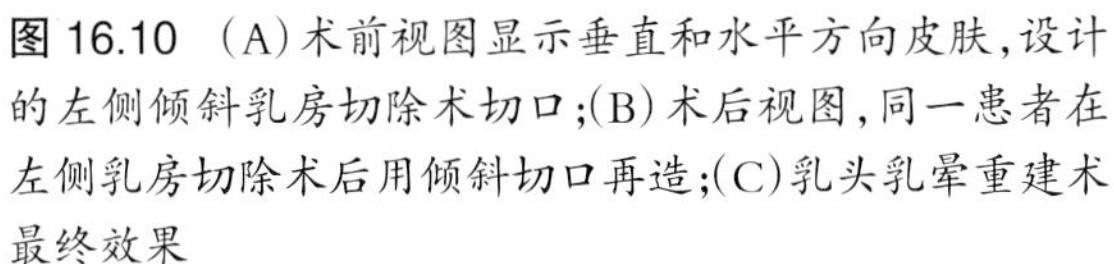

图 16.10　(A)术前视图显示垂直和水平方向皮肤，设计的左侧倾斜乳房切除术切口；(B)术后视图，同一患者在左侧乳房切除术后用倾斜切口再造；(C)乳头乳晕重建术最终效果

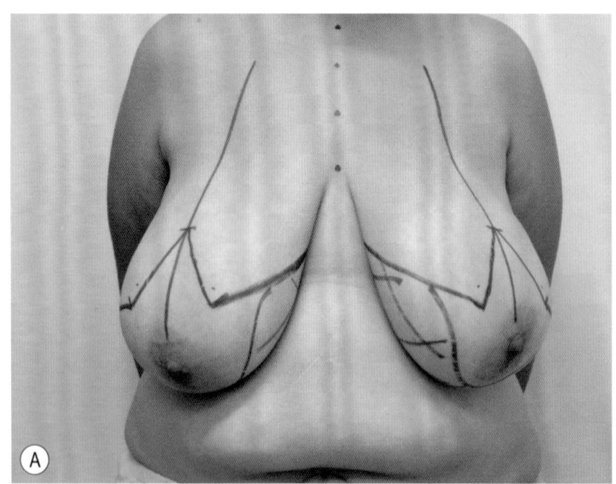

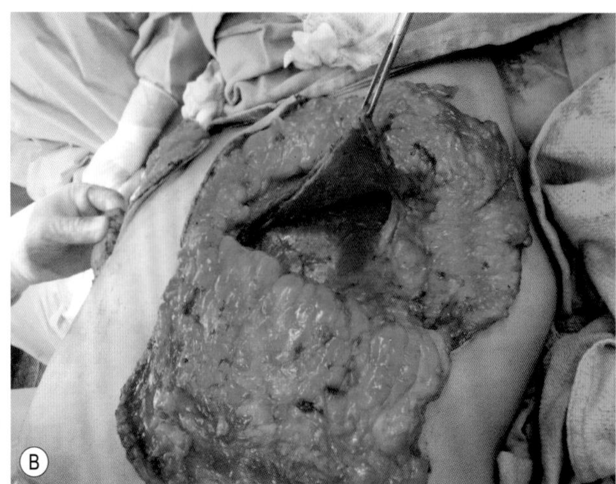

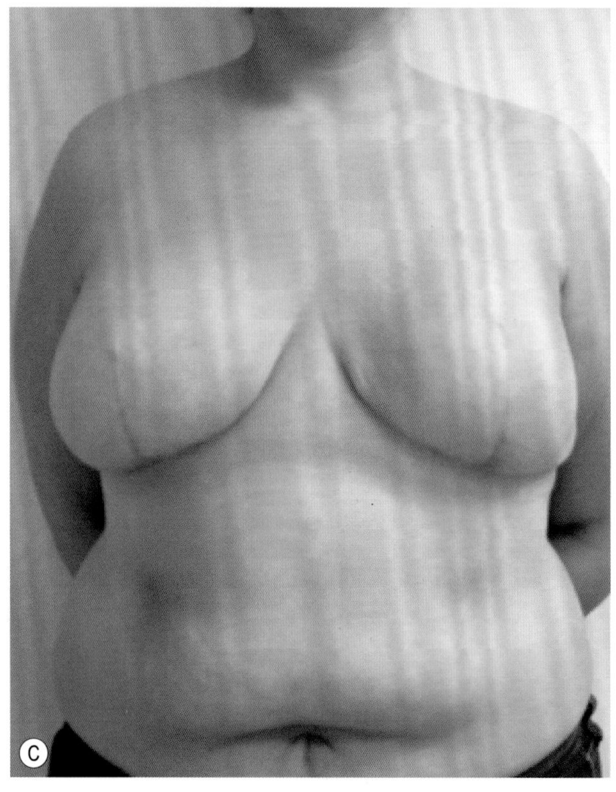

图 16.11 （A）术前视图，双侧乳房肥大下垂，设计下蒂真皮瓣的倒 T 形切口；（B）术中视图，离断胸大肌以及下蒂真皮瓣的深面；（C）术后视图，乳头乳晕重建术前

缘（图 16.12）。可以在乳房切除腔隙水平以下横断腹直肌筋膜，以便在扩张过程中形成向前的突出。

如今许多外科医生选择用侧方的前锯肌延长并用内支持基质覆盖扩张器的下极，尽量减少肌肉的离断来提升胸大肌。胸大肌沿乳房下皱襞切开提升，并保持和侧面前锯肌的连接（图 16.13）。这种方法可以明确改善乳房下皱襞和乳房侧襞的结构，并尽早加快下极扩张。然后用抗生素溶液冲洗腔隙，重新备皮。扩张器在抗生素溶液中浸泡，按照"不接触"原则，去除空气，并将其放置在腔隙中来制备。在腔隙中放置一个引流管。采用可吸收缝线分 2 层进行精细缝合。然后用生理盐水将扩张器部分充注，避免切口产生不必要的张力。

患者在术后口服抗生素直到引流管被拔除。当连续 2d 的引流量低于 30ml/24h 时，拔除引流管。敷料保持完整干燥 5d，然后去除。限制提重物和剧烈运动 6 周。术后约 2 周开始扩张，按照患者的耐受程度每周 1 次。每次的注射量可以在 25~150ml（平均每次扩张 60ml），这取决于患者的舒适度，避免皮肤发白或张力过大。扩张持续到患者对乳房

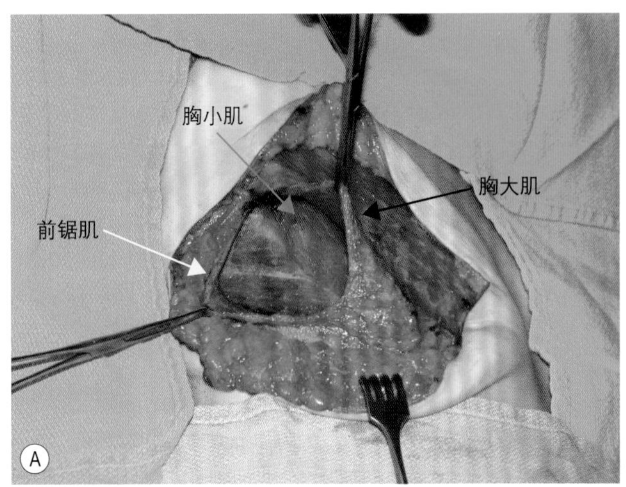

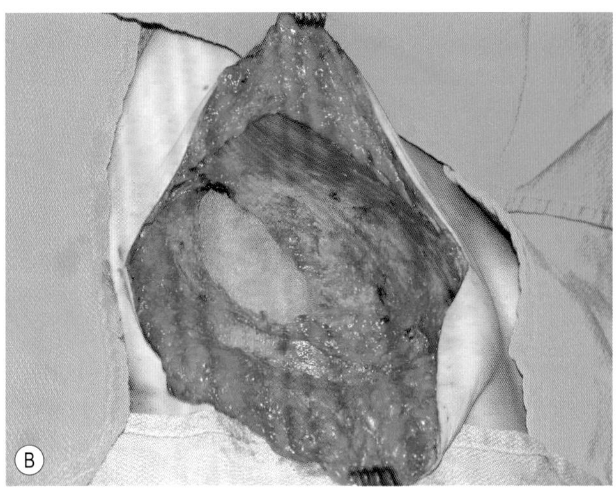

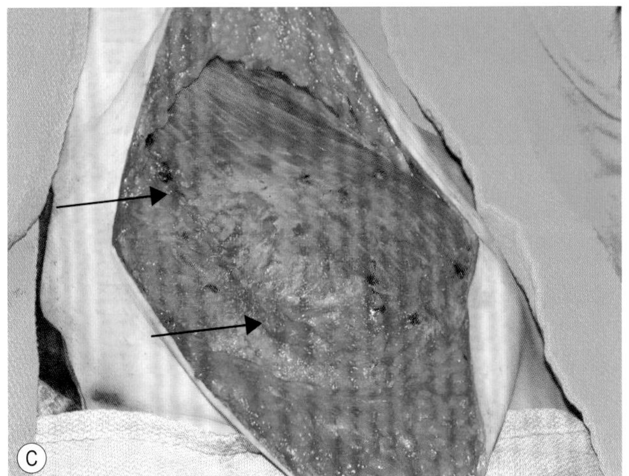

图 16.12 (A)胸大肌下剥离术术中示胸大肌和前锯肌离断，胸小肌未离断；(B)位于胸大肌下间隙的扩张器；(C)术中视图显示扩张器上胸大肌外侧缘至前锯肌前缘闭合后的缝合线(箭头)

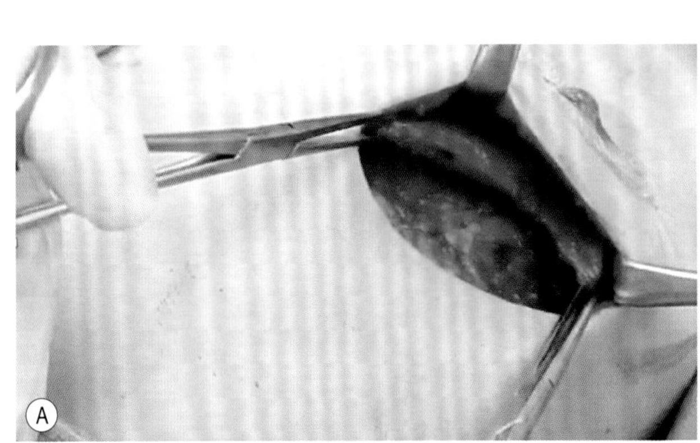

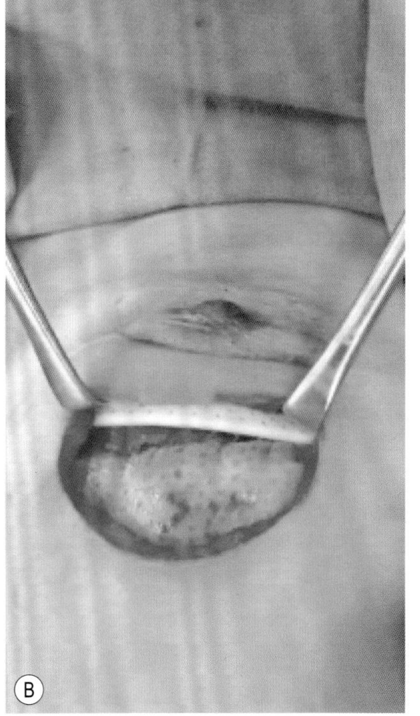

图 16.13 (A)下皱襞入路胸大肌下间隙分离术中，在保持胸大肌和前锯肌之间的连接的同时，胸大肌下方被离断；(B)植入脱细胞真皮基质用于下极支持和扩张器覆盖

体积满意为止，避免出现组织变薄或变得过紧的现象。不建议过度扩张组织，因为软组织变薄会增加假体暴露、腔隙分离过度和大小无法控制的概率。根据扩张皮肤质量，在扩张完成后 1~3 个月进行第二步置换。

延期两步法再造——手术技术

在延期手术中，扩张器的大小在手术前使用上述相同的方法进行选择。扩张器的底部宽度是通过直接测量胸廓的宽度来确定的。在单侧再造术中，为了达到最佳的对称性，如果患者的对侧乳房更宽，可能需要使用比胸壁宽度测量所建议的更宽的扩张器。然后根据再造乳房的所需覆盖面积选择扩张器的高度。我们不提倡选择全高凸扩张器，以避免不必要地拉伸上极组织。此外，过度扩张乳房的上极，超过预期的最终覆盖范围可能会导致腔隙失去限制，并有可能导致假体位置不当或解剖型假体旋转。

患者在坐位时标记。要特别注意乳房下皱襞的位置，因为它通常会因先前的乳房切除术而变钝或消失。如果没有乳房下皱襞，在单侧再造术中根据对侧乳房标记乳房下皱襞，在双侧再造术中根据患者胸罩位置标记乳房下皱襞，患者的体位和术前准备如前所述。

一般用已有的乳房切除术瘢痕作为入路。如果乳房切除术后的皮瓣有健康足够的皮下脂肪，作者更倾向于从侧面设计切口，从胸大肌的外侧缘接近胸大肌下间隙。如果乳房切除术后外侧皮瓣偏薄，作者会沿瘢痕中央切开，轻轻地将皮瓣上下掀起几厘米，并将胸大肌平行于其纤维切开，进入胸大肌下间隙。所有的分离都使用电凝器进行预止血，不做钝性分离。腔隙被精确地分离到标记的边界，肌肉在下方离断，就像双平面隆乳术一样。这有助于在扩张过程中更大程度地突出下极。由于胸大肌与上覆皮肤是连续的，所以不会出现上方肌肉的窗影样畸形。在完成腔隙分离、扩张器准备、置入和术中充注后，如前所述进行即刻再造，不常使用引流管。敷料保持干燥完整 5d，然后去除，患者可以淋浴。限制提重物和剧烈运动 4 周。

扩张器假体置换——手术技术

第二步手术有机会改善乳房形状并使两侧乳房最大程度对称。如今外科医生可以借助许多工具，包括各种假体类型、脱细胞真皮基质和选择性脂肪填充。Maxwell 将其描述为生物工程乳房[36]。假体的选择要根据患者的组织特征、期望值和扩张器的最终体积决定。鉴于扩张器外壳 / 注射阀结构的体积以及与扩张器相比假体有更大的压缩性，除非在罕见的情况下，患者表明了对生理盐水假体的偏好，否则作者更倾向于置入比最终扩张器体积大 10%~20% 的假体，硅胶假体几乎是唯一选择。患者和整形外科医生能否靠肉眼察觉解剖型和圆形假体之间的差异的问题存在争议。在乳房再造术的患者中，组织的缺失限制了软组织掩饰假体的能力。当患者希望更丰满的上极时，无论是作为审美偏好还是为了更好地与对侧乳房对称，都会选择圆形假体。当丰满度较低且乳房上极需要更平缓的坡度时，建议使用毛面、解剖型、定形的假体。

在大多数情况下，现有瘢痕被重新切开作为入路。当前部位皮肤非常薄时，置入扩张器放射治疗后，或当切除现有瘢痕会明显减少被覆皮肤时，在乳房下皱襞做新的切口。在大多数情况下做周围包膜切除，但这取决于扩张器的位置。对于包膜前部限制乳房扩张或改善毛面假体粘连的病例，采用选择性的包膜切除术。特别注意乳房下皱襞的位置，如果在扩张过程中下皱襞变钝，用永久性缝线通过包膜切口穿过乳房下皱襞水平的浅筋膜，然后缝合到胸壁筋膜上，形成更清晰的皱襞。如果乳房下皱襞在扩张过程完全消失，也使用类似的技术，但在这种情况下，为了在下皱襞水平形成乳房下垂，胸壁筋膜要缝合在更低位置的浅筋膜上，提升位置高于设计的乳房下皱襞（图 16.14），类似的技术也被用来调整乳房侧皱襞。假体置入前，使用假体型号模拟器确认坐位和仰卧位的腔隙形状和大小是否合适。

腔隙调整后，准备假体并置入。根据腔隙的创伤程度，偶尔会使用引流管。缝合皮肤后，检查软组织，可以考虑在假体可视区域或轮廓不规则区域填充脂肪，必须小心避免在置入假体的腔隙内注射。如果组织太薄不能即刻填充脂肪，可以延期进行。典型案例如图 16.15 和图 16.16 所示。

并发症

两步法假体置入乳房再造术的并发症与假体或软组织都有关。与假体有关的并发症包括包膜挛缩、破裂、移位、旋转、显形、波动、远期形成双泡或血清肿。与组织有关的并发症包括感染、变薄或拉伸、坏死、延期愈合和乳房感觉障碍。

不对称及对美观的担忧是患者经常提出的关注点。仔细选择患者、设计合适大小、逆向思维、精细的手术操作和果断的术后处理将有助于将并发症降到最低。

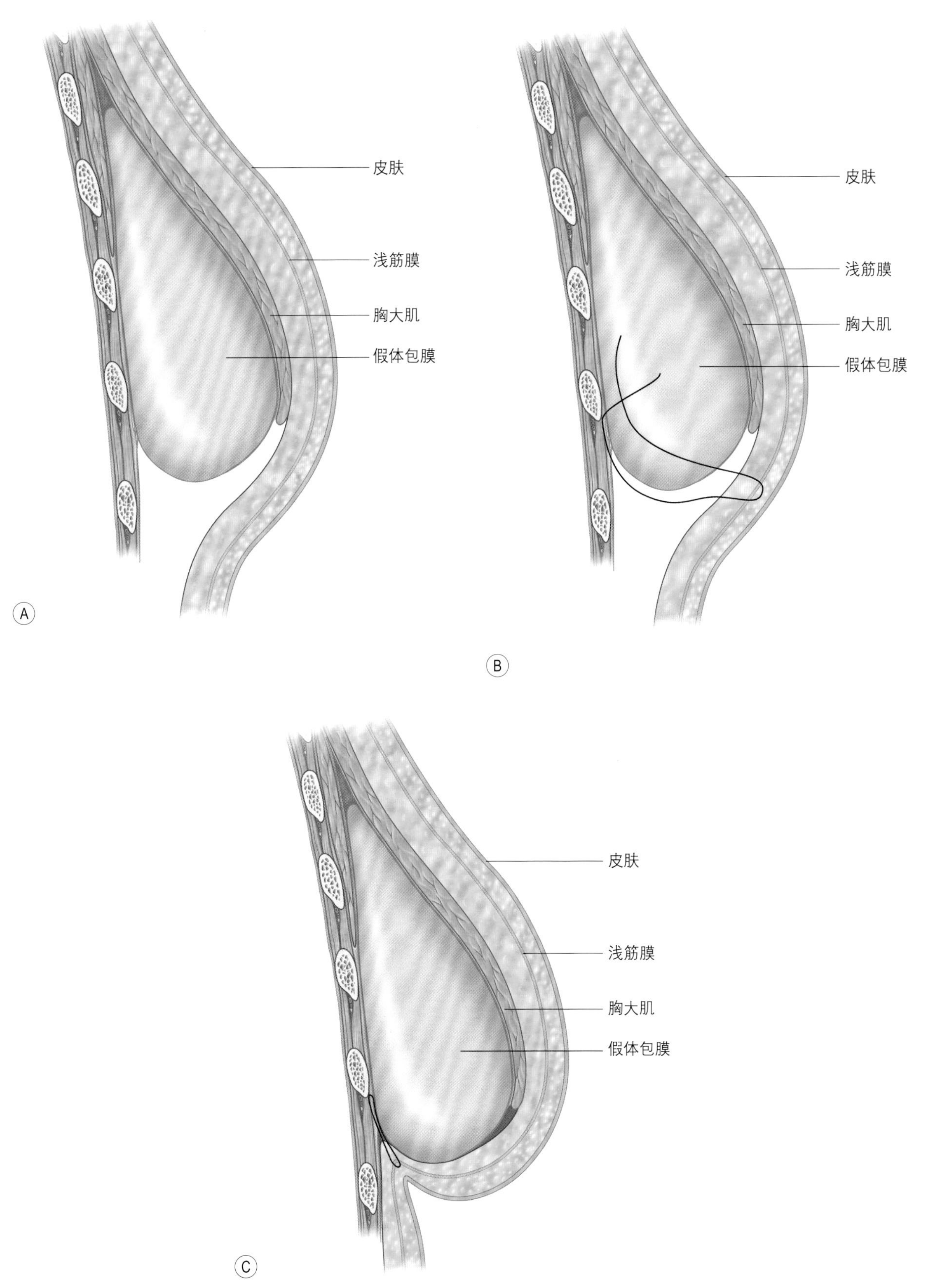

图 16.14 (A)乳房切除术后分离和/或扩张导致的乳房下皱襞消失；(B)可以在前面浅筋膜层和后面胸壁之间缝合多条永久性缝合线，以重新形成乳房下皱襞；(C)在前面缝合的位置较低，以形成乳房下垂，按需要可上下调整缝合位置

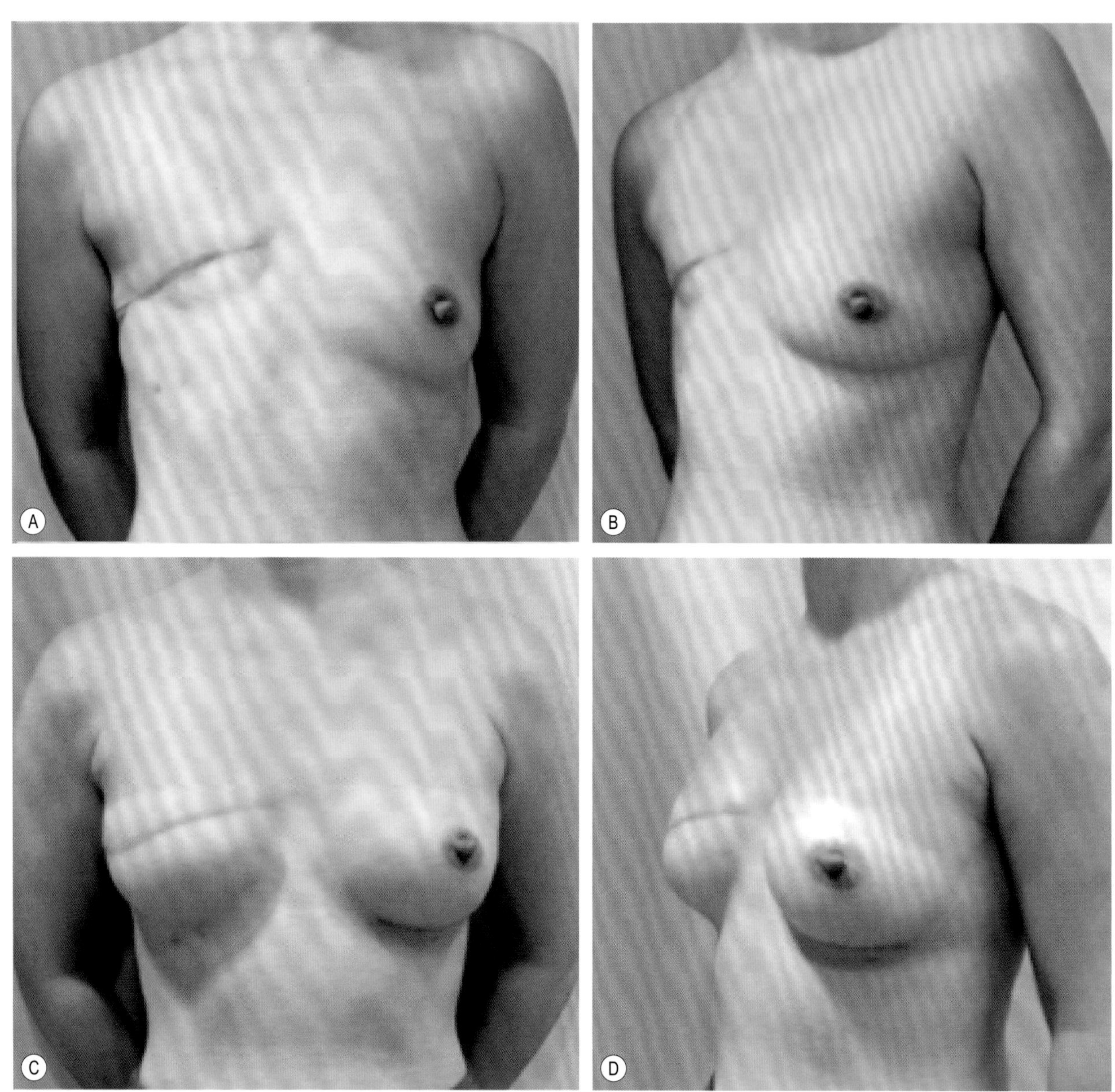

图 16.15 (A)术前视图,使用 133MV12 扩张器的两步法乳房再造术,右侧延期再造,左侧保留乳头乳房切除术;(B)同一患者术前斜位;(C)术后视图,双侧置换,置入 MX410 型定形硅胶假体,右乳房提升;(D)同一患者术后斜位

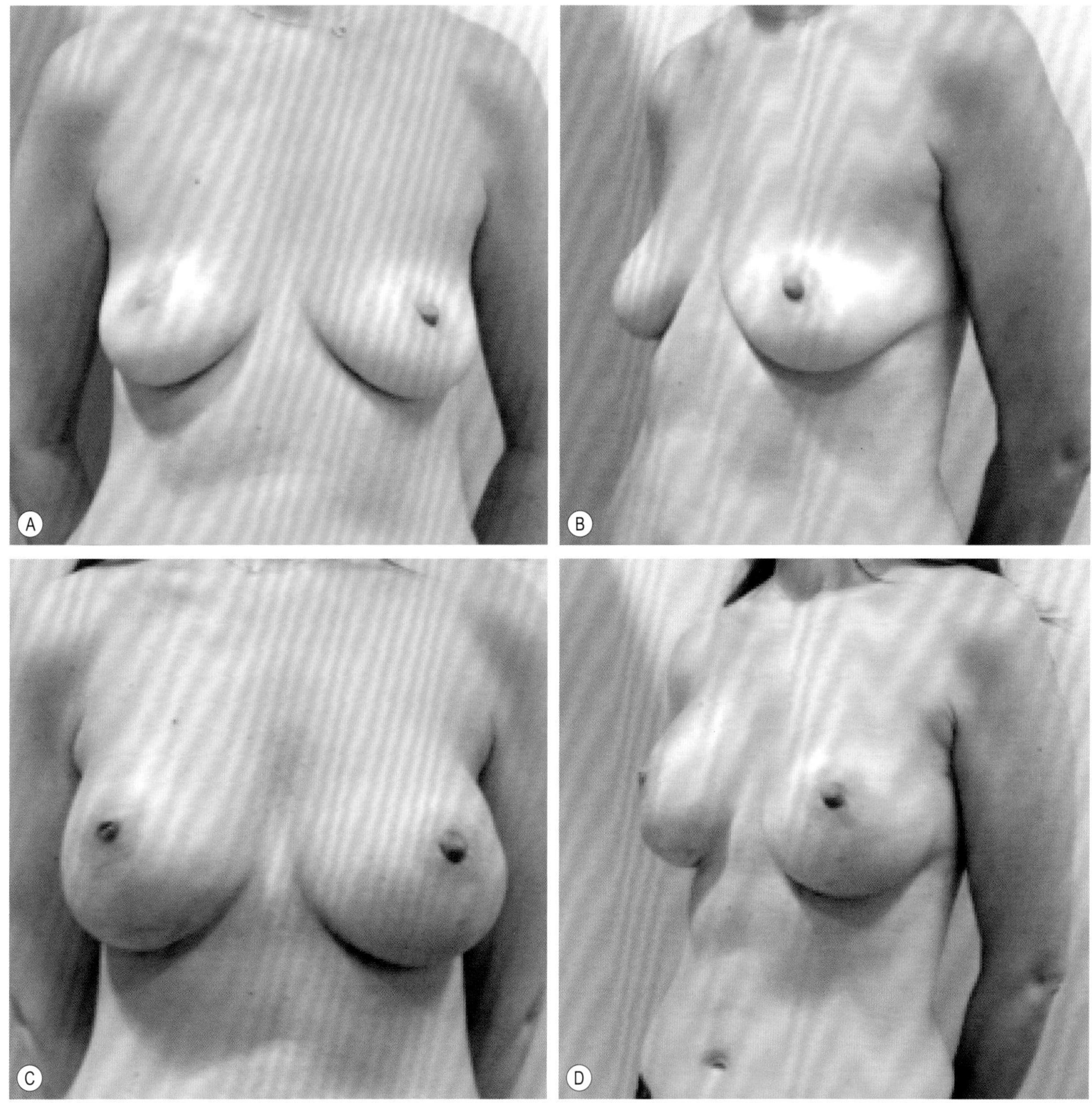

图 16.16 （A）术前视图，BRCA2 阳性患者，乳房下皱襞切口双侧预防性乳房切除术，133MV500 扩张器即刻两步法乳房再造术；（B）同一患者的斜位；（C，D）术后视图，置入 540cc 圆形硅胶全高凸假体和上极脂肪填充术

参考文献

1. Radovan C. Tissue expansion in soft-tissue reconstruction. *Plast Reconstr Surg*. 1984;74:482–492.
2. Davila AA, Mioton LM, Chow G, et al. Immediate two-stage tissue expander breast reconstruction compared with one-stage permanent implant breast reconstruction: a multi-institutional comparison of short-term complications. *J Plast Surg Hand Surg*. 2013;47:344–349. *One of the largest multi-institutional reviews comparing complications in immediate one-stage versus two-stage alloplastic breast reconstruction. Series included over 10 000 patients and showed increased complication rates among those undergoing immediate implant placement.*
3. De Blacam C, Momoh AO, Colakoglu S, et al. Cost analysis of implant-based breast reconstruction with acellular dermal matrix. *Ann Plast Surg*. 2012;69:516–520.
4. Gdalevitch P, Ho A, Genoway K, et al. Direct-to-implant single-stage immediate breast reconstruction with acellular dermal matrix: predictors of failure. *Plast Reconstr Surg*. 2014;133:738e–747e. *Retrospective cohort study to identify predictors of failure in single-stage immediate alloplastic breast reconstruction. Results shold help guide readers in patient selection for one-stage reconstruction and avoid those at high risk of early revision surgery.*
5. Jansen LA, Macadam SA. The use of AlloDerm in postmastectomy alloplastic breast reconstruction: part II. A cost analysis. *Plast Reconstr Surg*. 2011;127:2245–2254.
6. Colwell AS, Damjanovic B, Zahedi B, et al. Retrospective review of 331 consecutive immediate single-stage implant reconstructions with acellular dermal matrix. *Plast Reconstr Surg*. 2011;128:1170–1178. *This retrospective review of 331 consecutive single-stage implant reconstructions with ADM provides insight into the learning curve associated with incorporating single-stage implant reconstruction into a practice, as well as data on surgical complications, and a cost comparison between single and two-stage alloplastic reconstruction.*
7. Alperovich M, Choi M, Frey JD, et al. Nipple-sparing mastectomy in patients with prior breast irradiation: are patients at higher risk for reconstructive complications? *Plast Reconstr Surg*. 2014;134: 202e–206e.
8. Nahabedian MY. AlloDerm performance in the setting of prosthetic breast surgery, infection, and irradiation. *Plast Reconstr Surg*. 2009;124:1743–1753.
9. Colwell AS, Tessler O, Lin AM, et al. Breast reconstruction following nipple-sparing mastectomy. *Plast Reconstr Surg*. 2014;133:496–506.
10. Salzberg CA, Ashikari AY, Koch RM, Chabner-Thompson E. An 8-year experience of direct-to-implant immediate breast reconstruction using human acellular dermal matrix (AlloDerm). *Plast Reconstr Surg*. 2011;127:514–524.
11. Wink JD, Fischer JP, Nelson JA, et al. Direct-to-implant breast reconstruction: an analysis of 1612 cases from the ACS-NSQIP surgical outcomes database. *J Plast Surg Hand Surg*. 2014;48:375–381. *Retrospective review of direct-to-implant outcomes from the ACS-NSQIP database highlighting the importance of patient selection and providing population level data identifying groups of patients at higher risk of complications, including obese patients and smokers.*
12. Cheng A, Lakhiani C, Saint-Cyr M. Treatment of capsular contracture using complete implant coverage by acellular dermal matrix: a novel technique. *Plast Reconstr Surg*. 2013;132:519–529.
13. Chun YS, Verma K, Rosen H, et al. Implant-based breast reconstruction using acellular dermal matrix and the risk of postoperative complications. *Plast Reconstr Surg*. 2010;125:429–436.
14. Collis GN, TerKonda SP, Waldorf JC, Perdikis G. Acellular dermal matrix slings in tissue expander breast reconstruction. *Ann Plast Surg*. 2012;68:425–428.
15. Hoppe IC, Yueh JH, Wei CH, et al. Complications following expander/implant breast reconstruction utilizing acellular dermal matrix: a systematic review and meta-analysis. *Eplasty*. 2011;11:e40. *Meta-analysis of available studies evaluating the complications rates of ADM-assisted expander/implant breast reconstruction compared to traditional expander/implant breast reconstruction without ADM. The final analysis included 8 studies representing 977 ADM-assisted expanders and 3840 expanders without ADM. Data indicates a two-fold increase in infections when ADM was used and a three-fold increase in seroma formation when ADM was used. The use of ADM facilitated higher intraoperative expander filling in the ADM group.*
16. Kim JYS, Davila AA, Persing S, et al. A meta-analysis of human acellular dermis and submuscular tissue expander breast reconstruction. *Plast Reconstr Surg*. 2012;129:28–41.
17. Lanier ST, Wang ED, Chen JJ, et al. The effect of acellular dermal matrix use on complication rates in tissue expander/implant breast reconstruction. *Ann Plast Surg*. 2010;64:674–678.
18. Liu AS, Kao H-K, Reish RG, et al. Postoperative complications in prosthesis-based breast reconstruction using acellular dermal matrix. *Plast Reconstr Surg*. 2011;127:1755–1762.
19. Nguyen M-D, Chen C, Colakoğlu S, et al. Infectious complications leading to explantation in implant-based breast reconstruction with alloderm. *Eplasty*. 2010;10:e48.
20. Tessler O, Reish RG, Maman DY, et al. Beyond biologics. *Plast Reconstr Surg*. 2014;133:90e–99e.
21. Ganz OM, Tobalem M, Perneger T, et al. Risks and benefits of using an absorbable mesh in one-stage immediate breast reconstruction. *Plast Reconstr Surg*. 2015;135:498e–507e. *Retrospective review of immediate one-stage implant reconstruction with total submuscular pocket compared to partial submuscular pocket with vicryl mesh. The authors conclude the use of vicryl mesh allows for larger implant volumes, better pocket control, and decreased need for contralateral balancing mastopexy. The authors advocate the use of vicryl mesh as a lower cost alternative to the use of biologic scaffolds or traditional two-stage reconstruction with expanders.*
22. Maman D, Austen W. Immediate single-stage breast implant reconstruction with absorbable mesh. *Plast Reconstr Surg*. 2012;130:490–491.
23. Salzberg CA. Focus on technique: one-stage implant-based breast reconstruction. *Plast Reconstr Surg*. 2012;130:95S–103S. *Seminal article describing the technique of ADM-assisted one-stage immediate breast reconstruction, including indications, preoperative planning, implant selection, and detailed description of surgical staps and execution. Includes online videos of the technique.*
24. Munabi NCO, Olorunnipa OB, Goltsman D, et al. The ability of intra-operative perfusion mapping with laser-assisted indocyanine green angiography to predict mastectomy flap necrosis in breast reconstruction: a prospective trial. *J Plast Reconstr Aesthet Surg*. 2014;67:449–455.
25. Komorowska-Timek E, Gurtner GC. Intraoperative perfusion mapping with laser-assisted indocyanine green imaging can predict and prevent complications in immediate breast reconstruction. *Plast Reconstr Surg*. 2010;125:1065–1073.
26. Scheflan M, Colwell AS. Tissue reinforcement in implant-based breast reconstruction. *Plast Reconstr Surg Glob Open*. 2014;2:e192.
27. Salgarello M, Visconti G, Barone-Adesi L. Nipple-sparing mastectomy with immediate implant reconstruction: cosmetic outcomes and technical refinements. *Plast Reconstr Surg*. 2010;126:1460–1471.
28. Sarfati I, Ihrai T, Kaufman G, et al. Adipose-tissue grafting to the post-mastectomy irradiated chest wall: preparing the ground for implant reconstruction. *J Plast Reconstr Aesthet Surg*. 2011;64:1161–1166. *One of the first publications demonstrating the benefits of autologous fat transfer to the irradiate mastectomy bed prior to performing implant-based breast reconstruction in patients who refused or were not candidates for autologous reconstruction. The authors describe their grafting technique, complications, and ratings of cosmetic outcomes.*
29. Ribuffo D, Atzeni M, Guerra M, et al. Treatment of irradiated expanders: protective lipofilling allows immediate prosthetic breast reconstruction in the setting of postoperative radiotherapy. *Aesthetic Plast Surg*. 2013;37:1146–1152.
30. Cordeiro PG, Pusic AL, Disa JJ, et al. Irradiation after immediate tissue expander/implant breast reconstruction: outcomes, complications, aesthetic results, and satisfaction among 156 patients. *Plast Reconstr Surg*. 2004;113:877–881.
31. Cordeiro PG, Albornoz CR, McCormick B, et al. The impact of postmastectomy radiotherapy on two-stage implant breast reconstruction: an analysis of long-term surgical outcomes, aesthetic results, and satisfaction over 13 years. *Plast Reconstr Surg*. 2014;134:588–595. *The authors present the largest prospective long-term outcomes evaluation of women undergoing immediate two-stage alloplastic breast reconstruction with postmastectomy radiation compared to those not having radiation. The authors report that despite higher rates of implant loss, converting to flap reconstruction, and capsular contracture in the irradiated group, 90% of those who received radiation had good to excellent cosmesis and patient satisfaction.*
32. Nava MB, Pennati AE, Lozza L, et al. Outcome of different timings of radiotherapy in implant-based breast reconstructions. *Plast Reconstr Surg*. 2011;128:353–359. *Comparison of outcomes between delivery of radiation during tissue expansion versus radiating the final implant following expander to implant exchange. The authors report a six-fold increase in failure of the reconstruction when radiation was administered during the expansion phase.*

33. Ho A, Cordeiro P, Disa J, et al. Long-term outcomes in breast cancer patients undergoing immediate 2-stage expander/implant reconstruction and postmastectomy radiation. *Cancer*. 2012;118:2552–2559.
34. Mattteucii P, Fourie LR. Skin sparing mastectomy using the Wise pattern: protecting the T-junction with a dermal pedicle. *Br J Plast Surg*. 2004;57:473–475.
35. Torstenson T, Boughey JC, Saint-Cyr M. Inferior dermal flap in immediate breast reconstruction. *Ann Surg Oncol*. 2013;20:334–339.
36. Maxwell GP, Gabriel A. Possible future development of implants and breast augmentation. *Clin Plast Surg*. 2009;36:167–172, viii.

第17章

假体隆乳术后的二次手术

G. Patrick Maxwell，Allen Gabriel

概要

- 隆乳术是美国最常见的美容手术；
- 乳房的修复手术比较复杂，具有挑战性，且难以预测；
- 包膜挛缩、假体移位、乳房下垂以及假体显形或可被触及是实施修复手术的四个主要原因；
- 作者介绍了通过改变假体置入腔隙联合脱细胞真皮基质使用的乳房修复技术；
- 本章为读者提供了详细的建议，以便读者能够利用新的技术来处理任何与假体相关的乳房并发症。

简介

据估计，2014年美国进行了超过30万例初次隆乳手术，美国目前有超过300万名女性接受过隆乳手术[1-3]。根据现有数据，其中有15%~30%的女性会在初次手术后的5年内接受二次手术[1-3]。不幸的是，对于已实施过乳房二次修复手术的患者，这一比例将上升至35%[4]。随着手术步骤的复杂化和精细化，外科医生需要掌握新的技术和方法来处理这些具有挑战性的手术，以提高患者的远期效果。

包膜挛缩历来是乳房美容和整形手术中最常见的并发症，同时也是大部分修复手术的主要原因[2,3,5,6]。越来越多的数据表明，初次隆乳术中包膜挛缩的发生率可以通过特定的技术降低，比如精细操作、无创、减少腔隙剥离过程中的出血、用适量的抗生素冲洗腔隙、术中避免任何可能的污染[4,7]。处理已形成的包膜挛缩远比应用这些技术去预防要困难得多。

由于FDA在20世纪90年代初对硅胶假体的限制使用，不少美国的外科医生转而开始应用盐水假体[1]。在1992年的“全面叫停”之前，绝大多数的硅胶假体被置入乳腺下间隙，而盐水假体因易被触及而被置入胸大肌下间隙，以掩饰其可能出现的不规则轮廓[8]。随着假体体积的不断增加，许多患者会感觉到乳腺实质和假体被覆的软组织变薄（无论假体位于乳腺下还是胸大肌下间隙）。变薄的组织又转而导致远期并发症的发生，成为促使患者施行乳房修复手术的主要原因之一。

据售前许可（PMA）研究统计[9]，实施乳房美容修复手术的四个主要原因是：①包膜挛缩；②假体移位；③乳房下垂；④假体显形或可被触及。上述表现通常不是单独出现，在具体患者身上往往会出现2个或多个表现。

历史回顾

过去，人们能修复或者改善术后状况的选择包括使用硅胶假体代替盐水假体、假体包膜切除、包膜组织瓣的利用和改变假体置入腔隙。20世纪80年代所报道的原则是将新的假体置入不同的腔隙（通常是从乳腺下间隙改为胸大肌下间隙），同时完全或者部分切除包膜[10]。但是即便成功更换了假体位置，并不能单独解决上述全部问题。

由于必须进行调整以改善这类乳房修复患者的临床结局，因此，人们寻求开发和应用新的技术。

根据作者的经验，大多数的乳房修复手术需要为新的假体分离新的腔隙。由于许多以前患者的假体置入于不同层次的腔隙中，而如今大多数行修复手术的患者的假体位于胸大肌下，作者在1991年提出了在“胸大肌下-包膜囊前间隙”创造出一个新腔隙——“新胸大肌间隙”的概念[11]，这一技术起初是为处理假体向下移位发展而来，后来也应用于假体内侧移位、包膜挛缩、乳房下垂以及将圆形假体更换为解剖型假体（需要一种适应而紧密的贴合）。分离出“新胸大肌间隙”的手术细节已在此前发表过的文献中描述过[8]。对于假体在乳腺下间隙的患者，采用胸大肌下双平面间隙，同时应用牵引缝合以降低假体移位到原来的乳腺下间隙的风险[12]。

尽管这些矫正技术可能有助于改善已经发生的状况，但修复手术患者的高再手术率显示，它们在纠正或降低复发风险方面并不完全有效。

尽管改变假体置入腔隙很重要，但对于医生去解决这些挑战性的临床问题而言，最重要的补充措施是应用脱细胞真皮基质作为一种再生结构支架[13]。脱细胞真皮基质已成功应用临床，包括腹壁修补、疝修补、面部和眼部手术、腭裂修补、软组织增强、肌腱修补、溃疡修补、阴道悬韧带修补和乳房再造[12-24]。尽管它在应用扩张器和假体的乳房再造手术中已成为一种标准治疗，但它在乳房美容修复手术中的应用进展较为缓慢[25-27]，直到近期才得到广泛的使用[24]。过去的 10 年里，本文作者一直是该领域的开拓者，几乎应用了市面上出售的每一种不同大小、形状和厚度的脱细胞真皮基质产品，以在临床中改进它的再生和生物力学性能以及临床应用的特定适应证和技术。

提示

- 实施乳房美容修复手术的四个主要原因是：①包膜挛缩；②假体移位；③乳房下垂；④假体显形或可被触及。上述表现通常不是单独出现，在实际患者身上往往会出现 2 个或多个表现；
- 包膜挛缩是实施乳房修复手术的最常见原因；
- 改变假体置入腔隙和应用脱细胞真皮基质材料是乳房修复术成功的关键。

基础科学与疾病进程

脱细胞真皮材料从生物学来源上可分为同种异体材料和异种材料，当它被植入人体时，可作为组织再生时的支架，促进愈合。这些材料被广泛应用于乳房美容或再造手术中，它们可在乳腺癌根治术后作为一种“软组织补片”用来延伸或替代组织——即所谓“悬吊技术”[23,24,28]。

我们开始研究在乳房修复手术中应用脱细胞真皮基质，是为了防止包膜挛缩的发生，而不是将其用作乳房再造术中的组织替代物。由于之前已使用过具有“与组织相容”的乳房假体[29]，我们采用类似的概念来进行乳房修复：在乳房假体的几何学轮廓表面形一种用真皮再生接触面。

为了处理此后可能会遇到的问题，需要了解乳腺组织所发生的改变。在隆乳术后，有很多因素能够导致乳房外形的变化，而有时这些变化会被视为远期并发症。患者体重的变化能够直接影响乳房的外形。此外，一些患者会出现手术源性或非手术源性的绝经，这会影响皮肤的健康而导致乳房皮肤变薄、弹性降低、加速其下垂。还有一些其他的生理因素在乳房外观的病理生理变化中起很大的作用。患者可以被包膜挛缩、假体移位、乳房下垂和假体显形或可被触及等任何表现困扰。一些发生包膜挛缩的患者可能并不知道导致乳房变形的主要原因是包膜挛缩，她们的主诉往往是其他的问题。

多年来，包膜挛缩是乳房美容和再造手术中最常见的并发症，一直困扰着整形外科医师[2,5]，而且也是绝大多数乳房修复手术的原因[2,6]。许多病因学家提出，在初次隆乳手术中预防包膜挛缩的发生是极其重要的，这需要特定的技术，如精细操作、无创、减少剥离过程中的出血、用适当的三联抗生素冲洗腔隙、严格无菌原则等[4,7]。而治疗已形成的包膜挛缩更具有挑战性，有各种各样的方法被报道。治疗包膜挛缩的关键是从分子层面掌握它发生发展的病理生理过程。我们这时可以清楚地发现，在细胞层面，包膜挛缩最有可能由任何可以加重炎症反应和导致假体腔隙内毒性细胞因子形成的过程产生。因此，除许多专家提出的治疗和预防包膜挛缩的方法以外[4,5,8,30-36]，我们认为脱细胞真皮基质是阻止包膜挛缩形成的又一方法。脱细胞真皮可以减轻炎症过程，促进组织生长，限制假体与腔隙接触。

脱细胞真皮基质

脱细胞真皮基质已被广泛应用于乳房再造和腹壁重建手术以及一系列临床治疗中[14-24]。在乳房再造手术中，它被用作替代材料延伸现有的组织，或者作为填充物。在乳房美容手术中，可被用来纠正假体的褶皱、移位和乳房不对称[26,27,37]。

使用扩张器或假体行即刻乳房再造已成为临床上经常使用的技术之一，但同时，被覆组织菲薄使得乳房假体褶皱显形、轮廓畸形成为更为常见的问题[28]。近期使用的同种异体脱细胞真皮避免了自体组织移植所带来的问题，同时又对假体轮廓进行了掩饰，降低了假体褶皱显形的发生率，增加了软组织充盈度[28]。

需求的增长也推动了可用的脱细胞真皮基质种类的增加。虽然关于脱细胞真皮基质在乳房即刻再造手术中的应用和效果的公开报道日渐增多，但是仍跟不上这一市场的暴发性增长。种类繁多的脱细胞真皮基质有着各自的特点和适应证，使医生在将脱细胞真皮基质应用于临床治疗的决策时眼花缭乱。

脱细胞真皮基质在来源上可分为异种或同种异体来源。它们都是通过脱去真皮中能引起免疫反应和感染的细胞和抗原成分而产生。由于缺少抗原表面决定簇而获得免疫逃逸，使假体不被免疫排斥、吸收或排出体外[15,16,24]。生产中确保基底膜和细胞基质被完整保留，使其起到支架的作用，使患者的成纤维细胞和毛细血管能够长入其中并最终融为一体。大多数这样的基质支架由完整的胶原蛋白纤维和胶原蛋白束组成，能够支撑组织向内生长，蛋白质、弹力蛋白、透明质酸、纤维连接蛋白、纤维胶原蛋白、Ⅵ胶原蛋白、血管及蛋白聚糖——所有这些物质都可以促进自身组织的重建过程[15,16,23,24]。

FDA 规定只有同种的脱细胞真皮基质才可以使用。尽管不同的脱细胞真皮基质有不同的特征和处理过程，但该产品的成功与否最终取决于其是否符合乳房修复手术的需求。表 17.1 列出了市场上可供使用的各种脱细胞真皮基质产品。

表 17.1 不同市售脱细胞真皮基质产品比较

产品名称	制造商	来源	保存方法	上市年份	水化时间	保质期	是否冷藏
AlloDerm	LifeCell	人体真皮	冻干；专利冷冻干燥工艺防止破坏性的冰晶形成	1994	10~40min，取决于厚度，用温盐水溶液两步水浴并轻轻搅拌	2 年	否
DermaMatrix	Synthes CMF	人体真皮	无菌加工；冻干	2005	3min	3 年	否
FlexHD	Ethicon	人体真皮	无菌加工；酒精包装	2007	无	18 个月	否
SurgiMend	TEI Biosciences	胎牛真皮胶原	环氧乙烷终末消毒	2007	常温盐水中 60s	3 年	否
Strattice	LifeCell	猪真皮胶原	低剂量电子束终末消毒，严格保证其生化组分构成，关键的生化组分的缺失是导致排异反应的关键原因	2008	无菌盐水中最少 2min	2 年	否
Veritas	Synovis Surgical Innovations	牛心包膜胶原	终末消毒，使用氢氧化钠纯化及保证其微生物学安全性	2008	无	2 年	否
Surgisis	Cook Biotech	猪小肠黏膜下层	环氧乙烷消毒	2004	3~10min	1 年	否
AlloMax	Regeneration Technologies/Tutogen Medical, Inc. for Bard Davol	人体真皮	终末消毒	2007	快速水化	5 年	否
MatriStem	ACell/Medline	猪膀胱	未知	2009	无	2 年	否

已发表文献

在所有已发表的关于脱细胞真皮基质用于即刻乳房再造的文献中，AlloDerm 明显处于领先地位。在 PubMed 中检索特定的商品名称和乳房再造，提示大多数文章都涉及 AlloDerm。其中有 10 篇文章与即刻乳房再造的脱细胞真皮疗法直接相关，这 10 篇文章中分别应用了 AlloDerm[15,16,23,24,28,38-40]、DermaMatrix[41]和 Neoform[42]。所有这些文章都是最近发表的，其中最早的发表于 2005 年，都是非对照的回顾性研究。在 PubMed 中还对其他同种异体或者异种脱细胞真皮基质（FlexHD、AlloMax、SurgiMend、Enduragen、Synovis、Permacol、Strattice）与乳房再造进行了组合检索，无相关结果显示。这些研究可能正在进行中，尚未发表。

随着更多的新产品进入市场，理解每项技术背后的科学原理至关重要。对于医疗器械的评估应当像制药行业的评估一样严格，提出科学的质疑并理解其具体机制。

在对脱细胞真皮基质进行严格评估时，理解机体对不同材料的反应是非常重要的。不是所有的软组织材料都会产生相同的生物学反应。任何置入机体的组织材料，无论是生物材料还是合成材料，都会产生 3 个独立的过程，都会引起由各种细胞保护性和毒性因子参与的炎症反应。每种产品具有其独特的内在机制控制炎症的发展。

再生

经过上述过程，植入的真皮基质被机体接受，通过快速的再血管化和细胞再生，整体地成为组织的一部分。这是乳房手术中决定预后至关重要的一步，可能也是假体周围包膜挛缩减少的重要原因。

吸收

吸收是指机体攻击外来组织并将其完全清除，最终在该处遗留瘢痕的过程，这是可吸收产品在体内的常见现象。

包裹

在此过程中，机体通过炎症反应将真皮基质包裹，能否被降解取决于其合成特性。被包裹后真皮基质将被限制在包膜中，与患者自身组织隔离。这一过程不仅仅见于合成产品，进入机体的任何外来物（如起搏器、假体等）都要经历此过程。

组织再生是在受损成熟组织中再现正常成熟组织修复所涉及的固有再生过程[43]。瘢痕并不具有原有正常组织的天然结构、功能和生理机能。当组织缺损过多时，就需要一种支架结构引导组织再生，根据置入支架类型的不同，就会产生前述不同的组织反应。此时，脱细胞真皮基质的内在特点在每个特定的再生和修复过程中将变得很重要。再生过程是恢复受损或缺损组织的结构、功能和生理功能，而修复过程是通过形成瘢痕来封闭创面[43]。不同的生物材料的制备方法不同，在体内的代谢过程也是不同的，当材料被包裹，以瘢痕修复无法达到组织再生的效果，最终导致结果欠佳。

诊断与患者表现

脱细胞真皮基质在必要和合理的手术原则下可用于改

善患者症状、体征的乳房修复手术。临床数据显示，实施修复手术的四个主要原因是包膜挛缩、假体移位、乳房下垂和假体显形或可被触及[25-27]。每个患者都需要进行个性化评估，包括患者关心的问题、目标、既往手术资料和假体的类型，并对其乳房的大小、被覆软组织的质与量、瘢痕（这对手术设计至关重要，需要保留足够的血供）进行详细评估。

尽管我们在实际工作中所见到的临床表现可能会很复杂，但其产生的原因基本都包含皮肤、软组织、包膜、假体和胸壁五种基本因素。必须从外向内或从内向外逐层仔细而系统地评估这些潜在的因素。

患者选择

医生应熟知上述导致修复手术的四个主要原因，并对五个基本因素进行评估。根据我们行修复和再造手术的经验，除应用脱细胞真皮基质以外，还需要处理五个因素中的至少一个。相关的手术操作包括被覆皮肤切除、脂肪注射、分层剥离、包膜切除、包膜切开和新腔隙内假体置入。以下是手术设计过程中应遵循的一些普遍原则。

对于原假体置入在乳腺下间隙的患者，应将置入腔隙改为胸大肌下间隙，并用脱细胞真皮基质覆盖假体的下极。对于原腔隙在胸大肌下的患者，应重建新的胸大肌下间隙，并应用脱细胞真皮基质。对于有足够乳腺组织的患者，可用筋膜下间隙，并用脱细胞真皮基质包裹假体或作为支撑物。只有对不同的患者选择不同的处理方法，才能取得理想的效果。尽量避免为高危患者（如吸烟或体重指数 >35kg/m^2）实施这些手术。表 17.2 对乳房美容修复手术的核心原则进行了总结。

表 17.2　乳房美容修复手术的核心原则

患者教育与评估	术前计划
1. 倾听患者主诉（关注点、厌恶点、症状）	1. 大小和组织评估（对称性）
2. 获取详细的病史	2. 评估假体
3. 互动式评估	3. 评估假体周围腔隙
4. 明确问题	4. 明确手术策略
5. 解决方案	5. 假体的选择
6. 教育 / 期望值	6. 置入腔隙的选择
	7. 软组织的处理
	8. 辅助技术的应用
手术方法	**术后处理**
1. 入路：切口位置 / 长度	1. 理解患者的感受
2. 假体取出 / 评估	2. 确保外科手术的完美
3. 调整腔隙（位置 / 大小 / 包膜 / 操作技巧）	3. 早期术后护理（活动、引流管、包扎、缝线）
4. 选择假体（根据术中情况）（假体型号模拟器？站立位评估）	4. 远期术后护理
5. 假体的处理 / 冲洗 / 固定	5. 修复患者的处理
6. 软组织处理（裁剪技术）	
7. 辅助策略（脱细胞真皮基质，引流）	

Adapted from Adams WP, Jr. Process of breast augmentation. Plast Reconstr Surg. 2008; 122(6): 1892-1900.

治疗与手术技术

根据基本的临床体征，脱细胞真皮基质的适应证可归为以下 4 类：①包裹假体的下极（通常应用于乳房修复上提固定术）；②稳定假体（用于纠正假体移位）；③增加组织厚度（通常位于上内侧或下方）；④治疗包膜挛缩（在技术上与包裹假体下极或使上内侧增厚相似）（图 17.1）。

覆盖乳房假体下极

覆盖乳房假体下极是脱细胞真皮基质最常用到的地方，在二次手术（隆乳术后修复固定术）中是很重要的理念和技术，脱细胞真皮基质能够调整软组织和被覆皮肤。许多患者在隆乳术后随着时间的推移，乳房松弛、下垂或软组织逐渐变薄，需实施乳房上提固定术或假体置换联合乳房上提固定术以达到满意的乳房外观。如果现存的假体放置在乳腺下间隙，则在处理完包膜后，要重建一个胸大肌下间隙，将新的假体下极用脱细胞真皮基质包裹后置入新的重建腔隙。当皮肤下方没有肌肉时，脱细胞真皮基质将皮肤层与假体隔开，从而使采用乳晕缘垂直切口或倒 T 形切口的乳房上提固定术更加安全。如原腔隙已是胸大肌下间隙，则需重新剥离新的胸大肌下间隙，脱细胞真皮基质的使用方法不变。如果之前的假体腔隙包含乳腺下间隙和胸大肌下间隙，则需要进行“分层剥离”，即将胸大肌从浅层和深层的瘢痕粘连中剥离出来是必要的（图 17.2）。脱细胞真皮基质可视为假体下部的外层（它与假体放置得非常贴近），需要将其与周围组织缝合固定。这样一来，脱细胞真皮基质就可以与其上方的胸大肌下缘和下方的 Scarpa 筋膜或深筋膜（乳房下皱襞水平）紧密地缝合在一起。也可采用伞式拉拢缝合法对脱细胞真皮进行悬吊。当有成片的瘢痕粘连形成时，就需要进行分层剥离，释放出来的胸大肌会向上移位到腔隙高位，需要低位肌肉提供向下的牵拉。将脱细胞真皮基质沿着整个胸大肌下缘缝合，并固定于乳房下皱襞附近坚韧处，使其完美覆盖假体下极。这种方法类似于乳房再造中将脱细胞真皮作为“胸大肌的延伸”来应用（图 17.3）。一般情况下，在没有肌肉覆盖的假体下极要使用脱细胞真皮基质覆盖并提供支撑，术中注意保护悬吊组织的血供，并严格遵守外科手术的各项原则，将使被覆皮肤得以安全地收紧和提升（乳房上提固定术）（图 17.4~ 图 17.6）。

脱细胞真皮基质具有理想的生物力学性能，需进行快速血管化，以使其有足够的组织顺应性，并可在假体表面完美贴合使之固定。如果患者的乳房出现包膜挛缩，则需要更有弹性的材料；如果出现乳房松弛或下垂畸形，则需要弹性较低的坚韧材料。

假体的固定

在不同类型的假体移位修复术中，创建新的假体置入腔隙或在包膜缝合术后对原腔隙进行加固，脱细胞真皮的应用能够帮助外科医生固定新乳房假体的位置。通常通过包膜缝合或改变假体置入腔隙（作者推荐此方法）来处理向下

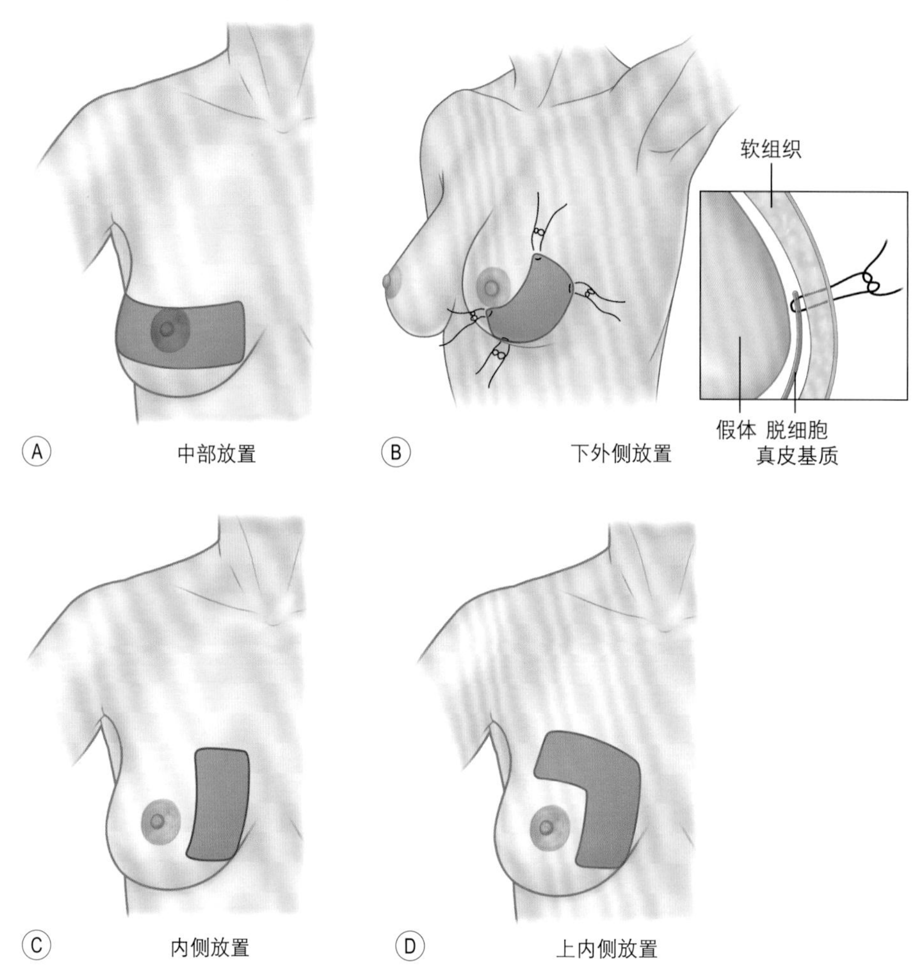

图 17.1 根据不同的临床症状可以将脱细胞真皮基质分为四种不同的适应证:(A)中部放置;(B)下外侧放置;(C)内侧放置;(D)上内侧放置

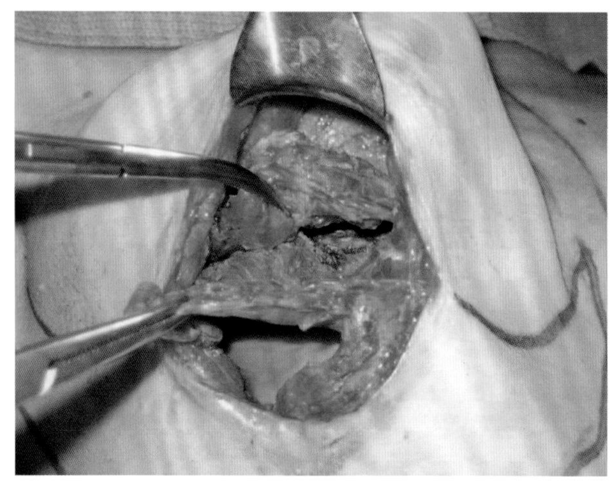

图 17.2 分层剥离(将胸大肌从其表面和深部的瘢痕粘连中剥离出来)

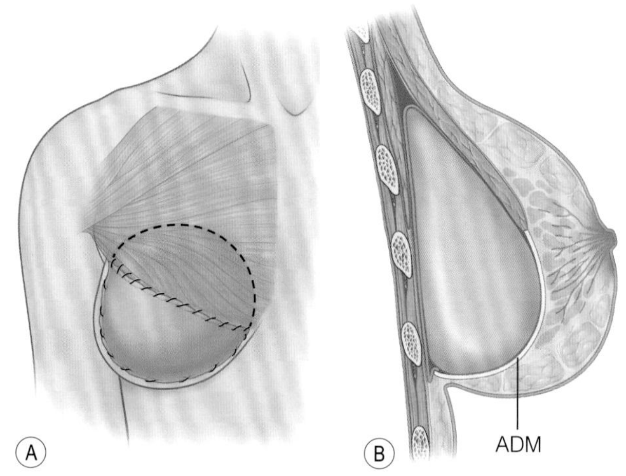

图 17.3 当出现片状瘢痕粘连时,需要将胸大肌分层剥离,游离的胸大肌会向上移位到腔隙高位,需要下部肌肉提供向下的牵拉。将脱细胞真皮基质沿着整个胸大肌下缘缝合,并固定于乳房下皱襞附近坚韧处,对假体下极形成覆盖。这种方法类似于乳房再造中将脱细胞真皮作为"胸大肌的延伸"来应用

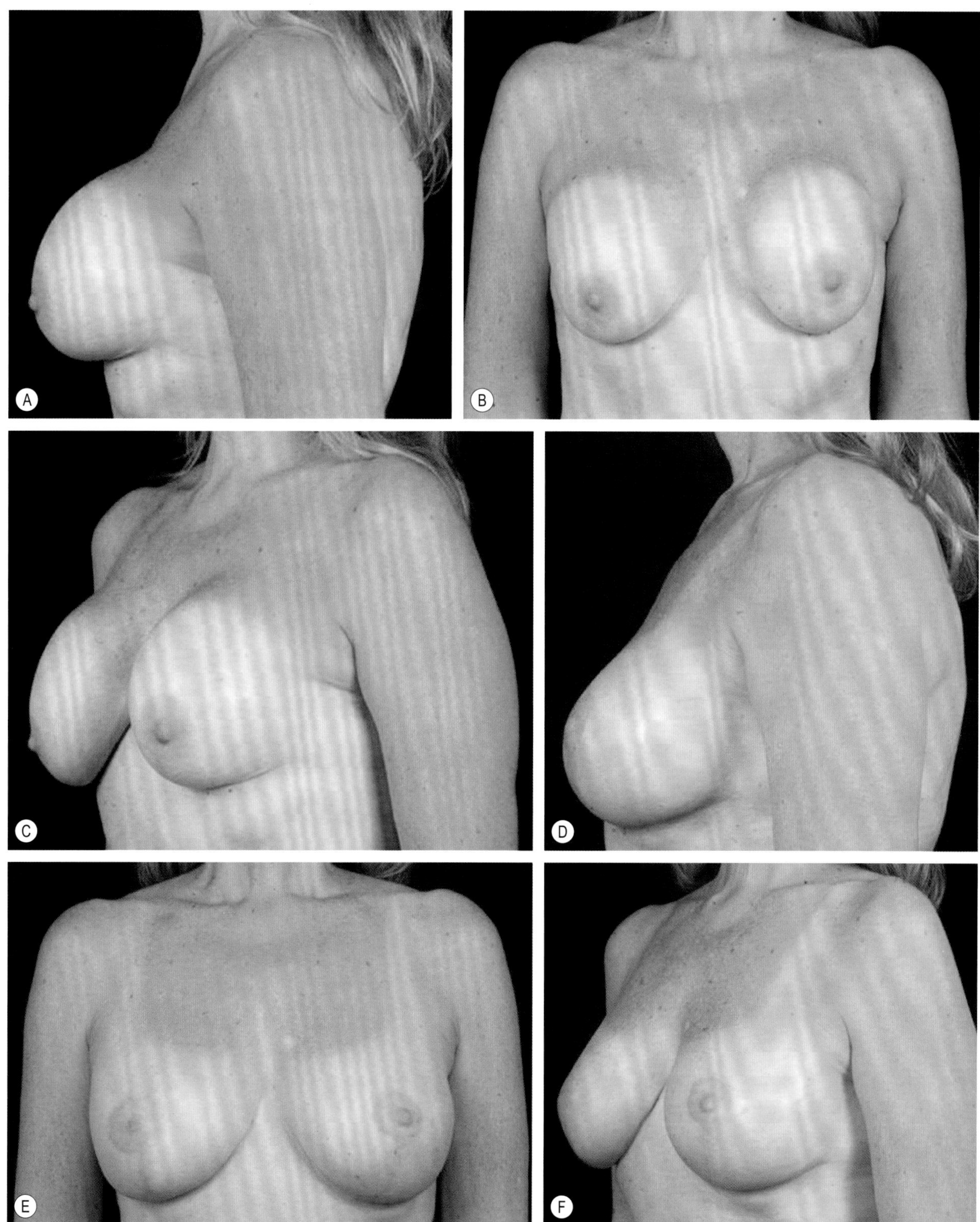

图 17.4 (A~C) 37 岁隆乳术后女性的修复术前观;(D~F) 乳房固定修复隆乳术(倒 T 形)后 32 个月,包括构建新的胸大肌下间隙、用脱细胞真皮基质包裹覆盖假体下极、更换为形态稳定的解剖型高黏度硅胶假体

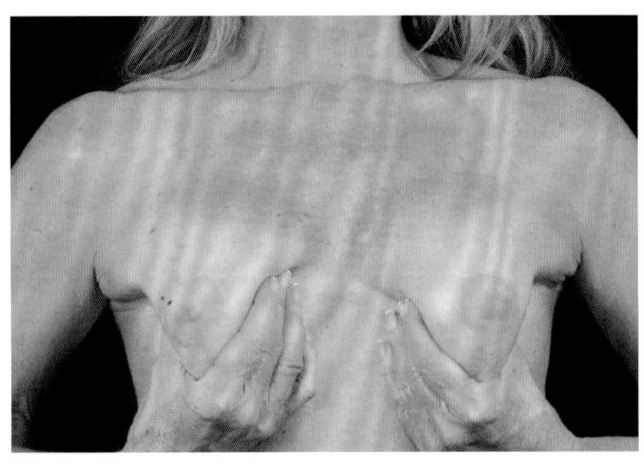

图 17.5 仍为图 17.4 中的患者，经过手术治疗包膜挛缩和乳房下垂 32 个月后，照片说明假体柔软性很好

移位（双泡征）、向内移位（不对称）和向外侧移位。对于一部分患者而言，乳房的软组织较厚，能够通过重建新的腔隙和适当的缝合来纠正。而一部分患者的软组织较纤薄，存在既往手术瘢痕或存在胸廓骨性结构异常，建议这类患者更换假体置入位置（即闭合原有的腔隙，在正确位置构建合适大小的新胸大肌下间隙），强烈建议使用脱细胞真皮基质加固或支撑新的假体腔隙（图 17.6~ 图 17.8）。通过选择合适的材料缝合于适当的位置以达到支撑的作用。脱细胞真皮基质的生物力学性能强大而坚韧，可维持假体的固定。

组织的增厚

组织增厚的理念是对二期乳房再造术的一种扩展，通过在乳房上内侧植入一个加厚的脱细胞真皮基质以利于扩张器更换为假体，通过增加覆盖假体的软组织厚度能够使胸壁和乳房的视觉和触感更好地过渡[44]。在乳房美容修复手术中，脱细胞真皮基质也常被用来加厚上极（或上内侧区域）的组织，以减轻因为牵拉导致的褶皱，掩饰假体的边缘，加深乳沟。应用加厚的脱细胞真皮基质材料应适当修剪，将其包裹假体表面（假体紧密贴合于脱细胞真皮基质深面），而原包膜或者新的假体腔隙则位于脱细胞真皮基质表面。用 2-0 的 Prolene 线和 Keith 针对脱细胞真皮基质的转折处进行伞形缝合，内侧零星缝合以利于材料的放置和悬吊，缝线于皮肤表面无张力打结并用 Tegaderm（3M 透气贴膜）覆盖 7~10d。对外侧或下外侧假体显形或可触及的处理也一样，“加厚”下部的菲薄组织（图 17.7 和图 17.8）。该手术成功的关键是利用加厚的脱细胞真皮基质提供容积以重构合适的假体腔隙以及真皮基质的再血管化和细胞再植。

包膜挛缩的处理

即使乳房仅仅呈现包膜挛缩的外观，但是通过对被覆皮肤至胸壁进行详细的分析，还是能发现其他畸形的存在。包括假体被覆的组织过薄、假体移位、假体的被覆组织松弛、下垂。如果被包裹的假体位于乳腺下，那么只需要将包膜完全切除并将假体移至胸大肌下间隙即可。如果在胸大肌下，则需切除部分前面的包膜，闭合残余的腔隙，以创建一个新的胸大肌下间隙，或完全（也可部分）切除包膜，选择能够快速血管化并能良好地贴合于假体的脱细胞真皮基质。根据乳房存在问题的不同，该治疗方法可以同“包裹下极”理念相似，但也可能与“加厚内侧”或“错位加固”的方法相近（图 17.9 和图 17.10）。越来越多的报道显示，联合应用脱细胞真皮基质能够降低包膜挛缩的发生率[13,25]。如果临床诊断仅为包膜挛缩，我们建议只需在下极或中部放置脱细胞真皮基质。

采用的手术技术基于术前检查的结果和前文所述的适应证。脱细胞真皮基质应紧密贴合于假体的外表面（如同手与型号合适的手套那么贴合）。合适的腔隙随后被创造出来，可以使胸大肌下间隙、筋膜下间隙，也可以是（在原有腔隙前）新的胸大肌下间隙[8,11]。脱细胞真皮基质与皮肤之间伞形半褥式缝合 3~5 针，将组织固定于理想的位置。脱细胞真皮基质的大小通常为（6~8）cm×（10~16）cm（取决于假体的大小），矩形或依假体轮廓外形，按需修剪。在所有的乳房修复手术中，通常需要放置引流以避免形成血清肿，因为血清肿会影响脱细胞真皮基质的再血管化和细胞再植。

提示

关于手术技巧：

- 详细的病史采集对了解问题产生的原因非常重要，包括既往所有的手术史、做过什么治疗、使用何种假体等。最好能够获取既往手术的手术记录及假体的具体细节。必须对患者的现在情况进行详细评估，包括假体的类型、体积、位置和“状态”，还有乳房外形、对称性、大小和组织特性。还需要了解患者的健康状况、做过哪些手术、服用何种药物、每次手术的病理结果和乳房与假体的影像学资料；
- 如果原有假体置入在乳腺下间隙则将其改为双平面腔隙；
- 如果原有假体置入在胸大肌下间隙，则重建新的胸大肌下间隙；
- 对脱细胞真皮基质的处理方法同硅胶假体一样，将假体和脱细胞真皮基质浸泡在抗生素溶液中（500ml 生理盐水 +50 000U 杆菌肽 +1g 头孢唑林 +80mg 庆大霉素）；
- 与假体几何表面紧密贴合的脱细胞真皮基质，是解决乳房下极问题（例如纠正包膜挛缩或矫正乳房下垂）的唯一选择；
- 在术中要选择加厚的脱细胞真皮基质并手法塑形使之贴合假体上内侧的几何轮廓以实现较好的“组织增厚”；
- 关键的决策需基于多个因素，包括假体的各项指标（类型、体积、大小、内容物、形状和表面形态），对包膜的处理，假体表层组织，软组织和被覆皮肤进行处理（乳房上提固定术）。我们倾向于构建新的假体置入腔隙，选择硅胶假体（通常为 Biocell 毛面），根据不同的生物力学特征、手术设计、适应证、最终的效果以及可能的花费来选择不同的脱细胞真皮基质。

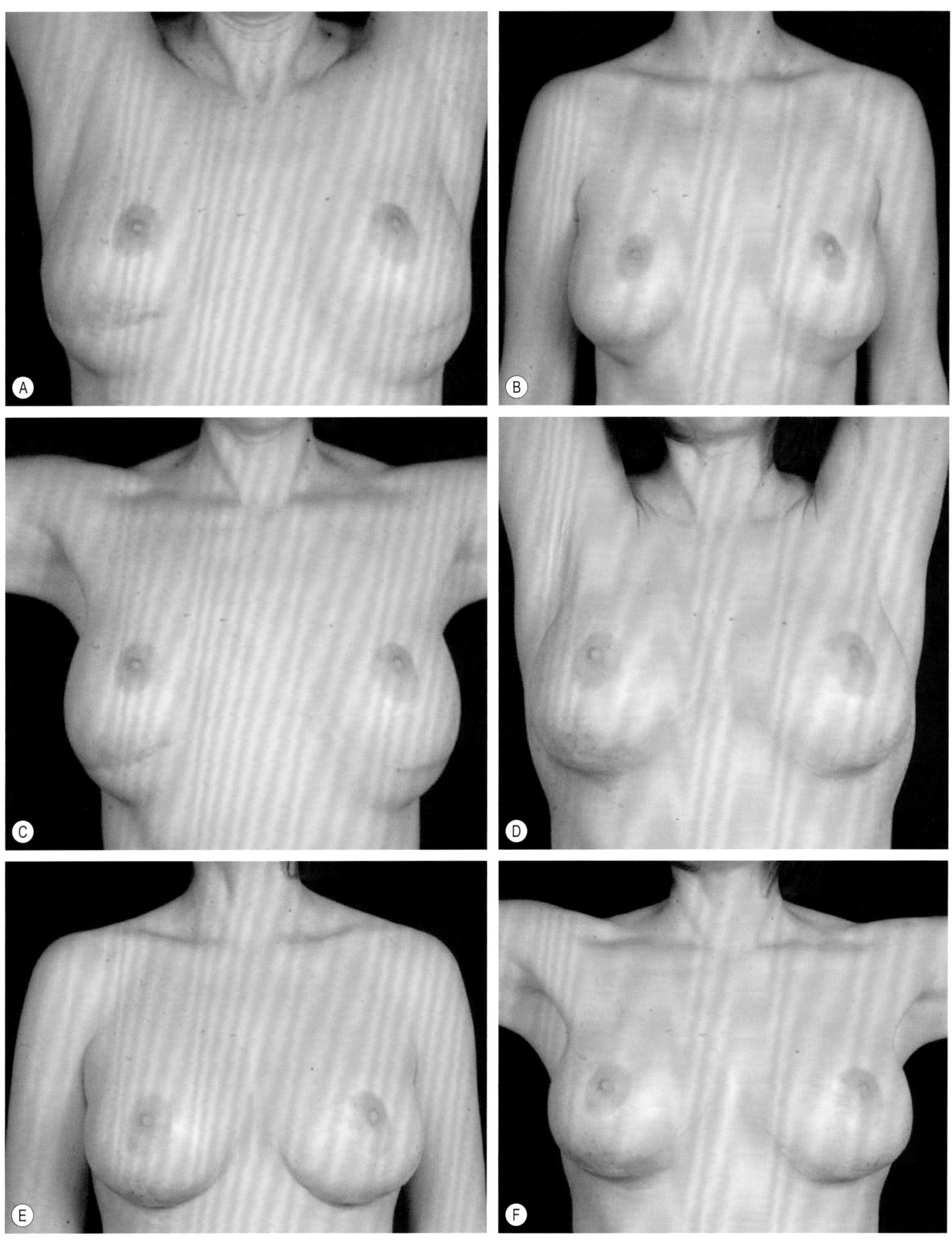

图 17.6　(A~C)49 岁曾行隆乳联合乳房上体固定术的女性;(D~F)实施了乳房固定修复术(倒 T 形),包括创造新胸大肌下间隙、脱细胞真皮基质覆盖乳房下极和加强下外侧壁、更换为形态稳定的高黏度硅胶假体。术后 30 个月,成功纠正了假体的向下、向外移位

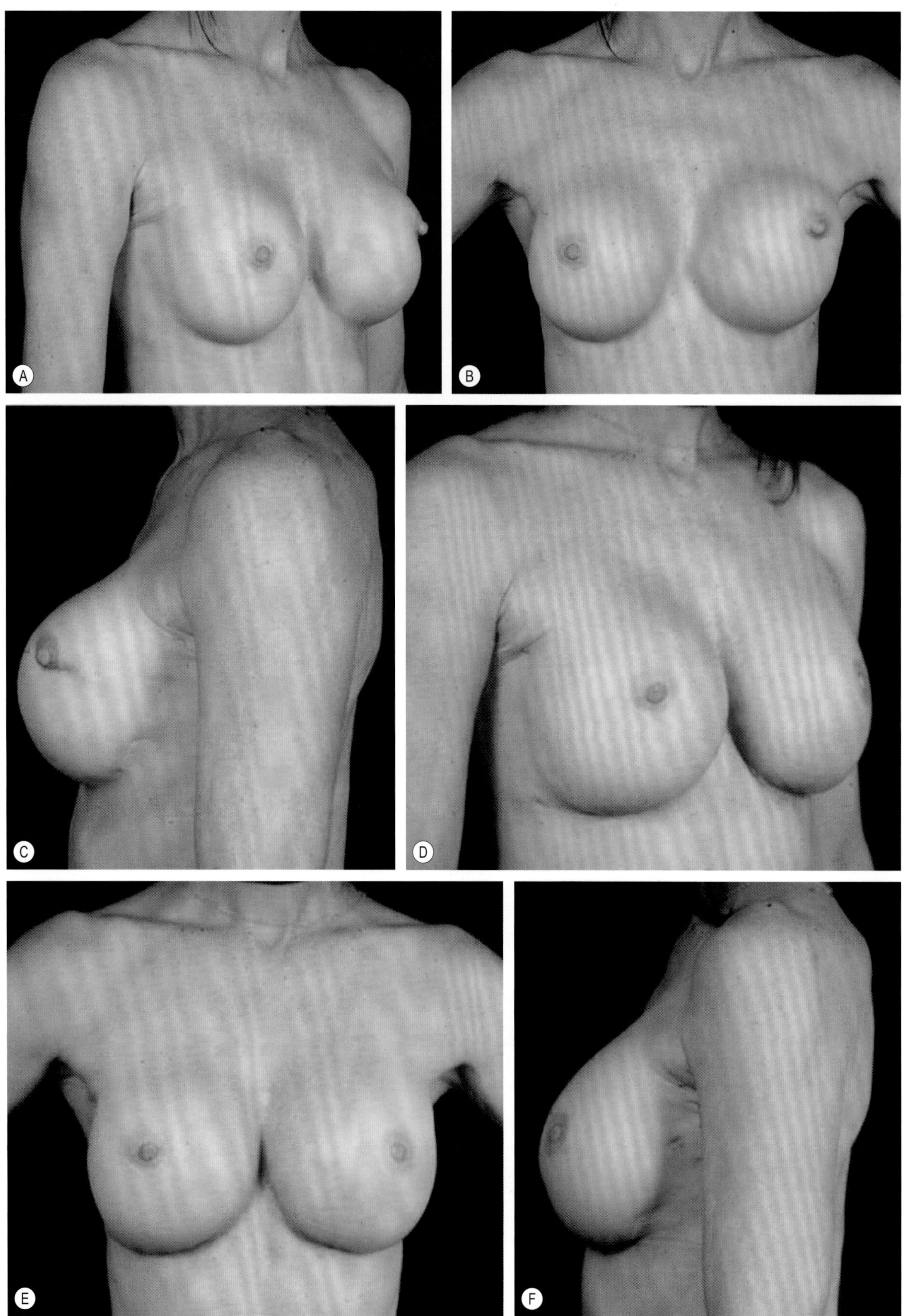

图 17.7 (A~C)38 岁隆乳术后经历多次修复的女性;(D~F)实施了乳房下皱襞切口的乳房修复术,包括创建新的胸大肌下间隙、分层剥离、脱细胞真皮基质包裹乳房下极、更换成毛面硅胶假体,术后 26 个月

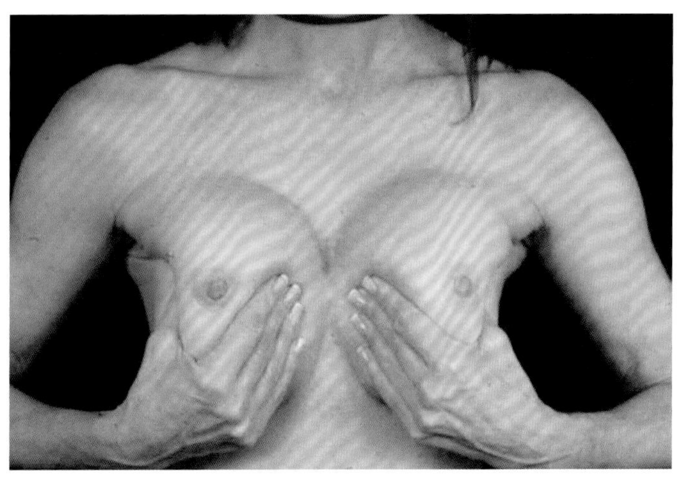

图 17.8　仍为图 17.7 中的患者，手术纠正假体移位、片状瘢痕和软组织薄弱 26 个月，照片证明乳房柔软性很好

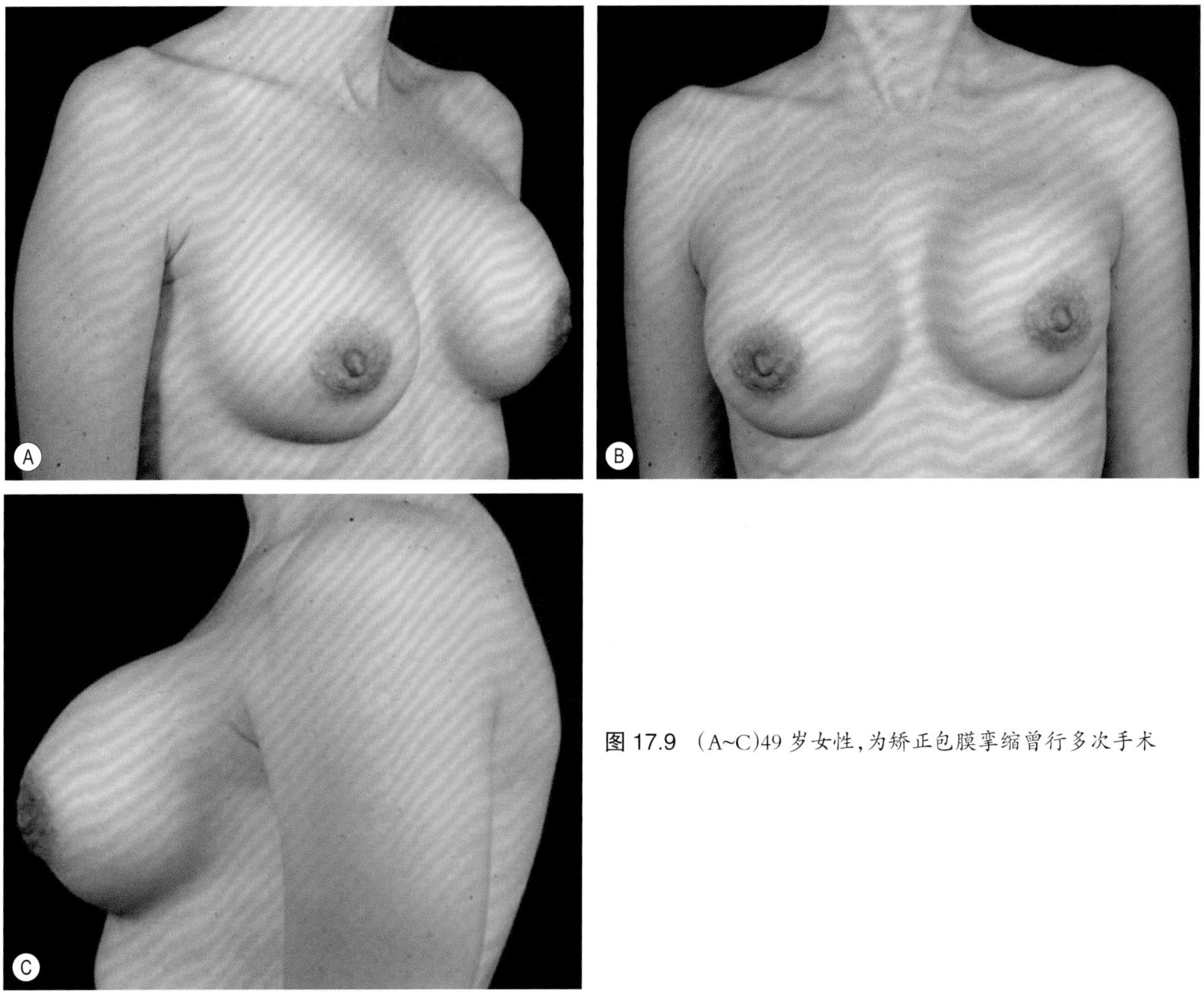

图 17.9　(A~C)49 岁女性，为矫正包膜挛缩曾行多次手术

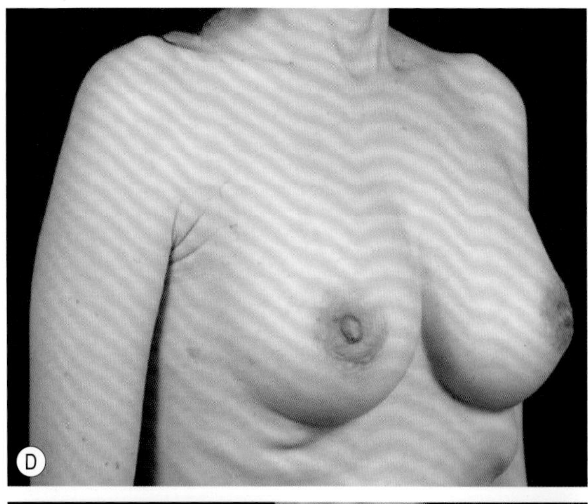

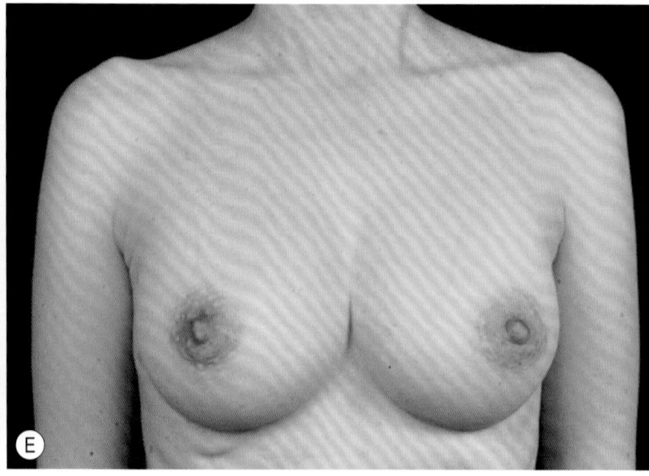

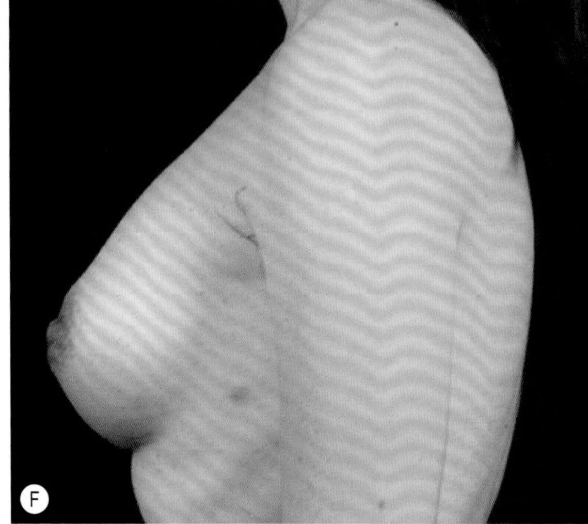

图 17.9 续 (D~F)实施了经乳房下皱襞切口的乳房修复手术，术后22个月，包括创建新的胸大肌下间隙、脱细胞真皮基质包裹乳房下极、更换为高凸度、体积小的毛面硅胶假体

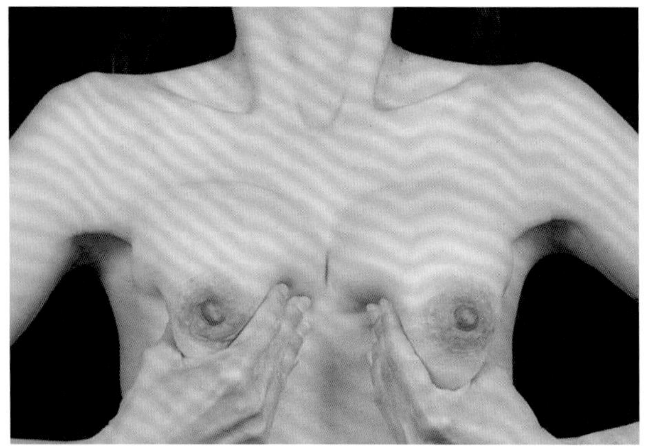

图 17.10 仍为图17.9中的患者，手术治疗包膜挛缩22个月，照片证明乳房柔软性很好

结果、预后及并发症

隆乳术是美国，也可能是全世界最常见的美容整形手术[45]。作为外科医生，我们不断努力，以求达到完美的效果。尽管假体制造技术和手术方法不断进步，但仍会出现一些不理想的结果，以至于需要修复手术。在对隆乳术后患者实施修复手术前，需要了解患者的目标和预期，并评估是否能够达到她们的预期及手术的风险效益比。一旦确定手术修复，目标就是制订最精细的计划来实施最有效的手术矫正。为了达到这个目标，我们必须了解存在的问题及其有关的变量，并寻求新的解决方法。

在过去，我们的选择局限于术区可用的组织。脱细胞真皮基质的出现大大增加了二次修复手术的适应证和手术范围。

脱细胞真皮基质在乳房再造和腹壁重建手术中都得到了广泛的应用[14-24]。在再造术中，脱细胞真皮基质可以用来替代组织、扩展现存的组织或作为填充物。在美容修复术中，脱细胞真皮基质可以成为在假体周围紧密贴合的可再生外层，可以被用来纠正假体的褶皱、移位、下垂及包膜挛缩[26,27,37]。因其对假体的覆盖和掩饰，脱细胞真皮基质也成为除自体组织移植以外的备选方法之一，它能够减少乳房褶皱的发生并提高软组织的充盈度[28]。除之前描述的所有适应证以外，脱细胞真皮基质已成为包膜挛缩的标准治疗模式[25]。乳房包膜挛缩与眼睑手术后的层状瘢痕类似，在细胞水平，包膜挛缩最有可能由任何可以加重炎症反应和导致包膜内毒性细胞因子形成的过程而产生。因此，除之前报道过的许多治疗和预防包膜挛缩的方法外[4,5,8,30-36]，我们认为脱细胞真皮基质是阻止包膜产生的又一方法。脱细胞真皮基质能够对抗炎症过程，促进组织的生长，并通过产生再生层限制假体与周边组织的接触。

脱细胞真皮基质需求量不断加大，加之乳房再造术后的良好效果，促使外科医生对将其应用于乳房整形手术产生了极大的兴趣。在过去，乳房修复手术通常是将包膜完整切除，移除乳腺下假体，再在胸大肌下置入新的假体[5,8,10]。这个过程很简单，仅需将假体的置入腔隙从乳腺下转换到胸大肌下。近来，一些体积严重缺失或是伴有严重瘢痕的乳房需要修复，为了纠正这些畸形，除要更换假体置入的位置外，还可利用脱细胞真皮基质额外覆盖需要修复的区域。

近期发表的 197 例采用脱细胞真皮基质进行二次修复隆乳 / 乳房上提固定术的系列病例，是对脱细胞真皮基质用于乳房修复手术最大规模的报道[46]，其中修复的原因包括包膜挛缩（61.8%）、假体移位（31.2%）、假体褶皱（4.8%）、乳房下垂（4.8%）、假体外露（1.6%）和乳腺损伤（0.5%）。平均随访时间为（3.1±1.1）年（随访时间范围：0.1~6.1 年）。并发症发生率为 4.8%，包括 BakerⅢ/Ⅳ级包膜挛缩（1.6%）、感染（1.6%）、假体移位（0.5%）、血肿（0.5%）和血清肿（0.5%）。98% 的修复是成功的，没有出现复发。

整形外科医生在美容整形手术中面临的一个持续挑战是这些产品的成本和患者的经济能力。另外，实施一项修复手术的最大花费（无论是对患者还是医生）可能是此次手术失败所导致的二次修复手术。随着相关问题的进一步界定，科学发展以及通过循证医学来增进医生的理解，造福更多的患者，整形外科领域的未来无疑是激动人心的。

参考文献

1. Maxwell GP, Gabriel A. The evolution of breast implants. *Clin Plast Surg*. 2009;36(1):1–13, v.
2. Spear SL, Murphy DK, Slicton A, Walker PS. Inamed silicone breast implant core study results at 6 years. *Plast Reconstr Surg*. 2007;120(7 suppl 1):8S–16S, discussion 7S–8S. *The authors provide an update on the postapproval study for Allergan Corporation. The study demonstrates the safety and effectiveness of Natrelle (formerly Inamed) silicone-filled breast implants over 6 years, including a low rupture and high satisfaction rate.*
3. Cunningham B, McCue J. Safety and effectiveness of Mentor's MemoryGel implants at 6 years. *Aesthetic Plast Surg*. 2009;33(3):440–444. *The authors provide an update on the postapproval study for Mentor Corporation. The study shows that Mentor MemoryGel Silicone Breast Implants represent a safe and effective choice for women seeking breast augmentation or breast reconstruction following mastectomy.*
4. Adams WP Jr, Rios JL, Smith SJ. Enhancing patient outcomes in aesthetic and reconstructive breast surgery using triple antibiotic breast irrigation: six-year prospective clinical study. *Plast Reconstr Surg*. 2006;117(1):30–36. *The authors show the clinical importance for the use of triple antibiotic breast irrigation. This study shows the lower incidence of capsular contracture, compared with other published reports, and its clinical efficacy supports previously published in vitro studies. Application of triple antibiotic irrigation is recommended for all aesthetic and reconstructive breast procedures and is cost effective.*
5. Spear SL, Carter ME, Ganz JC. The correction of capsular contracture by conversion to "dual-plane" positioning: technique and outcomes. *Plast Reconstr Surg*. 2006;118(7 suppl):103S–113S, discussion 14S.
6. Cunningham B. The Mentor Core Study on Silicone MemoryGel Breast Implants. *Plast Reconstr Surg*. 2007;120(7 suppl 1):19S–29S, discussion 30S–32S.
7. Adams WP Jr. Capsular contracture: what is it? What causes it? How can it be prevented and managed? *Clin Plast Surg*. 2009;36(1):119–126, vii.
8. Maxwell GP, Gabriel A. The neopectoral pocket in revisionary breast surgery. *Aesthet Surg J*. 2008;28(4):463–467. *The authors describe in detail (and with multiple illustrations) the operative technique for the creation of the neopectoral pocket.*
9. DFU. *Allergan PMA*. [Online] Available from: <www.allergan.com>.
10. Maxwell GP, Tebbetts JB, Hester TR. *Site change in breast surgery*. Presented at the American Association of Plastic Surgeons, St. Louis, MO, 1994.
11. Maxwell GP, Birchenough SA, Gabriel A. Efficacy of neopectoral pocket in revisionary breast surgery. *Aesthet Surg J*. 2009;29(5):379–385.
12. Spear SL, Sher SR, Al-Attar A. Focus on technique: supporting the soft-tissue envelope in breast reconstruction. *Plast Reconstr Surg*. 2012;130(5 suppl 2):89S–94S.
13. Maxwell GP, Gabriel A. Use of the acellular dermal matrix in revisionary aesthetic breast surgery. *Aesthet Surg J*. 2009;29(6):485–493. *The authors show the largest acellular dermal matrix (ADM) based revisionary surgeries, including both revisionary augmentation and revision of augmentation mastopexy. This series shows that the ADM can be used both safely and effectively in revisionary cases, resulting in decreased rates of capsular contracture and implant cushioning/stabilization.*
14. Bindingnavele V, Gaon M, Ota KS, et al. Use of acellular cadaveric dermis and tissue expansion in postmastectomy breast reconstruction. *J Plast Reconstr Aesthet Surg*. 2007;60(11):1214–1218.
15. Breuing KH, Warren SM. Immediate bilateral breast reconstruction with implants and inferolateral AlloDerm slings. *Ann Plast Surg*. 2005;55(3):232–239.
16. Breuing KH, Colwell AS. Inferolateral AlloDerm hammock for implant coverage in breast reconstruction. *Ann Plast Surg*. 2007;59(3):250–255.
17. Cothren CC, Gallego K, Anderson ED, Schmidt D. Chest wall reconstruction with acellular dermal matrix (AlloDerm) and a latissimus muscle flap. *Plast Reconstr Surg*. 2004;114(4):1015–1017.
18. Garramone CE, Lam B. Use of AlloDerm in primary nipple reconstruction to improve long-term nipple projection. *Plast Reconstr Surg*. 2007;119(6):1663–1668.
19. Glasberg SB, D'Amico RA. Use of regenerative human acellular tissue (AlloDerm) to reconstruct the abdominal wall following pedicle TRAM flap breast reconstruction surgery. *Plast Reconstr Surg*. 2006;118(1):8–15.
20. Kim H, Bruen K, Vargo D. Acellular dermal matrix in the management of high-risk abdominal wall defects. *Am J Surg*. 2006;192(6):705–709.
21. Nahabedian MY. Secondary nipple reconstruction using local flaps and AlloDerm. *Plast Reconstr Surg*. 2005;115(7):2056–2061.
22. Patton JH Jr, Berry S. Kralovich KA. Use of human acellular dermal matrix in complex and contaminated abdominal wall reconstructions. *Am J Surg*. 2007;193(3):360–363, discussion 3.
23. Salzberg CA. Nonexpansive immediate breast reconstruction using human acellular tissue matrix graft (AlloDerm). *Ann Plast Surg*. 2006;57(1):1–5.
24. Spear SL, Parikh PM, Reisin E, Menon NG. Acellular dermis-assisted breast reconstruction. *Aesthetic Plast Surg*. 2008;32(3):418–425.
25. Maxwell GP, Gabriel A, Perry LC. *Role of Acellular Dermal Matrix in Inflammation*. Unpubls. 2009.
26. Duncan DI. Correction of implant rippling using allograft dermis. *Aesthet Surg J*. 2001;21(1):81–84.
27. Baxter RA. Intracapsular allogenic dermal grafts for breast implant-related problems. *Plast Reconstr Surg*. 2003;112(6):1692–1696, discussion 7–8.
28. Gamboa-Bobadilla GM. Implant breast reconstruction using acellular dermal matrix. *Ann Plast Surg*. 2006;56(1):22–25.
29. Maxwell GP, Falcone PA. Eighty-four consecutive breast reconstructions using a textured silicone tissue expander. *Plast Reconstr Surg*. 1992;89(6):1022–1034, discussion 35–36.
30. Gancedo M, Ruiz-Corro L, Salazar-Montes A, et al. Pirfenidone prevents capsular contracture after mammary implantation. *Aesthetic Plast Surg*. 2008;32(1):32–40.
31. Ma SL, Gao WC. [Capsular contracture in breast augmentation with textured versus smooth mammary implants: a systematic review]. *Zhonghua Zheng Xing Wai Ke Za Zhi*. 2008;24(1):71–74.
32. Scuderi N, Mazzocchi M, Rubino C. Effects of zafirlukast on capsular contracture: controlled study measuring the mammary compliance. *Int J Immunopathol Pharmacol*. 2007;20(3):577–584.
33. Weintraub JL, Kahn DM. The timing of implant exchange in the development of capsular contracture after breast reconstruction. *Eplasty*. 2008;8:e31.
34. Wiener TC. Relationship of incision choice to capsular contracture. *Aesthetic Plast Surg*. 2008;32(2):303–306.

35. Wong CH, Samuel M, Tan BK, Song C. Capsular contracture in subglandular breast augmentation with textured versus smooth breast implants: a systematic review. *Plast Reconstr Surg*. 2006;118(5):1224–1236.

36. Zimman OA, Toblli J, Stella I, et al. The effects of angiotensin-converting-enzyme inhibitors on the fibrous envelope around mammary implants. *Plast Reconstr Surg*. 2007;120(7):2025–2033.

37. Colwell AS. Breuing KH. Improving shape and symmetry in mastopexy with autologous or cadaveric dermal slings. *Ann Plast Surg*. 2008;61(2):138–142.

38. Ashikari RH, Ashikari AY, Kelemen PR, Salzberg CA. Subcutaneous mastectomy and immediate reconstruction for prevention of breast cancer for high-risk patients. *Breast Cancer*. 2008;15(3):185–191.

39. Breuing KH, Colwell AS. Immediate breast tissue expander-implant reconstruction with inferolateral AlloDerm hammock and postoperative radiation: a preliminary report. *Eplasty*. 2009;9:e16.

40. Zienowicz RJ, Karacaoglu E. Implant-based breast reconstruction with allograft. *Plast Reconstr Surg*. 2007;120(2):373–381.

41. Becker S, Saint-Cyr M, Wong C, et al. AlloDerm versus DermaMatrix in immediate expander-based breast reconstruction: a preliminary comparison of complication profiles and material compliance. *Plast Reconstr Surg*. 2009;123(1):1–6, discussion 107–108.

42. Losken A. Early results using sterilized acellular human dermis (neoform) in post-mastectomy tissue expander breast reconstruction. *Plast Reconstr Surg*. 2009;123(6):1654–1658.

43. Harper JR, McQuillan DJ. Extracellular wound matrices: a novel regenerative tissue matrix (RTM) technology for connective tissue regeneration. *Wounds*. 2007;19(6):163–168.

44. Maxwell GP. *ADM in Revisionary Breast Surgery. ASPS*. 2009.

45. *ASPS Procedural Statistics hwpoDM-SAPSSpA*. 2014. [Online] Available from: <http://www.plasticsurgery.org/Documents/Media/2014-Statistics/ASPS_2010_Plastic_Surgery_Statistics_20711.pdf>.

46. Maxwell GP, Gabriel A. Non-cross-linked porcine acellular dermal matrix in revision breast surgery: long-term outcomes and safety with neopectoral pockets. *Aesthet Surg J*. 2014;34(4):551–559.

第 18 章

带蒂 TRAM 皮瓣

Julian J. Pribaz, Simon G. Talbot

概要

- 带蒂横行腹直肌(TRAM)肌皮瓣用于自体乳房再造,效果稳定、可靠、立竿见影;
- 带蒂 TRAM 皮瓣由 Carl Hartrampf[1,2]医生在 20 世纪 80 年代提出,迄今仍是最常用的自体乳房再造方法;
- 腹直肌属于 Mathes 和 Nahai 分类的Ⅲ型肌肉[3],带蒂 TRAM 皮瓣由腹壁上血管及其终末支供血;
- 对于带蒂 TRAM 皮瓣而言,关键的禁忌证是血管蒂受损或缺失(如开放性胆囊切除术后);
- 该皮瓣有多种处理方式,包括双蒂皮瓣、增压皮瓣和延期手术,应用范围广、效果可靠。

简介

任何乳房再造手术的目标都是形成兼具自然和美感的乳房形态,再造乳房与对侧对称,且效果稳定持久。自体组织再造是最能实现稳定和可预测效果的方法。当然,这样的手术更复杂,会增加额外的瘢痕,术后恢复也比假体再造要长,但从长远效果来看,这些代价都是值得的。自体组织乳房再造可选用带蒂或游离皮瓣。这些皮瓣可以用于乳房再造之外的很多其他用途。不过,本章仅关注带蒂 TRAM 皮瓣在乳房再造方面的应用。

在美国,带蒂 TRAM 皮瓣仍然被广泛用于自体乳房再造。

谨慎选择患者非常重要。患者必须身体健康,能耐受约 3h 的手术;解剖条件合适手术;合并症少;能理解术后需 6~8 周才能恢复。

基础科学 / 解剖

TRAM 皮瓣是横行、携带腹部皮肤和脂肪组织的岛状皮瓣,以脐周穿支血管即腹壁上血管的终末支为蒂。腹壁上血管由胸廓内动静脉(亦称"乳内动静脉")分出。腹壁上动脉及其伴行静脉沿腹直肌深面走行,从后方发出穿支,穿过腹白线内侧的肌肉及脐周,与腹壁下深血管的终末支吻合。腹壁下深血管的管径粗于腹壁上血管,是游离 TRAM 皮瓣和 DIEP 皮瓣的滋养血管(后两种皮瓣也用于乳房再造,描述详见其他章节)。还有多个包含肋间动脉及其伴行静脉的小血管蒂,供血源自胸主动脉及腔静脉,参与肌肉的灌注,在解剖过程中可以在上方予以保留。腹直肌属于 Mathes 和 Nahai 分类的Ⅲ型[3]。

历史回顾

Millard[4]是最早提出用下腹部组织重建乳房扩大切除术后缺损的人。他于 1976 年描述了管状的下腹部带蒂皮瓣。在手术中,他利用"跳华尔兹"的方式分期处理皮管,先将皮管转移到前臂,再转移到胸壁。1979 年,Holmstrom[5]报道了将腹壁下血管为蒂的游离皮瓣转位用于修复的技术。同年,Robbins[6,7]描述了用带蒂腹直肌纵行肌皮瓣再造乳房的病例。1982 年,Hartrampf、Scheflan 和 Black[1,2]描述了转动更灵活的横行腹部皮肤岛状瓣,它由腹壁下血管供血,由此衍生出带蒂 TRAM 皮瓣。腹部软组织较其他部位更丰富,因此,TRAM 皮瓣很快成为自体乳房再造最常用的方法。近年来,为避免腹直肌缺损,由腹壁下血管穿支供血、保留腹直肌的游离 DIEP 皮瓣的应用日渐增多。不过在美国,带蒂或游离 TRAM 皮瓣仍然是相当常用的自体乳房再造手段。

皮瓣的运动和感觉神经支配来自第 7~12 肋间神经,不过在皮瓣解剖的过程中神经往往会被切断。

TRAM 皮瓣很大,对其各部分的血管分布已有定量研究。皮岛可分为四个灌注区。过去,人们认为分区的数字能反映上方皮肤和脂肪的血管化程度。1 区覆盖直肌,2 区覆盖对侧肌肉，3 区在同侧肌的外方，4 区在对侧直肌的外方(图 18.1)[8,9]。

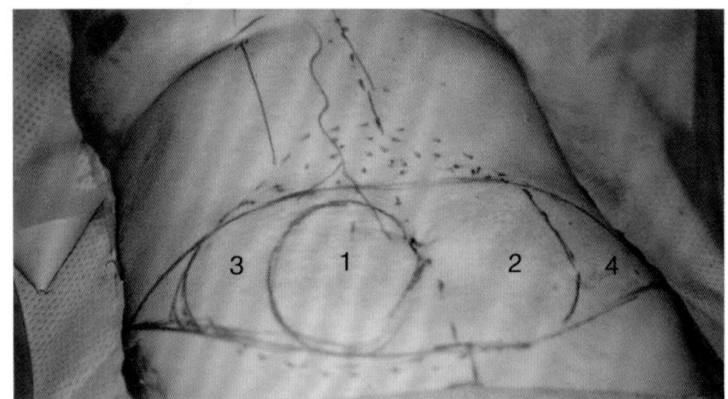

图 18.1 右侧 TRAM 皮瓣的血管分区(1、2、3、4)

皮瓣灌注最佳的区域是 1 区，直接覆盖穿支。最初，人们认为覆盖对侧肌的 2 区灌注最佳。后来发现同侧 1 区外方的 3 区灌注更佳。灌注最差的区域在对侧外方的 4 区[10]。

最好只用最佳灌注区的皮瓣，以免再造后出现脂肪坏死。视所需的组织量，选择 1 区和邻近的 2 区、3 区。

同侧对比对侧 TRAM

尽管两者都能成功用于再造，但同侧皮瓣更常用，因为它将灌注优于 2 区的 3 区转向上方，而对侧皮瓣会将 2 区转向上方。使用同侧皮瓣，还有助于保留乳房下皱襞、剑突凹陷，脂肪坏死率也更低。但是，如果腹部有既往瘢痕，就必须使用对侧皮瓣(图 18.2)。

体表标记(图 18.3 和图 18.4)

术前让患者在立位做如下标记，以供负责切除乳房的医生参考：

1. 胸腹部中线(包括胸骨上切迹参考点)；
2. 乳晕缘切口及外侧延长切口；
3. 双侧乳房下皱襞；
4. 乳房边界。

术中，先评估乳房切除术后缺损及所需皮岛，然后设计和标记皮瓣：

1. 以肋缘为依据判断向上掀起皮瓣的位置；
2. 腹部皮瓣的切口：

a. 上方切口线在脐上约 2cm，以便找到脐周穿支；

b. 在患者屈曲位，判断 TRAM 转移之后上腹部皮瓣可以达到的最远端，在此处标记下方切口线。

3. 沿脐缘标记切口，以便保留肚脐；
4. 预计腹部皮肤转移到胸部后皮岛所在的位置，在腹部原位保持皮肤拉紧状态下去除皮瓣的部分表皮。

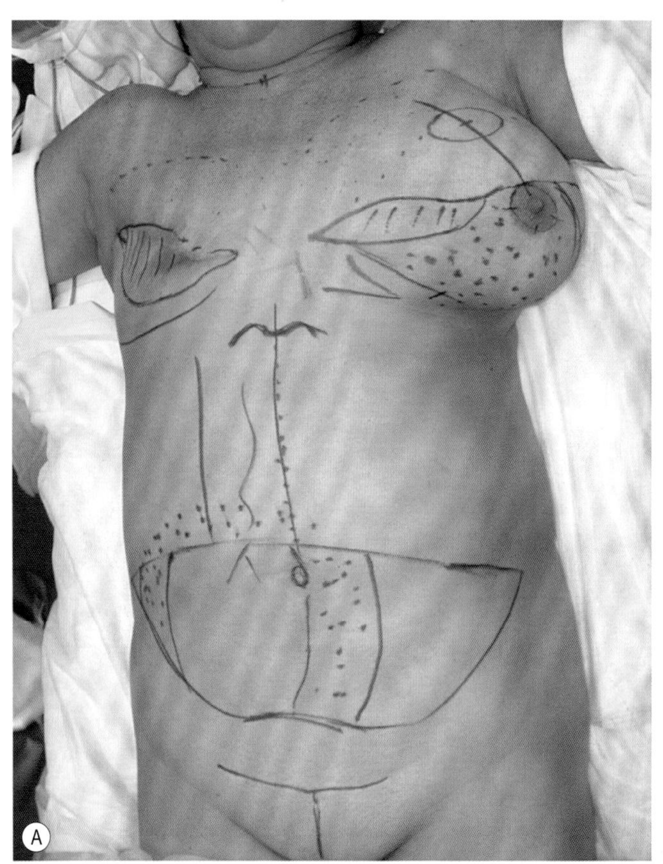

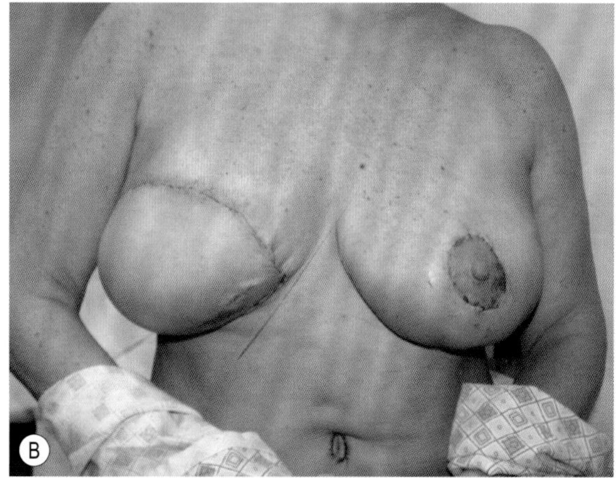

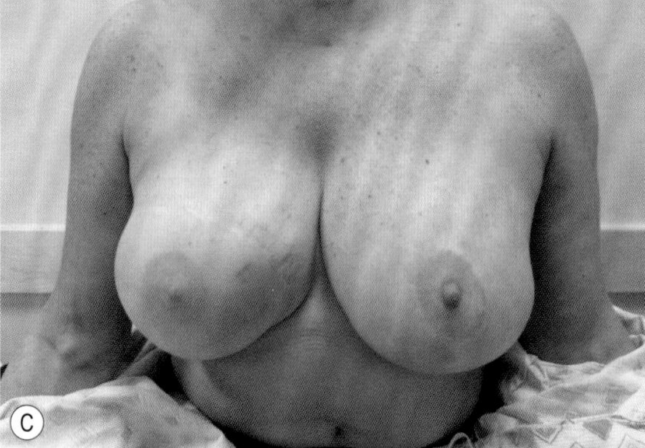

图 18.2 同侧或对侧延期再造的典型术中、术后结果。(A~C)同侧带蒂 TRAM 皮瓣再造

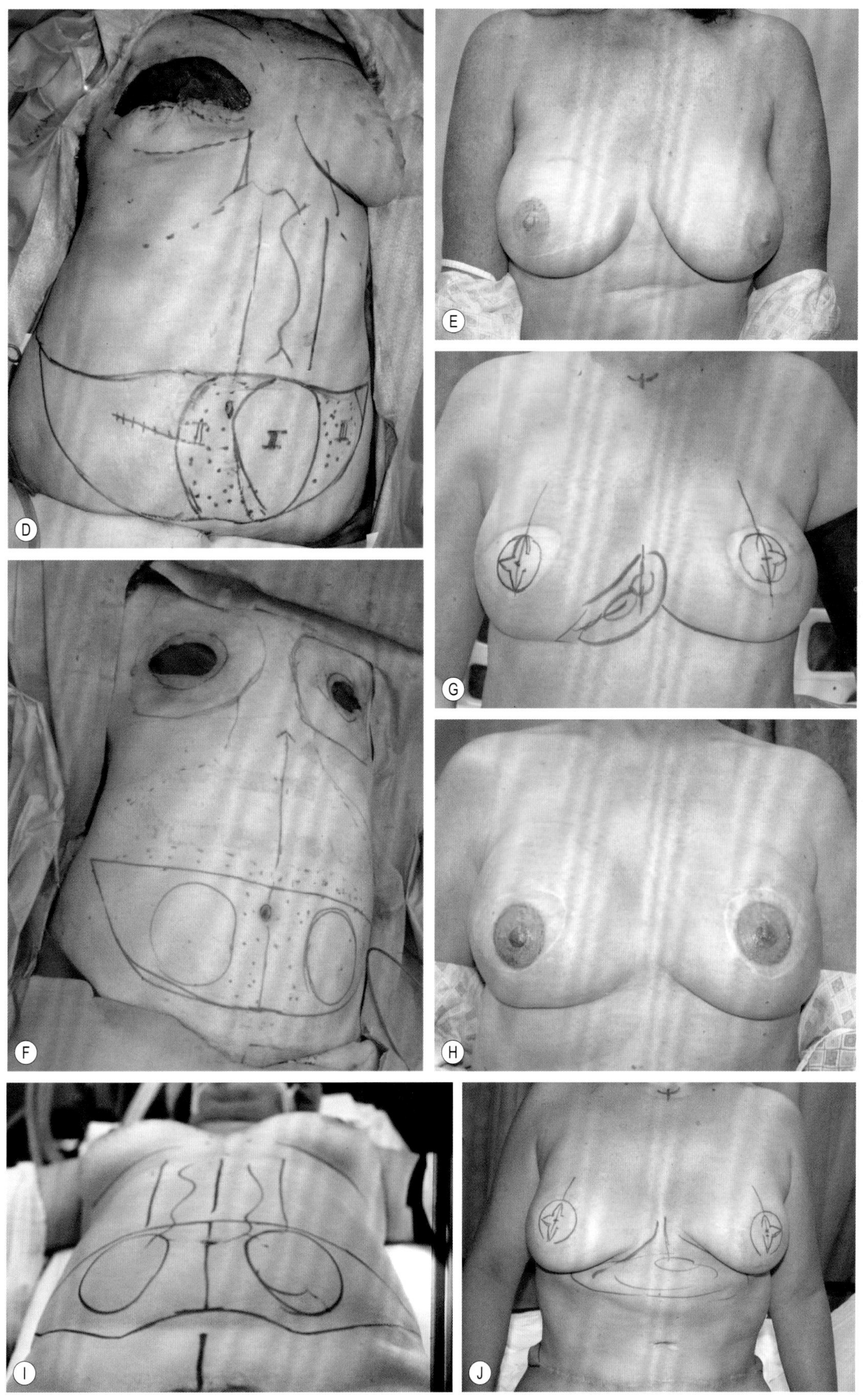

图 18.2(续) (D,E)对侧带蒂 TRAM 皮瓣再造;(F~L)双侧带蒂 TRAM 皮瓣即刻再造

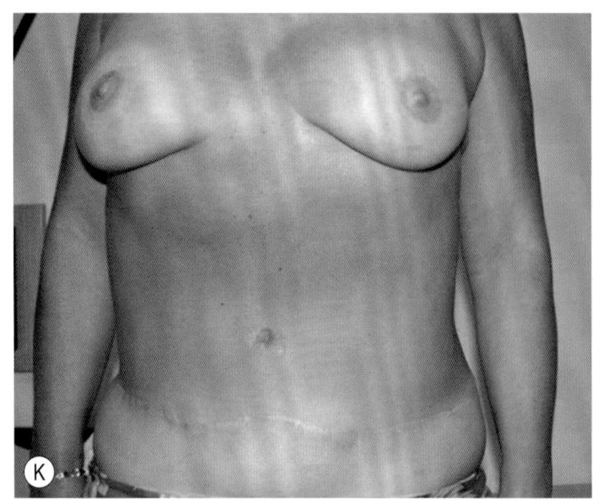

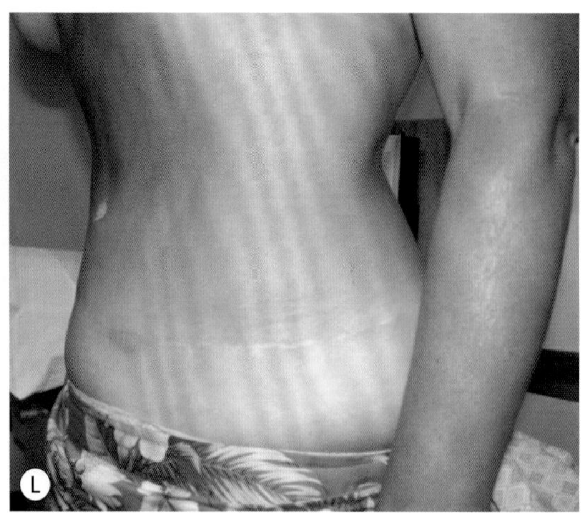

图 18.2(续)

诊断 / 患者表现

TRAM 皮瓣几乎适用于各种需要乳房再造的情形。最典型的例子是乳癌患者乳房切除术后。不过,TRAM 皮瓣还存在许多其他适应证,包括乳房部分切除术后再造、胸壁重建、胸骨重建、先天不对称畸形矫正术后重建等。

带蒂 TRAM 皮瓣相对较大,能携带中下腹部的多余软组织转移,用于乳房的再造,无须假体,效果可靠。再造的乳房外观和手感自然。

带蒂 TRAM 皮瓣乳房再造,手术便捷,效果可靠。只要操作适当,供区和受区的并发症都较少[12]。可以在乳房切除术后行即刻再造术(一般比较简单),如果患者倾向于延期手术(或需要术后化疗),也可以行延期再造术。化疗对皮瓣的影响程度各异,难以预测,术后可能效果不佳。作者一般会等到化疗结束后至少 3~6 个月。在化疗期间,可以置入扩张器,以"维持空间",保持乳房外形,保留相当多的乳房原本皮肤。用这种方法,一般要掀起胸大肌,才能置入扩张器。在后期的 TRAM 皮瓣修复术中,需将胸大肌复位并固定,以防皮瓣表面出现动态畸形。

与替代方案相比,这一再造手术常被提及的主要缺点是皮瓣会携带部分腹直肌,这可能会削弱腹壁,增加腹壁疝的风险。后续章节将会对此进行讨论。另一个被提及的缺点是,与游离 TRAM 皮瓣或 DIEP 皮瓣相比,带蒂 TRAM 皮瓣的血供相对不够充分,脂肪坏死的风险要更高。但是,如同本章下文所述,根据作者的经验,如果仅使用最佳灌注区的皮瓣,这一问题并未经常出现。

患者选择

乳房再造的主要目的是安全构建形态自然、稳定、与对侧基本对称的乳房。选择可接受(甚至供区也获益)的供区,非常重要。

患者的选择和手术方案的制订,需要考虑乳房的大小和外观、癌症分期和化疗需求、腹部外观、既往腹部手术史、患者的一般情况以及生活方式、目标和期望。如果是单侧再造,还要参考对侧乳房的手术计划。这有助于决定采用假体还是自体组织再造乳房以及在现有技术范畴内选择哪种再造手段。

TRAM 皮瓣适用于大多数女性患者。不过,需排除以下情况:严重的疾病、精神问题、病理性肥胖,或是烟瘾严重无法戒除。如果患者腹部的组织量不足,不能充分支撑形状,也不适合。但是,体形消瘦的患者通常乳房小,再造所需的组织量也少,所以这仅是相对禁忌证。

带蒂 TRAM 皮瓣的禁忌证还包括腹部瘢痕广泛、严重的慢性背部疼痛、严重的纤维肌痛症状。

既往采用假体再造乳房的患者,现在越来越多改用自体组织再造。带蒂 TRAM 皮瓣是很好的选择。

遗憾的是,年龄更小且还在育龄的女性通常也会在乳房切除之后再用自体组织再造。这些患者在意的是腹部手术是否会影响经阴道分娩的成功率。目前已有 TRAM 皮瓣术后妊娠成功(包括双胞胎)并经阴道分娩的报道。

治疗 / 手术技术

下图显示单侧(图 18.3)和双侧(图 18.4)乳房再造的相关手术步骤。

切开肚脐,向下解剖到腹壁。尽管并非必需,但我们还是倾向于把将来要埋在乳房切除术后皮肤瓣下的 TRAM 皮瓣部分去除表皮,保留充足的完整皮肤,用于皮瓣置入过程中的调整。当皮瓣在腹部保持拉紧状态时,容易去除表皮。不过,去表皮最好还是推迟到已切取皮瓣之后。

然后切开皮岛,往上向深筋膜倾斜,以获取最多的穿支,向下解剖到腹壁。 然后沿腹壁向上解剖到腹上区,在中线处与乳房切除部位连贯,在近中侧尽可能保留下皱襞的完整性。侧方的解剖不要超过肋缘上方,以保留营养上腹部皮肤瓣的肋间穿支。确认隧道宽度足够,可以穿过它将皮瓣的

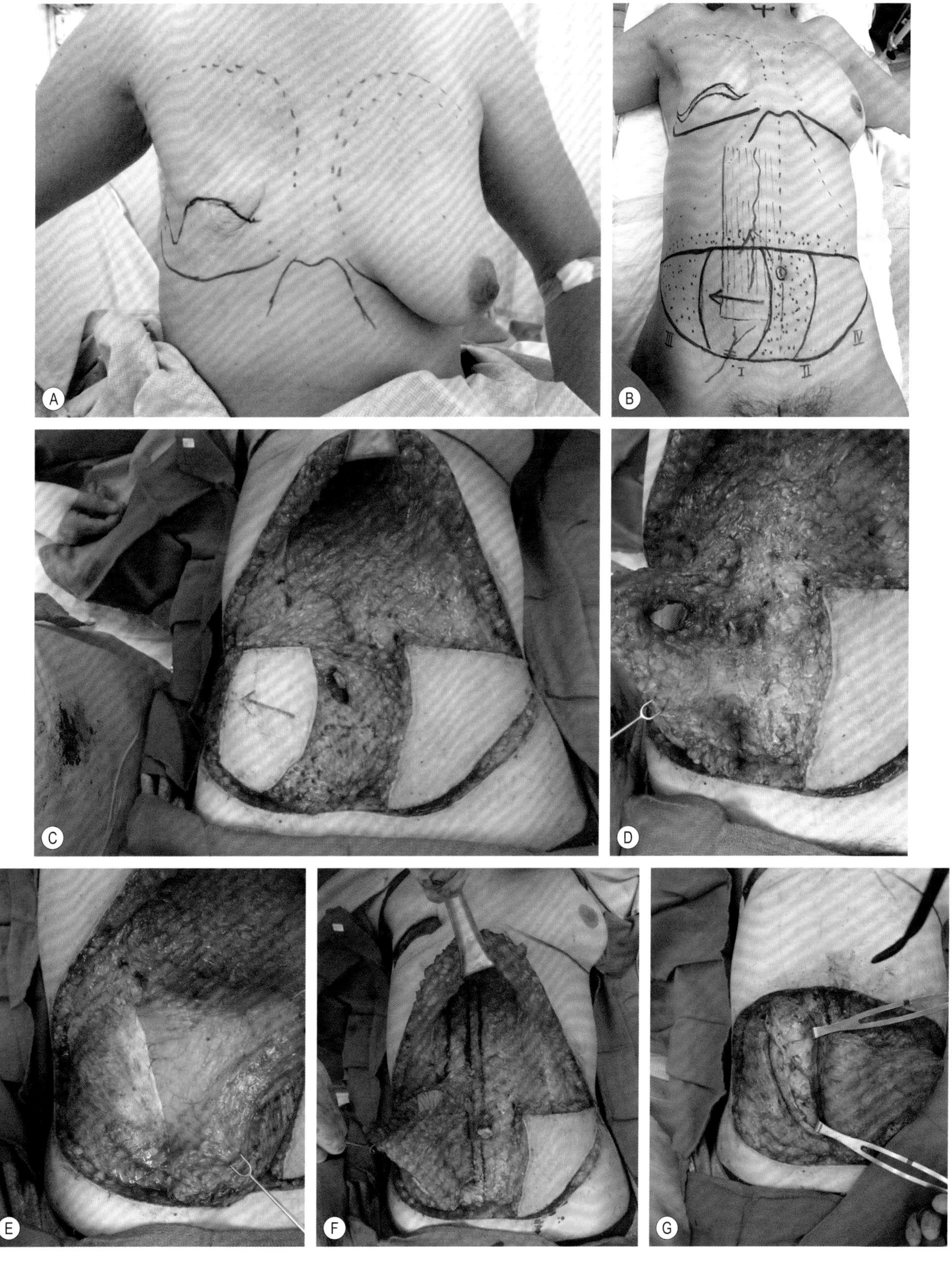

图 18.3　利用同侧 TRAM 肌皮瓣行单侧乳房再造。(A) 术前标记;(B) 术中标记;(C) 去除皮瓣表皮和制造隧道;(D) 在近中侧掀起皮瓣;(E) 在外侧掀起皮瓣;(F) 标记腹直肌前鞘切口;(G) 掀起腹直肌

注:以上照片来自 2 个病例(A、C、E 和 G 同属一例;B、D 和 F 同属另一例)

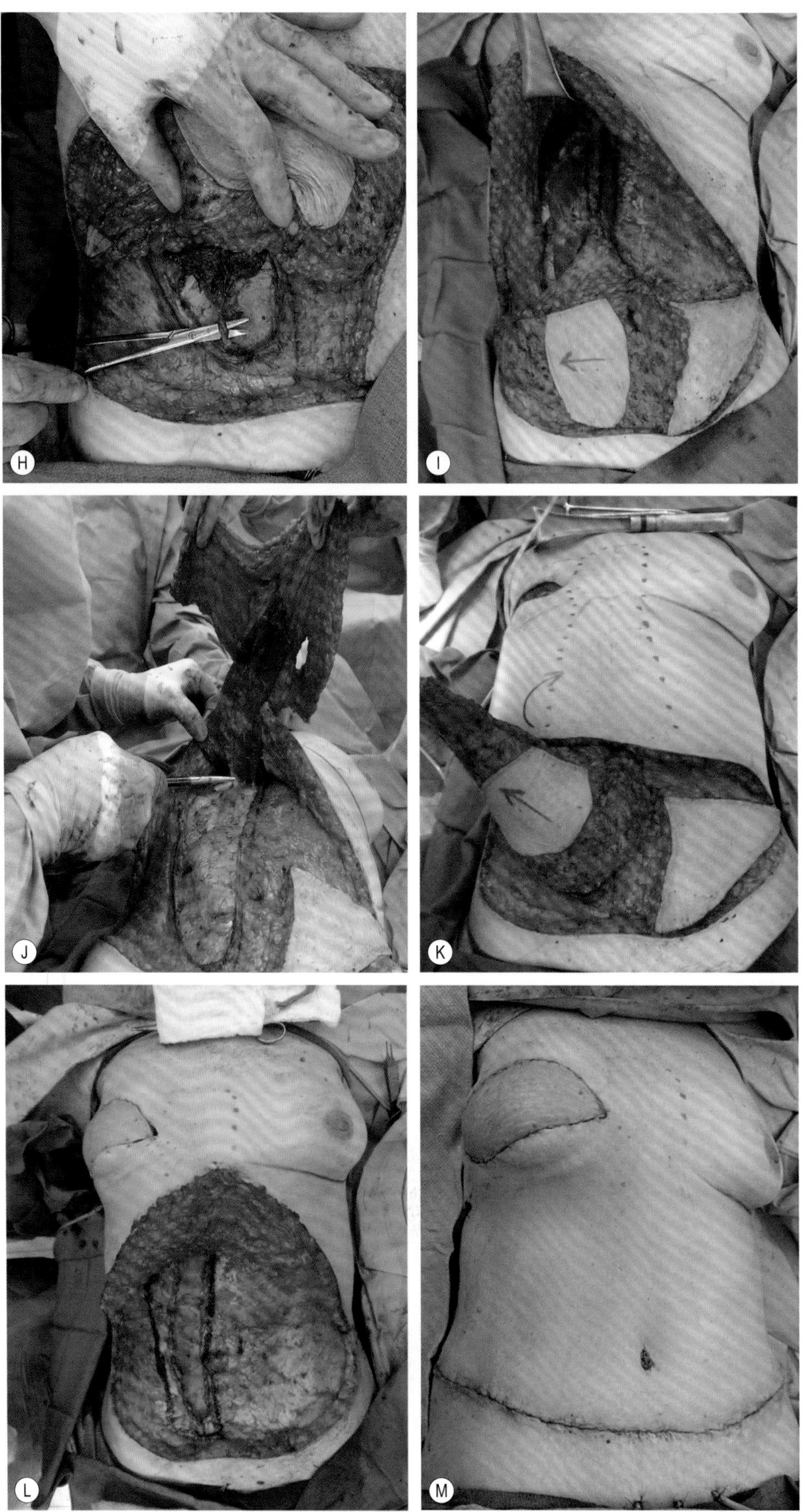

图 18.3(续) (H)分离腹壁下深血管;(I)掀起皮瓣;(J)游离皮瓣,增加其活动度;(K)将皮瓣转位,3 区在上;(L)植入皮瓣;(M)手术台上的即刻效果

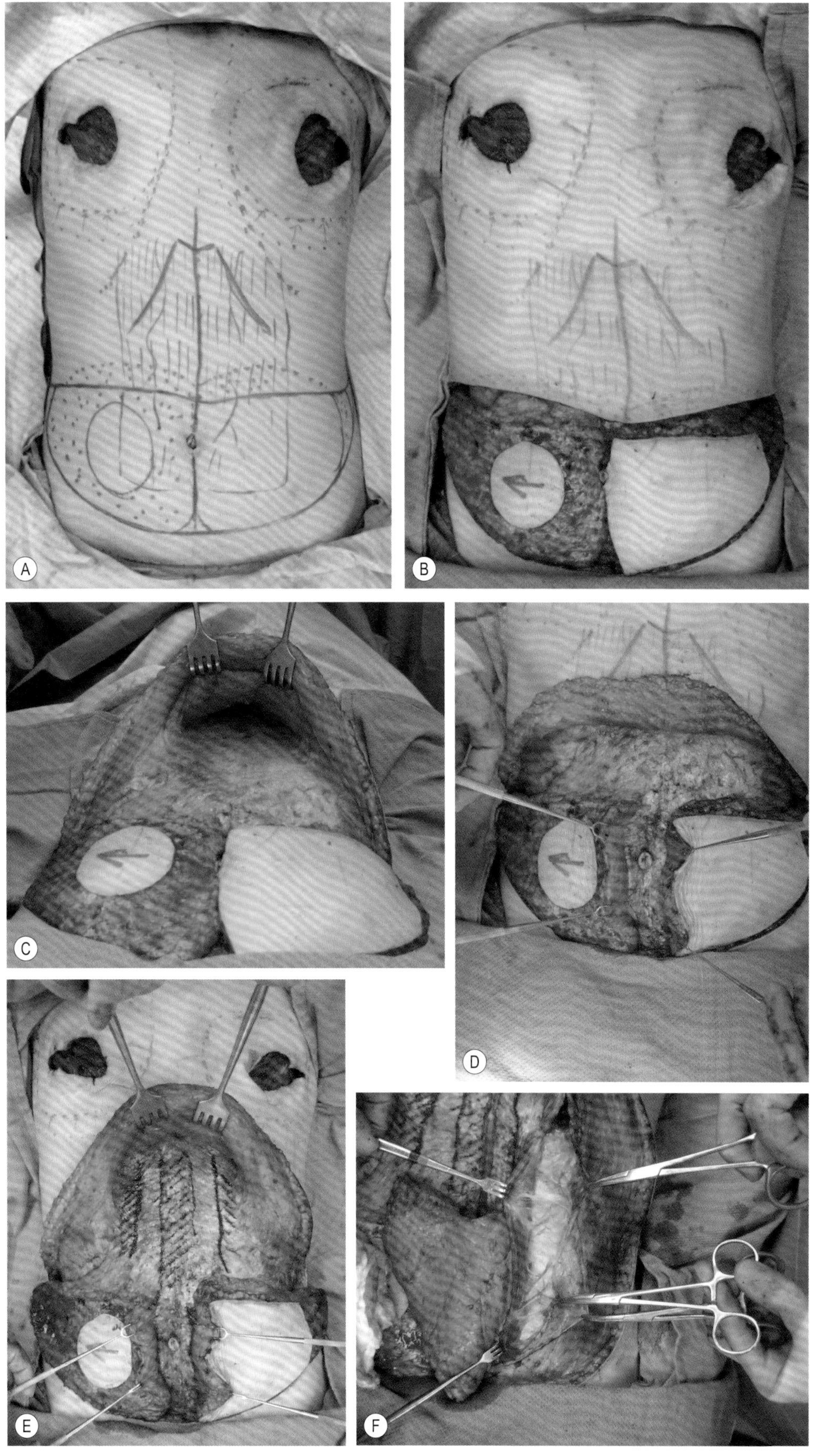

图 18.4　双侧 TRAM 皮瓣再造技术。(A)术中标记;(B)去除皮瓣的表皮;(C)构建隧道;(D)内侧和外侧掀起皮瓣;(E)标记腹直肌前鞘的切口;(F)掀起腹直肌

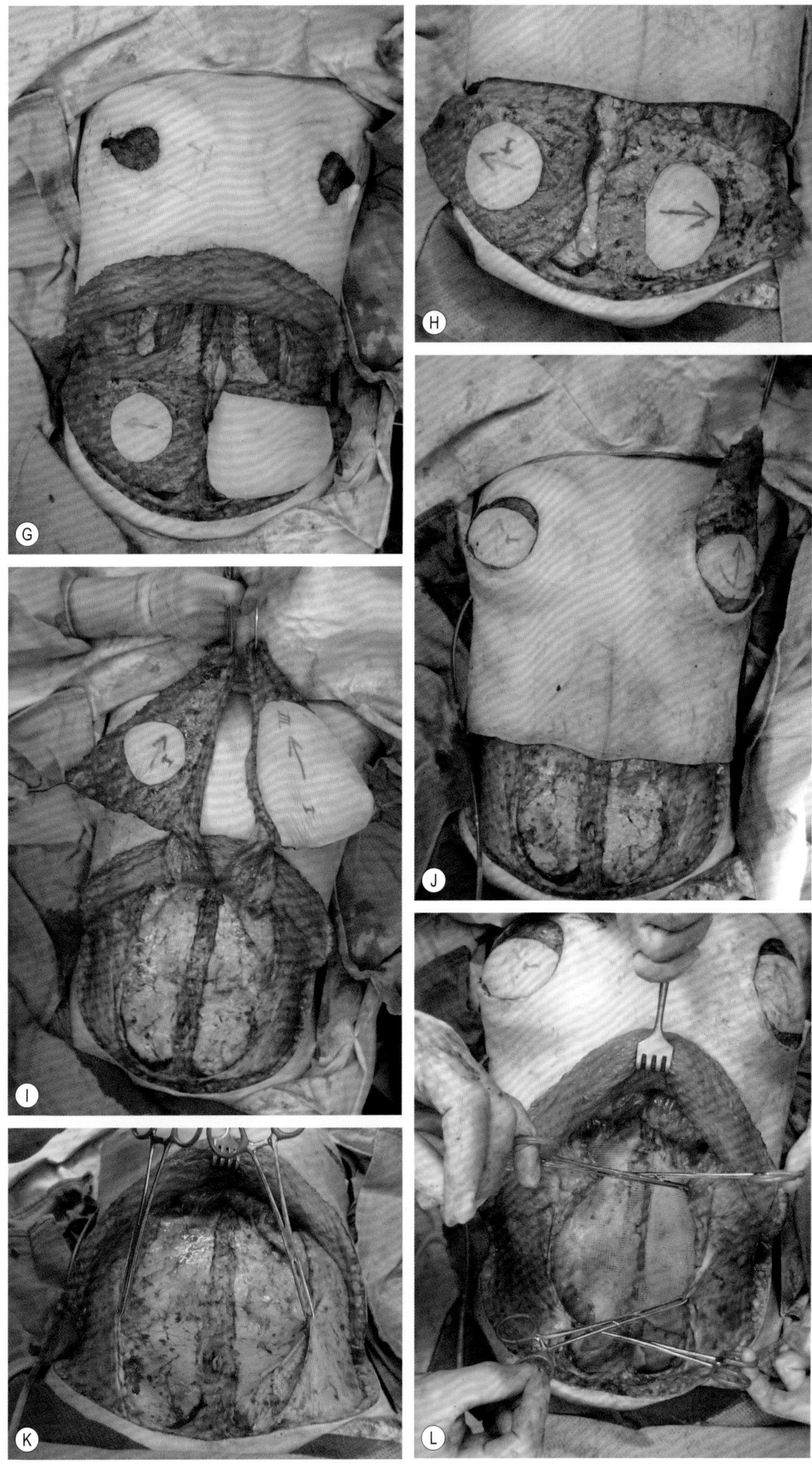

图 18.4(续) (G)掀起皮瓣;(H)拉动皮瓣;(I)翻转皮瓣,3 区向上;(J)皮瓣移入;(K)闭合两侧掀起的腹直肌鞘;(L)用补片闭合腹部

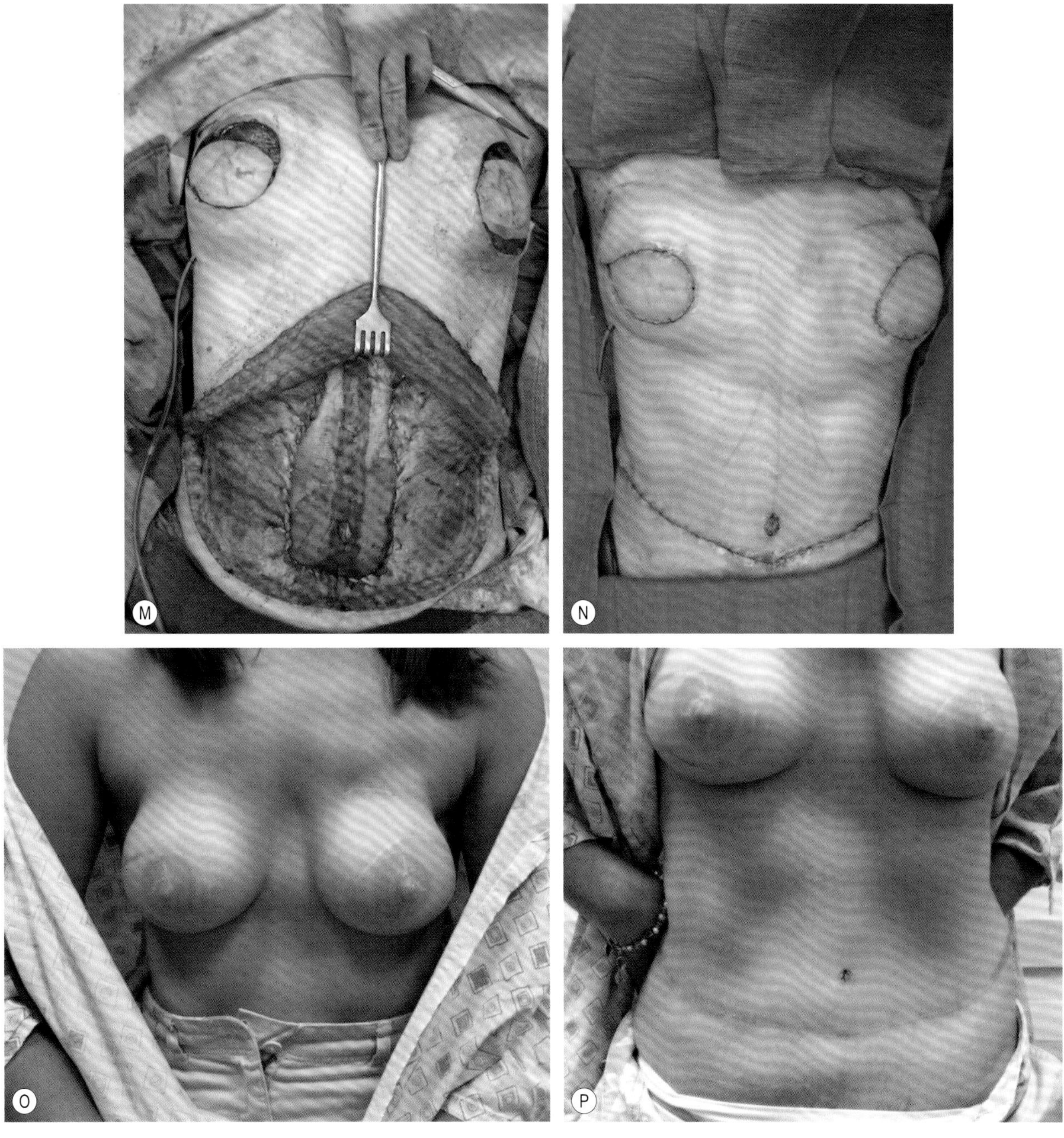

图 18.4(续) (M)已完成补片的置入;(N)手术台上的即刻效果;(O)乳头再造和纹绣后的最终效果;(P)腹部供区的最终情况

蒂部转入乳房腔隙。腔隙的大小要足以容纳一个拳头，不过也不能过大，否则会导致下皱襞变形。

从肌肉表面掀起TRAM皮瓣的外侧部，直至腹直肌前鞘的外侧，看到在此排列的脐周穿支血管。在近中侧，从腹白线上掀起皮瓣1~2cm。保留任何肉眼可见的穿支。

然后切开筋膜到肌肉。在皮瓣上方，于肌肉中间全长保留2.5cm的筋膜条，以保护紧贴其下的血管不受损伤，这也有助于加快皮瓣切取的速度。

接着，从筋膜的内侧和外侧掀起肌肉，在外侧烧灼止血，分出多个肋间神经血管蒂。在大约弓状线水平分开肌肉，同时结扎、分离腹壁下血管，至此形成蒂在上的皮瓣。接着向上解剖，直至剑突附近，暴露上方的蒂。

然后，将皮瓣置入乳房切除后的腔隙。为方便定位皮瓣的走行，用向外指向3区的箭头标示，随后将皮瓣植入乳房腔隙，3区在上。

准备乳腺切除部位和植入皮瓣时，需考虑行即刻修复还是延期修复。在乳腺切除后的即刻再造中，一个比较常见的问题是，肿瘤外科医生切除乳腺所遗留的腔隙，范围往往超出乳房的美学界限。解决的重要步骤是，重塑乳房下皱襞和腔隙外侧。这一般需要多针褥式缝合。腋窝部位可能要置管引流。如果以往腋窝淋巴结已被切除，引流更为重要。如果延迟再造，必须重新处理乳腺切除后的缺损。常有必要去除放疗后的瘢痕皮肤。

乳房切除术后，还需对皮肤瓣的质量作评估。如果出血不活跃，需逐步切除至明显出血至健康真皮处为止。此时，可将带蒂TRAM皮瓣从腹部掀起，在上腹部皮下游离，形成到腹上区的隧道，然后将皮瓣转移到乳房切除术后遗留的腔隙，植入后皮瓣的3区在上。如果能控制3区的走向，将它简单转向上方，置入腔隙，就不存在扭转的问题。皮瓣将自行调整，达到满意的状态。需确保皮瓣被置入腔隙之后，有活力、无淤血。必要时可加宽隧道或解剖游离，以免张力过大或蒂扭转。

如上文所述，同侧皮瓣更受青睐。在右侧乳房再造中，皮瓣需沿顺时针方向旋转，以便于转位；而在左侧乳房再造中，皮瓣被逆时针旋转，3区在上。最后，将皮瓣置入。与对侧皮瓣相比，使用同侧皮瓣还有个优势——在腹上区不易鼓包。不过，无论使用同侧还是对侧皮瓣，因肌肉失神经营养后会萎缩，随时间推移鼓包都不明显。

必须仔细修复TRAM的供区损伤，以防出现可怕的并发症——疝和鼓包。最好在切取肌肉后遗留的缺损内，嵌入超出筋膜范围的聚丙烯网状补片。只需单向牵拉网格，沿上下方向施加张力，以免出现鼓包。用埋线的方法，将补片固定在中线部位的腹白线，并向外侧固定在直肌前鞘内的腹内、外斜肌联合腱膜。加用聚丙烯缝线连续缝合，将筋膜上移，覆盖至少50%的补片。这样做的优势是修复非常牢靠，能极大降低鼓包或疝的发生率。

最后，患者需在屈髋位闭合皮肤切口。在脐上的中线部位，锁边缝合腹白线和腹部皮瓣。如果用的是双侧TRAM皮瓣，需先在展开的补片上打孔，以便脐部穿过，然后在覆盖脐部的腹部皮肤上，做垂直方向的椭圆切口，修薄皮瓣上的脂肪，将脐部拉到皮肤表面。

分别用2-0的可吸收线和3-0的单丝线间断和连续缝合腹部切口，用5-0的镀铬羊肠线在脐周连续缝合。通常在腹部供区需置3根引流管。

双侧乳房切除术日益增多。接受过该手术的患者，有可能安全接受双侧TRAM皮瓣再造。切除和再造需同时进行，如果只做单侧TRAM，另一侧的组织就会被丢弃，无法用于后续手术。如果用单侧TRAM皮瓣再造乳房，解剖游离的方法同前所述。在修复腹壁的时候，使用单张较大的补片，来覆盖切取双侧肌肉后遗留的空腔。如前所述，补片在中线部位与腹白线缝合，在两侧与筋膜缝合。然后，用聚丙烯线连续缝合两侧掀起的直肌筋膜，牵拉向内，覆盖相当部分的补片。在被覆脐部的补片打孔，使脐部能在皮肤上重新移入。我们倾向于使用这一术式，因为经验表明它效果好、并发症少。

TRAM皮瓣的改良

双侧带蒂TRAM皮瓣再造单侧乳房

有时，如果对侧乳房大且下垂，患者却不希望缩减它的体积，可能就有必要取双侧皮瓣，来获得与对侧匹配的组织量。术中，先将同侧皮瓣的表皮完全去除，转向上方，然后将保留皮岛的对侧皮瓣，堆积在同侧皮瓣的上方(图18.5)。

折叠TRAM皮瓣

患者如果乳房被大面积切除，或仅用单蒂TRAM皮瓣不足以充填胸壁缺损，就需要切取较大的皮瓣。皮瓣折叠后，扩大了能覆盖的范围，且有利于形成锥形乳房，加强再造的效果(图18.6)。

既往腹部手术史

既往如果有腹部手术史，可能有必要使用TRAM皮瓣的改良术式。例如，如果接受过开腹的胆囊切除术，存在明显的瘢痕，可以推断直肌已被切断，就需要用对侧皮瓣来重建右侧乳房切除术后的缺损。操作时必须小心，避免在右侧腹部对皮瓣过度潜行分离，以维持腹部皮肤的血供，因为该处已无上方的蒂和相关穿支供应。

TRAM皮瓣延期

如果患者有病理性肥胖、抽烟史、糖尿病，很可能存在血管化不良，皮瓣灌注受损的问题，必须在上方蒂部暴露和结扎的部位行延期手术。此外，还需分离腹壁浅血管。延期需在掀起皮瓣之前2周或更早的时候进行(图18.7)。

针对肥胖或吸烟患者的皮瓣改良设计

如果不对皮瓣延期，TRAM皮瓣需设计在中腹部或更高部位，以获取更多来自腹壁上血管的穿支，使皮瓣在更安全的情况下转位。但该方法的缺点在于腹部瘢痕位置更高，躯体外观更不美观。不过，对于重度肥胖的患者，这点不足相对并不要紧。

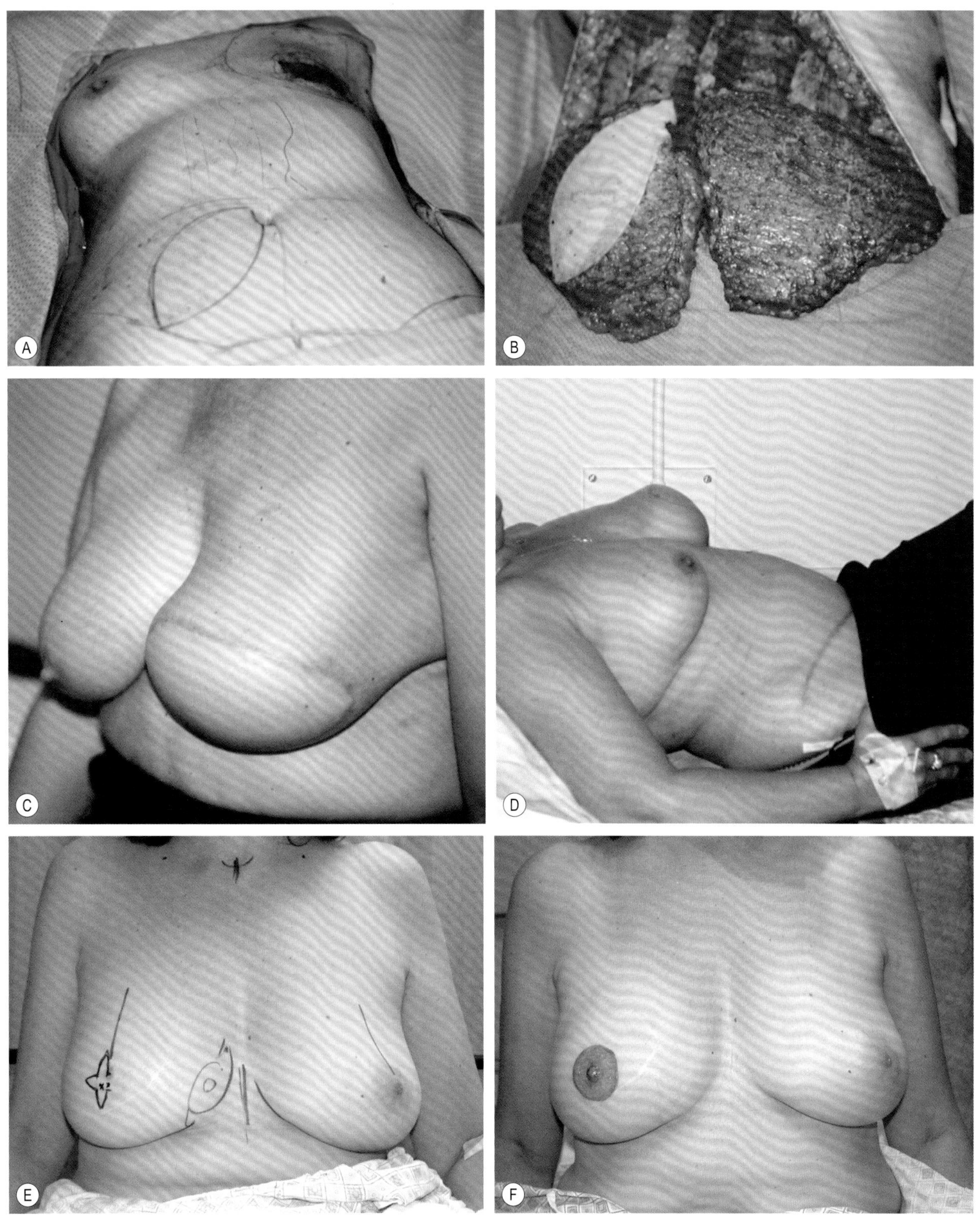

图 18.5 （A~F）用双蒂 TRAM 肌皮瓣堆叠再造体积较大的乳房

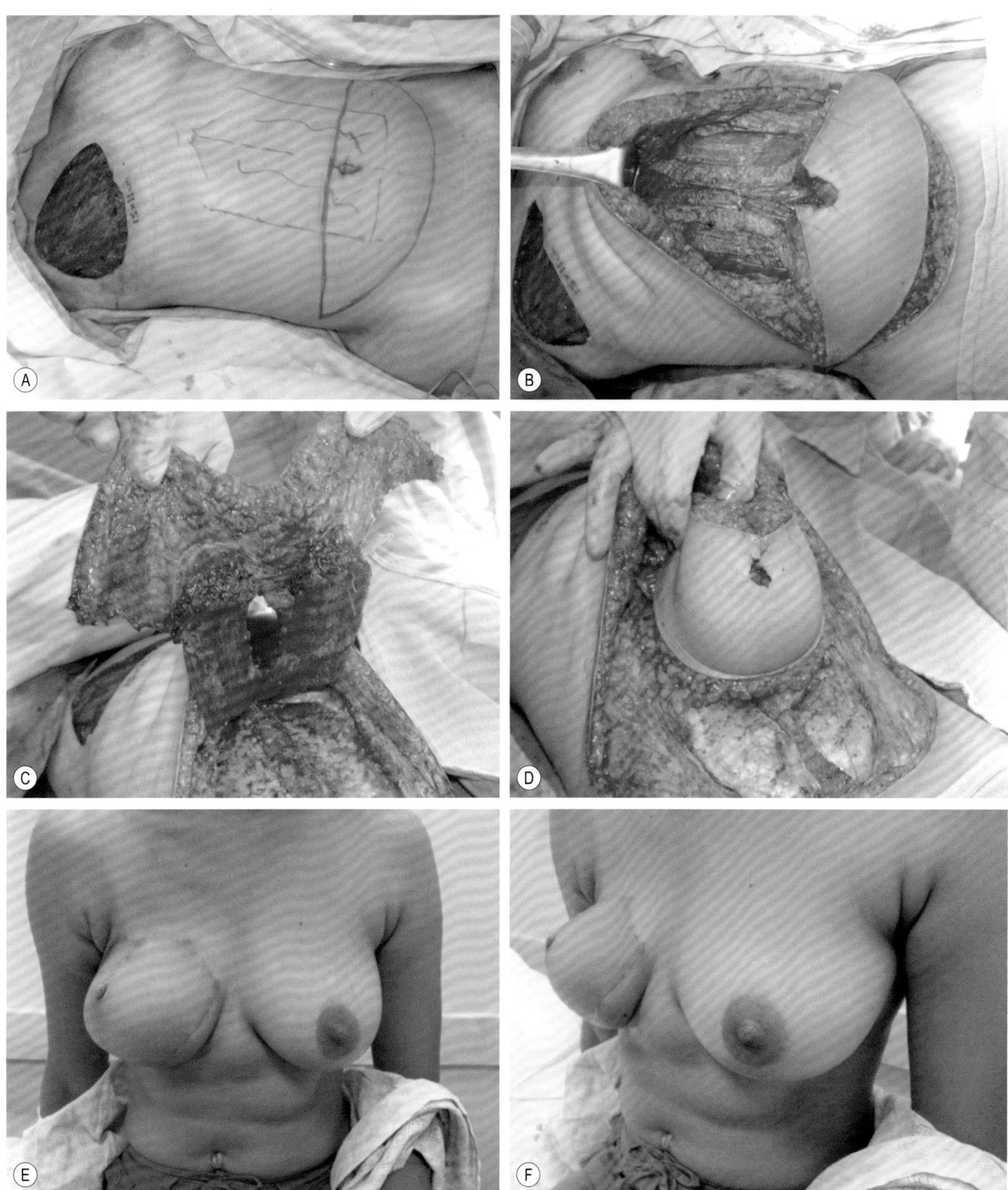

图 18.6 （A~F）折叠双侧带蒂 TRAM 皮瓣，以获取足够的体积和突度

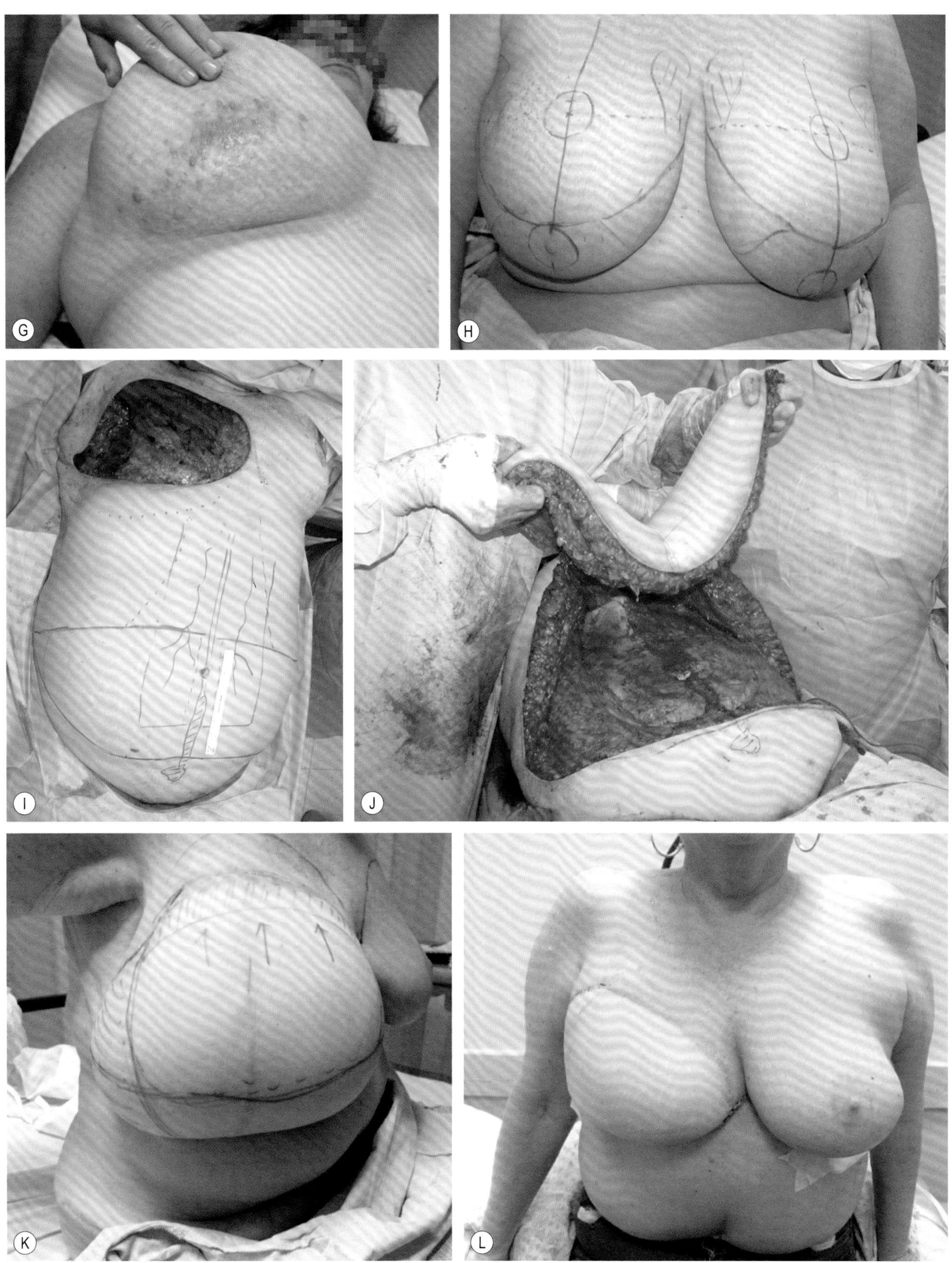

图 18.6(续)　(G~M)该患者因乳腺癌接受乳房肿瘤切除术和放疗后,又接受了无垂直瘢痕的减乳术。术后,诊断"血管肉瘤"。如图所示,后来用折叠的双侧带蒂 TRAM 皮瓣再造乳房,并做了修整

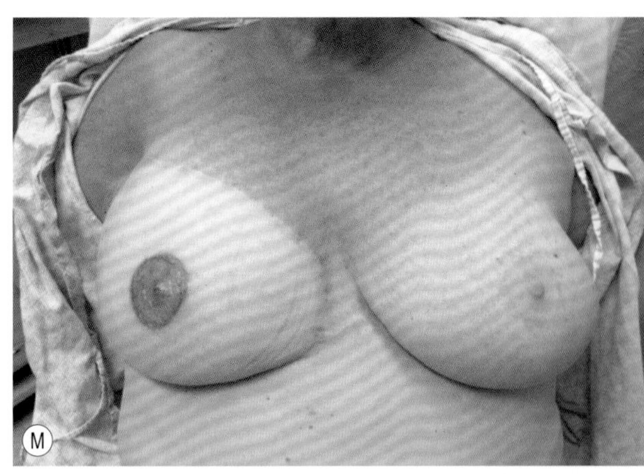

图 18.6(续)

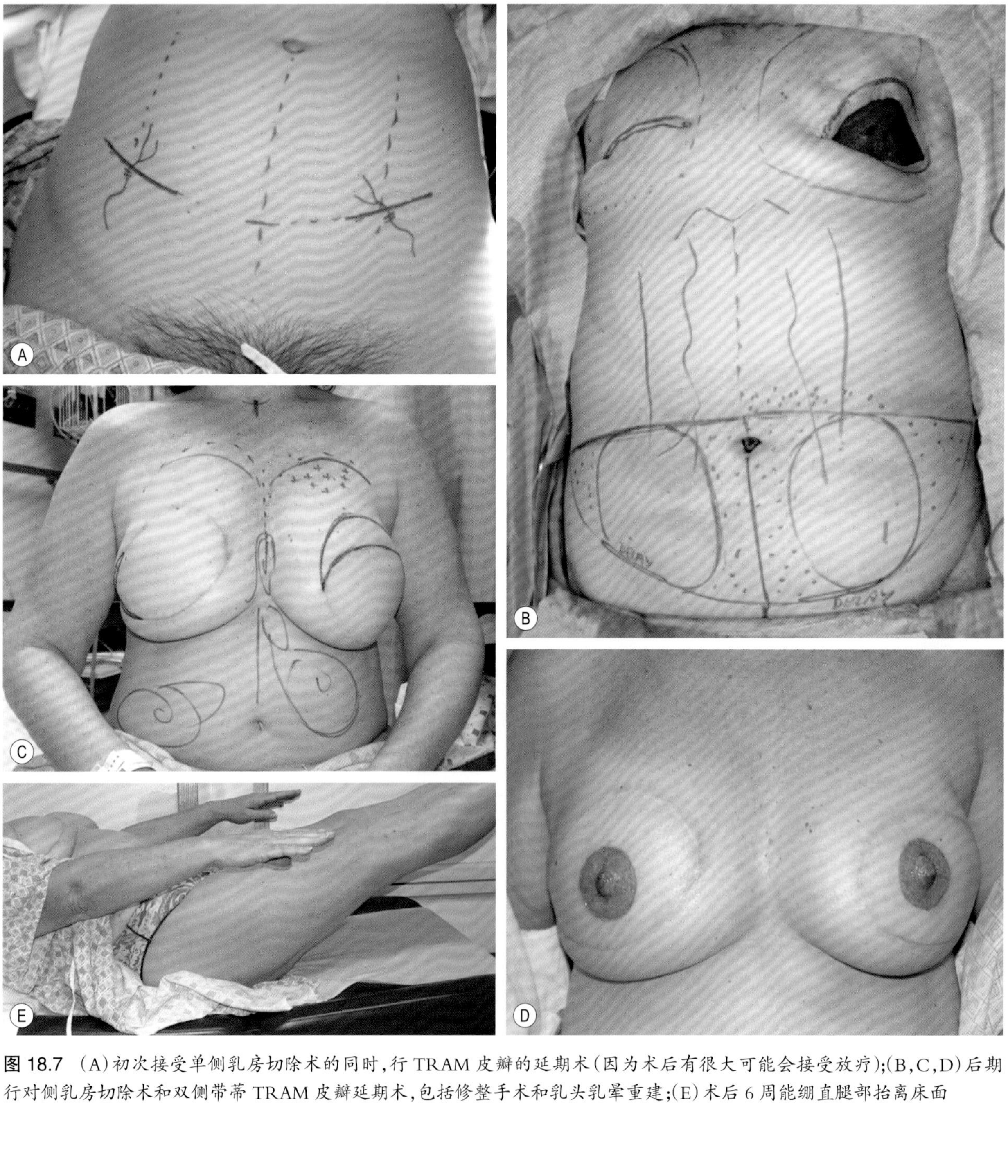

图 18.7 (A)初次接受单侧乳房切除术的同时,行 TRAM 皮瓣的延期术(因为术后有很大可能会接受放疗);(B,C,D)后期行对侧乳房切除术和双侧带蒂 TRAM 皮瓣延期术,包括修整手术和乳头乳晕重建;(E)术后 6 周能绷直腿部抬离床面

二次手术

通常情况下，初次再造后经充足的时间愈合和定型，患者就会考虑二次手术。常见的二次手术包括乳头和乳晕重建、修整、对侧对称度调整等（图 18.8）。通常会等到 4~6 个月或所有的肿瘤辅助治疗都结束之后。脂肪移植已成为常规治疗手段，特别用于改善锁骨上区和乳房上极的组织不足。

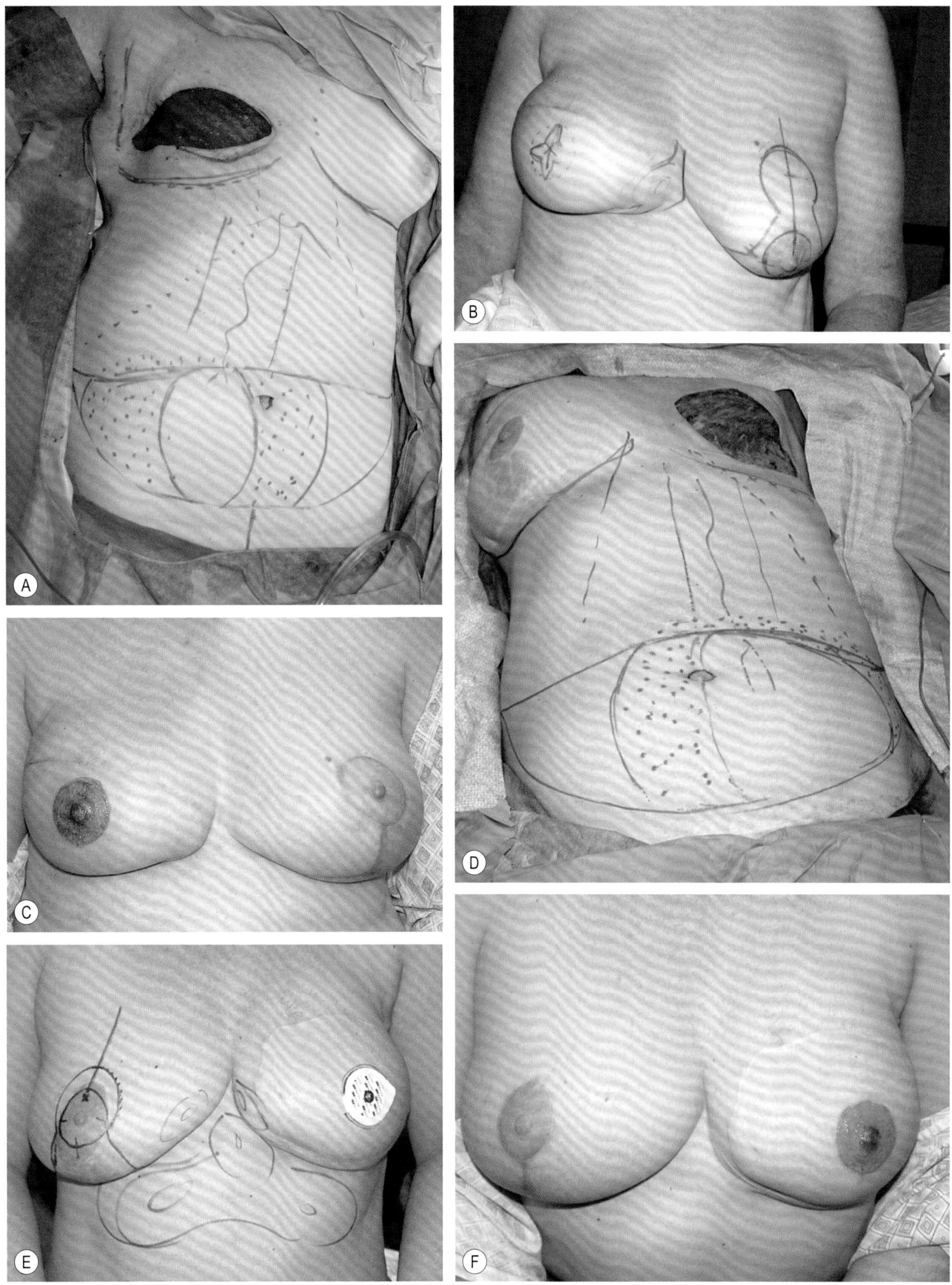

图 18.8　修整手术。（A~C）同侧带蒂 TRAM 皮瓣修复之后，行乳头乳晕重建和对侧乳房固定术，以改善两侧的对称程度；（D~F）以往行乳房缩小术的患者，用同侧带蒂 TRAM 皮瓣修复的效果（后期在乳头乳晕重建的同时做修整）

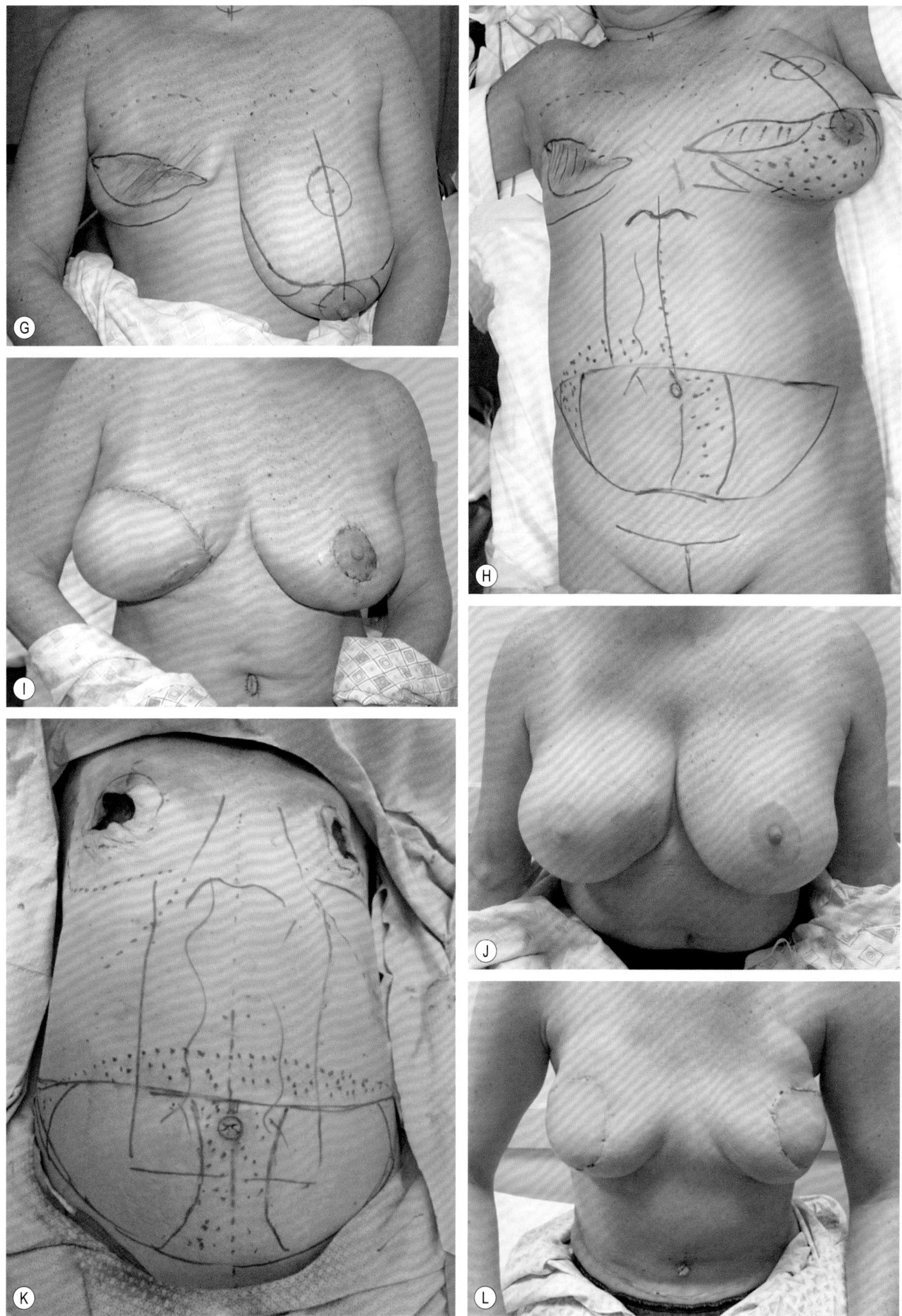

图 18.8(续) (G~J)同侧带蒂 TRAM 皮瓣延期——由于同侧被覆皮肤收缩,操作难度加大,需切除瘢痕和乳房下皱襞上方的皮肤。一期手术的同时,行对侧缩乳术,是为了取得对称度更佳的效果;(K~O)双侧带蒂 TRAM 皮瓣修复,术后第 13 个月行乳头乳晕重建和脂肪移植,术后 2.5 年的长期随访结果

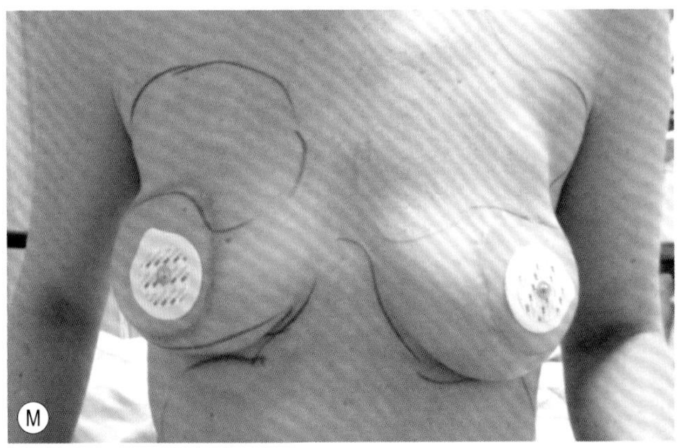

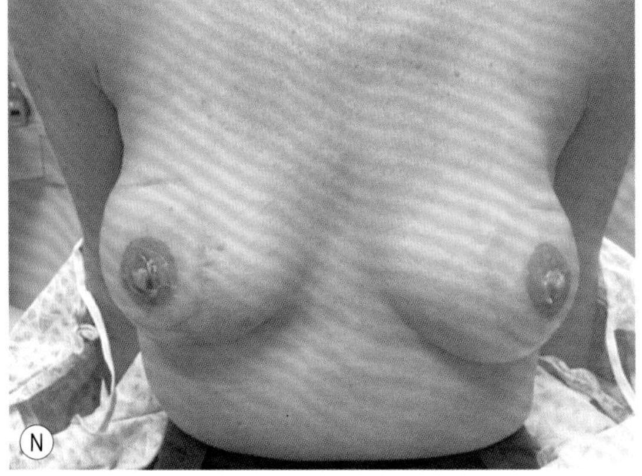

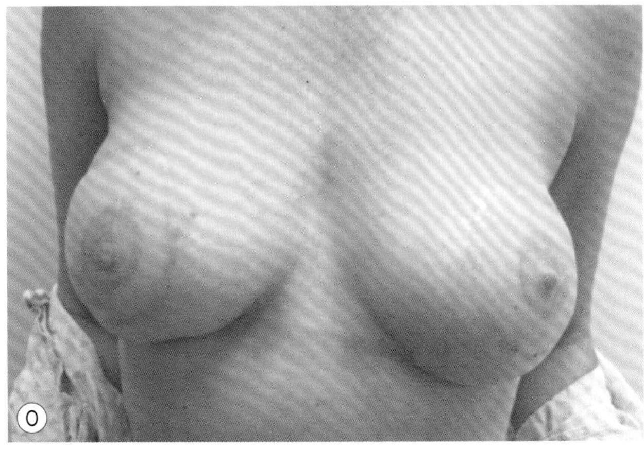

图 18.8(续)

提示与要点

1. 术前,仔细筛选预计能从手术获益的患者,确保其能理解手术既有优势,也有风险;
2. 处理对侧乳房是出于与再造乳房对称的需要。可以在处理患侧乳房的同时缩减对侧乳房。这种操作的优势在于 TRAM 皮瓣转位时携带的组织量更少,从而降低了脂肪坏死的风险。如果对侧乳房仅需上提固定,一般会将手术安排在二期;
3. 如果患者选择即刻再造,需谨慎评估乳房切除部位。首先评估乳房切除术中皮瓣的血管分布情况。如果判断血供不良,需切除皮瓣,使用更大范围的 TRAM 皮岛进行调整。同样,在乳房切除术中,会在乳房下皱襞及外侧广泛切除组织,所以一般需要修整切除后遗留的腔隙;
4. 如果患者选择延期再造,可以切除乳房切除术后瘢痕,然后将皮瓣从胸大肌上掀起,重建乳房切除术后的腔隙。乳房切除术后,瘢痕下方的皮肤通常也被切除,一直切到乳房下皱襞,否则皮肤太紧,无法容纳皮瓣。因此,在延期再造中,需使用带大面积皮岛的 TRAM 皮瓣;
5. 如上所述,掀起带蒂 TRAM 皮瓣,在中间部位形成连接乳房切除部位、对再造侧乳房下皱襞影响最小的皮下隧道。一般隧道需有足够的大小,能容纳一只手横过,这样带蒂皮瓣通过隧道的时候损伤最小。为安全通过隧道,最好将 TRAM 皮瓣通过推而非拉的方式转位;
6. TRAM 皮瓣的 3 区能被拉向上,用可吸收线固定;
7. 如果所切取 TRAM 皮瓣的体积稍大于对侧,有助于抵消后期的肌肉萎缩。如果在乳头乳晕重建的时候,皮瓣体积仍然太大,通过吸脂即可获得所需的对称度;
8. 最终评估乳房切除后皮瓣的血管分布情况,任何血供不可靠的组织都需切除。最后去除皮瓣的表皮,完成皮瓣的置入。如果条件允许,可应用 SPY 技术(Novadaq,EL),帮助评估皮肤的血供有无问题;
9. 去除 TRAM 皮瓣的表皮后,将更厚的乳房切除术皮瓣缝合到其边缘。此时,乳房切除后皮瓣堆积在相对凹陷的 TRAM 皮瓣之上,可能会造成修复部位外观不平整。为避免这种情况,需在深层缝合,在去表皮部位行垂直褥式缝合,在乳房切除术后皮瓣的周边行水平褥式缝合,以取得局部更平整、外观更良好的修复效果;
10. 如上所述,使用补片修复腹壁需特别谨慎。将补片嵌入切除肌肉后遗留的缺损,在外侧缝在联合腱,在近中侧缝在腹白线。然后用聚丙烯缝线连续缝合,推进直肌筋膜,以覆盖绝大部分补片,达到牢靠的修复效果。即使感觉能一期闭合筋膜缺损,也推荐使用补片,因为这样修复更牢靠,疝的风险会降低,还能最大限度地减少脐的移位;
11. 在乳房切除术的部位和腹部供区,都要放置引流管(通常放置 3 根,中间 1 根、左右下腹部各 1 根,以帮助引流腹上区);

12. 用 Q- 开关泵(I-Flow 公司,加拿大)输注局部长效麻药,有助于减轻术后疼痛;
13. 总体满意度:在作者的工作单位,对接受带蒂 TRAM 皮瓣手术患者的随访结果显示,手术对日常生活的影响相对最小,满意度评分高达 8.3(满分 10 分)。大部分人都表示,他们愿意再次选择该术式[13,14]。其他作者,例如 Moscona 等[15],报道共有 75% 的女性患者对手术效果满意,其中 73% 高度满意,仅有 12% 对结果不满意。同样,Veiga 等[16]也报道了类似的发现,用 TRAM 皮瓣再造乳房后,与健康有关的生活质量一般都有改善。

术后护理

带蒂 TRAM 皮瓣术后,需依照常规护理。一般患者住院 3~5d,使用对症的镇痛药物。可能需要 2~3d,从使用 PCA 泵逐渐过渡到口服镇痛药物。此外,通过其他途径(例如 Q 开关泵)输注局麻药物,也能取得不错的术后镇痛效果。

患者接受预防性 DVT(术中使用加压靴,直至完全能活动;皮下注射肝素)。术后第 1 日就鼓励患者活动,引流管在位期间持续使用抗生素,在出院之前讲解拔管后的护理注意事项。

一般术后 1 周,患者即被视为“可以出院”。此时,如果符合条件,拔除部分(或全部)引流管。提醒患者需坚持核心肌群强化锻炼,做“拉进”脐部的动作以紧致腹部斜肌和横肌。这一点,医生在初次沟通期间就已经和患者讨论过,患者从那时起就该开始锻炼。如果患者能做到,锻炼有助于改善姿势,锻炼核心肌群,加快康复。在术后早期,锻炼就能做到安全、无痛。

结果、预后及并发症

无论在受区还是供区,都可能出现并发症。

受区

乳房再造最常见的并发症是受区胸部皮瓣坏死。早期对不良组织清创能降低这一风险。应用 SPY 技术有助于判断受区皮肤的活力。

边缘性脂肪坏死也有可能出现。这通常仅累及小片区域,可以在乳头乳晕重建术中去除坏死组织。如果皮瓣较大,范围达到 2、3 和 4 区的远端,皮瓣可能轻度缺失,但是皮瓣完全缺失极其罕见,作者迄今未见一例。

患者可能会出现暂时性静脉高张。治疗方法是往延长的外周静脉或腹壁下深静脉蒂部内,插入小的静脉留置管。间歇性地放出 1~2cc 血,就能起到暂时性静脉降压的效果。这一并发症并不常见。一般几小时之后,静脉高压就能很快达到平衡。次日早晨可安全拔除静脉留置管。

乳房下皱襞可能也需要修整。在近中侧,肌肉蒂部可能会在腹上区鼓包。大多数情况下,后期会萎缩。不过,如果持续鼓包,可以通过对覆盖皮瓣进行吸脂的方式治疗。如果在先期的乳房切除术中已对乳房下皱襞做过广泛的分离,则需对残存的乳房下皱襞行正规的修复和重建手术。

在乳头乳晕重建术中,出现任何不对称,都需要细微调整。脂肪坏死能形成小范围的硬结,可能需要切除[17]。在锁骨下区的上部或凹陷区域内移植结构性脂肪,可能会成为常规治疗手段,用于最大限度改善乳房的美观。

可能需要手术修整对侧乳房(缩小、上提固定等),以达到两侧对称的效果。

供区

腹部切口本身可能会出现一些小小的愈合不良问题,通常二期愈合即可;若有猫耳出现,简单修复即可。引流管拔除的时机为 24h 单管引流量 <25cc,拔除过早可能会导致血清肿。

必须告知患者,完全恢复通常需要数月;最终大多患者都能完全恢复到术前日常生活的所有活动。

根据作者的经验,修复术中如果能做到谨慎处理、细致操作,术后出现疝的概率极低。

补片感染也极其罕见。肥胖患者即使用了补片修复,也可能出现鼓包[14,18,19]。

有患者会抱怨有紧绷感。这一般属于暂时性症状,会随时间推移缓解。术中供区的修复需注意不要将补片拉太紧。

一般因素

其他因素导致受区和供区并发症发生率增高的因素还包括患者肥胖、吸烟、存在多种基础疾病、社会心理方面的异常和高龄。术者经验不足也是一个因素。有趣的是,与单侧相比,双侧带蒂 TRAM 皮瓣出现并发症的概率并未出现增高[20-28]。

二次手术

初次手术后,患者一般需等待 3 个月,在此期间充分愈合之后,才能接受进一步手术,这可以降低感染的发生率。如果需要化疗或放疗,时间跨度可以调整至放疗术后 6 个月左右,或者等化疗后血细胞计数恢复正常。

二次手术可能包括乳头乳晕重建、乳房坏死组织切除、乳房周边结构性脂肪移植,以改善轮廓畸形以及腹部瘢痕修整。乳头乳晕重建后 3 个月左右可以考虑纹绣。

参考文献

1. Hartrampf CR, Scheflan M, Black PW. Breast reconstruction with a transverse abdominal island flap. *Plast Reconstr Surg*. 1982;69:216–225. *This paper details the early development of the TRAM flap by Dr. Hartrampf and colleagues and provides an excellent historical perspective.*
2. Scheflan M, Hartrampf CR, Black PW. Breast reconstruction with a transverse abdominal island flap. *Plast Reconstr Surg*. 1982;69:908–909. *This letter to the editor details some initial concerns with the TRAM flap and the article referenced in 1.*
3. Mathes SJ, Nahai F. *Reconstructive Surgery: Principles, Anatomy & Technique*. New York, St. Louis: Churchill Livingstone; Quality Medical Pub.; 1997 *Mathes and Nahai gives an clear and comprehensive description of the TRAM flap anatomy and classification.*
4. Millard DR Jr. Breast reconstruction after a radical mastectomy. *Plast Reconstr Surg*. 1976;58:283–291. *This paper is the first description of the use of lower abdominal tissue for reconstruction of a radical mastectomy defect.*
5. Holmstrom H. The free abdominoplasty flap and its use in breast reconstruction. An experimental study and clinical case report. *Scand J Plast Reconstr Surg*. 1979;13:423–427. *This paper details the first use of a "free abdominoplasty flap", later the free TRAM flap.*
6. Robbins TH. Post-mastectomy breast reconstruction using a rectus abdominis musculocutaneous island flap. *Br J Plast Surg*. 1981;34:286–290. *Prior to the pedicled TRAM, Robbins reported the pedicled vertical rectus abdominis flap – a further step towards the TRAM.*
7. Robbins TH. Breast reconstruction using a rectus abdominis musculocutaneous flap: 5 yr follow-up. *Aust N Z J Surg*. 1985;55:65–67. *The paper is a long-term follow-up of reference 6, showing the results of the pedicled VRAM flap.*
8. Scheflan M, Dinner MI. The transverse abdominal island flap: part I. Indications, contraindications, results, and complications. *Ann Plast Surg*. 1983;10:24–35. *These papers (references 8 and 9) show the early work of Scheflan and colleagues in reporting their experiences with the pedicled TRAM early in its development.*
9. Scheflan M, Dinner MI. The transverse abdominal island flap: part II. Surgical technique. *Ann Plast Surg*. 1983;10:120–129. *These papers (references 8 and 9) show the early work of Scheflan and colleagues in reporting their experiences with the pedicled TRAM early in its development.*
10. Holm C, Mayr M, Hofter E, Ninkovic M. Perfusion zones of the DIEP flap revisited: a clinical study. *Plast Reconstr Surg*. 2006;117:37–43.
11. Clugston PA, Gingrass MK, Azurin D, et al. Ipsilateral pedicled TRAM flaps: the safer alternative? *Plast Reconstr Surg*. 2000;105:77–82.
12. Beasley ME. The pedicled TRAM as preference for immediate autogenous tissue breast reconstruction. *Clin Plast Surg*. 1994;21:191–205.
13. Chun YS, Sinha I, Turko A, et al. Outcomes and patient satisfaction following breast reconstruction with bilateral pedicled TRAM flaps in 105 consecutive patients. *Plast Reconstr Surg*. 2010;125:1–9.
14. Chun YS, Sinha I, Turko A, et al. Comparison of morbidity, functional outcome, and satisfaction following bilateral TRAM versus bilateral DIEP flap breast reconstruction. *Plast Reconstr Surg*. 2010;126:1133–1141.
15. Moscona RA, Holander L, Or D, Fodor L. Patient satisfaction and aesthetic results after pedicled transverse rectus abdominis muscle flap for breast reconstruction. *Ann Surg Oncol*. 2006;13:1739–1746.
16. Veiga DF, Sabino Neto M, Ferreira LM, et al. Quality of life outcomes after pedicled TRAM flap delayed breast reconstruction. *Br J Plast Surg*. 2004;57:252–257. *Any surgeon performing breast reconstruction should be familiar with the data regarding patient quality of life and satisfaction. This paper provides a broad overview of pedicled TRAM flap outcomes.*
17. Kim EK, Lee TJ, Eom JS. Comparison of fat necrosis between zone II and zone III in pedicled transverse rectus abdominis musculocutaneous flaps: a prospective study of 400 consecutive cases. *Ann Plast Surg*. 2007;59:256–259.
18. Mizgala CL, Hartrampf CR Jr, Bennett GK. Abdominal function after pedicled TRAM flap surgery. *Clin Plast Surg*. 1994;21:255–272.
19. Nahabedian MY, Manson PN. Contour abnormalities of the abdomen after transverse rectus abdominis muscle flap breast reconstruction: a multifactorial analysis. *Plast Reconstr Surg*. 2002;109:81–87, discussion 88–90.
20. Goldwyn RM. Toward a classification of the chest and breast prior to immediate reconstruction. *Plast Reconstr Surg*. 1991;88:876–877.
21. Petit JY, Rietjens M, Garusi C, et al. Abdominal complications and sequelae after breast reconstruction with pedicled TRAM flap: is there still an indication for pedicled TRAM in the year 2003? *Plast Reconstr Surg*. 2003;112:1063–1065.
22. Paige KT, Bostwick J 3rd, Bried JT, Jones G. A comparison of morbidity from bilateral, unipedicled and unilateral, unipedicled TRAM flap breast reconstructions. *Plast Reconstr Surg*. 1998;101:1819–1827.
23. Moran SL, Serletti JM. Outcome comparison between free and pedicled TRAM flap breast reconstruction in the obese patient. *Plast Reconstr Surg*. 2001;108:1954–1960, discussion 1961–1962.
24. Wagner DS, Michelow BJ, Hartrampf CR Jr. Double-pedicle TRAM flap for unilateral breast reconstruction. *Plast Reconstr Surg*. 1991;88:987–997.
25. Spear SL, Ducic I, Cuoco F, Hannan C. The effect of smoking on flap and donor-site complications in pedicled TRAM breast reconstruction. *Plast Reconstr Surg*. 2005;116:1873–1880.
26. Ducic I, Spear SL, Cuoco F, Hannan C. Safety and risk factors for breast reconstruction with pedicled transverse rectus abdominis musculocutaneous flaps: a 10-year analysis. *Ann Plast Surg*. 2005;55:559–564.
27. Serletti JM. Breast reconstruction with the TRAM flap: pedicled and free. *J Surg Oncol*. 2006;94:532–537.
28. Serletti JM, Moran SL. Free versus the pedicled TRAM flap: a cost comparison and outcome analysis. *Plast Reconstr Surg*. 1997;100:1418–1424, discussion 1425–1427.

第19章

背阔肌肌皮瓣乳房再造术

Michael S. Gart，John Y. S. Kim，Neil A. Fine

概要

- 背阔肌肌皮瓣即刻一步法或两步法乳房再造术依然是修复乳房部分或全切后缺损的主要方法；
- 与其他自体组织乳房再造术式相比，背阔肌肌皮瓣血供可靠，操作简单，并发症少；
- 若假体或腹部皮瓣行乳房再造术失败，尚可用背阔肌肌皮瓣行补救；
- 根据临床需要，背阔肌肌皮瓣组织量从部分背阔肌到扩大背阔肌可灵活切取；
- 供区并发症较少，大多仅限于血清肿；
- 其操作简单、并发症少的特性以及手术时间短、愈合迅速的优点，使背阔肌肌皮瓣乳房再造术不会被淘汰。

简介

美国国家癌症研究院预测，2015年有近232 000名妇女会被确诊为乳腺癌，占新确诊癌症总量的14%[1]。随着X线放疗和保乳疗法适应证的扩大，更多的女性有自体组织部分或全乳房再造的需求。背阔肌肌皮瓣是一个有力的工具，可用于各种肿瘤术后乳房缺损，包括部分乳腺切除术后、改良根治术后的自体组织乳房再造、放疗前扩张器/假体的置入术和改善对称性为目的的假体隆乳再造术。

背阔肌肌皮瓣一个突出的优点是不需要显微外科技术，故术后恢复迅速。其操作简单，短期并发症轻而少[2]。肥胖患者用假体或腹部皮瓣乳房再造时通常会出现较多的并发症，采用背阔肌肌皮瓣的并发症发生率相对较低[3,4]。

历史回顾

100多年前，意大利北部帕维亚大学的Iginio Tansini首先报道了背阔肌肌皮瓣行乳房再造术的病例[3]。之后由于乳癌根治术的支持者贬低乳房再造术，直到20世纪70年代以后，背阔肌肌皮瓣才又重新出现在文献中[3]。

Olivari于1976年重新启用了背阔肌肌皮瓣。1977年，Schneider等[5]介绍了他们背阔肌乳房再造的方法。在不到3年的时间里，背阔肌肌皮瓣被评价为“最万能和可靠的再造手术皮瓣”[3]。它不仅在乳房再造中是常用的皮瓣[6-8]，也在其他手术中得到广泛应用，如胸壁再造[9-10]、头颈部缺损修复[11-13]以及显微外科移植等[14-16]。

尽管风靡一时，但Hartrampf等于1982年推出TRAM带蒂移植术后，背阔肌肌皮瓣的应用开始减少[17]。TRAM皮瓣为乳房再造提供了充足的自体组织量，避免了使用假体所导致的风险，克服了背阔肌组织量不足的缺点。因此，背阔肌肌皮瓣的适应证也缩小到了需要在组织扩张器乳房再造术中需要补充覆盖的女性患者以及不适合使用TRAM皮瓣进行手术的患者。然而，鉴于假体设计和皮瓣技术的进步以及背阔肌肌皮瓣相比于微血管皮瓣的性价比优势、相对较低的操作难度和较低的并发症发生率，背阔肌肌皮瓣又重新引发了人们的关注。另外，背阔肌肌皮瓣还可以起到保乳手术后恢复乳房体积的作用[18,19]。

解剖

“背阔肌”其名起源于拉丁语“*latus*”（阔）和“*dorsum*”（背），字面上可翻译为“背部最宽阔的（肌肉）”。背阔肌是背部肌群中最表浅和最大的肌肉，大小可达25cm×35cm（图19.1）。该肌肉起自下部胸椎，后髂嵴和胸背筋膜，在此构成腰上三角的顶。肌纤维朝腋窝方向汇聚，与小圆肌交汇形成腋后皱襞，之后止于肱骨结节间沟。肌肉的上半部覆盖肩胛骨尖，在内上方，与斜方肌下部交错，位于其深面（图19.2和图19.3）。

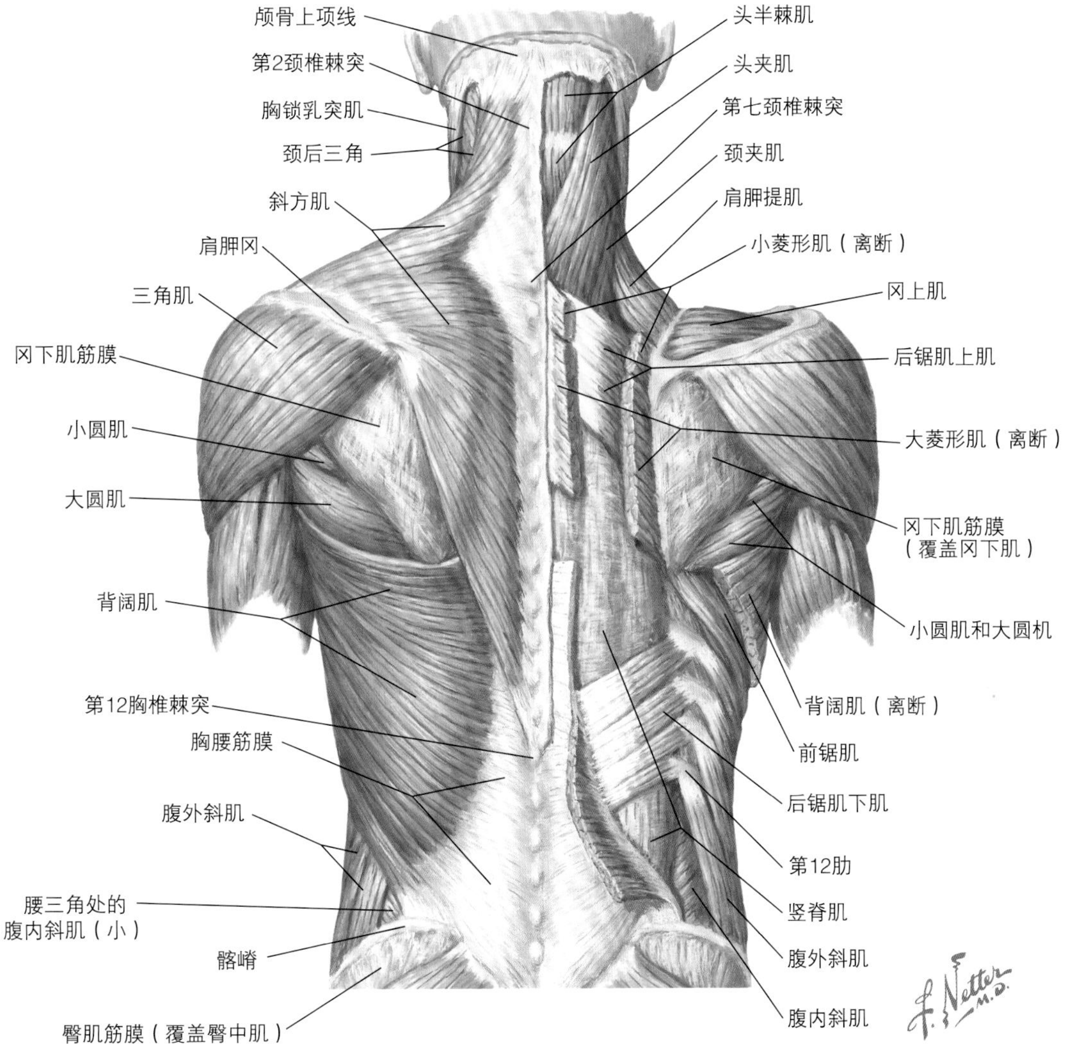

颅骨上项线
第2颈椎棘突
胸锁乳突肌
颈后三角
斜方肌
肩胛冈
三角肌
冈下肌筋膜
小圆肌
大圆肌
背阔肌
第12胸椎棘突
胸腰筋膜
腹外斜肌
腰三角处的
腹内斜肌（小）
髂嵴
臀肌筋膜（覆盖臀中肌）
头半棘肌
头夹肌
第七颈椎棘突
颈夹肌
肩胛提肌
小菱形肌（离断）
冈上肌
后锯肌上肌
大菱形肌（离断）
冈下肌筋膜
（覆盖冈下肌）
小圆肌和大圆机
背阔肌（离断）
前锯肌
后锯肌下肌
第12肋
竖脊肌
腹外斜肌
腹内斜肌
F. Netter M.D.

图 19.1　背部浅肌群

X
1
2
3
4
5

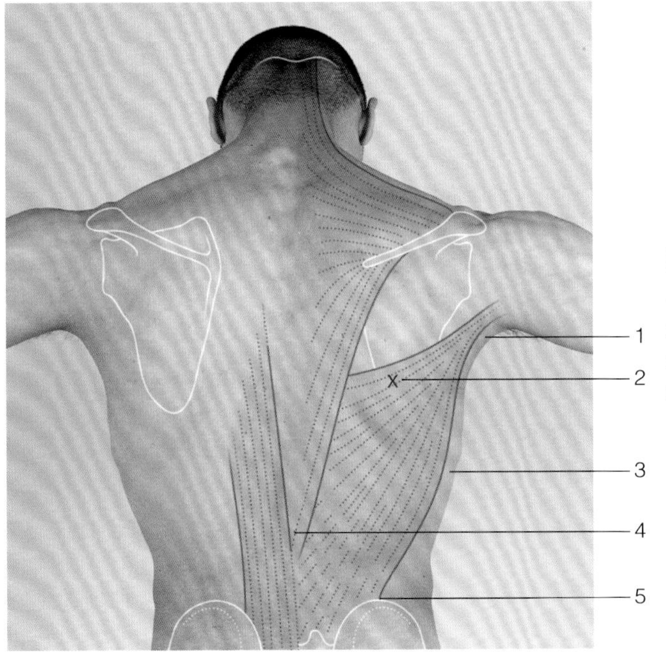

图 19.2　背阔肌的表面解剖。1:腋窝;2:肩胛尖;3:背阔肌前缘,可触诊;4:背部中线;5:髂嵴

From Wei FC. Flaps and Reconstructive Surgery. Edinburgh:Saunders;2009.

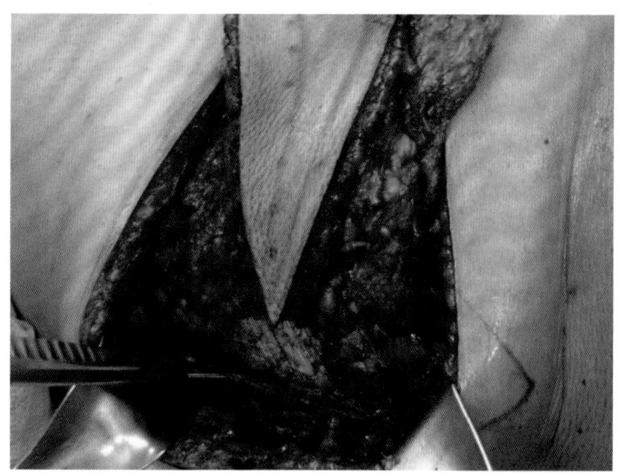

图 19.3 术中照片,显示背阔肌肌皮瓣分离后显露的斜方肌的下部纤维(镊夹处)。需细心辨认出斜方肌纤维并加以保护,以防医源性损伤

背阔肌肌皮瓣属于第五型肌皮瓣(Mathes 和 Nahai),具有一个主要血管蒂(胸背动脉)和一个次要的节段性血供[肋间后动脉的穿支(外侧)和腰动脉的穿支(内侧)][20]。腋动脉发出肩胛下动脉,继分成旋肩胛动脉和胸背动脉两支(图 19.4)。胸背动脉在分出一前锯肌支后马上进入背阔肌,入肌点位于背阔肌在肱骨的腱性止点下方约 10cm 处。在肌肉实质内,胸背动脉分为水平支和外侧支,两支在肌肉有广泛的侧枝吻合[21-23]。这种树枝状的肌肉内血管分布方式是形成背阔肌分叶皮瓣的解剖学基础。

胸背神经和静脉伴随胸背动脉形成血管神经束。辨认胸背神经有助于辨认胸背动脉,防止误认邻近的其他动脉。背阔肌的神经支配来源于 C6~C8 腹根起源的胸背神经,分支独立支配肌肉亚群[24],可据此形成分叶肌皮瓣,保留肌肉功能。

患者表现

术前面诊包括了解患者全身健康状况、体能状态、供区的选择和再造的方式(纯自体组织、或纯假体或两者结合)。即时或延期再造各自的优缺点需作沟通,使患者在充分被告知的前提下作出选择。

术前准备通常包括体检及特定的用力动作,例如患者将手放在医生的肩上,用力向下压,通过此方法可以估计背阔肌的体积和边界。某些患者由于体形的关系,此方法对其意义不大。术前供区根据预估胸部皮肤缺损的多少标记所需皮肤的位置和大小。背部皮肤的质地和弹性也需要作评估,并估计可能需要术中临时调整的范围。这样做可节省手术时间,并可在侧卧位切取单侧背阔肌肌皮瓣[25]。

由于此皮瓣特别可靠,血管解剖几无变异,术前的血管造影非必需。曾行腋窝清扫的患者,若表现出背阔肌肌力减弱或无收缩,往往表明血管神经束有损伤;然若前锯肌支完好,依然能够完成背阔肌安全转位[26]。

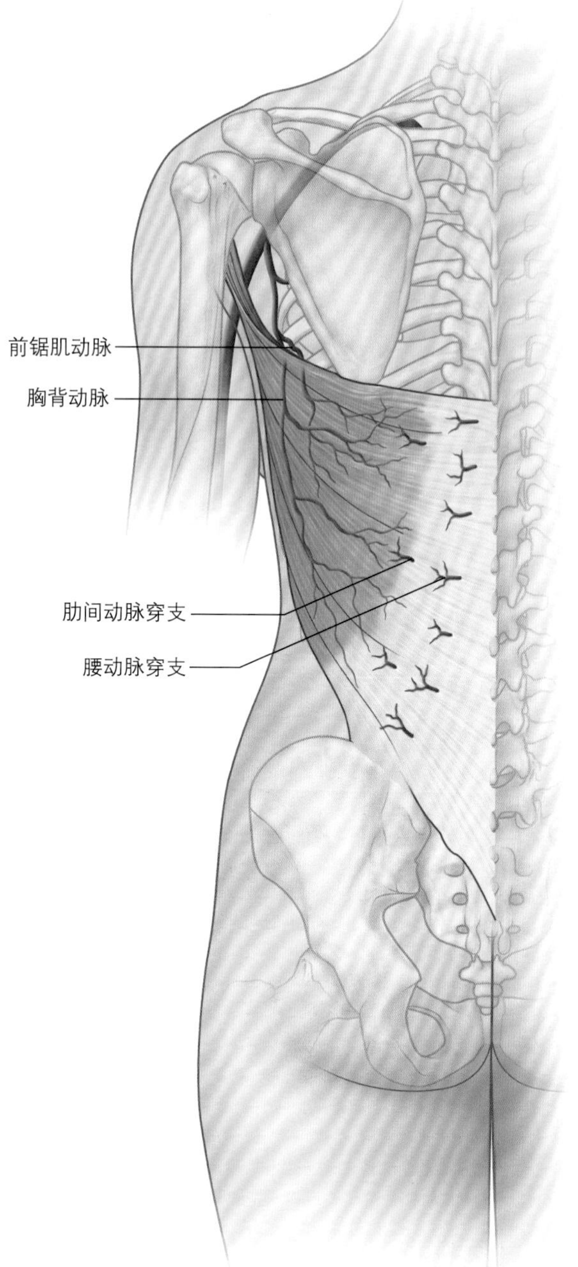

图 19.4 背阔肌的血供

患者选择

合适的患者符合如下条件:曾行 X 线放疗后愿行结合假体的乳房再造术的患者(保乳术后局部复发;放疗后已置入扩张器或假体;或放疗后拟行延期乳房再造,不考虑腹部皮瓣的患者);只接受纯自体组织乳房再造但不考虑腹部皮瓣的患者;曾行假体再造失败的患者。背阔肌肌皮瓣也可改善部分乳腺切除后的乳房外形。未行放疗的患者不宜选用背阔肌肌皮瓣,因为放疗会导致被覆软组织紧绷和挛缩,若想再修复,已无背阔肌可用。但大部分行包块切除后乳房再造的病例则不受此限制,因为通常不用假体,单纯的背阔肌

和周围组织愈合良好，不会发生严重的挛缩。

乳房切除术后缺损

乳房切除术后缺损的同期再造

适合接受保留皮肤的乳房切除术的患者是同期行结合假体的乳房再造术的患者。背部的皮肤替换切除的乳头乳晕皮肤，肌肉牢靠地覆盖假体。可以预测其效果将比单纯假体再造更加自然，因为切除的组织部分由自体组织替代。

扩大的背阔肌肌皮瓣适用于中等乳房以下，行初次或二次单纯自体组织乳房再造的女性[27]，也可用在供区脂肪组织充裕的较大乳房患者[28-30]。缺点是血清肿的发生率增加，肥胖患者尤甚，因其需要更大的肌皮瓣[31]。最后，对于那些需要切除较多皮肤的乳癌根治术患者（例如炎性乳腺癌患者），背阔肌携带的皮肤面积可达 30cm×40cm[32]。

保乳手术后的初次乳房再造

早期乳腺癌采用保乳治疗的患者越来越多[33]，这就形成了一个人群，即保乳治疗失败后，在接受放疗后需要进行乳房再造的患者。尽管放疗方案不断改进，但保乳治疗后的 10 年复发率依然高达 11%，18 年复发率达 22%[34,35]。保乳术后局部复发的治疗措施之一是挽救性乳房切除术。大多数医生认为接受过放疗的部位单纯行假体再造术效果不佳，需引入未经放疗的自体正常组织进行乳房再造[36]。尽管有些研究报告认为背阔肌肌皮瓣结合假体乳房再造的美观效果较差[37,38]，不如 TRAM 皮瓣乳房再造术[39,40]，但背阔肌肌皮瓣依然是不适宜行腹部皮瓣乳房再造患者的合理选择。一些医生直接采用背阔肌肌皮瓣＋假体方式再造乳房，认为单独用假体再造乳房会导致并发症较高[34]；而另外一些医生只将背阔肌肌皮瓣作为单独假体乳房再造后出现并发症时的补救手术[41]。Spear 等的一篇综述认为，在曾行 X 线治疗，后采用假体行乳房再造术的患者中，40% 最终会出现放疗相关并发症，需利用背阔肌肌皮瓣进行治疗[42]。还有一些非正式的报道表明，行预防性乳房切除术时利用背阔肌肌皮瓣行一步法乳房再造术的患者风险非常低，几乎不需要接受 X 线辅助治疗[43,44]。

乳房切除术后缺损的延期再造

延期再造可在术前将肿瘤治疗的所有流程完成，包括肿瘤和区域淋巴结病理分期、化疗和放疗计划等。同样，乳房切除术可能并发的皮肤坏死等也已彻底愈合，乳房再造所需皮肤缺损量也可较为精确估计。其缺点包括瘢痕组织形成和乳房被覆皮肤挛缩，这增加了分离和皮瓣移入的技术难度。也许最能发挥背阔肌肌皮瓣长处的适应证是延期乳房再造，主要是解决初次再造后放疗所带来的并发症。

在作者的机构里，医生通常行两步法乳房再造术[45]，这减少了单纯乳房切除术后延期再造术的患者数量。乳房切除术同时置入皮肤扩张器，保持了被覆皮肤量，又限制了瘢痕挛缩的发生。对那些未行两步法乳房再造术的患者，作者选用腹部皮瓣行乳房再造，若腹部皮瓣不可用，则选用背阔肌肌皮瓣。选用背阔肌肌皮瓣行延期乳房再造术时，通常要做好可能要置入假体，以获得优良外观的预案。

背阔肌肌皮瓣通常也会对补救失败的乳房再造术起重要作用。假体乳房再造术前或后行放疗增加了假体感染和外露的风险，然两者均可以通过背阔肌肌皮瓣有效修复[41]。另外，腹部皮瓣行乳房再造部分坏死后需加用自体组织修复时，背阔肌肌皮瓣显然是理想的选择[46]。值得庆幸的是，组织游离移植的成功率很高；然而，如果患者出现腹部皮瓣全部坏死，采用背阔肌肌皮瓣＋假体的乳房再造术通常会取得令人满意的效果。

肿块切除术后缺损

越来越多的女性会在条件允许的情况下选择保乳术，一项研究表明，早期乳癌患者选择肿瘤切除术的人数是乳腺切除术人数的 2 倍[33]。文献中存在大量放疗对胸部破坏的记录，包括挛缩、伤口愈合延迟和皮肤色素沉着。背阔肌肌皮瓣对修复这类原发和继发的组织缺损起着重要的作用。

肿物切除术后缺陷的即刻修复

当肿物大到一定程度，局部乳腺组织转移修复成为不可能，引入背阔肌肌皮瓣修复会取得较好的美学效果。对于保乳治疗患者，背阔肌肌皮瓣或只附带一小块皮肤即可补充损失的体积，还可预防部分放疗并发症的产生。

肿物切除后的延期修复

肿物切除后的缺损在术后有时早期无法确定性质，还伴有血肿或血清肿。这些缺损，特别是较大的缺损（>10%~20% 的乳房体积），时间越长，缺损越大，或者经放疗后缺损增大。对这些患者，可用单独的背阔肌肌皮瓣修复组织缺损；或者带一小块皮肤，替换修复放疗后挛缩的组织。

其他特定适应证

不适合以腹部皮瓣再造乳房的患者

有些患者虽然需要自体组织参与乳房再造，却不适合用腹部皮瓣。原因包括腹部皮肤或脂肪量不足，要么本来就不足，要么腹部曾行其他手术（腹壁成形术或腹部皮瓣乳房再造术），或者患者考虑到供区损伤不愿选腹壁作为供区[47]。重度吸烟者、极度肥胖者或其他医学禁忌证者均不适合选用带蒂或游离的腹部皮瓣，而背阔肌肌皮瓣却是一个安全的选择，并发症少，患者对术后效果的满意度高[2,48]。

显微外科技术的局限性

医学院附属医院的医生们通常把显微外科手术认为是一项常规的操作，医生都会显微外科技术，显微外科器械唾手可得，显微外科术后监护设备和专业人员随时待命。然而，最近的一项全国性的乳房再造趋势的调查表明，81.5%的乳房再造均是带蒂 TRAM 皮瓣（48.8%）或背阔肌肌皮瓣（32.7%）手术，而游离皮瓣移植占比不到 1/5。当显微外科技术不可得或不可行时，背阔肌肌皮瓣是很好的自体组织选择。

禁忌证

背阔肌乳房再造的首要禁忌证是曾行后外侧胸壁手术史，该手术会分离背阔肌，使得背阔肌失去利用价值。很多胸外科医生行胸壁手术时也会保全背阔肌，使得背阔肌仍然可以利用。手术记录和体检可以确定背阔肌是否处于保全状态。一些医生认为，肌肉若有萎缩，则不能提供足够的量完成覆盖，或者提示有源自上次腋窝清扫的血管神经束损伤，把其归为相对禁忌证。然而，Fisher 等已证明曾行腋窝清扫的患者，即使胸背血管神经束已被离断，来自前锯肌支的返流仍能提供足够的血供保证背阔肌的转移[26]。

另一个禁忌证是可疑的或明确的术后需行 X 线放疗和假体辅助的乳房再造。若是已行背阔肌联合假体行乳房再造，接下来的 X 线放疗会引起显著的、不可预测的挛缩，此时已无背阔肌可行补救手术[42]。这个禁忌证是显而易见的，文献报道中背阔肌很大程度上是用来补救行假体乳房再造术后放疗的并发症的。

手术技巧

标记

患者术前以立位画标记线，若有可能，即刻乳房再造的标记线应有乳房切除术医生的参与，画定出需转移的皮肤范围，需要保护的重要结构，包括乳房下皱襞。若决定以背阔肌肌皮瓣行乳房再造，则以圆形切口切除乳头乳晕复合体，而非标准的椭圆形切口，以最大程度改善再造术后的美学效果[19]。

在供区，重要的标记点为：肩胛骨尖、背阔肌上缘的皮肤投影、髂后上棘和背部正中线（图 19.2）。因为这些标记是在站立位完成的，手术台上需复核这些标记，因为标记的位置可能有所变化。

皮岛设计

胸背动脉的外侧支和横支均发出许多穿支血管供养表面的皮肤，因此在肌肉界线的范围内获取一块皮岛相当安全。然而，最充足的血供血管来自外侧支，因此最可靠的皮肤范围为肌肉外侧缘的垂直方向，对应于胸背动脉的外侧支的走行[21-23]。

已有多篇文献描述了背阔肌肌皮瓣皮岛位置的设计，每种设计均有其优缺点。对于患者而言，哪种设计最佳取决于多种因素，包括患者和医生的倾向性、术后瘢痕位置的考虑、背部软组织的富余量以及最重要的皮岛的需求量。

背部正中横行切口（图 19.5）能良好暴露背阔肌，尤其是在其近肱骨止点处，使得在蒂部的解剖和分离比较容易。然而，其术后瘢痕在低背装时容易暴露。作者会尽可能让患者穿上胸罩，标出其带子在背部的位置，使切口落在带子后方。另外，皮岛在转移到胸部后倾向于转为垂直方向，会给移入胸部皮肤某些缺损处造成困难。然而，可以通过游离皮瓣的边缘辅助调整皮岛移入时的朝向。

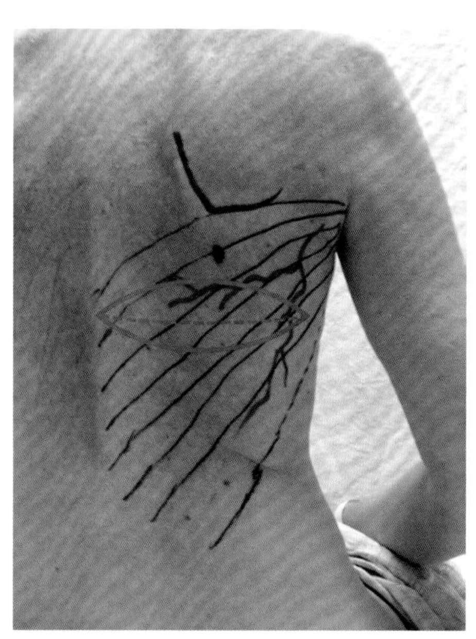

图 19.5 高位横行皮岛设计。最终的瘢痕位置（虚线处）通常能很好地隐藏于文胸的带子内，但是如果是低背装，则比较明显。这种类型的切口非常有利于分离背阔肌的头端，而分离背阔肌的尾端则有一定的困难

背部低位横行或斜行切口（图 19.6）形成的瘢痕相当隐蔽，能被几乎所有着装所覆盖，其可利用背部组织的富余，使得皮瓣可切取量增加，还可改善该处轮廓外观。该皮岛对于修复乳房下皱襞附近的皮肤缺损最为理想，还可为该处的扩张器或假体提供完整的肌肉覆盖。然而，本切口对背阔肌的暴露稍差，尤其是在近腋窝处。可在腋窝做一个小的辅助切口，可以大大方便解剖，患者也易于接受（图 19.7）。

垂直的皮岛（图 19.8）暴露背阔肌良好，但是瘢痕与松弛状态的皮肤张力线垂直。斜形皮岛（图 19.9）具有类似的瘢痕问题，也不能有效利用肌肉覆盖假体。这两个切口选择也不受患者欢迎[49]。

在最近发表的一份研究报告中，Bailey 等调查了 250 名女性对切口选择的偏好及其理由[49]。下背部横行切口最受欢迎（54%），其次是中背部横行切口（22%），垂直切口（3%）

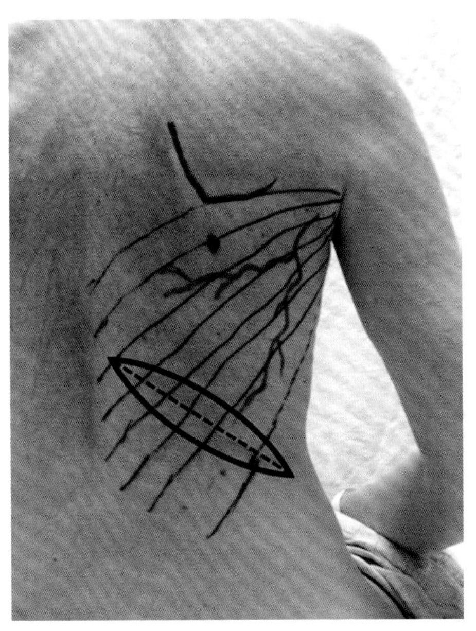

图 19.6　低位横行皮岛设计。最终的瘢痕位置(虚线处)能被大多数衣着遮盖,也落在自然的皮肤皱褶中。这种类型的切口可以利用该处的软组织富余,改善下背部的轮廓。这种切口由于背阔肌头端的视野受限,需要做一个腋窝的辅助切口

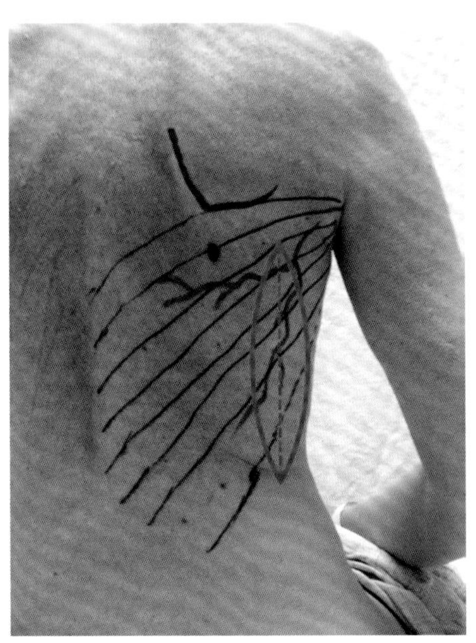

图 19.8　垂直皮岛设计。最终的瘢痕位置(虚线处)能被衣着遮盖,然而它横跨皮肤松弛状态下的张力线,通常较为明显。这个类型的切口能使整个背阔肌暴露良好,然而不太受患者欢迎

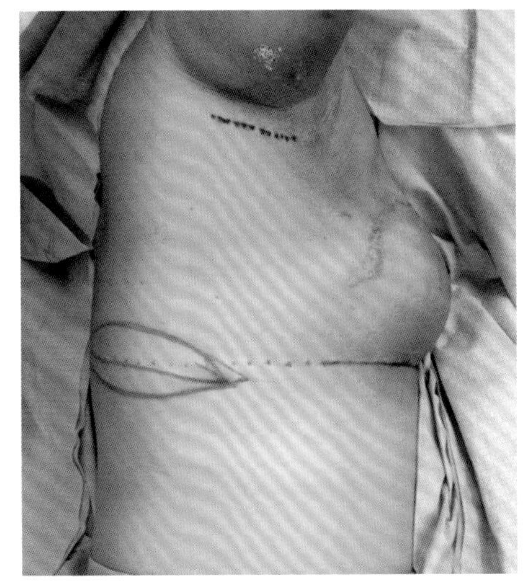

图 19.7　低位横行皮岛设计和腋窝的辅助切口标记

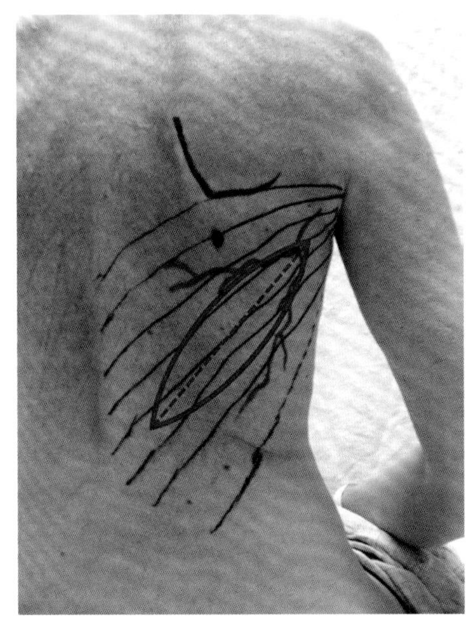

图 19.9　斜行皮岛设计。最终的瘢痕位置(虚线处)能被大多数衣着遮盖,然而,根据乳房皮肤缺损的位置不同,此种设计需作调整,以能使肌肉最大程度覆盖扩张器。这种类型切口,与垂直皮岛类似,该类型切口能使整个背阔肌暴露良好,却不太受患者欢迎

和斜行切口(9%)是最不受欢迎的。最常见的理由是低背装可遮盖瘢痕和同时可改善供区的轮廓外形。该研究发现,年轻女性更在意瘢痕的隐蔽,而年长女性更在意轮廓的改善;其他因素如年龄、体重指数、自我形象、着装偏好等与切口位置的选择无关。

单侧再造

单侧掀起背阔肌在患者全麻,侧卧位进行。静脉输液袋包绕薄毛巾后置入腋下可作为理想的隔离垫。若行即刻乳房再造,乳房切除术处止血后,先以订皮机暂时性封闭伤口,再以无菌贴膜(Tegaderm 或 Ioban)覆盖,然后改变体位。同侧上臂消毒后摆放到手术野,无菌梅奥式撑架或直接简单地放置一个枕头在上臂手托板上,以支撑在切取皮瓣时候的上臂(图 19.10)。如果使用的是梅奥式撑架,必须确认撑架上有足够厚的垫子,以防对上臂产生过大的压迫。更换体位后必须确认标记线,尤其是肩胛尖,因为上臂的活动会改变背部那些标记的位置以及背阔肌与其背面皮瓣的相对位置。

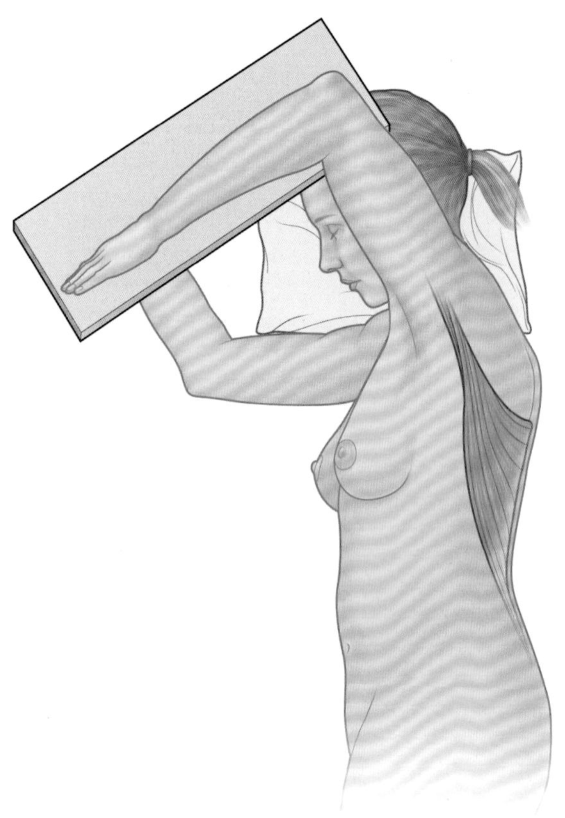

图 19.10 患者取侧卧位,同侧上肢放在梅奥式架子上。这种体位可顾及整个肌肉以及止点

确认好皮瓣的位置,做皮肤切开,浅筋膜(Scarpa 筋膜)上分离,注意切口相对于皮瓣边缘向外斜,以保证皮瓣的足量和血管对皮瓣的灌注。纯自体组织乳房再造或者假体合并较大量自体组织乳房再造,所有 Scarpa 筋膜下的脂肪都要保留在肌肉上,所有的分离也紧贴此层下方(图 19.11)。这种方法有助于避免供区的轮廓畸形,因为保留了背部皮瓣的厚度的均匀性。

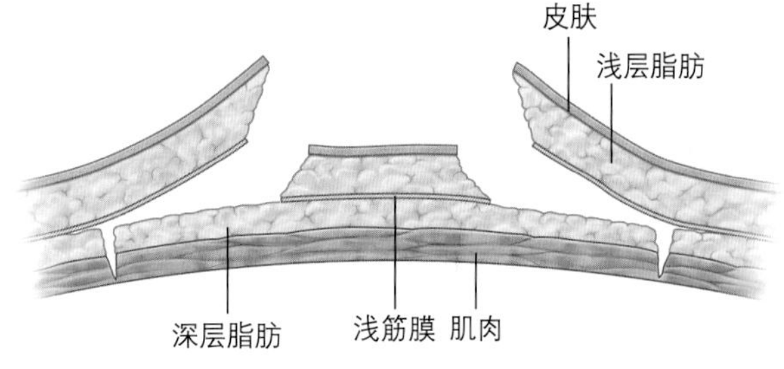

图 19.11 在纯自体组织乳房再造中,Scarpa 筋膜下方的所有脂肪都保留在肌肉表面,以增加皮瓣的体积。小心不要分离到皮岛深面

先找到背阔肌的外侧缘,将其从前锯肌浅面分离,在此层次向背阔肌远端分离,将其离断,注意保护脊旁筋膜或腹外斜肌筋膜,否则分离困难,且有腰疝的风险[50]。

分离转向皮瓣的近端,背阔肌浅面,朝向腋窝,直至看到背阔肌近肱骨止点的腱性结构。依据皮岛位置的不同,可能需要腋窝的辅助切口(图 19.7)。分离应迅速完成,因为血管蒂在肌肉的深面,肌肉浅面结构没有被损伤的风险。准确辨别小圆肌很重要,它与背阔肌止于同一位置,并紧贴背阔肌。

接着背阔肌从背部中线附着处从远端向近端逐步离断。分离过程中将遇到几支负责第二节段性供血的几支主要粗大穿支血管。双极电凝或血管夹预防性的止血可以大大便利分离,预防术后血肿形成。

肌肉深面向近侧分离的过程中,医生须十分小心,避免医源性损伤前锯肌,如果分离平面不正确,该肌肉很容易不小心被连带分离下来。粗大的腰动脉穿支提示前锯肌的下极。在上内侧,辨认出背阔肌浅面的斜方肌纤维并加以保护(图 19.3)。到达背阔肌上缘后,分离方向转为由内向外侧,注意将背阔肌与小圆肌分开。背阔肌的几个边缘游离完成后,分离其深面,游离血管蒂,直至满足旋转轴的要求。我们通常不将血管蒂完全游离至入肌处,能看到其在脂肪层内的搏动即可,以防产生医源性损伤。

背阔肌浅面和深面的游离均完成后,将腱性止点分离,保护好小圆肌的止点和血管神经蒂。作者倾向于将肌肉的止点完全离断,而非通常的离断胸背神经(图 19.12)。我们发现保留血管蒂周围组织能消除蒂部张力过大的顾虑,也能减低蒂扭曲的风险。患者并没有注意到由于保留了神经而带来的动态轮廓畸形,那是因为背阔肌在肱骨止点处彻底离断了,两头都离断的肌肉不会产生"牵拉"感,仅仅会有些中间鼓起或硬结的感觉。另外,我们发现止点处的彻底离断能最大程度减少肌肉转移后有时能看到的腋窝处的隆起[51]。我们强调,要么止点处彻底离断,要么离断神经,以避免怪异的"牵拉"感,这一点非常重要。

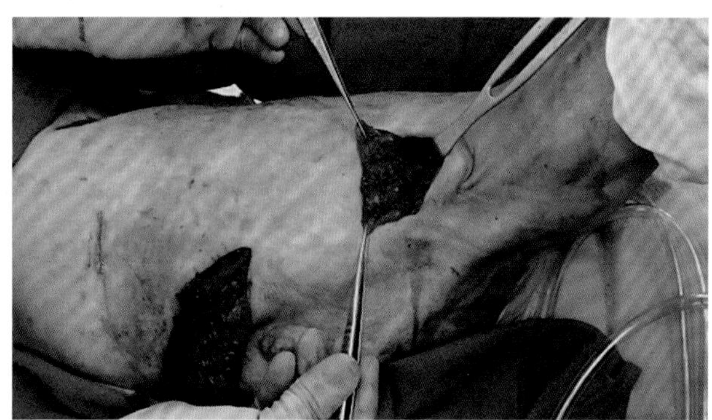

图 19.12 术中照片显示将背阔肌的肱骨止点彻底离断

皮瓣转移和移入

依据乳房切除术后外侧缺损的大小,分离外侧肌肉时有时候会误入缺损中。应尽量避免这种情况发生,若进入点在最远端,则有必要进行缝合修补。皮瓣应该通过位于腋窝高位的皮下隧道转移,以防止形成明显的腋窝隆起(图 19.13 和图 19.14)。皮瓣转位后,2-0 可吸收线在腋前线将肌肉固定,以防止皮瓣向外侧移位以及防止扩张器 / 假体向腋窝移动。这个步骤也可防止肱骨止点的彻底离断后对血管蒂产生的张力过大。

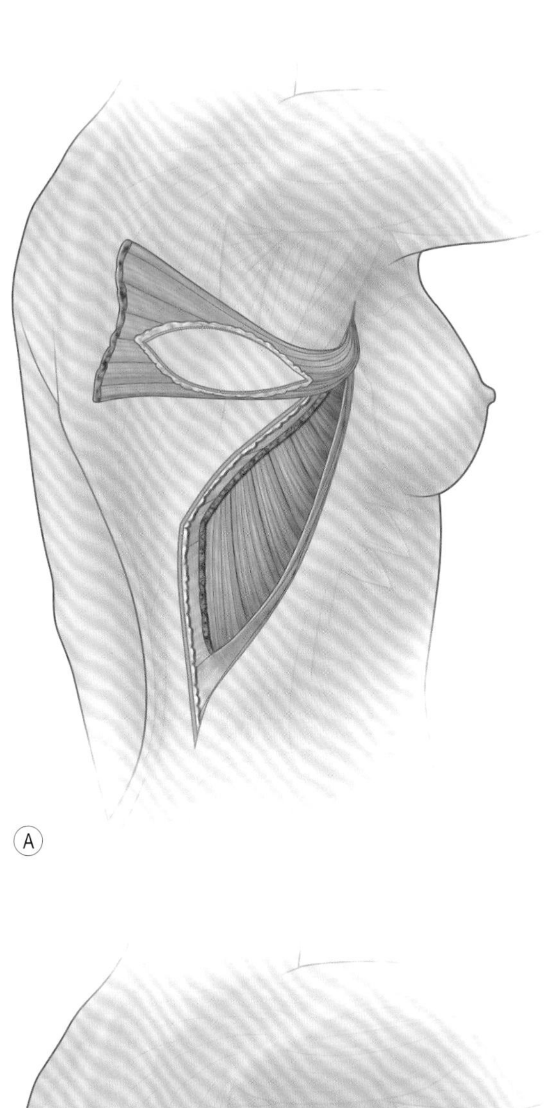

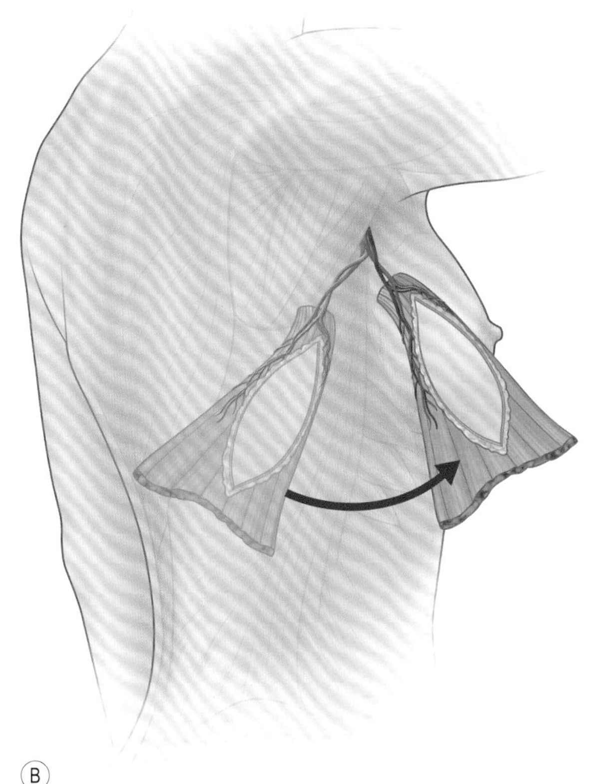

图 19.13　(A)掀起背阔肌，仅剩肱骨止点处相连；(B)离断肱骨止点后，皮瓣通过高位腋窝皮下隧道向前转位

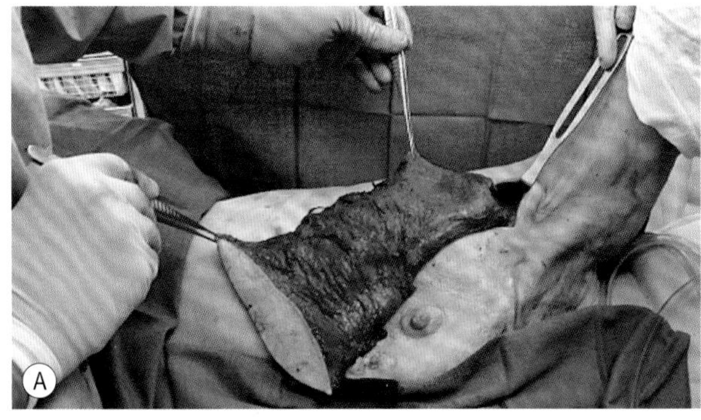

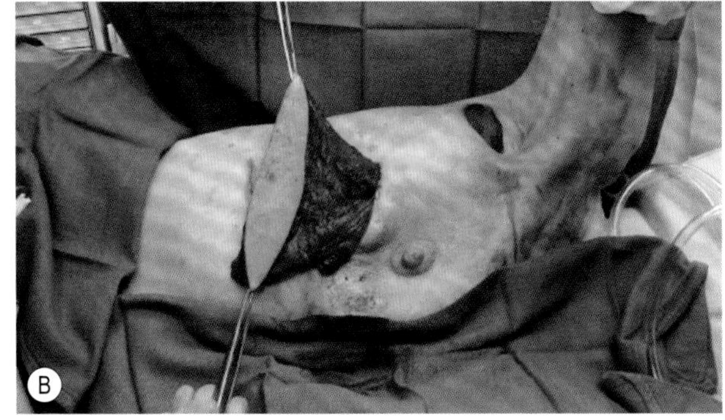

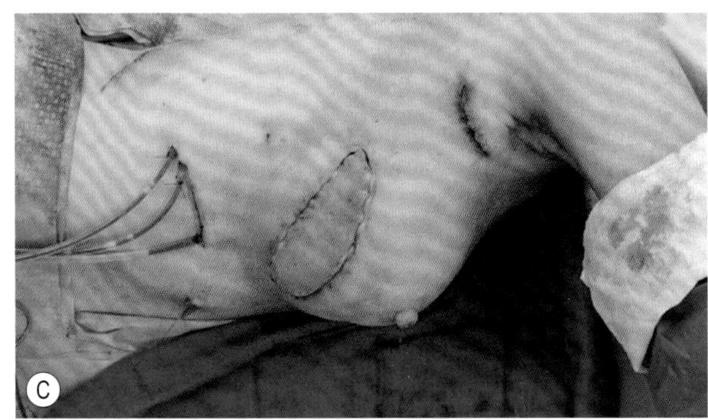

图 19.14　(A)皮瓣通过腋窝的辅助切口转位；(B)皮瓣转位至乳房切除术缺损；(C)最后的背阔肌和皮肤皮岛位置

皮瓣的移入取决于皮岛的术前标记、乳房皮肤切除的位置和相应假体所需的肌肉覆盖程度。对于改良根治术的即刻乳房再造术，背中部的横行切口比较好，能够在皮岛的上下方提供肌肉覆盖，通常用在乳房中部(图 19.15)。皮瓣转位后，肌肉在内侧固定好，可靠地覆盖假体，这时皮瓣的内侧通常会转向上方。此时若有必要，可将皮岛从皮瓣上在皮下层次掀起，将皮岛的内侧转回正常位置(图 19.16)。对于保留皮肤的乳房切除术后的即刻乳房再造，乳晕等大的皮肤保留，其余部分去表皮(图 19.17)。这种情况下，作者绕乳晕周围的去表皮皮肤做浅切开，为移入皮瓣提供与受区皮肤的接触边缘，且使乳晕和周围的皮肤过度平滑。

如果联合组织扩张器或假体进行再造，作者发现更有效的方法是不动胸大肌，而将背阔肌覆盖在胸大肌表面。有标记的扩张器缝合到位，2-0 可吸收线间断缝合扩张器的周边。固定皮瓣的上端以增加再造后乳房上极的丰满度，使胸壁到假体的过渡平缓。

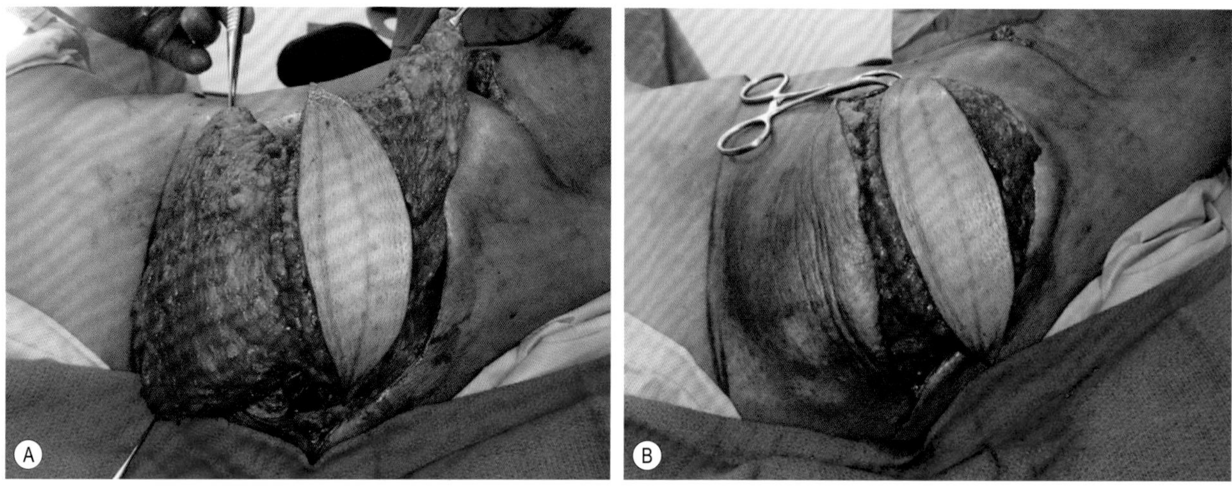

图 19.15 （A）中位横行皮岛，显示皮肤上下方的肌肉；（B）皮瓣移入，显示扩张器的上下方均以背阔肌覆盖

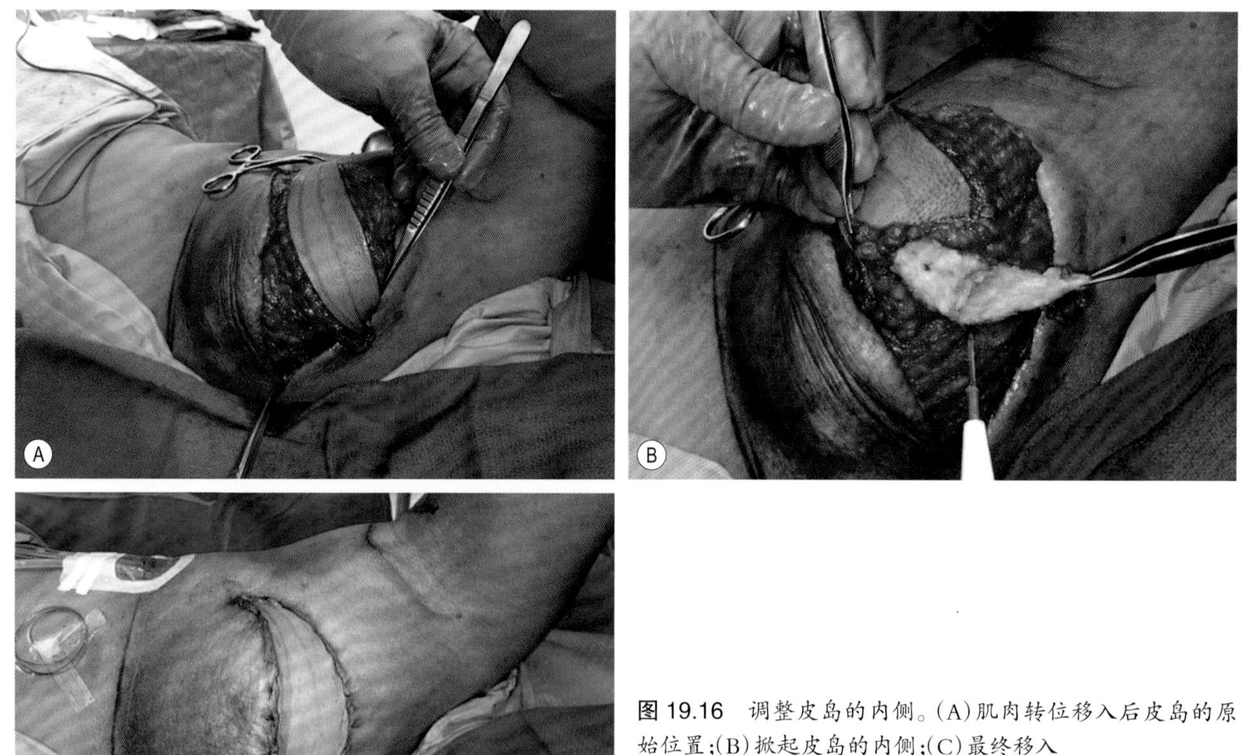

图 19.16 调整皮岛的内侧。（A）肌肉转位移入后皮岛的原始位置；（B）掀起皮岛的内侧；（C）最终移入

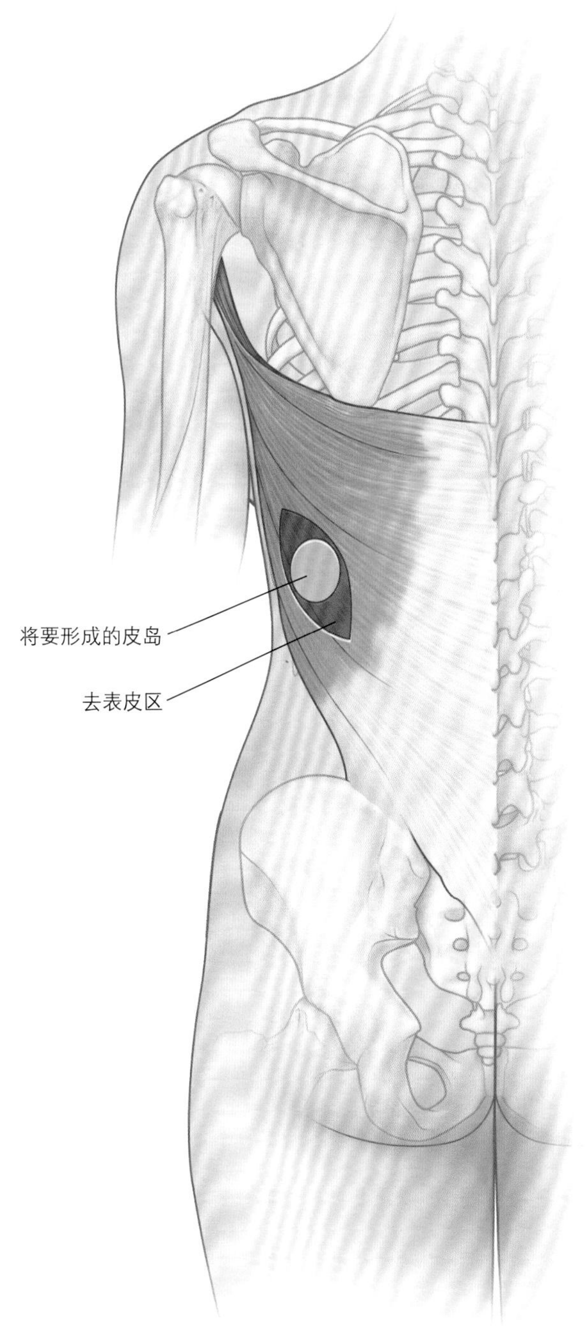

图 19.17　通用皮岛设计，用于保留皮肤的乳房切除术后的即刻乳房再造

若是单侧乳房再造，我们发现有标记的扩张器能使医生在患者侧卧位能够更准确地放置假体和移入皮瓣，减少一次体位的变换，大大提高了手术效率[25]。背阔肌肌皮瓣嵌入乳房切除术后缺损的同时，助手缝合背部的皮肤。

手术做到这一步，肌肉缝合到位后，我们将扩张器充注到一定的量。我们发现，皮瓣的移入彻底完成后再充注比较困难，因为注射壶上覆盖了背部较厚的皮肤。再者，较薄的背阔肌使得触摸定位注射壶简便易行，降低了医源性刺穿假体的风险。

如果是延期再造，则需要较大的皮岛，通常移入到乳房的下极，以松解组织挛缩，也形成一定程度的自然下垂。背下部横行皮岛可以达到这个目的，肌肉大部分位于皮岛的上方，以覆盖乳房假体。若有需要，皮岛可以设计成鸢尾花样，可对乳房下极做切开松解，皮岛的延展部分可以移入到这个缺损中(图 19.18)[52]。

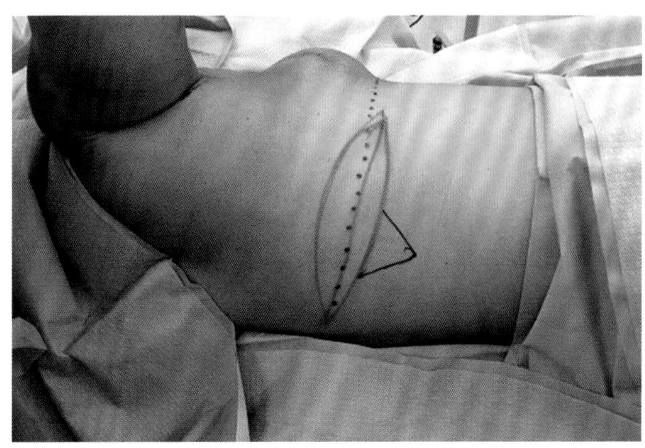

图 19.18　鸢尾花样式皮岛设计，皮肤向下方延伸，插入乳房下极，切开松解的区域

双侧再造

如进行双侧乳房切除术后的乳房再造，切除区彻底止血后，使用订皮机和黏性贴膜(Ioban 或 Tegaderm)暂时闭合切口。患者改为俯卧位，解剖和分离过程同上所述。

需要提醒的是，背阔肌的前缘在俯卧位时比预想的要更靠前，注意要完整切取背阔肌。留意肌纤维的走行和腰动脉穿支的水平可以防止对前锯肌偶然性误伤(前锯肌纤维走行方向垂直于背阔肌，且前锯肌位于腰动脉穿支的远端)或背阔肌的切取不全。当每个皮瓣游离完成，仅由血管蒂连接时，将皮瓣“埋藏于”腋窝皮下，注意皮瓣的方向性，背部的切口在皮瓣表面标准方式缝合，方法同上。患者体位换回到仰卧位，皮瓣从乳房切除术切口中拉出。有一点非常重要，即确认移位后的皮瓣其血管蒂未扭转或弯折。无论是否放置扩张器，都应按上述方法将皮瓣移入。尤其重要的是在皮瓣移入前确认双侧的扩张器放置对称。作者使用的是有标记的扩张器，让皮肤表面的固定点产生移位，确保双侧对称[25]。

供区关闭

背部切口分层缝合，2 根 7mm 或 10mm 扁平引流管接负压球吸引。Scarpa 筋膜 0 号 PDS 线或单针 2 号 Quill 锯齿线对合。皮肤分层缝合，3-0 PDS 线或 Vicryl(薇乔)可吸收线间断缝合真皮，3-0 PDS 线或 Monocryl(单乔)可吸收线连续表皮下缝合，用外科免缝胶布粘贴切口，最后以 Telfa 或 Tegaderm 敷料包扎。

术后扩张

切口愈合后，一般在2周内，开始连续扩张，直到达到目标体积。扩张的组织在维持4~6周后，患者重新进手术室，把扩张器换成假体。入路为先前的手术切口，背阔肌沿肌肉走向分开。此时可对置入假体的腔隙做对称性和大小的微调。同时可行乳头乳晕的重建，或留到下次手术重建。

术式变化

对背阔肌和其表面的皮肤血供的认识的深入，形成了多种灵活应用的术式以减少损伤，即扩大背阔肌肌皮瓣[53]、双瓣背阔肌肌皮瓣[54]和保留背阔肌的皮瓣[55]。

扩大背阔肌肌皮瓣

乳房发育较大的患者或者要求全自体组织乳房再造的患者以及不适合腹部皮瓣乳房再造的患者可采用扩大背阔肌肌皮瓣术式。方法之一是设计三足形皮岛，以最大程度携带软组织(图19.18)[27,52,56]。该切口的设计使得瘢痕隐蔽，最大程度避免猫耳形成[52]。尽管可以取得最佳的美学效果[52,53]，但需注意血清肿的发生率增加，尤其在肥胖患者中[53]。

保留肌肉的术式

为减少切取背阔肌肌皮瓣带来的供区的损伤，Angrigiani等于1995年报道了胸背动脉穿支皮瓣，可获得25cm×15cm面积的皮岛，不带任何背阔肌组织[57]。由于他们的病例中的皮瓣坏死率较高，Schwabegger等介绍了一种保留背阔肌的皮瓣，仅含有一小条背阔肌束以增加其表面的皮岛的血供[58]。这种术式的缺点是皮岛必须是垂直方向的，Saint-Cyr等于2009年对这一术式加以改进(图19.19)[55]，发展出一种保留背阔肌的带蒂背阔肌肌皮瓣。在这种术式中，皮岛的血供不是依赖特定的一支穿支动脉，而是可以顺着胸背动脉的降支走行设计成任意方向[55]。

在术中，以多普勒探测仪定位胸背动脉分叉成横支和降支的走行，分叉点平均在距腋后襞5.1cm[55]和背阔肌外侧缘2.2cm的交叉点[58]。皮岛设计成可以最大程度携带后背的软组织，外侧缘可超过背阔肌的前缘1~2cm，以将胸背动脉降支的皮穿支带入皮岛内。从皮瓣的上缘开始分离，直至临近胸背血管的降支。向下拉伸切口上方的皮肤，验证皮岛下方切口的设计，使供区能直接拉拢缝合。接着从皮瓣下方分离，同样注意只分离降支上方的皮肤。这个关键性的操作有助于尽量减少软组织的分离和术后血清肿的形成[55]。将背阔肌从远侧向近侧，距降支内侧1cm，沿肌纤维方向垂直劈开至胸背动脉分叉处。皮瓣以标准方式通过腋窝隧道转位。

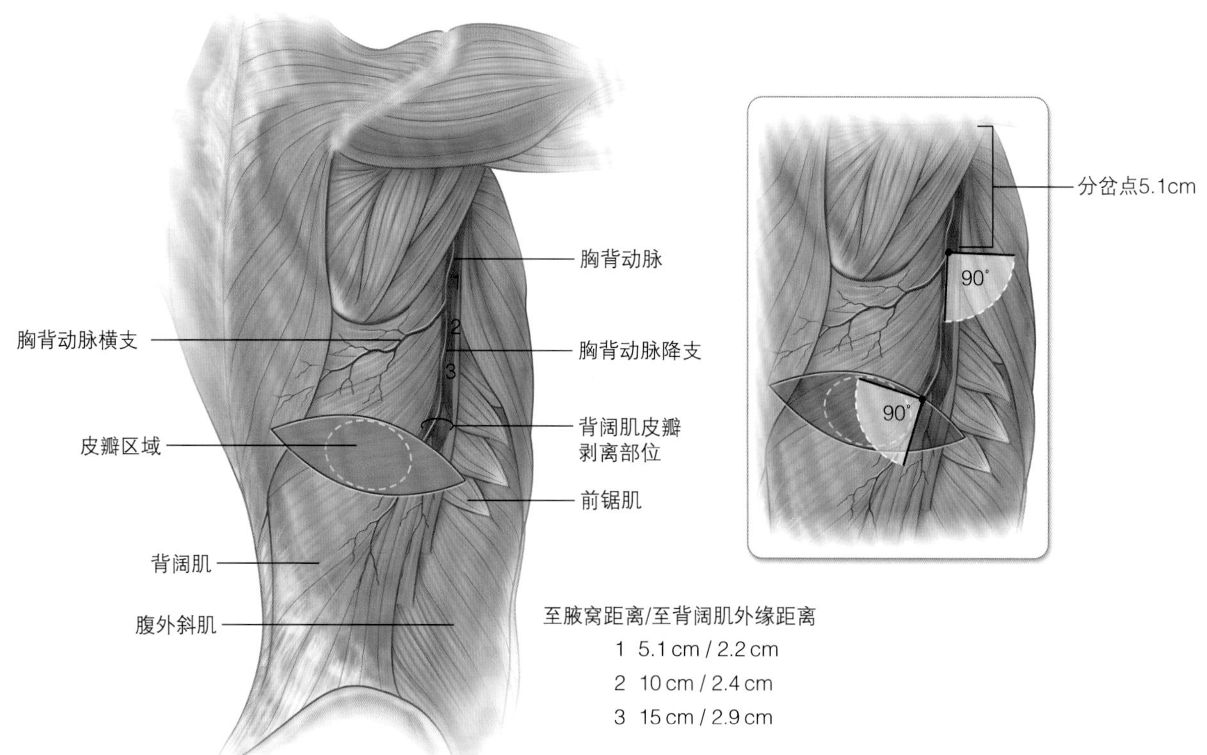

图19.19 Saint-Cyr等描述的基于胸背动脉降支，保留肌肉的背阔肌肌皮瓣的相关解剖和设计。皮瓣稍作分离，以减少血清肿形成和供区损伤

Redrawn from Saint-Cyr M, Nagarkar P, Schaverien M, et al. The pedicled descending branch muscle-sparing latissimus dorsi flap for breast reconstruction. Plast Reconstr Surg. 2009; 123: 13-24.

采用这种术式，Saint-Cyr 报告 24 例患者中未发生血清肿或血肿，肩关节的活动幅度、上举、平伸无明显变化，术后失能的手臂、肩膀与手部失能（DASH）评分较低，患者满意度相当高[55]。

内镜辅助的背阔肌乳房再造术

背阔肌肌皮瓣，按照经典的描述，需在背部做一大切口，带或不带皮岛[3]。为减少供区损伤，一些作者报告了“微型”背阔肌肌皮瓣[59,60]。女性患者经保乳治疗后希望供区瘢痕最小化，可附加内镜技术，在内镜辅助下切取和转位肌肉，充填部分性乳房缺损。这种技术，从 1994 年起，在作者单位由主作者（NAF）报告后已经沿用了 20 多年，已经成为作者倾向于选择的手术方式，应用到这个患者群体的乳房再造中。这种方法切口非常小，组织分离创伤少，使得很多患者恢复更快，术后疼痛更小，更为美观[61]。随着保乳治疗的适应证扩大到较大肿瘤，更多的乳房实质被切除，越来越多的女性要求进行皮瓣乳房再造术，以获得美学上令人满意的效果[3,62]。

这个技术最适合人群是乳房切除量为 20%~30%、切除区域为上外象限的女性，这也是肿瘤最多发的位置。这个手术总是在延期再造中应用，即在明确了切除边缘的性质之后。最早可在肿块切除术后 3d 手术，但不要超过 3 周，以防形成瘢痕挛缩必须进行松解和皮岛移入。内镜辅助的背阔肌乳房再造术的禁忌证与标准的背阔肌乳房再造术相同，包括明确的和可疑的血管蒂损伤。

患者的体位、消毒、铺巾同单侧背阔肌乳房再造术，加上消毒同侧上肢，置入手术区域，可在术中操控上肢以获得最佳的手术视野。手术中用到的是内镜器械（图 19.20），主刀面朝患者的胸部，一助面对患者的背部。供区在背阔肌浅面注入肿胀液，有助于术中止血。打开肿块切除术后的缺损，缺损大小以手术薄垫（图 19.21）进行估计，此刻肿胀液中的肾上腺素正在起到止血作用。

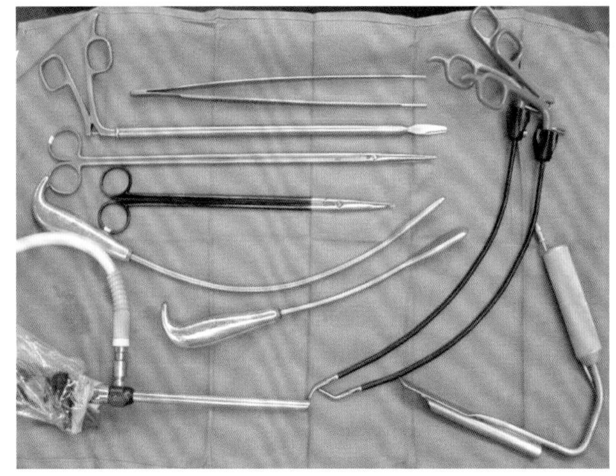

图 19.20　内镜辅助的背阔肌切取所用到的器械

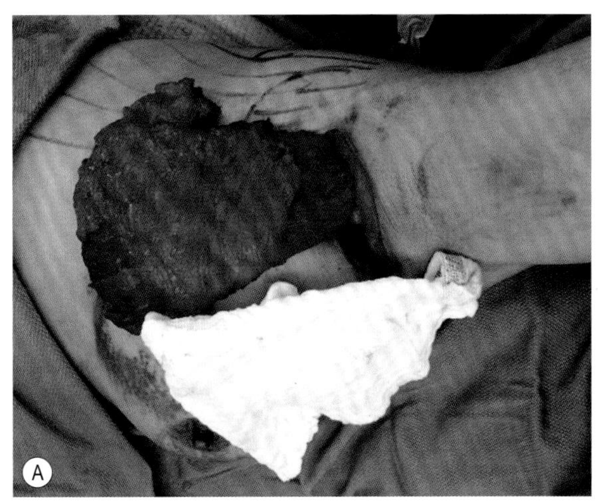

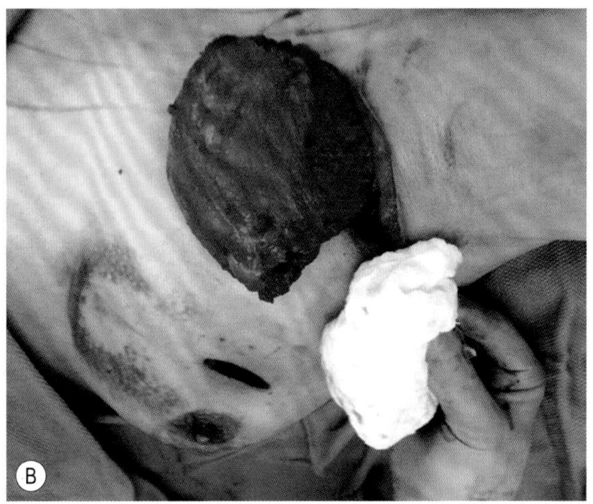

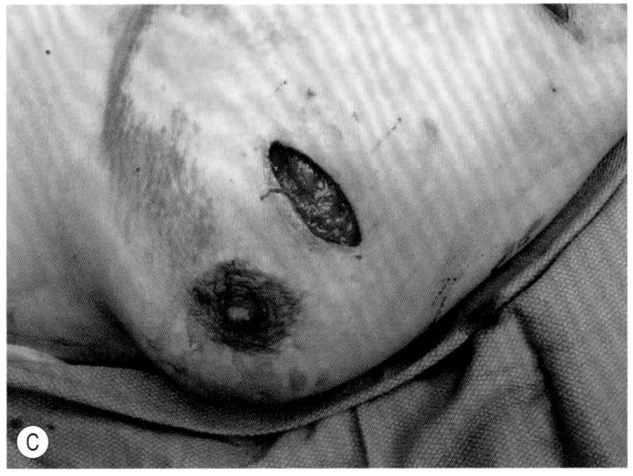

图 19.21　可用一块薄垫估计所需背阔肌的形状和大小。本例中肿块切除术后的缺损量估计约为一块薄垫的量。（A）摊开的薄垫模拟转位前的形状；（B）薄垫团成球形，模拟移入后的肌肉构型和体积，大约为一块薄垫的量；（C）背阔肌转位移入完成，显示组织量足够，再造肿块切除术形成的缺损

腋窝腋毛的下缘做直中带弯的切口，切口大小以能足够通过主刀的手掌为度。通常情况下切口长度约为9cm。分离过程首先需解剖确认胸背血管蒂（图19.22）。为避免撕裂肌肉的风险以及能使肌肉完全游离，前锯肌支和任何发出到前锯肌的血管必须钳夹后结扎离断。这一步操作时必须做到胸背血管蒂已经确认无误，这一点极其重要。

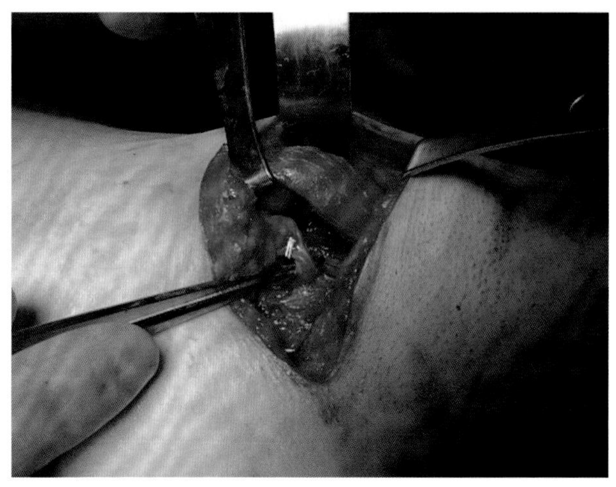

图19.22 辨认胸背血管神经蒂。照片中前锯肌支已被离断

确认好胸背血管蒂后，交替使用单极电凝和钝性分离，将背阔肌的深面游离逐渐形成空腔。主刀将手伸入空腔内，以确认在正确的平面分离以及辅助钝性分离胸大肌的深面。置入带内镜的拉钩，完成背阔肌深面的最后的分离。注意要确切钳夹和电灼背部中线附近的腰动脉穿支血管。作者发现在皮面标记好腰动脉穿支位置可在术中大大方便最终的止血（图19.23）。

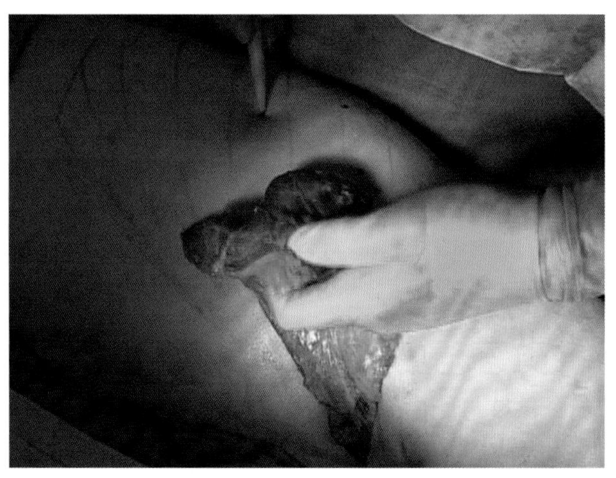

图19.23 肌肉分离时遇到的穿支血管的位置——标明在皮肤上，有助于确保关闭供区创面之前止血彻底

深面的分离完成后，下一个步骤是在背阔肌的浅面分离。开始分离的5~6cm肌肉将是穿越腋窝隧道后留在隧道内的部分，这部分肌肉可能会在腋窝形成隆起，而这是要尽量避免的。5~6cm游离完成后，分离平面转向Scarpa下层，以尽可能增加皮瓣的量，满足肿块切除后缺损充填的需要。

这时，游离其余的肌肉附着，方法为直视下或“摸索引导”下用内镜剪剪开肌肉。“摸索引导”手法为医生将一只手伸入切口内，手指捏住要离断的位置，然后紧贴着手指以内镜剪将肌肉剪开。离断最下端的肌肉附着的难度最大。离断完成后，肱骨的腱性止点以单极电凝离断，使肌肉完全游离。分离腋窝处隧道，通达乳房缺损处，将肌肉穿过隧道置入受区，以可吸收线松松固定。用内镜器械将刚才分离过程中遇到的所有血管电凝，尤其是腰动脉穿支。需要提醒的是，这些血管在肿胀液作用下可能是出血不活跃的。要仔细操作，确认所有的血管均已可靠结扎或电凝。止血彻底完成后，将两根7mm扁管引流放置在背部供区，另一根放在胸部，切口以标准方式关闭。典型的手术时间在2~3h。

二步法手术

常见的背阔肌乳房再造术后第二步手术包括将组织扩张器更换成永久性假体、供区修整、乳头乳晕复合体重建以及对侧乳房整形以改善两侧的对称性。乳头乳晕复合体重建和对侧乳房整形术的相关内容不在本章讨论范围内。

扩张器置换为假体

大多数情况下，背阔肌手术同期置入的是组织扩张器，尽管也有同期直接置入假体的报道[43,44]。经上次乳房切除术的切口进入，垂直分开肌纤维，暴露扩张器，到达扩张器形成的腔穴。此刻可行包膜切除术，或对腔穴做其他调整，再置入乳房假体。如有必要，可将皮瓣的皮岛做修整，利用足够松弛收紧皮肤，形成一个更符合解剖的乳晕形状，有助于达到更好的乳房再造的美学效果。

供区修整

取决于乳房切除术中皮肤的切除量，背阔肌携带的皮岛的大小变化很大。大的皮岛带来的后果是供区缝合张力过大、愈合延迟、猫耳形成、瘢痕增宽等。供区张力减小，皮肤松弛以后，瘢痕修整效果较好，猫耳修整可在门诊进行，或者与其他两步法手术同时进行，视情况而定。

术后处理

所有患者供区放置两根7mm或10mm负压引流管，乳房切除术腔穴内放置一根或两根引流管。当引流量每根引流管24h总量<30cc时拔除。弹力绷带上半身环形轻度包扎，既可增加舒适度，又能轻度加压，但需注意检查未对血管蒂和肌皮瓣造成过大的压迫。所有的患者均接受物理和药物的治疗，以防止静脉血栓栓塞形成，鼓励早下床活动。平均住院日为1~2d。

出院前(术后 24~48h)拆除敷料,患者可以淋浴。鼓励患者马上开始日常起居的活动,包括清理个人卫生等。剧烈活动通常在术后 4~6 周开始。

并发症

供区损伤

背阔肌肌皮瓣手术最常见的并发症位于供区。具体而言,供区的血清肿比较难处理,文献报道的发生率为 3.9%~79%[63,64]。其通常的处理方式是在门诊进行穿刺抽吸,然而,在少数情况下,顽固的血清肿也有可能需要进行手术清创,放置较长时间的负压引流。扩大的背阔肌肌皮瓣其血清肿的发生风险增加[65]。

当切取巨大的皮肤皮岛时,供区皮肤的缝合可能存在巨大的张力,会导致愈合延迟、外形不规则和瘢痕扩大。所幸的是,这几个并发症均不严重,可行二次修复手术,且手术不复杂。

背阔肌是腰上三角的顶。切取该肌肉时,若不慎损伤腹内斜肌和腹横肌筋膜,可能会造成腰疝,因为这些肌肉构成的是腰上三角的底。尽管这个并发症少见,却要认真对待,因为通常要进行手术修复,以避免发生严重的后果[50]。

最后,背阔肌是上臂内收肩关节旋内的重要肌肉之一。切取此肌肉可能会造成肩关节薄弱、僵硬、活动度减弱。这些并发症须和患者预先沟通;然而,大多数患者,只要不是运动员或健美选手,力量和幅度的减弱可以忽略不计,术后的理疗完全可以弥补[66,67]。

并发症的发生率理所当然地与分离的程度和组织切取量密切相关。扩大背阔肌切取后血清肿的发生率增加,而肥胖与血清肿中发生率之间的关系不明确[53,65,68]。最近的一篇文献比较了两者之间的关系,与保留肌肉的背阔肌肌皮瓣相比,扩大背阔肌肌皮瓣的血清肿发生率(保留肌肉的背阔肌肌皮瓣 vs. 扩大背阔肌肌皮瓣 =62.2% vs. 5.6%)、肩关节活动受限发生率(75% vs. 25%)和双侧不对称发生率会显著增加[69]。

皮瓣坏死

背阔肌肌皮瓣有强大的轴型血管供血和可靠的皮肤营养范围,因此发生大面积的坏死的情况很罕见。如果发生,通常与分离时血管蒂损伤或者转移时的血管蒂扭曲、弯折有关。因此这一点非常重要,即在解剖前对血管蒂的走行要有非常明确的定位,在通过腋窝是血管蒂是否扭曲 / 弯折要有非常明确的把握,避免医源性皮瓣坏死。据文献报道,部分性皮瓣坏死的发生率可达 7%,但也主要发生在扩大背阔肌肌皮瓣[70]。

假体相关并发症

在背阔肌肌皮瓣联合扩张器或假体应用的病例中,皮瓣风险的基础上又加上了假体的风险,包括假体外露、破裂、假体感染和包膜挛缩[71]。此外,还有学者报道过假体移位到腋窝的病例[72]。这个并发症不难避免,可以通过将皮瓣的外侧缝合固定到胸壁,以封闭乳房切除后腔穴与皮瓣供区之间的通道来解决[72]。另外,使用有标记的组织扩张器也可以降低这种并发症的发生率[25]。

个性化风险评估

大规模、多中心的数据库的发展,产生了依据数据模型的强调个性化的风险评估。近来,本文作者之一(JYSK)发明了一种"乳房再造风险评估分值"(BRA 分值)工具,该工具使用了可广泛使用的资源,如美国整形外科医生协会的整形外科医生手术和效果追踪系统(TOPS)和美国外科医生学会的国家手术质量改进项目(NSQIP)数据库。这个工具的目的是提供个性化的和可量化的乳房再造患者的风险评估,为更好地告知手术方案的设计和调整患者的期望值提供帮助(图 14.2)[64]。

效果

在最近的一篇美国外科医生学会的国家手术质量改进项目(NSQIP)数据库的综述中,背阔肌肌皮瓣占到了所有乳房再造术的近 1/3(32.7%),其术后 30d 内的并发症发生率较带蒂 TRAM 皮瓣和游离皮瓣再造术要低。具体而言,皮瓣坏死率、手术部位感染和总体并发症发生率在采用背阔肌乳房再造的患者群中是最低的。有几项研究均表明了背阔肌肌皮瓣较高的可靠性、较低的并发症发生率以及较高的患者满意度[7,19,27,29,31,48,51,68,72,73]。临床案例见图 19.24~图 19.27。

结论

综上所述,背阔肌肌皮瓣是可靠、技术明确的乳房再造选择,总体并发症少于其他自体组织再造方法。另外,背阔肌有多种改良,包括微创法肌肉切取和扩大切取,可以适应即刻或者延期修复肿块切除术或者乳房切除术后缺损修复的需求。在这样一个看重结果的年代和医疗花费的机制下,背阔肌肌皮瓣乳房再造术以其灵活、简便、性价比较高等特点将会被继续应用。

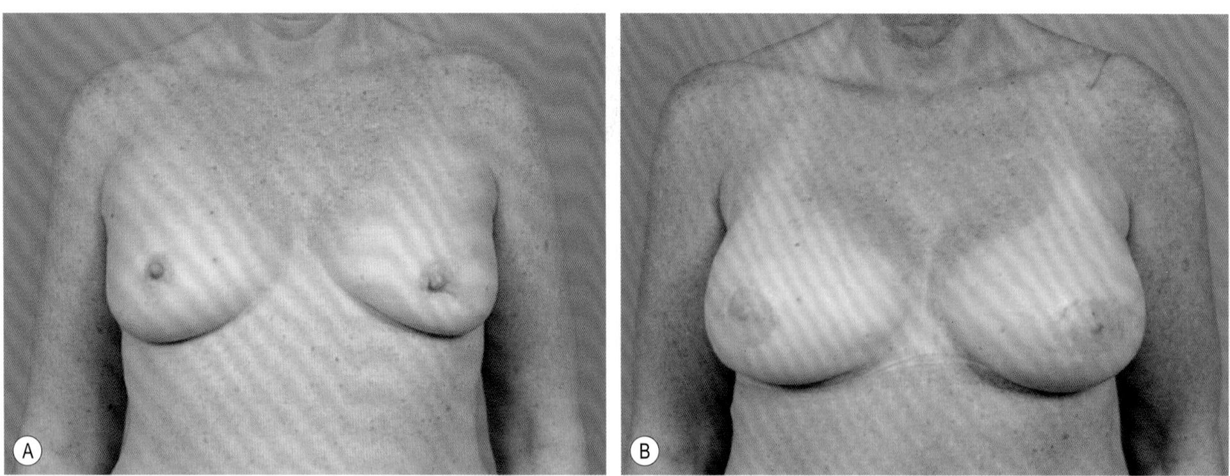

图 19.24 48岁女性，左侧肿块切除术后行双侧保留皮肤的乳房切除术，再行双侧背阔肌肌皮瓣乳房再造术。(A)术前观；(B)术后观，双侧背阔肌肌皮瓣 +550cc 中高凸硅胶假体，乳头乳晕重建和文身

Photos courtesy of Dr. John Y.S. Kim.

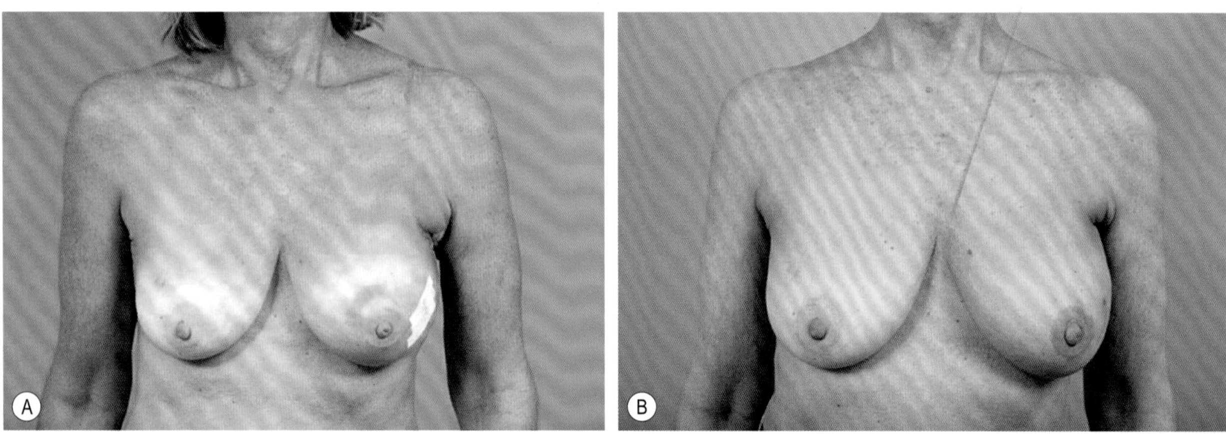

图 19.25 54岁女性，左侧肿块切除术后缺损。行内镜辅助背阔肌肌皮瓣乳房再造术(EARLi)。(A)左侧肿块切除术后；(B)单纯肌肉乳房再造术后

Photos courtesy of Dr. John Y.S. Kim.

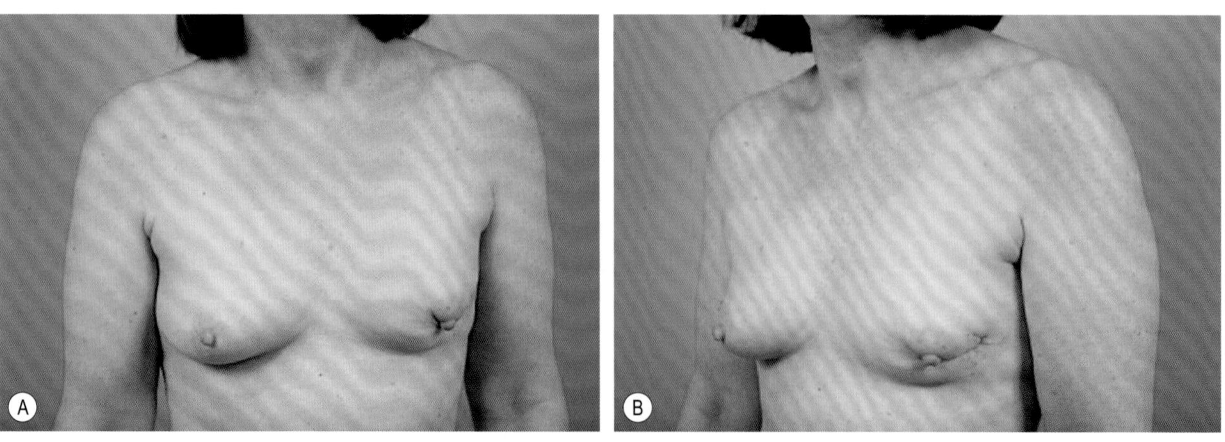

图 19.26 54岁女性，左侧肿块切除术和放疗。(A)术前前后位观；(B)术前斜位观

Photos courtesy of Dr. John Y.S. Kim.

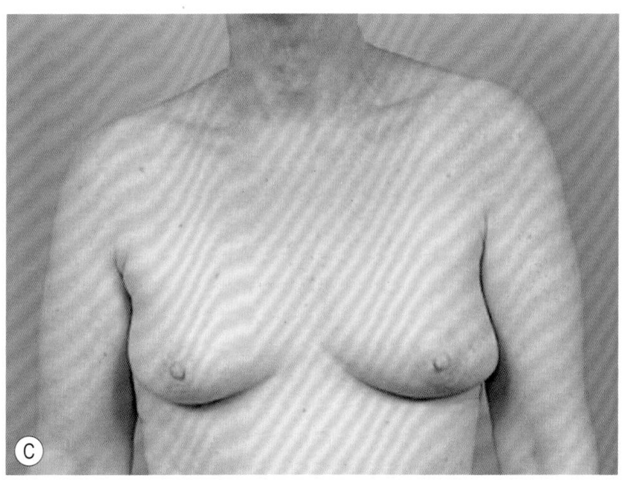

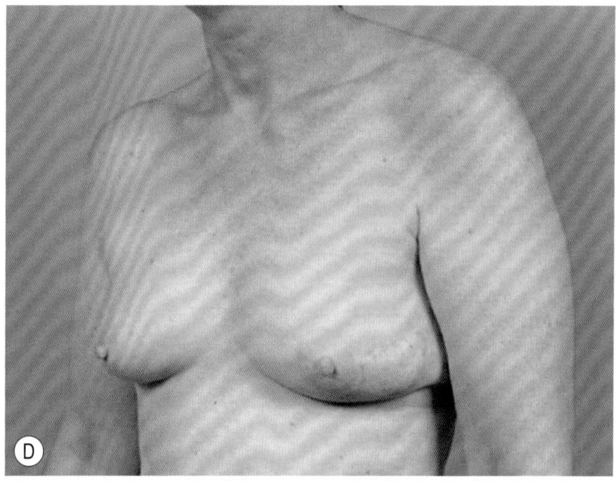

图 19.26(续)　(C)再造术后前后位观,背阔肌携带下外侧皮瓣以松解挛缩的胸部皮肤;(D)术后斜位观

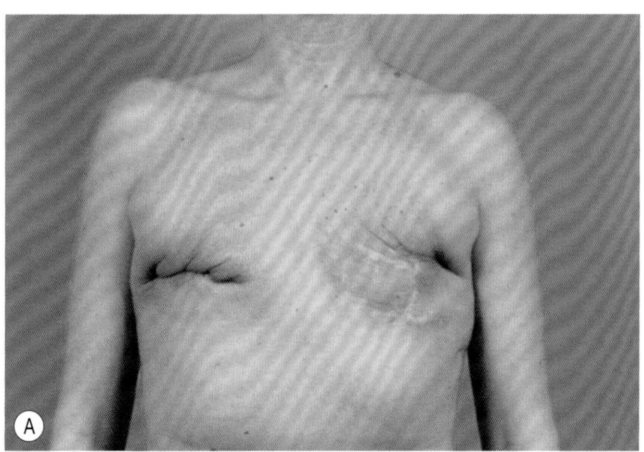

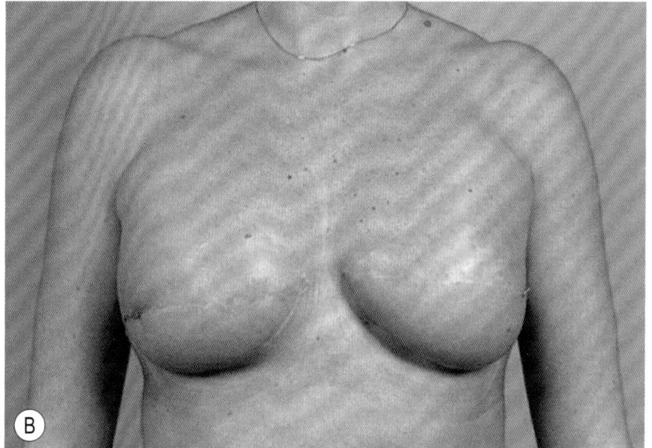

图 19.27　47 岁女性,双侧乳房假体再造失败。(A)术前观;(B)双侧背阔肌 + 扩张器,后置换为假体,乳房再造术(乳头 / 乳晕再造依患者要求延期)

Photos courtesy of Dr. John Y.S. Kim.

参考文献

1. National Cancer Institute. *Surveillance, Epidemiology, and End Results (SEER) Program*. Cancer Stat Facts: Female Breast Cancer; 2014. [Online] Available from: <http://seer.cancer.gov/statfacts/html/breast.html>.
2. Gart MS, Smetona JT, Hanwright PJ, et al. Autologous options for postmastectomy breast reconstruction: a comparison of outcomes based on the American College of Surgeons National Surgical Quality Improvement Program. *J Am Coll Surg*. 2013;216:229–238.
3. Maxwell GP. Iginio Tansini and the origin of the latissimus dorsi musculocutaneous flap. *Plast Reconstr Surg*. 1980;65:686–692.
4. Olivari N. The latissimus flap. *Br J Plast Surg*. 1976;29:126–128.
5. Schneider WJ, Hill HL Jr, Brown RG. Latissimus dorsi myocutaneous flap for breast reconstruction. *Br J Plast Surg*. 1977;30:277–281.
6. Bostwick J 3rd. Breast reconstruction: a comprehensive approach. *Clin Plast Surg*. 1979;6:143–162.
7. Bostwick J 3rd, Nahai F, Wallace JG, Vasconez LO. Sixty latissimus dorsi flaps. *Plast Reconstr Surg*. 1979;63:31–41.
8. Bostwick J 3rd, Vasconez LO, Jurkiewicz MJ. Breast reconstruction after a radical mastectomy. *Plast Reconstr Surg*. 1978;61:682–693.
9. McCraw JB, Penix JO, Baker JW. Repair of major defects of the chest wall and spine with the latissimus dorsi myocutaneous flap. *Plast Reconstr Surg*. 1978;62:197–206.
10. Mendelson BC, Masson JK. Treatment of chronic radiation injury over the shoulder with a latissimus dorsi myocutaneous flap. *Plast Reconstr Surg*. 1977;60:681–691.
11. Maxwell GP, Leonard LG, Manson PN, Hoopes JE. Craniofacial coverage using the latissimus dorsi myocutaneous island flap. *Ann Plast Surg*. 1980;4:410–421.
12. Quillen CG. Latissimus dorsi myocutaneous flaps in head and neck reconstruction. *Plast Reconstr Surg*. 1979;63:664–670.
13. Quillen CG, Shearin JC Jr, Georgiade NG. Use of the latissimus dorsi myocutaneous island flap for reconstruction in the head and neck area: case report. *Plast Reconstr Surg*. 1978;62:113–117.
14. Maxwell GP, Manson PN, Hoopes JE. Experience with thirteen latissimus dorsi myocutaneous free flaps. *Plast Reconstr Surg*. 1979;64:1–8.
15. Maxwell GP, Stueber K, Hoopes JE. A free latissimus dorsi myocutaneous flap: case report. *Plast Reconstr Surg*. 1978;62:462–466.
16. Watson JS, Craig RD, Orton CI. The free latissimus dorsi myocutaneous flap. *Plast Reconstr Surg*. 1979;64:299–305.
17. Hartrampf CR, Scheflan M, Black PW. Breast reconstruction with a transverse abdominal island flap. *Plast Reconstr Surg*. 1982;69:216–225.

18. Grotting JC, Neligan PC. *Plastic Surgery*. Vol. 5. Breast. Edinburgh: Elsevier Health Sciences; 2012.
19. Hammond DC. Latissimus dorsi flap breast reconstruction. *Clin Plast Surg*. 2007;34:75–82, abstract vi–vii. *Dr. Hammond describes his extensive experience with the latissimus flap and the technical modifications he has made over time to improve outcomes andaesthetics. He demonstrates that impressive results can be achieved with these modifications and improvements in the design of breast prostheses.*
20. Mathes SJ, Nahai F. Classification of the vascular anatomy of muscles: experimental and clinical correlation. *Plast Reconstr Surg*. 1981;67:177–187.
21. Bartlett SP, May JW Jr, Yaremchuk MJ. The latissimus dorsi muscle: a fresh cadaver study of the primary neurovascular pedicle. *Plast Reconstr Surg*. 1981;67:631–636.
22. Rowsell AR, Eisenberg N, Davies DM, Taylor GI. The anatomy of the thoracodorsal artery within the latissimus dorsi muscle. *Br J Plast Surg*. 1986;39:206–209.
23. Tobin GR, Schusterman M, Peterson GH, et al. The intramuscular neurovascular anatomy of the latissimus dorsi muscle: the basis for splitting the flap. *Plast Reconstr Surg*. 1981;67:637–641.
24. Brown JM, Wickham JB, McAndrew DJ, Huang XF. Muscles within muscles: coordination of 19 muscle segments within three shoulder muscles during isometric motor tasks. *J Electromyogr Kinesiol*. 2007;17:57–73.
25. Gust MJ, Nguyen KT, Hirsch EM, et al. Use of the tabbed expander in latissimus dorsi breast reconstruction. *J Plast Surg Hand Surg*. 2013;47:126–129.
26. Fisher J, Bostwick J 3rd, Powell RW. Latissimus dorsi blood supply after thoracodorsal vessel division: the serratus collateral. *Plast Reconstr Surg*. 1983;72:502–511.
27. McCraw JB, Papp C, Edwards A, McMellin A. The autogenous latissimus breast reconstruction. *Clin Plast Surg*. 1994;21:279–288.
28. Germann G, Steinau HU. Breast reconstruction with the extended latissimus dorsi flap. *Plast Reconstr Surg*. 1996;97:519–526.
29. Papp C, McCraw JB. Autogenous latissimus breast reconstruction. *Clin Plast Surg*. 1998;25:261–266.
30. Papp C, Wechselberger G, Schoeller T. Autologous breast reconstruction after breast-conserving cancer surgery. *Plast Reconstr Surg*. 1998;102:1932–1936, discussion 1937–1938.
31. Delay E, Gounot N, Bouillot A, et al. Autologous latissimus breast reconstruction: a 3-year clinical experience with 100 patients. *Plast Reconstr Surg*. 1998;102:1461–1478. *Delay et al. demonstrate their technique for latissimus dorsi flap breast reconstruction and reported on results and complications. Patient satisfaction was high. Postoperative complications included partial necrosis (1%), total necrosis (1%), and seroma (79%). Seroma was noted to occur more regularly in obese patients.*
32. Mathes SJ, Nahai F. *Reconstructive Surgery: Principles, Anatomy & Technique*. New York: Churchill Livingstone; 1997.
33. Parviz M, Cassel JB, Kaplan BJ, et al. Breast conservation therapy rates are no different in medically indigent versus insured patients with early stage breast cancer. *J Surg Oncol*. 2003;84:57–62.
34. Evans GR, Schusterman MA, Kroll SS, et al. Reconstruction and the radiated breast: is there a role for implants? *Plast Reconstr Surg*. 1995;96:1111–1115, discussion, 1116–1118.
35. Poggi MM, Danforth DN, Sciuto LC, et al. Eighteen-year results in the treatment of early breast carcinoma with mastectomy versus breast conservation therapy: the National Cancer Institute Randomized Trial. *Cancer*. 2003;98:697–702.
36. Forman DL, Chiu J, Restifo RJ, et al. Breast reconstruction in previously irradiated patients using tissue expanders and implants: a potentially unfavorable result. *Ann Plast Surg*. 1998;40:360–363, discussion 363–364.
37. Chawla AK, Kachnic LA, Taghian AG, et al. Radiotherapy and breast reconstruction: complications and cosmesis with TRAM versus tissue expander/implant. *Int J Radiat Oncol Biol Phys*. 2002;54:520–526.
38. Contant CM, van Geel AN, van der Holt B, et al. Morbidity of immediate breast reconstruction (IBR) after mastectomy by a subpectorally placed silicone prosthesis: the adverse effect of radiotherapy. *Eur J Surg Oncol*. 2000;26:344–350.
39. Disa JJ, Cordeiro PG, Heerdt AH, et al. Skin-sparing mastectomy and immediate autologous tissue reconstruction after whole-breast irradiation. *Plast Reconstr Surg*. 2003;111:118–124.
40. Kroll SS, Schusterman MA, Reece GP, et al. Breast reconstruction with myocutaneous flaps in previously irradiated patients. *Plast Reconstr Surg*. 1994;93:460–469, discussion 470–471.
41. Spear SL, Onyewu C. Staged breast reconstruction with saline-filled implants in the irradiated breast: recent trends and therapeutic implications. *Plast Reconstr Surg*. 2000;105:930–942.
42. Spear SL, Clemens MW, Boehmler J. Latissimus dorsi flap in reconstruction of the radiated breast. In: Spear SL, ed. *Surgery of the Breast: Principles and Art*. Amsterdam: Wolters Kluwer; 2010.
43. Kim JYS. *Anecdotal report*. 2015.
44. Codner MA. *Anecdotal report*. 2014.
45. Fine NA, Hirsch EM. Keeping options open for patients with anticipated postmastectomy chest wall irradiation: immediate tissue expansion followed by reconstruction of choice. *Plast Reconstr Surg*. 2009;123:25–29.
46. Hammond DC, Simon AM, Khuthaila DK, et al. Latissimus dorsi flap salvage of the partially failed TRAM flap breast reconstruction. *Plast Reconstr Surg*. 2007;120:382–389.
47. Chang DW, Kroll SS, Dackiw A, et al. Reconstructive management of contralateral breast cancer in patients who previously underwent unilateral breast reconstruction. *Plast Reconstr Surg*. 2001;108:352–358, discussion 359–360.
48. Spear SL, Boehmler JH, Taylor NS, Prada C. The role of the latissimus dorsi flap in reconstruction of the irradiated breast. *Plast Reconstr Surg*. 2007;119:1–9, discussion 10–11. *The authors describe their 10-year experience using the latissimus dorsi flap in prosthetic reconstruction of irradiated breasts. Twenty-eight patients were identified, 18 of whom had a latissimus flap at the time of expander placement and 10 of whom underwent secondary latissimus flap reconstruction. No patients developed capsular contracture, and overall patient satisfaction was very high (8.8/10). The authors conclude that latissimus flaps can be combined with prosthetic reconstruction to produce a cosmetically-pleasing result in the previously irradiated breast.*
49. Bailey S, Saint-Cyr M, Zhang K, et al. Breast reconstruction with the latissimus dorsi flap: women's preference for scar location. *Plast Reconstr Surg*. 2010;126:358–365.
50. Mickel TJ, Barton FE Jr, Rohrich RJ, et al. Management and prevention of lumbar herniation following a latissimus dorsi flap. *Plast Reconstr Surg*. 1999;103:1473–1475.
51. Gerber B, Krause A, Reimer T, et al. Breast reconstruction with latissimus dorsi flap: improved aesthetic results after transection of its humeral insertion. *Plast Reconstr Surg*. 1999;103:1876–1881.
52. Aitken ME, Mustoe TA. Why change a good thing? Revisiting the fleur-de-lis reconstruction of the breast. *Plast Reconstr Surg*. 2002;109:525–533, discussion 534–538.
53. Chang DW, Youssef A, Cha S, Reece GP. Autologous breast reconstruction with the extended latissimus dorsi flap. *Plast Reconstr Surg*. 2002;110:751–759, discussion 760–761. *The authors in this study present their clinical series of 75 extended latissimus dorsi flaps for purely autologous breast reconstruction. In this series of 67 patients, 28% developed flap-related complications and 38.7% developed donor site complications. Overall, donor site seroma was the most common complications (25.3%), and the authors conclude that obese patients are at higher risk of developing this complication.*
54. Tobin GR, Moberg AW, DuBou RH, et al. The split latissimus dorsi myocutaneous flap. *Ann Plast Surg*. 1981;7:272–280.
55. Saint-Cyr M, Nagarkar P, Schaverien M, et al. The pedicled descending branch muscle-sparing latissimus dorsi flap for breast reconstruction. *Plast Reconstr Surg*. 2009;123:13–24. *Saint-Cyr et al. present a series of 24 muscle-sparing latissimus flaps in 20 patient and report on outcomes, complications, and functional disability compared with the nonoperated side. The technique for the pedicled muscle-sparing latissimus flap is also presented. There were no postoperative seromas reported in this series and only one case of partial flap necrosis. When comparing the operated and nonoperated sides, no statistically significant functional differences were detected using the DASH questionnaire.*
56. McCraw JB, Papp C. *The Fleue de Lis Autogenous Latissimus Breast Reconstruction*. New York: Raven Press; 1991.
57. Angrigiani C, Grilli D, Siebert J. Latissimus dorsi musculocutaneous flap without muscle. *Plast Reconstr Surg*. 1995;96:1608–1614.
58. Schwabegger AH, Harpf C, Rainer C. Muscle-sparing latissimus dorsi myocutaneous flap with maintenance of muscle innervation, function, and aesthetic appearance of the donor site. *Plast Reconstr Surg*. 2003;111:1407–1411.
59. Dixon JM, Venizelos B, Chan P. Latissimus dorsi mini-flap: a technique for extending breast conservation. *Breast*. 2002;11:58–65.
60. Nano MT, Gill PG, Kollias J, Bochner MA. Breast volume replacement using the latissimus dorsi miniflap. *ANZ J Surg*. 2004;74:98–104.
61. Cho BC, Lee JH, Ramasastry SS, Baik BS. Free latissimus dorsi muscle transfer using an endoscopic technique. *Ann Plast Surg*. 1997;38:586–593.
62. Woerdeman LA, Hage JJ, Thio EA, et al. Breast-conserving therapy in patients with a relatively large (T2 or T3) breast cancer: long-term local control and cosmetic outcome of a feasibility study. *Plast Reconstr Surg*. 2004;113:1607–1616.

63. Menke H, Erkens M, Olbrisch RR. Evolving concepts in breast reconstruction with latissimus dorsi flaps: results and follow-up of 121 consecutive patients. *Ann Plast Surg*. 2001;47:107–114.
64. Mlodinow AS, Kim JY, Khavanin N, et al. Individualized risk of surgical complications: an application of the Breast Reconstruction Risk Assessment (BRA) Score. *Plast Reconstr Surg*. 2014;134:77–78.
65. Clough KB, Louis-Sylvestre C, Fitoussi A, et al. Donor site sequelae after autologous breast reconstruction with an extended latissimus dorsi flap. *Plast Reconstr Surg*. 2002;109:1904–1911.
66. Brumback RJ, McBride MS, Ortolani NC. Functional evaluation of the shoulder after transfer of the vascularized latissimus dorsi muscle. *J Bone Joint Surg Am*. 1992;74:377–382.
67. Russell RC, Pribaz J, Zook EG, et al. Functional evaluation of latissimus dorsi donor site. *Plast Reconstr Surg*. 1986;78:336–344.
68. Yezhelyev M, Duggal CS, Carlson GW, Losken A. Complications of latissimus dorsi flap breast reconstruction in overweight and obese patients. *Ann Plast Surg*. 2013;70:557–562.
69. Kim H, Wiraatmadja ES, Lim SY, et al. Comparison of morbidity of donor site following pedicled muscle-sparing latissimus dorsi flap versus extended latissimus dorsi flap breast reconstruction. *J Plast Reconstr Aesthet Surg*. 2013;66:640–646.
70. Hokin JA, Silfverskiold KL. Breast reconstruction without an implant: results and complications using an extended latissimus dorsi flap. *Plast Reconstr Surg*. 1987;79:58–66.
71. McCraw JB, Maxwell GP. Early and late capsular "deformation" as a cause of unsatisfactory results in the latissimus dorsi breast reconstruction. *Clin Plast Surg*. 1988;15:717–726.
72. De Mey A, Lejour M, Declety A, Meythiaz AM. Late results and current indications of latissimus dorsi breast reconstructions. *Br J Plast Surg*. 1991;44:1–4.
73. Pacella SJ, Vogel JE, Locke MB, Codner MA. Aesthetic and technical refinements in latissimus dorsi implant breast reconstruction: a 15-year experience. *Aesthet Surg J*. 2011;31:190–199.

第 20.1 章

腹部游离皮瓣介绍

Maurice Y. Nahabedian

使用自体组织的乳房再造为女性提供了一种可供选择的方法，这种方法具有自然、持久和可重塑体形的优点。可作为供区的几个解剖区域包括腹部、胸背部、臀区和大腿。腹部是通常首选的供区，原因包括供区组织量丰厚、继发腹壁作为供区易于关闭以及符合患者的期望。腹部的皮瓣可以进行带蒂转移或游离移植。腹部游离皮瓣的优点之一是能够将皮瓣移植至胸壁的最佳位置。通常来讲，腹壁组织游离移植已成为乳房再造最常见的手术方式。

使用腹壁组织进行乳房再造的历史追溯到 1979 年，Holmström 报道了一种使用腹部皮肤及脂肪组织进行游离移植的技术[1]。然而，这项技术因为 1982 年 Carl Hartrampf 等人的带蒂 TRAM 皮瓣技术的发表而被抢去了风头[2]。带蒂 TRAM 皮瓣是乳房再造的一次革新，它不需要显微外科技术，可替代假体和背阔肌肌皮瓣，并能改善臃肿腹部的外观。尽管乳房再造效果通常很好，但由于腹壁肌力减弱且偶发的外形异常并发症，使得供区选择这一问题逐渐受到关注。因为 TRAM 皮瓣的血供来自穿过腹直肌的腹壁上动脉和静脉的穿支，所以大多情况下在移植时需要选取整个腹直肌。总的来说，肌肉的主要作用是为血液灌注提供支持，有时也提供体积。虽然有少数医生保留了腹直肌的连续性，但大多数医生会将整个长度和宽度的腹直肌都掀起来，这增加了患者腹壁薄弱和产生外形异常的风险。采用补片材料加固腹壁是非常有效的，然而，尤其是在两侧腹直肌都被用于进行单侧或双侧再造的情况下，腹壁肌力的丧失始终是无法克服的难题。

直到 1989 年，Grotting 等将游离 TRAM 皮瓣与传统 TRAM 皮瓣进行了对比（第 20.4 章）[3]，游离 TRAM 皮瓣才被广泛地接受。这种游离皮瓣和传统皮瓣来自相同的供区，但血供并非来自腹壁上动脉和静脉，而来自腹壁下动脉和静脉。腹壁下来源的血管穿行距离较短，口径较大，并且没有与 choke vessel（跨区域潜在吻合血管）相连，这些因素都会潜在增加皮瓣的血液灌注。虽然游离 TRAM 仍然是肌皮瓣，但与带蒂 TRAM 肌皮瓣相比，肌肉和筋膜的去除减少了，能最大限度地减少对腹壁的损害。该皮瓣可以通过不同程度的肌肉保留（MS）方法来获取，可以保留内侧和外侧部分（MS-2）而取中间部分，可以仅保留内侧或外侧部分（MS-1）。在某些情况下，会切取整个宽度的肌肉(MS-0)。从功能上说，MS-0 式获取的游离 TRAM 皮瓣与带蒂 TRAM 皮瓣是相似的，因为两者的腹直肌都失去了连续性。自此，自体组织游离移植乳房再造的时代开启了。

1994 年，Allen 和 Treece 介绍了使用 DIEP 皮瓣进行乳房再造（第 20.2 章）[4]。DIEP 皮瓣与游离 TRAM 皮瓣相似，来自相同的皮瓣供区，拥有相同的血供。它们主要的区别是 DIEP 皮瓣完整地保留了腹直肌，从而降低了腹部肌肉薄弱或外形异常发生的可能性[5]。尽管保留了肌肉，但 DIEP 皮瓣仍需要切开腹直肌前鞘并进行肌肉劈开以分离腹壁下动、静脉。DIEP 皮瓣复杂性在于选择合适的穿支和确定穿支血管位置。此处大量不同口径的穿支提供了不同灌注能力。术前应用磁共振血管造影或计算机断层血管造影等技术可确定主要穿支的位置和血管管径，术中应用荧光血管造影技术可以提供有关组织灌注的重要信息，这些都有助于 DIEP 皮瓣的实施。

腹壁浅动脉皮瓣严格意义上并不是穿支皮瓣，因为血液供应没有穿过肌肉。它是一种基于完全不同的血液供应的皮动脉皮瓣（第 20.3 章）[6]。该皮瓣最初是由 Grotting 在 1991 年提出[7]，它不需要切开腹直肌前鞘或劈开分离腹直肌，因此与其他腹部的游离及带蒂皮瓣相比有明显优势。该皮瓣的优点在于，它是一个真正的腹壁成形术皮瓣，并没有破坏腹壁的完整性；它的缺点是约 50% 患者的腹壁浅动、静脉是不可用的，皮瓣的灌注能力只限制在 1 区和 2 区。

自从这三种显微外科游离皮瓣开始用于乳房再造以来，关于哪一种皮瓣最好或更优的争论一直存在。争论点主要围绕皮瓣灌注和腹壁破坏程度。游离 TRAM 皮瓣可以称得上是灌注效果最佳的皮瓣，因为它通常包含了最大量的穿支血管。然而，从定义上看，游离 TRAM 皮瓣包含了一段腹直肌，而其他类型的皮瓣则没有包含腹直肌。由此引出的问题是在游离 TRAM 皮瓣、DIEP 皮瓣、腹壁浅动脉皮瓣三者之间是否存在功能上的差异；进行双侧皮瓣再造时与单侧皮瓣再造比较，这种差异是否会增大；灌注的差异是否会引起脂肪坏死、再手术率或者全皮瓣坏死的差异。后续章节将讨论关于三个皮瓣的细节问题，使读者更好地理解以腹部作为供区应用显微外科技术进行乳房再造的风险和优势。

参考文献

1. Holmström H. The free abdominoplasty flap and its use in breast reconstruction. *Scand J Plast Reconstr Surg*. 1979;13:423–427. *This is the first paper describing the free abdominoplasty flap for breast reconstruction. Failures and successes are reviewed as well as angiographic studies.*
2. Hartrampf CR, Scheflan M, Black PW. Breast reconstruction with a transverse abdominal island flap. *Plast Reconstr Surg*. 1982;69:216–225. *This is the original manuscript describing the pedicle TRAM for breast reconstruction. The anatomy and surgical technique is highlighted.*
3. Grotting JC, Urist MM, Maddox WA, et al. Conventional TRAM flap versus free microsurgical TRAM flap for immediate breast reconstruction. *Plast Reconstr Surg*. 1989;83:828–841. *This paper compares the pedicle and free TRAM flaps for breast reconstruction. The free TRAM compared favorably to the pedicle TRAM in terms of complications, operating time, blood loss, hospitalization, and functional return.*
4. Allen RJ, Treece P. Deep inferior epigastric perforator flap for breast reconstruction. *Ann Plast Surg*. 1994;32:32–38. *This is the original paper describing the DIEP flap for breast reconstruction. A total of 15 flaps were used based on 1, 2, or 3 perforators.*
5. Koshima I, Soeda S. Inferior epigastric artery skin flaps without rectus abdominis muscle. *Br J Plast Surg*. 1989;42:645–648. *The DIEP flap is described without harvesting the rectus abdominis muscle. The authors demonstrate that a single perforator is capable of perfusing an entire flap.*
6. Arnez ZM, Khan U, Pogorelec D, et al. Breast reconstruction using the free superficial inferior epigastric artery (SIEA) flap. *Br J Plast Surg*. 1999;52:276–279. *This paper reviews the authors' experience with five flaps based on the superficial system. The authors describe the anatomy and technique for flap harvest.*
7. Grotting JC. The free abdominoplasty flap for immediate breast reconstruction. *Ann Plast Surg*. 1991;27:351–354. *The free abdominoplasty flap is described demonstrating that muscle does not have to be harvested with a flap to achieve successful outcomes.*

第 20.2 章

腹壁下动脉穿支（DIEP）皮瓣

Philip N. Blondeel，Colin M. Morrison，and Robert J. Allen，Sr

概要

- 腹壁下动脉穿支（DIEP）皮瓣可提供大量柔软、韧性自然的组织和乳房组织的质地相似；
- 一旦通过了学习曲线的最初阶段，DIEP 皮瓣的解剖是与传统的游离肌皮瓣手术相似的；
- DIEP 皮瓣的主要优点是保留了完整的腹直肌功能，供区并发症很少；
- 对于有经验的医师来说，DIEP 皮瓣的失败率在 1% 以内；
- DIEP 皮瓣是自体乳房再造的理想穿支皮瓣。

简介

近年来，穿支皮瓣应用越来越广泛，是组织重建的较高技术，也是肌皮瓣和筋膜皮瓣的一大进步。由于已不再需要附着的肌肉和筋膜载体来保障皮瓣的血供，穿支皮瓣可以提供最为相近的组织替代，供区影响外形或功能的并发症很少。穿支皮瓣通常薄而柔软，易于塑形，非常适合用于重建外形；它们也很适合重建柔韧的器官（如舌）；或者，用于头颈部复杂轮廓的塑造。穿支皮瓣富含大量皮下脂肪，是乳房再造的理想材料。

穿支皮瓣由皮肤及其附着的皮下脂肪组织组成，其血供来自独立的穿支血管，这些血管从供血的主干血管发出，穿过或沿着深层组织（通常为肌肉）的间隙抵达皮肤表面。在穿过外层深筋膜供应表面皮肤之前穿行于肌肉中的血管定义为“肌皮穿支”。穿过肌间隔（两肌腹之间）的血管被称为“肌间隔穿支”。

穿支皮瓣技术的发展是与人们对皮肤血供认知的深入以及肌皮瓣和筋膜皮瓣的研究进展密切相关的。

DIEP 皮瓣是在传统下腹部肌皮瓣的基础上改良而成的。Holmström 和 Robbins[2,3]实施了第 1 例 TRAM 皮瓣乳房再造术后不久，对腹壁下动脉的肌皮穿支进行了介绍[1]。20 世纪 80 年代中期，Taylor 对腹壁下动脉的供应范围方面进行了划时代的研究，表明下腹部皮瓣可以仅由一支大的脐周穿支血管供应，并在 1989 年由 Koshima 和 Soeda[4]发表的 2 例“不带腹直肌的下腹部皮瓣”病例得以证实。

最初，DIEP 皮瓣由于挑战了传统理念，并且被认为不够安全，遭到了外科学领域的非议。然而，我们现在却处在一个全球整形外科界都在常规使用 DIEP 皮瓣的时代[5]。

随着人们越来越重视乳房美学效果的优化和供区部位并发症的发生率降低的需求，在作者看来，DIEP 皮瓣是目前乳房再造的“金标准”。

基础知识 / 解剖学

腹壁下动脉穿支（DIEP）皮瓣

腹壁下动脉刚好在腹股沟韧带上方起自髂外动脉，在腹膜下组织内向前弯曲延伸，然后沿腹股沟环内侧缘斜向上走行，继续向上穿过腹横筋膜、越过半环线，在腹直肌及其后鞘之间向上延伸。

腹壁下动脉最终分成多个分支，在脐上与胸廓内动脉的腹壁上分支及下部的肋间动脉吻合（图 20.2.1 和图 20.2.2）。

腹壁下动脉系统的解剖差异很大[15,16]，血管蒂平均长度为 10.3cm，平均直径为 3.6mm。正常情况下腹壁下动脉分为 2 个终末支，外侧支为主（54%）。如没有分支，则会有一个中央主干（28%）发出多个小分支进入肌肉以及位于中央的穿支血管。如果内侧支占主导地位（18%），则其血流明显低于中央主干型或外侧支为主型[17]。

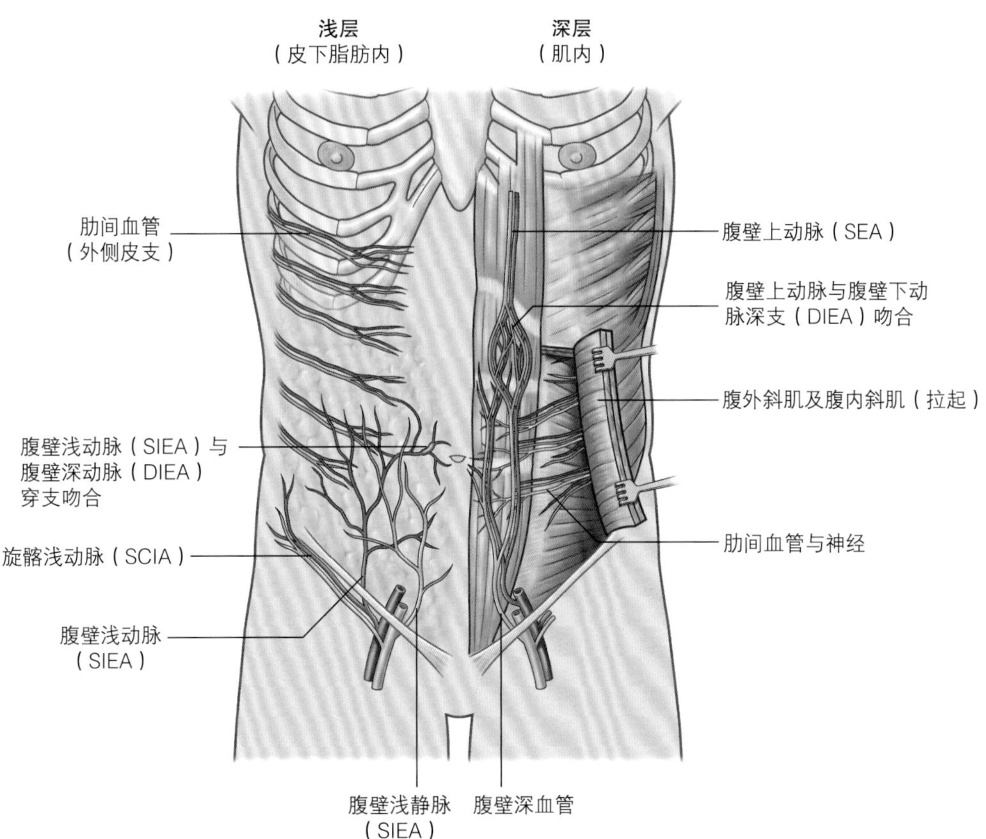

图 20.2.1　下腹部血管解剖。去除右半腹皮肤，暴露腹壁浅血管，动脉、其伴行静脉以及腹壁浅静脉位于旋髂浅血管内侧。在脐周，腹壁深血管穿支与浅层动静脉相交通。肋间动静脉的前支从腋中线发出，向前侧和远处延伸。不同血管之间的吻合网在皮肤和深筋膜间形成了复杂的网络。在左腹去除深筋膜和腹直肌，将腹内斜肌和腹外斜肌向外牵开，腹壁深动静脉穿行至腹直肌外侧缘深部，于头侧穿行数厘米后进入腹直肌。腹壁深动脉系统的部分分支与肋间动静脉的前支相交通(尤其是腹壁下动脉外侧支)。肋间神经前支和其血管伴行，分为感觉支(与穿支血管伴行支配皮下组织)及运动支(走行于腹直肌内侧及远侧)。腹壁下深血管与腹壁上动脉在头侧肌间形成广泛的血管网

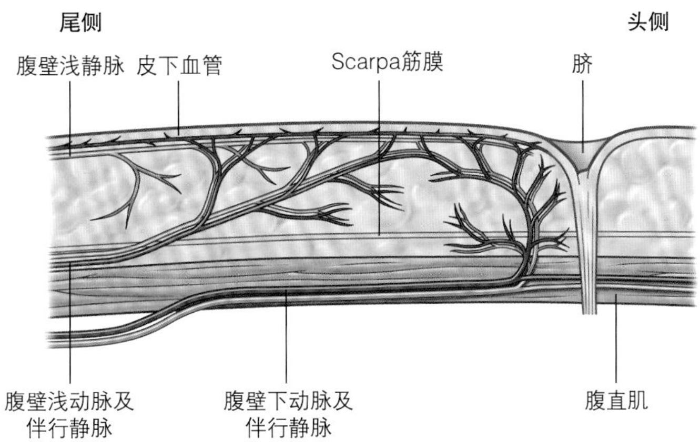

图 20.2.2　正中矢状位，解剖描述同图 20.2.1

Blondeel 等[17]在中线两侧各发现了 2~8 个较大(>0.5mm)的穿支。大多数穿支穿出腹直肌前鞘后出现在脐上 2cm、脐下 6cm、两侧 1~6cm 所形成的脐旁矩形区域内，几乎没有解剖的对称性。穿支血管离中线越近，越能给超过中线的皮瓣进行供血，因为至少有 1 支跨区域潜在吻合血管能够被越界开通。然而，外侧穿支常常占主导地位，它们在肌肉中更垂直地穿行，更容易被解剖分离。穿支血管伴行的感觉神经通常也要粗得多(图 20.2.3)。内侧穿支为皮瓣提供了更好的灌注，它们在肌肉内穿行距离更长，需要更广泛精细地对肌肉进行纵向分离。可以通过向侧方增大皮瓣的设计以保留更多的组织。如果不能确定转移的组织是否足够，可以剥离两侧的穿支皮瓣(Siamese 皮瓣)[6]。

此外，也可以优先考虑在腹直肌腱划水平穿过腹直肌的穿支，此处穿支通常很大，很少有肌肉分支，从皮下脂肪到腹壁下血管的距离也更短，这更方便剥离血管[18]。

因此，设计 DIEP 皮瓣时，应使其中心定位于占主导地位的内侧或外侧穿支的正上方，只要可以提供足够的腹部皮下脂肪组织，越过中线的血供差的皮瓣可以舍弃(图 20.2.4)。在穿支的起点处可见到许多神经(图 20.2.3)。虽然解剖并不恒定，但混合的节段性神经从外侧在肌肉下或肌肉内穿过，感觉神经分出后伴行穿支血管进入皮瓣，运动神经则在穿支血管分出的尾侧跨越腹壁下血管进入腹直肌内侧部分[19]。在实践中应始终对各种的解剖变异有思想准备。

腹壁浅动脉起源于腹股沟韧带下方 2~3cm 处，直接自股动脉发出(17%)或与旋髂浅动脉共源(48%)。它在 Scarpa 筋膜深处的股三角向上外侧走行，然后于髂前上棘和耻骨结节连线中点处穿过腹股沟韧带。在腹股沟韧带的上方，腹壁浅动脉贯穿 Scarpa 筋膜，在浅表皮下组织走行。此处腹壁浅动脉位于腹壁浅静脉深处并与之平行，静脉直接汇入大隐静脉[20]。

腹壁浅动脉被认为是供应皮肤的直接穿支，而深动静脉系统的穿支血管被视为间接穿支(图 20.2.5)。在所有血管中，选择少有或没有肌肉分支的供应脂肪和皮肤的最大的、最主要的穿支血管非常重要。

腹壁浅静脉是 DIEP 皮瓣最大的回流静脉，它位于真皮血管网下 Scarpa 筋膜上，走行在髂前上棘和耻骨联合中间。为获取椭圆形的岛状皮瓣，需横切这条静脉，通过较小的穿支静脉重新引导静脉回流。所有患者的腹壁浅静脉和腹壁深静脉系统均有交通，但在 36% 的病例中[21,22]发现穿过中线的重要的内侧分支是缺失的。在这些皮瓣中，静脉交通仅仅通过真皮下毛细血管网，这就解释了为什么皮瓣远中线部分会出现静脉淤血以及这种情况为何如此多变且不可预知。

DIEP 皮瓣的淋巴回流分为深层和浅层两个系统。浅层淋巴管位于真皮网状层的正下方，去上皮时切口过深可能会损伤此层。浅层淋巴管汇入腹股沟浅淋巴结。深层淋巴管收集腹壁深层结构的淋巴液，如位于动脉和静脉附近的肌肉和筋膜，仔细剥离血管蒂可以避免对淋巴系统的医源性损伤。深层淋巴管汇入下腹部淋巴管，然后再汇入髂内深层淋巴结[23]。

受区血管

胸廓内动脉及其伴行的静脉是 DIEP 皮瓣乳房再造的首选血管[10,12,24]，它们处于胸壁的中心位置，有利于显微外科手术的进行，为乳房塑形提供了灵活性。这些血管易于解

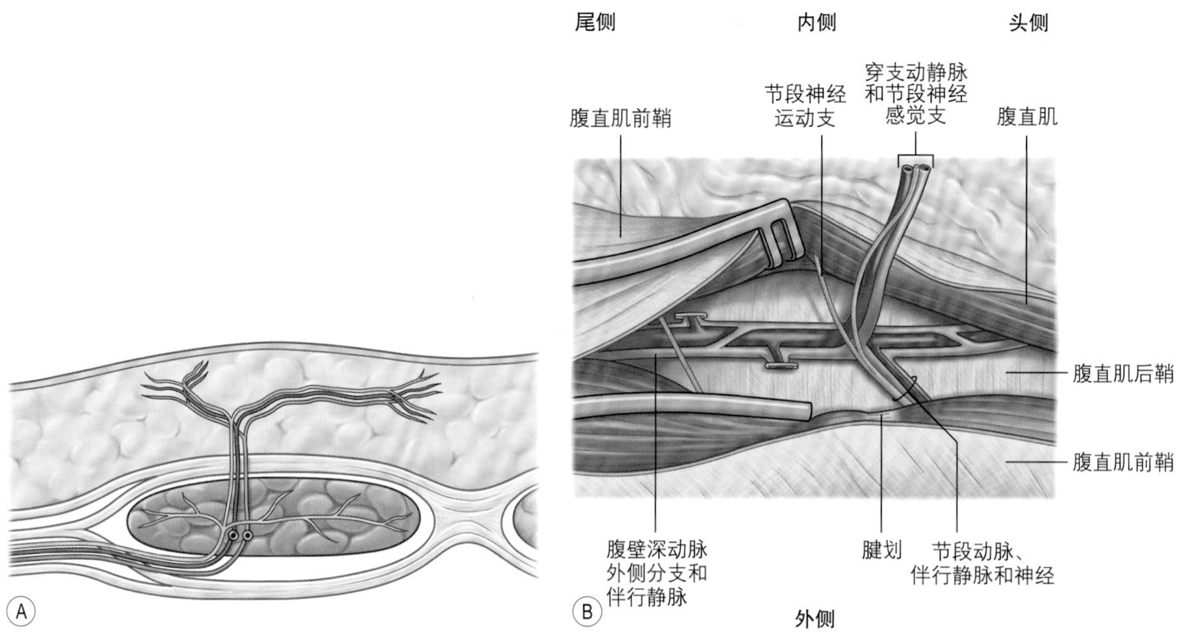

图20.2.3 (A,B)肋间神经解剖。混合肋间神经在腹内斜肌下走行，大多数从腹直肌后面在腹壁下动脉外侧分支进入腹直肌。他们沿着肋间和节段血管，主要经过腹壁下动脉外侧支的肌下或肌内部分。在此处它分成内侧和外侧 2 个运动分支，另外一个感觉支与穿支动静脉伴行

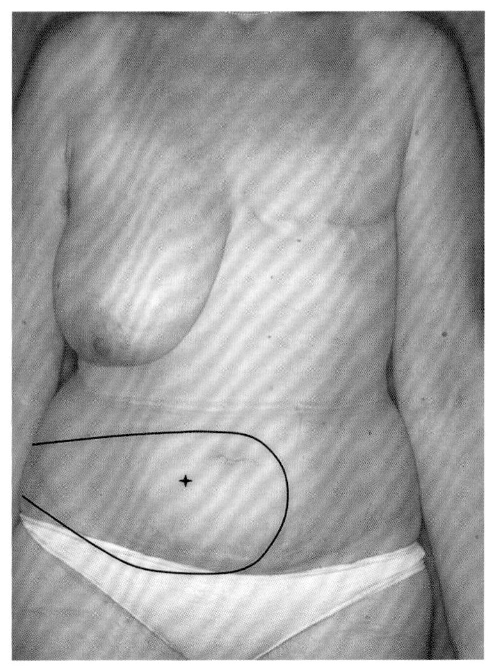

图 20.2.4　占主导地位的穿支动脉定位后,再以穿支动脉为中心设计皮瓣。皮瓣中线两侧对称,但要舍弃血供最少的部分皮瓣

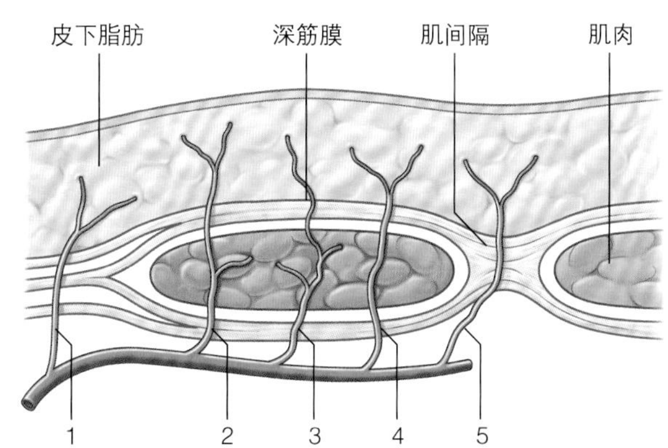

图 20.2.5　下腹壁穿支不同类型。(1)腹壁浅动脉分支穿过深、浅筋膜后直接支配皮下脂肪和皮肤,该穿支为直接穿支,其他穿支为间接穿支;(2)有一个支配皮下脂肪及皮肤的主要穿支血管,少有支配肌肉的分支;(3)穿支分叉,主要支配肌肉;(4)穿过腹直肌没有分支;(5)穿过腹直肌间隔的穿支,支配皮肤脂肪及皮肤

剖,通常没有放射损伤,一些患者可能会因放疗发生血管周围纤维化。感染假体取出或严重包膜纤维化导致的胸壁炎症,有时会造成严重的血管周围瘢痕的形成。

尽管动脉口径通常足够大,但静脉的口径差异较大。在大多数情况下,胸壁左侧的静脉比右侧细小,因此,作者更倾向于在左侧第 3 或第 4 肋水平分离血管,而右侧在第 4 肋水平进行分离。可以切除一小段软骨以及头侧和尾侧相连的肋间肌(图 20.2.6),这样有助于充分暴露血管并获取足够的受区血管长度。也可以只切除肋间肌进行局限的解剖和暴

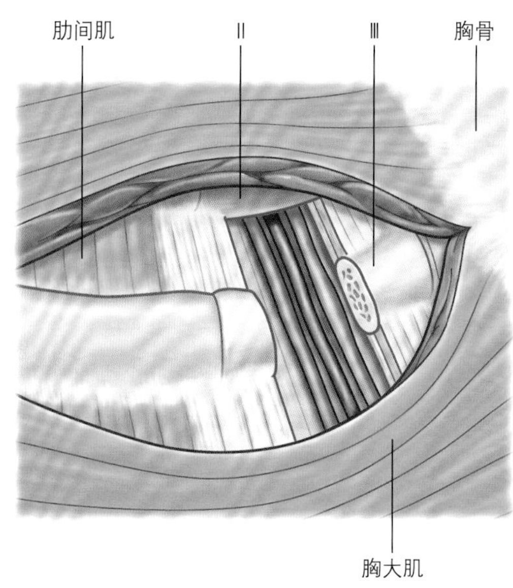

图 20.2.6　去除第 3 根肋骨肋软骨的一小部分后可见胸廓内动脉和其伴行的 2 条静脉

露。还可以通过咬去上肋的下缘和下肋的上缘来获得更多的暴露。

在第 2 和第 3 肋间水平,有时可见大的穿支血管从肋间肌之间穿出并穿过胸大肌内侧部分。这些穿支大小多变,只有 5%~10% 的比例可以将其作为游离皮瓣的受区血管。在准备受区时,可以在胸大肌表面和深面对这些血管进行辨别和评估。如果没有适合的穿支血管,则要准备好胸廓内动脉及其伴行静脉[25]。

患者表现

设计 DIEP 皮瓣时,关键点是依靠一条特定穿支血管可以获取多少成活的组织,最准确的指标是术前血流多普勒或 CT 成像。除可以确定皮瓣的“安全”区域外,这些技术还可以有效避免术中意外,并大大缩短手术时间,显著降低乳房再造的整体花费。

近年来,磁共振血管造影在穿支血管成像方面发展前景良好。与 CT 成像不同的是,它除了可以生成准确和详细的图像,还不会造成辐射暴露[26]。

除影像学检查外,常规的术前检查还包括血液检查、肿瘤筛检以及必要时要额外进行的伴随疾病的检查。

穿支血管的超声评估

穿支血管的超声评估价是通过彩色多普勒成像技术来实现的,通常采用灰度结合彩色多普勒成像,该检查阳性预测值达 100%,几乎不会出现假阴性[27]。

灰度成像显示轴型血管和穿支血管的解剖细节,彩色多普勒可以额外识别血流及其方向(朝向或远离探头),血流类型(即静脉血或动脉血),还可以测量血流速度[28-31]。

彩色多普勒成像的缺点在于缺乏解剖细节和对操作者的依赖。它需要操作者掌握详细的血管三维解剖学知识以及操作设备的专业技能。它虽然提供了动态血流信息,但这可能有时不太可靠,因为肌肉和神经的刺激会影响微循环,引起血流量波动。因此,流速并不总是与穿支血管的口径相关。

除术前成像外,还可以在手术室中使用单向手持多普勒探针来识别浅表血管。被识别的血管穿支可以标记在患者的皮肤上,使皮瓣的设计更加准确,并有助于术中分离。这一简单而廉价的技术对手术很有帮助[32]。然而,由于轴型血管或穿支在进入筋膜浅层前与筋膜平行走行,可能干扰检查结果,出现假阴性和假阳性信号。

CT 成像

多排螺旋 CT 是近年出现的一项创新的技术,它可以对人们所关注的解剖区域进行快速的扫描,具有良好的分辨率,伪影的影响减少,操作时间不超过 10min,患者耐受性良好,因此它逐渐成为识别腹壁穿支血管的一种方式[33-35]。使用磁共振成像(MRI)可以避免高剂量 X 射线,但仍需要进一步的开发应用[36]。

CT 扫描需要结合造影剂静脉注射以评估供区和受区的血管,所采集的信息包括血管的确切位置和肌间的起止、穿支的口径、主要血管的识别。对浅层和深层系统相对关系的描述可以帮助外科医生在术前进行血管选择。这项检查不仅可以用于术前帮助选择合适的患者,还可以使手术时间平均缩短 21%,成本效益显著[37]。

多排螺旋 CT 的缺点在于 X 射线剂量和静脉造影剂的使用,从而存在发生过敏反应的风险。X 射线的剂量虽然很大,但比常规肝 CT 扫描的辐射剂量要小,可以结合分段式扫描来减少总体辐射暴露剂量。可在术前或术中进行图像分析,与术中所见相对照(图 20.2.7 和图 20.2.8)。

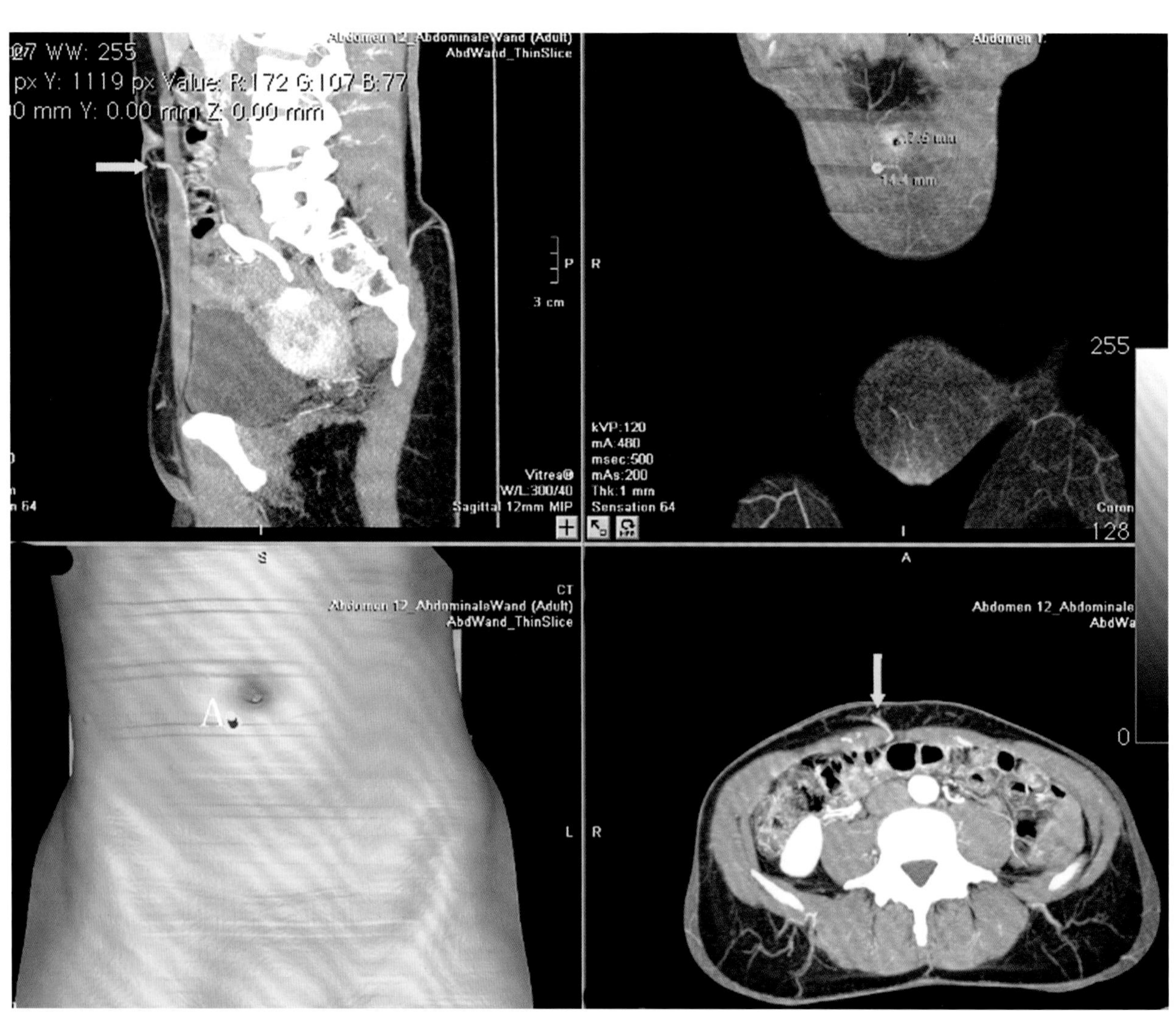

图 20.2.7 腹直肌穿支不同方向 CT 图像及三维重建图像。矢状位显示穿支血管穿过腹直肌。以脐作参考

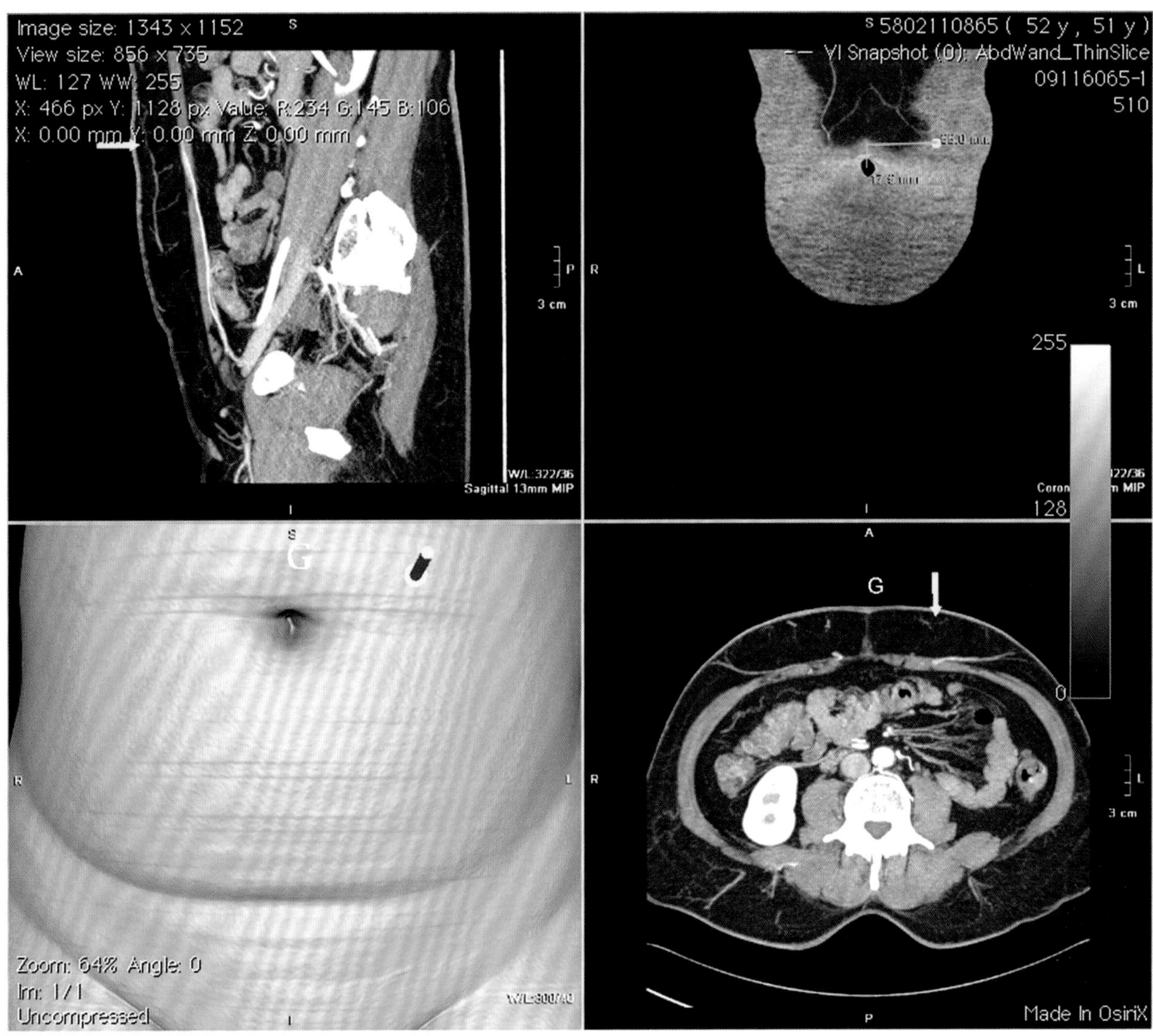

图 20.2.8　左侧脐外侧穿支 CT 血管造影，右侧对称部位有相似的穿支，仅为下腹部外侧供血。矢状视图显示该穿支血管的解剖相对简单，因其在肌肉中的穿行相对简单，但选择此穿支意味着超过中线的组织必定没有血供

患者选择

使用 DIEP 皮瓣或腹壁浅动脉皮瓣进行自体乳房再造主要适合下腹部皮下脂肪组织量充足的患者。许多西方国家的女性都很适合这项手术，但是文化差异也会对供区位置的选择造成影响。例如，亚洲女性通常更纤瘦，可能更喜欢选择其他部分作为供区，比如大腿前外侧。然而，下腹部仍然是自体乳房再造的首选部位，只有非常纤瘦的女性，或者腹壁瘢痕危及游离皮瓣或腹壁成形皮瓣的血供时，才会考虑选择臀部穿支皮瓣或大腿内侧皮瓣。联合假体的带蒂的背阔肌肌皮瓣和胸背动脉穿支皮瓣属于次常见的选择，依靠假体的方法应尽可能避免。

严重肥胖、不加控制的糖尿病、心血管疾病和异常的凝血障碍是 DIEP 皮瓣重建最常见的绝对禁忌证。应当建议吸烟者和手术欲望不强的肿瘤患者延期手术。假体移植只推荐用于预后差的患者，或因年龄或所患疾病而寿命有限的患者。此外，拒绝供区瘢痕、拒绝接受复杂手术，或者无法接受显微外科并发症的患者也可选择假体置入。

手术技术[36]

术前标记

术前患者取直立位[38]，在腹部标记出梭形的皮岛范围，类似于乳房再造所用的游离 TRAM 皮瓣，皮瓣主体应该以选定的穿支血管为中心。虽然皮瓣的大小和形状可能会略有不同，但 DIEP 皮瓣的范围一般位于耻骨上缘皮褶水平、脐水平及双侧的髂前上棘之间，皮瓣也可向外侧延伸至腋中线。

DIEP 皮瓣一般上下宽度为 12~15cm，左右宽度为 30~45cm，但供区的皮肤缝合张力也应预估，因为这会最终限制所能获取皮瓣的大小。在刚好脐上方和其下方 12~15cm 处各画一条水平线，脐下 2cm 水平距中线 15~23cm 的两侧各自进行标记外侧点。评估一下侧腹的皮下脂肪量，如果有需要，可以将其纳入皮瓣设计当中（图 20.2.9A）。把所有的标记连接起来，连续的线最好放在自然的皮肤皱褶里。

手术过程

患者取仰卧位，双上肢固定于躯干两侧。如果条件允许，可以脐为基点，用 1cm 大小的网格系统将影像学数据标记于腹部。术中建立两个静脉通道，留置尿管，穿抗血栓袜，用暖毯使患者的体温保持在 37℃。除腹壁浅静脉区外，其余切口线进行局部浸润麻醉（40ml 1% 的利多卡因及肾上腺素浓度 1∶100 000 加入 40ml 注射用水）。围绕脐做 3 个分开的小切口，然后在皮肤拉钩辅助下将切口连接起来，环形的切口切至筋膜层。做皮瓣下切口时应注意保护腹壁浅静脉。如果在吻合后出现皮瓣的静脉引流不足或发生穿支静脉血栓，可用腹壁浅静脉作为额外的静脉通路。腹壁浅静脉

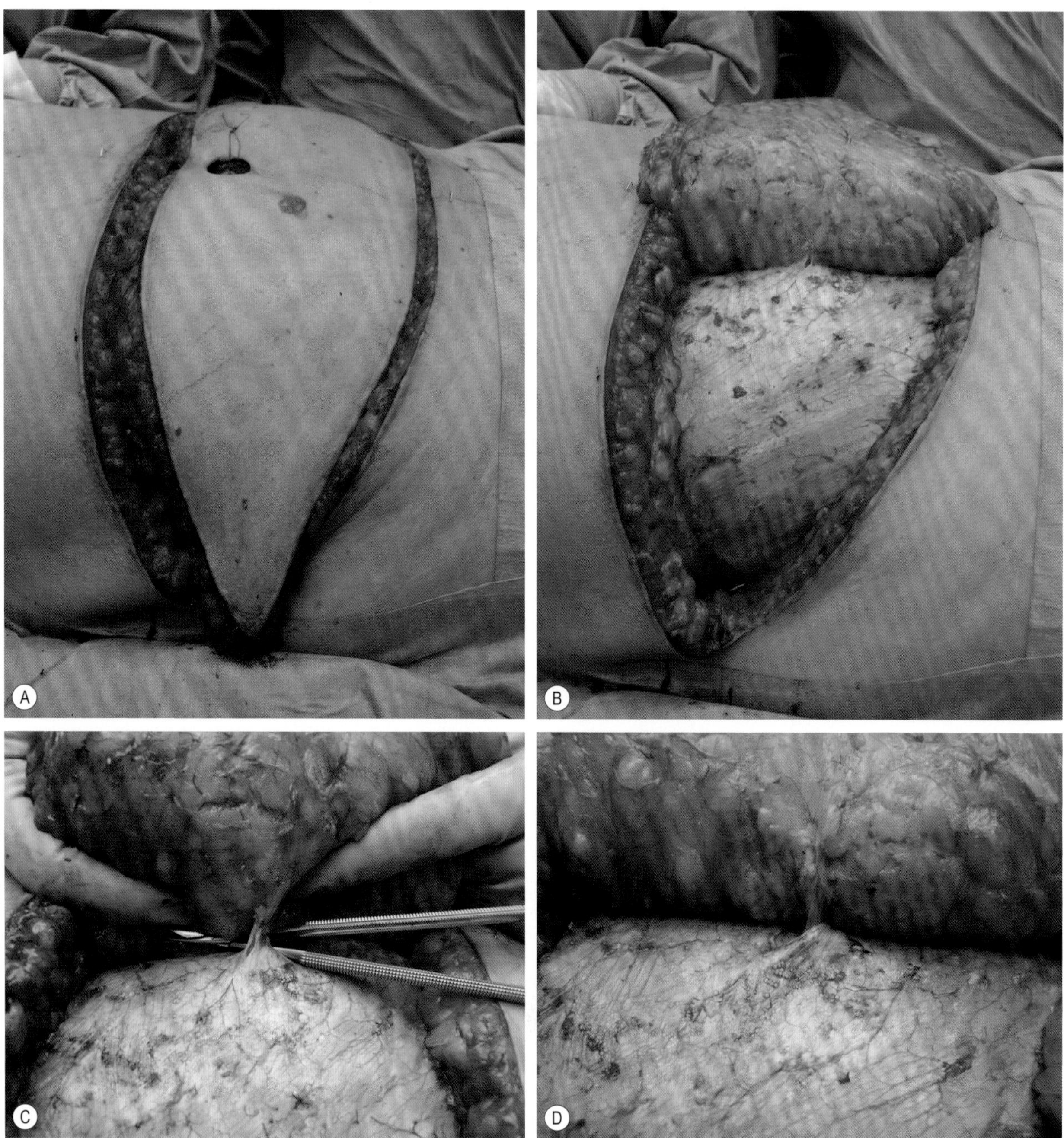

图 20.2.9 （A）如需要的组织量多，皮肤和皮下组织的切口可延伸至腹部。右侧的主要穿支在皮瓣上以“X”标记；（B）皮瓣由外向内剥离至术前标记的穿支部位，继而剥离穿支血管的近段和远端；（C）继续在穿支周围约 2cm 范围剥离。虽然深筋膜仍然相连，但此处较容易提起皮下组织；（D）切开深筋膜进入血管周围疏松结缔组织

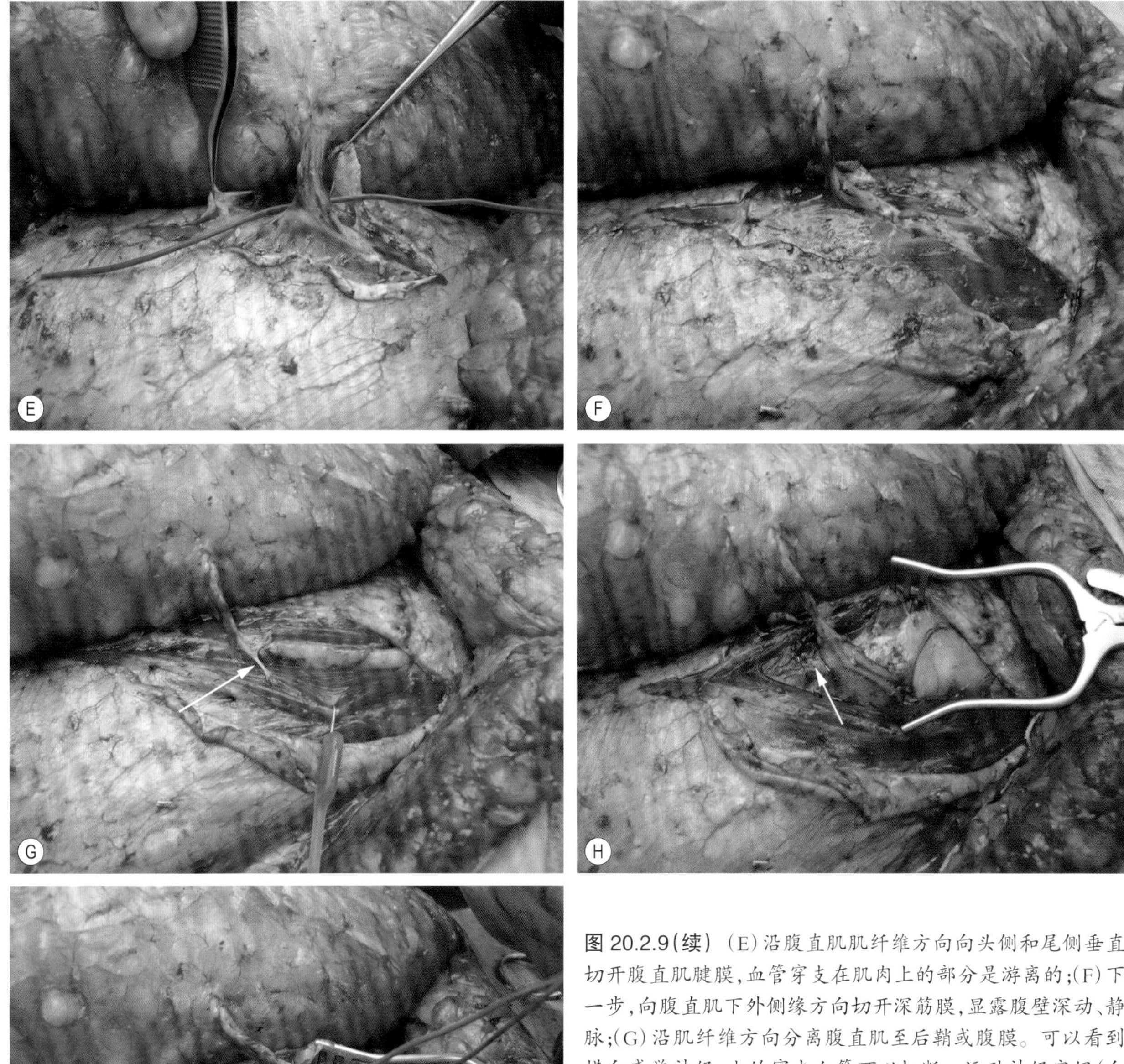

图 20.2.9（续）（E）沿腹直肌肌纤维方向向头侧和尾侧垂直切开腹直肌腱膜，血管穿支在肌肉上的部分是游离的；（F）下一步，向腹直肌下外侧缘方向切开深筋膜，显露腹壁深动、静脉；（G）沿肌纤维方向分离腹直肌至后鞘或腹膜。可以看到横向感觉神经，小的穿支血管可以切断。运动神经完好（白色箭头）；（H）可使用固定拉钩充分暴露术区，术野无出血有利于更好地剥离。靠近穿支血管处可见腹壁下动、静脉（白色箭头）；（I）一旦血管穿支和主要血管走行解剖清楚，就可以充分剥离血管周围组织。可以通过同一腹直肌切口进行腹壁下深血管远端的剥离，也可以向内侧牵拉腹直肌从外侧剥离血管

可能存在 2~3 根，但它们一般在腹壁很下方融合在一起。静脉剥离长度应超过 3cm，用夹子夹闭以便于稍后可恢复。如果发现腹壁浅动脉管径足够大，就可依靠腹壁浅动、静脉切取与 DIEP 皮瓣类似的皮岛。继续向下切开至筋膜。除非需要额外的皮瓣体积，应避免斜面切口，这会造成下腹产生凹陷瘢痕。但是，在外侧，皮瓣边缘切口可倾斜，以便获取更多的脂肪，并可减少猫耳的发生。

剥离 DIEP 皮瓣的血管蒂可分为三个不同的技术阶段：筋膜浅面、肌内和肌下，其中，肌内的剥离要求最高。

筋膜浅面剥离

从侧腹部外侧开始，用电刀逐渐向内侧剥离。将皮肤和皮下脂肪从腹外斜肌腱膜上剥离掀起直到腹直肌的外侧缘，当看到有穿支血管时，剥离应仔细谨慎进行。轻柔地牵拉开皮瓣有助于血管的良好暴露。此时如果有影像数据的辅助，可以迅速剥离到预选的血管穿支（图 20.2.9B），而其更外侧的穿支血管可以结扎掉。如只使用单向多普勒探头，应该探测尽可能多的穿支血管，然后选择最大的一支。这种方法需

要一些专业技能，而且耗时较长，无法对所有内侧穿支血管进行评估。

如估计一支血管管径不够粗大，可以再剥离一支位于同一垂直线上的相邻穿支。腹壁肌肉必须时刻保持松弛，穿支血管用生理盐水保持湿润，解痉剂并不作为常规使用。从外侧剥离穿支时，要意识到内侧可能分布着侧支。分离血管的整个一圈时必须格外小心，但当皮瓣从对侧掀起时，完全的剥离有助于防止血管损伤（图 20.2.9C 和图 20.2.9D）。

从穿支血管穿出的小孔边缘用剪刀沿着腹直肌纤维走行方向切开腹直肌前鞘（图 20.2.9E）。如果剥离出一个以上穿支，则可以将各个穿出孔切开前鞘相连。如果血管很细小或者术者觉得操作更便利，可以在穿支血管周围保留小的前鞘袖。

用钝性剥离方法轻轻推开疏松结缔组织，将前鞘提起牵开，这样有助于松动穿支血管。穿支血管在陷进肌肉前可能依附在腹直肌前鞘深面走行不等的距离。继续切开前鞘，向上剥离 3~4cm，向下沿着指向腹股沟韧带的斜线分离至腹直肌外侧边缘（图 20.2.9F）。在此处，筋膜的分离方向变为和外斜肌纤维的方向相同。这是为了当筋膜层在腹直肌上面关闭时避免下腹壁有一个连续的薄弱区。也可做两个分开的切口，一个在穿支血管周围，另一个在腹壁下血管走行至腹直肌下外侧缘的位置。

建议完成 DIEP 皮瓣一侧的剥离后再剥离另一侧，这样就可以在一侧穿支血管误伤时，仍可以做对侧的 DIEP 皮瓣或 TRAM 皮瓣。必须强调的是，手术全程都要保护好血管，供区缝合结束前，都要保持肌肉完全松弛。剥离过程中，应用订皮机将 DIEP 皮瓣固定在腹壁上可以更安全。

肌内剥离

在穿支血管穿过的肌束表面纵向分开腹直肌。当血管变粗时，分开肌纤维会使分离更容易（图 20.2.9G）。血管穿支覆盖着一层薄薄的疏松结缔组织，它始终紧贴血管，通过钝性分离可释放血管。一般来说，如果遇到了剥离的阻力，医生会识别出一条侧支血管或者一条神经。必须小心地结扎不同的肌肉血管分支，血管夹应放置在距离主要血管 1~2mm 远端，因为如果不慎脱落，可以轻松地进行更换。这样操作可以避免主要穿支血管损伤和痉挛。围绕血管蒂放置一个血管保护环以减少对血管的不必要的牵拉张力。使用双极电凝和小血管夹继续结扎所有侧支，直到到达腹直肌深面腹壁下血管主干上的穿支起始处（图 20.2.9H）。

如果选择 2 个穿支，必须广泛剥离腹直肌；如穿支血管穿行在相邻的两肌束膜表面，则必须切断肌纤维。但应避免横断大面积腹直肌或在运动神经由外侧向内侧穿行处横断。

肌下剥离

用微创组织钳提起腹直肌外侧缘，特别注意不要损伤从外侧进入肌肉的混合神经。切开神经外膜可剥离感觉神经支[19]，这样可以额外获得 5~9cm 长的神经，便于受区部位神经吻合。所有运动神经支在可能的情况下要保持完好。然而，在 2 个穿支血管之间走行的运动神经则须切断，在获取皮瓣之后，于供区重新吻合。

在混合性节段神经之间打开腹直肌深面，显露腹壁下血管主干。将主干的侧支结扎，向内侧牵拉腹直肌，继续解剖直到血管蒂的近端得到完全释放，血管蒂蒂长度可根据不同受区或皮瓣形状的需要进行裁剪（图 20.2.9I）。血管穿支的位置越位于皮瓣远端，就越需要将腹壁下血管向腹股沟方向分离。然而，通常情况下，术者可以在腹直肌的外侧缘切断血管蒂，在此水平上血管蒂直径和长度已足够保证显微外科安全吻合。

确定腹壁下血管的血流充足后（可以使用超声波流量计测定），可以掀起皮瓣的其余部分。对于中线处存在瘢痕或需要更大块皮瓣的患者，可同法剥离对侧皮瓣血管。否则，夹闭剩余的所有穿支，释放脐部，整个皮瓣即被提起。最终在受区血管准备好后离断供区血管蒂。可以在外侧伴行静脉上放置一个血管夹（hemoclip）来定位血管蒂。

离断血管蒂后，将皮瓣翻转，将血管小心放置于皮瓣内表面。必须明确血管蒂的位置，因为血管蒂很容易旋转，特别在只获取了一条穿支时。然后，称量皮瓣、拍照、转移、并记录缺血时间。皮瓣应放置在受区湿纱布上，以防止干燥，再与周围皮肤固定。为方便显微手术的进行，术中皮瓣可以旋转，需要注意的是在手术结束时将其旋转归位。

供区缝合与脐部成形

由于没有切除筋膜，可以用 1-0 不可吸收线对筋膜进行一期无张力连续缝合。用电刀将上部皮瓣分剥离至剑突及肋缘，在皮瓣的上、下缘放置 2 个引流管，分别从中线两侧引出。在髂前上棘水平处标记脐下缘，并由该点向上画一条 2cm 的垂线，只做垂直切开。通过修剪皮下脂肪使新脐处腹壁变薄，然后，将脐移至缺损处，并用 4-0 可吸收线间断缝合。

手术台头尾端向上弯曲，以便于闭合腹壁，用 1-0 可吸收线间断缝合拉紧 Scarpa 筋膜，需要特别注意切口边缘向中间推进，减少侧腹部猫耳畸形。最后，用 3-0 可吸收线进行真皮内间断缝合并使皮肤边缘外翻，然后涂上皮肤黏合剂，不需要使用其他敷料。

提示与要点

穿支皮瓣手术的 10 个黄金准则

1. 术前探测穿支血管：标记双侧最占主导地位的血管穿支；
2. 先从皮瓣的一侧进行剥离：在完成血管蒂完全分离前，不剥离对侧皮瓣；
3. 在分离出更大的血管前，保留每个穿支：只有在确定不使用较小穿支时再将其舍弃；选择和术前定位一致具有最大直径的 1~2 个穿支；
4. 充分考虑皮瓣血管穿支的最佳位置：所在位置越靠近中心，皮瓣外围的血运越好；
5. 肌内侧剥离越简单越好：长距离的肌内剥离增加了损伤血管的风险，也更加耗时；
6. 始终在血管周围的疏松结缔组织内进行剥离，确保不出血；

7. 沿着肌纤维方向分离腹直肌,避免在肌肉上挖穿小孔;
8. 小心地在距离主干 2mm 的远端结扎侧支;
9. 避免牵拉血管穿支:不明原因的血栓通常是血管内膜破裂造成的;
10. 整个血管蒂被剥离后再处理其他血管穿支。

DIEP 皮瓣塑形

自体组织的塑形可以使用简单且可重复效果的“三步原则”[11,12]。将平坦的腹部脂肪组织和皮肤塑造成 3D 结构可分为三步:①在胸壁正确位置上重新确定再造乳房的基底和边界(乳腺下表面和胸壁间的界面)(图 20.2.10);②用特殊的缝合将皮瓣塑成水滴状的圆锥体置于基底上(图 20.2.11);③调整被覆皮肤(图 20.2.12)以合适的张力覆盖在乳房圆锥之上(图 20.2.13)。

乳房定位

新乳房定位处的任何瘢痕或严重受损组织都应被切除。在乳腺癌改良根治切除术病例中,新的乳房下皱襞处应向下深切约 1cm 以便缝合 DIEP 皮瓣。当新乳房的位置和对侧对称时,新的乳房下皱襞的位置要比对侧高 2~3cm,因为乳房切除处皮瓣皮肤会松弛,且稍后腹部皮瓣的闭合会产生一定的向下张力。将乳房切除术瘢痕和乳房下皱襞之间的皮肤去上皮,这样可以保留乳房下部 1~2cm 厚度的脂肪,有助于增加乳房突度。受区上缘皮瓣最初 5mm 打薄至真皮层,并逐渐修剪,直到能够和 DIEP 皮瓣过渡衔接。随后将乳房切除术后皮瓣向外侧、头侧和内侧进行剥离,以便容纳 DIEP 皮瓣。

即刻乳房再造病例中,乳房基底边界是完整的,如因肿瘤原因需要剥离或切除边界的,则应在转移皮瓣之前进行修整。

乳房圆锥

作者倾向于对延期乳房再造使用对侧 DIEP 皮瓣。在转移前,将皮瓣旋转 180°,完成吻合后再开始塑形(图 20.2.14A)。

在脐位置周围切除一块楔形的皮肤,分两层缝合,这个简单的操作可增加皮瓣下半部分的体积。切除越多的皮肤,可以使再造的乳房突度更佳,但可能会压迫这个区域的真皮下血管网。

识别出胸大肌肌腱,然后在胸大肌外侧缘内 2~3cm 处将 Scarpa 筋膜缝合在胸大肌筋膜上,使 DIEP 皮瓣的尖端刚好固定在胸大肌肌腱下方。这是重建腋前皱襞第一个关键缝合点(图 20.2.14B)。

随后将 DIEP 皮瓣外侧缘缝合至乳房下皱襞最外侧部,注意牵拉张力不可过大,以避免外侧组织过度丰满(图 20.2.14B)。从胸肌外侧缘到皮瓣外侧部的逐渐过渡可以再现乳房外缘自然的 S 形曲线。第二个关键缝合点的确切位

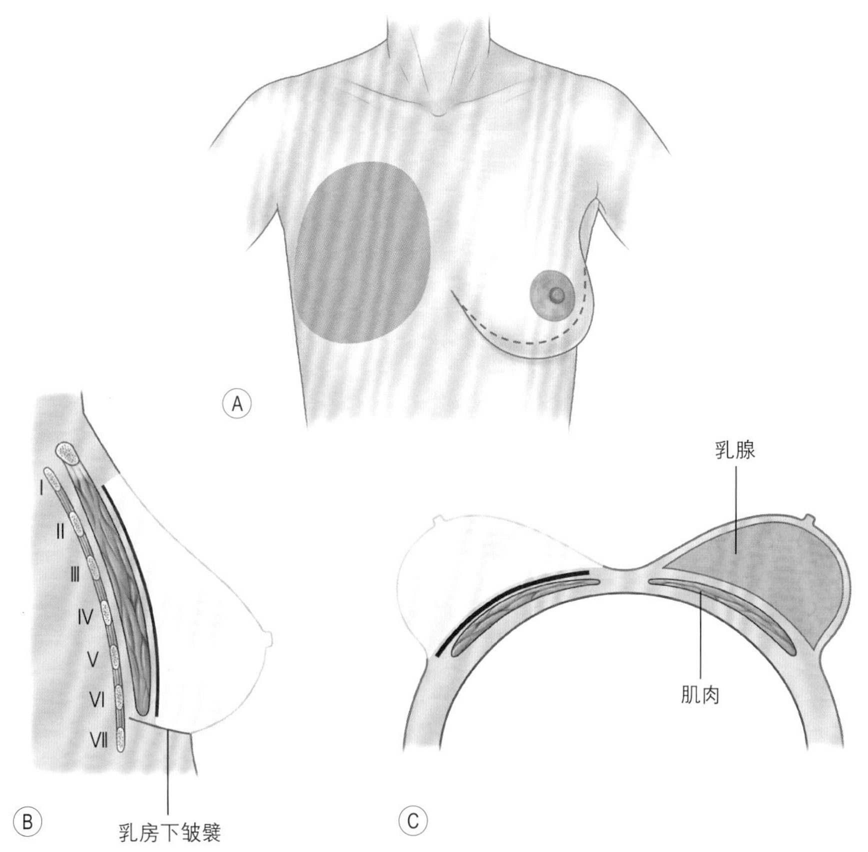

图 20.2.10　乳房基底。(A)冠状位;(B)矢状位;(C)横位观

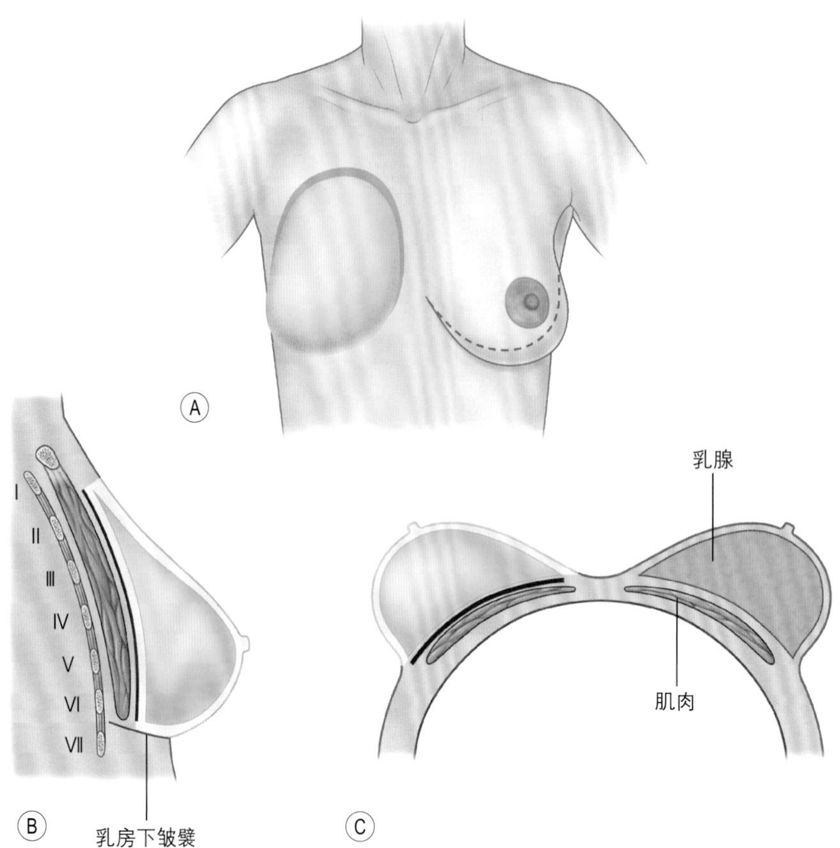

图 20.2.11　乳房圆锥。(A)冠状位;(B)矢状位;(C)横位观

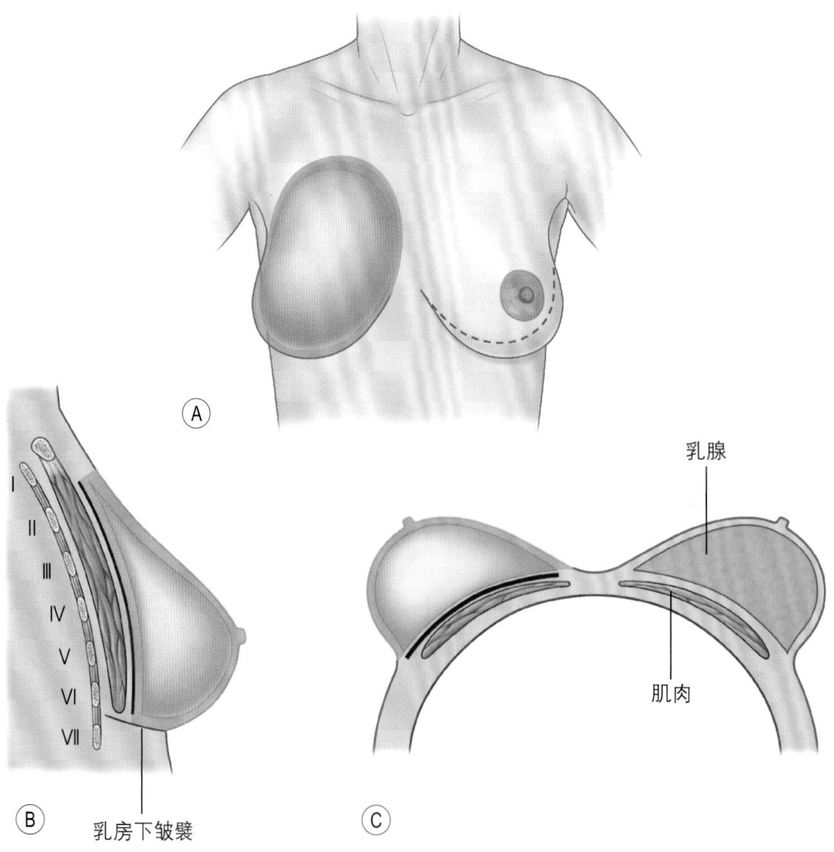

图 20.2.12　乳房被覆组织。(A)冠状位;(B)矢状位;(C)横位观

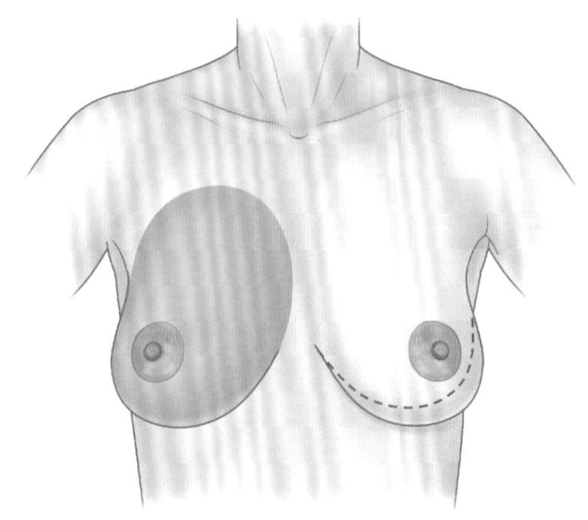

图 20.2.13　乳头乳晕复合体是乳房被覆组织的一部分

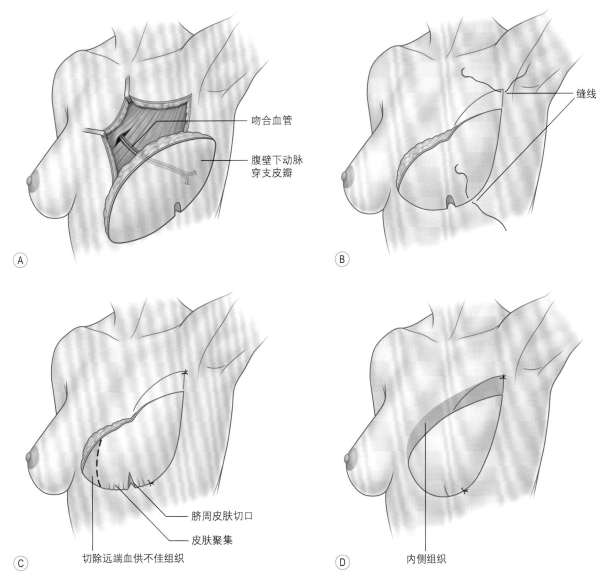

图 20.2.14　(A)血管显微吻合后将皮瓣翻转 180°;(B)缝合两个关键点,即腋前线胸筋膜及新的乳房下皱襞外侧,避免新乳房外下象限过度饱满;(C)楔形切除脐周组织,收紧锁骨中线周围乳房下皱襞皮肤,产生皮瓣突度和乳房下部与腹壁之间的锐角;(D)切除血运最差的皮瓣组织,并注意确保乳房内上象限足够饱满

置沿着乳房下皱襞方向移动皮瓣至形成自然的S形轮廓时确定。此处充盈程度越小越好,因为术后皮瓣会向外侧和远端移位。

在第二个关键缝合点内侧的锁骨中线上要让皮瓣的皮肤隆起(图20.2.14C),可以在脐位置周围切除三角形皮肤然后缝合,这样就可以使皮瓣明显隆起;这同样也有助于皮瓣的皮肤和乳房下皱襞下的腹部皮肤之间形成锐角。

第三个关键缝合点位于乳房下皱襞的内侧端。此处皮瓣不要堆积,避免新乳房内下象限的过度丰满。然而,如果皮瓣放置的位置不够靠内,很难形成足够的乳沟,这一问题需要谨慎对待。

随后需要评估两个重要的指标:DIEP皮瓣预计体积与对侧乳房体积比较以及皮瓣上需要被切除的血供不良的组织(之前的Ⅳ区,图20.2.14C)。后者可以通过肉眼观察皮肤血运或用手术刀刺入皮瓣远端真皮血管网检查,混合有动、静脉出血的组织可以保留。当使用同侧蒂DIEP皮瓣时,要在第一个关键缝合点缝合之前将血供差的组织移除。作者建议,考虑到术后肿胀的消退,重建的乳房应比对侧大5%~10%。

随后将皮瓣的内侧部分修整圆润,使其平滑过渡到胸骨前区,同时也建议将乳房的内上侧区进行过度填充(图20.2.14D),因为在接下来的6个月里,重力会将皮瓣向尾部牵拉。过多的脂肪以后可以去除,但如果这个区域凹陷则会令患者非常沮丧。

乳房被覆组织

一旦确定了皮瓣的最终体积,就可以粗略估计覆盖DIEP皮瓣需要的皮肤量。皮瓣可以向上推或者向下拉,可以分别看出皮瓣在垂直高度上皮肤留下多或是少。留下的皮肤越多,乳房可以做得越垂;皮瓣外侧皮肤切除越多,皮瓣越被推向内侧。需要再次强调的是,对侧乳房的临床和美学评估是调整DIEP皮瓣形状的关键。最后,将被受区皮瓣覆盖的DIEP皮瓣上部去除表皮。

术后护理

因腹直肌得以保留,术后护理相对简单,保持肌肉完整性可明显减轻术后腹壁疼痛,促进康复,缩短住院时间。

皮瓣监测以临床观察为主,第1个24h内,每小时1次;第2个24h内,每2h 1次;接下来的2d内每4h 1次。将感温贴片贴于皮瓣的皮岛和胸骨上区域,温度变化超过2℃时立即报告医生。温度、颜色、皮瓣的质地和毛细血管充盈情况要登记在显微外科手术随访表上。无须使用单向多普勒血流仪和其他更复杂的设备,因为它们可能会产生假阳性信号[39,40]。

患者在拔除尿管后24h内即可活动,全身应用抗生素24h。除每日皮下注射预防性剂量的低分子肝素抗凝外,不使用其他抗凝药物。非特殊情况,只需使用对乙酰氨基酚镇痛抗炎。术后12h可以饮水。留置引流管3~7d,具体时长取决于日引流量。使用皮肤黏合剂时不需要换药。前5d用无菌毛巾覆盖乳房和腹部保暖,之后换成柔软有弹性的胸罩,不需要穿戴任何弹力服。

结果、预后及并发症

由于涉及特定的操作技术,获取DIEP皮瓣需要专门学习。在血管蒂周围疏松结缔组织层次剥离,小血管分支和神经更易于辨识和保留。其他层次的剥离会导致出血,并减慢手术速度。有两条适用于任何类型穿支皮瓣手术的黄金法则,即术野无血及充分暴露。一个最常见的错误是随穿支血管挖洞式剥离血管,应该将穿支血管穿过的肌肉、隔膜和其他组织都充分打开,以获得清晰的术野,便于止血。

在解剖分离时,应该考虑到许多技术上的问题。错误地选择血管穿支会产生灾难性的并发症。在影像和术中直接造影的帮助下,可以确定最主要的穿支血管,但也要考虑到穿支血管在腹直肌内或外缘的异常走行。在切开皮瓣下缘前,应明确表浅血管系统的优势支。

在剥离血管蒂时应避免过度牵拉血管,仅在实际解剖血管时使用血管环,随后不应保留,避免在后续操作时被偶然牵拉。

应在离血管蒂2~3mm处结扎小分支,当血管夹或结扎缝线太靠近主干时,会阻断动脉或静脉血流。在解剖运动神经时要小心,过度牵拉或钳夹神经可能会永久性地影响其功能。

向供区转移皮瓣时很容易发生蒂的扭转,借助血管夹精确定位可以避免这个问题。血管吻合完毕后一旦皮瓣塑形完成,可以将血管蒂放置成平滑曲线形态避免扭转。皮瓣塑形过程中,过度去除脂肪可能导致皮瓣局部坏死或脂肪坏死[41],针对这一问题,延期再吸脂塑形更为安全。术中早期就应切除血供差的区域可有效减少术后并发症的发生。

缺乏经验的医生分离DIEP皮瓣比传统的肌皮瓣需要更长的时间。在大量病例手术练习之后,将缩短手术时间,可与常规肌皮瓣的手术时间相当,甚至在需要的血管蒂不长时可以更短。

腹部瘢痕可能是引起DIEP皮瓣坏死最重要的危险因素,在穿支血管和腹壁血管剥离时,会造成严重的后果。术前超声检查并不总能诊断出肌内瘢痕,实际情况可能比预测的瘢痕长度更长,范围更大。

吸烟被认为是使用DIEP皮瓣的相对禁忌证。作者认为,吸烟者由于血管长时间痉挛,远离血管蒂的区域灌注不佳。另外,伤口愈合和伤口感染的问题在吸烟者中也更为常见。欲进行择期、延期再造手术的吸烟者至少需要戒烟3个月才能接受手术,这也是测试患者手术动机的一种方法。没有手术动机或者整体健康状况差是行DIEP皮瓣进行乳房再造术的绝对禁忌证[38,42,43]。

后期手术

游离皮瓣的转移和初期塑形仅仅是实现完整、自然乳房再造的第一步。这里的原则有点像雕刻,一期手术仅仅塑造了一个比预期体积略大，且外形尽可能接近最终效果的乳房。仅仅通过一次手术即获得完美效果是不可能的。去除一部分组织比增加组织要容易得多，所以在 6 个月后的后续手术中，可以通过吸脂或组织切除，实现双侧对称，这是后续手术的终极目标。如果需要更多组织，可在特定部位进行脂肪填充来改善皮瓣的形状或整体填充满足体积增大的需求。通过假体置入增大体积也是可以的，但随着脂肪填充的效果变得更易可预测、更成功，假体的应用越来越少了。可采用改良 CV 皮瓣进行乳头再造(图 20.2.15)，瘢痕修复及乳房基底边界的调整很容易进行。在后续手术中，进行单侧重建的病例，也可以对对侧的乳房进行修整。只要双侧乳房能达到形状和体积的对称，任何隆乳术、乳房缩小术或上提固定术都是可以进行的。

最后，在局部麻醉下进行双侧乳头乳晕复合体的文身。即使对侧乳房未行手术，文身后可获得双侧颜色的相称，达到掩饰手术的视觉效果。

初次再造手术总是比二期或三期再造手术能达到更好的美学效果，因为乳房自然的基底和被覆皮肤都未经破坏，尤其是未经术后放疗。如果在同期手术时乳房形状塑造合适，那么后续手术就不那么复杂和频繁了。因此，预防性乳房切除如今开展得更常规化了，作为一项降低风险的手术，针对的是遗传性 *BRCA-1* 和 *BRCA-2* 突变的乳腺癌(图 20.2.16)，或出于肿瘤学原因(如浸润小叶性癌)的病例。预防性乳房切除结合即刻乳房再造无须辅助放疗被认为是广泛的节段性乳房切除结合侵袭性放疗的替代，因为后者会导致明显的乳房畸形。

二期再造手术(图 20.2.17)，特别是三期再造手术(假体破损或前期自体移植失败)更为复杂，因为它涉及"三步原则"的所有 3 个关键部位的矫正和调整。这一原则不仅可以帮助医生分析遇到的问题，还能帮助他们术前制订明确的手术方案。在第 3 次再造时，外科医生往往别无选择，只能去除所有以前的组织、假体和瘢痕，然后重新开始再造。

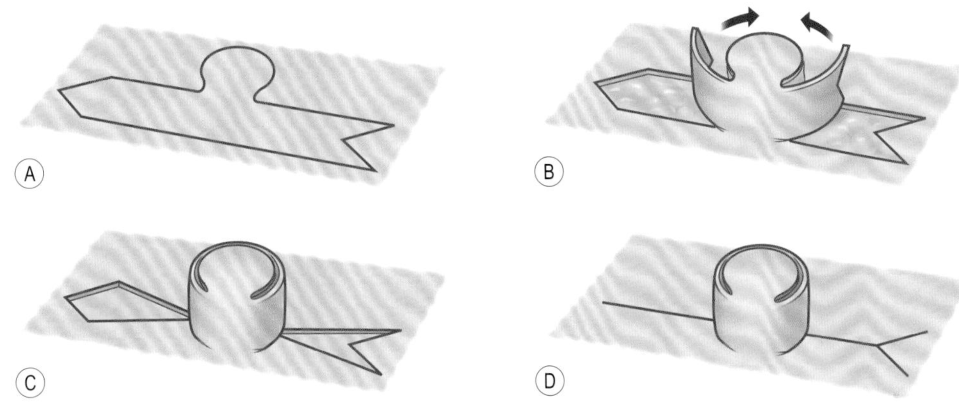

图 20.2.15　(A~D)改良的 CV 皮瓣乳头再造术

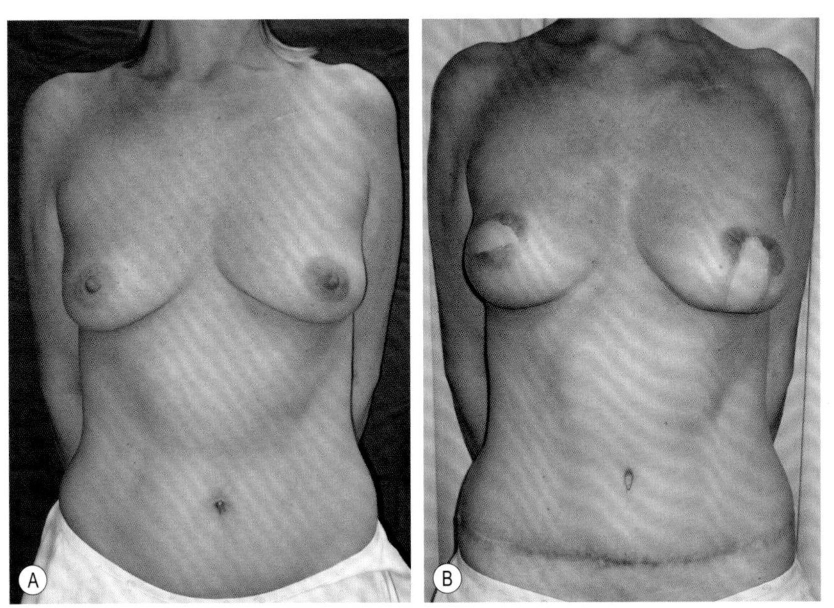

图 20.2.16　(A)术前照片：一位 *BRCA-2* 突变的 46 岁女性，右乳通过水平球拍状切口进行了肿瘤切除术；(B)双侧行保留乳晕的乳房切除术，右乳采用前次手术切口，左侧采用更传统的垂直切口，并进行了双侧剥离 DIEP 皮瓣行自体组织乳房再造

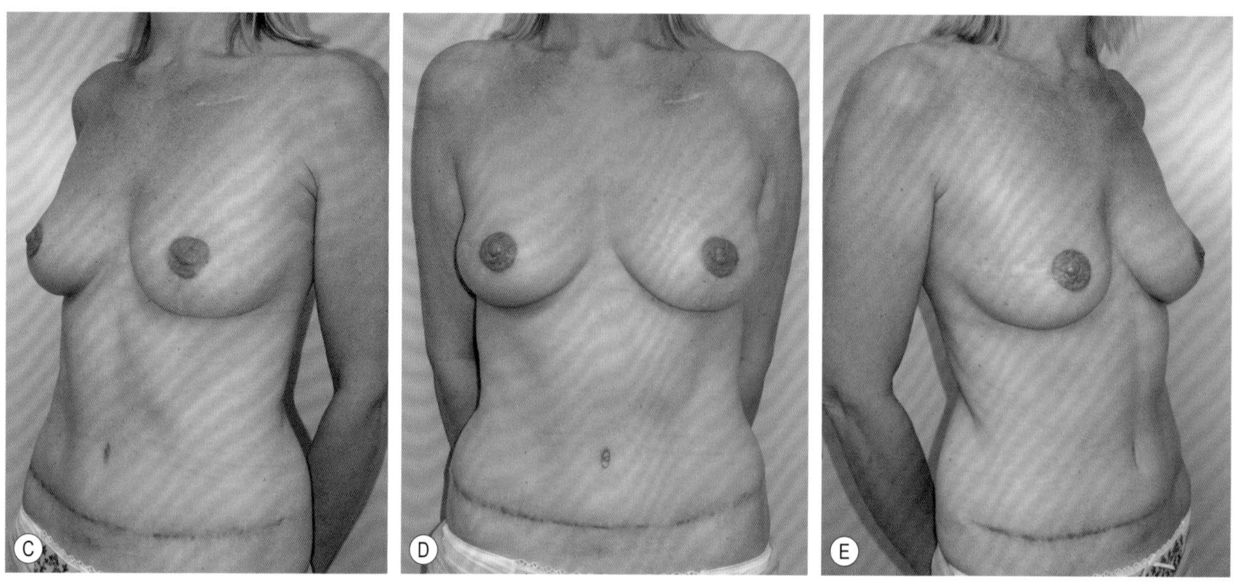

图 20.2.16(续) (C~E)采用移入皮岛皮瓣再造双侧乳头和双侧文身后 2 年患者照片

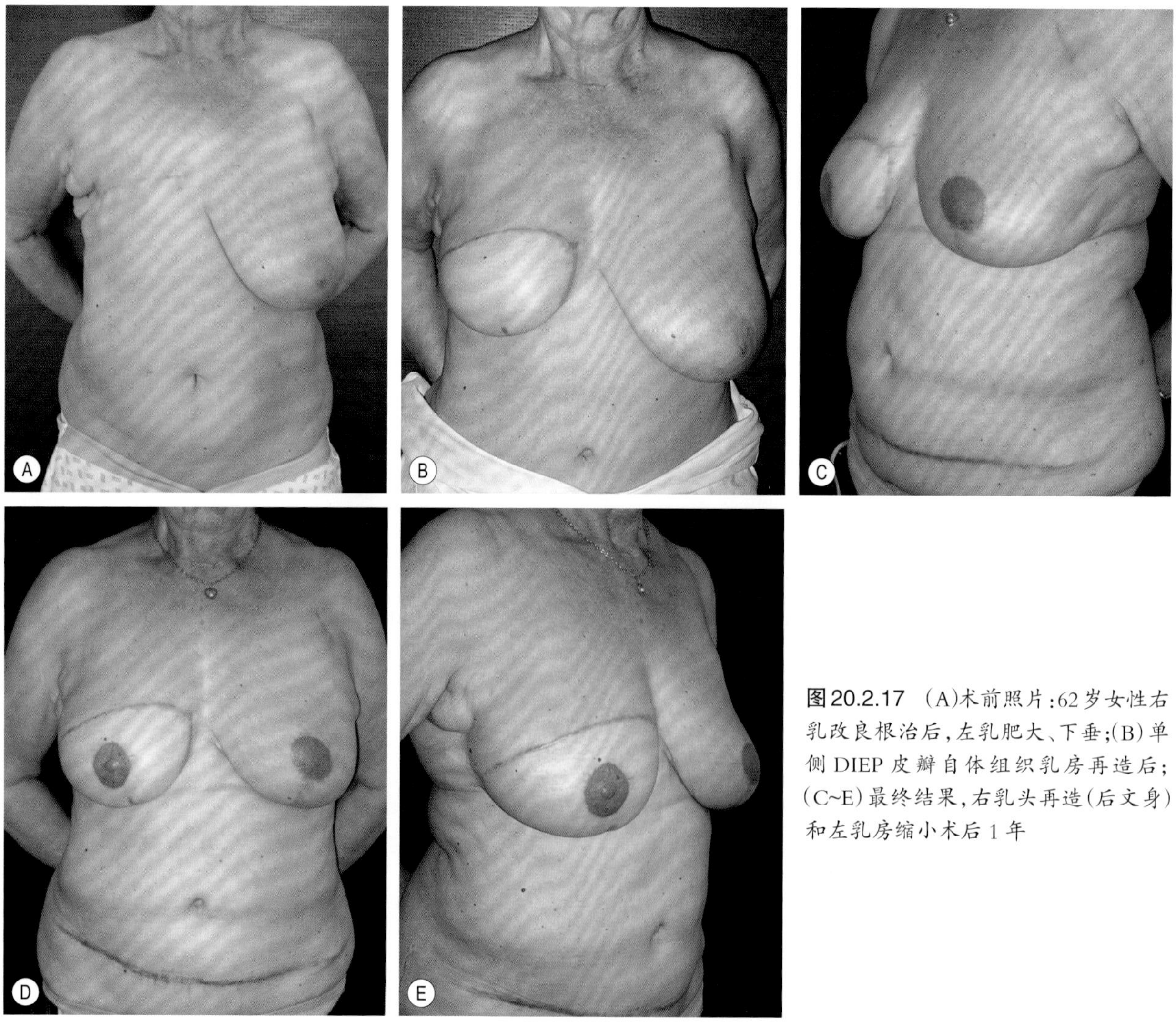

图 20.2.17 (A)术前照片:62 岁女性右乳改良根治后,左乳肥大、下垂;(B)单侧 DIEP 皮瓣自体组织乳房再造后;(C~E)最终结果,右乳头再造(后文身)和左乳房缩小术后 1 年

参考文献

1. Boyd JB, Taylor GI, Corlett R. The vascular territories of the superior epigastric and the deep inferior epigastric systems. *Plast Reconstr Surg*. 1984;73:1–16.
2. Holmström H. The free abdominoplasty flap and its use in breast reconstruction. An experimental study and clinical case report. *Scand J Plast Reconstr Surg*. 1979;13:423–427.
3. Robbins TH. Rectus abdominis myocutaneous flap for breast reconstruction. *Aust N Z J Surg*. 1979;49:527–530.
4. Koshima I, Soeda S. Inferior epigastric artery skin flaps without rectus abdominis muscle. *Br J Plast Surg*. 1989;42:645–648. *The rectus abdominis musculocutaneous flap has many advantages, but its disadvantages are also well-known. These are the possibility of abdominal herniation and, in certain situations, its bulk. To overcome these problems, an inferior epigastric artery skin flap without rectus abdominis muscle, pedicled on the muscle perforators and the proximal inferior deep epigastric artery, was used. A large flap without muscle can survive on a single muscle perforator.*
5. Reid AW, Szpalski C, Sheppard NN, et al. An international comparison of reimbursement for DIEAP flap breast reconstruction. *J Plast Reconstr Aesthet Surg*. 2015;68:1529–1535. *Results demonstrate that DIEAP flap breast reconstruction is inconsistently funded. Unfortunately, it appears that the current reimbursement offered by many countries may dissuade institutions and surgeons from offering this procedure. However, substantial evidence exists supporting the cost-effectiveness of perforator flaps for breast reconstruction and the long-term clinical benefits make this investment of time and money essential.*
6. Koshima I, Moriguchi T, Soeda S, et al. Free thin paraumbilical perforator-based flaps. *Ann Plast Surg*. 1992;29:12–17.
7. Pennington DG, Nettle WJ, Lam P. Microvascular augmentation of the blood supply of the contralateral side of the free transverse rectus abdominis musculocutaneous flap. *Ann Plast Surg*. 1993;31:123–127.
8. Allen RJ, Treece P. Deep inferior epigastric perforator flap for breast reconstruction. *Ann Plast Surg*. 1994;32:32–38.
9. Blondeel PN, Boeckx WD. Refinements in free flap breast reconstruction: the free bilateral deep inferior epigastric perforator flap anastomosed to the internal mammary artery. *Br J Plast Surg*. 1994;47:495–501. *Besides the enormous advantages of reconstructing the amputated breast by means of a conventional TRAM flap, the main disadvantage remains the elevation of small (free TRAM) or larger (pedicled TRAM) parts of the rectus abdominis muscle. In order to overcome this disadvantage, the free deep inferior epigastric perforator (DIEP) skin flap has recently been used for breast mound reconstruction, with excellent clinical results. After achieving favorable results with eight unilateral DIEP-flaps, the authors were challenged by an abdomen with a midline laparotomy scar. By dissecting a bilateral DIEP flap and making adjacent anastomoses to the internal mammary artery, we were able to achieve sufficient flap mobility for easy free flap positioning and breast shaping. Intraoperative segmental nerve stimulation, postoperative functional abdominal wall tests, and CT-scan examination showed normal abdominal muscle activity. On the basis of a case report, the technical considerations and advantages of anastomosing the bipedicled DIEP flap to the internal mammary artery are discussed.*
10. Blondeel PN. One hundred free DIEP flap breast reconstructions: a personal experience. *Br J Plast Surg*. 1999;52:104–111. *This study summarizes the prospectively gathered data of 100 free DIEP flaps used for breast reconstruction in 87 patients. Primary reconstructions were done in 35% of the patients. Well-known risk factors for free flap breast reconstruction were present: smokers 23%, obesity 25%, abdominal scarring 28%, and previous radiotherapy 45%. Mean operating time was 6 h 12 min for unilateral reconstruction and mean hospital stay was 7.9 days. These data indicate that the free DIEP flap is a new but reliable and safe technique for autologous breast reconstruction. This flap offers the patient the same advantages as the TRAM flap and discards the most important disadvantages of the myocutaneous flap by preserving the continuity of the rectus muscle.*
11. Blondeel PN, Hijawi J, Depypere H, et al. Shaping the breast in aesthetic and reconstructive breast surgery: an easy three-step principle. *Plast Reconstr Surg*. 2009;123:455–462.
12. Blondeel PN, Hijawi J, Depypere H, et al. Shaping the breast in aesthetic and reconstructive breast surgery: an easy three-step principle. Part II. Breast reconstruction after total mastectomy. *Plast Reconstr Surg*. 2009;123:794–805. *This is Part II of four parts describing the 3-step principle being applied in reconstructive and aesthetic breast surgery. Part I explains how to analyze a problematic breast by understanding the three main anatomic features of a breast and how they interact: the footprint, the conus of the breast, and the skin envelope. This part describes how one can optimize his/her results with breast reconstructions after complete mastectomy. For both primary and secondary reconstructions, the authors explain how to analyze the postmastectomy breast and the deformed chest wall before giving step-by-step guidelines on how to rebuild the entire breast with either autologous tissue or implants. The differences in shaping unilateral or bilateral breast reconstructions with autologous tissue are clarified. Regardless of timing or method of reconstruction, it is shown that by breaking down the surgical strategy in three easy (anatomic) steps, the reconstructive surgeon is able to provide more aesthetically pleasing and reproducible results.*
13. Blondeel PN, Hijawi J, Depypere H, et al. Shaping the breast in aesthetic and reconstructive breast surgery: an easy three-step principle. Part III – reconstruction following breast conservative treatment. *Plast Reconstr Surg*. 2009;124:28–38.
14. Blondeel PN, Hijawi J, Depypere H, et al. Shaping the breast in aesthetic and reconstructive breast surgery: an easy three-step principle. Part IV – aesthetic breast surgery. *Plast Reconstr Surg*. 2009;124:372–382.
15. Kikuchi N, Murakami G, Kashiwa H, et al. Morphometrical study of the arterial perforators of the deep inferior epigastric perforator flap. *Surg Radiol Anat*. 2001;23:375–381.
16. Heitmann C, Felmerer G, Durmus C, et al. Anatomical features of perforator blood vessels in the deep inferior epigastric perforator flap. *Br J Plast Surg*. 2000;53:205–208.
17. Blondeel PN, Beyens G, Verhaeghe R, et al. Doppler flowmetry in the planning of perforator flaps. *Br J Plast Surg*. 1998;51:202–209.
18. Vandevoort M, Vranckx JJ, Fabre G. Perforator topography of the deep inferior epigastric perforator flap in 100 cases of breast reconstruction. *Plast Reconstr Surg*. 2002;109:1912–1918.
19. Blondeel PN, Demuynck M, Mete D, et al. Sensory nerve repair in perforator flaps for autologous breast reconstruction: sensational or senseless? *Br J Plast Surg*. 1999;52:37–44.
20. Taylor GI, Daniel RK. The anatomy of several free flap donor sites. *Plast Reconstr Surg*. 1975;56:243–253.
21. Blondeel PN, Arnstein M, Verstraete K, et al. Venous congestion and blood flow in free transverse rectus abdominis myocutaneous and deep inferior epigastric perforator flaps. *Plast Reconstr Surg*. 2000;106:1295–1299.
22. Carramenha e Costa MA, Carriquiry C, Vasconez LO, et al. An anatomic study of the venous drainage of the transverse rectus abdominis musculocutaneous flap. *Plast Reconstr Surg*. 1987;79:208–217.
23. Felmerer G, Muehlberger T, Berens von Rautenfeld D, et al. The lymphatic system of the deep inferior epigastric artery perforator flap: an anatomical study. *Br J Plast Surg*. 2002;55:335–339.
24. Dupin CL, Allen RJ, Glass CA, et al. The internal mammary artery and vein as a recipient site for free-flap breast reconstruction: a report of 110 consecutive cases. *Plast Reconstr Surg*. 1996;98:685–692.
25. Al-Dhamin A, Bissell MB, Prasad V, et al. The use of retrograde limb of internal mammary vein in autologous breast reconstruction with DIEAP flap: anatomical and clinical study. *Ann Plast Surg*. 2014;72:281–284. *It is also worth noting that the retrograde limb of the internal mammary vein seems to be a safe second recipient vein in DIEAP flap reconstruction.*
26. Alonso-Burgos A, García-Tutor E, Bastarrika G, et al. Preoperative planning of DIEP and SGAP flaps: preliminary experience with magnetic resonance angiography using 3-tesla equipment and blood-pool contrast medium. *J Plast Reconstr Aesthet Surg*. 2010;63:298–304.
27. Voet DAM, Petrovic M. Ultrasound evaluation of perforator vessels. In: Blondeel PN, Morris SF, Hallock GG, et al., eds. *Perforator Flaps: Anatomy, Technique & Clinical Applications*. St. Louis: Quality Medical; 2005:92–102.
28. Giunta RE, Geisweid A, Feller AM. The value of preoperative Doppler sonography for planning free perforator flaps. *Plast Reconstr Surg*. 2000;105:2381–2386.
29. Hallock GG. Doppler sonography and color duplex imaging for planning a perforator flap. *Clin Plast Surg*. 2003;30:347–357.
30. Iida H, Ohashi I, Kishimoto S, et al. Preoperative assessment of anterolateral thigh flap cutaneous perforators by colour Doppler flowmetry. *Br J Plast Surg*. 2003;56:21–25.
31. Pacifici A, Tinti A, Flamini FO, et al. Colour flow duplex scanning: an accurate, non-invasive technique for preoperative evaluation of the vascular supply of the rectus abdominis myocutaneous flap. *Scand J Plast Reconstr Surg Hand Surg*. 1995;29:319–324.
32. Blondeel PN, Beyens G, Verhaeghe R, et al. Doppler flowmetry in the planning of perforator flaps. *Br J Plast Surg*. 1998;51:202–209.
33. Masia J, Clavero JA, Larrañaga JR, et al. Multidetector-row

computed tomography in the planning of abdominal perforator flaps. *J Plast Reconstr Aesthet Surg*. 2006;59:594–599.

34. Masia J, Larrañaga J, Clavero JA, et al. The value of the multidetector row computed tomography for the preoperative planning of deep inferior epigastric artery perforator flap: our experience in 162 cases. *Ann Plast Surg*. 2008;60:29–36.
35. Rozen WM, Garcia-Tutor E, Alonso-Burgos A, et al. Planning and optimising DIEAP flaps with virtual surgery: the Navarra experience. *J Plast Reconstr Aesthet Surg*. 2010;63:289–297.
36. Greenspun D, Vasile J, Levine JL, et al. Anatomic imaging of abdominal perforator flaps without ionizing radiation: seeing is believing with magnetic resonance imaging angiography. *J Reconstr Microsurg*. 2010;26:37–44.
37. Uppal RS, Casaer B, Van Landuyt K, et al. The efficacy of preoperative mapping of perforators in reducing operative times and complications in perforator flap breast reconstruction. *J Plast Reconstr Aesthet Surg*. 2009;62:859–864.
38. Blondeel P, Morrison C. The deep inferior epigastric artery perforator flap. In: Blondeel PN, Morris SF, Hallock GG, et al., eds. *Perforator Flaps: Anatomy, Technique & Clinical Applications*. St Louis: Quality Medical; 2005:385–404.
39. Lie KH, Barker AS, Ashton MW. A classification system for partial and complete DIEP flap necrosis based on a review of 17,096 DIEP flaps in 693 articles including analysis of 152 total flap failures. *Plast Reconstr Surg*. 2013;132:1401–1408. *In documented DIEAP flap losses, 40% involved venous problems, 28% arterial, and 21% were mechanical (pedicle kinking, hematoma).*
40. Wormald JC, Wade RG, Figus A. The increased risk of adverse outcomes in bilateral deep inferior epigastric artery perforator flap breast reconstruction compared to unilateral reconstruction: a systematic review and meta-analysis. *J Plast Reconstr Aesthet Surg*. 2014;67:143–156. *A systematic review of the literature has also confirmed that bilateral DIEP flap breast reconstruction is associated with a significantly higher risk of total flap failure compared with unilateral DIEP flap breast reconstruction.*
41. Bozikov K, Arnez T, Hertl K, et al. Fat necrosis in free DIEAP flaps: incidence, risk, and predictor factors. *Ann Plast Surg*. 2009;63:138–142. *DIEAP flaps harvested on a single perforator, obese patients with a body mass index ≥30, and revision operations all have significantly higher amounts of fat necrosis.*
42. Gill PS, Hunt JP, Guerra AB, et al. A 10-year retrospective review of 758 DIEP flaps for breast reconstruction. *Plast Reconstr Surg*. 2004;113:1153–1160.
43. Massey MF, Spiegel AJ, Levine JL, et al. Perforator flaps: recent experience, current trends, and future directions based on 3974 microsurgical breast reconstructions. *Plast Reconstr Surg*. 2009;124:737–751. *Perforator flap breast reconstruction is an accepted surgical option for breast cancer patients electing to restore their body image after mastectomy. Since the introduction of the deep inferior epigastric perforator flap, microsurgical techniques have evolved to support a 99% success rate for a variety of flaps with donor sites that include the abdomen, buttock, thigh, and trunk. Recent experience highlights the perforator flap as a proven solution for patients who have experienced failed breast implant-based reconstructions or those requiring irradiation. Current trends suggest an application of these techniques in patients previously felt to be unacceptable surgical candidates, with a focus on safety, aesthetics, and increased sensitization. Future challenges include the propagation of these reconstructive techniques into the hands of future plastic surgeons with a focus on the development of septocutaneous flaps and vascularized lymph node transfers for the treatment of lymphedema.*

第 20.3 章

腹壁浅动脉（SIEA）皮瓣

Julie Park，Deana S. Shenaq，and David H. Song

概要

- 用于乳房再造的所有可用的下腹部皮瓣中，腹壁浅动脉（SIEA）皮瓣供区并发症是最少的；
- 腹壁浅动脉皮瓣特有的问题包括血管蒂短、血管口径不匹配、有血管痉挛的倾向；
- 本章描述了术前、术中和术后的方法策略。

简介

自 Hartrampf 普及腹直肌（TRAM）肌皮瓣[1]以来，自体组织乳房再造的"金标准"一直是使用下腹部组织。显微外科技术的不断进步所引起的巨大革新使得皮瓣灌注更加优良，供区并发症发生率越来越低。TRAM 皮瓣、保留肌肉的游离 TRAM 皮瓣（MS-fTRAM）皮瓣和 DIEP 皮瓣的应用就是最好的证明。尽管它们本质上取自下腹几乎相同区域的皮肤和皮下组织，但每一次的皮瓣更新迭代，都进一步降低了供区的并发症率。因为腹壁浅动脉皮瓣仅于皮下剥离，不侵犯筋膜，是供区并发症率最低，也是肌肉保留最好的皮瓣。本章节将讨论关于该皮瓣的解剖及剥离技术。腹壁浅动脉皮瓣特有的问题在于血管口径不匹配、血管蒂短、有血管痉挛的倾向。本章同样也会介绍术前、术中和术后的方法策略。

历史回顾

1982 年，Carl Hartrampf 率先采用带蒂 TRAM 皮瓣进行乳房再造[1]。为了获得良好的血运，以腹壁上动脉作为血管蒂的 TRAM 肌皮瓣牺牲了腹直肌。随着显微外科技术的发展，游离 TRAM 皮瓣开始用于乳房再造[2]。游离 TRAM 皮瓣尽管依然牺牲了腹直肌，但是血供来源是基于腹壁下动静脉的，它们是腹直肌和下腹部组织的主要血液供应。游离 TRAM 皮瓣可以提供更好的血供，在乳房再造塑形时更自由地转位。显微外科技术的发展使人们可以更好地理解肌肉是如何进行血液供应的，且肌肉并不是大多数皮瓣所必需的。为了追求供区更低的并发症率，由 TRAM 皮瓣革新发展到了 DIEP 皮瓣[3-5]。DIEP 皮瓣的血管蒂为腹壁下系统，但只需要获取皮下脂肪和皮肤的穿支血管，不影响腹直肌。保留肌肉的游离 TRAM 皮瓣（MS-fTRAM）的发展介于 DIEP 皮瓣和游离 TRAM 皮瓣之间，它携带了一小块腹直肌袖来获得多条穿支血管。腹壁浅动脉皮瓣是肌肉保留最好的皮瓣，它利用在下腹部组织皮下穿行的股动静脉分支作为血管供应，不累及任何腹直肌或筋膜[6,7]。

患者选择

术前评估患者是否适用于腹壁浅动脉皮瓣，与评估患者是否适合 DIEP 皮瓣或游离 TRAM 皮瓣的标准相同。为了接近最终乳房再造的效果，需要患者下腹皮肤和皮下组织富余，并且保证患者供区腹壁成形可以一期缝合。对于腹壁浅动脉来说，越过腹中线供血是不可靠的，尽管有过成功的报道[8]。因此，如果患者需要超过半腹壁的皮肤组织量进行乳房再造时，就不建议使用腹壁浅动脉皮瓣，除非计划使用双侧皮瓣进行单侧再造，如采用折叠皮瓣（图 20.3.1）[9-11]。在适合使用腹壁浅动脉皮瓣再造的病例中，并发症率可以得到很好的降低。

术前血管成像技术，如计算机断层血管造影（CTA）或磁共振血管造影可对深层和浅层的血管系统进行评估[12-14]。然而，这并不是必不可少的，下文将介绍一个可靠的术中操作方法。

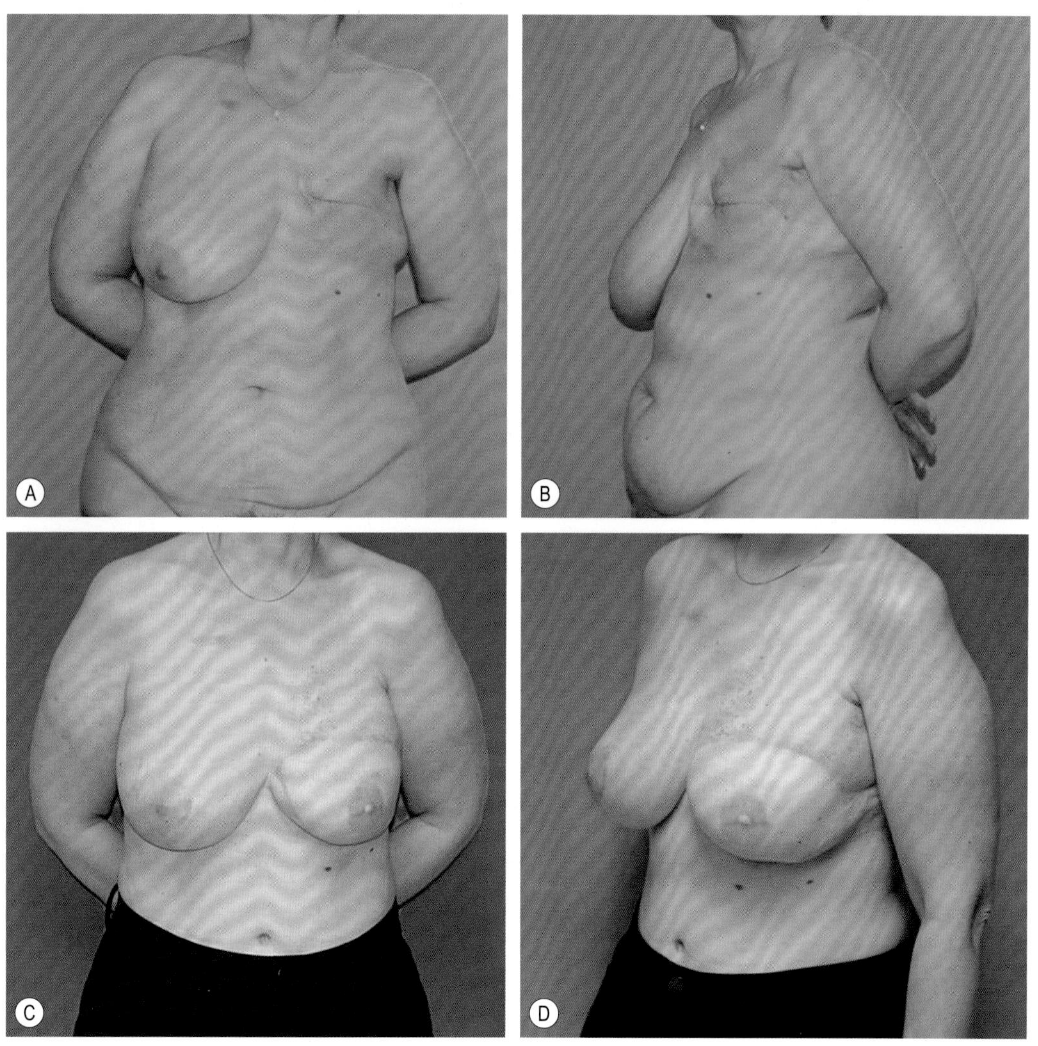

图 20.3.1 (A~D)使用一侧腹壁浅动脉皮瓣联合对侧 DIEP 皮瓣进行单侧乳房再造。此案例中的双侧皮瓣提供了再造乳房被覆组织所需的足够的组织量，也提供了重建乳房体积所需的皮下脂肪。为了对称美观，患者接受了二期对侧乳房缩小术和乳头再造术

手术技术

患者术前标记

腹壁浅动脉皮瓣的标记和 DIEP 皮瓣、游离 TRAM 皮瓣相似，主要的区别是皮瓣的位置，许多外科医生以脐部为中心设计一个横向椭圆形范围以获得脐周血管穿支。为了优化腹壁浅动脉皮瓣，建议切口低一些，以获得管径更大的血管。如果小心地剥离皮下组织，仍然可以获取脐周的穿支血管。

术中操作

患者术中体位及铺单同 DIEP 皮瓣和游离 TRAM 皮瓣。在做上切口时，只要仔细地分离皮下组织，即使皮瓣位置更靠下，大部分的脐周穿支血管仍可保留。对上切口锐性切开表皮后，用电刀切开真皮并止血。切开真皮后，组织裂开约 1~1.5cm。在切口的上缘侧而非中间侧分离皮下脂肪，这样可以提供大约 1cm 厚的额外组织来保护 DIEP 皮瓣（图 20.3.2）。

因为部分患者的上腹壁浅静脉可能非常表浅，所以做下切口时要小心谨慎。将耻骨联合到髂前上棘（ASIS）连线分成三等分，典型的腹壁浅静脉（SIEV），位于靠近耻骨联合的 1/3 区域。腹壁浅动脉的位置非常多变，它可以直接在静脉的外侧面伴行，或更深地在 Scarpa 筋膜下走行，也可在腹壁浅静脉外侧大约 3cm 处单独走行，此处它和 2 条伴行静脉一起走行（图 20.3.3）。有时伴行静脉的管径非常大，可以用来代替腹壁浅静脉，或者可以选择伴行静脉和腹壁浅静脉一起作为皮瓣回流。Rozen 等研究了 200 例患者的 CTA 图像，发现在 40% 的病例中，腹壁浅静脉有内侧和外侧 2 支，它们分别来自不同的主干。因此，作者主张在这种情况下可使用双主干来提供静脉引流[15]。在建立皮瓣必要的静脉回流时，作者采用的方法是使用 Acland 血管夹暂时夹闭静脉来评估

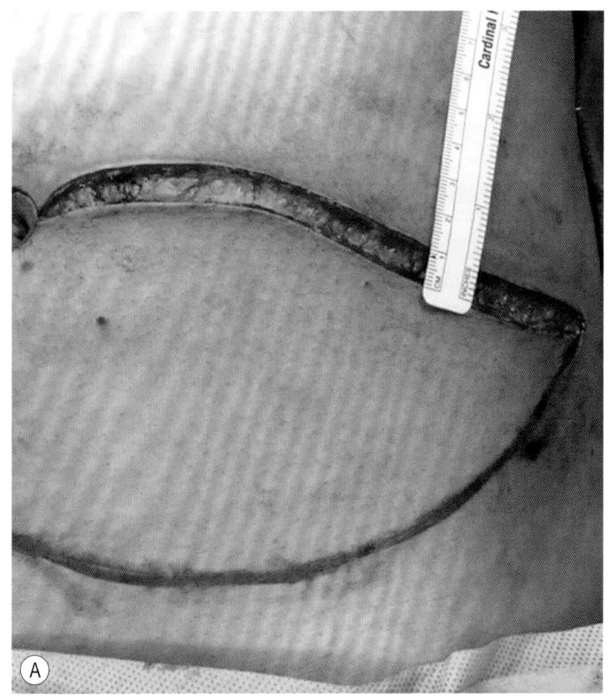

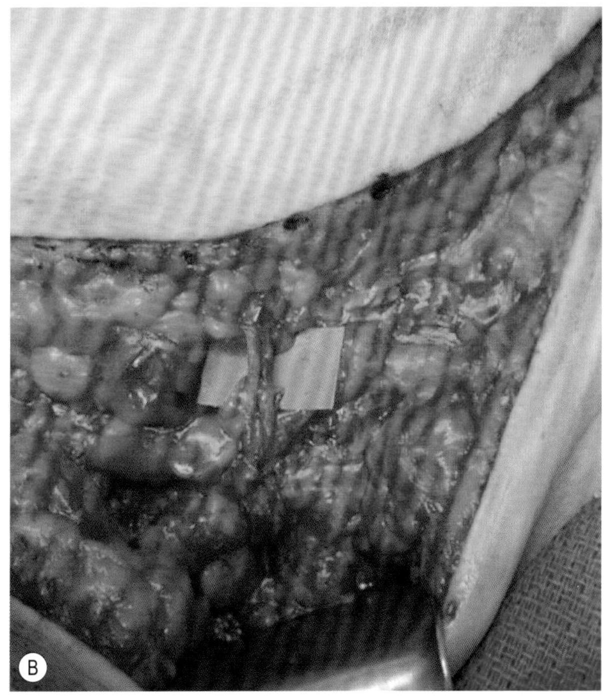

图 20.3.2　(A)切开真皮后,组织裂开 1~1.5cm。在切口的上缘而非中间分离皮下组织;(B)这样操作可以留下一小块表层皮下脂肪来保护腹壁深部穿支血管

皮瓣灌注(图 20.3.4)。需要注意的是,腹壁浅动脉和腹壁浅静脉的解剖结构在腹部两侧不一定对称。

许多文献中将腹壁浅动脉口径作为是否适合皮瓣使用的标准[15-17]。然而,根据作者的经验,如果腹壁浅动脉在切口处可触摸得到搏动,且腹壁浅静脉口径≥1.5mm 就可以使用腹壁浅动脉皮瓣,即使腹壁浅动脉口径 <1mm[18]。当在下腹部切口触摸到腹壁浅动脉搏动时,进一步向股动脉方向解剖分离,几乎总是能发现口径更大的血管。

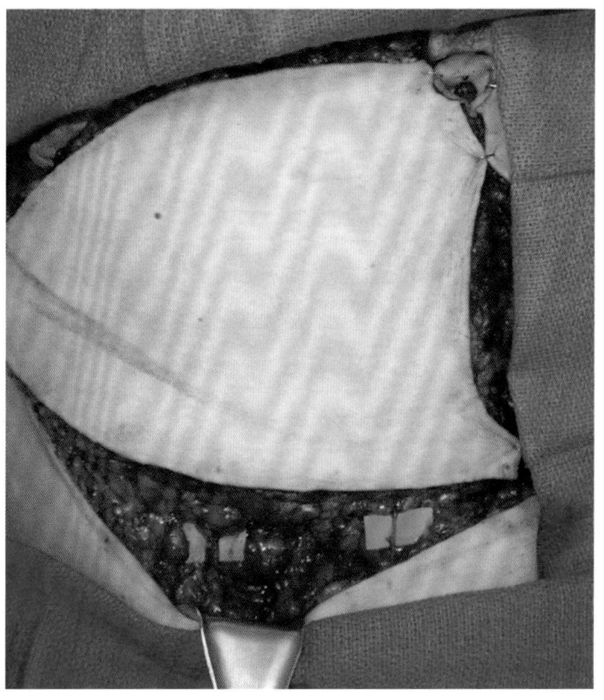

图 20.3.3　腹壁浅动脉和腹壁浅静脉(SIEV)的位置相对关系。腹壁浅动脉可以直接在静脉的侧面伴行,或和两条伴行静脉一起走行

下腹部皮瓣选择的术中法则

术前影像学检查并不是必需的,我们可以通过一个简单的术中法则来决定使用哪种下腹部皮瓣。如果腹壁浅静脉存在且管径≥1.5mm,则需要对腹壁浅动脉进行评估。如果腹壁浅动脉可触及搏动且半侧腹部组织量足以用来再造,则选择使用腹壁浅动脉皮瓣;如果没有发现或没有触及腹壁浅动脉搏动,则需要对腹壁深动脉穿支血管进行评估。如果存在腹壁深动脉优势穿支,则可以使用 DIEP 皮瓣;如果没有,则需要评估现存穿支的位置,然后考虑采用不带肌肉的游离 TRAM 皮瓣,或者很罕见的情况下可以使用游离 TRAM 皮瓣。如果存在腹壁浅静脉但是没有腹壁浅动脉,则要保留腹壁浅静脉,以备在皮瓣需要静脉超回流时使用。

剥离腹壁浅动脉

一旦决定采取腹壁浅动脉瓣,就需要解剖分离血管蒂。为了避免动脉牵拉损伤、防止痉挛,作者建议一开始不要在血管蒂周围分离,只进行腹壁浅动脉前方的分离即可。这是非常重要的,因为轻微的向头侧牵拉皮瓣和腹股沟下皮肤在垂直方向的下拉均有助于血管蒂的剥离。此后可以将腹壁浅动脉很轻易快速地分离到股静脉。最初腹壁浅动脉也会向尾部穿行,然而,在进入股鞘之前,腹壁浅动脉急转向内上方穿行。为了最大限度地延长血管蒂,需要完全打开筛状筋膜充分暴露其起源。Buchel 等主张血管蒂的长度应该是皮瓣厚度的 2 倍[18]。为了防止血管口径不匹配,任何分支的夹闭需要尽量在分支点较远处保留足够长度,以备不时之需。

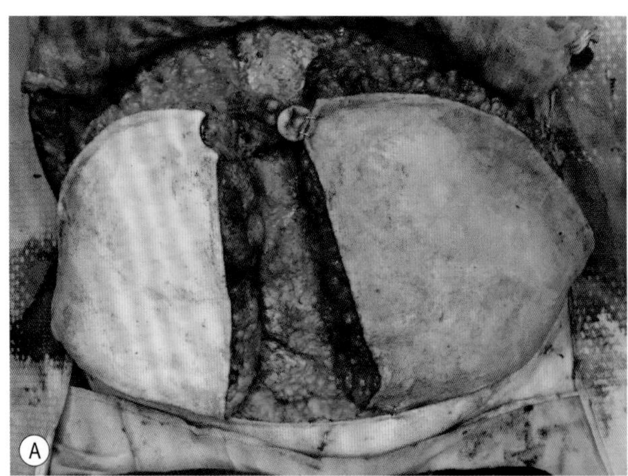

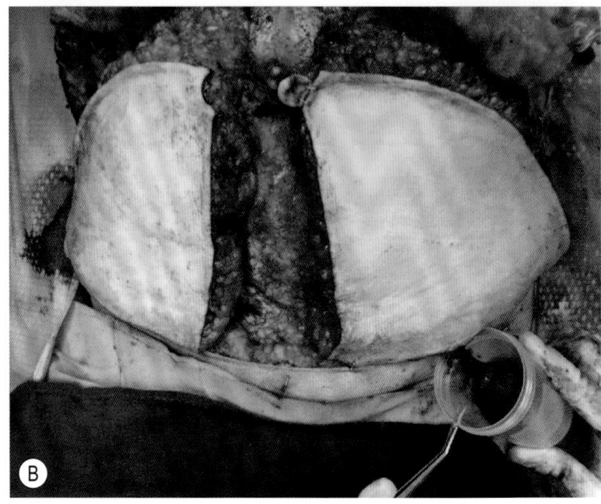

图 20.3.4 (A)作者在建立静脉引流时，首先使用 Acland 夹暂时夹闭腹壁浅静脉来评估腹壁深动脉皮瓣表浅的灌注；(B)一旦移除血管夹，腹壁浅静脉回流，皮瓣不再充盈。可以通过夹闭特定血管穿支来评估皮瓣灌注情况

此处我们并没有进行任何后方的分离，因此仍然有后方组织保护血管蒂，发生痉挛的可能性更小。前侧整段血管剥离完毕后，继续小心地分离动脉血管蒂的后方部分。如果不打算同时将伴行淋巴结进行转移，那么应该避免分离腹壁浅动脉周围的脂肪和淋巴结。剥离血管蒂完成后，夹闭所有 DIEP 血管，就可以获取皮瓣了。因为腹壁浅动脉的血管蒂很短，建议皮瓣主体放在腹部原位去表皮来避免对吻合口的损伤。这对于保留皮肤的乳房切除术后小的切口范围与相对大的皮瓣来说尤其重要。

受区血管

通常胸廓内动脉(IMA)和静脉或者从胸廓内血管发出的穿支分支可作为受区的吻合血管。为了方便吻合，最大化受区血管的长度，完全清除取出肋骨后其上下肋间隙的组织是非常必要的。通常需要大概 4cm 长度的受区血管，随着外科医生操作日趋熟练，可以使用长度更短的受区血管或肋骨保留技术来吻合血管。

在第 2 肋或第 3 肋穿出的胸廓内血管穿支(如果存在的话)可以提供和腹壁浅动脉及腹壁浅静脉的完美匹配[19-22]。为了保存这些血管，和乳腺外科医生的良好沟通是很重要的。

血管吻合

由于腹壁浅动脉皮瓣血管蒂短，吻合方向往往是垂直的而不是水平的。血管蒂和受区血管口径不匹配会使操作变得更复杂。外科医生可以通过在 DIEP 皮瓣上练习肋骨保留的血管吻合技术来获得短蒂吻合胸廓内血管的操作经验。

使用静脉吻合器有助于吻合大小不匹配的静脉或血管蒂过短的静脉。关于静脉吻合器的使用，有几点注意事项。如果外科医生使用吻合器还不熟练，应该采用手工吻合。因为吻合失败，再次使用静脉吻合器，可能会损失大约 1cm 血管长度，这对于腹壁浅动脉皮瓣来说灾难性的。另外，当受区静脉直径 <2mm 时，通常应避免使用静脉吻合器。腹壁浅静脉口径通常很大，有时可达 4mm 甚至更大。与 DIEP 皮瓣静脉和受区静脉相比，它的血管壁也很厚。在被迫对 <2mm 的静脉使用吻合器时，管径小、壁厚而冗余的腹壁浅静脉固定在口径小的吻合器环内，容易导致栓塞[23]，在这种情况下，最好采用手工吻合。

为了解决动脉不匹配的问题，我们建议在血管断端的非系膜侧做回切口；或是如果血管有远端分支，则在血管蒂的分支点上做一个尖铲形切口来增加血管管径(图 20.3.5)。进行动脉吻合时可在手术显微镜下手工用 9-0 尼龙线间断缝合。在早期实践中，我们仅做去除肋骨的胸廓内动脉或胸廓内动脉穿支的解剖，但是现在，通常用保留肋骨的技术。

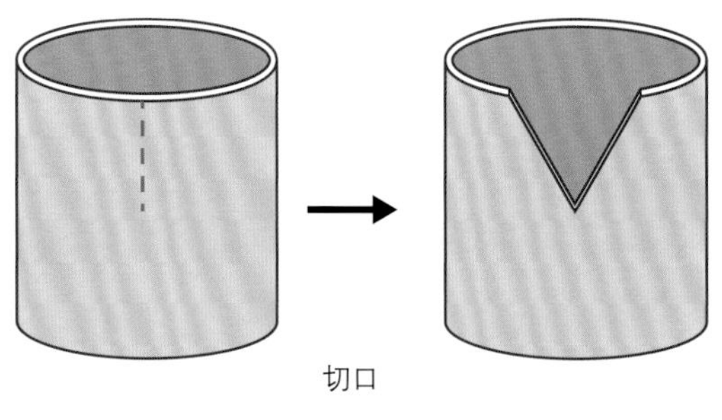

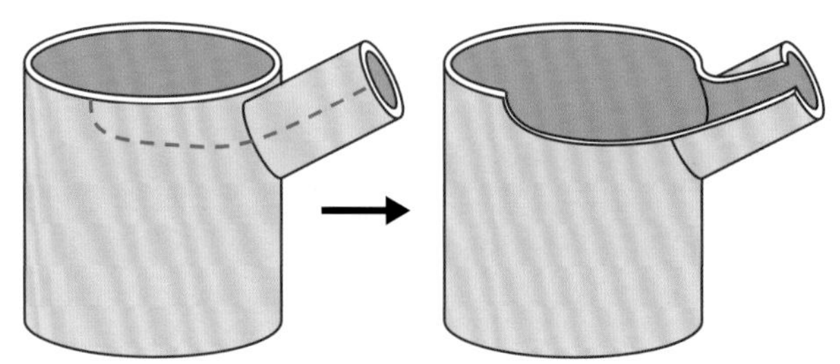

图 20.3.5 在血管蒂的分支点上做一个尖铲形切口来增加血管管径，解决受区动脉和腹壁浅动脉管径大小不匹配的问题

皮瓣移入

在移入腹壁浅动脉皮瓣时,考虑到血管蒂较短必须谨慎操作,特别是在保留皮肤的乳房切除术后进行即刻再造时,只留有一个小范围的切口。作者建议用一只手握持乳房切除术后的内上侧皮肤,先将皮瓣向内上侧方向移入,这样,可以消除血管蒂的张力;乳房切除术后剩余的皮肤可以小心地覆盖在皮瓣上。对于之前接受过乳房肿瘤切除和化疗,随后进行全乳切除的患者,皮肤顺应性可能较差,因此,在这种情况下,于 6 点钟方向(具体位置取决于皮瓣的大小)切开皮肤,在不破坏血管蒂的同时移入皮瓣。如前所述,作者建议在腹部进行皮瓣大部分去表皮,以避免放置皮瓣的空间过小,否则会对血管蒂产生更大的张力。如果皮瓣必须在胸部去上皮,应再次留意保留皮肤的乳房切除术后只留下小切口的情况。乳房切除术后小切口加上短蒂的因素可能会使吻合口裂开。

避免血管蒂的张力对减少动脉痉挛的发生十分重要。必须评估乳房切除术后被覆皮肤与皮瓣之间的关系,如果皮瓣相对乳房被覆皮肤较小,则考虑:①垂直方向缩小以达到更好地匹配;②将皮瓣缝合固定到胸壁;③使用外部支撑辅助,如外科胸罩,要小心调节合适,在给予下、外侧支撑同时防止压迫过度。

在去表皮、皮瓣移入和固定时,需要时刻警惕腹壁浅动脉的表浅走行属性,以避免在血管蒂在皮瓣内穿行时受到损伤。

术后护理

对腹壁浅动脉皮瓣的术后护理与对 DIEP 皮瓣及其他游离组织乳房再造的术后护理相似。大多数外科医生遵循术后临床路径,作者所在的医疗机构里,患者佩戴连接在皮瓣上的组织血氧检测仪离开手术室,在麻醉监护病房监护 6h 后转移到皮瓣组病房。监测皮瓣的颜色、温度、毛细血管充盈度、张力,手持多普勒监测动脉血流,每小时连续检测组织血氧浓度,还要监测刺激性肺活量,预防化学性及物理性深静脉血栓(DVT)。患者在术后最初约 24h 内禁食,如果第 2 日早上患者和皮瓣恢复良好,在查房评估后,可将饮食提前。移除导尿管,嘱患者离床,并在当天晚些时候适当行走。术后第 2 日可继续适当行走,并将所有镇痛药物改为口服。术后第 3 日出院。

腹壁浅动脉皮瓣术后需要特别注意监测动脉痉挛。皮瓣下垂会导致动静脉吻合口处的张力。动脉痉挛表现为多普勒信号消失,皮瓣苍白、变凉。在其他指标正常的时候,组织血氧持续降低 15%~20%,即使后续趋于平缓,但静脉血氧饱和度仍持续下降,通常低至正常水平 30%。因此,评估皮瓣重要的是测量组织血氧的发展趋势而非仅仅测量具体数值。

避免血管痉挛的措施包括镇痛、抗焦虑、使患者保持温暖和静脉补液保证血容量。防止痉挛的机械性措施包括保持皮瓣固定,例如给乳房切除术后被覆皮肤松弛的患者使用外科胸罩。

如果患者的皮瓣出现痉挛,一开始通常尝试外部措施。如果患者没有穿戴过外科胸罩,可以使用外科胸罩给予支撑。如果患者表现出焦虑,可使用镇痛、抗焦虑药物。如果血压允许的情况下,可以使用钙离子通道阻断剂。采取这些措施之后血管痉挛仍没有自行消失,则需要进行手术探查。当然,有任何外科手术因素时,如吻合困难或者产生高度怀疑时,也可以进行手术探查。

术中问题及处理方法

腹壁浅动脉皮瓣的主要不足是动脉易痉挛、血管大小不匹配、血管蒂短。本章一直在讨论避免这些问题的策略,此处再次予以强调。

- 腹部切口低一些,可以获得更大口径的腹壁浅动脉;
- 先分离动脉前方,而非环血管分离,这样可以保护动脉以防痉挛;
- 将动脉完全解剖至股动脉;
- 避免不必要的动脉周围淋巴结携带来增加血管蒂的长度;
- 在腹部进行皮瓣的去表皮;
- 最大限度地获取受区血管长度;
- 回切或“铲状”切削腹壁浅动脉断端,以改善血管口径不匹配的情况;
- 注意皮瓣的外部支撑防止下垂;
- 术后护理的重点是患者保暖,减轻疼痛和抗焦虑。

我们建议要格外注意重度吸烟者,并非因为考虑到脂肪坏死率,而是考虑到血管痉挛的风险会升高。术中使用罂粟碱对所有类型的动脉痉挛都非常有效。

结果、预后及并发症

接受腹壁浅动脉皮瓣移植的患者手术效果良好,供区很少出现并发症(图 20.3.6)[21,22,24,25]。供区并发症率的降低与腹直肌携带减少密切相关。在实际操作中,我们观察到术后疼痛和恢复步行能力的时间也减少了。腹直肌鞘和腹直肌肌肉的运动神经未受破坏,腹壁疝或隆起的风险也得以避免。在分离过程中,如果皮瓣携带了淋巴结或没有恰当地夹闭淋巴管,会有淋巴瘘和潜在淋巴水肿的风险,尽管这种情况很少出现。

后续手术

分期的后续手术与前述腹部其他自体组织瓣乳房再造术相同。

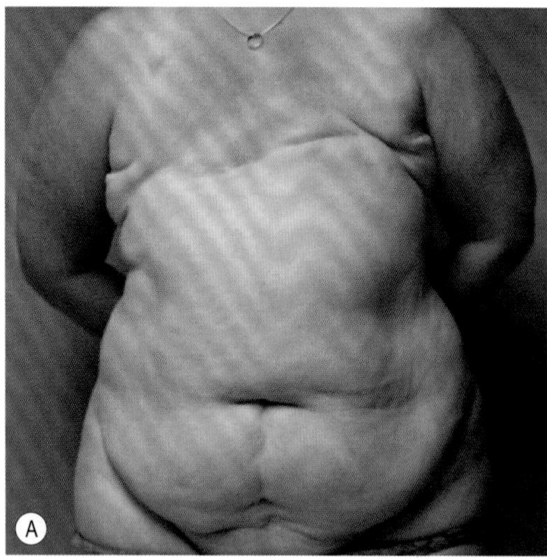

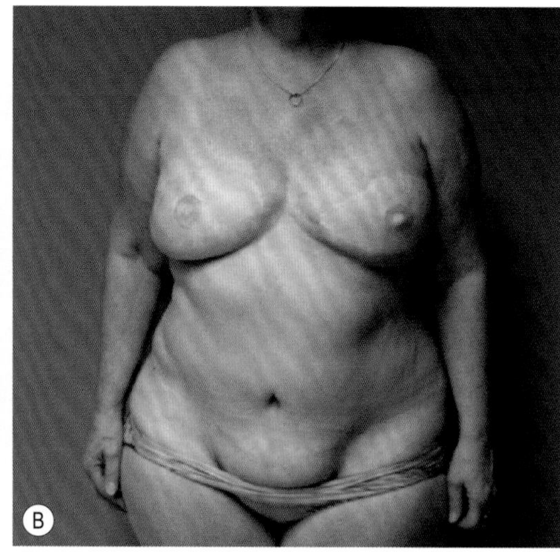

图 20.3.6 （A,B）患者接受双侧保留皮肤的乳房切除术后，用双侧腹壁浅动脉皮瓣进行即刻乳房再造。患者接受了双侧即刻自体组织乳房再造术，腹部供区进行了发病率与腹壁成形术类似

参考文献

1. Hartrampf CR, Scheflan M, Black PW. Breast reconstruction with a transverse abdominal island flap. *Plast Reconstr Surg*. 1982;69:216–225.
2. Arnez ZM, Smith RW, Eder E, Solinc M, Kersnic M. Breast reconstruction by the free lower transverse rectus abdominis musculocutaneous flap. *Br J Plast Surg*. 1988;41:500–505.
3. Blondeel PN, Boeckx WD. Refinements in free flap breast reconstruction: the free bilateral deep inferior epigastric perforator flap anastomosed to the internal mammary artery. *Br J Plast Surg*. 1994;47:495–501.
4. Blondeel N, Vanderstraeten GG, Monstrey SJ, et al. The donor site morbidity of free DIEP flaps and free TRAM flaps for breast reconstruction. *Br J Plast Surg*. 1997;50:322–330.
5. Blondeel PN. One hundred free DIEP flap breast reconstructions: a personal experience. *Br J Plast Surg*. 1999;52:104–111.
6. Arnez ZM, Khan U, Pogorelec D, Planinsek F. Breast reconstruction using the free superficial inferior epigastric artery (SIEA) flap. *Br J Plast Surg*. 1999;52:276–279.
7. Chevray PM. Update on breast reconstruction using free TRAM, DIEP, and SIEA flaps. *Semin Plast Surg*. 2004;18:97–104.
8. Holm C, Mayr M, Höfter E, et al. Interindividual variability of the SIEA angiosome: effects on operative strategies in breast reconstruction. *Plast Reconstr Surg*. 2008;122:1612–1620.
9. Beahm EK, Walton RL. The efficacy of bilateral lower abdominal free flaps for unilateral breast reconstruction. *Plast Reconstr Surg*. 2007;120:41–54.
10. Hamdi M, Khuthaila DK, Van Landuyt K, et al. Double-pedicle abdominal perforator free flaps for unilateral breast reconstruction: new horizons in microsurgical tissue transfer to the breast. *J Plast Reconstr Aesthet Surg*. 2007;60:904–912, discussion 913–914.
11. Figus A, Fioramonti P, Ramakrishnan V. Stacked free SIEA/DIEP flap for unilateral breast reconstruction in a thin patient with an abdominal vertical midline scar. *J Reconstr Microsurg*. 2007;23:523–525.
12. Rozen WM, Anavekar NS, Ashton MW, et al. Does the preoperative imaging of perforators with CT angiography improve operative outcomes in breast reconstruction? *Microsurgery*. 2008;28:516–523.
13. Alonso-Burgos A, García-Tutor E, Bastarrika G, et al. Preoperative planning of deep inferior epigastric artery perforator flap reconstruction with multislice-CT angiography: imaging findings and initial experience. *J Plast Reconstr Aesthet Surg*. 2006;59:585–593.
14. Mathes DW, Neligan PC. Current techniques in preoperative imaging for abdomen-based perforator flap microsurgical breast reconstruction. *J Reconstr Microsurg*. 2010;26:3–10.
15. Rozen WM, Chubb D, Whitaker IS, Ashton MW. The importance of the superficial venous anatomy of the abdominal wall in planning a superficial inferior epigastric artery (SIEA) flap: case report and clinical study. *Microsurgery*. 2011;31:454–457. *This case report and review of CTA data demonstrates the variability in the number as well as source of regional drainage of SIEV trunks, and advocates that all separate trunks should be maximally dissected in the event that multiple venous anastomoses are needed to optimize drainage in SIEA free flaps. In 40% of cases illustrated in this anatomical study, two SIEV branches arose from different trunks altogether, and the authors advocate that both trunks be used in these instances.*
16. Chevray PM. Breast reconstruction with superficial inferior epigastric artery flaps: a prospective comparison with TRAM and DIEP flaps. *Plast Reconstr Surg*. 2004;114:1077–1083, discussion 1084–1085. *Chevray conducted a prospective study on the reliability and outcomes of SIEA vs. TRAM and DIEP flaps for breast reconstruction, and found that the SIEA flap was usable in 30% of cases. There was a higher rate of reoperation with SIEA flaps, which he attributed to smaller pedicle diameter (1.5 mm or smaller) and significant size mismatch with recipient vessels.*
17. Spiegel AJ, Khan FN. An intraoperative algorithm for use of the SIEA flap for breast reconstruction. *Plast Reconstr Surg*. 2007;120:1450–1459. *This is one of the first reports suggesting an intraoperative algorithm for SIEA flap selection, which advocates for utilization of this flap if arterial caliber is >1.5 mm with a palpable pulse. Although our criteria for SIEA flap selection is only a palpable pulse, this paper set the stage for future studies with higher numbers of patients.*
18. Buchel EW, Dalke KR, Hayakawa TE. Rethinking the superficial inferior epigastric artery flap in breast reconstruction: video demonstration of a rapid, reliable harvest technique. *Can J Plast Surg*. 2013;21:99–100.
19. Ulusal BG, Cheng M-H, Wei F-C, et al. Breast reconstruction using the entire transverse abdominal adipocutaneous flap based on unilateral superficial or deep inferior epigastric vessels. *Plast Reconstr Surg*. 2006;117:1395–1403, discussion 1404–1406.
20. Dorafshar AH, Januszyk M, Song DH. Anatomical and technical tips for use of the superficial inferior epigastric artery (SIEA) flap in breast reconstructive surgery. *J Reconstr Microsurg*. 2010;26:381–389. *This paper set forth a simple approach to harvest of the SIEA flap and demonstrated that favorable results could be achieved with even smaller caliber vessels (average arterial pedicle diameter in this series was 0.96 mm).*
21. Wu LC, Bajaj A, Chang DW, Chevray PM. Comparison of donor-site morbidity of SIEA, DIEP, and muscle-sparing TRAM flaps for breast reconstruction. *Plast Reconstr Surg*. 2008;122:702–709.
22. Selber JC, Samra F, Bristol M, et al. A head-to-head comparison between the muscle-sparing free TRAM and the SIEA flaps: is the rate of flap loss worth the gain in abdominal wall function? *Plast Reconstr Surg*. 2008;122:348–355.
23. Bank J, Teng E, Song DH. Microvascular coupler-induced intimal crimping causing venous thrombosis. *J Reconstr Microsurg*. 2015;31:157–158.
24. Selber JC, Fosnot J, Nelson J, et al. A prospective study comparing the functional impact of SIEA, DIEP, and muscle-sparing free TRAM flaps on the abdominal wall: part II. Bilateral reconstruction. *Plast Reconstr Surg*. 2010;126:1438–1453.
25. Man LX, Selber JC, Serletti JM. Abdominal wall following free TRAM or DIEP flap reconstruction: a meta-analysis and critical review. *Plast Reconstr Surg*. 2009;124:752–764.

第 20.4 章

游离 TRAM 皮瓣

Maurice Y. Nahabedian

概要

- 游离 TRAM 皮瓣从保留肌肉的多少分为保留腹直肌内侧和外侧部分的 MS-2 型、保留腹直肌内侧或外侧部分的 MS-1 型和切取整个宽度、无腹直肌保留的 MS-0 型;
- 游离 TRAM 皮瓣有基于腹壁下动静脉的可靠血供;
- 保留肌肉的游离 TRAM 皮瓣和 DIEP 皮瓣移植后产生的功效几乎相同;
- 术前及术中的影像学检查有助于对血管的结构和灌注方式进行预测;
- 与 DIEP 皮瓣相比,游离 TRAM 皮瓣在肥胖者和病理性肥胖患者中可以提供更具预见性的结果;
- 游离 TRAM 皮瓣移植术可以达到极好的美学效果,且并发症发生率较低。

简介

腹部是自体组织乳房再造最常用的供区。可从腹部获取的皮瓣众多,如带蒂 TRAM 皮瓣、游离 TRAM 皮瓣、DIEP 皮瓣和腹壁浅动脉皮瓣。这些皮瓣的演变发展都是基于改善再造乳房的美观、减少腹部并发症的目的。再造乳房的美观取决于腹部组织量的多少、皮瓣移植至胸壁的位置、皮瓣的良好塑形以及有完美血流灌注的保障。而供区形态的美观就需要对腹部软组织进行准确的对位缝合,保持腹直肌的连续性及神经支配,并最大限度地保留腹直肌前鞘。这些腹部皮瓣在乳房再造术后乳房方面的相对风险比率,由高到低依次为腹壁浅动脉皮瓣、DIEP 皮瓣、游离 TRAM 皮瓣、带蒂 TRAM 皮瓣。而供区或腹部方面的相对风险比率由高到低依次为带蒂 TRAM 皮瓣、游离 TRAM 皮瓣、DIEP 皮瓣、腹壁浅动脉皮瓣。

自从 20 世纪 90 年代早期开始,游离 TRAM 皮瓣一直就是自体组织乳房再造的重要方法。游离 TRAM 皮瓣与其他皮瓣相比具有的优势主要是效果的可预测性和可重复性。这源于游离 TRAM 皮瓣拥有管径较大的腹壁下穿支血管及其众多数量的穿支的血液供应。除此之外,由于对腹直肌前鞘的破坏程度最小,所以腹直肌肌纤维的连续性及神经支配通常得以保留。

基础解剖知识

对于希望利用腹部皮瓣行乳房再造术的患者,其腹部应该有足够的皮肤及皮下脂肪。腹部的脂肪通常被 Scarpa 筋膜分成皮下脂肪层和 Scarpa 筋膜下脂肪层。脂肪层的厚度从 2cm 至 8cm 不等。腹直肌前鞘作为腹前壁主要的支持结构,是一种由腹内斜肌和腹外斜肌腱膜相互交织而成的胶原网状结构。这一网状结构被破坏或者变薄弱后,如果没有恰当地闭合,则会导致腹部膨隆或腹壁疝的形成。在腹直肌前鞘表面覆盖有一疏松的网状组织层。这层组织中包含的一些血管丛是术后前鞘血管化和存活的保障,应予以保留。

腹直肌是一种由腹壁上血管和腹壁下血管供应的 3 型肌肉(图 20.4.1)。在腹直肌全长的不同水平有神经的分段支配。游离 TRAM 皮瓣接受来自腹壁下动静脉的血液供应,经穿支穿过腹直肌前鞘到达皮瓣。腹壁下血管在腹直肌内的走行较为复杂,根据主要分支的数量将其分为 1、2、3 型。从这些血管发出的穿支的数量是多变的,但脐周的穿支占多数。肋间运动神经沿着腹直肌中、外交界处的后表面走行,支配着腹直肌。这些运动神经保持完整性才能使腹直肌的功能正常,因为每一个神经都控制着不同的肌肉收缩节段。在腹直肌内,这些运动神经可能跨过了供应腹直肌肌皮瓣的主要供应血管。感觉神经走行于腹直肌前鞘表面,穿过皮下层后到达皮肤。

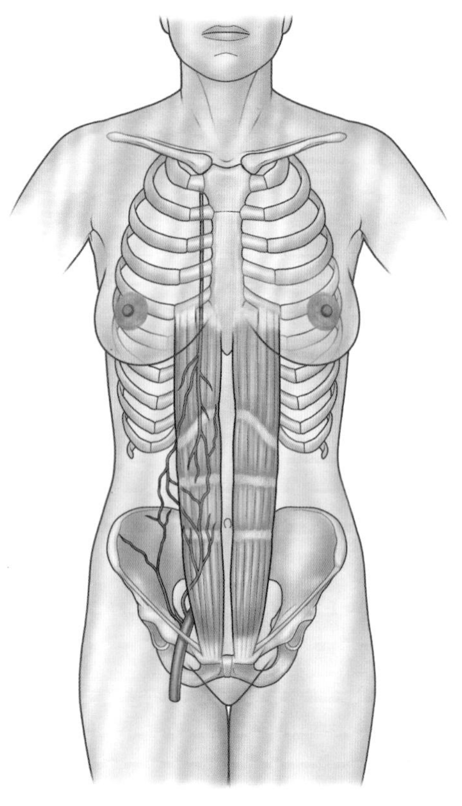

图 20.4.1 腹直肌的血管解剖

游离 TRAM 皮瓣的分类

游离 TRAM 皮瓣的分类是根据腹直肌的保留程度决定的(表 20.4.1 和图 20.4.2)。将腹直肌沿纵行方向分为内、中、外三个部分,故保留腹直肌即指保留腹直肌的具体某个部分[1,2]。整个腹直肌都保留者称为 MS-3 型(DIEP)皮瓣。保留腹直肌内侧和外侧部分者称为 MS-2 型(保留肌肉的 TRAM)皮瓣(图 20.4.3)。仅保留腹直肌外侧或内侧部分者称为 MS-1 型(保留肌肉的 TRAM)皮瓣(图 20.4.4)。MS-1 型皮瓣中根据到底是腹直肌内侧(M)还是外侧(L)被保留又进一步分类。MS-1L 型指的是腹直肌内侧和中间部分作为肌皮瓣的一部分进行移植,而腹直肌外侧部分保留。腹直肌的内中外部分均被移植者称为 MS-0 型(TRAM)皮瓣(图 20.4.5)。由于 MS-1 和 MS-2 型皮瓣保留了腹直肌的连续性,因此腹直肌仍存在不同程度的功能。

表 20.4.1 各种腹部游离皮瓣的分类和定义

分类	定义(腹直肌)
MS-0	切取全宽和部分长度
MS-1	保留肌肉外侧
MS-2	保留肌肉的内侧及外侧
MS-3(DIEP)	保留整个肌肉

游离 TRAM 皮瓣的分区和所有其他腹部皮瓣相同,由四个部分构成(图 20.4.6)。1 区代表主要供应血管表面的皮肤脂肪区域。根据单侧皮瓣和双侧皮瓣的不同,2 区的位置不同。对于单侧皮瓣,2 区位于中线对面。3 区位于 1 区的外侧,4 区位于 2 区的外侧。对于双侧皮瓣,2 区位于 1 区的外侧,而不包含 3 区和 4 区。

游离皮瓣乳房再造的新概念

利用游离 TRAM 皮瓣进行自体组织乳房再造时,对于理想美观的乳房外形的正确评价是很重要的。这包括三个基本因素:乳房的基底位置、被覆皮肤及圆锥外形。Phillip Blondeel 描述的乳房再造的三步原则是获得理想乳房形态的基础[3,4]。乳房的基底位置对每个女性都是唯一的,要

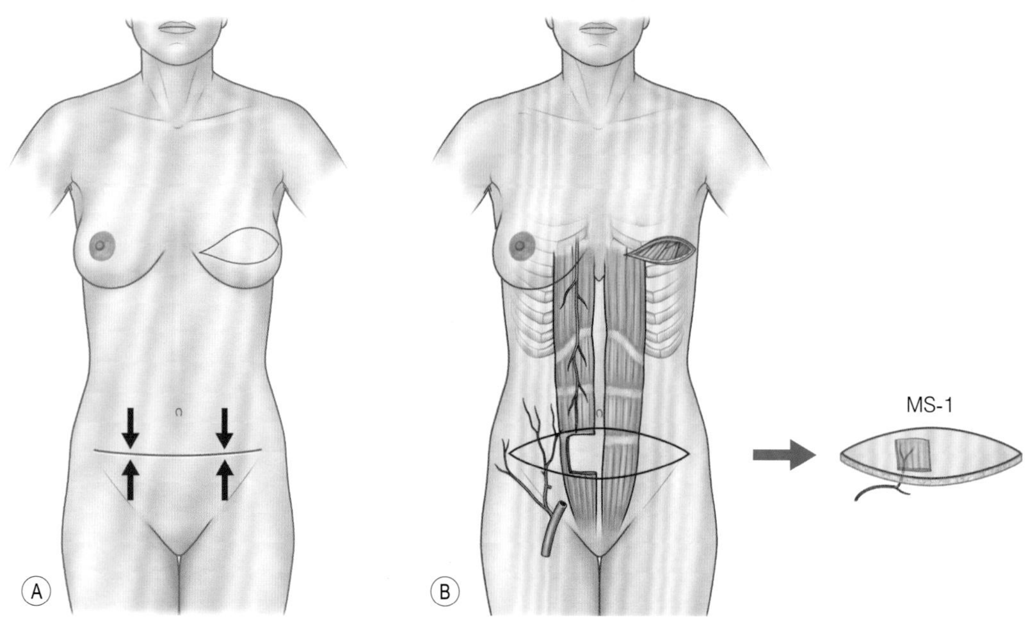

图 20.4.2 (A~D)根据腹直肌保留量进行划分的 MS-1、MS-2 和 MS-3 型皮瓣示意图

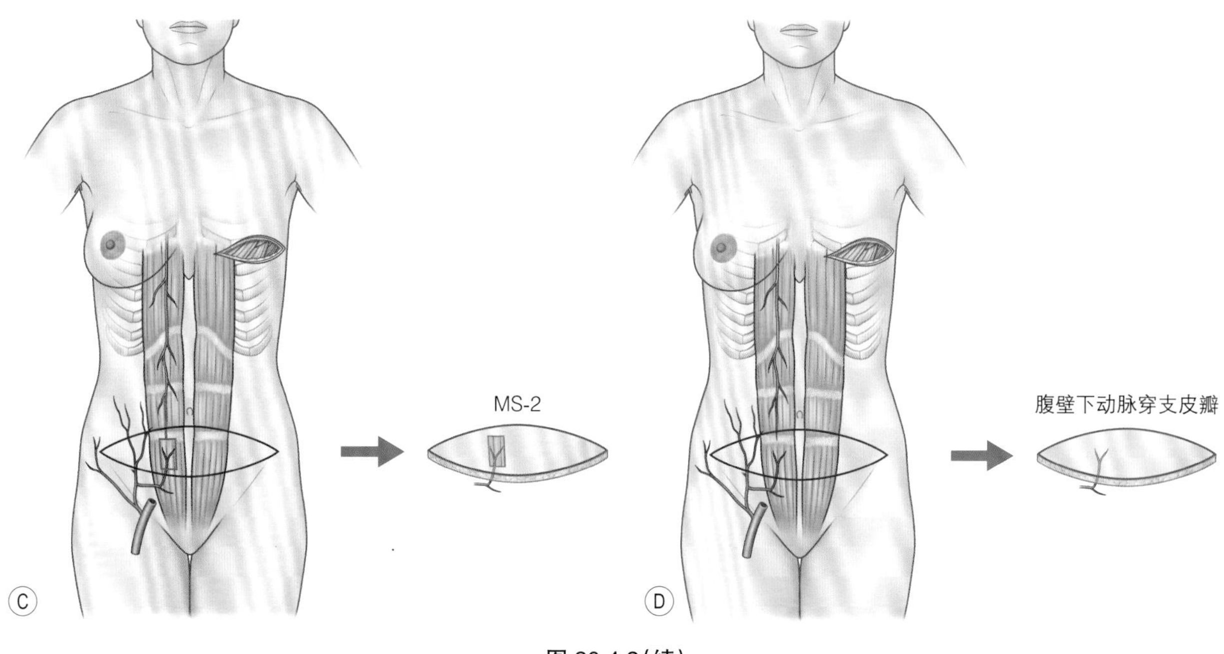

图 20.4.2（续）

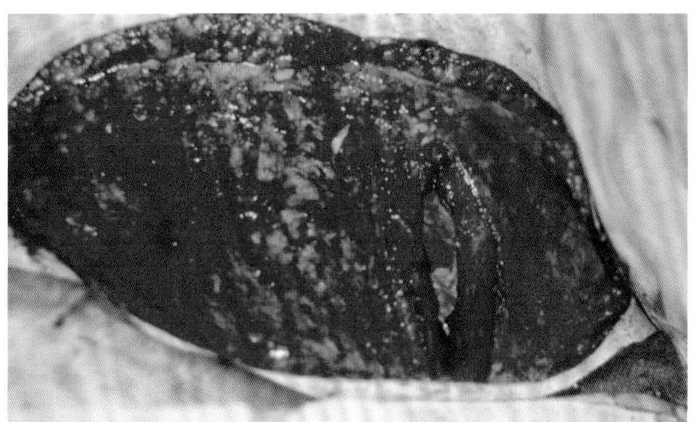

图 20.4.3　获取 MS-2 型游离 TRAM 皮瓣后的腹直肌

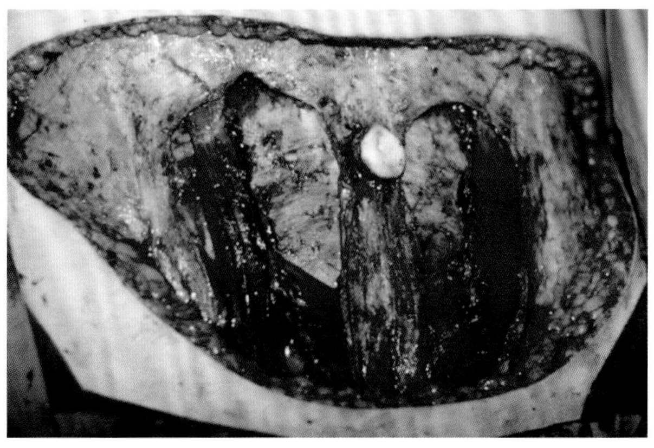

图 20.4.4　获取 MS-1 型游离 TRAM 皮瓣后的腹直肌

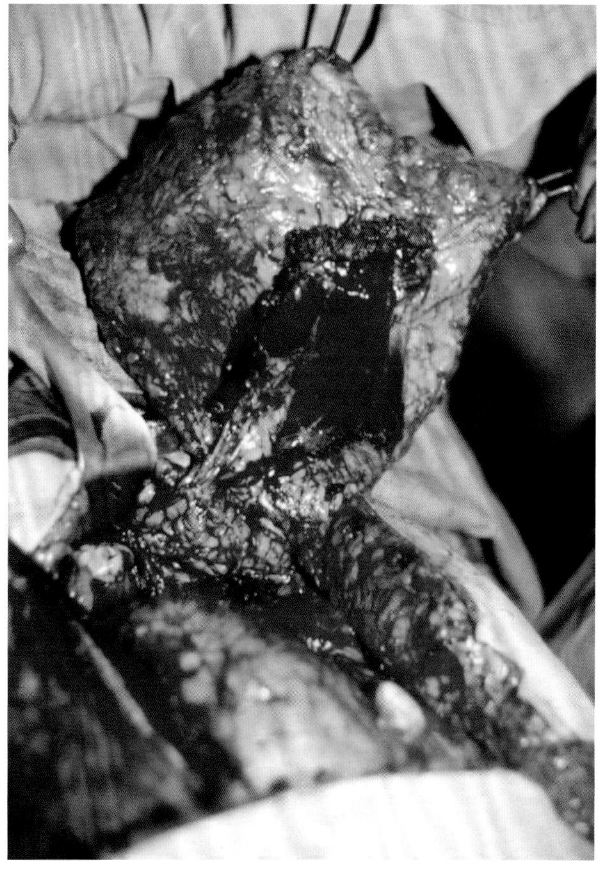

图 20.4.5　包含整个腹直肌宽度的 MS-0 型游离 TRAM 皮瓣

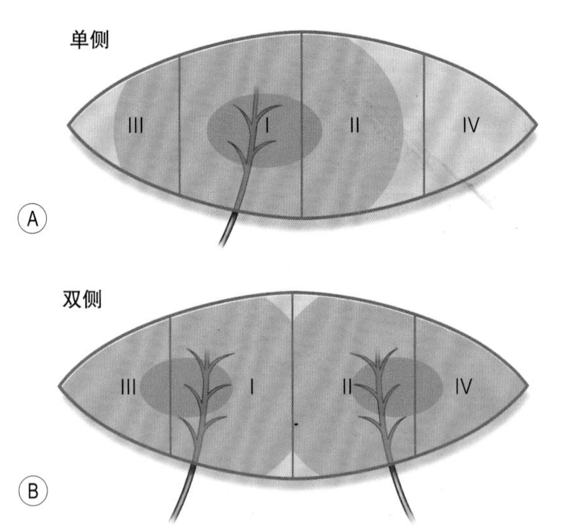

图 20.4.6 根据与腹直肌主要供应血管的临近程度划分的标准化区域。显示了单侧和双侧皮瓣移植的区别

确定位置并把乳房固定在此(图 20.4.7),乳房基底的边界包括锁骨、胸骨外侧缘、腋前线和乳房下皱襞。乳房基底是固定的,不随体重的增减而改变。乳房基底是乳房圆锥外形的基础,而圆锥外形代表了乳房的 3D 形状、体积、突度和轮廓(图 20.4.8),会随体重的变化而变化。乳房圆锥外形的典型特征是下极突出。一般来讲,在乳房经线上以乳头乳晕复合体为界点可将乳房分为上下极,理想的乳房上下极比例为 45 : 55。最后一个因素是乳房的被覆皮肤(图 20.4.9)。在进行即刻乳房再造术时,乳房表面皮肤的数量及质量是非常重要的。影响乳房皮肤质量的因素包括既往手术史、放疗、瘢痕和血供。在即刻再造术中需要确保皮瓣的体积能大致接近乳房被覆皮肤允许的体积。在延期乳房再造术中,这一点并没有那么重要,因为乳房的形状取决于移植皮瓣的皮肤及皮下脂肪数量以及胸壁可利用皮肤的多少。

整形外科医生通常会在住院医师或进修期间通过师徒教授的方式学习到乳房成形术的基本知识。起初,乳房成形术最重要的是手术技术,需要医生熟练掌握。然而,随着手术技术的成熟,术后乳房外形的美观也变得同样重要,因此乳房再造的艺术性研究应运而生。实现乳房再造的艺术性实则是达到双侧乳房对称、再造乳房比例协调以及具有良好的外形轮廓的目的。将游离 TRAM 皮瓣移植于胸壁时,应使皮瓣的宽度和高度与期望的乳房基底位置相一致。通过研究正常侧乳房的形状来评估再造乳房需要的皮肤量,以便实现乳房的最佳比例。再造的乳房需要符合患者本身的体型,这就需要了解患者乳房与躯干的比例。

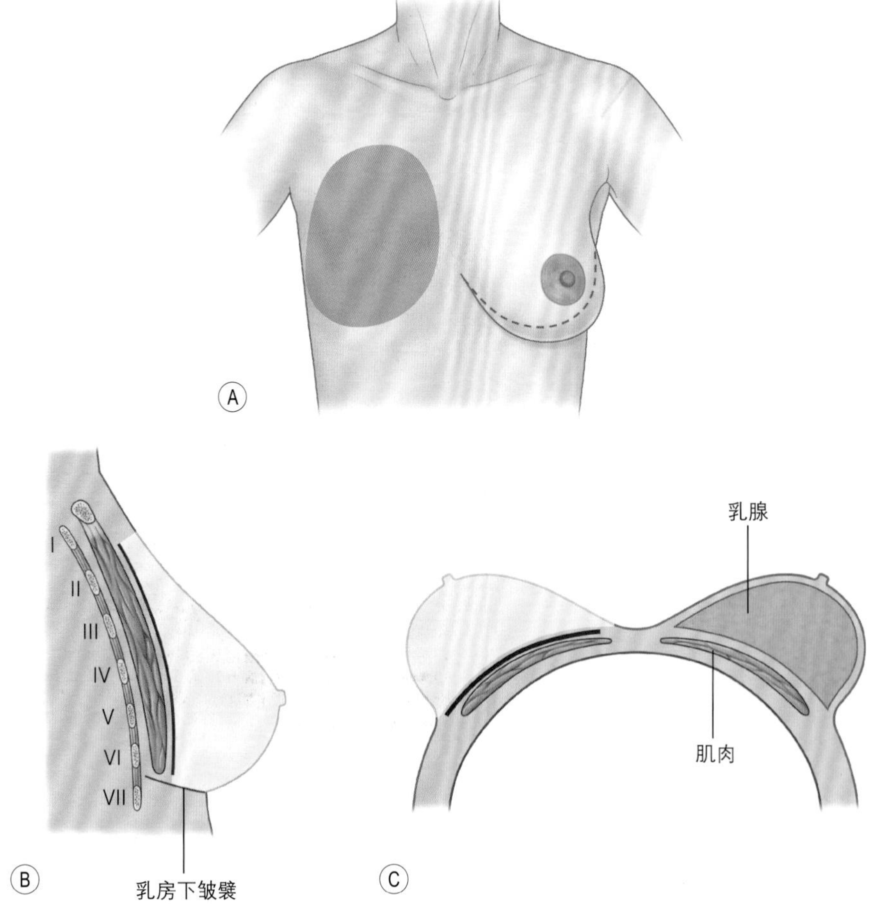

图 20.4.7 乳房基底图示。(A)冠状位;(B)矢状位;(C)横断面

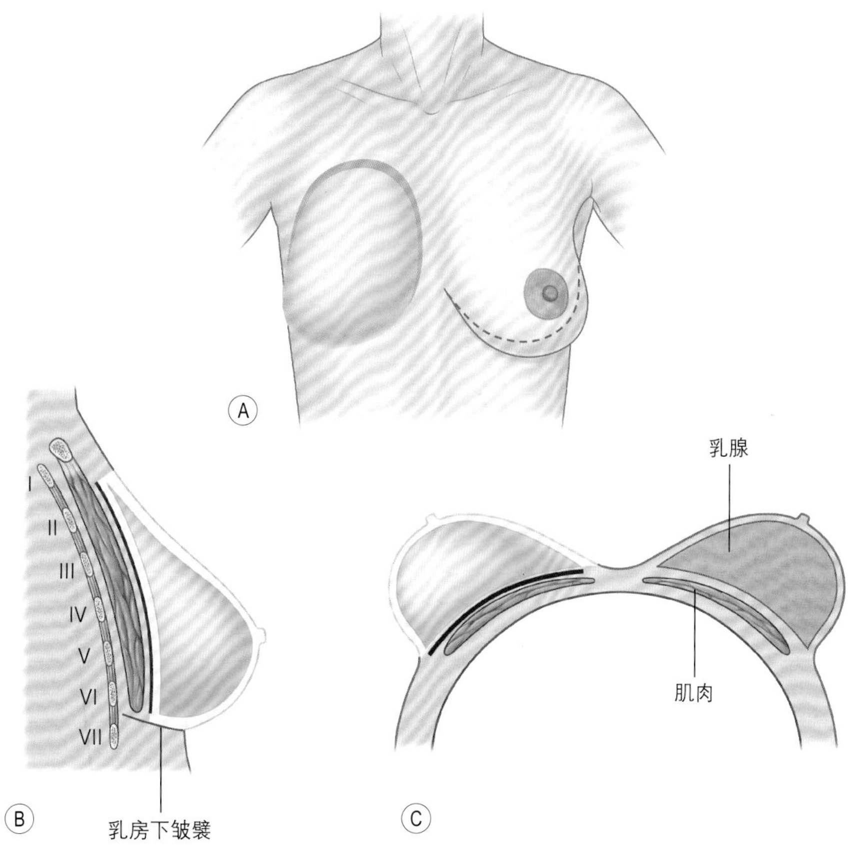

图 20.4.8 乳房圆锥体结构。(A)冠状位;(B)矢状位;(C)横断面

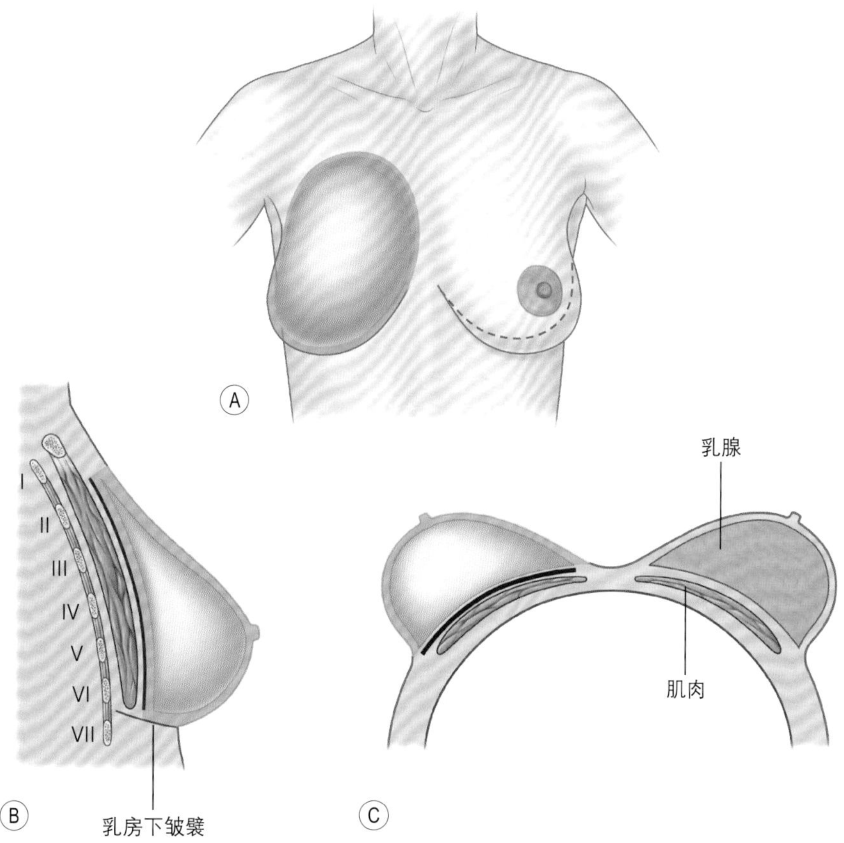

图 20.4.9 乳房被覆组织。(A)冠状位;(B)矢状位;(C)横断面

患者选择

通常考虑用游离TRAM皮瓣行即刻乳房再造术的患者通常是诊断为乳腺癌或者乳腺癌高风险患者，而另一些患者愿意接受延期乳房再造术。后者可能在术前接受过放疗或者行假体乳房再造术后出现了相应的并发症。符合游离TRAM皮瓣乳房再造术的患者，其下腹部必须有足够的组织厚度来再造预期的乳房形态。

良好的术后效果是与合适的患者选择密不可分的[5,6]。尽管很多女性患者对自体组织乳房再造术很感兴趣，但并不是所有人都适合。目前的人口统计学资料显示，为了治疗或者预防乳腺癌而愿意进行双侧乳房切除术或保留乳头的乳房切除术的女性数量日益增长[7]。当考虑游离TRAM皮瓣行乳房再造时，重点是要评估乳房和供区的特点、肿瘤相关指标、是否需要辅助治疗以及患者的一般情况。最适合行游离TRAM皮瓣移植再造乳房的患者应该是拥有足够腹部组织量、健康状况良好和ASA分数较低的人。而伴有其他控制不佳的合并症、身体状况极差或渴望接受快速且简单的手术的这类患者需要排除在外。术前存在糖尿病、高血压和心脏病者，必须将其控制在最佳状态[6,8,9]。患者还需要严格戒烟。

术前需要对乳房、供区、已有瘢痕、组织质地进行详细的体格检查，并测量乳房基底宽度和乳头乳晕复合体的位置[3,4,6,10]。评估乳房的基底位置并作为新乳房的模板。再造乳房最重要的是拥有相应的充足的皮肤和脂肪量。体形较瘦，腹部脂肪较少的女性患者也可以用腹部皮瓣，只要再造的乳房所需要的体积不大。对于超重或肥胖的患者，尽管仍然可以用腹部皮瓣进行乳房再造，但是需要将皮瓣进行适当修剪，以便血流灌注可以维持整个皮瓣的存活，将脂肪坏死的发生率降到最低。对于单侧乳房患病的患者，从对称性上看，皮瓣的体积可能略小于需要量，这种情况下，可选择对侧乳房缩小术或乳房上提固定术以及患侧假体置入术。当腹部有瘢痕或者患者为病理性肥胖时，不适宜选用腹部皮瓣（表20.4.2）。有腹部旁正中切口时也不适合选用游离TRAM皮瓣，因为很可能主要的穿支血管和主供血管已经受损。

乳腺癌的辅助治疗（例如放疗）会影响游离TRAM皮瓣乳房再造术手术时机的选择，所以需要重点考虑[11-13]。与放疗相关的自体组织乳房再造的时机一直存在争议。其中一些外科医生认为即刻行游离TRAM皮瓣乳房再造后放疗可能导致皮瓣发生不可逆转的改变，如皮瓣纤维化、收缩和畸形。其他的医生认为这种情况的发生率较低，并提倡在即刻自体组织乳房再造术后放疗。一般而言，如果术后放疗的可能性超过50%，那么就可以采用先置入扩张器的两步法乳房再造术。因为放疗后的受区可能出现血管周围性炎症，通常推荐在6~12个月后才开始显微外科重建。

我们对所有女性患者的术后并发症进行了回顾和讨论[14-24]。随访接受游离TRAM皮瓣乳房再造术的患者，发现手术成功率为97%~99%。发生吻合失败或皮瓣坏死的原因包括血栓形成、血运不佳和医源性损伤。单侧游离TRAM皮瓣行乳房再造术后出现腹部膨隆的概率为3%~5%，双侧则为5%~7%。这与众多因素有关，例如腹直肌前鞘切除的多少、残留腹直肌的神经支配情况、术后是否使用补片进行腹壁加强。有时，在初次手术中采用合成补片来加强腹壁，可防止术后腹部膨隆的发生。

表20.4.2 既往腹部切口对腹部皮瓣血供的影响

瘢痕	例数	腹壁浅动脉切断	腹壁下动脉切断	穿支血管切断
腹腔镜手术切口	20	无	无	无
开放式阑尾炎切除术	20	全部(同侧)	无(同侧)	腹壁下动脉内排
腹部横切口	35	内侧支(30/35)	无	未记录
腹部旁正中切口	3	全部(同侧)	全部(同侧)	全部(同侧)
开放式胆囊切口	1	无	无	无
腹部中线瘢痕	17	无	无	交叉处的

Reproduced with permission from Rozen W, et al. Clinical Anatomy. 2009;22:815-823.

术中对穿支血管、皮瓣体积和腹部特点进行评估，然后决定采用DIEP皮瓣还是游离TRAM皮瓣（表20.4.3）。确保穿支血管的位置和口径能够提供移植皮瓣足够的血液供应是极为关键的。如果穿支血管的血流供应不足，那么通常可以选择保留肌肉的游离TRAM皮瓣以便获得更多的穿支血管。绝大多数研究结果显示，采用DIEP皮瓣或者游离TRAM皮瓣进行乳房再造术后并没有临床相关功能上的差异（表20.4.4）。患者通常被告知单侧游离TRAM皮瓣乳房再造的手术时间为4~6h，双侧则需要6~8h；然而，根据医生的经验及医院情况，手术时间存在差异性。患者在术后通常需要住院3d，6周内不能剧烈运动。

表20.4.3 根据皮瓣体积、穿支血管的数量和腹部脂肪情况对皮瓣进行选择

因素	游离TRAM	DIEP	腹壁浅动脉
再造乳房所需体积			
<800cc	±	+	±
>800cc	+	±	−
腹部脂肪量			
轻中度不足	±	+	±
重度不足	+	±	−
直径>1.5mm的穿支血管数量			
0	+	−	−
>1	±	+	±

表 20.4.4　游离 TRAM 和 DIEP 皮瓣移植术后不良反应的比较

不良反应	DIEP 皮瓣 /%	游离 TRAM 皮瓣 /%
脂肪坏死	7.30	7.10
静脉淤血	4.50	2.70
皮瓣坏死	2.70	1.80
腹部膨隆		
单侧	4.50	5
双侧	6.50	21
可做仰卧起坐		
单侧	100	97
双侧	95	83

Reproduced with permission from: Nahabedian MY, et al. Plast Reconstr Surg. 2005; 115: 436.

患者标记

患者取站立位，然后进行标记（图 20.4.10 和图 20.4.11）。乳房处的标记包括胸骨中线和双侧乳房下皱襞。乳房切除术切口的选择取决于两个方面：术式是选择保留皮肤还是保留乳头的乳房切除术；乳房切除术后是行即刻一步法还是两步法乳房再造术。在两步法再造术时，先前乳房切除时的瘢痕通常需要标记出来。保留皮肤的乳房切除术后行即刻乳房再造时需要标记出乳晕边界。保留乳头的乳房切除术后行即刻乳房再造时，作者更倾向于采用一外侧切口，延伸至乳晕外缘。有时切口可延伸经过乳晕或围绕乳晕边界延长 90°~180°。这种切口在乳房切除术时有助于充分暴露视野，显露胸廓内动静脉。有一些医生喜欢采用乳房下切口，为的是尽量靠近受区血管。

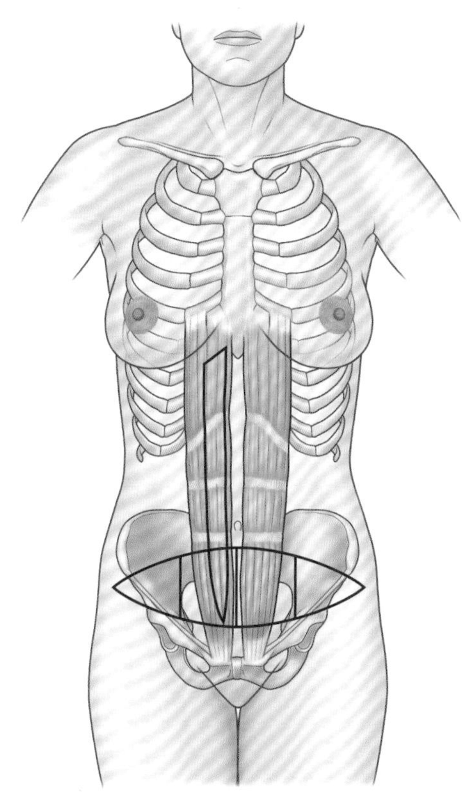

图 20.4.10　包含供应血管的游离 TRAM 皮瓣的标准椭圆形标记区

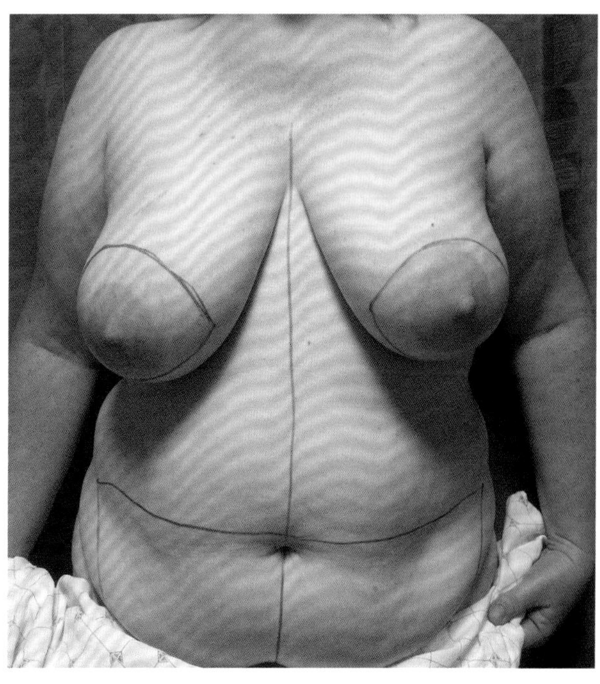

图 20.4.11　接受双侧保留皮肤的乳房切除术和双侧游离 TRAM 皮瓣移植的患者术前标记

制备游离 TRAM 皮瓣的重要体表标记包括髂前上棘（ASIS）、腹正中线和切口线（图 20.4.12）。腹正中线从剑突直至耻骨。标记出上、下横行切口，两者在髂前上棘外侧相接。腹部的下切口只是一个大概的位置，最终的位置需要在术中将患者屈曲大约 30°，确认可以完全关闭腹部切口后才能确定。有时，预设的切口必须设计在阴毛之上，以保证腹部切口可以关闭。设计游离 TRAM 皮瓣的同时应该兼顾腹部美观的考虑，使得最后形成的瘢痕尽可能靠下，外上向髂前上棘延伸。

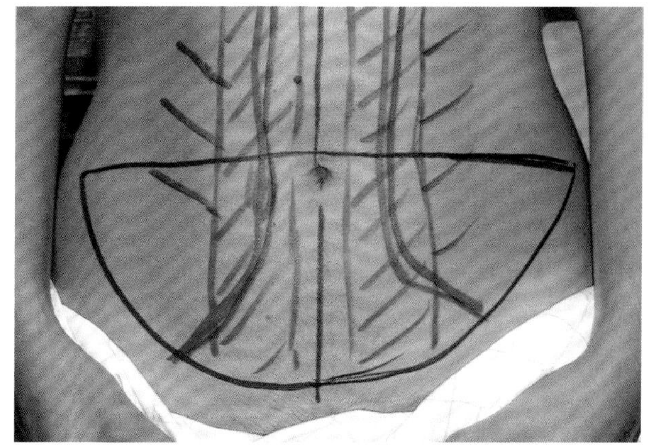

图 20.4.12　术前标记的游离 TRAM 皮瓣（黑色）、腹直肌（红色）、肋间神经（绿色）和腹壁下动脉（红色）和静脉（蓝色）

受区血管

游离TRAM皮瓣受区的血供主要是胸廓内动静脉及胸背动静脉[25,26]。尸体解剖研究发现，在第4肋水平胸廓内动脉的直径为0.99~2.55mm，胸廓内静脉的直径为0.64~4.45mm，胸背动脉的直径为1.5~3.0mm，胸背静脉为2.5~4.5mm。血流速度检测示腹壁下动脉、胸廓内动脉、胸背动脉的流速分别为每分钟11ml（范围为每分钟5~17ml）、每分钟25ml（范围为每分钟15~35ml）、每分钟5ml（范围为每分钟2~8ml）。研究证明，这些血管均适合进行显微外科吻合，并且胸廓内血管或者胸背血管吻合的成功率为97%~99%[25]。

乳房切除术区皮瓣

在即刻乳房再造术的病例中，乳房切除术的质量会直接影响乳房再造的质量[27]。乳房切除术通常选择保留皮肤或保留乳头乳晕的方法。不管哪种方法，都应该保证乳房切除术后剩余皮瓣的血液供应。乳房切除术的切口入路包括乳房圆锥顶部、乳房下或乳晕外侧（图20.4.13）。当乳房切除术中皮瓣被广泛剥离开后，需要对乳房的自然边界进行重建，将乳房下皱襞和乳房外侧壁缝合于胸壁上。如果乳房切除术时皮瓣的血管受损，则切除皮瓣边缘直至观察到正常的出血。使用荧光素血管造影术可以帮助外科医生了解组织灌注情况，并作出相应的决策[28]。通过上述所有的这些方法，游离TRAM皮瓣进行乳房再造可以获得非常好的美学效果。

有一个重要但有时被忽略的问题：为了获得理想的乳房美学效果，在乳房切除术后即刻再造乳房的情况下需要对被覆皮肤进行必要的调整[27,29]。在保留皮肤的乳房切除术中，应该去除多余的皮肤以适合移植皮瓣的大小。当使用的是乳晕缘切开的切除方式时，可以进一步环形切除多余的皮肤以适合移植皮瓣皮岛的大小，采用荷包缝合的方法关闭切口。另一种可选择的方法是向内侧移入部分皮瓣，然后切除外侧乳房切除术后残留的皮肤，从而形成外侧的棒棒糖样的外观。对于保留乳头的乳房切除术，重要的是要确保有足够的供体组织以填充乳房的被覆皮肤。

对于考虑用游离TRAM皮瓣行两步法乳房再造的女性，需要考虑几个因素[30-33]。接受过放射治疗的患者，必须在放疗后经过足够长的时间，待术区组织及血管恢复后才能进行乳房再造术。这个时间段通常为6~12个月。如果再造术后还需要接受放射治疗，就要慎重选择再造术的类型。目前已知的乳腺癌放疗术后可能出现的长期并发症包括脂肪萎缩和畸形。为了消除放疗对皮瓣的影响，许多外科医生选择采用两步法乳房再造术。即在乳房切除术后即刻将组织扩张器放置于胸大肌下，使其成为放疗的目标，放疗结束后取出扩张器，并行自体组织移植。大多数组织扩张器完全或部分放置于胸大肌下，当扩张器被移除后，胸大肌会回到胸壁的正常位置，而移植皮瓣位于肌肉上方。这样做可以最大限度地实现乳房形态的美观，并且可以有效防止因胸大肌收缩而引起的皮瓣移动或变形。放疗后严重受损或纤维化的组织通常被切除。这时，移植皮瓣的下缘通常就成为乳房下皱襞上方的部分。

游离TRAM皮瓣

许多整形外科医生认为，游离TRAM皮瓣是所有用于乳房再造的游离移植组织中最可靠的一种，因为它具有充足的血液供应，不需要对肌层进行细致地分离，且通常更容易切取。尽管DIEP皮瓣仍可能是许多外科医生和患者的主要选择，但是当其穿支血管不足以供应DIEP皮瓣（直径<1.5mm）或皮瓣的体积需要超过800g时，游离TRAM皮瓣就是合适的选择（表20.4.3）。游离TRAM皮瓣的几种类型当中使用较多的是保留肌肉的游离TRAM皮瓣（MS-1或MS-2型）。很少采用MS-0型术式，因为它会破坏腹直肌的连续性。与DIEP皮瓣相比，游离TRAM皮瓣的优势在于穿支血管较多，可以最大程度地减少脂肪坏死或血管受损的发生。

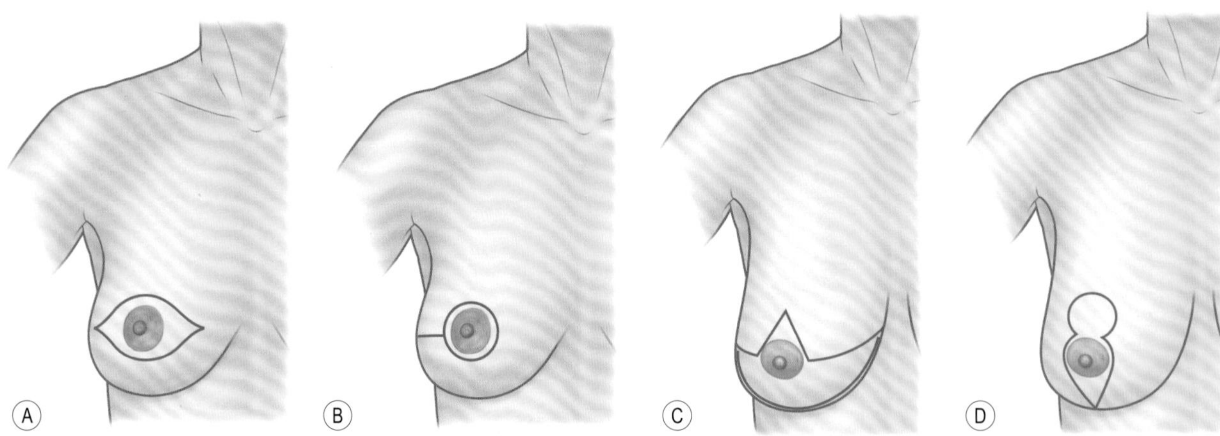

图20.4.13 乳房切除术切口设计。（A）横向椭圆形切口的标准式乳房切除术；（B）乳晕缘切口行保留皮肤的乳房切除术，可做延伸至腋下的辅助切口；（C）Wise模式乳房切除术或（D）垂直方向的缩小术都适用于巨乳症，在这种情况下，再造的乳房体积应该小于术前

表 20.4.5 各种影像学检查及其对穿支血管评估的比较，包括放射物、对比要求、血管口径、位置、走行、血流情况和精确性

检查项目	放射物	图像对比	血管口径	血管位置	血流	血管走行	精确性
多普勒	不含	无	不能	能	不能	能	低
彩色多普勒	不含	无	不能	能	能	不能	中等
CTA	含	有	能	能	不能	能	高
MRA	不含	有	能	能	不能	能	高

选择游离 TRAM 皮瓣还是 DIEP 皮瓣最终取决于腹壁穿支血管的情况[5,18]。想要了解穿支的情况，可以在术前或术中进行评估（表 20.4.5）。通常使用以下方法对穿支血管进行术前评估：计算机断层扫描（CT）或磁共振（MR）血管造影[34,35]。无论采用哪种方式，都可以明确一个或多个穿支血管的位置、口径以及主供血管在肌层的走行。这些影像学检查的使用基本上消除了有关是否存在穿支血管的“猜测”，可以更可靠地获取 DIEP 皮瓣。此外，CT 或磁共振血管造影可以提示穿支血管在筋膜下的走行路径。如果这些影像学检查尚无法确定穿支的情况或者术中的评估与术前影像学检查不一致，则可以考虑使用游离 TRAM 皮瓣。

手术技术

术前准备

标记后，将患者转移到手术室并在仰卧位行气管内插管麻醉。将充气加压装置（裤）应用于双腿并插入 Foley 导尿管。术前静脉输注抗生素预防感染。术中应避免让麻醉师使用血管收缩类药物，因为存在血管痉挛和皮瓣坏死的风险。液体复苏选用晶体液、胶体液或血液。所有患者均需要给予肌松药以便安全地分离 TRAM 皮瓣。对皮瓣进行分离时可以使用放大镜。最好在手术显微镜下进行微血管吻合。

皮瓣切取

沿设计好的上腹部切口切开后，逐步分离至腹直肌前鞘（图 20.4.14A）。腹直肌前鞘是由胶原纤维构成的有血供的网状结构，应尽可能保留。需要重点注意的是，在神经血管束进入皮肤的过程中，伴随着感觉神经由腹直肌前鞘穿出。应该仔细识别出这些神经并将其分离出来。术中应避免钳夹这些感觉神经，以防术后出现神经痛。一旦在腹直肌前鞘上看到了呈网状或岛状的穿支血管，就需要将其标记出来，并切开该处前鞘（图 20.4.14B）。通常切除宽 1~2cm、长 2~4cm 的腹直肌前鞘。腹直肌前鞘的切除并不是没有坏处的，因为这样就破坏了前鞘正常的纤维构架，而这一构架是腹前壁基本的支撑系统之一。在正常情况下，随着腹腔内压力的升高，会通过腹直肌前鞘的收紧来维持腹部的外形。所以，术中尽量保留腹直肌前鞘是至关重要的，同时，在关闭腹部切口时应该仔细缝合各层次。

与 DIEP 皮瓣的分离过程不同的是，游离 TRAM 皮瓣是将腹直肌前鞘从腹直肌表面掀起并向内及外侧分离。腹直肌下进行潜分离，可以看到腹壁下动脉的位置并可触及搏动。这种方法便于游离 TRAM 皮瓣的分离，并最大程度地减少了对穿支血管或主干血管造成损害的机会。使用蚊式钳和电凝在需要的部位将腹直肌切开。当穿支血管位于腹直肌中间时可以选用 MS-2 型游离 TRAM 皮瓣。而当穿支血管主要位于腹直肌内侧或外侧时可以选用 MS-1 型游离 TRAM 皮瓣。尽可能保留外侧肋间神经，以确保肌肉能正常收缩（图 20.4.14C）。这些皮瓣的获取都需要行肌肉切开术或节段性肌肉切除术。术中将会遇到跨越走行的运动神经支，锐性分离这些神经，避免夹子钳夹，有助于术后腹直肌内侧的神经轴突出芽和神经再生。

最大限度地保留腹直肌及前鞘通常能改善前腹壁的功能。所有类型的腹直肌切开或切除术都将限制肌肉的收缩，因为具有收缩功能的肌原纤维被瘢痕所替代。肌肉的连续性丧失（MS-0 型游离 TRAM 皮瓣）将导致肌肉失去功能；因此，最好采用 MS-3、MS-2 和 MS-1 型皮瓣[1,2,22-24]。限制术中腹直肌前鞘的切除量可以减少术后腹部畸形的发生。

显微外科

暴露受区血管、掀起皮瓣后将显微镜放置于患者身旁（图 20.4.14D）。有些患者供区和受区的血管较粗（>2.5mm），可以使用外科小型放大镜。在将游离 TRAM 皮瓣断蒂之前，需静脉输入 3 000~5 000U 肝素。在显微镜下将供区和受区血管疏松的外膜予以清除。有些患者体内还有伴行静脉存在。修剪受区远端的血管，将微血管夹逐个地、准确地钳夹在供区和受区的血管上（图 20.4.14E）。血管内腔用稀释的肝素进行冲洗。使用 8-0 缝线以间断或连续缝合的方法完成血管的吻合（图 20.4.14F）。许多外科医生更喜欢使用血管吻合器吻合静脉，而手动缝合动脉。吻合完成后，使用多普勒评估动脉和静脉的通畅性。用缝合线标记皮肤多普勒位置用于术后监测。

关闭腹部切口

腹部闭合时需要适当的技巧，注意细节，必要时可使用修补材料[36-39]。在采用 MS-2 或 MS-3 型皮瓣时，使腹直肌内侧部分与外侧部分尽量接近非常重要，可以最大程度地减少因肌肉收缩和腹腔内压力而引起的肌肉偏侧优势的发生。准确闭合腹直肌前鞘是最重要的预后指标。对于 MS-3 型皮瓣，可以使用可吸收或不可吸收的单丝缝合线以 8 字形间断

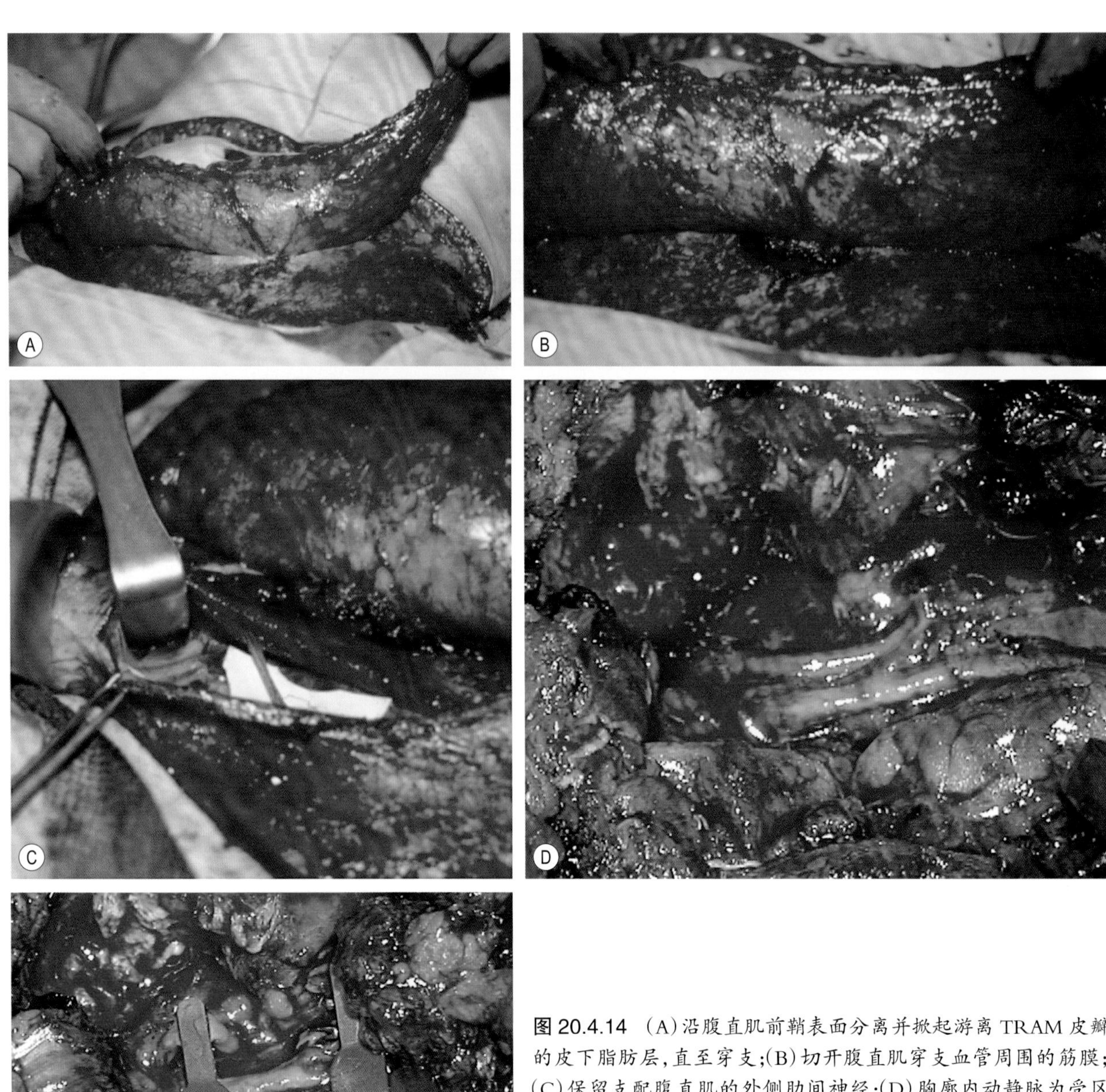

图 20.4.14 (A)沿腹直肌前鞘表面分离并掀起游离 TRAM 皮瓣的皮下脂肪层,直至穿支;(B)切开腹直肌穿支血管周围的筋膜;(C)保留支配腹直肌的外侧肋间神经;(D)胸廓内动静脉为受区待吻合血管;(E)用 2 个血管钳分别夹住胸廓内静脉和腹壁下静脉,使其靠近,为吻合做准备

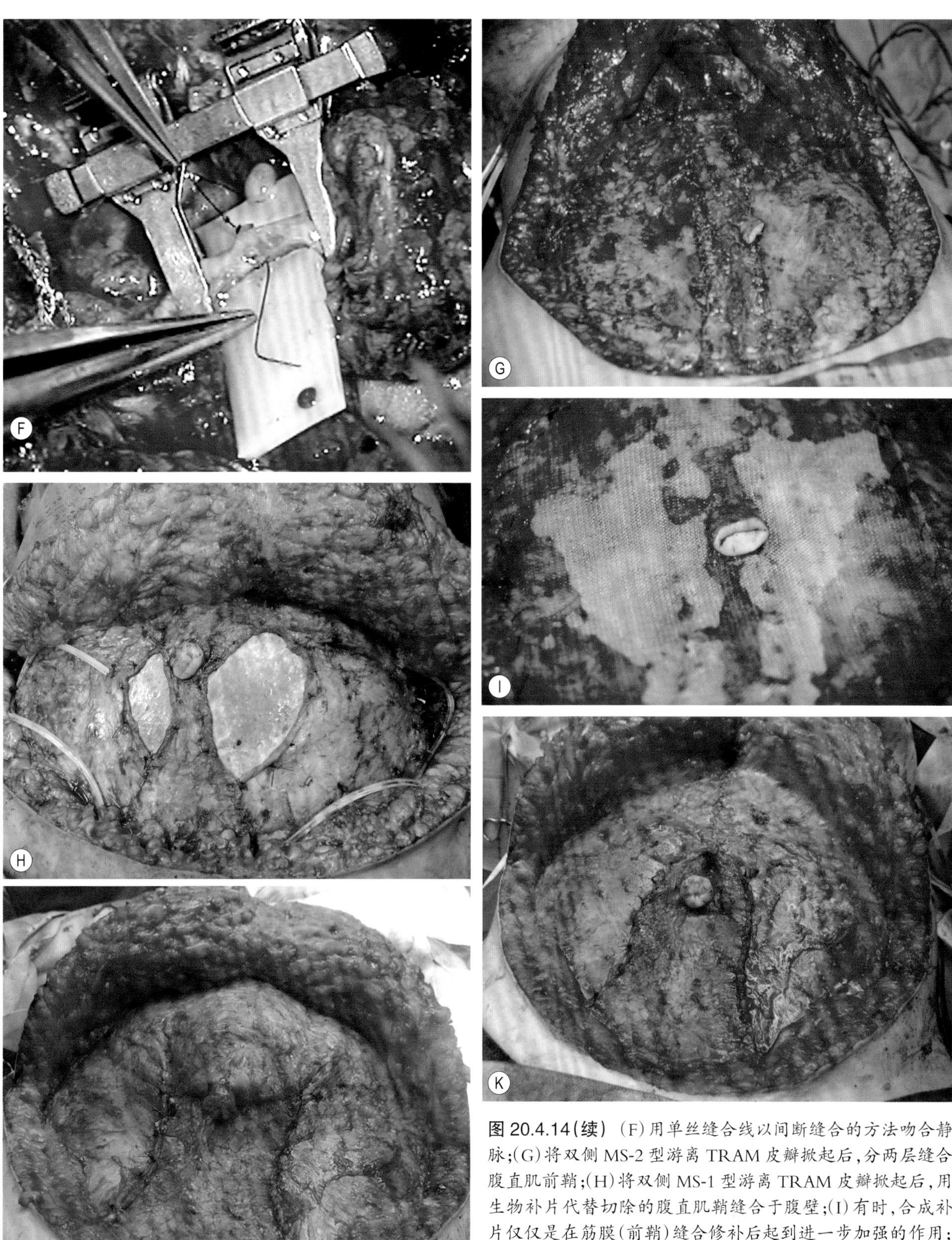

图 20.4.14(续)　(F)用单丝缝合线以间断缝合的方法吻合静脉;(G)将双侧 MS-2 型游离 TRAM 皮瓣掀起后,分两层缝合腹直肌前鞘;(H)将双侧 MS-1 型游离 TRAM 皮瓣掀起后,用生物补片代替切除的腹直肌鞘缝合于腹壁;(I)有时,合成补片仅仅是在筋膜(前鞘)缝合修补后起到进一步加强的作用;(J)初步缝合筋膜(前鞘)后可能出现腹部轮廓畸形。这位患者出现了腹直肌分离、上腹部膨隆;(K)通过折叠缝合,恢复了上腹部正常的形态

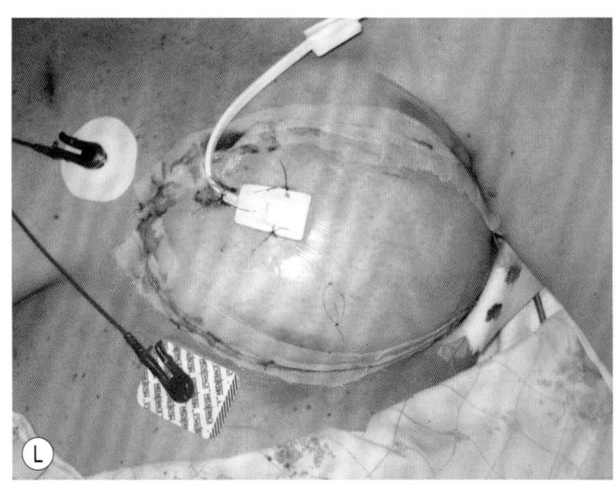

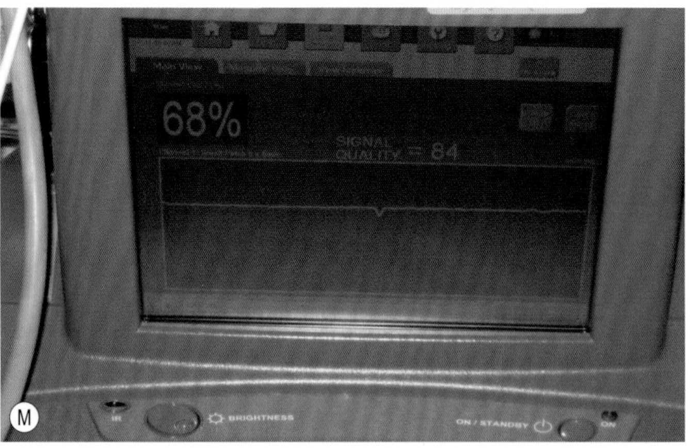

图 20.4.14(续) (L)通常使用近红外光谱仪探针进行术后监测;(M)这个装置显示了随时间变化的经皮氧饱和度(68%)和信号质量强度(84%)

缝合的方式将腹直肌前鞘拉拢缝合(图 20.4.14G)。缝合腹直肌前鞘全层以确保其稳定性。前鞘的第 2 层缝合应以连续缝合的方式进行额外的加固。除了前鞘确实很薄弱或在缝合时被撕裂,很少需要使用补片来加固腹壁。采用 MS-0、MS-1 或 MS-2 型游离 TRAM 皮瓣移植术后,当前鞘有足够的松弛度或尚有富余时,可以不需要补片而直接缝合。否则,需要使用生物性或合成的补片来加强腹壁(图 20.4.14H 和图 20.4.14I)。补片的目的是使前鞘闭合处的张力最小化,并减少前鞘裂开或变薄的可能性。当前鞘缺损时,可以将补片作为嵌入体放置于前鞘之间,而当缝合前鞘后需要额外的加固时,可以将补片放于前鞘的表面。大约 10% 的患者必须使用补片。

缝合前鞘后,可以考虑额外折叠上部或中线处的前鞘组织以达到理想的腹部轮廓。在单侧乳房再造术中,将对侧腹直肌前鞘折叠后可以使腹前壁保持均匀平坦,并使脐居中。对于双侧乳房再造,常常将脐上方的腹直肌前鞘沿中线折叠,以防止发生上腹部膨隆(图 20.4.14J 和图 20.4.14K)。这些缝合通常采用单丝尼龙线以 8 字形方式进行。脐下方中线处的缝合有时也有助于获得理想的腹壁轮廓。

皮肤缝合是关闭腹部切口的最后阶段,包括肚脐和切口的缝合。脐部的移入是获得理想腹部美学形态的重要步骤。有多种皮肤切口方式可以选择,包括圆形、椭圆形和 U 形。双真皮瓣脐移位技术显示了成功的效果[40]。采用这种方法使脐部内陷以缩短脐茎部,可产生非常自然的外观。皮肤缝合一般分三层进行,包括 Scarpa 筋膜、真皮和表皮。Scarpa 筋膜层的缝合对于防止脂肪分离进而产生凹陷性瘢痕非常重要。肥胖女性患者 Scarpa 筋膜下脂肪可能过多,需要切除。Scarpa 筋膜下脂肪层的血供通常比 Scarpa 筋膜上脂肪层差。上下腹部皮下脂肪层的厚度应接近,以防止腹壁下垂畸形。将腹部中线处的脂肪层切除几毫米宽即可重现腹壁中央轻微凹陷的外观,形成更自然的腹部轮廓。真皮和皮下层的缝合采用单丝缝合线。在缝合时应确定切口外侧有无猫耳畸形并予以处理。虽然切除猫耳会延长切口,但有利于改善腹部整体轮廓。术区放置两根引流管进行充分引流,减少积液的形成。

皮瓣移入

单侧或双侧的乳房再造在准备向胸壁植入游离 TRAM 皮瓣时,建议将患者屈曲约 45° 以评估乳房的位置、对称性、轮廓和突度[3,4,29,41]。对于接受了保留皮肤的乳房切除术的患者,要将移植皮瓣中待保留的皮肤标记出来,而将皮瓣其余部分去除表皮。而接受保留乳头的乳房切除术的患者,可使用多普勒识别皮瓣内的动静脉信号并用 2cm 的圆圈标记出来,然后将皮瓣的其余部分去除表皮,把标记处皮岛外置出来。在皮瓣植入过程中血管蒂必须清晰可见,防止扭曲。在两步法乳房再造术中,乳房切除术后残留的下方皮肤通常被切除或去除表皮,由移植皮瓣的下边缘重建乳房下皱襞。

游离 TRAM 皮瓣塑形

与带蒂皮瓣相比,游离皮瓣行乳房再造术具备几个塑形方面的优势[3,4,29]。带蒂皮瓣是束缚在供区的肌肉上的,这常常会限制皮瓣的准确放置。游离 TRAM 皮瓣由于没有束缚就可以在胸壁上实现最佳的放置。双侧乳房再造时,腹部供体组织在中线被一分为二。乳房切除术所切除组织的重量不是很重要,因为移植皮瓣的体积是固定的,仅受限于半侧腹部的体积。移植皮瓣的内侧缘(2 区)通常沿着胸骨边缘固定,而将皮瓣的外侧缘放置在外侧胸壁上。即刻乳房再造有时需要将皮瓣缝合到胸壁,尤其是当原来的乳房基底大于移植皮瓣底面面积时。可以用可吸收线在皮瓣的内上、内下和外侧进行缝合。对于两步法再造,通常将受区制备的皮下腔隙与皮瓣的大小相匹配,因此一般不需要内部缝合。

单侧乳房再造的目标是实现与对侧乳房的对称性。评估患者期望值至关重要,因为这样就可以知道对侧乳房是否需要减小、增大或保持原样。有时将对侧乳房用作患侧乳房再造的模板,尤其是在游离 TRAM 皮瓣的体积足以匹配对侧乳房体积的情况下。通常在单侧乳房再造中,根据需要的组织量和皮瓣的灌注特征，使用 1~3 区，有时使用 4 区。与双侧皮瓣（1~2 区）相比，由于单侧皮瓣（1~3 区）有更多组织可用，因此增加了皮瓣塑形的方式。可以将皮瓣折叠成圆锥形，或者可以向外侧折叠，使得皮瓣顶端部分（2 区）被塞到 1 区下方，而 3 区被放置于胸骨边缘。这两种操作的目的都是为了再造乳房更好的突度和轮廓。皮瓣外侧通常需要缝合，而内侧缘有需要时再缝合。

影响皮瓣塑形的另一因素是受区血管的位置。当吻合血管是胸廓内动静脉时，皮瓣可以放在胸壁的任何位置。当吻合血管是胸背血管时，由于胸背血管的根部位于外侧，因此皮瓣可能不会到达胸壁的内侧边界。单侧乳房再造术出现这种情况的可能性较小，由于包含了 3 区，移植量充足，但是，在双侧皮瓣移植术中，内侧组织的缺乏可能会被注意到。因此，受区吻合血管选用胸廓内血管的一个优点就是血管蒂足够长，从而让皮瓣可以无障碍地固定、塑形。

术后护理

手术后，将患者转移到麻醉恢复室密切监测。通常使用手持式多普勒仪和近红外光谱仪对患者进行监测（图 20.4.14L 和图 20.4.14M）。其他监测指标包括皮瓣毛细血管再灌注情况、肿胀程度、颜色和温度。术后前 4h 中每隔 15min 监测 1 次；随后的 20h 内每小时监测 1 次，再往后的 48h 每 2~4h 进行 1 次。患者通常需要每日口服 325mg 阿司匹林，持续 2 周。肝素仅在术中使用，而术后不使用。

结果、预后及并发症

游离 TRAM 皮瓣再造乳房可以获得非常好的美学效果，这一点是可预见且可重复的。由于血液供应充足，脂肪和局部皮瓣坏死的情况很少见。另外，不同的穿支血管供应不同的区域，因此可以使更多的脂肪组织得到灌注，从而保证其存活。术后对腹部供区的影响可以从功能和美学两个角度来看（表 20.4.4）。单侧游离 TRAM 皮瓣移植再造乳房的患者比接受双侧移植的患者更易做仰卧起坐这类运动。图 20.4.15A~ 图 20.4.15D 显示了一名女性在双侧保留皮肤的乳房切除术后，接受了用 MS-2 型游离 TRAM 皮瓣做的即刻乳房再造。图 20.4.15E~ 图 20.4.15H 显示了另一名妇女在双侧保留皮肤的乳房切除术后接受了用 MS-1 型游离 TRAM 皮瓣进行的即刻乳房再造术。

并发症

可能增加皮瓣坏死风险的因素可分为 2 类：外科医生可控的因素和不可控的因素。外科医生可控的因素通常与其精湛的技术、扎实的解剖学知识以及对细节的把控有关。皮瓣坏死是术后最严重的并发症，可由动脉或静脉的因素引起（图 20.4.16）。最常见的是由于血管蒂的血栓、扭结、曲折引起的静脉阻塞，其特征是皮瓣充血、水肿和张力变大（图 20.4.17）。动脉闭塞较少见，其发生的原因与静脉阻塞类似，特征是皮瓣苍白、灰暗且柔软（图 20.4.18）。上述两种情况都需要返回手术室进行探查。

进行手术探查时，先将皮瓣缝线拆除，掀起皮瓣，检查血管吻合情况和血管蒂。静脉阻塞时，出现静脉扩张、张力变大，管腔内可能充满凝血块。在某些情况下，血管蒂可能会出现扭曲，需要将其复位才能恢复循环。当病因是确凿的血栓形成时，处理方法包括拆除吻合，静脉内的血栓清除术以及用肝素冲洗血管腔。如果怀疑皮瓣或肌肉中有血栓，则应进行溶栓治疗。溶栓治疗的成功与否取决于血栓形成的时间，当血管闭塞的时间 <2h 时更有效。如果显示皮瓣内有缓慢的静脉血流出，可在探查术后考虑采用药用水蛭疗法。

动脉闭塞时没有脉搏，而静脉通常是瘪的。拆除血管吻合处的缝线，检查血管内是否有凝血块或存在内膜损伤。在某些情况下，可以将剪除部分血管再重新吻合。当怀疑存在血流持续性中断，血管痉挛或凝血障碍时，可沿血管外膜使用 4% 利多卡因或盐酸罂粟碱促进血管舒张。如果认为皮瓣已经无法挽救，则将其切除，有时用组织扩张器替代。

还有其他的一些因素也可以影响乳房再造的成功。高龄患者与血管吻合成功关系的研究结果显示，与非高龄患者的成功率相似，为 97%~99%[42,43]。ASA 状态和手术时间是术后出现并发症的重要预测指标[42]。与血糖相关的临床研究表明，只要在术前维持正常的血糖状态，糖尿病患者发生皮瓣坏死、吻合后异常愈合或对缺血不耐受的风险并不会增加[9]。血红蛋白 A_{1c}>7 将导致相关并发症增加，如延迟愈合、切口裂开和感染。人们通常认为结缔组织疾病（例如红斑狼疮和银屑病性关节炎）会增加乳房再造术后并发症的发生；然而，研究表明这类患者围手术期并发症的发生率与无结缔组织疾病的患者相似[44]。

另一些因素可能导致皮瓣的部分或全部坏死[8,14,19,20]。胸廓内血管血流不畅会导致静脉淤血、脂肪坏死、皮瓣部分或全部坏死。放疗后可能使受区血管发生进行性炎症反应，并导致血栓的形成。有一些女性患者处于原因不明的高凝状态，可能在血管吻合处形成血栓。术后出血和血肿形成也可能导致皮瓣坏死。根据作者的经验，吻合口破裂通常是由于静脉阻塞引起的，在大多数情况下，这是导致返回手术室处理和皮瓣坏死的原因。与吻合口破裂和皮瓣坏死常常相关的 2 个因素是延期再造和术后血肿。

供区的并发症包括但不限于外观畸形、复杂性瘢痕、延迟愈合、血清肿、疼痛和感染[1,2,21-24]。外观畸形包括腹部膨隆和腹壁疝，常常发生于由游离 TRAM 皮瓣行双侧乳房再造术中（图 20.4.19）。腹壁疝很少见，大多数情况下发生的是腹部膨隆。单侧乳房再造发生腹部膨隆的概率为 3%~10%，双侧为 5%~15%。腹部积液（如血肿或血清肿）很少见，通常发生在 1%~2% 的病例中。延迟愈合包括切口坏死或裂开、脐部坏死或软组织和脂肪的坏死（图 20.4.20）。这可能与先前存在腹部切口、肥胖、血供不足、切口张力过大或患者伴有合并症有关。慢性疼痛可能是术中将止血钳夹在了感觉神经上或存在神经卡压而引起术后神经瘤形成的结果。

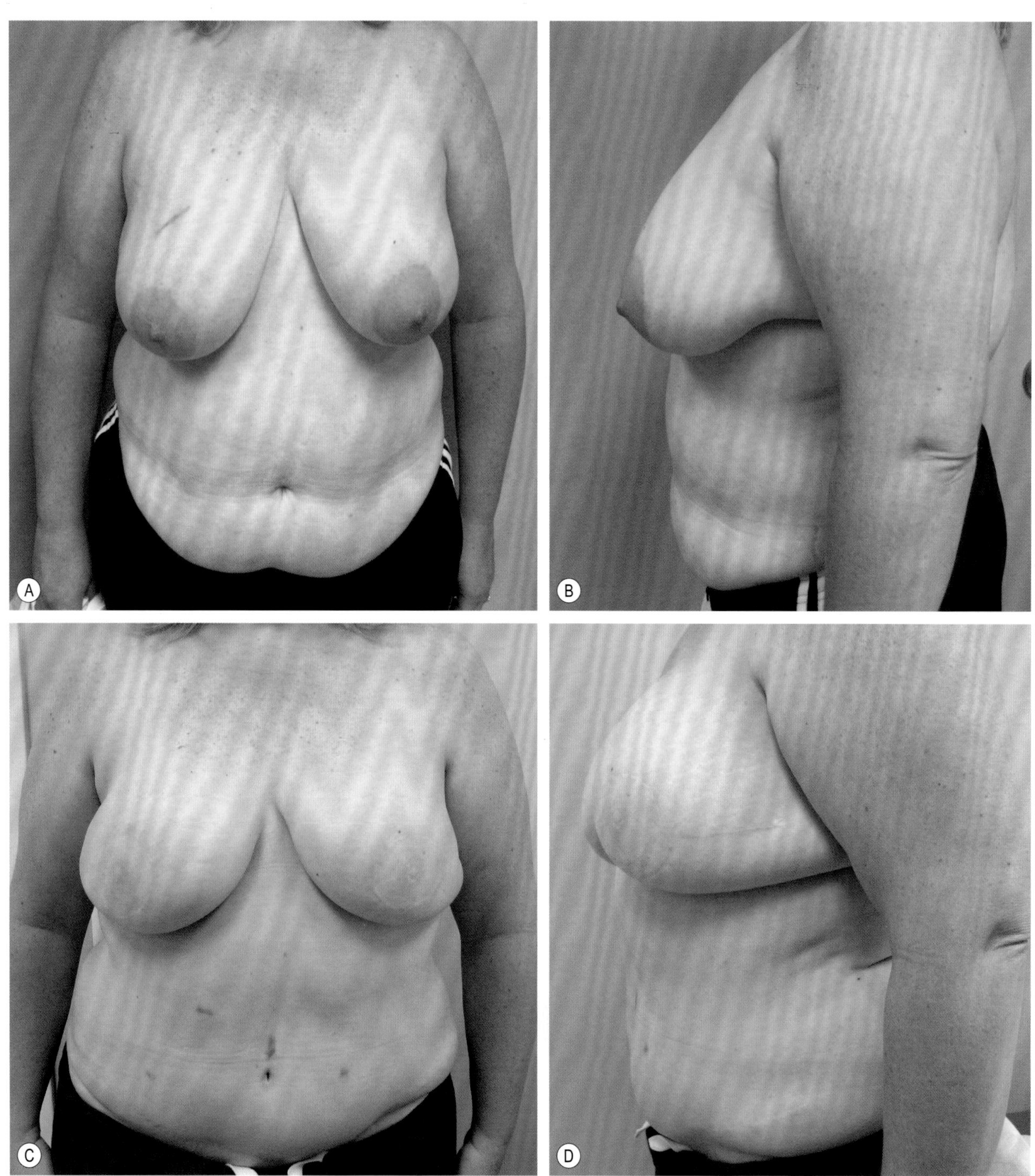

图 20.4.15 (A)计划行双侧保留皮肤的乳房切除术和即刻游离 TRAM 皮瓣乳房再造术的患者的术前照片;(B)术前左侧观;(C)双侧 MS-2 型游离 TRAM 皮瓣乳房再造术后 2 年随访,乳房和腹部的恢复情况;(D)术后 2 年左侧观

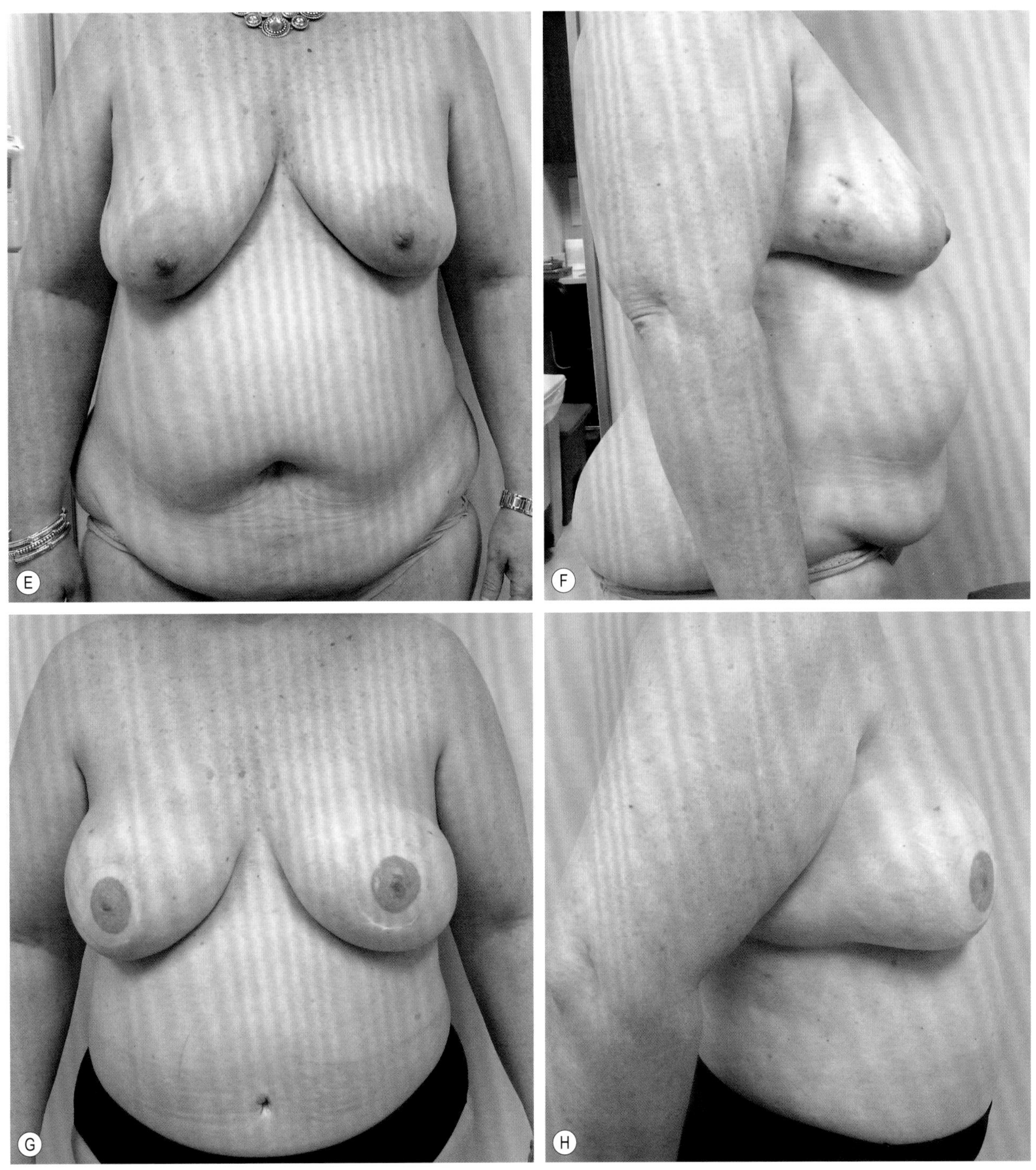

图 20.4.15(续) (E)计划行双侧保留皮肤的乳房切除术和即刻游离 TRAM 皮瓣乳房再造术的患者的术前照片;(F)术前右侧观;(G)双侧 MS-2 型游离 TRAM 皮瓣乳房再造术后随访 1 年半,乳房和腹部的恢复情况;(H)随访 1 年半,右侧观

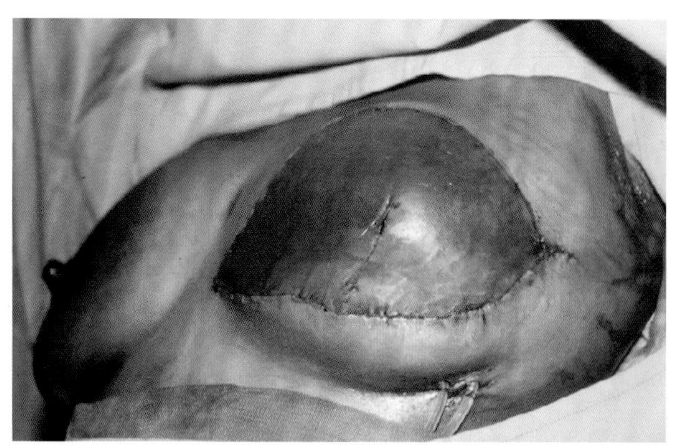

图 20.4.16 表明整个皮瓣坏死的皮瓣重度静脉淤血

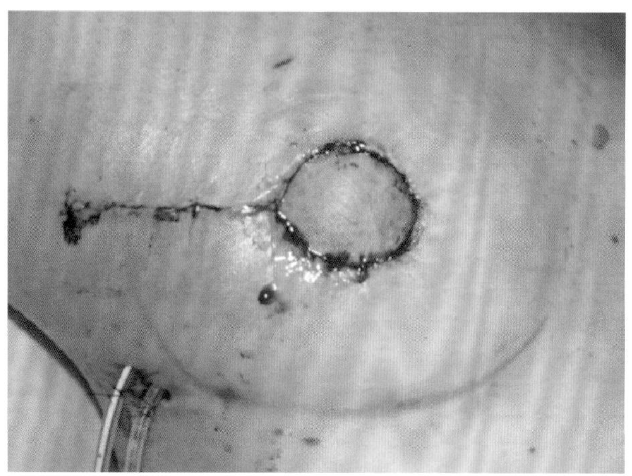

图 20.4.17 皮瓣轻度静脉淤血，伴毛细血管再灌注充沛，需要进行手术探查

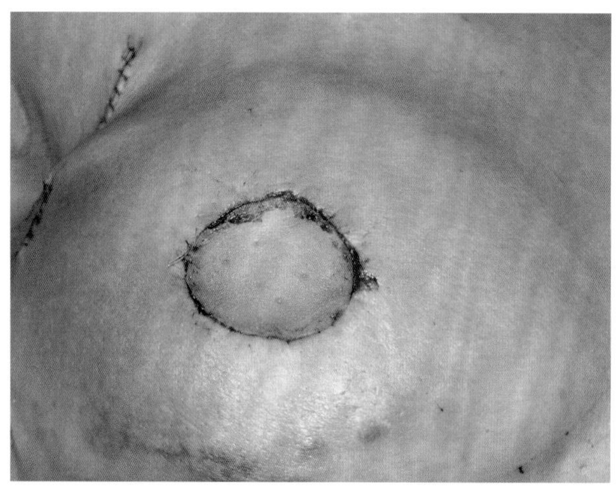

图 20.4.18 动脉栓塞表现为皮瓣苍白、暗淡，需要手术探查

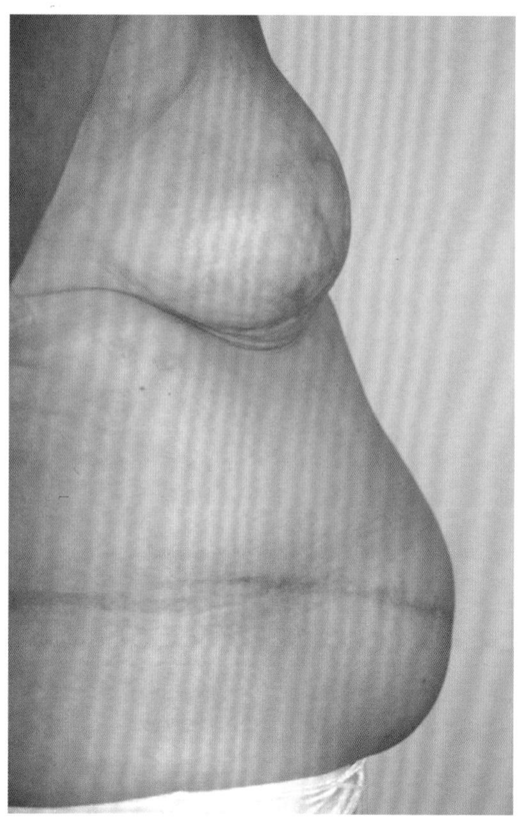

图 20.4.19 双侧游离 TRAM 皮瓣移植术后出现腹部膨隆

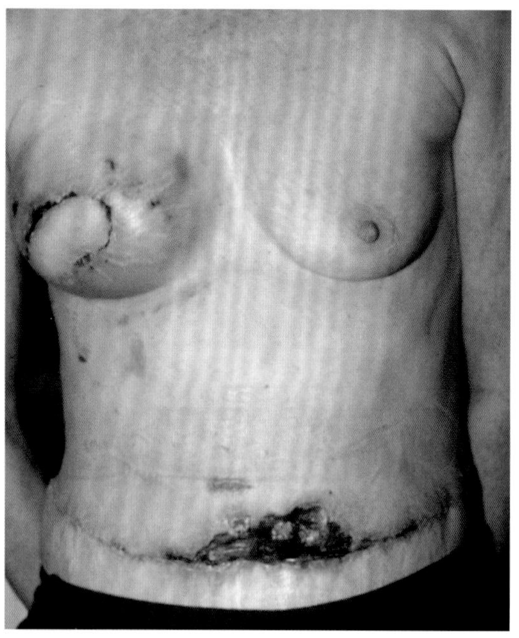

图 20.4.20 吸烟的患者出现了腹部皮肤的延迟愈合和皮肤坏死

二次手术

采用游离 TRAM 皮瓣和大多数自体皮瓣进行乳房再造术后，通常需要二次修整[11,17,38]。二次修整的目的是调整皮瓣的大小、改善其外形，并使其处于胸壁适当的位置。需要修整的既包括双侧乳房再造的左右 2 个皮瓣及单侧乳房再造的患侧处皮瓣，也包括单侧再造时的健侧乳房，以使双侧乳房尽量实现对称性。调整再造侧乳房的方法很多，如软组织重塑、脂肪移植、皮瓣埋入和假体置入。而可通过对健侧乳房行隆乳、乳房上提固定术或缩乳术等方法实现与再造侧乳房的对称性。

再造侧乳房

最常见的修整术是直接去除皮肤和脂肪以及调整皮瓣位置[15,29]。目的是缩小再造乳房的体积，改善乳房外形，调整乳房在胸壁上的位置或更好地形成乳房下皱襞或乳房外侧轮廓。 采用自体脂肪移植技术可以纠正乳房轮廓畸形并改善肤质，是一种很成功的常用方法。对胸壁和乳房进行脂肪填充可以很好地改善乳房内上象限的轮廓（图 20.4.21）。放疗后存在皮肤损伤或组织缺损的乳房亦可用脂肪移植予以修复。众所周知，脂肪和脂肪干细胞可以促使受损皮肤再生，形成新生血管，增加血液供应，维持皮肤水分。当采用游离 TRAM 皮瓣再造乳房出现乳房过于下垂时，可以采用皮瓣埋入的方法纠正：即标记出移植皮瓣的范围并延伸成椭圆形，将标记范围内的皮肤去表皮。然后在原乳房皮瓣下向上、向下进行皮下潜分离，最后重新拉拢缝合切口。图 20.4.22 显示了一位女性接受了双侧游离 TRAM 皮瓣乳房再造后出现了乳房下垂，采用皮瓣埋入的方法二次修复。

再造的乳房体积较小时，通常采用两种方法改善[45-47]。一是脂肪填充，二是在皮瓣下放置一个小的假体。使用较细的注脂针即可在皮瓣内进行有效的脂肪填充，填充量可达 100~200cc，因为再造乳房组织柔软，顺应性好。置入皮瓣下的假体通常选用盐水假体，体积 80~125cc。这是因为皮瓣下方存在瘢痕组织，顺应性较差，限制了假体的大小。对于有胸壁放疗病史的女性，假体应放在胸大肌前；无放疗史则放于胸大肌下。因为放疗会使胸大肌发生纤维化，可能会增加包膜挛缩或假体移位的发生率。

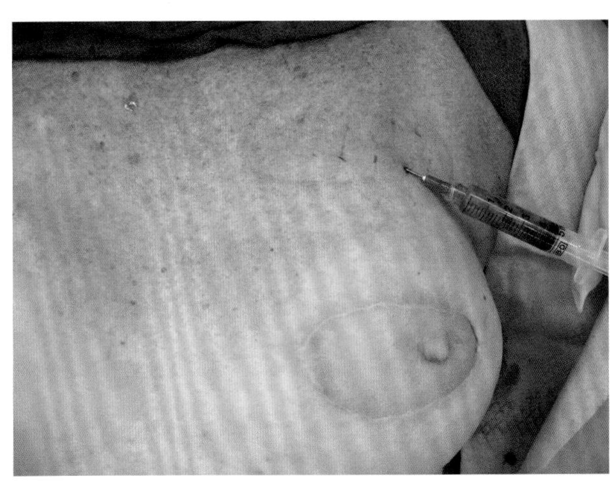

图 20.4.21　脂肪移植技术是对皮瓣二次塑形的一种方法

乳头乳晕复合体重建通常是整个乳房再造手术的最后一步。常用的方法包括各种局部皮瓣转移，如 CV 皮瓣，星形皮瓣和滑行皮瓣。这些通常在二次修复术时进行。再造术后 3 个月可对乳头乳晕文身。游离 TRAM 皮瓣乳房再造术后进行了放射治疗的患者，不建议行乳头乳晕复合体重建。许多女性倾向于选择 3D 乳头乳晕文身。

非再造侧乳房

在单侧乳房再造中，有时需要对非再造侧即健侧乳房进行一些调整以实现双侧乳房的对称性[15,48]。具体方法包括单侧假体置入术，乳房上提固定术或缩乳术。使用 3D 成像进行乳房体积分析有助于假体的选择。使用标准的隆乳方法。当双侧乳房体积相近但健侧乳房伴有下垂时，可以采用该侧乳房上提固定术。可选择乳晕缘切口法或乳晕缘加垂直切口方法进行；但在某些情况下，会采用倒 T 形切口。当再造的乳房体积小于健侧乳房，就要考虑行健侧乳房缩小术。轻中度的差异可以选择瘢痕较小的术式；中重度的差异一般选择倒 T 形切口。

术后腹壁畸形的矫正

术后供区的并发症包括腹部膨隆、腹壁疝、持续性疼痛、延期愈合和慢性积液[1,2,11,17,21,36,37]。其中许多可以采用保守治疗，但有时需要手术干预。首先询问病史，进行体格检查，缓解患者的担忧。注意腹部有畸形、疼痛、硬结、积液和延迟愈合的区域。畸形可能继发于水肿、皮肤富余和腹直肌前鞘受损。区分腹部膨隆和腹壁疝很重要。腹壁疝通常存在腹壁表面组织的真性缺损，并可触及，而腹部膨隆则无。疼痛通常是自限性的，但有时由于神经瘤的形成而呈慢性。积液形成很少见，但可能继发于血清肿或血肿。

腹部膨隆

腹部膨隆通常是由于腹直肌前鞘薄弱所致。腹直肌的缺失、薄弱或去神经支配会加剧这种情况。腹部膨隆通常不需要影像学检查即可诊断。采用游离 TRAM 皮瓣乳房再造时，腹部膨隆通常位于下腹部、切取皮瓣的那一侧。在准备修复时，应让患者处于站立位，然后画出膨隆的区域。术中做下腹部横行切口，掀起切口上方的皮肤及皮下脂肪层。找到膨隆的部位，使用不可吸收的单丝缝合线以 8 字形和连续缝合的方式将腹直肌前鞘垂直折叠缝合两层。通常考虑使用合成补片进一步加强腹前壁，典型范围从肋缘上方开始，

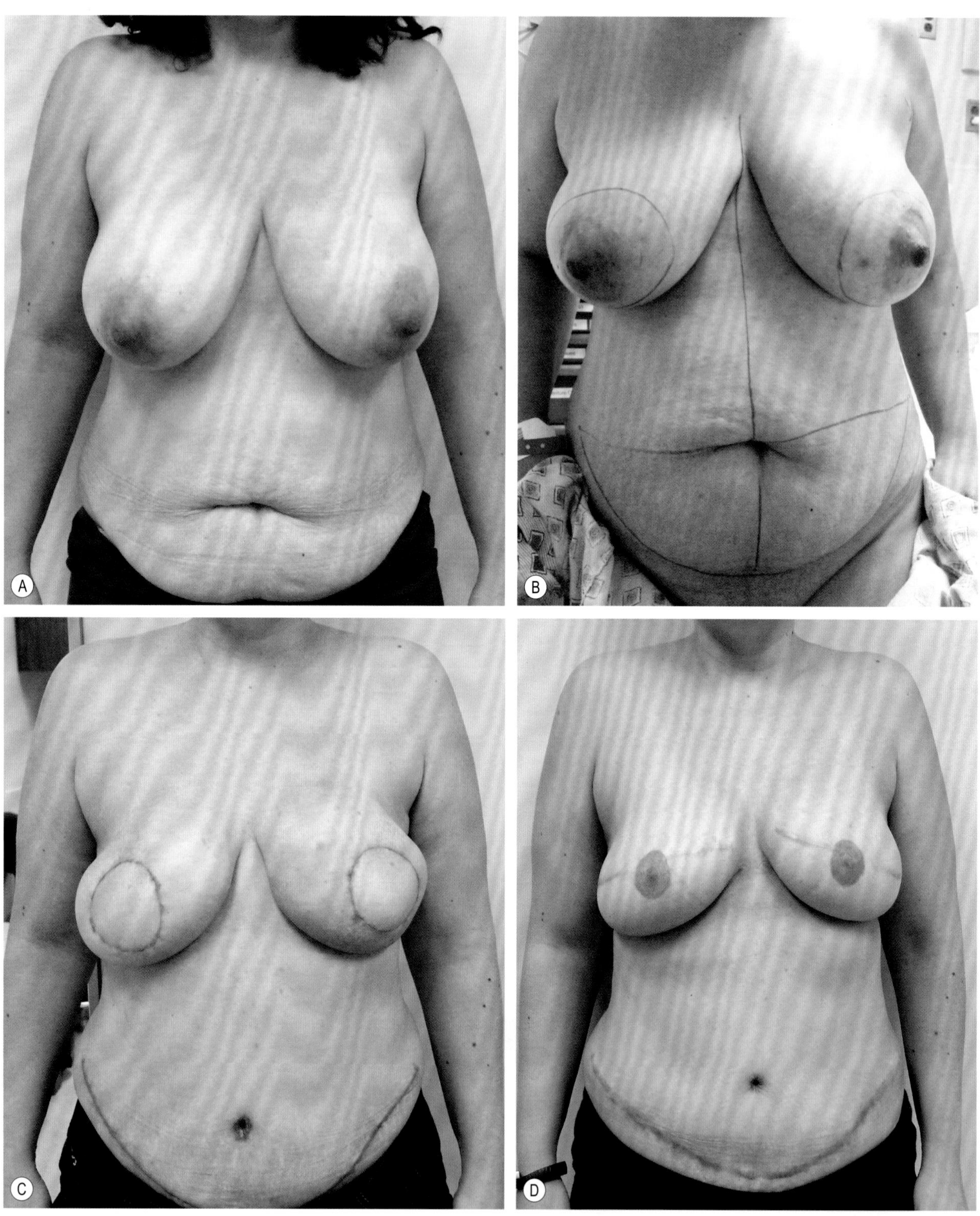

图 20.4.22 (A)计划行双侧保留皮肤的乳房切除术和即刻游离 TRAM 皮瓣乳房再造术的患者的术前照片;(B)为保留皮肤的乳房切除术和移植的腹部皮瓣做术前标记;(C)双侧游离 MS-2 型 TRAM 皮瓣移植乳房再造术后照片。患者存在双侧乳房下垂;(D)切除移植皮瓣椭圆形区域内的皮肤,潜分离乳房切除术后残留皮瓣并进行一期缝合。乳头乳晕的重建已完成;1 年随访照片

下至耻骨区域，侧方延续至腋前线。通常采用可吸收的单丝线围绕补片缝合固定一圈，并在中央处将其缝合在腹直肌前鞘的表面。

腹壁疝

腹壁疝的修复与腹部膨隆不同（图 20.4.23 和图 20.4.24）。考虑到存在浅层组织的缺失，修复过程与腹部切口疝大致相同，主要区别是腹直肌发生了改变。修复的第一步是确定缺损的筋膜边界，然后切除疝囊。一般采用腹内切口，且术中通常需要将补片放置于前鞘的下层或表面来加固腹壁的支撑作用。补片可以选择合成的或生物性补片。无论将补片放在腹直肌前鞘的表面还是下方，都应该尽可能地覆盖更多的前鞘。采用可吸收的单丝缝合线将补片固定于前鞘表面。在可能的情况下让前鞘边缘重新靠拢，使用不吸收的单丝缝线间断以 8 字形进行缝合，然后紧接着沿腹白线连续缝合。在复发和组织缺失的复杂情况下，可以考虑使用组织扩张器来修复真正的疝。

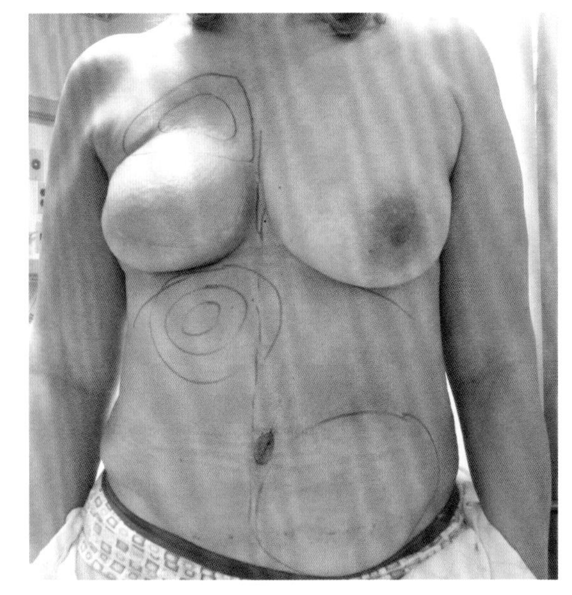

图 20.4.23　游离 TRAM 皮瓣行右侧乳房再造术后左侧腹部轮廓畸形，修复术前照片

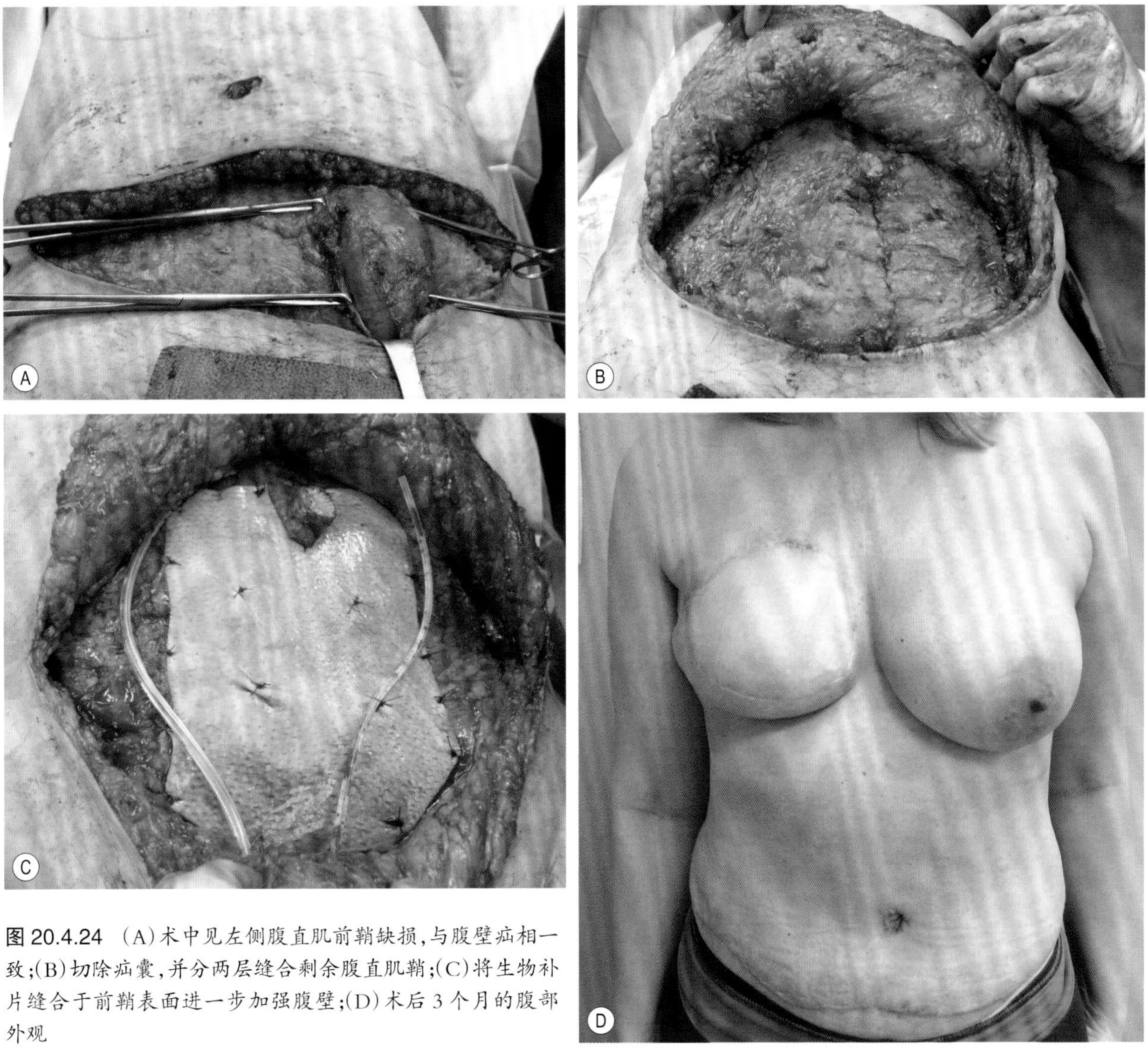

图 20.4.24　（A）术中见左侧腹直肌前鞘缺损，与腹壁疝相一致；（B）切除疝囊，并分两层缝合剩余腹直肌鞘；（C）将生物补片缝合于前鞘表面进一步加强腹壁；（D）术后 3 个月的腹部外观

疼痛

采用腹部皮瓣再造乳房后可出现慢性疼痛，可能是腹直肌前鞘处瘢痕收缩或神经瘤形成所致[17]。肋间神经血管丛中感觉神经的分支在跨越腹直肌前鞘向皮下浅层走行的过程中，如果受到钳夹，就可能形成神经瘤。其他引起疼痛的原因可能还有髂腹股沟神经和髂腹下神经的受压，或者使用了合成补片。因为大多数的疼痛都具有自限性，所以在术后6个月内一般采取保守治疗。当疼痛持续超过6个月并干扰患者日常生活时，可进行手术治疗。例如神经瘤切除并将神经残骸埋入下方的肌肉中，或者将补片部分或全部拆除。

积液

腹部供区出现积液的原因包括过早拔出引流管、对腹直肌前鞘疏松网状层的破坏以及个人体质问题。最常见的是血清肿，其次是血肿。这些积液通常量较少且具有自限性。但如果积液范围较大且持续存在，通常建议进行干预。可连续多次抽吸或者在介入性放射学方法的引导下放置引流管。当常规方法都难以奏效时，可通过手术清创引流。

结论

适应证掌握得当的话，游离TRAM皮瓣是自体组织乳房再造术非常好的一个选择。该皮瓣的血管分布和灌注特征较明确，能够为较大面积的皮瓣提供血液供应。根据腹直肌保留情况可分为MS-0、MS-1或MS-2型。游离TRAM皮瓣移植的成功率为97%~99%。其运用在保留皮肤和乳头的乳房切除术后效果极好，并发症发生率也很低。供区畸形的发生率较低，几乎所有的术前功能均保留。术后美学的效果非常好，可媲美其他腹部皮瓣手术。

参考文献

1. Nahabedian MY, Manson PN. Contour abnormalities of the abdomen following tram flap breast reconstruction: a multifactorial analysis. *Plast Reconstr Surg*. 2002;109:81–87.
2. Nahabedian MY, Dooley W, Singh N, et al. Contour abnormalities of the abdomen following breast reconstruction with abdominal flaps: the role of muscle preservation. *Plast Reconstr Surg*. 2002;109:91–101.
3. Blondeel PN, Hijawi J, Depypere H, et al. Shaping the breast in aesthetic and reconstructive breast surgery: an easy three-step principle. *Plast Reconstr Surg*. 2009;123:455–462.
4. Blondeel PN, Hijawi J, Depypere H, et al. Shaping the breast in aesthetic and reconstructive breast surgery: an easy three-step principle. Part II—breast reconstruction after total mastectomy. *Plast Reconstr Surg*. 2009;123:794–805.
5. Nahabedian MY, Momen B, Galdino G, et al. Breast reconstruction with the free TRAM or DIEP flap: patient selection, choice of flap, and outcome. *Plast Reconstr Surg*. 2002;110:466–475. *The authors review their early experience with 163 free TRAM or DIEP flap breast reconstructions performed on 135 women. Selection of the free TRAM or DIEP flap should be made on the basis of patient weight, quantity of abdominal fat, and breast volume requirement, and on the number, caliber, and location of the perforating vessel. Adverse events were similar for the two groups.*
6. Nahabedian MY. Breast reconstruction: a review and rationale for patient selection. *Plast Reconstr Surg*. 2009;124:55–62.
7. Han E, Johnson N, Glissmeyer M, et al. Increasing incidence of bilateral mastectomies: the patient perspective. *Am J Surg*. 2011;201:615–618.
8. Endara M, Nahabedian MY. Free flap breast reconstruction in the hypercoagulable patient with a concomitant bleeding diathesis. *Plast Reconstr Surg*. 2013;132:180e–181e.
9. Nahabedian MY. Microvascular breast reconstruction in the diabetic patient. (Discussion). *Plast Reconstr Surg*. 2007;119:46–48.
10. Hseih F, Kumiponjera D, Malata CM. An algorithmic approach to abdominal flap breast reconstruction in patients with pre-existing scars: results from a single surgeon's experience. *J Plast Reconstr Aesthet Surg*. 2009;62:1650–1660. *The authors review their experience with pre-existing abdominal scars in 30 patients scheduled for TRAM flaps demonstrating that pre-existing scars are not an absolute contraindication to abdominal flap breast reconstruction. They provide an algorithm for decision-making.*
11. Nahabedian MY. Factors to consider in breast reconstruction. *Womens Health (Lond)*. 2015;11:325–342. *This paper reviews essential elements for all types of breast reconstruction with an emphasis on patient selection, reconstructive technique, and outcomes.*
12. Albino FP, Patel KM, Nahabedian MY. Aesthetic outcomes following immediate and delayed autologous breast reconstruction. *Arch Plast Surg*. 2014;41:265–270.
13. Patel KM, Albino FP, Fan K, et al. Microvascular autologous breast reconstruction in the context of radiation therapy: comparing two reconstructive algorithms. *Plast Reconstr Surg*. 2013;132:251.
14. Nahabedian MY, Momen B, Manson PN. Factors associated with anastomotic failure following microvascular reconstruction of the breast. *Plast Reconstr Surg*. 2004;114:74–82.
15. Nahabedian MY. Symmetrical breast reconstruction: analysis of secondary procedures following reconstruction with implants and with autologous tissue. *Plast Reconstr Surg*. 2005;115:257–260.
16. Nahabedian MY, Momen B, Tsangaris T. Breast reconstruction with the muscle sparing (MS-2) free TRAM and the DIEP flap: is there a difference? *Plast Reconstr Surg*. 2005;115:436–444.
17. Nahabedian MY. Secondary operations of the anterior abdominal wall following microvascular breast reconstruction with the TRAM and DIEP flaps. *Plast Reconstr Surg*. 2007;120:365–372.
18. Nahabedian MY, Schwartz J. Autologous breast reconstruction following mastectomy. *Handchir Mikrochir Plast Chir*. 2008;40:248–254.
19. Rao SS, Stolle EC, Sher S, et al. A multiple logistic regression analysis of complications following microsurgical breast reconstruction. *Gland Surg*. 2014;3:226–231.
20. Masoomi H, Clark EG, Paydar KZ, et al. Predictive risk factors of free flap thrombosis in breast reconstruction surgery. *Microsurgery*. 2014;34:589–594.
21. Chang E, Chang E, Soto-Miranda MA, et al. Comprehensive analysis of donor-site morbidity in abdominally based free flap breast reconstruction. *Plast Reconstr Surg*. 2013;132:1383–1391. *The authors review 89 of 1507 patients who developed an abdominal bulge/hernia following free abdominal flaps. Contour abnormalities were more likely to occur following full width muscle harvest. There was no difference between MS free TRAM and DIEP patients in the unilateral or bilateral setting.*
22. Selber JC, Fosnot J, Nelson J, et al. A prospective study comparing the functional impact of SIEA, DIEP, and muscle-sparing free TRAM flaps on the abdominal wall: Part II. Bilateral reconstruction. *Plast Reconstr Surg*. 2010;126:1438–1453.
23. Nelson JA, Guo Y, Sonnad SS, et al. A comparison between DIEP and muscle-sparing free TRAM flaps in breast reconstruction: a single surgeon's recent experience. *Plast Reconstr Surg*. 2010;126:1428–1435. *The authors review their early outcomes in 144 patients following DIEP or free TRAM flap breast reconstruction, demonstrating that the choice of flap should be made intraoperatively, based on anatomic findings on a patient-by-patient basis.*
24. Selber JC, Nelson J, Fosnot J, et al. A prospective study comparing the functional impact of SIEA, DIEP, and muscle-sparing free TRAM flaps on the abdominal wall: Part I. Unilateral reconstruction. *Plast Reconstr Surg*. 2010;126:1142–1153.
25. Nahabedian M. The internal mammary artery and vein as recipient vessels for microvascular breast reconstruction. *Ann Plast Surg*. 2012;68:537–538.
26. Lorenzetti F, Kuokkanen H, von Smitten K, et al. Intraoperative evaluation of blood flow in the internal mammary or thoracodorsal artery as a recipient vessel for a free TRAM flap. *Ann Plast Surg*. 2001;46:590–593.
27. Patel KM, Hill LM, Gatti ME, et al. Management of massive

mastectomy skin flap necrosis following autologous breast reconstruction. *Ann Plast Surg*. 2011;69:139–144.

28. Gurtner GC, Jones GE, Neligan PC, et al. Intraoperative laser angiography using the SPY system: review of the literature and recommendations for use. *Ann Surg Innov Res*. 2013;7:1.
29. Nahabedian MY. Achieving ideal breast aesthetics with autologous reconstruction. *Gland Surg*. 2015;4:134–144.
30. Fosnot J, Fischer JP, Smartt JM, et al. Does previous chest wall irradiation increase vascular complications in free autologous breast reconstruction? *Plast Reconstr Surg*. 2011;127:496–504.
31. Mirzabeigi MN, Smartt JM, Nelson JA, et al. An assessment of the risks and benefits of immediate autologous breast reconstruction in patients undergoing postmastectomy radiation therapy. *Ann Plast Surg*. 2013;71:149–155. *This study reviews outcomes in 407 women following autologous reconstruction and radiation therapy. There was a higher incidence of fat necrosis and volume loss in the radiation cohort. Other adverse events were not increased.*
32. Clemens MW, Kronowitz SJ. Current perspectives on radiation therapy in autologous and prosthetic breast reconstruction. *Gland Surg*. 2015;4:222–231.
33. Kronowitz SJ. Delayed-immediate breast reconstruction: technical and timing considerations. *Plast Reconstr Surg*. 2010;125:463–474.
34. Ghattaura A, Henton J, Jallali N, et al. One hundred cases of abdominal-based free flaps in breast reconstruction. The impact of preoperative computed tomographic angiography. *J Plast Reconstr Aesthet Surg*. 2010;63:1597–1601.
35. Chae MP, Hunter-Smith DJ, Rozen WM. Comparative analysis of fluorescent angiography, computed tomographic angiography and magnetic resonance angiography for planning autologous breast reconstruction. *Gland Surg*. 2015;4:164–178.
36. Mennie JC, Mohanna PN, O'Donoghue JM, et al. Donor-site hernia repair in abdominal flap breast reconstruction: a population-based cohort study of 7929 patients. *Plast Reconstr Surg*. 2015;136:1–9. *This study reviews hernia rate in 7929 women who had a DIEP or TRAM flap breast reconstruction. The hernia repair rate was 2.45% after 3 years. Mean time to hernia repair following a DIEP or TRAM flap was 17.7 months. The only independent risk factor for hernia repair was age greater than 60 years.*
37. Wan DC, Tseng CY, Anderson-Dam J, et al. Inclusion of mesh in donor-site repair of free TRAM and muscle-sparing free TRAM flaps yields rates of abdominal complications comparable to those of DIEP flap reconstruction. *Plast Reconstr Surg*. 2010;126: 367–374.
38. Nahabedian MY. Achieving ideal donor site aesthetics with autologous breast reconstruction. *Gland Surg*. 2015;4:145–153.
39. Patel KM, Shuck J, Hung R, et al. Reinforcement of the abdominal wall following breast reconstruction with abdominal flaps: a comparison of synthetic and biologic mesh. *Plast Reconstr Surg*. 2014;133:700–707. *This study reviews 818 patients that had synthetic mesh (n-61) or biological mesh (n-36) to reinforce the abdominal wall. Overall complication rates for the synthetic and biologic cohorts were 6.5% and 5.5%, respectively. Both meshes behave similarly for abdominal reinforcement.*
40. Rozen SM, Redett R. The two-dermal-flap umbilical transposition: a natural and aesthetic umbilicus after abdominoplasty. *Plast Reconstr Surg*. 2007;119:2255–2262.
41. Nahabedian MY, Patel K. Maximizing the use of the handheld Doppler in autologous breast reconstruction. *Clin Plast Surg*. 2011;38:213–218.
42. Chang EL, Vaca L, DaLio AL, et al. Assessment of advanced age as a risk factor in microvascular breast reconstruction. *Ann Plast Surg*. 2011;67:255–259.
43. Girotto JA, Schreiber J, Nahabedian MY. Breast reconstruction in the elderly: preserving excellent quality of life. *Ann Plast Surg*. 2003;50:572–578.
44. Shuck J, Patel KM, Franklin B, et al. Impact of connective tissue disease on outcomes following breast surgery and reconstruction. *Ann Plast Surg*. 2016;76:635–639.
45. Kaoutzanis C, Xin M, Ballard TN, et al. Autologous fat grafting after breast reconstruction in postmastectomy patients: complications, biopsy rates, and locoregional cancer recurrence rates. *Ann Plast Surg*. 2016;76:270–275. *The authors review 108 women and 167 reconstructions following autologous fat grafting for revision. A total of 53 (31.7%) breasts underwent imaging after autologous fat grafting. Suspicious findings requiring biopsy were noted in four (2.4%) breasts, and clinically palpable masses combined with suspicious imaging findings requiring biopsy occurred in four (2.4%) breasts.*
46. Delay E, Guerid S. The role of fat grafting in breast reconstruction. *Clin Plast Surg*. 2015;42:315–323.
47. Roehl KR, Baumann DP, Chevray PM, et al. Evaluation of outcomes in breast reconstructions combining lower abdominal free flaps and permanent implants. *Plast Reconstr Surg*. 2010;126:349–357.
48. Nahabedian MY. Managing the opposite breast: contralateral symmetry procedures. *Cancer J*. 2008;14:258–263. *A review of various options for managing the contralateral breast following breast reconstruction is provided.*

第 21.1 章

乳房再造备选游离皮瓣

Maurice Y. Nahabedian

臀大肌皮瓣

不少外科医生认为，臀大肌游离皮瓣是显微外科领域最复杂的皮瓣之一（见第 21.2 章）[1-4]。获取皮瓣时，可以携带或不携带臀大肌。该区域的穿支皮瓣分为两种：臀上动脉穿支（SGAP）皮瓣和臀下动脉穿支（IGAP）皮瓣。臀大肌皮瓣的优势是不挑体形，无论患者高矮胖瘦，均可适用。

有外科医生认为，在乳房再造术中，臀大肌皮瓣是列于腹部皮瓣之后的第二选择。术前影像检查，例如 CT 或磁共振成像，有助于判断穿支血管的口径和走行。臀上血管的位置，一般在坐骨大孔内、梨状肌的上方；臀下血管则在坐骨小孔内、梨状肌的下方。与游离 TRAM 皮瓣和 DIEP 皮瓣相比，臀大肌穿支皮瓣的血管蒂通常较短，血管壁也较薄。臀大肌皮瓣携带的组织量通常 300~600g，少于腹部皮瓣。供区关闭后，臀上动脉穿支的切口瘢痕沿臀上区走行，臀下动脉穿支的切口瘢痕则隐在臀下皱褶。

股内侧皮瓣

股内侧也可以作为皮瓣供区。股内侧皮瓣用于乳房再造，能取得良好的疗效（见第 21.3 章）[5-7]。文献描述过的皮瓣包括横行上股薄肌（TUG）肌皮瓣、斜行上股薄肌（DUG）肌皮瓣和横行股薄肌（TMG）肌皮瓣等。有外科医生认为，当无法从下腹部切取皮瓣时，首选股内侧，理由是，这里皮瓣血管蒂的长度和口径都相对稳定。股薄肌皮瓣血管蒂的口径为 1.5~2.5mm；股内侧皮瓣的组织量为 150~550ml。

股内侧皮瓣的适应证包括：腹部皮肤和脂肪量不足，或患者本人不接受腹部皮瓣，而股内侧皮肤和脂肪量能满足再造需求；双侧乳房再造术中切除的乳房量接近股内侧皮瓣的组织量，或预计利用股内侧皮瓣再造的乳房，大小能满足患者预期。斜行上股薄肌肌皮瓣和横行上股薄肌肌皮瓣差不多，改进在于皮瓣的走行。斜行上股薄肌肌皮瓣斜行向后平行于 Langer 线[8]，以尽量减少对浅表淋巴管的破坏。无论正面观还是侧面观，切口均比较隐蔽。而使用横行上股薄肌肌皮瓣，术后很可能出现淋巴水肿、复杂的瘢痕增生、大腿变形等并发症。

股后侧皮瓣

目前，越来越多的外科医生倾向于将股后侧穿支（PAP）皮瓣列为乳房再造的第二选择[9,10]。股后侧穿支皮瓣以股深动静脉的股后穿支为滋养血管（见第 21.4 章），常用于替代腹部皮瓣。皮瓣重 250~700g，适合中、小体积，并伴有股后侧脂肪代谢障碍的乳房再造。与臀部皮瓣和股内侧皮瓣相比，该皮瓣优点明显，血管蒂最长，术后淋巴水肿风险最低，且不影响臀部轮廓。

只要掌握适应证，选择合适的患者，上述备选皮瓣都能取得良好的再造效果。后续三个章节将继续介绍这些备选皮瓣，详述其适应证、技术要点以及术后情况。

参考文献

1. Ahmadzadeh R, Bergeron L, Tang M, et al. The superior and inferior gluteal artery perforator flaps. *Plast Reconstr Surg.* 2007;120:1551–1556. *This study describes the anatomic basis for these flaps based on perforator length and caliber. The flaps can be used as pedicle or free tissue transfer for a variety of indications.*
2. Allen RJ, Levine JL, Granzow JW. The in-the-crease inferior gluteal artery perforator flap for breast reconstruction. *Plast Reconstr Surg.* 2006;118:333–339. *The authors describe using the inferior gluteal artery in 59 patients. The flap results in a well concealed scar, can be extended as needed, not associated with sciatic nerve injury, and is an excellent alternative to the abdominal donor site.*
3. Guerra AB, Metzinger SE, Bidros RS, et al. Breast reconstruction with gluteal artery perforator flaps: a critical analysis of 142 flaps. *Ann Plast Surg.* 2004;52:118–125. *The authors describe the evolution of gluteal flaps for breast reconstruction. They report on their 9-year experience with this flap and describe important refinements, advantages,*

disadvantages, and lessons learned.

4. Granzow JW, Levine JL, Chiu ES, et al. Breast reconstruction with gluteal artery perforator flaps. *J Plast Reconstr Aesthet Surg*. 2006;59:614–621. *The authors describe the technique of harvesting SGAP and IGAP flaps and demonstrate that these flaps are safe and reliable for breast reconstruction.*
5. Schoeller T, Huemer GM, Wechselberger G. The transverse musculocutaneous gracilis flap for breast reconstruction: guidelines for flap and patient selection. *Plast Reconstr Surg*. 2008;122:29–38. *A retrospective review of 111 patients and 154 TMG flaps for breast reconstruction. Based on excellent outcomes, the authors feel that this flap may surpass the abdomen as a primary donor site.*
6. Vega SJ, Sandeen SN, Bossert RP, et al. Gracilis myocutaneous free flap in autologous breast reconstruction. *Plast Reconstr Surg*. 2009;124:1400–1409. *The authors review their experience with 27 gracilis flaps for breast reconstruction. Outcomes included a flap success rate of 100% with an average operating time of 4.9 h for unilateral and 6.7 h for bilateral flaps.*
7. Fansa H, Schirmer S, Warnecke IC, et al. The transverse myocutaneous gracilis muscle flap: a fast and reliable method for breast reconstruction. *Plast Reconstr Surg*. 2008;122:1326–1333. *The authors describe their experience with the TMG flap in 32 patients. Mean operating time was 3.7 h for unilateral and 5.4 h for bilateral cases. The vascular pedicle is constant, and the soft tissue component resembles native breast.*
8. Dayan E, Smith ML, Sultan M, et al. The diagonal upper gracilis (DUG) flap: a safe and improved alternative to the TUG flap. *Plast Reconstr Surg*. 2013;132:33–34. *This abstract describes the diagonal upper gracilis flap. The advantages are that the scar is better concealed and the risk of lymphatic disruption is minimized.*
9. Allen RJ, Haddock NT, Ahn CY, et al. Breast reconstruction with the profunda artery perforator flap. *Plast Reconstr Surg*. 2012;129:16e–23e. *The authors review their experience with 27 PAP flaps. The skin paddle measures 27×7 cm on average, and the vascular pedicle is 7–3 cm in length. This flap represents another excellent alternative to the abdominal donor site.*
10. Haddock NT, Greaney P, Otterburn D, et al. Predicting perforator location on preoperative imaging for the profunda artery perforator flap. *Microsurgery*. 2012;32:507–511. *CT angiography was performed on 40 patients scheduled for PAP flap breast reconstruction. Preoperative imaging was found to correlate with observed perforators in all PAP flaps. Flap survival was 100% in 35 cases.*

第 21.2 章

臀大肌游离皮瓣乳房再造术

Matthew D. Goodwin, Jaime Flores, and Bernard W. Chang

概要

- 近 15 年来，游离皮瓣乳房再造技术取得了长足的进步，尤其在穿支皮瓣领域。越来越多可靠的穿支血管能被识别，大大拓展了供区的来源；
- 乳房再造的皮瓣供区仍然首选腹部。不过，如果腹部组织量不够、或有下腹部手术史，就不一定能用 DIEP 皮瓣或腹壁浅动脉（SIEA）皮瓣；
- 对于大多数患者而言，就算比较瘦，臀部仍然是乳房再造的次选供区。再造的乳房一般突度良好，体积适中。穿支血管恒定、可靠，皮瓣的血供相当稳定；
- 臀部皮瓣的应用受到一些因素的限制。例如，很难将臀部皮瓣的穿支血管解剖分离到臀上动脉或臀下动脉的主干附近。其他问题还包括血管蒂长度不够、血管口径不匹配等；
- 在臀部皮瓣穿支血管的主干近端，存在大量血管分支，这些血管的口径，与胸廓内血管的远端更匹配。

简介

近 15 年来，游离皮瓣乳房再造技术取得了长足的进步，尤其在穿支皮瓣再造方面。越来越多可靠的穿支血管能被识别，大大拓展了供区的来源。皮瓣供区仍然首选腹部。不过，如果患者腹部组织量不够，或有腹部手术史，就不能使用 DIEP 皮瓣或腹壁浅动脉皮瓣。通常，如果患者有腹部皮瓣的禁忌证，例如腹部组织量不足，腹部手术史（TRAM 皮瓣或 DIEP 皮瓣再造失败），切口、瘢痕影响供区血供，或者假体再造失败，臀部皮瓣是个不错的选择。臀部是乳房再造的良好供区，能提供足够的组织量。就算患者比较瘦，臀部组织通常也能满足再造需求。因此，再造的乳房体积适度，突度良好。此外，穿支血管非常可靠，皮瓣的血供相当好。根据穿支血管的来源，臀部皮瓣可分为臀上动脉（SGAP）或臀下动脉（IGAP）供区。术中操作的难度在于，无论臀上动脉还是臀下动脉，穿支血管都很难解剖游离到主干附近。其他问题还包括血管蒂长度不足、供受区血管口径不匹配等。其实，在主干血管的近端存在大量分支血管，它们的口径通常与胸廓内血管更匹配。本章综述臀部皮瓣的解剖、设计和切取。

1975 年，Fujino 等首先报道了 1 例臀大肌皮瓣乳房再造，治疗乳房先天性发育不全[1]。Shaw[2]、Codner 和 Nahai[3] 推广了以臀上动脉和臀下动脉为蒂的臀大肌皮瓣，并指出它血管蒂过短、术中需要桥接静脉的缺点。1993 年，Koshima 等[4]报道，用带蒂臀上动脉穿支皮瓣修复骶部压疮。1995 年，Allen 和 Tucker[5]首次报道臀上动脉穿支皮瓣乳房再造。此后，臀大肌游离皮瓣乳房再造的应用日趋广泛，目前已能用于双侧再造[6]。不过，还有不少乳腺外科医生缺乏这方面的经验，继续使用其他更有把握的皮瓣（例如 TRAM 皮瓣、DIEP 皮瓣、背阔肌肌皮瓣等）。

尽管技术要求很高，游离臀大肌皮瓣修复还是值得尝试，因为供区解剖相对恒定，组织量充分，血管也恒定。

只要有良好的显微外科经验，整形外科医生就能安全、稳定地实施这一手术。除了腹部供区，还可以从其他部位（如背阔肌、股前外侧）获取组织用于乳房再造，不过通常需要辅助使用假体，以达到体积足够、双侧对称的效果。其他皮瓣，例如股深动脉穿支、横行股薄肌肌皮瓣等，通常都存在供区组织量不足、解剖欠恒定、血管口径小）等缺点。因此，臀大肌皮瓣乳房再造技术应是每一位乳房再造外科医生都必须掌握的显微外科技术。

适应证与禁忌证

- 常是列于 DIEP 皮瓣乳房再造之后的第二选择；
- 适用于大多数患者；
- 不适用于肥胖患者，因为血管蒂相对较短，且皮瓣臃肿；

- 可用于即刻或延期再造；
- 如果皮肤太紧或接受过放疗，可以考虑先扩张皮肤，后再造；
- 双侧再造可以同期手术，也可分次进行；
- 如果患者有心脏病史或有明确的心脏病家族史，应避免将胸廓内血管作为受区血管。

适应证

臀大肌皮瓣乳房再造的适应证包括：选择自体组织乳房再造，但不希望置入假体；由于既往手术，腹部无法作为供区；腹部游离皮瓣失败，或患者太瘦，腹部组织量不足。有以下情况，不适合假体再造：既往胸壁接受过放疗、再造失败或患者不愿意使用假体。根据作者的经验，所有选择自体组织再造的患者，都可以考虑臀大肌皮瓣。不过 DIEP 皮瓣仍是首选。DIEP 皮瓣更受欢迎的原因是术后供区相对美观。而臀大肌皮瓣的优点包括术后不发生切口、乳房突度好、组织量足够（即使患者体形偏瘦）以及供区相对隐蔽。臀大肌皮瓣首选臀上动脉穿支皮瓣，而非臀下动脉穿支皮瓣，因为前者供区瘢痕更隐蔽，更容易被衣服遮蔽。

禁忌证

相对禁忌证通常包括全身状况不佳、全麻或手术时间过长、麻醉风险过高；再造术后可能需要放疗，放疗结束后才能行乳房再造，以免辐射损伤皮瓣，导致组织萎缩、切口瘢痕增生和乳房形态的改变。肥胖和吸烟不属于禁忌证。不过，医生需要告知患者，吸烟会增加皮瓣完全或部分坏死的风险。作者发现，当体重指数大于 30kg/m^2，皮瓣坏死率会显著增加，因此不宜行臀上动脉穿支皮瓣乳房再造。肥胖人群的风险增加，是因为皮瓣比较臃肿，而血管蒂相对较短，在显微吻合血管时，不易对皮瓣定位和挪移，以配合血管缝合。该术式唯一的绝对禁忌证是因组织量不足，或供、受区的创伤、手术史，难以或不可能实施手术。

臀大肌皮瓣的缺点包括手术时间比 DIEP 皮瓣长（至少 6~8h）、血管可能不匹配、血管蒂较短、供区静脉壁较薄、皮瓣解剖和血管吻合对技巧要求更高以及皮瓣存活率低于 DIEP 皮瓣。臀下动脉穿支皮瓣的主要缺点是，皮瓣剥离范围邻近坐骨神经、术后可能因供区局部肿胀、短期内出现坐骨神经痛。

患者选择

根据作者的经验，下腹部穿支皮瓣（DIEP 皮瓣和腹壁浅动脉皮瓣）以及臀上动脉穿支皮瓣是自体组织乳房再造中最常用的皮瓣。术前应仔细检查所有患者，判断供区能否提供足够的组织量以及评估需要联合假体置入的可能性。同时，还需评估以下变量：皮肤紧致度、放疗引起的变化以及其他任何有关的医学问题。对患者宣教很重要，可以评估患者对各种再造手术过程的理解程度。最后，当患者了解过所有可行的选择方案及其风险、并发症，就可以按照自己的意愿选择再造方法。选择臀上动脉穿支皮瓣或臀下动脉穿支皮瓣双侧乳房再造，考虑要特别周全。如果只有一位经验丰富的显微外科医生，考虑到手术复杂、耗时久，建议间隔数月分期完成双侧再造。如果有两位显微外科医生，就可以同时切取皮瓣，此时双侧再造可行，因为只需延长少许手术时间。

术前的病史收集及注意事项

由于手术耗时久，术前必须有详尽的病史记录和全面的体格检查，以降低术后并发症的风险。在新确诊的患者中，有必要明确肿瘤的类型，分辨局部、局域或远处扩散的风险。在需要放疗或局部复发可能性大的情况下，上述因素能直接影响手术的结果。有些患者可能术前接受过辅助化疗，或以往接受过放疗。对于延期再造的患者，如果以往胸壁接受过放疗，或皮肤又紧又薄，可能有必要在皮瓣移植前，先扩张皮肤、软组织。还需评估其他风险因素，例如吸烟史、年龄、糖尿病和其他健康状况如心肺问题。收集既往史和体格检查时，应注意观察供、受区有无既往手术或外伤的迹象，判断是否可能加重手术的复杂程度。

检查患者的供区及对侧乳房，评估双侧对称性。如果对侧乳房下垂或过大，二期手术时可能需要上提固定或减小体积，以达到双侧平衡的目的。在极少数情况下，患者可能认为对侧乳房过小，希望对侧行隆乳术。这一意愿是否可行，需由肿瘤外科医生与患者仔细沟通后决定。通过触诊评估臀区是否有足够的组织量。臀上动脉穿支皮瓣携带的组织位于较大的坐骨神经孔上方，可以触诊并以倾斜方式定向（见下文“手术技巧”部分）。还可以在臀沟内或臀沟上方，获取臀下组织，用于再造。

对患者的教育非常重要，可采用多种组合方式，例如医患沟通、视频、宣传册等。重要的是，医生要充分告知患者，使她们了解预期结果。由于可能出现皮瓣坏死，还可能术中无法完成再造，这一点尤其重要。需提前备好次选方案。以备术中发现一些异常情况，如受区血管不足，无法用臀部皮瓣修复的时候能更改术式。不仅要向患者解释再造的时间节点，还要解释住院期间的注意事项。术后应提前告知患者相关注意事项，防止因体位不当导致血管蒂扭曲。

术前 CT 血管成像定位穿支

术前可以利用血管成像技术，有效定位穿支血管。作者尚无这方面的实践经验。不过，作者发现，利用手持式多普勒仪超声仪器也总能找到臀部皮瓣的穿支。超声的优势是可以避免额外的辐射，降低再造手术的成本。

手术方法

概述

一开始，患者仰卧位，以便切除乳房和暴露胸廓内血管。通常在第3肋软骨内侧暴露血管，也可能要追溯到第4或5肋软骨。如果乳内间隙足够大，可以在间隙之间解剖，无须切除软骨，不过这种情况不多见。如果胸廓内血管穿支口径粗，也可以这样操作。如果既往手术中解剖过胸廓内血管，那么仍然可以向上一个平面游离，继续利用血管或者血管的远端部分。在臀大肌皮瓣乳房再造术中，如果患者因放疗或既往手术无法使用胸廓内血管，可以移植一段大隐静脉，与胸背血管形成静脉环。

患者随后改为俯卧位，切取单侧或双侧皮瓣。取下皮瓣之后，一边关闭供区，一边分台手术，在显微镜下准备血管。患者再改为仰卧位，吻合动静脉。最后对皮瓣塑形，将皮瓣移入受区。

基础科学/解剖

穿支皮瓣再造取决于穿支血管所供养皮肤、脂肪组织的血供。这些穿支血管有时在肌纤维间穿行，即肌间血管，向上止于被覆皮肤和脂肪。顺着肌纤维解剖这些肌间血管，可以找到源血管的蒂部。分离血管蒂，与再造部位的受区血管重新吻合，以供养移植的游离组织。

胸廓内动静脉是臀上动脉皮瓣乳房再造的主要受区血管。根据作者经验，术中一般都能查找到。DIEP皮瓣乳房再造时，受区首选胸背血管。因此，即使手术失败，对胸廓内血管也没有影响。如果前次手术用过胸廓内血管，可以向头侧解剖到上一个肋间隙。第2肋软骨很容易触诊，可以作为参考。在胸肌上开口，可以从内侧切除第3肋软骨。偶尔用到第4或第5肋软骨。胸廓内血管的位置相当靠内，每侧都起于锁骨下动脉的第一段，下行到肋软骨后方，在胸骨外侧1~1.5cm发出大量分支到肋间，并发出穿支到被覆的乳腺组织和皮肤。在第6肋软骨水平，胸廓内动脉分出膈肌动脉和腹壁上动脉。在第3肋软骨水平，胸廓内动脉直径2~3mm，通常每侧有1~2支伴行静脉，即胸廓内静脉，直径2.5~3.5mm，引流到同侧的头臂静脉。

受区还可以选择胸背血管，但考虑到臀上动脉穿支皮瓣的血管蒂较短，胸背血管并非理想选择。在胸大肌的锁骨和胸骨之间，可以找到从肩部转向下的头静脉，通过数个小切口，就能解剖追踪到上臂远端。头静脉可以作为备选静脉，也可以在必要时，用作额外的引流静脉。

臀上动脉和静脉自骨盆发出，穿过梨状肌上方的坐骨大孔，直至臀下脂肪垫下方。在这一平面，有几根大的分支血管沿骨膜走行，进入下方的肌肉。主要血管和数个小分支通常贴附于骨膜，难以解剖。有些外科医生将这个区域比喻为"美杜莎之头"，因为此处分支血管众多，难以识别，存在分离出错的风险。臀上动脉及其伴行静脉发出不少穿支，不过通常只以1、2支为主，供养臀上的组织和皮肤。血管蒂的长度一般6~8cm。有解剖研究表明，臀上动脉穿支血管的直径在0.9~1.5mm[7,8]。

臀下动、静脉起自髂内动、静脉的前支，经梨状肌上方的坐骨大孔出骨盆。动脉在臀大肌下，毗邻坐骨神经走行。一般无须解剖到这一平面。穿支大多斜行，因此血管蒂可以稍长(7~10cm)。

手术技巧

受区标记

如果乳腺切除后即刻再造乳房，术前需立位标记再造乳房的范围和轮廓，尤其在乳房内侧、外侧和下皱襞(图21.2.1)。因为术中这些区域很可能被肿瘤外科医生破坏，术前标记能为皮瓣移入和固定提供重要参考。如果既往有乳房再造或切除手术史，打算延期再造，就需要参照尚存的对侧乳房，合理标记患侧乳房的边界。也需要标记既往手术遗留的瘢痕，以确保皮瓣的安全。还需要触诊和标记第3肋软骨。

供区标记

臀上动脉穿支皮瓣的设计应围绕臀上动脉的主要穿支(图21.2.2)。术前或术中准备完毕之后，使患者处于俯卧位，触诊坐骨大孔，然后用手持式多普勒仪辅助标记穿支血管(图21.2.3~图21.2.5)。根据超声结果定点，标记穿支血管，围绕血管设计皮瓣范围。优势穿支通常位于坐骨大孔上缘下方数厘米。皮瓣的中轴可能稍倾斜，或偏水平方向。设计皮瓣时，切口线可以向内侧延伸到中间臀线上段的下方数厘米，并向下弯曲，以防止出现猫耳畸形。皮瓣通常宽8~12cm，对周边组织稍加游离，就能关闭供区。

设计臀下动脉穿支皮瓣时，先标记臀线处的皮瓣下界，然后用多普勒超声找出从此处向上走行的穿支，据此标记皮瓣的上界，皮瓣通常宽8~12cm。

受区准备

患者仰卧位，常规术区准备、铺巾。如果是即刻再造，这部分由乳腺外科医生完成。如果以往接受过再造手术，术中需首先去除残余的再造组织或置入的假体材料。如果发现包膜，应予去除。评估乳房切除的可能边界，确定受床范围。重新界定上述区域时，用3-0 Vicryl(薇乔)线间断缝合。触诊乳房内上象限，定位第3肋软骨。电刀分离组织，沿胸肌纤维劈开，暴露肋软骨。用电刀和剥离子切开软骨膜。在软骨下操作需特别谨慎，因为紧贴软骨膜后方就是血管和壁层胸膜。用肋骨切割器和咬骨钳取下软骨，切取范围内侧可达胸骨边缘。

用15号刀片在侧方打开后面的软骨膜，在软骨膜下方、胸廓内动脉上方插入双头剥离子。纵向剪开软骨膜，暴露血管。沿着第2和第4肋软骨之间的间隙，分离出肋间肌。常有残余的筋膜覆盖血管。此时，用双头剥离子和Metzenbaum剪刀，小心去除筋膜。然后沿胸廓内血管的走行尽量游离，以增加血管的活动度，方便吻合。需注意血管的质量和口径(图21.2.6)。用订皮机临时关闭受区，表面覆盖生物敷料。

偶尔会发现，胸廓内动脉穿支足以用于受区血管吻合。这需要乳腺外科医生在切除乳房时保留穿支，且所保

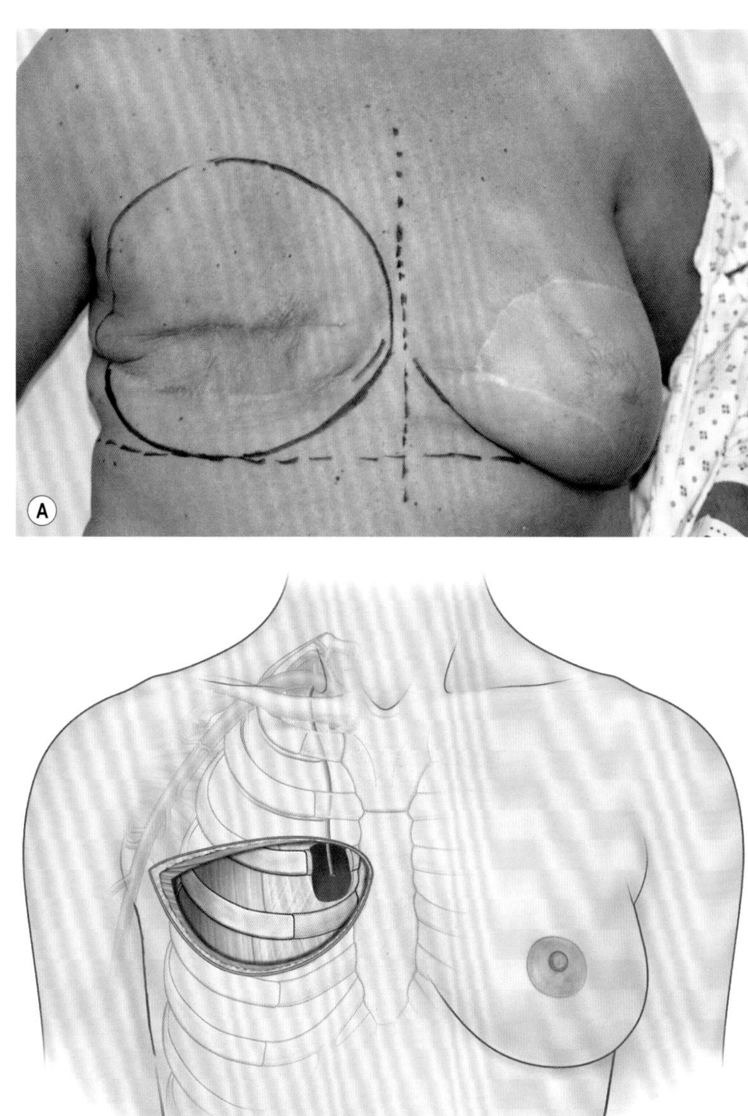

图 21.2.1 (A,B)即刻乳房再造术前,患者直立位,标记再造乳房的轮廓,需特别注意内侧、外侧和乳房下皱襞处。一般在第 3 肋间隙暴露胸廓内动静脉

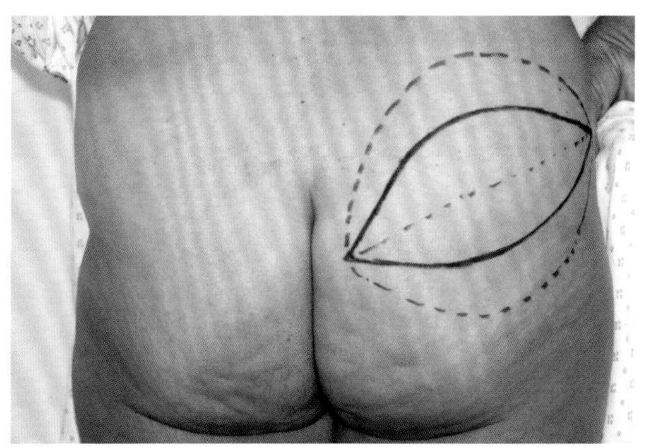

图 21.2.2　围绕臀上动脉的主要穿支血管设计臀上动脉穿支皮瓣

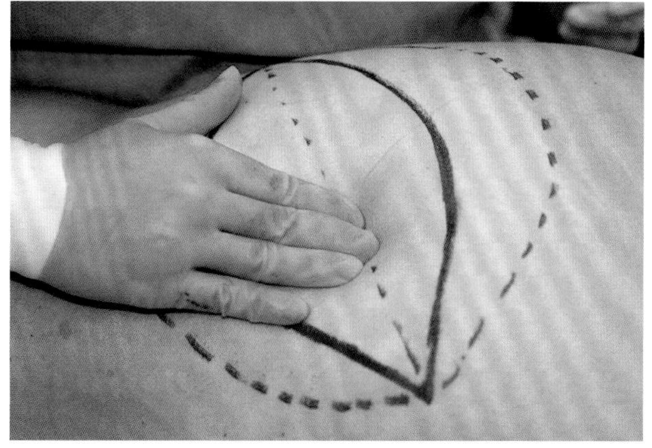

图 21.2.3　在术前或术中准备完毕之前,使患者处于俯卧位,触诊坐骨大孔,可以扪及臀上动脉主要穿支血管。辅以手持式多普勒仪探查,可以确认血管的走行

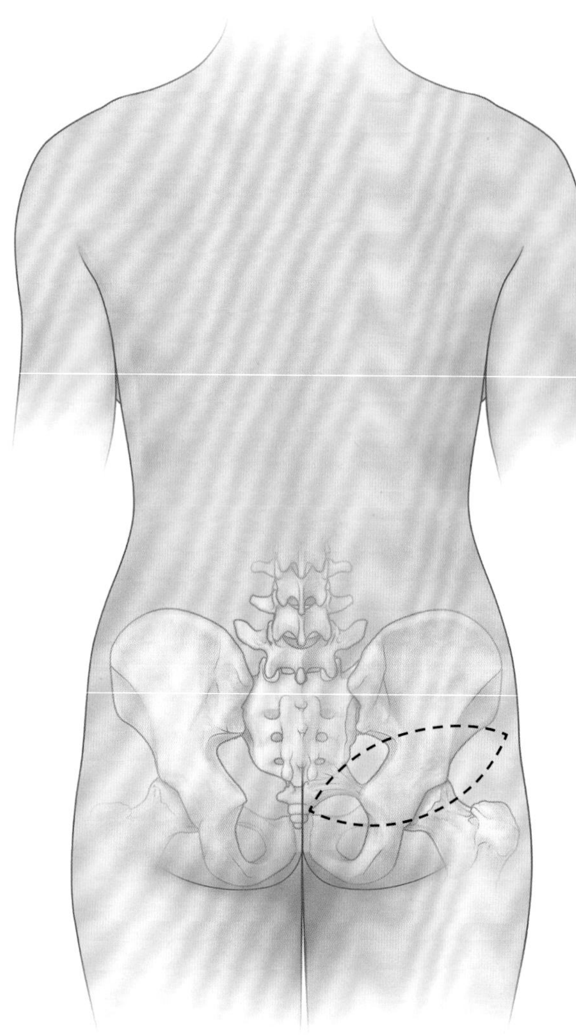

图 21.2.4 在术前或术中准备完毕之前，使患者处于卧位，触诊坐骨大孔，可以扪及臀上动脉主要穿支血管。辅以手持式多普勒仪探查，可以确认血管的走行

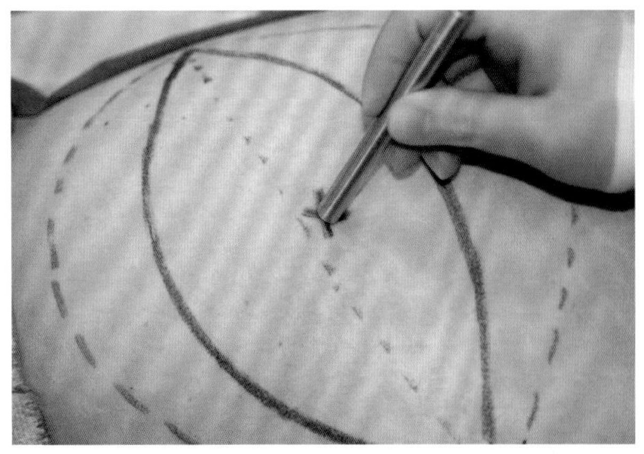

图 21.2.5 在术前或术中准备完毕之前，使患者处于卧位，触诊坐骨大孔，可以扪及臀上动脉主要穿支血管。辅以手持式多普勒仪探查，可以确认血管的走行

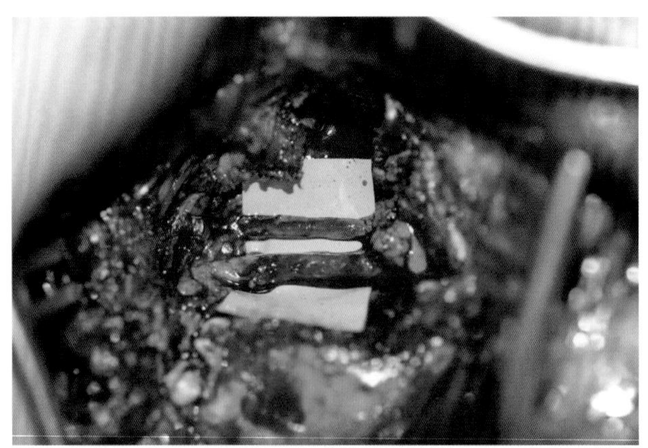

图 21.2.6 注意胸廓内血管的质量和口径

留穿支的口径要足够。如果能做到，可以避免肋软骨取出术后畸形，并为将来可能的手术（如冠状动脉搭桥）预留血管。

供区皮瓣的切取

患者改俯卧位，重新准备术区、铺手术单。用手持式多普勒探头，通常可以在距坐骨大孔中心标记部位下方数厘米处，找出供区的多个动脉穿支。必要时根据穿支定位调整皮瓣的标记范围，使穿支血管位于皮瓣的中间。切皮后，改用电刀（功率 30~40W），自皮瓣远端切开，呈斜坡样掀起皮瓣，以改善外形。向下切到肌肉层，从皮瓣的外侧和内侧，分别掀起组织，识别穿支血管。当分离至臀部外缘的肌肉时，应减少电刀的使用，开始仔细探查穿支血管。阔筋膜的髂胫束位于皮瓣区最外侧，牵起上方的臀部脂肪层之后，暴露臀大肌的止点。此处肌纤维不再沿着垂直方向，而是往外侧、斜向下走行。此时，切开筋膜，直接在肌肉表面游离，在筋膜下平面需注意识别和保护潜行的穿支（图 21.2.7、图 21.2.8）。一般能找到 1~3 根穿支血管。作者认为，如果穿支口径足够，通常只用 1 根就可以。不过，偶尔也会用到 2 根穿支，尤其是 2 根穿支紧邻，且位于同一个肌肉裂隙内的情形。

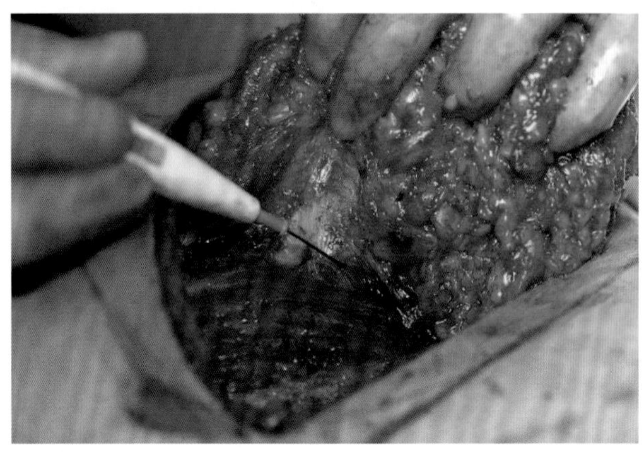

图 21.2.7 筋膜切开后，电刀沿臀大肌表面游离的术中照片

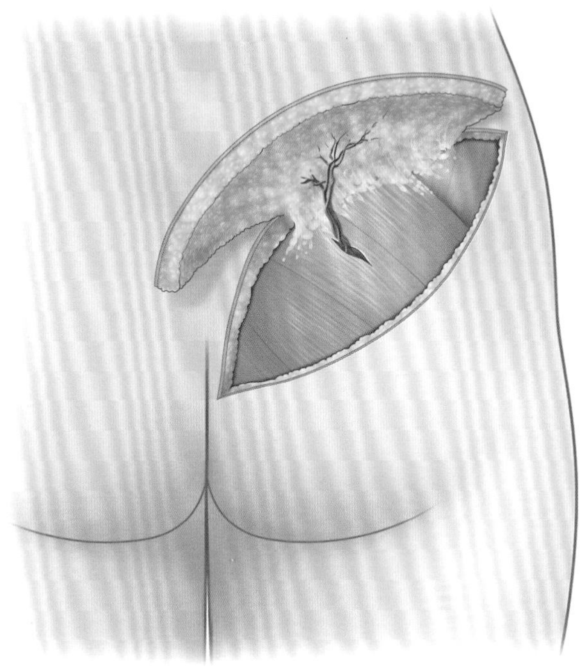

图 21.2.8　筋膜切开后、电刀沿臀大肌表面游离的手术示意图

用长的止血镊或止血钳在肌肉中分离，直至穿支血管附近（图 21.2.9、图 21.2.10）。视情况放置血管夹，分隔数目众多的血管分支。

用自助拉钩牵开肌肉组织，视分离情况及时调整，以充分暴露深层组织。就臀上动脉穿支皮瓣而言，血管蒂通常会解剖分离至臀中肌、臀小肌或梨状肌的筋膜边缘。为获得充足的视野，一般还要往近端游离数厘米（图 21.2.11）。当解剖深达筋膜平面，会遇到一堆口径不等的骨膜分支。必须仔细探查每一根分支，防止损伤血管蒂。重要的是，不要过早结束游离，以保证血管蒂的长度足够，口径也足以与胸廓内动脉相匹配。血管蒂的长度一般在 6~8cm（图 21.2.12）。解剖至最深层面时，血管蒂沿着骨盆的骨膜走行，穿过坐骨大孔。这一段血管蒂附近，有大量小的分支血管在骨膜下、内和上方走行。此时，须仔细解剖，防止深部出血。一旦从骨膜游离出血管蒂，分离出血管分支，就可以清理动、静脉周边的组织，有时还需将动、静脉分开。至于臀下动脉穿支皮瓣，需劈开臀大肌，在裂隙内解剖血管穿支，并游离至动脉口径满足吻合要求为止。此处通常靠近坐骨大孔，分离过程中很

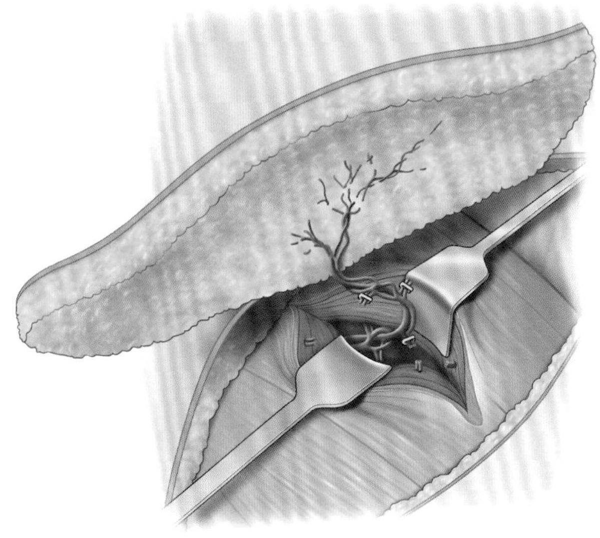

图 21.2.9　肌内分离臀上动脉穿支手术示意图

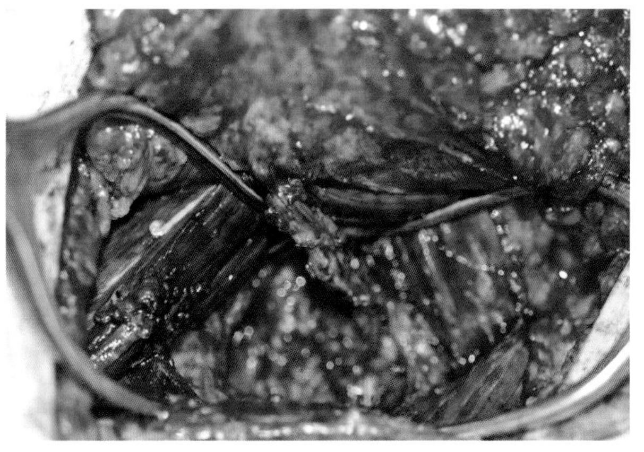

图 21.2.10　肌内分离臀上动脉穿支的术中照片

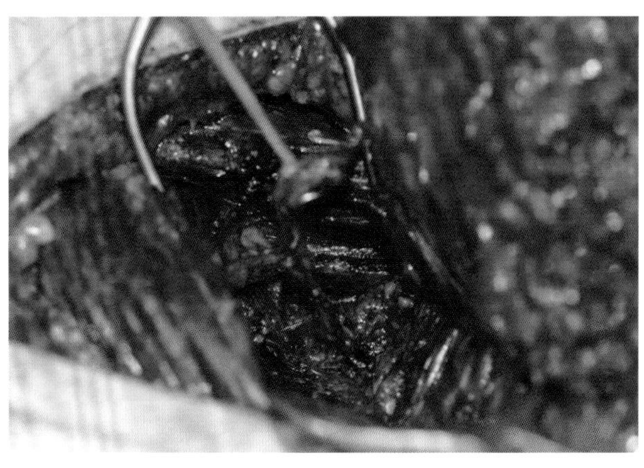

图 21.2.11　分离血管蒂通常会达臀中肌、臀小肌或梨状肌的筋膜缘。为获得充分的视野，筋膜缘需游离数厘米

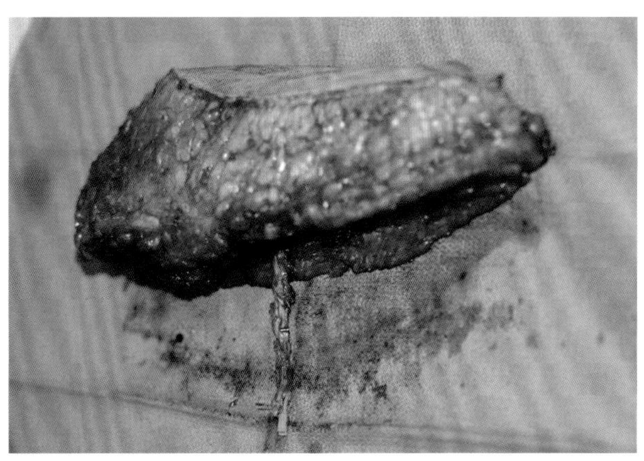

图 21.2.12　血管蒂的长度一般在 6~8cm

少遇到分支血管，也很少见到骨膜分支。

根据我们的经验，在断蒂之前，先静脉注射 5 000U 肝素。给药 5min 之后，用血管夹夹闭动、静脉，记录缺血时间。用电刀游离皮瓣的其余部分。将游离好的皮瓣从供区取出，放在分手术台上，打开无菌包裹的显微镜，显微解剖和游离血管蒂内的动静脉（图 21.2.13）。

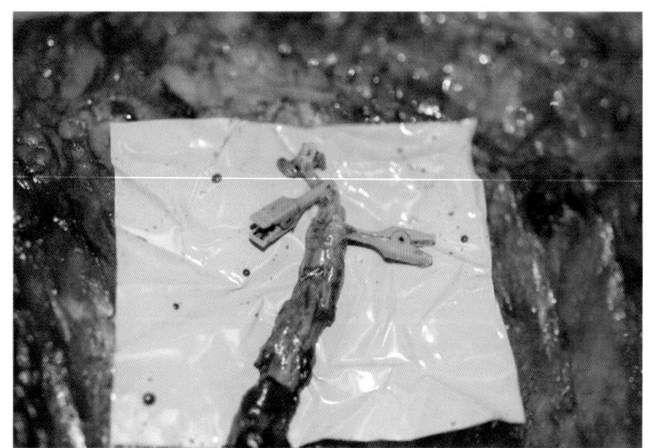

图 21.2.13 然后将皮瓣移出术区，放在分手术台上，打开无菌包裹的显微镜，显微解剖、游离出血管蒂内的动、静脉

先清理动脉，用显微血管夹夹闭静脉，然后处理静脉。静脉端通常薄、软、易碎，顺行注入无菌生理盐水，可以扩张静脉，为吻合静脉做准备。还需评估静脉吻合口附近是否存在可能造成阻塞的瓣膜，一旦发现，应在瓣膜近端另选一处，重新准备静脉吻合口。

冲洗供区，评估凝血功能。用 2-0 Vicryl（薇乔）线间断缝合肌肉。在伤口的上外侧插入 1 根 15 号的单槽法式引流管。用 2-0 Vicryl（薇乔）线间断缝合深部脂肪和 Scarpa 筋膜。在切口的中段，通常需要加用减张缝合，因为此处张力最大。分层闭合皮肤，用 3-0 Vicryl（薇乔）倒刺线在真皮内间断缝合，用 4-0 Monocryl（单乔）线连续皮内缝合，最后用 DermaBond（多抹棒）皮肤胶粘合表层。

血管吻合与皮瓣移入

手术团队成员关闭供区后，在手术室人员的帮助下，重新准备受区。将患者重新置于仰卧位，用大拉钩牵开组织，辅以缝线固定，翻开皮肤，充分暴露受区。

一旦分台准备工作已完成，就将皮瓣移入受区。将皮瓣用手术巾包住，用巾钳妥善固定，以方便皮瓣的摆位，暴露吻合口。考虑到臀大肌皮瓣比较厚，可能会阻碍吻合口的显露，作者通常会垫高患者的背部，以便观察。在这一过程中，如果血管蒂条件好，受区血管长度足够，对手术会有很大帮助。

显微镜要放在主刀和助手都方便的位置。吻合血管之前，重新评估血管蒂和受区，并进一步准备，拉近两端的吻合口。

先吻合动脉。通常在第 4 肋上方，夹闭受区动脉的远端。使用 Acland 双夹夹闭动脉近端，用显微剪刀在夹闭部位的近端断开动脉。然后，小心操作，快速松开、夹闭 Acland 双夹，评估动脉是否通畅、动脉压是否足够。然后清洗受区动脉吻合口，必要时予以修剪。将皮瓣侧的动脉向另一侧的 Acland 双夹方向牵拉，尽量拉近两侧动脉的断端。用 8-0 尼龙线间断吻合动脉。

下一步，用静脉吻合器（Synovis Micro Companies Alliance，Birmingham，AL；图 21.2.14）吻合静脉。根据测量的血管内径，选择相应型号的吻合器。作者通常使用 2.0~3.5mm 的吻合器。血管夹夹在受区静脉的远端，一般紧贴第 4 肋的上方。在静脉近端夹一根 Acland 单夹，在靠近血管夹的近端用显微剪刀剪断静脉。然后清理、修剪受区侧静脉吻合口。用 Acland 单夹临时夹闭皮瓣侧静脉。将两侧静脉断端分别穿入吻合器的连接孔内，并卡在吻合器的尖刺上，牢靠固定。准备就绪后，启动吻合器，吻合静脉。

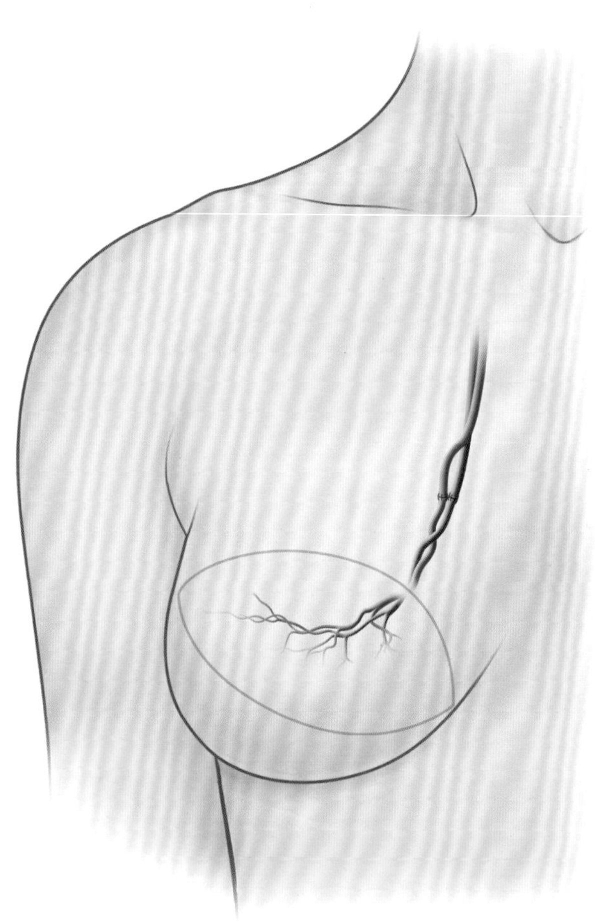

图 21.2.14 修剪乳房切除术后残余的皮肤瓣，必要时去除臀大肌皮瓣的表皮，方便皮瓣移入

最后，按以下次序移除 Acland 夹：远端静脉、近端静脉、远端动脉、近端动脉。记录缺血时间，评估吻合口是否通畅、有无渗漏。偶尔需要补针，纠正动脉吻合口渗漏。如果渗漏轻微，可以观察几分钟，通常情况下会自动停止。如果静脉吻合口有持续渗漏，一般需要调整吻合器，重新吻合。

一旦确认吻合口通畅、严密，需进一步检查血管蒂的通道，以排除局部压迫或扭转的可能。作者通常会在蒂的边缘断开多余的肌肉，或在肌肉上用电刀切出凹槽，以免压迫血管蒂。另外，受区也必须彻底止血。

然后，取出受区的拉钩，移入皮瓣。需注意避免血管蒂过度扭转和牵拉。偶尔，需要在深部用可吸收线缝几针，将皮瓣的 Scarpa 层固定在胸壁上，防止因皮瓣滑动破坏血管蒂。不过，大多数情况下，都是采用真皮内缝合的方式，利用被覆皮肤固定皮瓣。

将 1 根有凹槽的 15F 引流管经皮穿入腋下，置管时需注意远离血管蒂。修剪乳房切除术后的受区残余皮肤瓣。

如有必要，还需去除臀大肌皮瓣的部分表皮，方便皮瓣移入（图 21.2.15）。术中必须注意避免被覆皮肤过紧，防止压迫皮瓣。可使用手持式多普勒仪探头，重新定位皮肤的动脉穿支。标记好血管后，在臀大肌皮瓣上设计一块包绕穿支的皮岛，用于术后皮瓣监测。另外，也可以用 Vioptix 监测皮瓣的经皮氧饱和度。Vioptix 能连接 WiFi，方便移动终端或计算机监测。

分层闭合皮肤：用 3-0 Vicryl（薇乔）倒刺线在真皮内间断缝合，用 4-0 Monocryl（单乔）线连续皮内缝合，最后用 DermaBond（多抹棒）皮肤胶粘合表层。

撤除手术单，清理术区，终止麻醉。至此，手术完毕。

术后护理

即刻护理

手术完成后，患者从全麻中苏醒后，在手术室内拔管，转移到恢复室，或直接送到观察室 /ICU。术后当晚，患者一般留在观察室 / 重症监护室。需每小时都对患者和皮瓣进行观察和监测。护理人员需警惕皮瓣血管危象的征象，包括颜色、温度、毛细血管充盈时间的异常改变，多普勒测不出脉搏和血肿扩大。患者当晚需卧床休息，禁食禁水，接受静脉补液、抗生素治疗，用镇痛泵镇痛。为预防深静脉血栓，术后常规使用持续压迫按摩装置。此外，还应考虑辅助用药，如皮下注射肝素、诺昔肝素等，尤其是超重或肥胖的患者。

术后第 1 日，如果皮瓣存活良好，患者可被转移到外科病床。开始进食清流质，逐渐过渡到正常饮食。利用可调节的靠背椅改变体位，或以其他方式适度活动。

术后第 2 日，拔去 Foley 导管，可以开始走动。停用镇痛泵，改用口服药物止痛。开展作业疗法，教会患者如何护

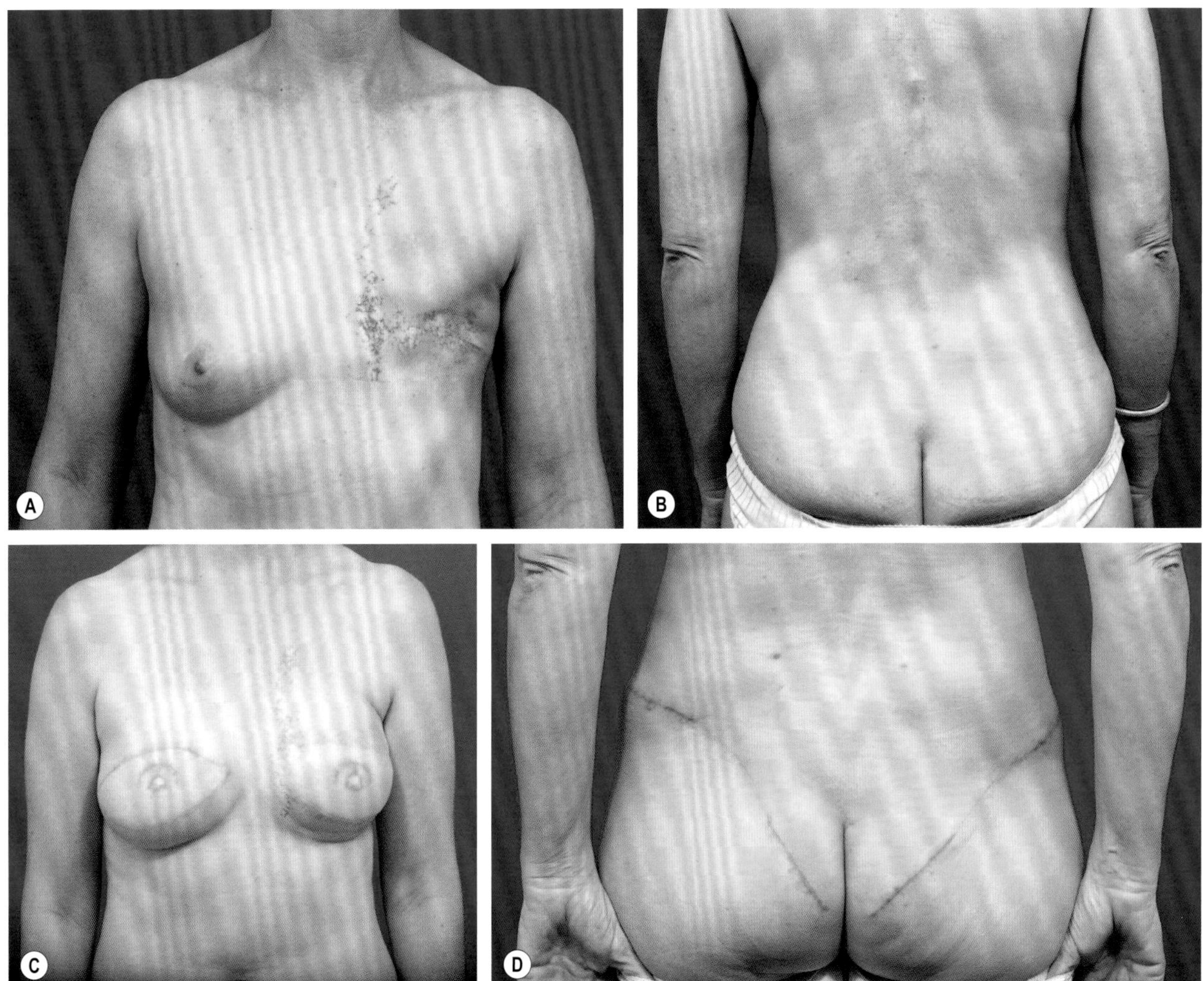

图 21.2.15　（A~D）有乳房切除术后左侧胸壁放疗史。用双侧臀上动脉穿支皮瓣再造乳房

理引流管，为出院做准备。

术后第 3 日，如果患者能进食，口服药物镇痛有效，行走自如，自主排尿，就可以办理出院。出院后 1 周，在门诊随访，领取止痛药和抗生素。此外，患者仍需限制活动，但可以淋浴。需要家人帮助护理引流管。

术后第 1 周的随访内容主要是记录乳房腔隙的引流情况。患者必要时需复诊，就拔管时间进行沟通，评估治疗方案是否需要调整。如前所述，如果术区有血清肿，通常需要经皮抽吸。

远期护理

通常每隔 3 个月随访 1 次，因此整个随访过程可能长达 6 个月 ~1 年。如果出现并发症，随访时间更长。1 年之后，每年随访 1 次，监测肿瘤。当体重出现变化，再造侧的乳房与对侧相似，皮瓣会胀大或萎缩，并逐渐下垂。与假体乳房再造不同，这些情况通常不需要手术处理。

双侧臀大肌皮瓣乳房再造

如果手术团队有两位显微外科医生，可以同时行双侧臀上动脉穿支皮瓣或臀下动脉穿支皮瓣再造术，手术时间一般不会太久[9,10]。因为除了在显微镜下吻合血管，大部分手术步骤都可以双侧同时进行。最好每侧手术都使用单独的器械，配备独立的团队，包括助手和外科消毒护士。

修整手术

完整的臀大肌皮瓣乳房再造手术通常分 3~4 步完成，步骤如下：

- 前述的初次游离皮瓣再造；
- 初次术后至少 3 个月才能对臀大肌皮瓣进行修整，调整再造乳房的形状。具体内容包括修剪或去除多余的皮岛，改善过渡，柔和曲线。偶尔，可以通过吸脂来辅助塑形，或软化脂肪坏死区。作者越来越多地采用脂肪移植，以达到扩容或纠正轮廓畸形的目的。通常，还需联合应用对侧乳房缩小、隆乳术或乳房上提固定术，以改善双侧乳房的对称度；
- 通常此时还要修整供区瘢痕，包括修剪猫耳畸形、吸脂纠正局部形态不规则，以改善臀上部供区的轮廓。有时也可以通过对侧臀部吸脂，改善双侧臀部的对称度。
- 如果双侧乳房基本对称，乳头乳晕复合体的重建可以安排在二期进行。但是，如果仍需手术调整乳房对称度，乳头乳晕复合体的重建就要推迟到三期。已有不少文献报道了相关的重建技术。所有步骤完成之后，再考虑对乳头乳晕复合体进行纹绣。

有感觉的臀上动脉穿支皮瓣

臀上动脉穿支皮瓣乳房再造术中有感觉神经吻合步骤，因此，再造的乳房术后有感觉[12]。一般取 1~2 支感觉神经穿支，与 T4 肋间神经穿支吻合。

并发症与副作用

与所有需要全身麻醉的手术类似，臀上动脉穿支皮瓣乳房再造术最严重的并发症是心肌梗死、深静脉血栓、肺栓塞，甚至是死亡。用臀上动脉穿支皮瓣再造乳房，手术时间久，尤其是同期行乳房切除术时，一般超过 6h，这会增加手术风险。避免上述并发症的关键在于根据病史、体格检查和术前检测结果来筛选合适的患者。

皮瓣坏死是游离皮瓣再造最严重的并发症。

皮瓣部分或完全坏死，是多种因素共同作用的结果。例如：

- 手术医生的显微外科技术；
- 患者供、受区解剖特性；
- 患者自身的风险特质；
- 术后护理。

根据多篇臀上动脉穿支皮瓣乳房再造术的病例报道（N>10），皮瓣坏死率为 0~7.7%[10-13]。

在过去 7 年中，作者为 90 例患者实施了 106 次皮瓣移植。数据尚未发表，不过从中可以看出，随着经验的积累，皮瓣移植的成功率逐年上升，从 88.7% 上升到 96.5%，总成功率为 92.5%[14]。

以上列出了多种风险因素。不过，每一例皮瓣坏死，尤其是完全性坏死，几乎都与手术技术不佳有关。精细的显微外科操作可以有效降低吻合口梗阻的发生率，具体细节不在本章介绍。静脉阻塞也是皮瓣坏死的主要原因[15]。导致血管蒂受压的原因包括局部扭转、牵拉、缝皮的张力过大以及血肿或血清肿扩大。因此，术中再怎么强调细节也不为过。

偶尔，患者的解剖情况不允许臀大肌皮瓣乳房再造。例如，接受过放疗的患者，胸廓内动脉可能留有瘢痕或血栓。极少数患者血管太细，也无法接受游离皮瓣再造。

患者可能有额外的风险因子，例如吸烟、动脉粥样硬化、肥胖、高血压和高胆固醇血症等。这些都可能导致皮瓣部分坏死。此外，多种凝血异常可能造成血栓或引发大出血。

术后护理很重要，有助于维持皮瓣的完整度和血供。术后活动过度或体位不当，会危及皮瓣的血管蒂。此外，应由熟悉皮瓣血管危象特征的医护人员对皮瓣密切监测，这可能会使皮瓣免于坏死。

其他并发症包括出血、血肿、血清肿、感染、伤口开裂、瘢痕增生、疼痛和气胸。

如何预防和处理并发症

术中彻底止血，有助于预防出血和血肿。当血管蒂受压时，血肿会不断扩大，这可能造成静脉血栓。此外，皮瓣鼓胀、皮瓣或乳房切除术后遗留皮肤的色泽改变、心动过速和贫血，都是值得警惕的早期征象。如果出现在术后即刻，应尽快回手术室探查，清除血肿。

血清肿是远期并发症，常出现在供区，见于超过 80% 的臀上动脉穿支皮瓣患者。在供、受区放置负压引流管，等日引流量持续下降至30ml以下，才能拔管。一般受区置管1周，供区置管2~3周。尽管如此，供区往往还是会形成血清肿。如果在后期随访中发现，血清肿持续存在，需经皮穿刺抽吸出液体，而不应任其发展，否则可能导致伤口开裂。

供、受区的伤口感染都很少见。术前和术中应常规应用抗生素。作者在术后给予抗生素短期治疗。如果术区出现红肿或引流液脓性等感染迹象，应加强抗生素治疗，必要时切开引流。

伤口开裂通常由上述并发症导致。应按照规范护理局部伤口。

术后必定会在切口部位遗留瘢痕。因此，外科医生必须在追求术野暴露和避免瘢痕形成之间寻求平衡。术前应就瘢痕问题宣教，让患者对最终的美学效果有合理的预期。对瘢痕的修整以及对深部纤维瘢痕和脂肪坏死的治疗通常在修整手术时进行。

术后疼痛最剧烈的部位一般是肋软骨供区。使用镇痛泵通常足以镇痛。作者倾向于避免术后即刻使用非甾体类抗炎药物（如酮咯酸），以防止出血等并发症。患者术后通常出现制动，因此，应常规使用诱发式肺量器，以减轻肺不张。尽管很少观察到因瘢痕或神经卡压引起的长期疼痛，一旦出现应给予恰当的治疗。

因肋软骨切除导致气胸的情况，并不多见。术中应仔细剥离，小心去除肋软骨，防止损伤胸膜壁层。如果怀疑有气胸，可拍X线片帮助确诊。治疗轻微气胸，可以置入细管，负压抽吸出气体，一般胸膜就能即刻闭合。如果有明显的肺塌陷，应置管行胸腔闭式引流。

案例

图 21.2.15~ 图 21.2.22 展示了臀上动脉穿支和臀下动脉穿支手术的各种案例。

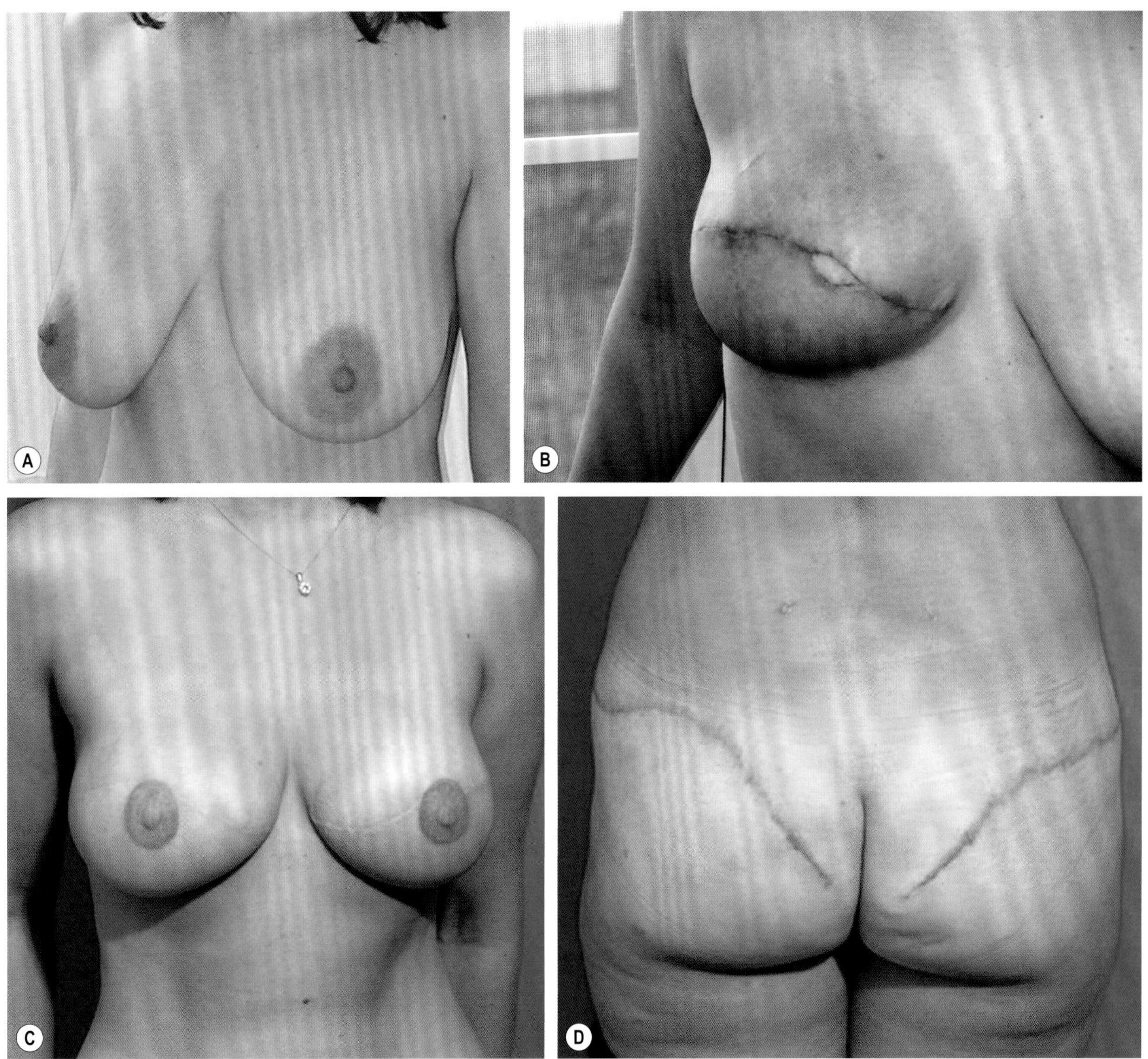

图 21.2.16　（A~D）因 *BRCA1* 基因阳性行双侧乳房预防性切除术。用双侧臀上动脉穿支皮瓣再造乳房。图中可见，为监测皮瓣存活情况而保留的皮岛

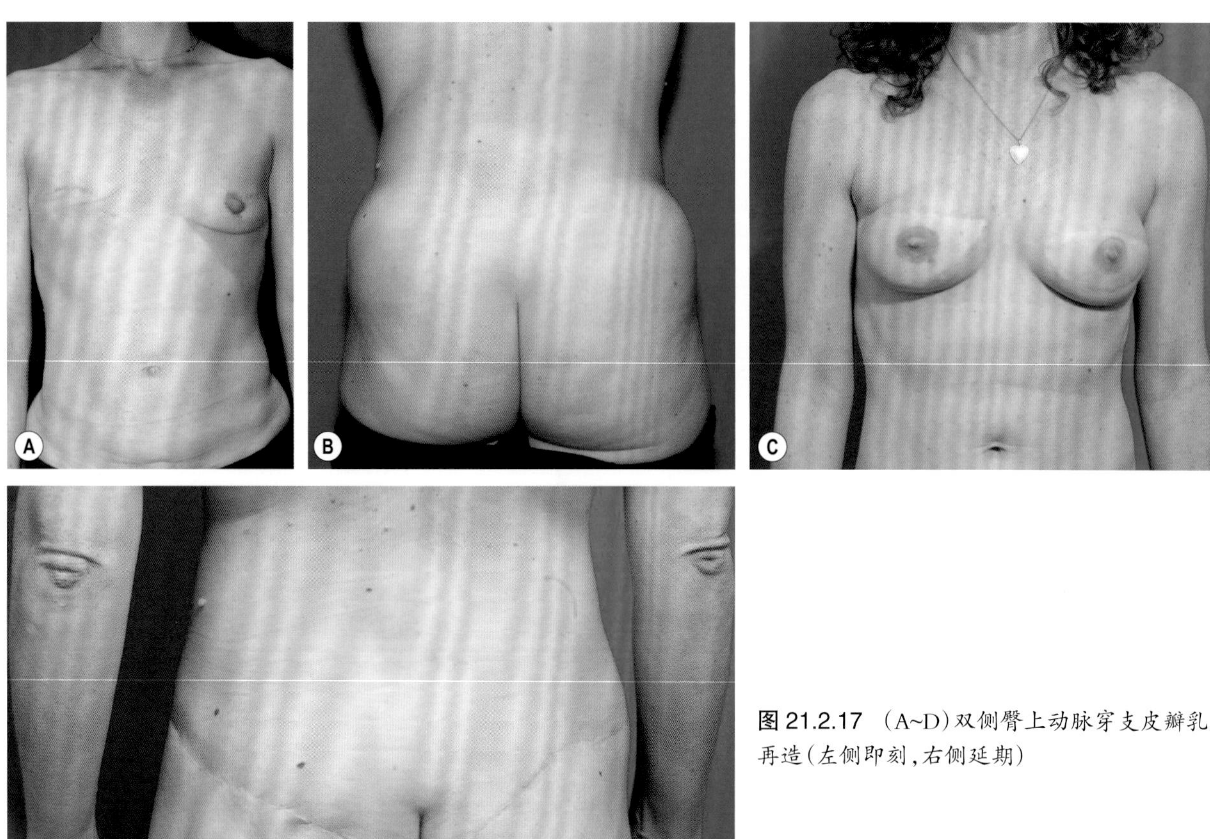

图 21.2.17 (A~D)双侧臀上动脉穿支皮瓣乳房再造(左侧即刻,右侧延期)

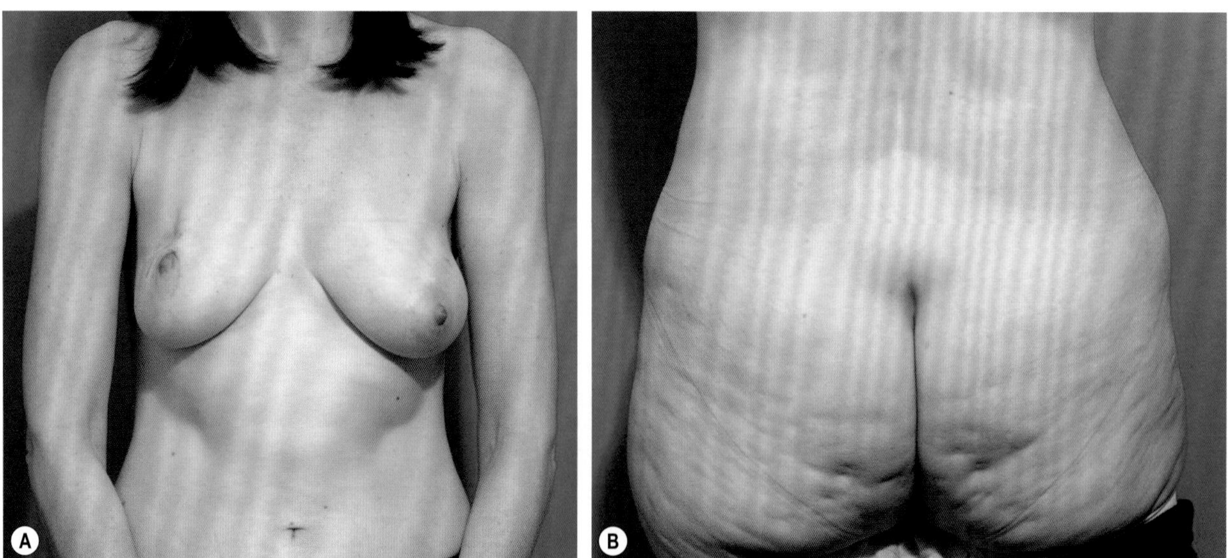

图 21.2.18 (A~D)双侧臀上动脉穿支皮瓣即刻乳房再造

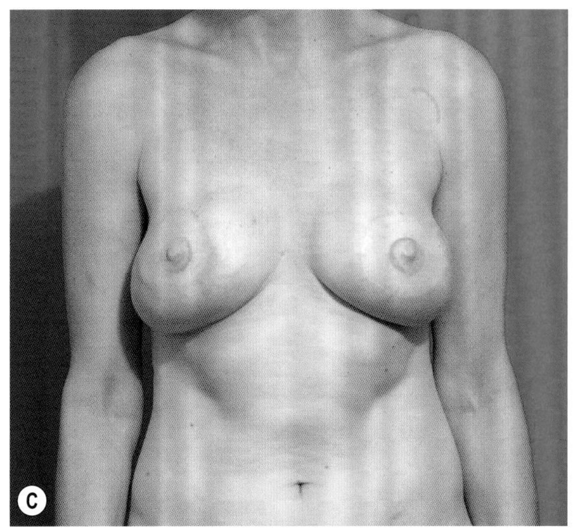
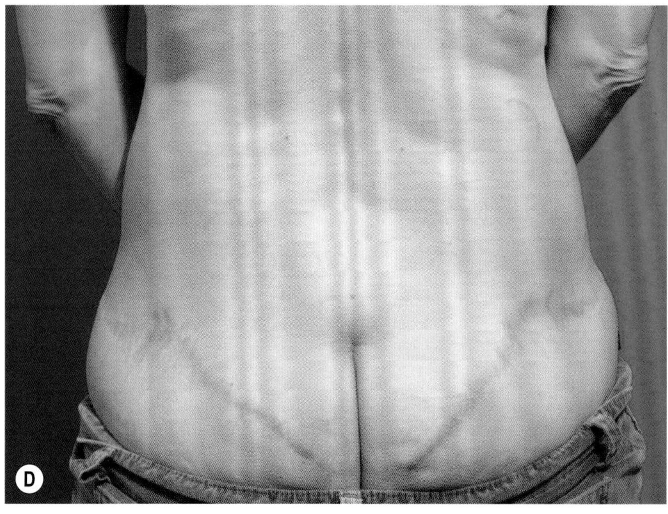

图 21.2.18(续)

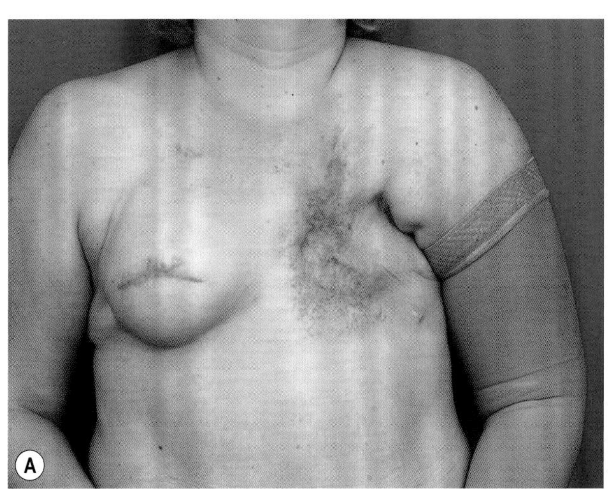
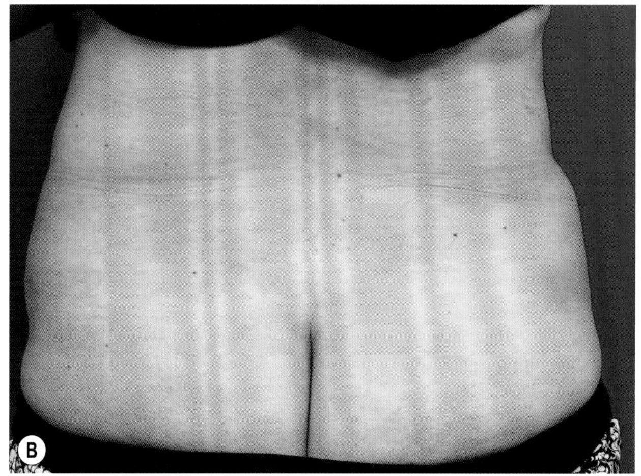
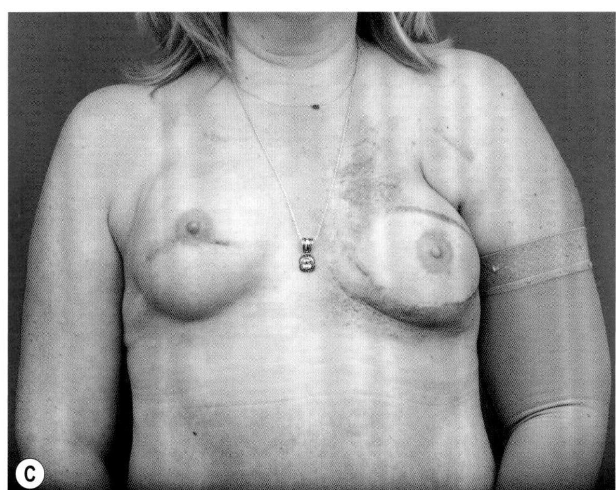

图 21.2.19 (A~C)胸壁接受过放疗,既往 DIEP 皮瓣再造失败,供区胸廓内血管已破坏。用臀上动脉穿支皮瓣延期再造左侧乳房,术中用大隐静脉环桥接胸背血管

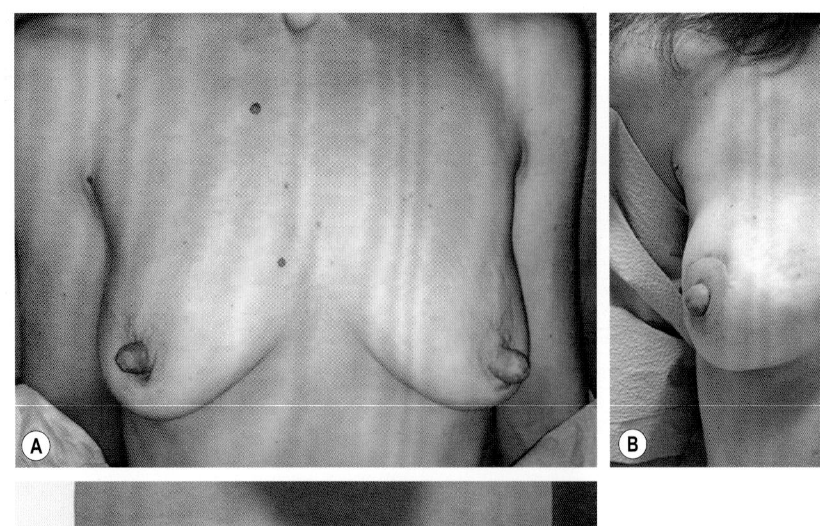

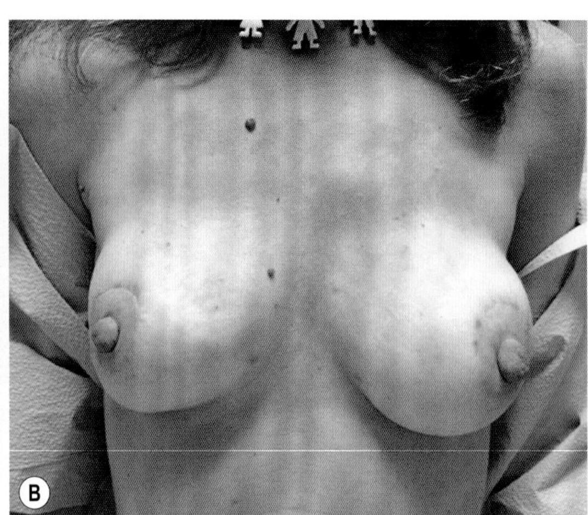

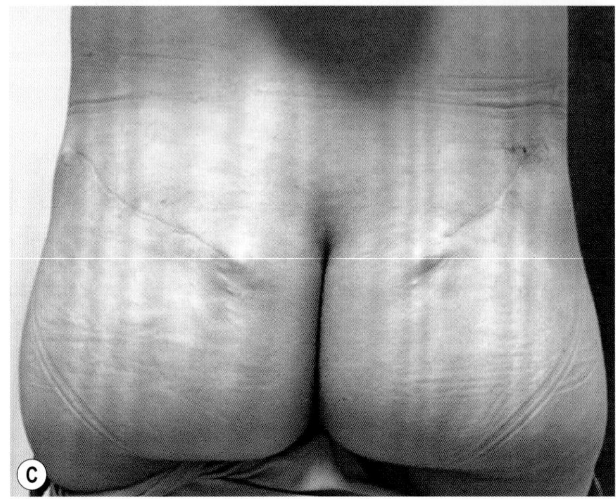

图 21.2.20 (A)术前照片;(B)双侧臀上动脉穿支皮瓣再造术后照片;(C)术后臀部供区照片

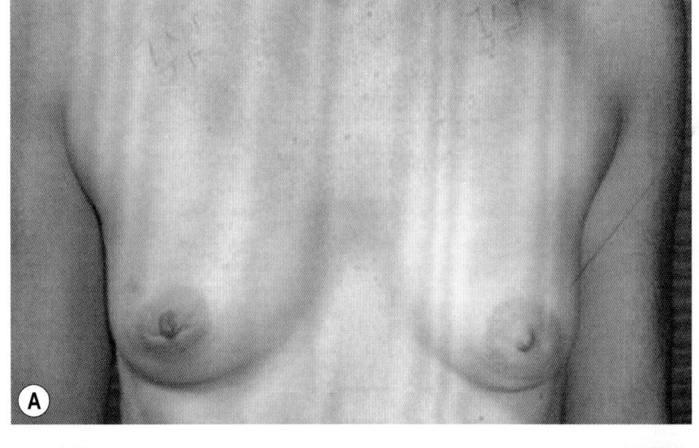

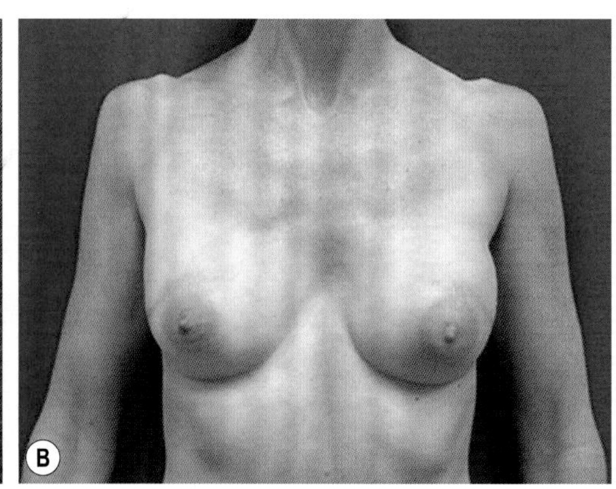

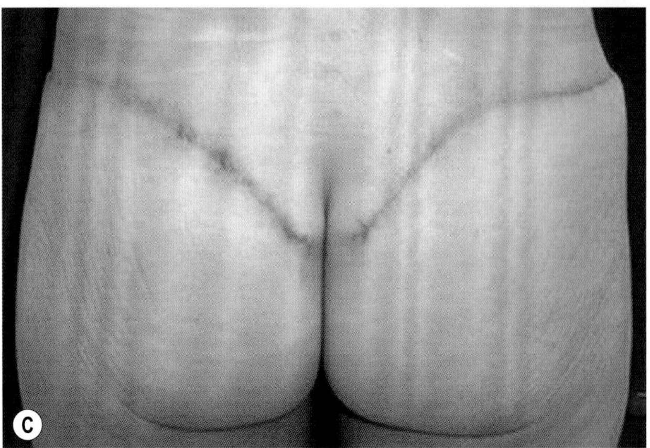

图 21.2.21 (A)术前照片;(B)双侧臀上动脉穿支皮瓣再造术后照片;(C)术后臀部供区照片

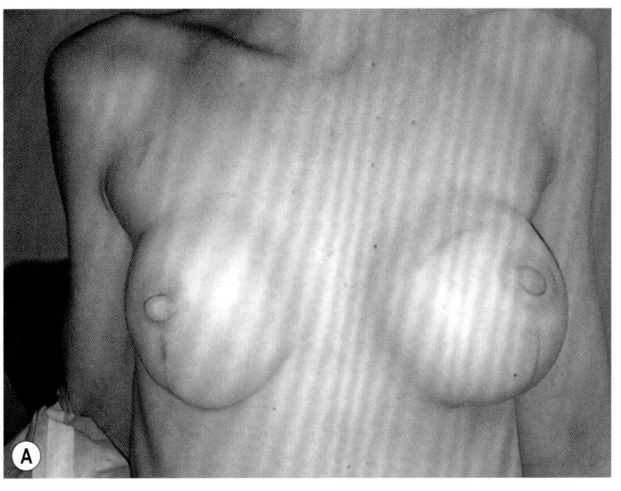
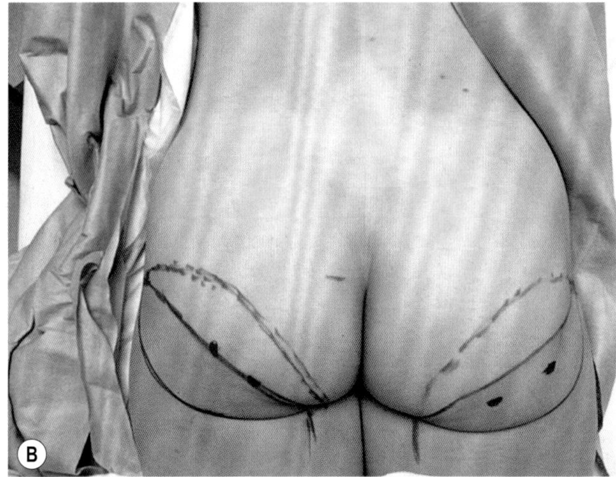

图 21.2.22 （A，B）双侧保留乳头的乳房切除术和臀上动脉穿支皮瓣即刻乳房再造术

结论

自体组织越来越多地用于乳房再造。显微外科技术一直在进步，治疗标准不断随之更新，患者对疗效的期望值也越来越高。有时，传统的皮瓣供区无法用于乳房再造术，患者仍然希望获得同样的疗效。对于那些不能用腹部组织再造乳房的患者，臀上动脉穿支或臀下动脉穿支是不错的选择。虽然手术有难度，但是皮瓣的解剖相对恒定，能取得良好的再造效果。因此，臀大肌皮瓣乳房再造术是乳房重建外科医生必须掌握的重要备选术式。

参考文献

1. Fujino T, Harashina T, Aoyagi F. Reconstruction for aplasia of the breast and pectoral region by microvascular transfer of a free flap from the buttock. *Plast Reconstr Surg*. 1975;56:178–181.
2. Shaw WW. Superior gluteal free flap breast reconstruction. *Clin Plast Surg*. 1998;25:267–274. *Illustrates some of the early work done on the anatomy of this region and how the SGAP evolved.*
3. Codner MA, Nahai F. The gluteal free flap breast reconstruction: making it work. *Clin Plast Surg*. 1994;21:289–296. *Helpful tips for performing this difficult surgery.*
4. Koshima I, Moriguchi T, Soeda S, et al. The gluteal perforator-based flap for repair of sacral pressure sores. *Plast Reconstr Surg*. 1993;91:678–683.
5. Allen RJ, Tucker C. Superior gluteal artery perforator free flap for breast reconstruction. *Plast Reconstr Surg*. 1995;95:1207–1212. *Good overall review of anatomy and technique for SGAP reconstruction.*
6. Flores JI, Magarakis M, Venkat R, et al. Bilateral simultaneous breast reconstruction with SGAP flaps. *Microsurgery*. 2012;32:344–350. *Another example of how bilateral SGAPS can be accomplished by two skilled microsurgeons.*
7. Mu LH, Yan YP, Luan J, et al. Anatomy study of superior and inferior gluteal artery perforator flap. *Zhonghua Zheng Xing Wai Ke Za Zhi*. 2005;21:278–280. *Helps to understand the vessel anatomy in this region.*
8. Kankaya Y, Ulusoy MG, Oruç M, et al. Perforating arteries of the gluteal region. *Ann Plast Surg*. 2006;56:409–412. *Helps to understand the perforator anatomy of the SAP and IGAP flap.*
9. Guerra AB, Soueid N, Metzinger SE, et al. Simultaneous bilateral breast reconstruction with superior gluteal artery perforator (SGAP) flaps. *Ann Plast Surg*. 2004;53:305–310.
10. Della Croce FJ, Sullivan SK. Application of the superior gluteal artery perforator free flap for bilateral simultaneous breast reconstruction. *Plast Reconstr Surg*. 2005;116:87–104. *Not for the average microsurgeon but shows how bilateral gluteal flaps may be performed by two microsurgeons.*
11. Munhoz AM, Ishida LH, Montag E, et al. Perforator flap breast reconstruction using internal mammary perforator branches as a recipient site: an anatomical and clinical analysis. *Plast Reconstr Surg*. 2004;114:62–68. *An alternative for recipient vessels for the SGAP flap.*
12. Blondeel PN. The sensate free superior gluteal artery perforator (SGAP) flap: a valuable alternative in autologous breast reconstruction. *Br J Plast Surg*. 1999;52:185–193.
13. Feller AM, Richter-Heine I, Rudolf KD. The superior gluteal artery perforator flap (S-GAP flap). *HandchirMikrochir Plast Chir*. 2002;34:257–261.
14. Huang K, Chang B. *Consecutive superior gluteal artery perforator (SGAP) flaps in a community hospital: a single surgeon's experience.* Presented at the World Society of Reconstructive Microsurgery meeting, Athens, Greece, June 2007.
15. Nahabedian MY, Momen B, Manson PN. Factors associated with anastomotic failure after microvascular reconstruction of the breast. *Plast Reconstr Surg*. 2004;114:74–82. *Helps to understand the pitfalls of micro-anastomotic failure.*

第 21.3 章

股内侧皮瓣乳房再造术

Venkat V. Ramakrishnan, Nakul Gamanlal Patel

概要

- 临床实践证实，自体组织游离移植是一种能维持长久美学效果的乳房再造方法。
- 很多患者以往接受过腹部手术，希望避免将腹部作为乳房再造的供区。
- 横行上股薄肌(TUG)肌皮瓣是一种可供选择的自体组织来源。
- 掌握解剖知识，有助于减少供区并发症。
- 横行上股薄肌皮瓣适用于下腹部无可用组织的乳房再造，除了能再造小至中等体积的乳房，偶尔也能再造较大体积的乳房。
- 对该皮瓣的批评，主要集中在血管蒂短、组织容量有限以及供区并发症方面。

简介

横行上股薄肌肌皮瓣也被归入横行股薄肌肌皮瓣，不过两者设计有所不同。当腹部皮瓣不可用时，可以考虑股薄肌皮瓣。

为达到乳房及供区的理想效果，有必要仔细选择患者。术中切取皮瓣时，患者处于平卧位，这允许两组人员同时操作。皮瓣能提供柔软、易塑形的组织，且愈合快。

手术需要考虑的问题主要有减少供区并发症、切取足够的组织以及对皮瓣塑形。

设计皮岛时尽量靠后，保留更多的尾端 Scarpal 下层脂肪，拉取大腿后侧的脂肪，保留大隐静脉及其伴行淋巴管，限制肌肉的切取量。这些措施有助于减少供区并发症，获得足够的组织量。

为得到满意的乳房形态，可以通过三种方式对皮瓣塑形，以尽量符合乳房形态学的要求。以肋间动脉穿支作为受区血管。还可以辅以其他措施，例如胸大肌或股薄肌的脂肪充填、加用皮瓣或假体等，以增加横行上股薄肌肌皮瓣的应用。针对横行上股薄肌肌皮瓣的主要批评有体积有限，蒂部较短和供区并发症。

可以在横行上股薄肌的基础上变通设计，例如扩展的横行上股薄肌肌皮瓣和斜行上股薄肌(DUG)肌皮瓣都很有用。

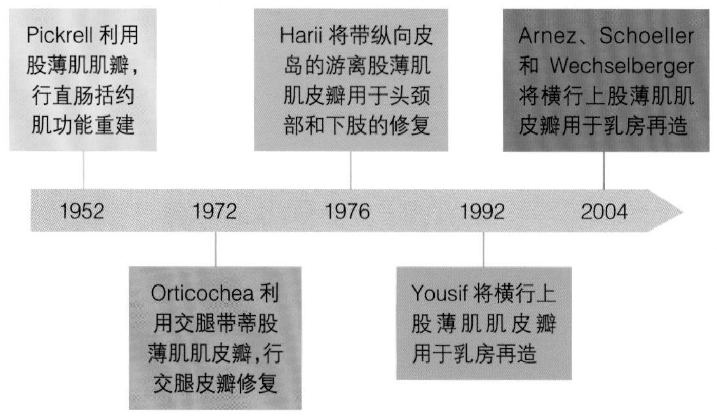

图 21.3.1 横行上股薄肌皮瓣的时间线

基础科学 / 疾病进程

按照 Mathes 和 Nahai 分型，股薄肌属于Ⅱ型肌皮瓣[12]。股薄肌肌皮瓣可以携带不同类型的皮岛，各有对应的缩略词。例如，横行上股薄肌皮瓣、横行股薄肌肌皮瓣、斜行上股薄肌肌皮瓣、垂直上股薄肌（VUG）肌皮瓣和双蒂垂直股薄肌（BUG）肌皮瓣[13-16]。本章主要介绍横行上股薄肌肌皮瓣（图 21.3.2）。

解剖学研究表明，股薄肌上端的血供走向与肌肉呈 90°角。因此，横向皮岛更加可靠[6,17]。

历史回顾

1952 年，Pickrell[1]首次报道了利用股薄肌肌皮瓣行直肠括约肌功能重建术的病例。20 年后，Orticochea[2]首次用股薄肌肌皮瓣修复踝部缺损。1976 年，Harii[3]和同事首次报道游离股薄肌肌皮瓣，分别在犬模型和尸体上进行演示，并在临床用于头颈部和下肢的修复。

Orticochea 是首位行股薄肌肌皮瓣移植、术中不做延迟的医生[2]。他发现，皮瓣是否存活，取决于肌肉下方的血供。

McCraw 的团队提出了肌皮穿支的概念及理论，认为肌肉表面的皮岛如果呈纵向，皮瓣不可靠。据他们描述，在他们的患者中，27% 皮瓣出现部分坏死，9% 出现大部分坏死[4]。在一项 192 例股薄肌肌皮瓣的回顾性研究中，携带纵向皮岛的皮瓣也有很高的坏死率[5]。

1992 年，Yousif 的团队首先将横行上股薄肌皮瓣用于乳房再造[6]。他们标记了肌皮瓣的肌皮穿支，并将横行的皮岛设计在股薄肌的上 1/3 处，皮瓣血供非常可靠。

Hallock 报道了改良的横行上股薄肌肌皮瓣，明确穿支从旋股内侧动脉发出。他将皮瓣主要用于创伤患者的下肢缺损修复[7,8]。Arnez 做了 7 例游离横行上股薄肌肌皮瓣乳房再造，其中 5 例成功[9]。2004 年，Schoeller 和 Wechselberger 报道了 12 例成功的游离横行上股薄肌肌皮瓣乳房再造。他们的工作为横行上股薄肌肌皮瓣乳房再造的流行提供了基础[10]。

Peek 等描述了股薄肌及周围皮肤血供的解剖，还描述了用作乳房再造的横行上股薄肌穿支皮瓣的不同类型。他们解剖了 43 例尸体，发现平均每条大腿有 5 个穿支[11]。

诊断 / 患者表现

横行上股薄肌肌皮瓣通常用于保留皮肤乳腺切除术后的即刻乳房再造，还可以同期行乳头重建。少数患者采用延期再造的方式，因为从未接受过再造手术，或是因为假体再造术后的出血并发症。最后，横行上股薄肌肌皮瓣也适用于部分乳房缺损的再造，或者与假体及其他游离皮瓣联合再造。

在作者本人的乳房再造实践中，横行上股薄肌肌皮瓣已经取代了背阔肌肌皮瓣。横行上股薄肌肌皮瓣能提供的皮岛与背阔肌肌皮瓣相似。背阔肌是背部最大的肌肉，能携带血供可靠的皮肤，且切取容易，对显微手术的需求也不高。这些特点都是背阔肌肌皮瓣得以普及应用的原因。但是，背阔肌被切取后，其功能会受损[18]。此外，术后肌肉会萎缩，因此背阔肌转位后体积会逐渐缩小。改用横行上股薄肌肌皮瓣能基本避免这些问题。横行上股薄肌肌皮瓣同样能提供血供丰富的被覆组织，手术痕迹也比较隐蔽。

提示：

与保留皮肤乳房切除术后的即刻乳房再造相比，延期乳房再造所遇到的挑战是通常需要更多的皮肤（图 21.3.3）。

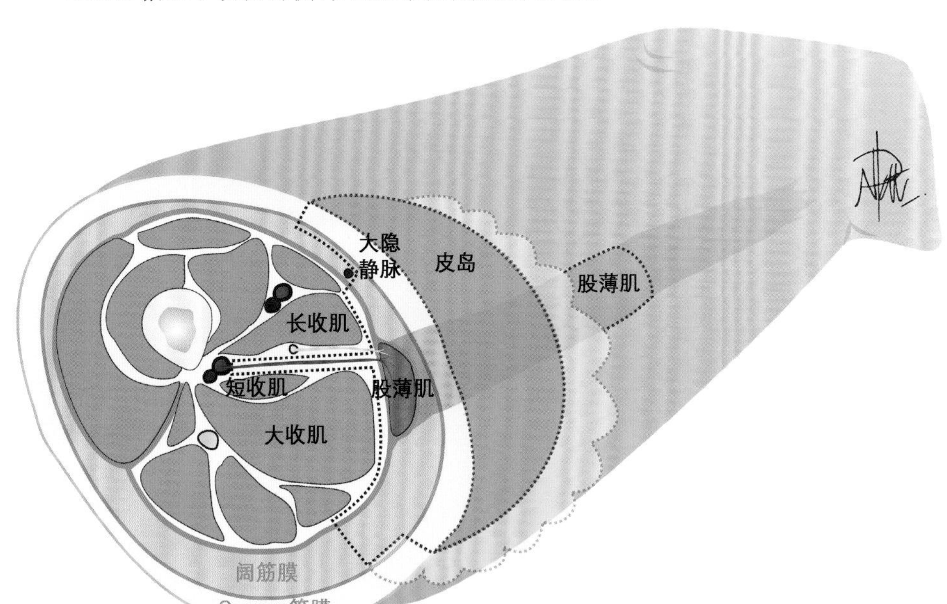

图 21.3.2　横行上股薄肌皮瓣的解剖和关键标志点

© Nakul Patel and Venkat Ramakrishnan.

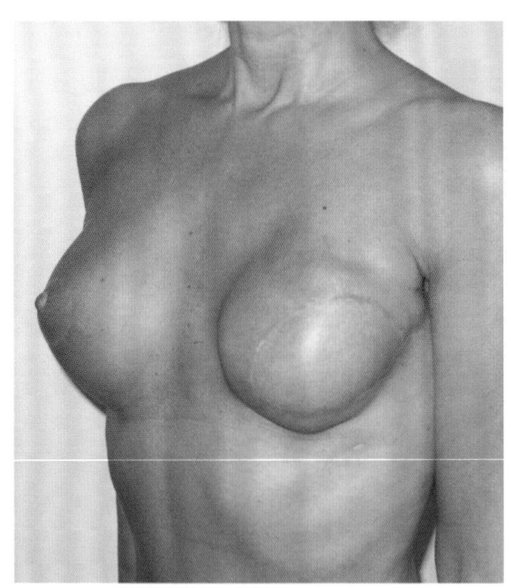

图 21.3.3 双侧横行上股薄肌肌皮瓣乳房再造。右侧在保留皮肤的乳房切除术后行即刻乳房再造术，左侧行延期乳房再造术

患者选择

如果患者腹部有较多瘢痕，或者患者不同意取腹部组织，股内侧皮瓣可以成为自体组织乳房再造的第二选择。

典型的适应证为身材苗条，乳房体积小至中等，无法利用腹部组织(图 21.3.4)。随适应证的扩展，横行上股薄肌肌皮瓣可以用于更多患者。然而，对于较大体积的乳房再造，还需要另外测量，这些将在后面的章节中讨论(图 21.3.5~图 21.3.9)。

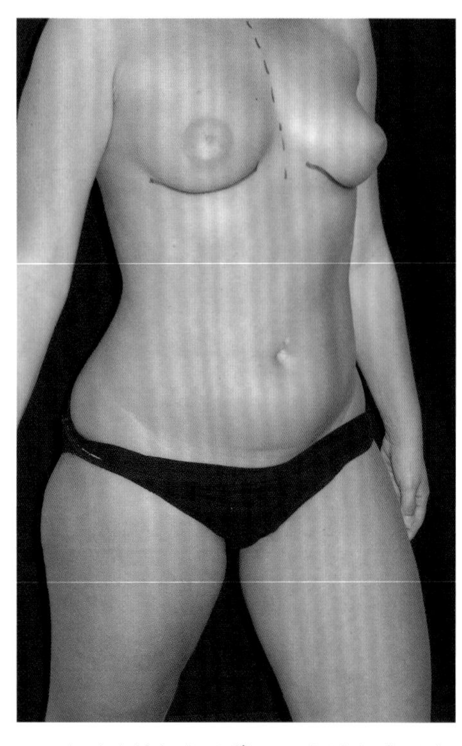

图 21.3.4 典型的横行上股薄肌肌皮瓣乳房再造适应证。患者乳房小，且腹部不适合作为供区

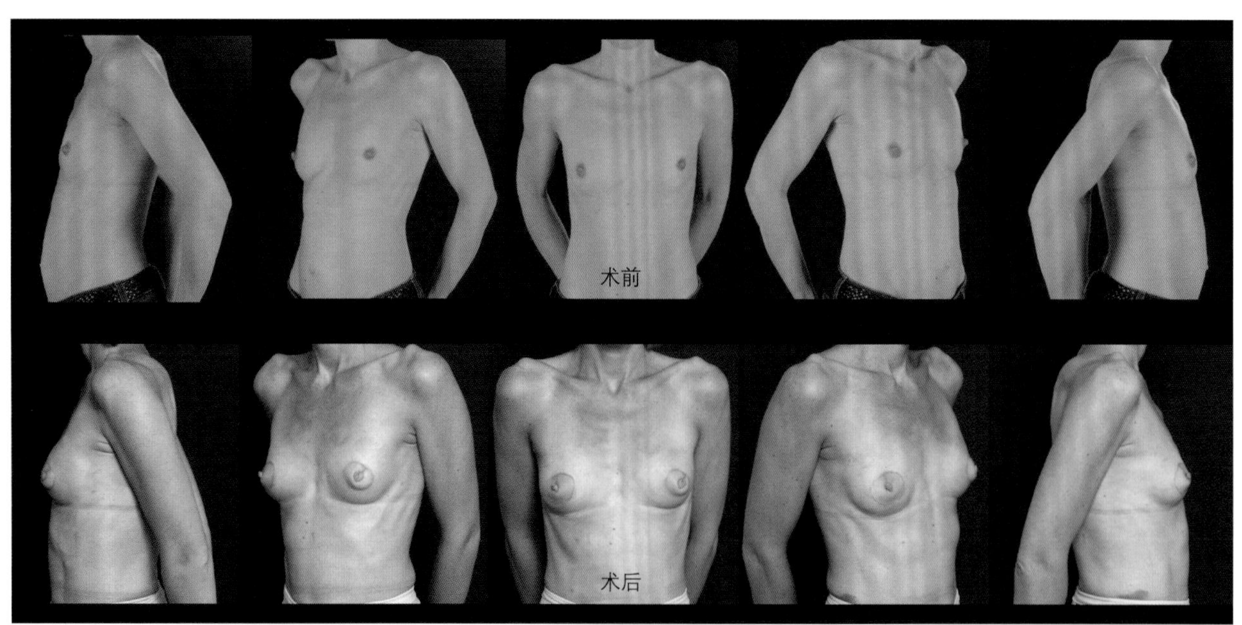

图 21.3.5 实际无乳房组织的患者，用横行上股薄肌肌皮瓣行双侧乳房再造术的术前、术后照片

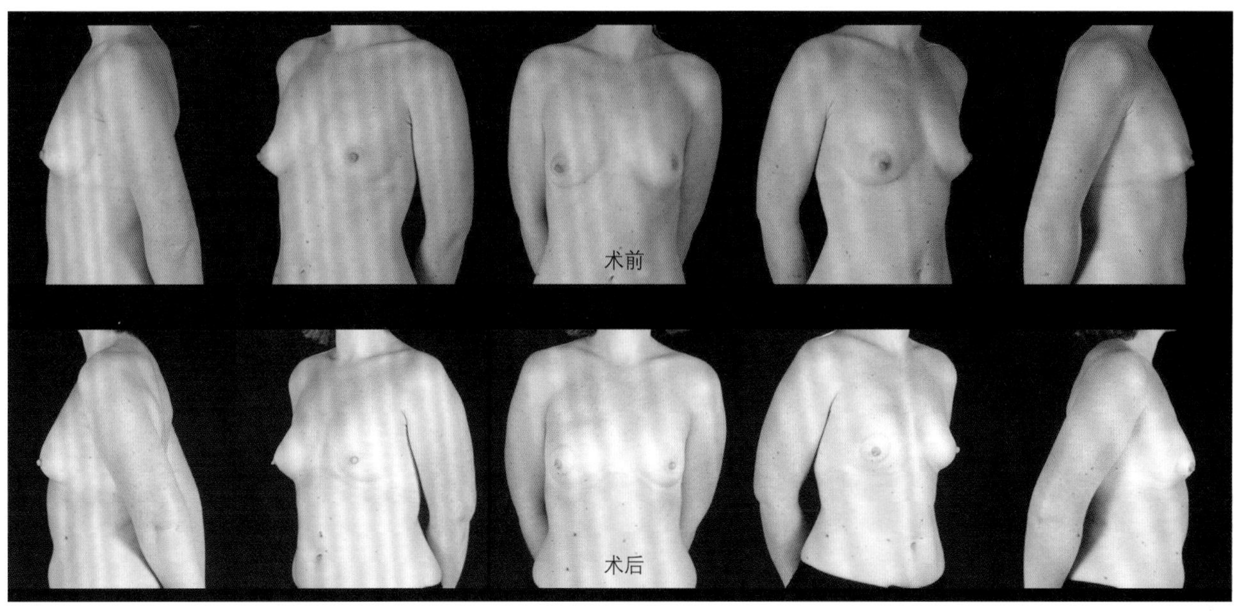

图 21.3.6 乳房体积小的患者，用横行上股薄肌肌皮瓣行右侧乳房再造术的术前、术后照片
© Nakul Patel and Venkat Ramakrishnan.

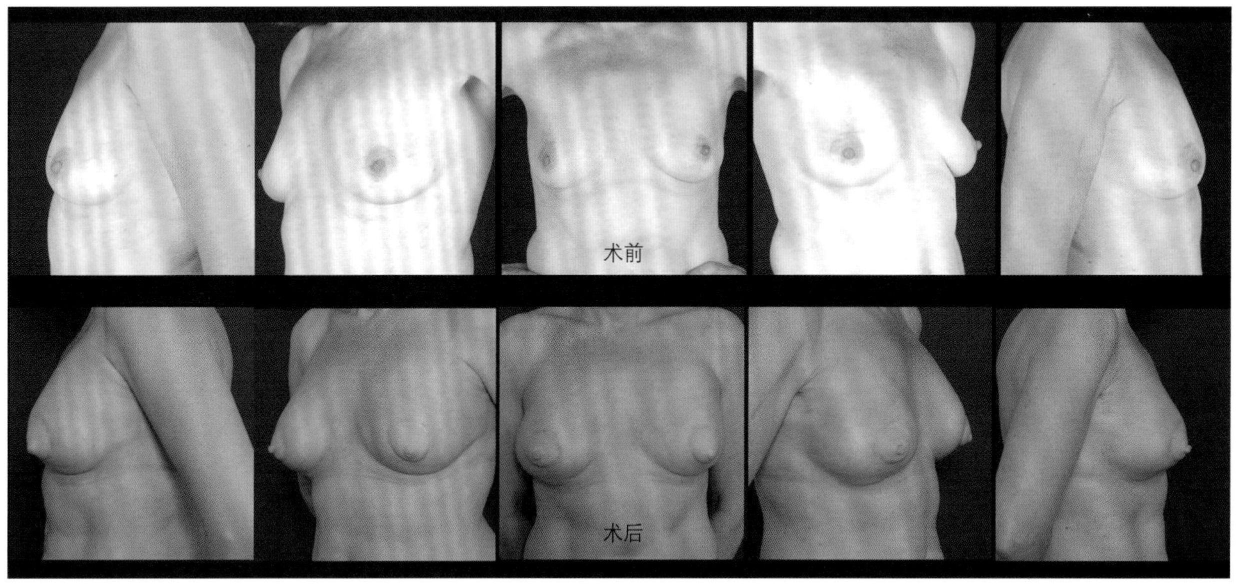

图 21.3.7 乳房体积中等的患者，用横行上股薄肌肌皮瓣联合乳房假体行双侧乳房再造术的术前、术后照片
© Nakul Patel and Venkat Ramakrishnan.

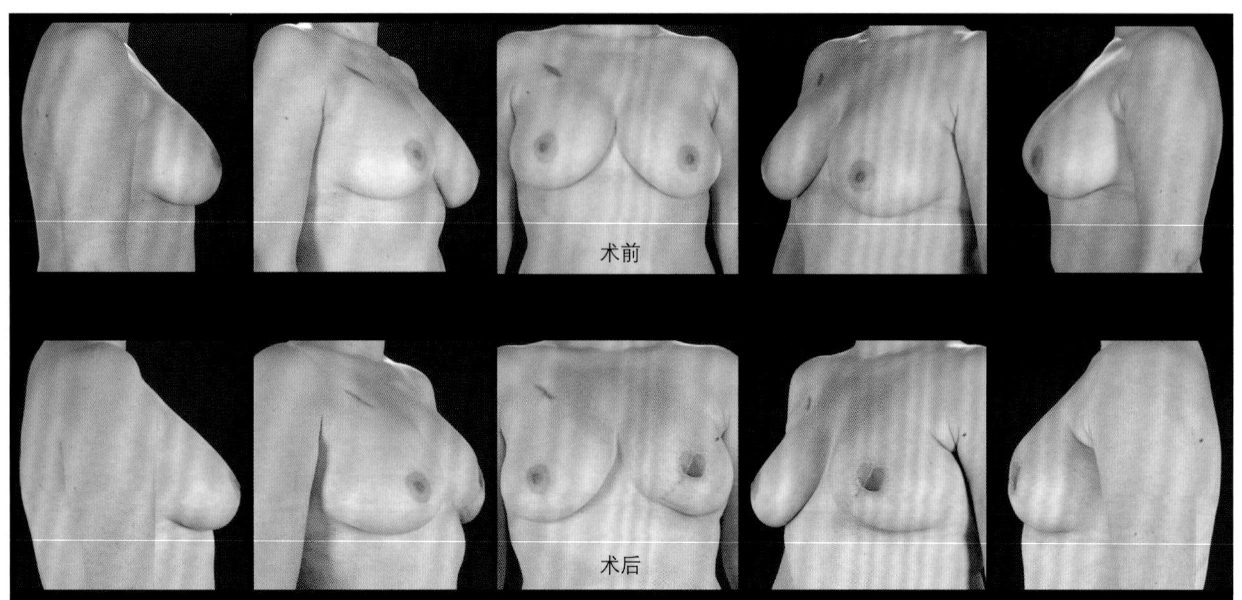

图 21.3.8 用斜行横行上股薄肌肌皮瓣行左侧乳房再造术的术前、术后照片，注意乳房体积较大

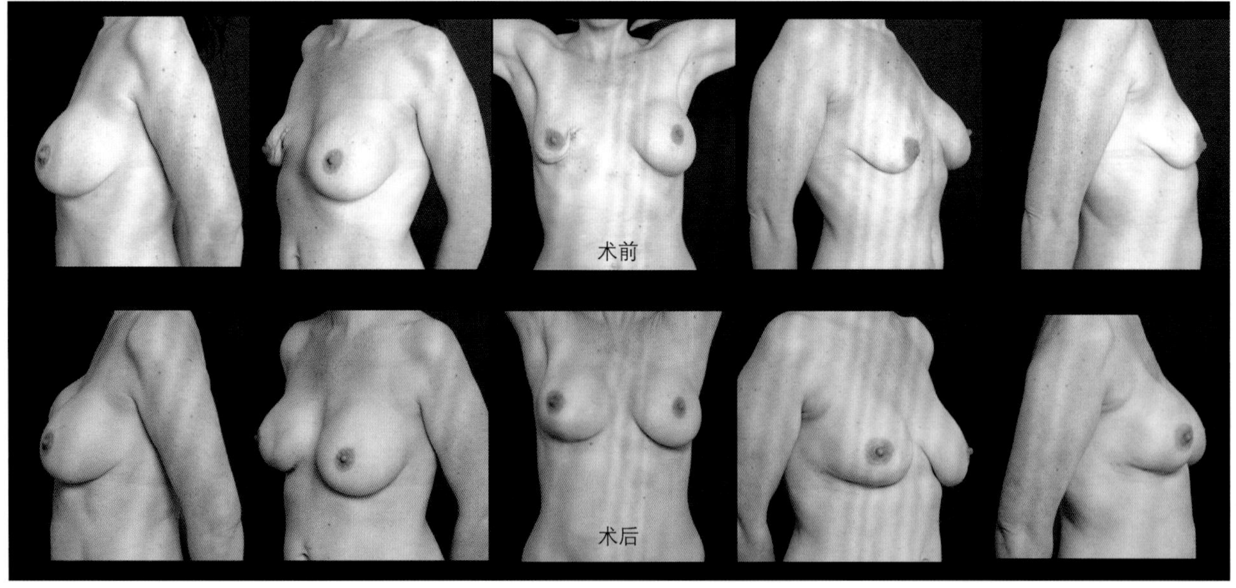

图 21.3.9 用横行上股薄肌肌皮瓣对右侧乳房部分缺损实施部分再造的术前、术后照片

治疗 / 手术技术

患者站立位，供区侧的腿向前跨出。在大腿与腹股沟交界处下方一指左右，标记皮瓣的上界。通过夹捏实验，可以确定皮瓣的下界。通常，所切取皮瓣的宽度为 7cm。如果患者皮肤过度松弛，宽度可达 12cm[19]。皮瓣向后可达臀下皱襞接近坐骨结节的位置。皮瓣携带的脂肪量要超出皮岛范围，主要源于皮瓣下界的大腿内侧和后侧（图 21.3.10）。原先的皮瓣设计以股薄肌为中心，但是根据作者的经验，将皮瓣斜行向后延展，以利于切取更多的脂肪组织，并且能将瘢痕隐在大腿内侧和臀沟处，还能减少损伤淋巴组织的可能性[20]。

提示：

标记大腿前侧和后侧的中轴线，对手术很有用处；
在大腿后侧切取脂肪的时候，应避免向外超出后侧中轴线，这样能避免损伤大腿后侧皮神经；
皮瓣的上界应设计在腹股沟皱襞下一指处，这不仅有助于避免供区缝合后大阴唇的牵拉变形，而且要使切口瘢痕错开内裤衬边，以免摩擦产生不适感（图 21.3.10）。

患者体位

患者取平卧位，髋关节外展，膝关节屈曲，整个大腿均消毒。术中，术者站在供瓣区的对侧（图 21.3.11）。

提示：

大腿暴露、无覆盖，术中可以活动。这有利于术中皮瓣的切取以及供瓣区的拉拢缝合（图 21.3.11）

皮瓣切取

确保安全、有效切取横行上股薄肌肌皮瓣的关键要点包括皮瓣的标记、体位的摆放、皮瓣的设计、组织结构的保存、解剖分离技术及皮瓣的放置。

第一步：尾侧切口及脂肪组织的募取

大腿上方最内侧的组织包块含长收肌（前 2/3）和股薄肌（后 1/3）。对这些肌肉所做的标记，在皮瓣切取的过程中，可以作为定位的标志。在皮瓣下缘作切口，切取皮瓣时，尽量在皮瓣上保留较多的浅筋膜下脂肪，以增加皮瓣的体积（图 21.3.12）。

提示：

即使切取的脂肪量稍有增加，也会对整体有较大的影响（例如，250g 皮瓣中每增加 50g 脂肪，预计再造乳房的体积就会增加 20%）。

第二步：前部皮瓣掀起

前部皮瓣在 Scarpa 筋膜的上方，上达大隐静脉所在层面掀起，将大隐静脉保留在原位。即使不包含大隐静脉系统，皮瓣的静脉回流也能保证。不带大隐静脉，皮瓣的分离更快，且能保留伴行大隐静脉的淋巴系统（图 21.3.13）。

提示：

避免侵犯股三角及淋巴管内容物。理论上，这会导致血清肿、淋巴囊肿、伤口不愈合、感染以及潜在的淋巴肿。

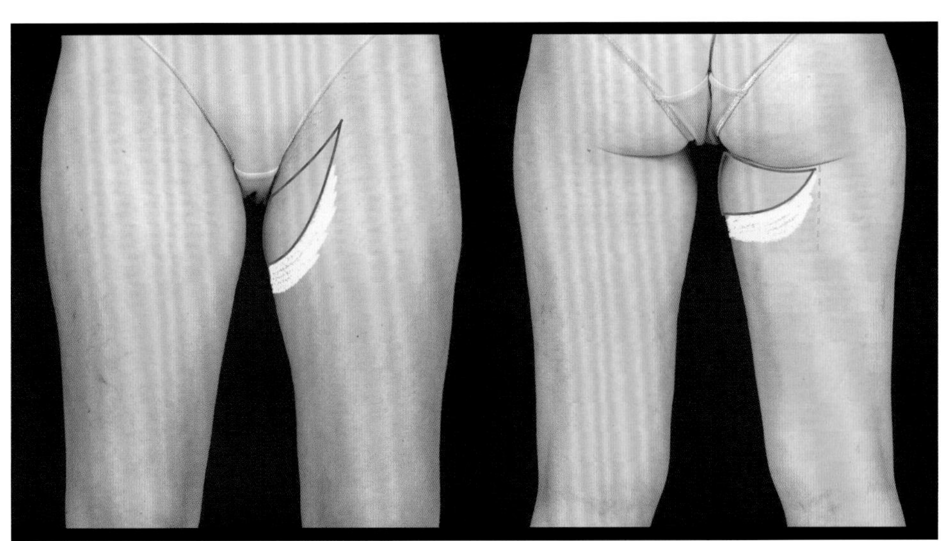

图 21.3.10　横行上股薄肌肌皮瓣的术前标记。采用斜行皮瓣设计，以获取下界下内侧及后侧的脂肪组织

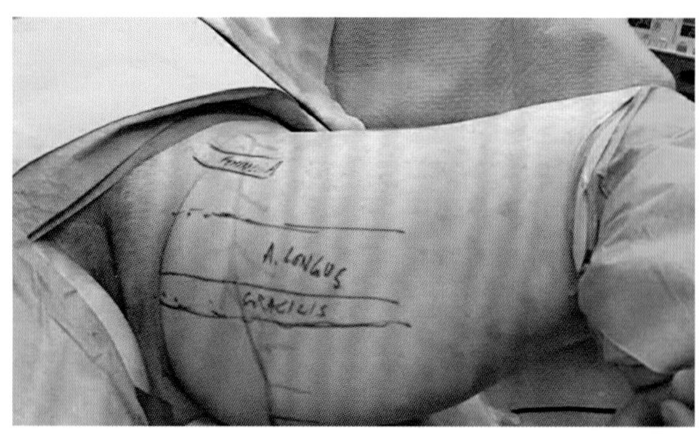

图 21.3.11 患者取平卧位，暴露大腿术野

© Nakul Patel and Venkat Ramakrishnan.

一旦皮瓣分离越过大隐静脉，可以继续向内侧，沿着深筋膜深面的疏松组织分离，一直到长收肌和股薄肌之间的肌间隔。在肌间隔内，可以找到股薄肌的血管神经蒂，辨认旋股内侧血管的要点是，向外侧牵拉长收肌。

提示：

闭孔神经的前支横行发出，相对血管蒂斜行，这一特征有助于辨认股薄肌的血管蒂(见图 21.3.17)。

第三步：分离股薄肌远端

钝性分离股薄肌的远端，无须增加辅助切口，就能把股薄肌牵拉、游离出来。重要的是，对肌肉断端充分止血，因为股薄肌的第二血管蒂部可能会有出血(图 21.3.14)。

提示：

直视下，在股薄肌中 1/3 处切断肌肉。包含远端 1/2 的股薄肌，增加的皮瓣体积有限，反而可能导致肌肉的第二血管蒂出血，此处视野不足，难以止血(图 21.3.14)。

第四步：后部皮瓣掀起

切开皮瓣后缘，从大腿后正中线向前分离。在由后向前的分离过程中，进一步募取 Scarpa 层下的脂肪组织。重要的是，切取足够多的组织，以提供充分的皮瓣体积(图 21.3.15)。

提示：

分离皮瓣时，避免越过大腿后正中线，以免损伤大腿后侧皮神经，继发神经痛和麻痹。

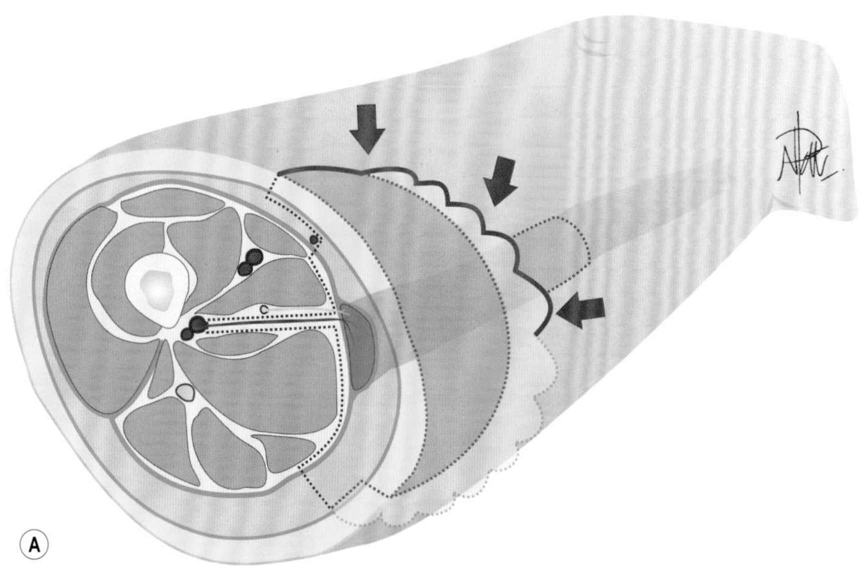

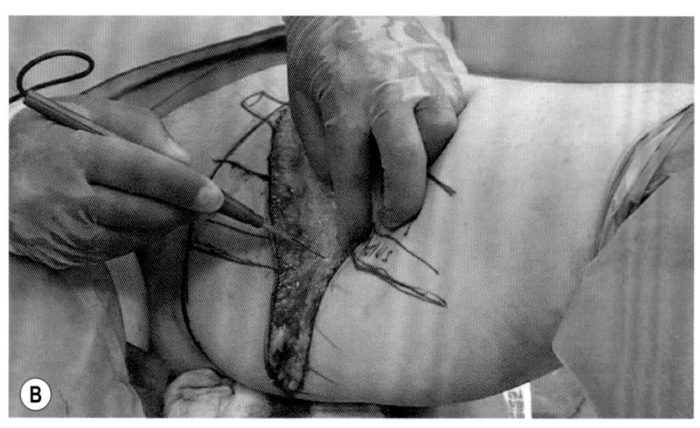

图 21.3.12 第一步，尾侧切口及脂肪组织的切取

© Nakul Patel and Venkat Ramakrishnan.

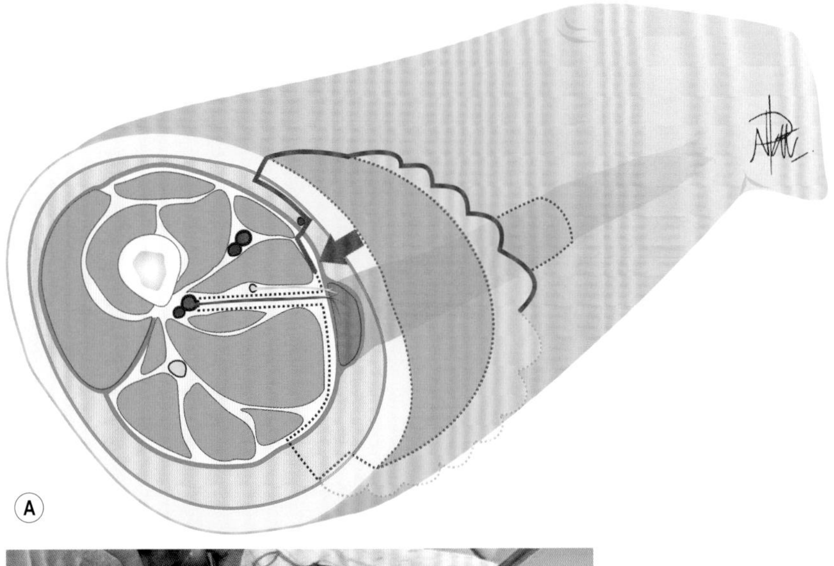

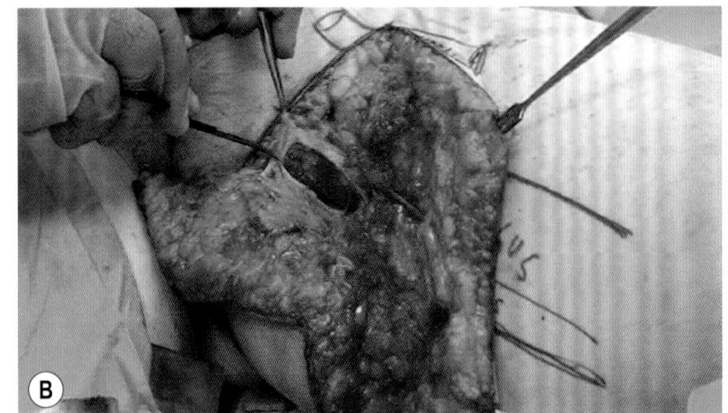

图 21.3.13　第二步，前部皮瓣的掀起
© Nakul Patel and Venkat Ramakrishnan.

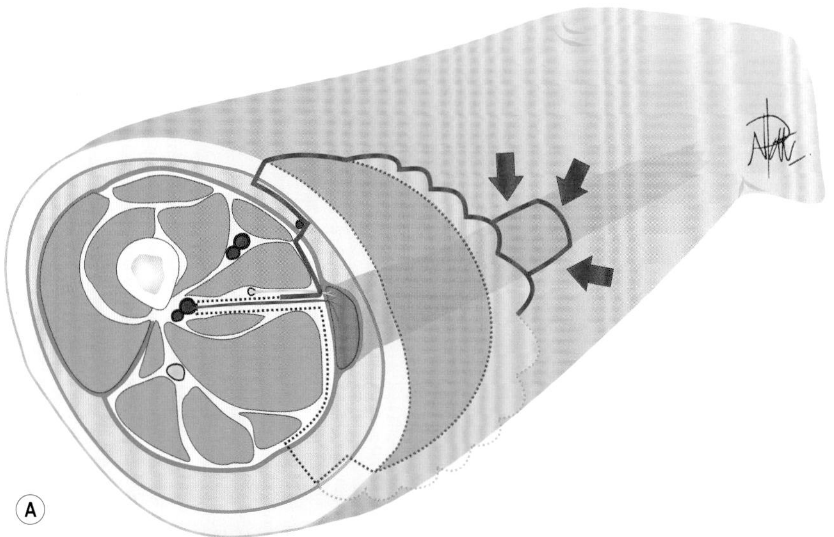

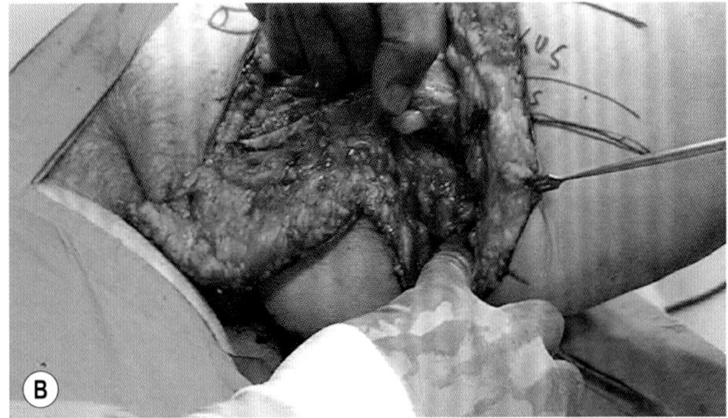

图 21.3.14　第三步，分离股薄肌远端
© Nakul Patel and Venkat Ramakrishnan.

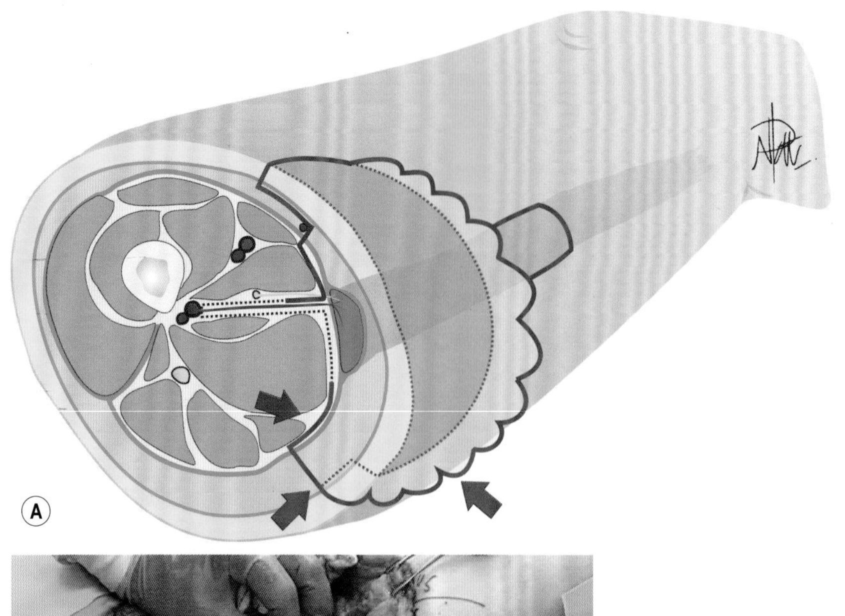

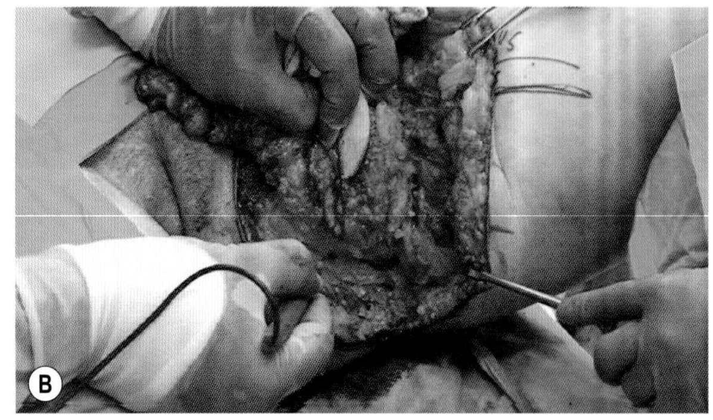

图 21.3.15 第四步，后部皮瓣的掀起
© Nakul Patel and Venkat Ramakrishnan.

第五步：股薄肌近端切断

在掀起后部皮瓣的过程中，确保分离的平面在股薄肌及其包裹筋膜的深面，不要试图识别肌皮穿支。然后，将皮瓣从收肌肌膜表面掀起。从起点切断股薄肌近端(图 21.3.16)。

第六步：血管蒂的分离和皮瓣的游离

分离旋股内侧动脉到股深动脉发出部位，尽量保留长的血管蒂，且血管口径足够大。

尽管有如何识别肌皮穿支进入皮瓣的描述，其实这些并非必要。而保留包绕股薄肌的筋膜，能使皮瓣更可靠，加快皮瓣切取的速度，降低皮瓣分离操作的难度(图 21.3.17)。

提示：

常常有大的肌支血管进入收肌群。如果需要双横行上股薄肌肌皮瓣，就有必要将这些分支解剖出来。

第七步：皮瓣塑形和移入

通常将皮瓣两端合到一起，塑成圆锥形。形成的尖端处，用于形成重建的乳头(图 21.3.18)。在皮瓣的适当部位去除表皮，将皮瓣放置于原来乳房的被覆皮肤之内。

术中皮瓣的塑形决定于皮瓣的厚度和其中脂肪的分布，此外需要与对侧乳房的形态、大小、基底位置和腺体组织分布进行比较。锥体的形态取决于再造乳房的基底宽度，横行上股薄肌肌皮瓣可以形成半锥形或非锥形(图 21.3.19)

切口闭合首先从大腿后侧开始，患者取屈髋位，以免形成锥样畸形。然后伸直患者大腿，闭合其余切口。放置引流管，用 2-0 薇乔线关闭筋膜，用可吸收的 3-0 倒刺线缝合皮肤(图 21.3.20)

第八步：显微手术

旋股内侧血管的蒂部相对较短，血管口径不大，因此，与胸廓内血管穿支的吻合比较方便。在肋间隙解剖，可以在第 2 肋间、第 3 肋间，偶尔在第 4 肋间，找到适合长度的肋间穿支，用于吻合。第 4 肋间胸廓内血管的口径匹配度更高(图 21.3.21)。

其次可供选择的血管包括胸背动静脉、前锯肌动静脉或胸肩峰动静脉。不过，这些可能需要桥接静脉进行吻合。

提示：

用胸廓内血管穿支作为供区血管，能够匹配血管蒂比较短的股薄肌皮瓣；
选用低位的胸廓内血管穿支，乳房外侧更美观。

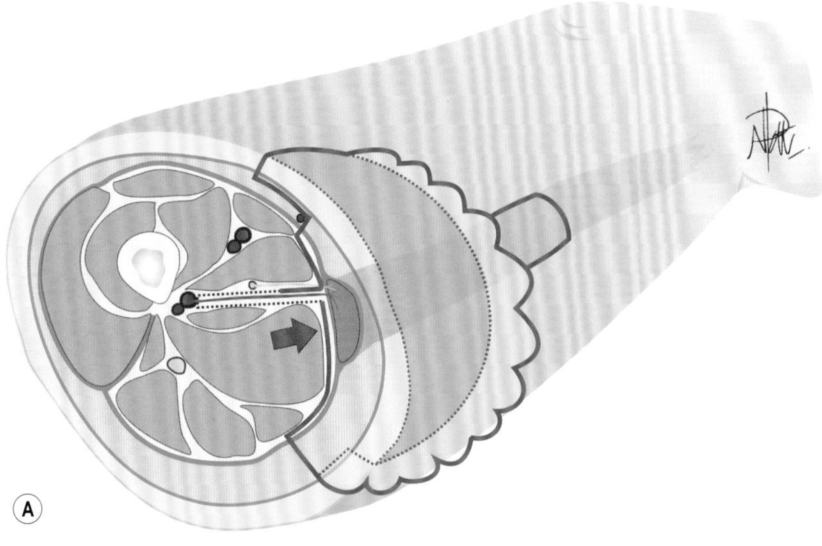

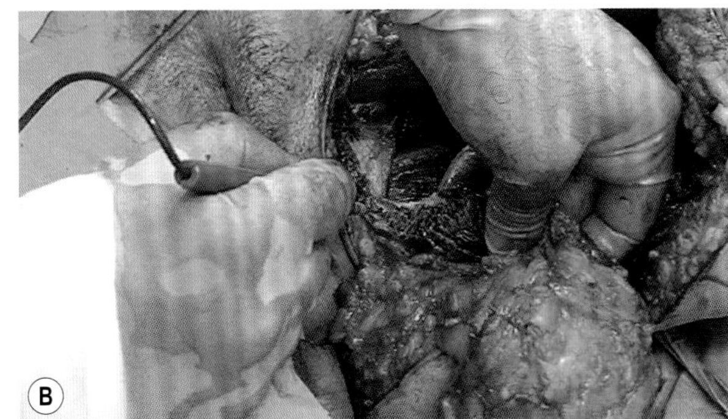

图 21.3.16　第五步，股薄肌近端的切断
© Nakul Patel and Venkat Ramakrishnan.

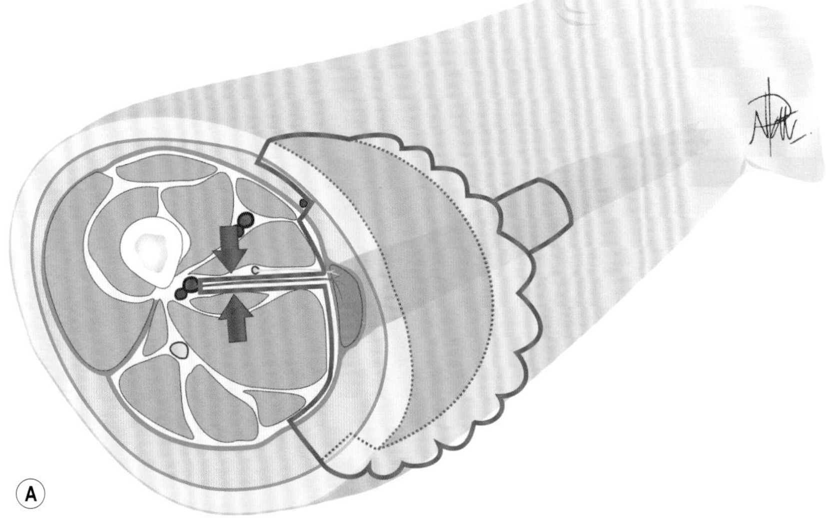

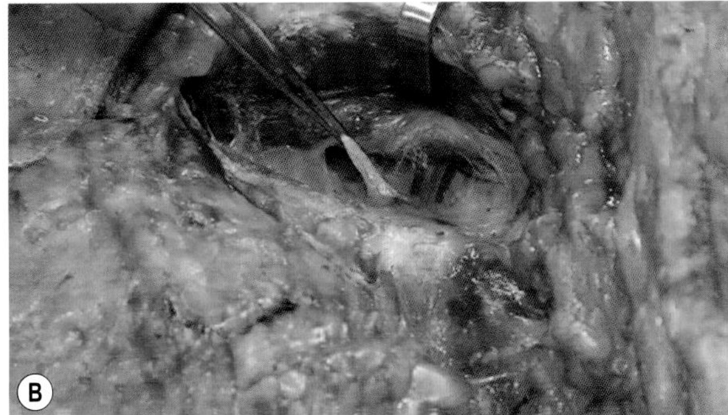

图 21.3.17　第六步，血管蒂部的分离和皮瓣的游离
© Nakul Patel and Venkat Ramakrishnan.

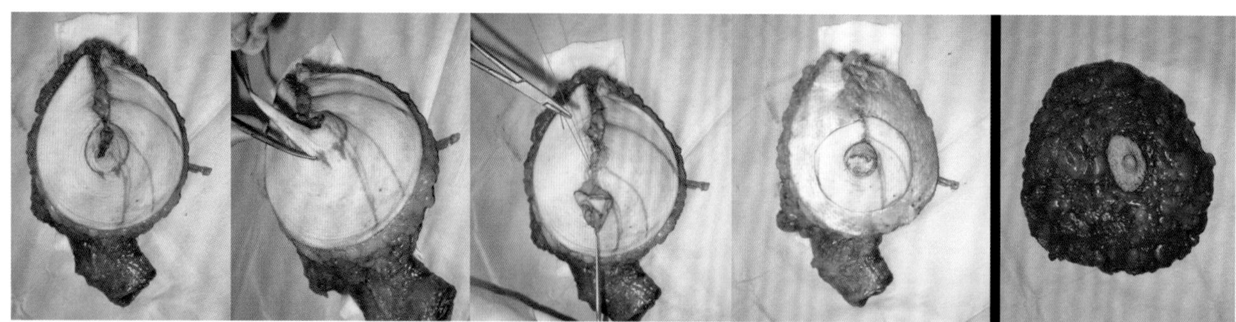

图 21.3.18 第七步，横行上股薄肌皮瓣的全圆锥状塑形以及 V 形皮瓣乳头重建（左侧图）。保留皮肤的乳腺切除术，术中切除的组织标本（最右侧），与塑形后的皮瓣形状相似

完全圆锥形

半圆锥形

非圆锥形

A

B

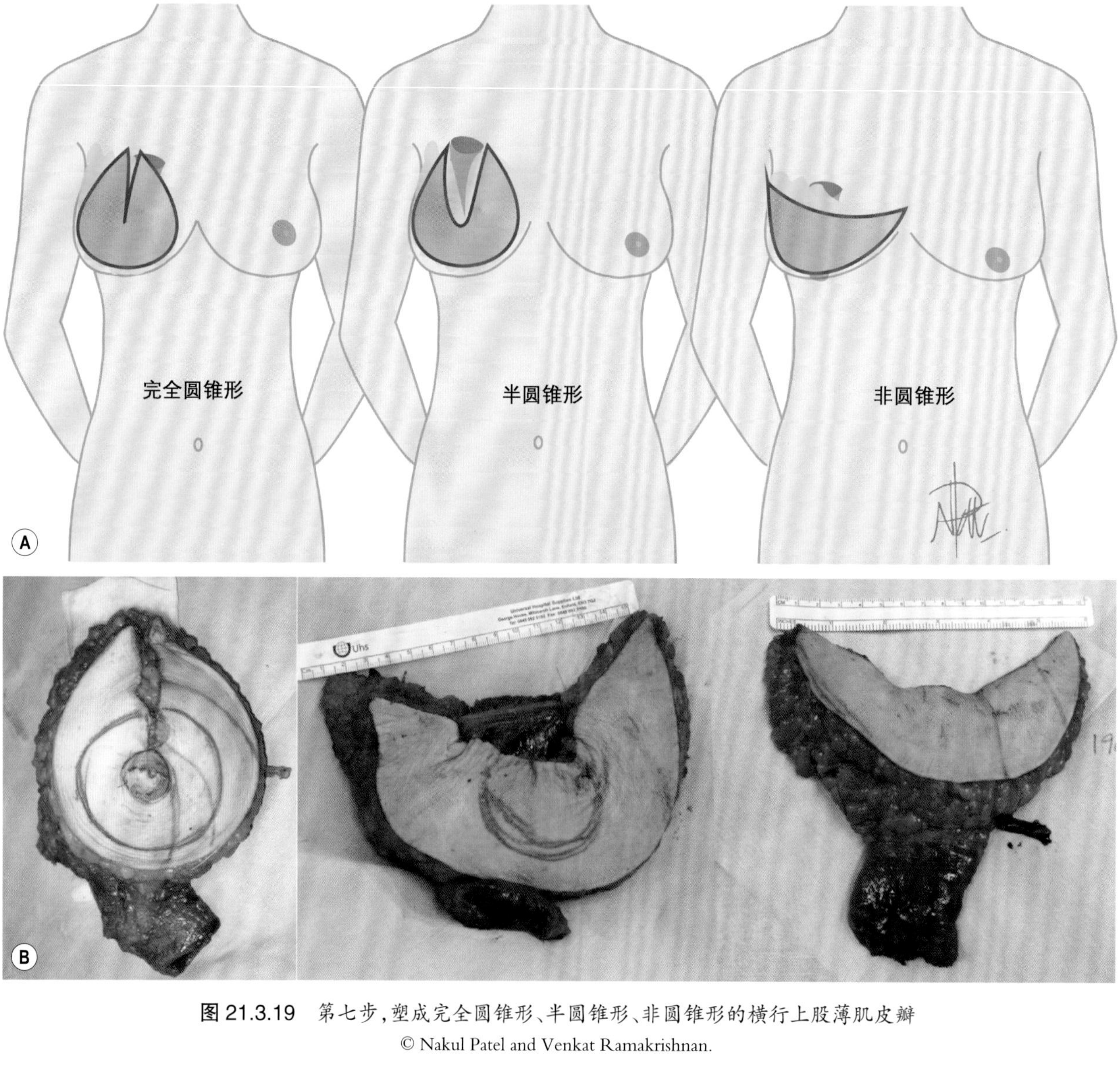

图 21.3.19 第七步，塑成完全圆锥形、半圆锥形、非圆锥形的横行上股薄肌皮瓣

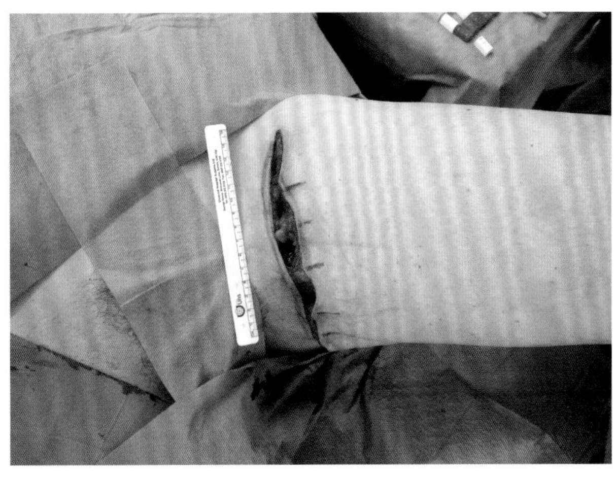

图 21.3.20　第七步供区缝合
© Nakul Patel and Venkat Ramakrishnan.

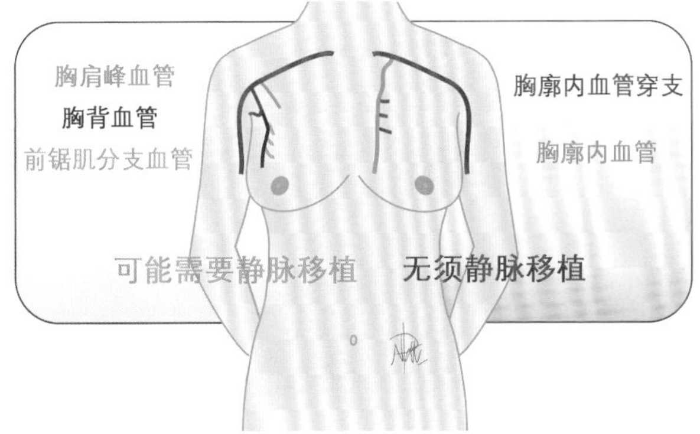

图 21.3.21　第八步，受区可供显微吻合的血管
© Nakul Patel and Venkat Ramakrishnan.

术后护理

患者术后取平卧位，保持下肢轻微弯曲。术后当晚注意观察皮瓣血运，在恢复病房每 15min 观察 1 次，回到病房后每小时观察 1 次，并配备一个外科小组，随时准备紧急手术。术后第 1 晚，患者可以进食清流质，并通过静脉补液，保持尿液量超过每小时 0.5ml/kg。术后整晚用 3M Bair Hugger 充气加温毯，保持体温在 36.5~37.5℃。

术后镇痛常规使用扑热息痛和非甾类抗炎药，有时也加用奥施康定。治疗恶心呕吐，常规使用赛克力嗪，反应严重时使用昂丹司琼。术后静脉输注抗生素 2d，预防感染，之后继续口服抗生素 5d。常规给予低分子肝素（如克赛 40mg），预防深静脉血栓。一般从术前一晚开始用药，术后 6h 加 1 次药，然后每日用药 1 次，直至能完全活动为止。还要穿抗血栓袜，高风险患者需加用间断充气压力装置（如 Flowtrons）。

术后穿强力的大腿塑身衣 4~6 周，以压迫塑形，减小伤口张力。术后第 2 日，患者可以站立活动，拔除导尿管。引流需要持续几天，一般术后 4~6d 左右拔管。

术后 1 周，患者在乳房护理门诊复诊，6~8 周后在咨询门诊复诊。如果需要修整手术，一般安排在术后 3 个月之后。

结果、预后及并发症

横行上股薄肌肌皮瓣具有瘢痕相对隐蔽、皮瓣解剖恒定、血管口径足够、效果可靠等优点，能被广为接受，用于乳房再造术（图 21.3.22）[10,14,21]。

与相对平坦的腹部皮瓣相比，横行上股薄肌肌皮瓣的新月形皮岛，更容易塑成圆锥状、类似自然乳房的形态[10]。

与臀动脉穿支（GAP）皮瓣相比，横行上股薄肌肌皮瓣质地连贯，与乳房组织更接近。并且，术中可以安排两组人员同时操作，患者无须变换体位。

横行上股薄肌肌皮瓣是一个可靠、易于切取的皮瓣。另一个位置接近的皮瓣——股深动脉穿支（PAP）皮瓣也是从

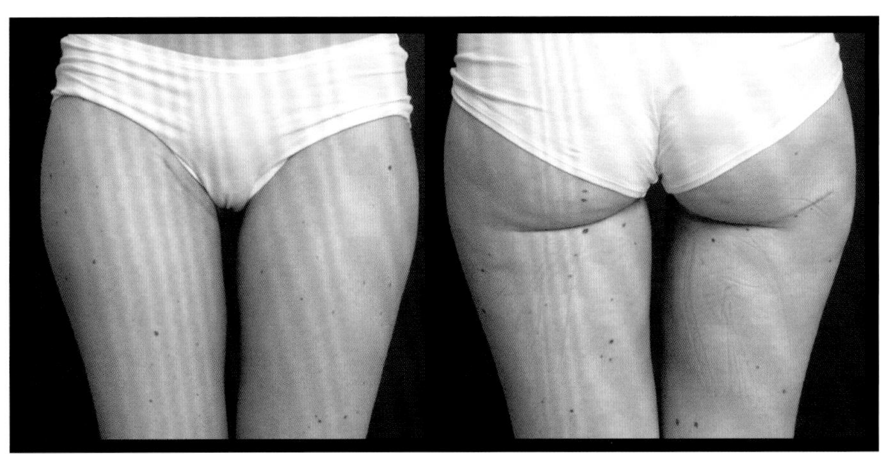

图 21.3.22　在右侧横行上股薄肌供区可见明显瘢痕，且大腿上内侧饱满度不够。与正常侧相比，组织总量和臀沟位置都变化很小
© Nakul Patel and Venkat Ramakrishnan.

大腿内侧切取,在某些方面可能更有竞争性。但是,股深动脉穿支皮瓣的供区瘢痕更靠下,也更靠后一些,要比横行上股薄肌肌皮瓣明显。不过,股深动脉穿支皮瓣不带肌肉。在后续章节中,将会对此进一步讨论(图 21.3.23)[22-27]。

作者的病例中,供区并发症的发生率较低。不过,其他团队报道的发生率较高[28]。Locke 和同事报道的供区并发症发生率达 62.5%,包括大腿内侧感觉障碍、瘢痕明显,需要修整等。其他问题还包括再造乳房体积不足和外观缺陷。近年来,通过一系列的技术改进,例如斜行皮瓣设计、保留大隐静脉及相关淋巴、从皮瓣下缘募取脂肪、尽量减少肌肉切取量等,并发症的发生率已明显降低[29-33]。此外,严格选择病例也是减少并发症的关键[19]。Schoeller 报道了 111 例患者用 154 个横行上股薄肌肌皮瓣行乳房再造术的结果,完全和部分皮瓣坏死的发生率为 2%,脂肪坏死率为 5%,切口延迟愈合率为 6%,血肿发生率为 3%,1/3 的患者术后大腿后侧短暂感觉减退[19]。

最常见的缺点是供区瘢痕,穿内衣或泳衣时无法隐藏(图 21.3.24)。感染、血清肿和腹股沟区切口延迟愈合,都是常见的并发症。有些病例可能需要二次手术清创,重新缝合切口。应向所有患者告知术后发生小块创面延迟愈合的可能性[34]。

手术区域有腹股沟淋巴管走行,因此,术后可能发生暂时性或者永久性的淋巴水肿。这是一种严重的并发症,不过作者从未遇到。临床上还能观察到一些更轻微的并发症,例如腹股沟供区的皮肤颜色改变以及大腿上中部外观欠膨隆。在保留皮肤的乳房切除术后即刻再造术中,利用颜色相对较深的大腿皮肤,形成的乳头乳晕复合体更逼真,而在延期再造术中,深色皮岛在浅色胸部皮肤的映衬下,就可能显得突兀。

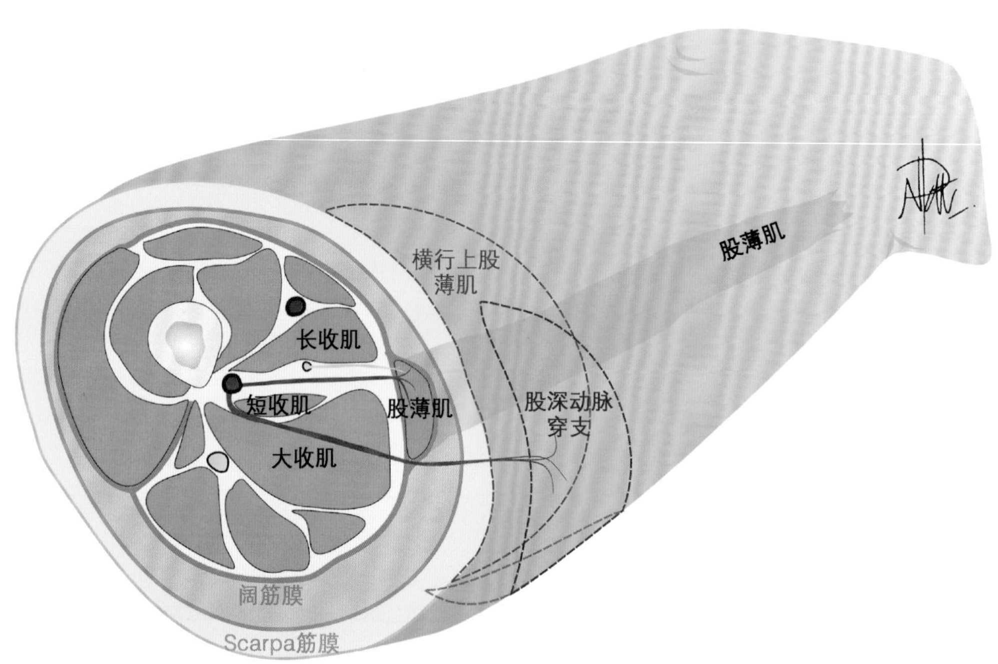

图 21.3.23 横行上股薄肌皮瓣和股深动脉穿支皮瓣的供区解剖对照

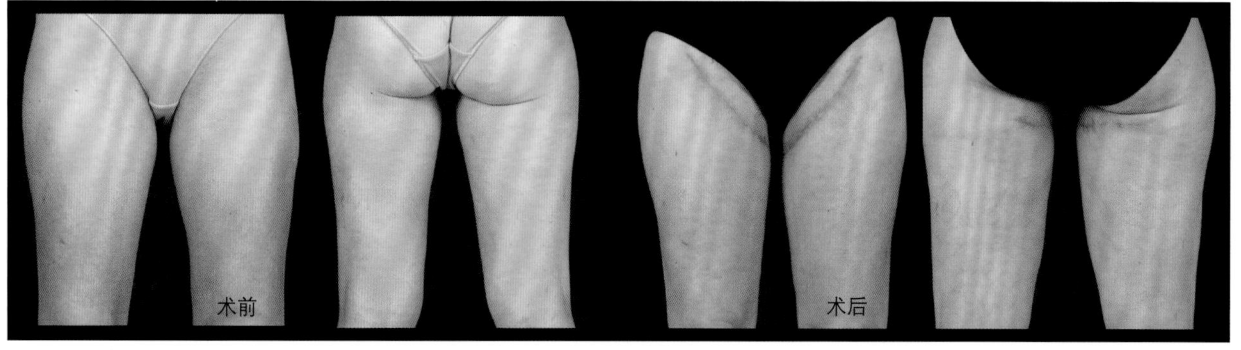

图 21.3.24 双侧横行上股薄肌皮瓣的供区瘢痕。这些瘢痕影响大腿内侧的上部轮廓,穿泳装时一般能看得到

二期手术——横行股薄肌肌皮瓣加强手术

有些辅助手术，能提高乳房再造手术的效果，并扩大适应证的范围。详见图 21.3.25 中的手术决策流程。

脂肪填充

通过对股薄肌和胸大肌行一期脂肪填充，能弥补小的体积差量。肌肉是脂肪细胞成活的理想血管床。作者建议，在脂肪移植前要缝闭肌肉远端的肌外膜（图 21.3.26）。横行上股薄肌肌皮瓣也能作为二期脂肪有效充填的血管床。

假体置入

已有很多人报道过在皮瓣下置入假体的病例。它的优势是灵活性大，能够取得更佳效果[35]。一期或二期置入不同大小的假体可以抵消两侧中等至较大程度的体积差异。作者在置入假体时使用补片，以使假体保持在合适的位置，然后将皮瓣覆盖在假体上方（图 21.3.27）。

双横行上股薄肌肌皮瓣单侧乳房再造

已有不少文献描述了用双横行上股薄肌肌皮瓣再造体积较大的乳房的病例[13,29,33]。作者建议，将皮瓣摆放在阴阳走向，与腋窝和胸部的血管吻合，以获得更好的乳房形态（图 21.3.7）。

如果股薄肌蒂部有足够的收肌支血管，可以选择皮瓣对皮瓣的吻合，即“串联吻合”。Hunter 及同事对股薄肌蒂部的分支类型进行了临床和解剖研究，发现 3/4 的病例适用于串联吻合[33]。

如果需要的组织量大，患者希望完全利用自体组织再造，可以在横行上股薄肌肌皮瓣的基础上另外加用一个游离皮瓣，例如 DIEP 皮瓣，这可以使再造乳房的体积大大增加（图 21.3.28）。

对于无法使用腹部皮瓣的患者，横行上股薄肌肌皮瓣是一项可靠的自体组织乳房再造手段。它解剖结构稳定、供

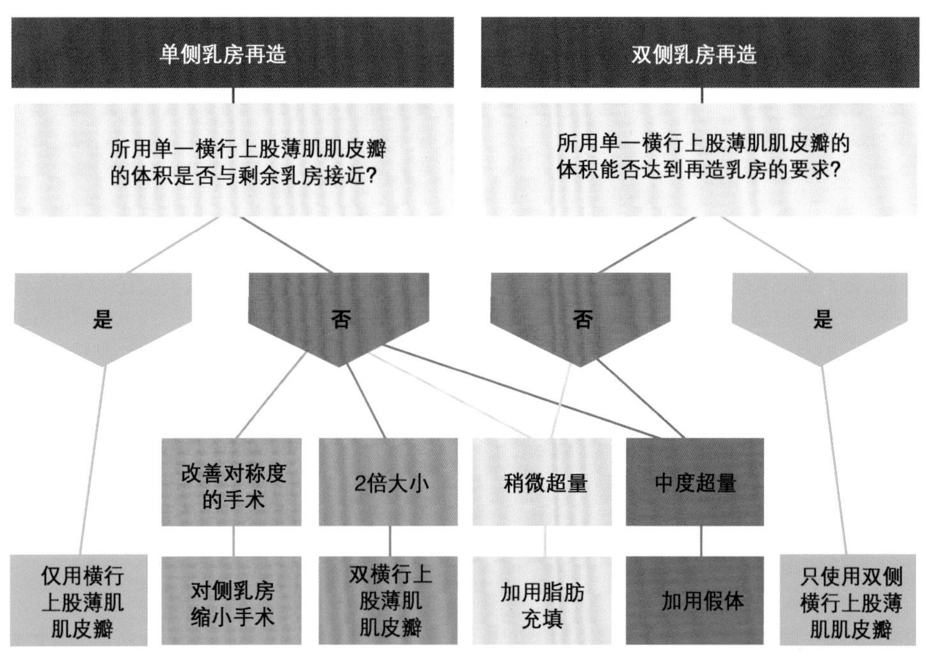

图 21.3.25　在一期或二期修复中，选择辅助手术的决策流程

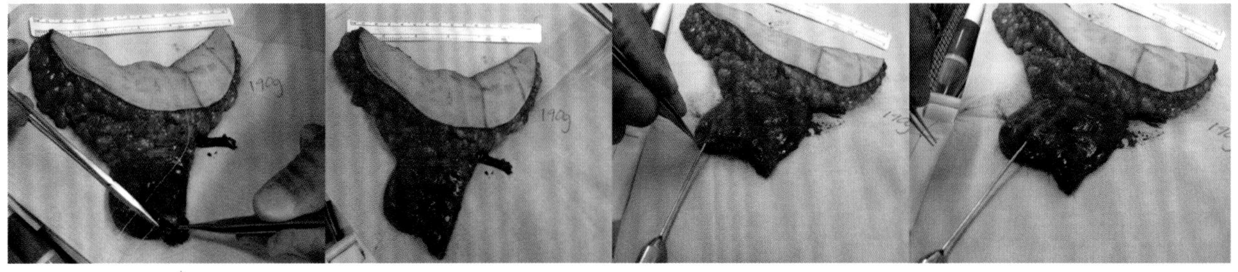

图 21.3.26　股薄肌的一期脂肪填充，需在填充脂肪之前关闭肌膜

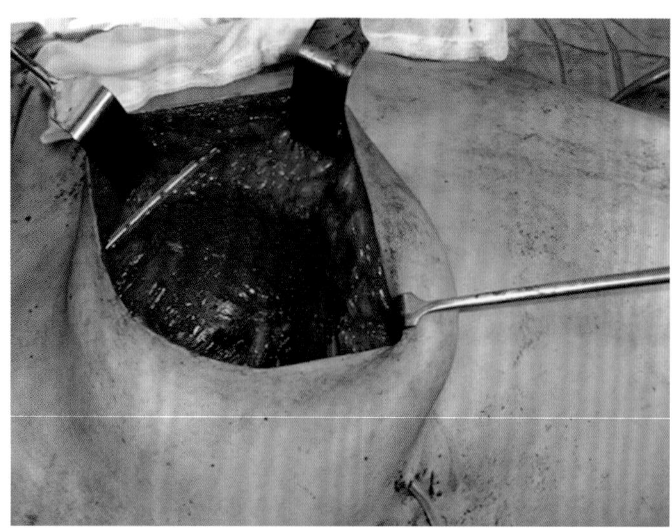

图 21.3.27 将假体置于补片下，以增加再造乳房的体积
© Nakul Patel and Venkat Ramakrishnan.

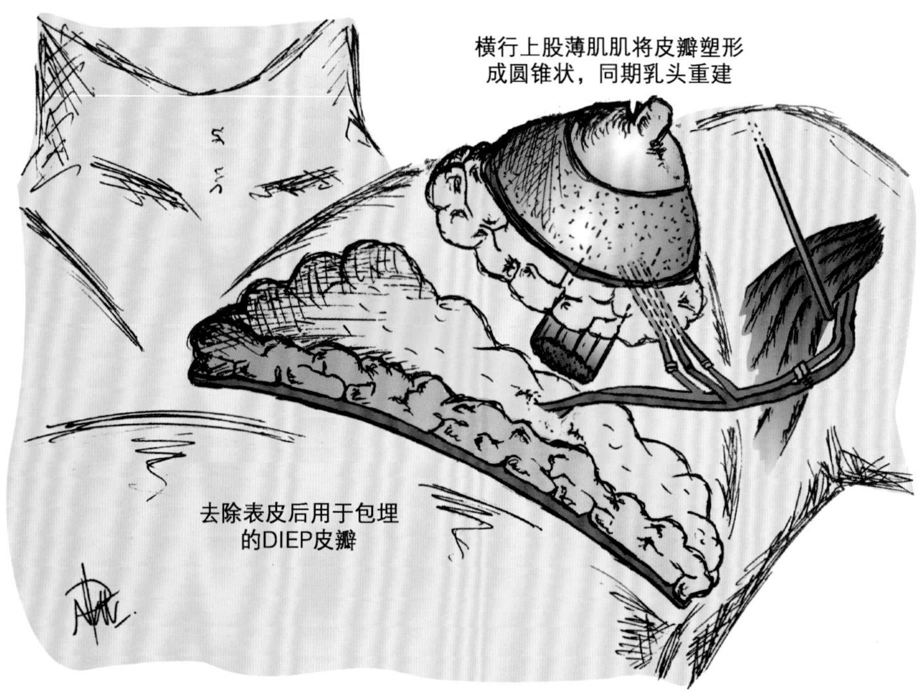

图 21.3.28 经典的四皮瓣乳房再造示意图，使用的是双侧横行上股薄肌皮瓣和双侧 DIEP 皮瓣
© Nakul Patel and Venkat Ramakrishnan.

区损伤在患者的可接受范围，如果联合其他手术，能够用于较大体积乳房的再造。

参考文献

1. Pickrell KL, Broadbent TR, Masters FW, Metzger JT. Construction of a rectal sphincter and restoration of anal continence by transplanting the gracilis muscle; a report of four cases in children. *Ann Surg*. 1952;135:853–862.
2. Orticochea M. The musculo-cutaneous flap method: an immediate and heroic substitute for the method of delay. *Br J Plast Surg*. 1972;25:106–110. *First use of the gracilis musculocutaneous flap to reconstruct an ankle defect.*
3. Harii K, Ohmori K, Sekiguchi J. The free musculocutaneous flap. *Plast Reconstr Surg*. 1976;57:294–303. *First free gracilis musculocutaneous flap presented in canine models, cadaver dissections, and clinical applications for reconstruction of the head and neck and lower extremity.*
4. Freshwater MF, McCraw JB. Intraoperative identification of the gracilis muscle for vaginal reconstruction. *Plast Reconstr Surg*. 1980;65:358–359.
5. Juricic M, Vaysse P, Guitard J, et al. Anatomic basis for use of a gracilis muscle flap. *Surg Radiol Anat*. 1993;15:163–168.
6. Yousif NJ, Matloub HS, Kolachalam R, et al. The transverse gracilis musculocutaneous flap. *Ann Plast Surg*. 1992;29:482–490. *First use of the TUG musculocutaneous flap for breast reconstruction.*
7. Hallock GG. Further experience with the medial circumflex femoral (GRACILIS) perforator free flap. *J Reconstr Microsurg*. 2004;20:115–122.
8. Hallock GG. The conjoint medial circumflex femoral perforator and gracilis muscle free flap. *Plast Reconstr Surg*. 2004;113:339–346.

9. Arnez ZM, Pogorelec D, Planinsek F, Ahcan U. Breast reconstruction by the free transverse gracilis (TUG) flap. *Br J Plast Surg*. 2004;57:20–26. *First early series of seven free TUG flaps was used for breast reconstruction, of which five were successful.*
10. Schoeller T, Wechselberger G. Breast reconstruction by the free transverse gracilis (TUG) flap. *Br J Plast Surg*. 2004;57:481–482. *Schoeller and Wechselberger described the use of 12 TUG flaps for breast reconstruction that were all successful. It is this work that has led to the popularity for the TUG flap for breast reconstruction.*
11. Peek A, Muller M, Ackermann G, et al. The free gracilis perforator flap: anatomical study and clinical refinements of a new perforator flap. *Plast Reconstr Surg*. 2009;123:578–588.
12. Mathes SJ, Nahai F. Classification of the vascular anatomy of muscles: experimental and clinical correlation. *Plast Reconstr Surg*. 1981;67:177–187.
13. Park JE, Alkureishi LW, Song DH. TUGs into VUGs and friendly BUGs: transforming the gracilis territory into the best secondary breast reconstructive option. *Plast Reconstr Surg*. 2015;136:447–454.
14. Bodin F, Schohn T, Dissaux C, et al. Bilateral simultaneous breast reconstruction with transverse musculocutaneous gracilis flaps. *J Plast Reconstr Aesthet Surg*. 2015;68:e1–e6.
15. Dayan E, Smith ML, Sultan M, et al. The diagonal upper gracilis (DUG) flap: a safe and improved alternative to the TUG flap. *Plast Reconstr Surg*. 2013;132:33–34.
16. Natoli NB, Wu LC. Vascular variations of the transverse upper gracilis flap in consideration for breast reconstruction. *Ann Plast Surg*. 2015;74:528–531.
17. Heckler FR. Gracilis myocutaneous and muscle flaps. *Clin Plast Surg*. 1980;7:27–44.
18. Lee KT, Mun GH. A systematic review of functional donor-site morbidity after latissimus dorsi muscle transfer. *Plast Reconstr Surg*. 2014;134:303–314.
19. Schoeller T, Huemer GM, Wechselberger G. The transverse musculocutaneous gracilis flap for breast reconstruction: guidelines for flap and patient selection. *Plast Reconstr Surg*. 2008;122:29–38.
20. Wechselberger G, Schoeller T. The transverse myocutaneous gracilis free flap: a valuable tissue source in autologous breast reconstruction. *Plast Reconstr Surg*. 2004;114:69–73.
21. McCulley SJ, Macmillan RD, Rasheed T. Transverse upper gracilis (TUG) flap for volume replacement in breast conserving surgery for medial breast tumours in small to medium sized breasts. *J Plast Reconstr Aesthet Surg*. 2011;64:1056–1060.
22. Hunter JE, Lardi AM, Dower DR, Farhadi J. Evolution from the TUG to PAP flap for breast reconstruction: comparison and refinements of technique. *J Plast Reconstr Aesthet Surg*. 2015;68:960–965. *Describes the evolution of the TUG to the PAP flap, which is in the same region.*
23. Saad A, Sadeghi A, Allen RJ. The anatomic basis of the profunda femoris artery perforator flap: a new option for autologous breast reconstruction–a cadaveric and computer tomography angiogram study. *J Reconstr Microsurg*. 2012;28:381–386.
24. Haddock NT, Greaney P, Otterburn D, et al. Predicting perforator location on preoperative imaging for the profunda artery perforator flap. *Microsurgery*. 2012;32:507–511.
25. Allen RJ, Haddock NT, Ahn CY, Sadeghi A. Breast reconstruction with the profunda artery perforator flap. *Plast Reconstr Surg*. 2012;129:16e–23e.
26. Blechman KM, Broer PN, Tanna N, et al. Stacked profunda artery perforator flaps for unilateral breast reconstruction: a case report. *J Reconstr Microsurg*. 2013;29:631–634.
27. Mayo JL, Allen RJ, Sadeghi A. Four-flap Breast Reconstruction: Bilateral Stacked DIEP and PAP Flaps. *Plast Reconstr Surg Glob Open*. 2015;3:e383.
28. Locke MB, Zhong T, Mureau MA, Hofer SO. Tug 'O' war: challenges of transverse upper gracilis (TUG) myocutaneous free flap breast reconstruction. *J Plast Reconstr Aesthet Surg*. 2012;65:1041–1050.
29. Fattah A, Figus A, Mathur B, Ramakrishnan VV. The transverse myocutaneous gracilis flap: technical refinements. *J Plast Reconstr Aesthet Surg*. 2010;63:305–313. *Describes a number of modifications of the original description, which includes a skewed flap design, preservation of the long saphenous vein and associated lymphatics, fat recruitment from the inferior margin, and minimal muscle harvest to reduce complications and ease flap harvest.*
30. Buchel EW, Dalke KR, Hayakawa TE. The transverse upper gracilis flap: efficiencies and design tips. *Can J Plast Surg*. 2013;21:162–166. *Describes reliable and rapid TUG flap harvest and provides a video using only monopolar cautery for the dissection.*
31. Saint-Cyr M, Wong C, Oni G, et al. Modifications to extend the transverse upper gracilis flap in breast reconstruction: clinical series and results. *Plast Reconstr Surg*. 2012;129:24e–36e. *Modifications to increase flap volume by using extended and vertical extended flaps are described in this paper.*
32. Wechselberger G, Pulzl P, Schoeller T. Re: The transverse myocutaneous gracilis flap: technical refinements. *J Plast Reconstr Aesthet Surg*. 2010;63:e711–e712.
33. Hunter JE, Mackey SP, Boca R, Harris PA. Microvascular modifications to optimize the transverse upper gracilis flap for breast reconstruction. *Plast Reconstr Surg*. 2014;133:1315–1325. *Describes a new classification system for the branching pattern of the TUG flap pedicle to allow flap-to-flap anastomoses in 75 percent of patients.*
34. Craggs B, Vanmierlo B, Zeltzer A, et al. Donor-site morbidity following harvest of the transverse myocutaneous gracilis flap for breast reconstruction. *Plast Reconstr Surg*. 2014;134:682e–691e.
35. Trignano E, Fallico N, Dessy LA, et al. Transverse upper gracilis flap with implant in postmastectomy breast reconstruction: a case report. *Microsurgery*. 2014;34:149–152.

第 21.4 章

股深动脉穿支(PAP)皮瓣乳房再造术

James L. Mayo，Z-Hye Lee，Robert J. Allen Sr

概要

- 股深动脉穿支(PAP)皮瓣常用于自体组织乳房再造。它的供区瘢痕隐在大腿上内侧和臀沟处;
- 核磁共振或 CT 血管成像有助于术前评估;
- 直接从大收肌中解剖出股深动脉穿支皮瓣,血管蒂平均长 10cm,皮瓣平均重 360g。用股深动脉穿支皮瓣和 DIEP 皮瓣行乳房再造,两者供区并发症的发生率差不多。当无法利用 DIEP 皮瓣时,首先考虑股深动脉穿支皮瓣乳房再造。

简介

目前的研究表明,用穿支皮瓣再造乳房能获得自然的外观,且术后并发症少。1992 年,Allen 首先描述了利用 DIEP 皮瓣进行乳房再造的病例,之后 DIEP 皮瓣成为乳房再造的"金标准"[1]。DIEP 皮瓣的血供源于腹壁下动脉的穿支,术中保留腹直肌,术后患者腹部中线能保持对称。同时,有研究表明,DIEP 皮瓣乳房再造术后,乳房外观良好,供区并发症较少[2-7]。据文献报道,游离 DIEP 皮瓣乳房再造的手术技术一直在进步[8-9]。

DIEP 皮瓣乳房再造术后,乳房形态良好,并发症少,因此得以广泛应用。然而,如果腹部供瓣区体积不足,或因既往手术瘢痕,腹部无法作为供区,需采用其他术式再造乳房。本章作者 Allen 曾回顾自己 20 余年的游离皮瓣乳房再造病例,其中 66% 的患者采用 DIEP 皮瓣,其余 1/3 还需从其他供区获取皮瓣。一个理想的供区,不但能提供足量的脂肪和皮肤,而且供区损伤小,瘢痕不明显。

经文献检索发现,可作为乳房再造第二供区的皮瓣选择非常广泛,包括臀上或臀下动脉穿支皮瓣、横行上股薄肌皮瓣、腰动脉穿支皮瓣和股深动脉穿支皮瓣[10-14]。人们早期使用臀大肌皮瓣乳房再造,术后效果良好,但是缺点也不少。后来人们发现,臀上动脉穿支皮瓣切取困难,游离移植术中位置摆放也困难,且影响臀部供区的外观,手术常需要后期修复。目前,臀大肌皮瓣仍是乳房再造的良好选择。不过,人们已在尝试从大腿获取皮瓣[15,16]。

股深动脉穿支皮瓣用于乳房再造,能提供足够的体积,血供可靠,且供区隐在大腿上方和臀沟处(图 21.4.1)。自 2010 年起,本章作者 Allen 将股深动脉穿支皮瓣作为乳房再造的第二供瓣区,并进行了 200 例股深动脉穿支皮瓣乳房再造。本章主要讨论股深动脉穿支皮瓣的演进 / 历史、相关解剖和手术操作的细节,并略述术后效果和并发症。

基础科学 / 解剖

关于股深动脉穿支皮瓣的血供基础,已有不少尸体解剖和影像学研究[20,22-24]。股深动脉发自股总动脉,向大腿后方走行,供应大腿后室。股深动脉分为外侧支和内侧支。外侧支发出穿支供应大腿外侧和后方,其中不少都是肌皮穿支;内侧支在大收肌的肌间隔室内穿行,沿途发出肌皮穿支,供应股薄肌和大收肌。

从大收肌中间穿过的穿支,是供应股深动脉穿支皮瓣的理想穿支。切取穿支皮瓣时,患者可处于平卧位。能切取的血管蒂长度也比较理想。

Allen 的影像学初始研究显示,股深动脉穿支皮瓣的穿支分布于大腿外侧和后内侧,其中大多数位于距大腿中线 3.8cm、臀沟下 5cm 处[20](图 21.4.2)。DeLong 用 CT 血管成像技术进一步研究。与以往研究结果一致,他发现股深动脉的外侧穿支和内侧穿支在大腿后侧几乎各占 50/50[23]。血管蒂平均长度约 10.7cm,距臀沟约 6.19cm。

回顾 Allen 的临床案例,得到以下均值:股深动脉穿支

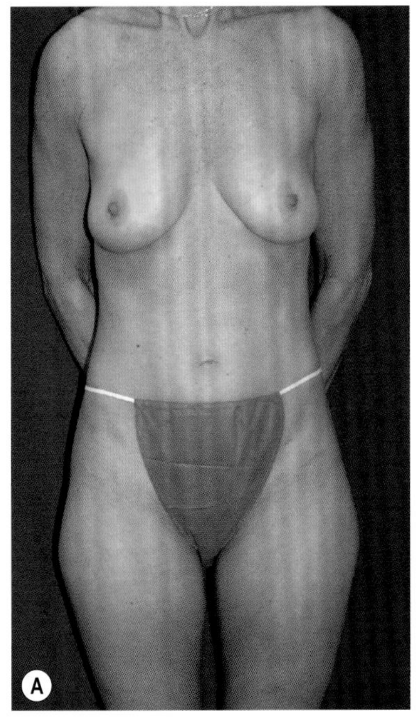

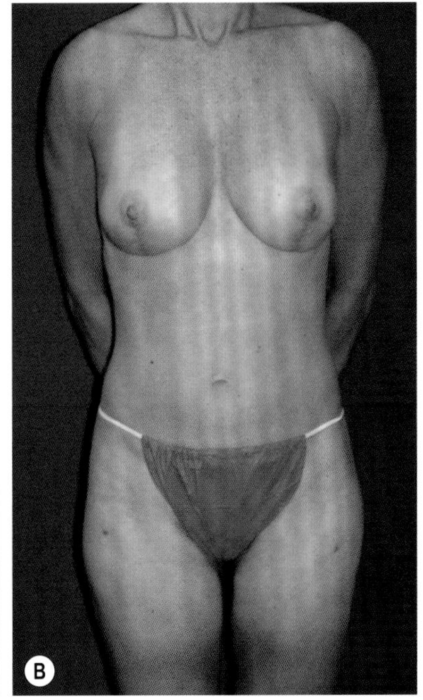

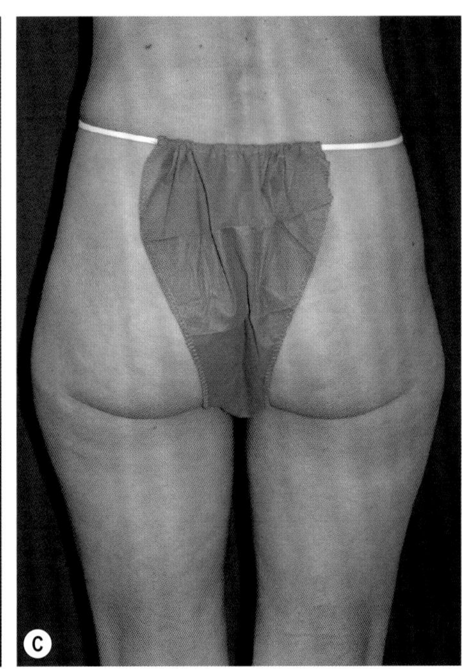

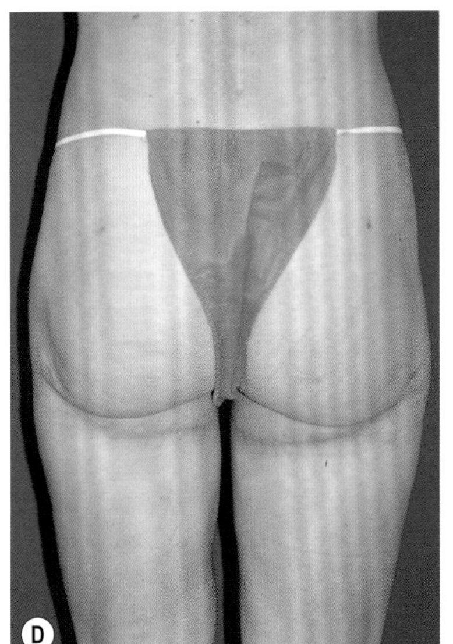

图 21.4.1 54 岁乳腺癌阳性的女性。(A) 双侧保留乳腺皮肤的乳腺切除术后、股深动脉穿支皮瓣乳房再造的术前照片；(B) 双侧保留乳腺皮肤的乳腺切除术后、股深动脉穿支皮瓣乳房再造的术后照片；(C,D) 患者为 54 岁女性，双侧游离股深动脉穿支乳房再造术后大腿后内侧供区照片。上方切口位于大腿臀沟下 1~2cm，具体位置视关键穿支的走行而定

Courtesy of Christina Ahn，MD.

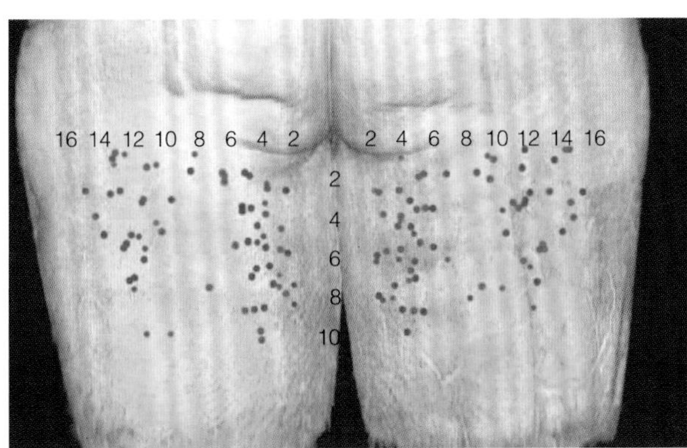

图 21.4.2 40 例术前下肢 CT 造影回顾发现的明显股深动脉穿支坐标

Reprinted from：Haddock NT，Greaney P，Otterburn D，et al. Predicting perforator location on preoperative imaging for the profunda artery perforator flap. Microsurgery. 2012；32：507-511.

皮瓣的重量 367.4g，术中切除乳房的重量 321g，皮瓣的大小 27.2cm × 6.3cm，蒂部长度 10.2cm，动静脉的直径分别为 2.2mm 和 2.8mm。见（框 21.4.1 和表 21.4.1）

框 21.4.1 股深动脉穿支皮瓣的特征

平均皮瓣重量：367g

平均皮瓣大小：27cm × 6cm

平均皮瓣蒂部长度：10.2cm

平均动脉直径：2.2mm

平均静脉直径：2.8mm

表 21.4.1 股深动脉穿支皮瓣外侧支、中间支、内侧支的平均直径和位置坐标值

	内侧支	中间支	外侧支
直径	1.9mm ± 0.4mm	1.8mm ± 0.4mm	1.9mm ± 0.4mm
位置			
X 轴	3.8cm	6.5cm	12cm
Y 轴	5cm	4.1cm	5cm
边界肌肉	大收肌	半膜肌	股二头肌
		半腱肌	股外侧肌
连续率			
出现在大腿处	86%	32.7%	65%

Haddock NT, Greaney P, Otterburn D, et al. Predicting perforator location on preoperative imaging for the profunda artery perforator flap. Microsurgery. 2012;32:507-511.

历史回顾

股深动脉穿支皮瓣与股后侧皮瓣、大收肌穿支皮瓣有共同的血供来源[17,18]。1981 年，Hurwitz 首先报道了用股后侧肌皮瓣修复局部缺损的病例[17]。该皮瓣的血供主要源于臀下动脉的降支。Song 等首先报道了各种位于大腿的肌间隔穿支，包括供应股后侧皮瓣、在股二头肌和股外侧肌之间走行的股深动脉穿支[19]。股深动脉穿支皮瓣的应用范围逐渐扩大。Angrigiani 报道了使用基于大收肌穿支的股深动脉穿支皮瓣的病例[18]，该皮瓣能形成大的长方形皮瓣，用于烧伤和压疮的修复，供区通过植皮修复。

Allen 在设计和切取股深动脉穿支皮瓣时，将大腿上内侧上提，使供区的位置隐蔽，和获得充足的组织量，用于乳房再造[20,21]。2010 年，他在墨西哥城首创股深动脉穿支皮瓣乳房再造手术，皮瓣穿支基于股深动脉在大收肌内走行的第一或第二穿支，从长收肌起点的前方，向后延伸到臀沟下皱襞。在临床使用中，人们很快发现，该皮瓣供区隐蔽，均重超过 350g，是 DIEP 皮瓣之外，可用于乳房再造的新选择。

患者选择

股深动脉穿支皮瓣乳房再造理想患者一般腹部组织量不足，或腹部有无法作为供区的禁忌。此外，她的乳房体积小到中等，或者计划通过辅助手术如皮瓣堆叠、脂肪移植、局部皮瓣等，增加乳房的体积，使乳房看起来更丰满(图 21.4.3)[25-27]。和其他自体皮瓣一样，股深动脉穿支皮瓣可用于即刻或者延期乳房再造术。术前应尽量避免放射线照射皮瓣。如果需要放射治疗，应列为高危患者。通过术前影像学检查，能够发现和定位关键穿支，然后如下文所述，在面诊时用手持式多普勒仪定位和标记(图 21.4.4)。

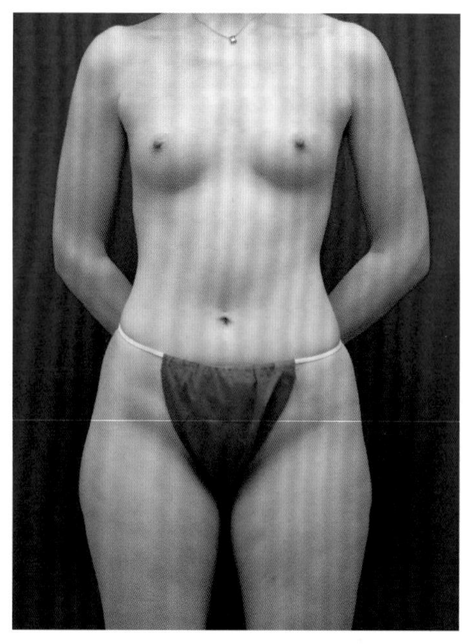

图 21.4.3 股深动脉穿支皮瓣乳房再造的理想患者体形偏瘦，乳房体积小到中等，腹部组织量不够，大腿内侧组织量充足

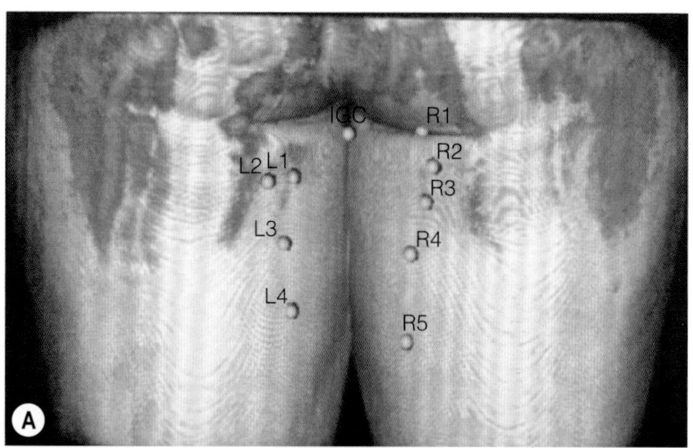

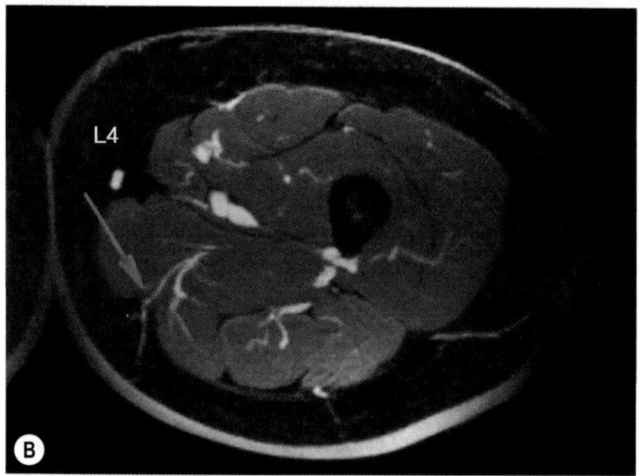

图 21.4.4 (A)术前磁共振血管造影，显示股深动脉穿支在大腿后内侧的走行；(B)穿支(粉红色箭头指示)穿支在大收肌内走行，向后到股薄肌。在大腿上部 / 臀沟处 8cm 范围可以找到一根明显的穿支

患者平均年龄 48 岁，平均体重指数 22.5kg/m²。其中，乳癌术后再造占 59.5%，预防性乳腺切除术的 35.7%，先天性乳房畸形矫正占 4.8%。患者中，有吸烟史占 18.8%，有放疗史占 18%，有腹部手术史（包括腹壁成形、吸脂和疝修补和剖腹产）占 60.4%。

即刻乳房再造术为主的占 52.8%。在即刻再造的患者中，82.7% 的患者接受了保留乳头乳晕的乳房切除术，术后无一发生乳头坏死。既往再造失败，也是再手术的重要适应证，占手术患者的 38.6%，其中 91.7% 是假体再造失败。

手术技术

术前 1d，患者与医生见面，立位标记。上方切口自长收肌向后，延伸至臀沟止点（图 21.4.5）。术前进行核磁共振血管造影或 CT 血管造影检查，有助于寻找关键穿支。识别股深动脉穿支皮瓣各穿支，需在患者俯卧位时，用手持式多普勒仪确认。下方切口在穿支下 6~7cm 处。划线时，尽可能将需要的穿支包含在皮瓣内。如果大收肌处的内侧关键穿支位置太低，不能包含在皮瓣内，一般可以从后外侧寻找臀下动脉降支或股深动脉外侧支所发出的穿支（前文解剖部分已有提及）。有时，最好令患者取俯卧位，定位和标记穿支。

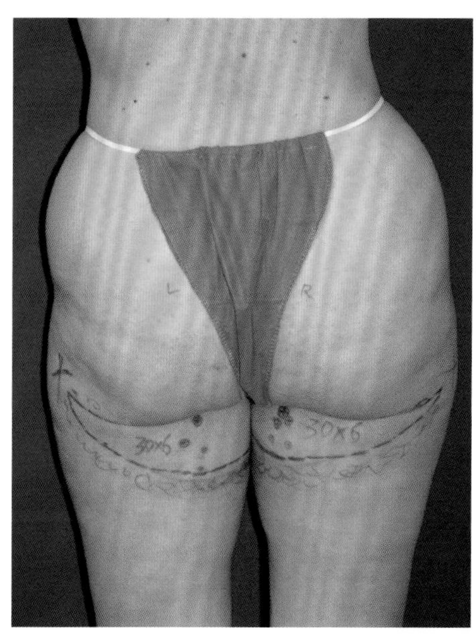

图 21.4.5　术前 1d 在门诊标记双侧股深动脉穿支。皮瓣前部的尖端起自长收肌的止点。皮瓣的上界在臀沟下 1~2cm，沿臀皱襞向后走行约 20cm。皮瓣一般宽 6~7cm。一般需要进行上述测量，最重要的是设计皮瓣的时候，关键穿支必须在皮瓣范围内

在手术室，患者取平卧位，大腿屈曲。消毒整个下肢，铺巾，充分暴露手术视野。大腿内收位，将皮瓣从前往后分离。皮瓣尖端起自淋巴丰富的腹股沟区，旁边是长收肌。为了保留髂脂肪垫的完整，不向上斜行切除脂肪组织。视再造需要的体积和穿支位置，决定是否需要斜行向下切取脂肪组织。

一旦分离到股薄肌，在大腿后方垂直向下打开股薄肌筋膜，向前牵开股薄肌（图 21.4.6）。这样可以暴露大收肌边缘，有利于在大收肌筋膜内解剖，以免损伤大收肌穿支。沿大收肌筋膜层下分离，直到分出关键穿支。然后剥离大收肌，直至它后方的脂肪平面。在切口端用鱼钩状拉钩和自动拉钩，方便穿支的解剖。术中需注意经常变换拉钩位置，防止视野过窄，否则可能会分破血管。进一步游离穿支，直至它在股深动静脉的发出点。可获取的血管蒂长度可达 8~12cm。

游离出血管蒂之后，可以在浅筋膜平面向后解剖，减少肌膜切取的范围。大腿内收位，在皮瓣前部用皮钉关闭后方皮肤切口。根据经验，可以先从大收肌筋膜后方逆向分离出皮瓣的蒂部，然后将血管蒂从大收肌后侧完整地切取下来。供区分层关闭，留置一根闭式负压引流管。

胸背血管也可以作为胸部供区血管，不过，一般将股深动脉穿支皮瓣的血管蒂与胸廓内血管进行吻合。股深动脉穿支皮瓣的供血动脉平均直径约 2.2mm，供血静脉平均直径 2.7mm。将皮瓣折叠成锥形，置入腔隙，以利于形成良好的乳房突度，并对被覆皮肤进行相应的调整和塑形。如果用堆叠的股深动脉穿支皮瓣行单侧乳房再造，就无须将皮瓣塑成锥形，而是用两个皮瓣各自再造乳房的一个半球，然后将两个皮瓣缝在一起。保留皮岛，用于监测皮瓣血供。

提示与要点

术前影像学检查（核磁共振血管造影或 CT 血管造影）有助于对穿支定位。这一点对提高手术效率很有用；
手术前 1d，医生在门诊接待患者。让患者取俯卧位，医生在手持式多普勒仪的辅助下标记穿支。避免皮瓣设计过宽（平均 7cm），防止供区关闭困难；
从前面进入与股薄肌筋膜并列的大收肌筋膜，以安全识别关键穿支避免向上斜形分离，以保留髂脂肪垫的完整，减少坐位不适；
单个股深动脉穿支皮瓣乳房再造时，需将股深动脉穿支皮瓣塑成锥状，以增加突度；
可以将股深动脉穿支皮瓣展平，堆叠后用于乳房再造，以增加乳房的基底直径；
在初次手术时，就可以考虑用 2 个皮瓣行单侧乳房再造。

术后护理

患者术后先入麻醉复苏室 1~2h，再转去常规病房。术后定期观察皮瓣血运，用手持式多普勒仪每 4h 检测 1 次。静脉输注对氨基酚、口服布洛芬止痛。如有必要，第一晚可麻醉镇痛。术后第 1 日，患者可以坐轮椅或行走，移除静脉输液，无须常规血液检查。术后第 3 日，患者可以淋浴和出院。出院前拔除引流，保留供区引流至少到术后 1 周。术后 3 个月可以安排二期手术，包括去除保留的监测皮岛（如有必要）、乳头再造、修整乳房皮瓣以改善对称度、调整乳房大

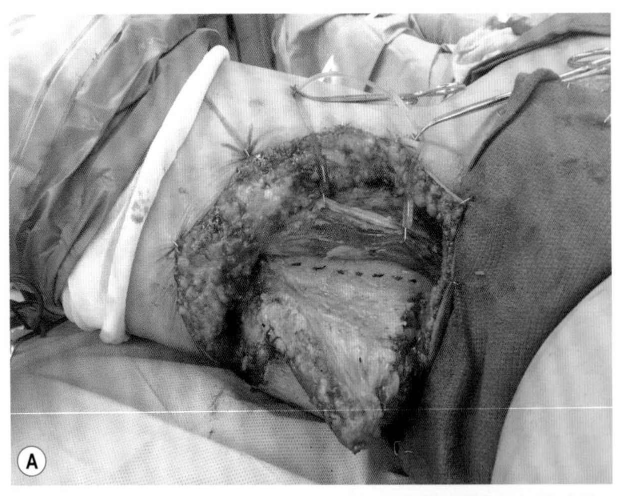

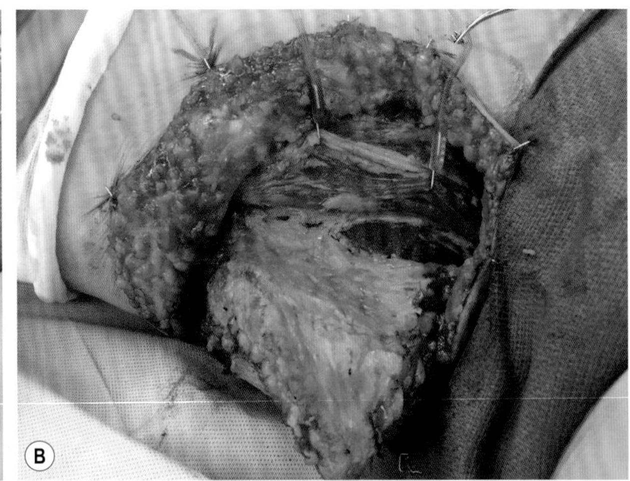

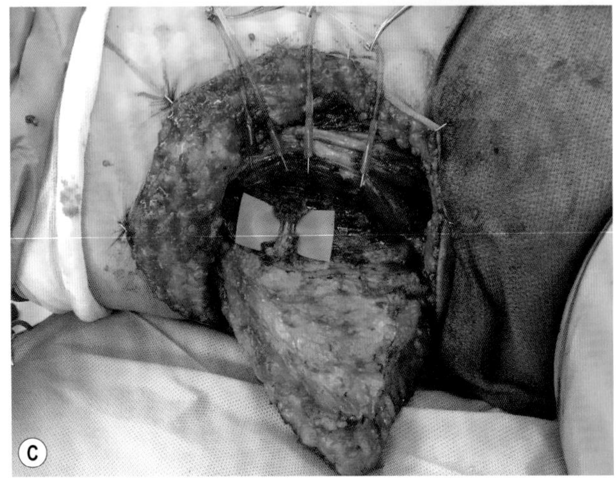

图 21.4.6 术中照片。(A)掀起股薄肌前缘,暴露大收肌筋膜;(B)纵向切开大收肌筋膜,达筋膜下平面,暴露关键穿支;最后(C)在大收肌内游离关键穿支,直至股深动静脉的起点

小或形态以及修整供区(如有必要)。

结果与并发症

作者回顾了 2010—2015 年的 200 例股深动脉穿支皮瓣乳房再造术。皮瓣成功率为 99.5%,仅有 1 例皮瓣坏死,重返手术室的概率在 3%。并发症发生率如下:脂肪坏死 7%,血清肿 6%,血肿 1.9%,供区感染 1.9%,未出现淋巴水肿。短期的供区并发症包括:术后 7~14d,坐位上厕所时有压痛;术后 3 个月,坐在硬表面时不适感明显。未见久坐或臀部感觉减退的报告(表 21.4.2)。

表 21.4.2 并发症

	百分比 /%
皮瓣坏死	0.5
或者皮瓣回植	3
脂肪坏死	7
供区血清肿	6
供区血肿	2
供区感染	2
下肢淋巴水肿	0

二期手术

最早术后 3 个月安排二期手术。为避免再造乳房体积不够,本章作者用双皮瓣替代单皮瓣行乳房再造。联用方式包括股深动脉穿支皮瓣堆叠、股深动脉穿支皮瓣与 DIEP 皮瓣联用、股深动脉穿支皮瓣与肋间动脉穿支皮瓣联用。脂肪移植是最常见的二期手术。而需要局部皮瓣(肋间动脉穿支 / 胸背动脉穿支)手术来增加再造乳房体积的概率,不足 1%[28]。二期手术一般还包括去除用于观察血运的皮岛、必要时乳头重建、乳房上提固定术和塑形手术,以获得最佳的美学效果。

趋势 / 变化

最近,股深动脉穿支皮瓣有不少变化形式,以最大程度实现再造目标、扩大手术适应证和减少并发症。有文献报道了将股深动脉穿支皮瓣设计改为纵向,用于其他再造领域的技术[29]。股深动脉穿支皮瓣乳房再造术的最大优势在于,皮瓣位于大收肌内侧缘,供区隐蔽,术后并发症少(图 21.4.7)。迄今,仅有少数中等肥胖患者容易发生供区并发症。

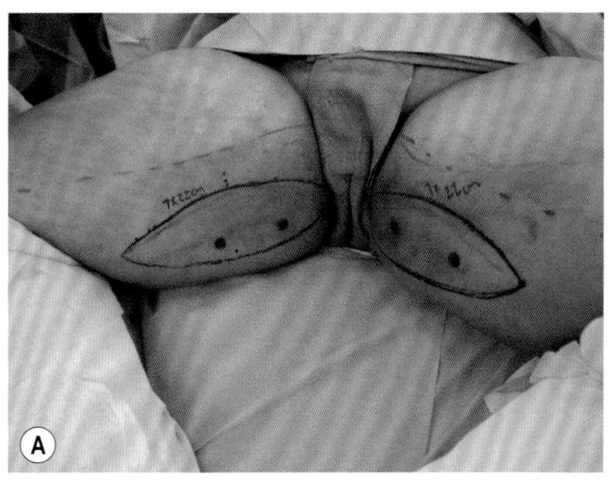
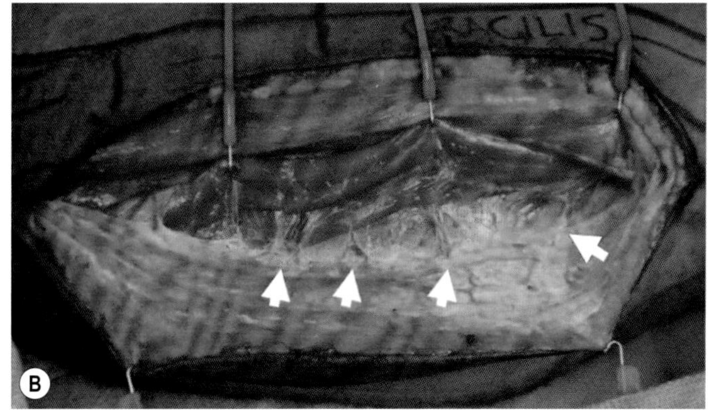

图 21.4.7 （A）纵向设计的股深动脉穿支皮瓣；（B）术中分离纵行的股深动脉穿支皮瓣穿支，可在皮瓣的基底看到许多穿支

从实践角度，股深动脉穿支皮瓣的定位需依据患者的穿支解剖，以达到切取组织量最大、提高供区美观度的目的。

如果单个皮瓣体积明显无法满足需求，可以堆叠多个皮瓣，以增加乳房体积，改善乳房组织的分布。如果由于某些因素，腹部皮瓣无法用于单侧乳房再造，而采用单个股深动脉穿支皮瓣再造的乳房体积不足，可采用堆叠的股深动脉穿支皮瓣。这样，患者可能就无须行二期脂肪移植或局部皮瓣手术（图 21.4.8）[25]。对于双侧乳房再造、腹部组织量不足的病例，本章的作者 Allen 曾历史性地尝试联合使用 DIEP 皮瓣和股深动脉穿支皮瓣，以增加组织量，改善乳房外观[30]。联合使用 DIEP 皮瓣和股深动脉穿支皮瓣再造乳房时，股深动脉穿支皮瓣主要用于形成丰满的下极和增加乳房的突度，DIEP 皮瓣则形成丰满的乳房上极。最常见的做法是一个皮瓣顺行与胸廓内动脉吻合，另一个皮瓣逆行吻合。联合使用皮瓣不仅安全，而且术后效果好。

优点和缺点

优点

经大收肌容易游离；

穿支可靠，血管蒂长（最长可达 10cm）；

皮瓣容易折叠，塑成圆锥状的再造乳房；

供区瘢痕隐蔽，藏在大腿上方和臀沟处；

能联合其他皮瓣，采用堆叠方式再造乳房。

缺点

由于体形差异，并非所有患者都适合股深动脉穿支皮瓣乳房再造；

皮瓣体积尚能满足再造要求，但不算充足；

术后早期存在有坐位不适感，不过能通过调整体位改善。

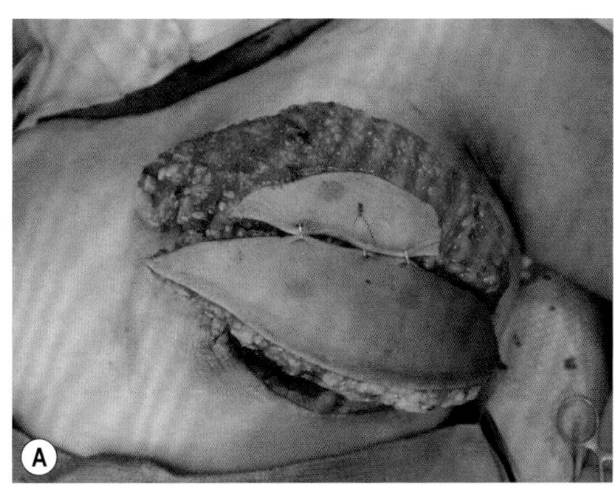
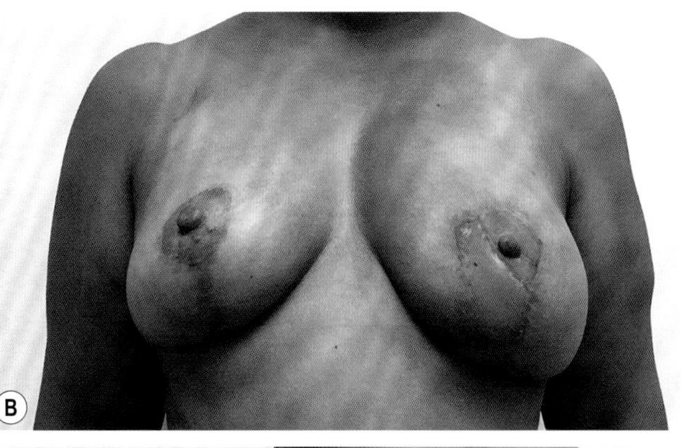
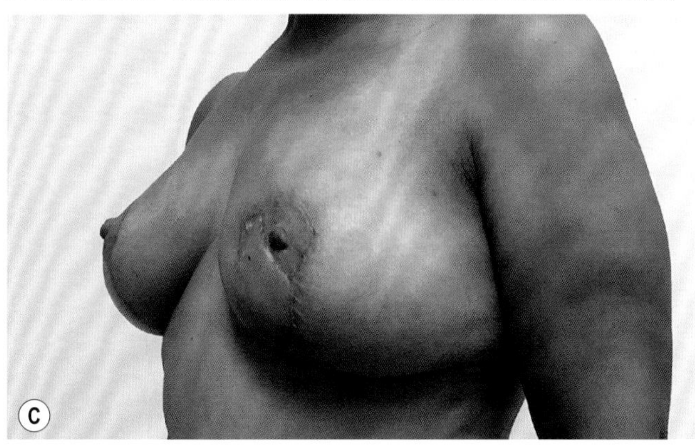
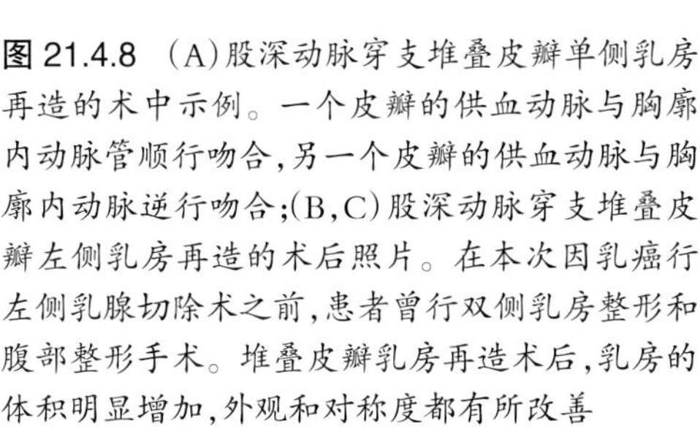

图 21.4.8 （A）股深动脉穿支堆叠皮瓣单侧乳房再造的术中示例。一个皮瓣的供血动脉与胸廓内动脉管顺行吻合，另一个皮瓣的供血动脉与胸廓内动脉逆行吻合；（B，C）股深动脉穿支堆叠皮瓣左侧乳房再造的术后照片。在本次因乳癌行左侧乳腺切除术之前，患者曾行双侧乳房整形和腹部整形手术。堆叠皮瓣乳房再造术后，乳房的体积明显增加，外观和对称度都有所改善

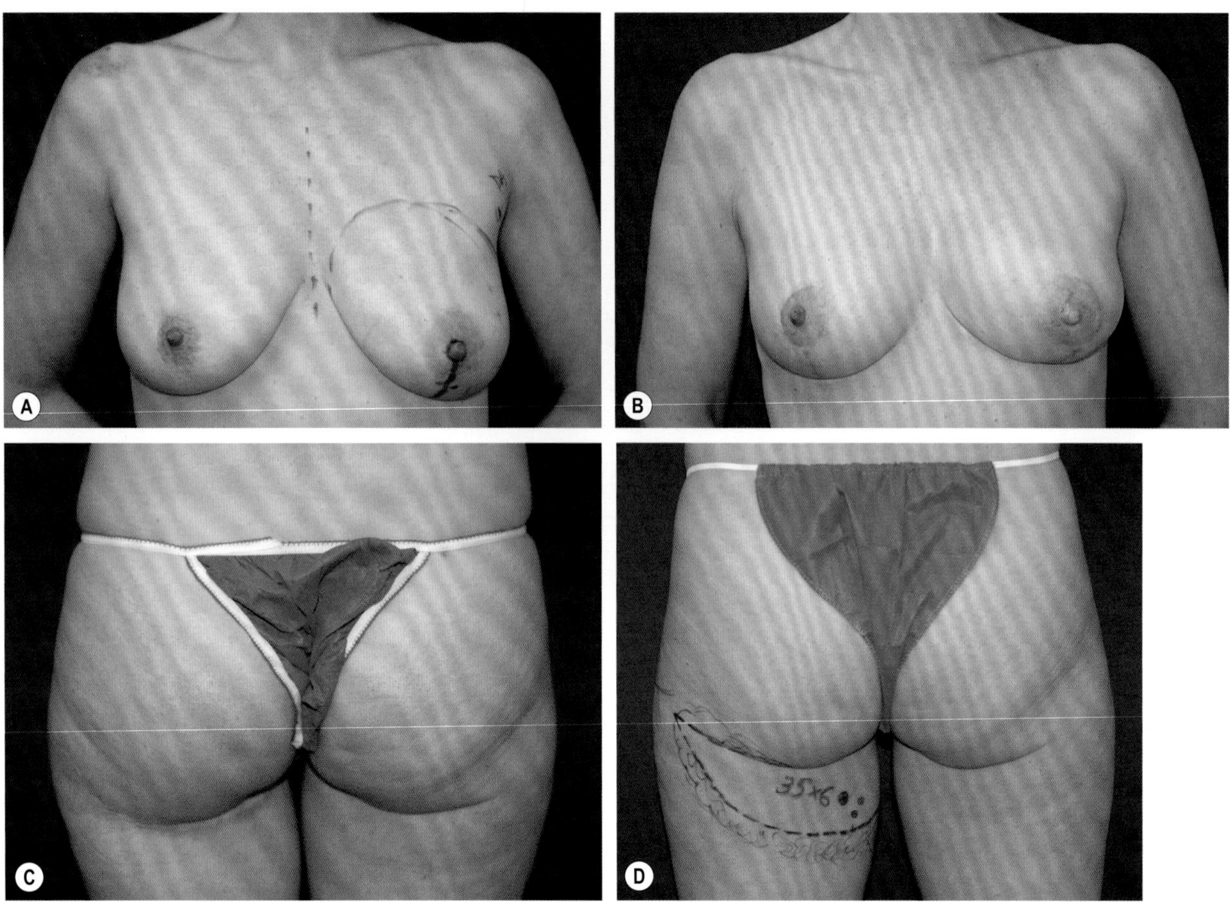

图 21.4.9 一位 38 岁，有左侧乳腺癌病史的患者接受左侧保留乳晕的乳房切除术与股深动脉穿支皮瓣乳房再造术的（A）术前与（B）术后视图。接受单侧股深动脉穿支皮瓣乳房再造术的（C）术前（上方）与（D）术后（下方）大腿后内侧供区照片

Courtesy of Christina Ahn，MD.

结论

随着手术技术的进步，可选的供区不断增加。自体组织乳房再造已经进入了按照患者需求选择的新时代。游离 DIEP 皮瓣术式仍是乳房再造的"金标准"。但是，如果腹部皮瓣不可用，或不能提供充足的组织，可以改用或联合应用股深动脉穿支皮瓣，术后乳房也很美观。如果患者解剖条件允许，医生也具备堆叠皮瓣的技术能力，就可以通过多种方法获取足够的组织量，增加乳房的体积，同时减少供区损伤，提高美观度。对于任何显微外科医生而言，游离股深动脉穿支皮瓣乳房再造都是一种安全、有效的方法（图 21.4.9）。

参考文献

1. Allen RJ, Treece P. Deep inferior epigastric perforator flap for breast reconstruction. *Ann Plast Surg*. 1994;32:32–38.
2. Gill PS, Hunt JP, Guerra AB, et al. A 10-year retrospective review of 758 DIEP flaps for breast reconstruction. *Plast Reconstr Surg*. 2004;113:1153–1160. *The authors present one of the largest series of DIEP flaps for breast reconstruction and provides an in-depth analysis of this workhouse flap. Overall complication rate was 20.2% with the donor site complication being 13.6%. Furthermore, the rate of fat necrosis was 12.9%* (n=*98*). *They demonstrate that the DIEP flap has reduced donor site morbidity compared with the TRAM flap and has evolved to be the first choice for autologous breast reconstruction.*
3. Healy C, Allen RJ. The evolution of perforator flap breast reconstruction: twenty years after the first DIEP flap. *J Reconstr Microsurg*. 2014;30:121–125.
4. Damen TH, Mureau MA, Timman R, et al. The pleasing end result after DIEP flap breast reconstruction: a review of additional operations. *J Plast Reconstr Aesthet Surg*. 2009;62:71–76.
5. Acosta R, Smit JM, Audolfsson T, et al. A clinical review of 9 years of free perforator flap breast reconstructions: an analysis of 675 flaps and the influence of new techniques on clinical practice. *J Reconstr Microsurg*. 2011;27:91–98.
6. Massey MF, Spiegel AJ, Levine JL, et al. Perforator flaps: recent experience, current trends, and future directions based on 3974 microsurgical breast reconstructions. *Plast Reconstr Surg*. 2009;124: 737–751.
7. Blondeel PN. One hundred free DIEP flap breast reconstructions: a personal experience. *Br J Plast Surg*. 1999;52:104–111.
8. Blondeel PN, Hijjawi J, Depypere H, et al. Shaping the breast in aesthetic and reconstructive breast surgery: an easy three-step principle. Part III–reconstruction following breast conservative treatment. *Plast Reconstr Surg*. 2009;124:28–38.
9. Damen TH, Morritt AN, Zhong T, et al. Improving outcomes in microsurgical breast reconstruction: lessons learnt from 406 consecutive DIEP/TRAM flaps performed by a single surgeon. *J Plast Reconstr Aesthet Surg*. 2013;66:1032–1038.
10. Allen RJ, Tucker C. Superior gluteal artery perforator free flap for breast reconstruction. *Plast Reconstr Surg*. 1995;95:1207–1212.
11. Paletta CE, Bostwick J, Nahai F. The inferior gluteal free flap in breast reconstruction. *Plast Reconstr Surg*. 1989;84:875–885.
12. Wechselberger G, Schoeller T. The transverse myocutaneous gracilis free flap: a valuable tissue source in autologous breast

reconstruction. *Plast Reconstr Surg*. 2004;114:69–73.

13. Saad A, Sadeghi A, Allen RJ. The anatomic basis of the profunda femoris artery perforator flap: a new option for autologous breast reconstruction–a cadaveric and computer tomography angiogram study. *J Reconstr Microsurg*. 2012;28:381–386. *This study examined 10 cadaveric thighs to outline in detail the anatomic basis for the profunda femoris artery perforator flap. They identified key parameters including length of pedicle, vessel diameters, and flap characteristic. The authors show the pedicle to be on average 10.6 cm in length, the diameter of the artery at 2.3 mm, and the vein 2.8 mm. The flap on average measured 28×8 cm and weighed 206 g (100–260 g). This study also examined the CT scans of these cadavers and determined the average location of the perforators (4.4 cm caudal to gluteal crease and 5.1 cm lateral to midline). This was the first study to propose the use of the posterior thigh flap based on the perforators of the profunda femoris artery.*
14. Peters KT, Blondeel PN, Lobo F, et al. Early experience with the free lumbar artery perforator flap for breast reconstruction. *J Plast Reconstr Aesthet Surg*. 2015;68:1112–1119.
15. Mirzabeigi MN, Au A, Jandali S, et al. Trials and tribulations with the inferior gluteal artery perforator flap in autologous breast reconstruction. *Plast Reconstr Surg*. 2011;128:614e–624e.
16. LoTempio MM, Allen RJ. Breast reconstruction with SGAP and IGAP flaps. *Plast Reconstr Surg*. 2010;126:393–401.
17. Hurwitz DJ, Swartz WM, Mathes SJ. The gluteal thigh flap: a reliable, sensate flap for the closure of buttock and perineal wounds. *Plast Reconstr Surg*. 1981;68:521–532.
18. Angrigiani C, Grilli D, Thorne CH. The adductor flap: a new method for transferring posterior and medial thigh skin. *Plast Reconstr Surg*. 2001;107:1725–1731. *The first flaps from the medial thigh had been primarily based on the gracilis musculocutaneous unit. This was the first study to delineate an anatomic basis for medial and posterior thigh flap based PAPs through the adductor magnus muscle. They examined 20 cadavers and found reliable cutaneous perforators of the adductor magnus muscle allowing for skin flaps as large as 30×23 cm. They also provided a clinical series of 25 patients in which these adductor flaps were used, 11 of which were microvascular free flaps. Five of the flaps were for resurfacing burn scar contractures and six were for reconstructing lower extremity defects. While they did not use the posterior thigh flap for breast reconstruction, it was the first study to demonstrate that the skin of the medial and posterior thigh region can be successfully transferred based on several different vascular perforators that are reliable and consistent.*
19. Song YG, Chen GZ, Song YL. The free thigh flap: a new free flap concept based on the septocutaneous artery. *Br J Plast Surg*. 1984;37:149–159.
20. Saad A, Sadeghi A, Allen RJ. The anatomic basis of the profunda femoris artery perforator flap: a new option for autologous breast reconstruction – a cadaveric and computer tomography angiogram study. *J Reconstr Microsurg*. 2012;28:381–386.
21. Allen RJ, Haddock NT, Ahn CY, et al. Breast reconstruction with the profunda artery perforator flap. *Plast Reconstr Surg*. 2012;129:16e–23e. *This was the largest clinical series to date using the PAP flap for breast reconstruction before our current series. The authors present a series of 27 flaps and demonstrate the reliability of this flap with a long pedicle and sufficient vessel caliber. The average weight of the flap was 385 g (range, 235–695 g), average artery size 2.2 cm, and average vein size 2.8 cm. All PAP flaps were successful with two donor site complications, one seroma, and one hematoma. One important adjustment made during their experience with the first 27 flaps was the transition to a supine frog-leg position from a prone position to avoid intraoperative repositioning. This was the first large clinical series to describe the experience using PAP flap for breast reconstruction.*
22. Haddock NT, Greaney P, Otterburn D, et al. Predicting perforator location on preoperative imaging for the profunda artery perforator flap. *Microsurgery*. 2012;32:507–511. *This radiographic study further delineated the anatomic details of the PAP flap, especially regarding the number, location, and size of the perforators. A review of 40 preoperative posterior thigh CTAs and MRAs demonstrated that suitable PAPs were present in 98.8% of thighs. The most common perforator was medial (in 85.6% of thighs). Based on this study, the current preference in designing PAP flaps is to use a medial perforator, although this study found that the second most common perforator was lateral (present in 65.4% of thighs). Most importantly, preoperative imaging corresponded well to perforators intraoperatively during the pedicle dissection.*
23. DeLong MR, Hughes DB, Bond JE, et al. A detailed evaluation of the anatomical variations of the profunda artery perforator flap using computed tomographic angiograms. *Plast Reconstr Surg*. 2014;134:186e–192e.
24. Ahmadzadeh R, Bergeron L, Tang M, et al. The posterior thigh perforator flap or profunda femoris artery perforator flap. *Plast Reconstr Surg*. 2007;119:194–200, discussion 201–202.
25. Blechman KM, Broer PN, Tanna N, et al. Stacked profunda artery perforator flaps for unilateral breast reconstruction: a case report. *J Reconstr Microsurg*. 2013;29:631–634.
26. Weichman KE, Broer PN, Tanna N, et al. The role of autologous fat grafting in secondary microsurgical breast reconstruction. *Ann Plast Surg*. 2013;71:24–30.
27. Losken A, Hamdi M. Partial breast reconstruction: current perspectives. *Plast Reconstr Surg*. 2009;124:722–736.
28. Levine JL, Soueid NE, Allen RJ. Algorithm for autologous breast reconstruction for partial mastectomy defects. *Plast Reconstr Surg*. 2005;116:762–767.
29. Mayo JL, Canizares O, Torabi R, et al. Expanding the applications of the profunda artery perforator flap. *Plast Reconstr Surg*. 2016;137:663–669.
30. Mayo JL, Allen RJ, Sadeghi A. Four-flap breast reconstruction: bilateral stacked DIEP and PAP flaps. *Plast Reconstr Surg Glob Open*. 2015;3:e383.

第 22 章

自体组织乳房再造术后的二次修整

Joshua Fosnot, Joseph M. Serletti

概要

- 自体组织乳房再造术后，经常需要二次修整；
- 二次修整适用的原则通常与其他乳房手术无异；
- 二次修整常用的手术包括脂肪移植、乳房缩小术、隆乳术、乳头乳晕重建和被覆皮肤修整；
- 游离 TRAM 皮瓣乳房再造术后很少出现腹壁疝。不过，如何修补这类腹壁疝仍是一个具有挑战性的问题；
- 通常在再造的最后阶段，可以一次手术完成所有二期修整。

简介

带蒂 TRAM 皮瓣是乳房再造的基础。乳房再造领域发展迅速。目前，总体趋势是重视术后美观度，同时尽量减少并发症和供区继发畸形。显微外科技术不断进步，促进了游离皮瓣的应用。依照目前的技术水平，采用游离皮瓣，只需牺牲较少的腹壁组织，而且皮瓣血供更可靠。常用的腹壁游离皮瓣包括保留或不保留肌肉的 TRAM 皮瓣、DIEP 皮瓣和腹壁浅动脉穿支 SIEA 皮瓣。这些皮瓣同是利用下腹壁的横行岛状皮肤和软组织重塑乳房，但是携带的组织量不同，对腹壁破坏的程度不等。此外，其他部位的皮瓣，例如横行上股薄肌皮瓣、旋髂浅穿支皮瓣或大腿后侧皮瓣，也越来越受外科医生欢迎。打个比方，游离皮瓣如同外科医生手中的黏土，在手术台上能被塑成所需的形状。通常，一次皮瓣再造手术就能改善外观，且效果持久。不过，为了取得更美观的效果，更满足患者和医生挑剔的眼光，也经常需要二期修整。自体组织乳房再造术后常用的修整手段，例如脂肪移植、体积缩小、隆乳、被覆皮肤修整等，同样见于其他类型的乳房美容手术。上述内容在本书的其他章节亦有涉及，本章重点介绍自体组织再造。

基础科学 / 疾病进程

12.5% 的女性在一生中会受到乳腺癌的困扰。并非每一位患者都需要切除乳房，不过，乳房的切除率一直在升高[22]。此外，预防性乳房切除术的比率也在升高。用假体或自体组织再造乳房，各有优、缺点。目前，在全美国范围内，假体乳房再造仍然更为常见。在某些地区，游离皮瓣乳房再造已经不存在技术壁垒，因此手术相对更为常见[23]。两种再造术后，均可能需要二期修整。不过，如果用的是自体组织，一旦修整完毕，效果就能长期维持；如果选择假体，却需要终身维护。当然，有些瑕疵的确无须处理。不过，很多问题都需要手术解决。幸运的是，目前可选的修整手段比较多，患者一般都能接受，术后远期效果好，维持时间久。

历史回顾

在美国，自体组织乳房再造一开始并没有迅速被公众接受。这主要是因为，Halsted 主张不应该在乳房切除部位，做任何可能掩盖或促进肿瘤复发的处理。因此，这方面的早期进展都在欧洲。Louis Ombredanne 第一个报道肌瓣乳房再造术的病例[1]，他把胸小肌的头部截断，翻转、塑形呈乳丘状。随后，Tansini 报道了背阔肌肌皮瓣乳房再造的病例[2]。不过，他的方法并未受青睐，直到 20 世纪 70 年代才得到重视。20 世纪 40 年代和 50 年代，乳房再造大多采用“乳房分享”策略，即将肿瘤切除术中保留的正常乳房组织卷成皮管，分次转移到乳房缺损部位。这一方法的缺点是需要多次手术，历时数月之久。采用类似的手术步骤，跨胸腹部的皮管也被用于自体组织乳房再造。20 世纪 60 年代，Cronin 和 Gerow

引入硅胶假体之后，假体再造成为主流。1982 年，Radovan 又引入了组织扩张技术[3]。这两种方法的应用减少了乳房再造的步骤，且无须考虑供区，技术简单，应用简便。此后，延期和即刻乳房再造都成为常规手术[4-7]。

20 世纪 70 年代末，背阔肌肌皮瓣重新受到重视，可以单独再造，也可以与假体联合再造[8,9]。1982 年，Hartrampf 介绍了带蒂 TRAM 皮瓣，这可能是自体组织乳房再造领域最具里程碑意义的贡献[10]。经过多年改进，TRAM 迄今仍是自体组织乳房再造的首选方案。人们认识到，只要带血管蒂的组织有充足的血供，就能整体迁移到其他部位。此后，游离组织移植得以风行。显微技术问世没多久，人们就开始尝试用游离组织再造乳房。除了 TRAM 皮瓣，临床上常用的还有 DIEP 穿支皮瓣和腹壁浅动脉皮瓣[11,12]。1976 年，Fujino 首次报道游离组织再造乳房[13]。不过，直到 20 世纪 80 年代和 90 年代，这项技术才在美国推广。后续的手术改进主要集中在如何改善组织血供和缩小腹壁供区缺损。其他部位常用的皮瓣有臀大肌皮瓣、臀上动脉或臀下动脉穿支皮瓣、股外侧皮瓣和 Rubens 皮瓣[14-20]。这些皮瓣的常见适应证包括既往接受过 TRAM 皮瓣乳房再造手术，术后对侧乳房癌瘤复发；或腹部组织量不够，但是患者坚持自体组织乳房再造。

自体组织乳房再造术后，可以采用多种手段修整。其中，最常用的是自体脂肪移植。这一技术可以追溯到 19 世纪，不过直到 20 世纪末才真正普及。Sydney 和 Coleman 为此做了大量开创性的工作[21]。1987 年，美国整形外科医生协会（ASPS）曾公开反对向乳房内注射脂肪。不过，这方面的临床实践并未停止，研究也不断深入。2009 年，ASPS 改变了立场，声明脂肪注射可以用于隆乳和矫正乳房轮廓畸形。目前，在乳房再造领域，脂肪移植无疑是最有价值的技术之一。

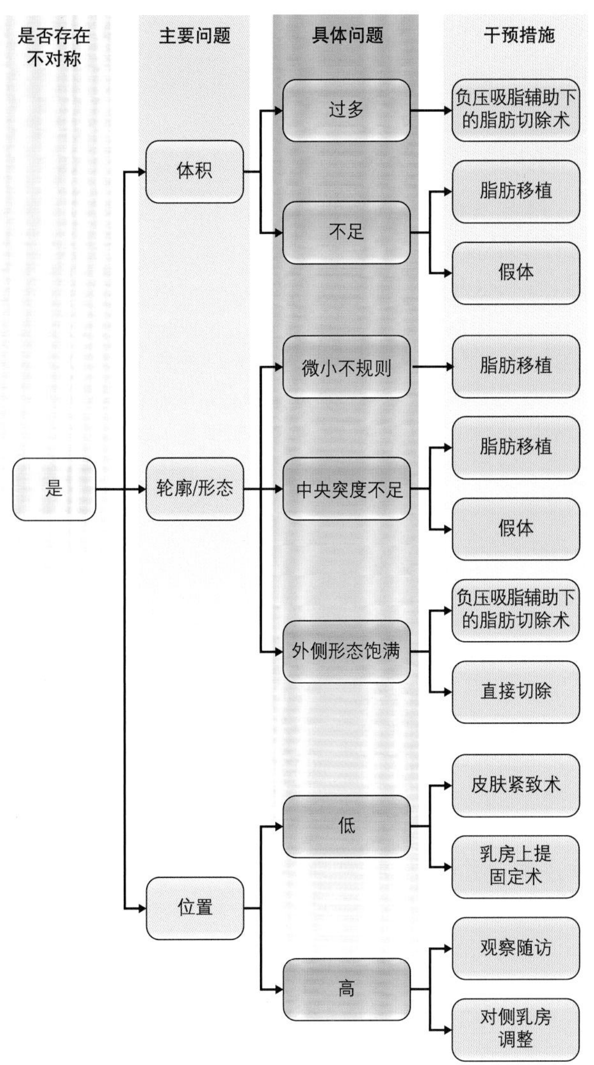

图 22.1　自体组织乳房再造术后识别和纠正乳房不对称的通用决策流程。很多时候，同时存在多种问题，需要组合使用多种治疗手段

诊断 / 患者表现

在考虑二期修整手术之前，最重要的环节是倾听患者的想法。乳房切除和游离皮瓣再造术后，有些患者感到精疲力竭，有些则急不可待，要求修整。患者对美学效果的追求也因人而异，有人比较挑剔，有人却能接受不对称的外观。医生只有倾听患者的主诉，才能与患者就是否需要进一步手术达成一致，确认手术修整能否解决问题，完善手术方案。图 22.1 列出了识别和纠正胸部不对称的通用推算流程，这些内容将在本章下文中予以讨论。

手术时机

术后 3 个月是考虑修整的时间节点。有了这段时间的恢复，乳房形态已相对稳定，此时应尽早修整。如果术后放疗，要推迟修整的时间。因为放疗的恢复期长达 6 个月或更久。相应地，修整的时间节点也应推迟到初次再造术后 9 个月。虽然等待相对漫长，但是后期修整会更加精准。在等待期，患者有充分的时间考虑是否需要修整。在临床实践中发现，有的患者开始对结果很满意，后期可能因某些细节问题感到困扰；也有患者一开始不满意，后来却逐渐习惯和接纳了“新”乳房，不想再做修整手术[24]。最后需要强调的是，等待永远不嫌漫长，仓促修整却万万不可。

在单侧乳房再造术后，如果修整的目的是改善双侧对称度，控制时间节点就更加重要。人们都希望即刻再造术后乳房就能对称，实际上做不到，因为两侧分开手术，涉及的变量太多，难以控制。如果预计乳房因下垂或容积改变，会出现轻、中度不对称，作者通常会推迟修整手术的时间。不过，如果预计术后严重不对称，例如需要大幅缩小乳房，可能更适合即刻纠正，以免患者术后面对双侧乳房的巨大差异，经受长达数月的精神痛苦。鉴于这些情况，作者建议，术前应告知患者，无论是正常侧、还是再造侧乳房，术后都可能有必要进一步手术，精准调整双侧对称度。

问题评估

乳房大小

术后有必要根据患者和手术医生的观察，对乳房畸形进行分类。首先，体积不对称是患者不满意的主要原因之一，因为她们很难选择合适的内衣。用游离皮瓣再造单侧乳房，术后乳房体积可能大于或小于预期；即便是双侧乳房再造，术后也可能有体积不对称的问题。是否需要手术矫正差异，很大程度上取决于患者本人的意愿。如果差异不大，通过少量吸脂的操作，很容易改善；如果差异过大，就需要手术缩小乳房。反之，也能通过移植脂肪或置入假体，增加对侧乳房的体积。该调整哪一侧乳房，主要依据患者的要求。

轮廓 / 形态

游离皮瓣乳房再造术后，乳房轮廓经常不规则。造成这一问题的原因比较多，最常见的是去除的组织与移入的皮瓣在大小、形状方面不匹配。这在乳房上极或尾部尤其明显，初次再造难以实现自然变薄的过渡效果。小片脂肪坏死造成的空洞或明显包块，可能需要修整。此外，患者常抱怨中央突度不够，形态不自然。这主要是因为用于乳房中央部位的再造组织无法卷成年轻女性那样的圆锥状自然外观。游离皮瓣，尤其是不带肌肉的 DIEP 皮瓣，通常厚度相当均匀，因此再造的乳房容易显得平坦。这些问题都可以通过脂肪移植解决。有时，在乳房中央置入一个小的假体也能起到明显增加突度的效果。不过，女性患者偏好选择自体脂肪移植，不太愿意使用假体。因此，分期脂肪移植可能是个更好的选择。坏死脂肪可通过手术切除或吸脂术来治疗，本章下文还将讨论一种“通风”技术。

位置

乳房Ⅰ度下垂的患者术后很少出现皮瓣位置不当的问题，因为乳房切除术后被覆皮肤还在，限制了组织的移位。为防止术后乳房位置不当，在植入皮瓣之前，需重新缝合，塑形残余的皮肤囊袋。如果皮肤囊袋没有得到妥善塑形，术后皮瓣的位置就可能出现偏差，需要重塑乳房下皱襞和内、外侧界。如果偏差不大，或许局部吸脂就能解决；如果偏差明显，一般就需要重新打开腔隙、挪动皮瓣、对皮肤囊袋重新塑形。这样的手术不算小，因此最好一开始就当心。

如果患者术前乳房就有下垂，无论是改动被覆皮肤的即刻再造，还是对被覆皮肤重新塑形的延期再造，术后都容易出现组织的移位。常见情况是，双侧乳房再造术后，因皮肤组织去除不均一，在垂直方向的位置出现偏差，或是单侧乳房再造术后，两侧乳房有高低，需要调整对侧乳房，缩小差异。评估乳房对称度和患者满意度的方法，与其他乳房手术差不多。其他常用技术，如垂直切口乳房上提固定术，也能用于再造术后，在垂直方向上调整乳房的位置。不过，手术通常只针对被覆组织，不涉及乳腺实质组织，不能提供真正的支撑。有一点很重要，所有这类病例，尤其是延期再造术后患者，需要等待足够长的时间，以确保被覆皮肤变得松垂，然后才能考虑修整。

供区

游离皮瓣乳房再造最常用的供区是下腹部。大多数患者术后愈合良好，对供区情况感到满意，不过常抱怨两个问题。一个是比较常见的腹部中央伤口延迟愈合，它可能与张力过大、血供不足、轻微缺血和 / 或其他并发症有关。如果创面不大，可以先湿敷、后干敷。有时裂口比较大，就需要辅以清创和 VAC 负压引流。不过，早期修整，关闭创面，可以安全、快速、彻底解决问题[25]。在愈合的各个阶段，切口都可能因为张力过大，出现脂肪坏死和瘢痕增生。只有等到瘢痕稳定、软组织足够松弛之后，才能切除瘢痕，在无张力状态下闭合创面。

猫耳畸形也比较常见。在获取游离皮瓣的过程中，尝试过各种方法，想要充分暴露位于体侧的皮瓣远端，有时还是难免做不到。切除猫耳和体侧吸脂，有助于改善供区侧面轮廓。对供区的修整，常与乳丘调整或乳头乳晕重建同期进行。

治疗 / 手术技术

脂肪移植

脂肪移植很可能是乳房再造术后最重要的修整技术(图 22.2)。后文有一章专门讨论脂肪移植技术(第 24 章)，在本章只讨论一些必须提及的技术要点。研究发现，脂肪来源的干细胞在下腹和大腿内侧含量较高[26]。据说，干细胞含量高，有助于脂肪存活。因此，供区部位的选择可能对脂肪吸收有一定影响。不过，研究未发现脂肪来源的部位对移植脂肪的存活率有多大影响[27-29]。供区部位注射含肾上腺素的 1% 利多卡因。人工或机械吸脂都可以。用较粗的吸脂管，抽取的脂肪细胞更健康[30]。如果使用吸脂装置，低负压有利于细胞存活。不过，这种说法有待进一步研究。获取脂肪后，需过滤、沉淀或离心，以清除液体成分、碎片和游离脂滴，收集沉降的脂肪，为移植做准备。如果脂肪量比较大，离心的方法更实用。目前尚无证据断定哪种制备方法最有效[31]。目前，市场上已有几种脂肪采集和处理系统。脂肪处理的效率较以往已有提高，脂肪移植有望取得更好的效果。不过，一切有待观察。关于供区和采集方式对脂肪质量的影响的研究一直在不断发展。不过，尚无证据显示哪种技术更有优势。

影响移植脂肪长期存活的最重要因素是受区环境。脂肪移植应遵循 Coleman 的“少量、多次”原则(每次不超过 0.5cc)。即便缺陷表浅，也应在浅、深层多个平面注射，这样每次注入的脂肪都能有足够的空间存留。可以将脂肪直接注入胸大肌，在这一层面脂肪很容易存活。应从多个方向注入脂肪。脂肪注射针的刺入点比较多，不过刺入点直径仅 1mm，所以不会遗留明显的瘢痕。采用这种注射方式，理论上可以形成三维线性交叉网络。请注意，不能图方便，只挑

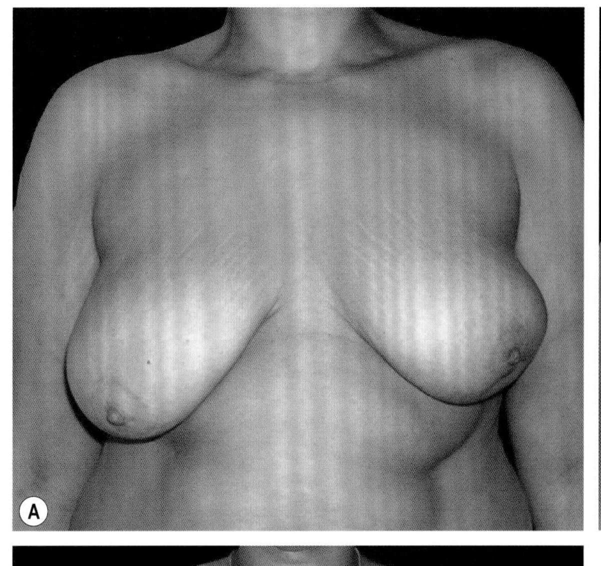
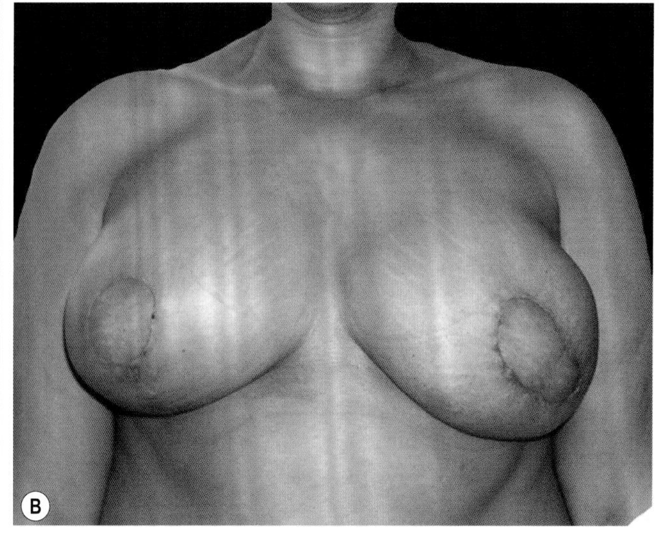
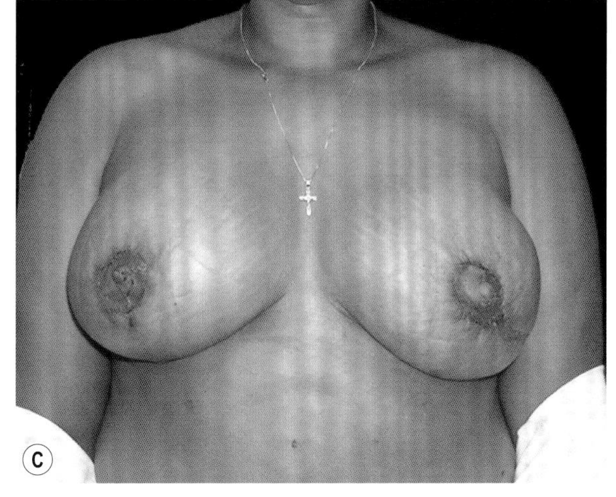

图 22.2 (A)患者左侧胸壁接受过放疗。双侧乳房切除术后,用双侧臀动脉穿支皮瓣修复。术后,左侧乳房较右侧小,位置也更高;(B)对左侧乳房行大体积脂肪移植,对右侧乳房行被覆皮肤修整

几处注射。当需要注射的脂肪比较多时,千万不能指望只从一个点注射,就能达到完美的效果。如果填充过度,脂肪吸收率反而增加[32]。术前,只要充分沟通,大多数患者都能理解分期脂肪注射的优势和必要性。最后一点,如果移植床接受过放疗,移植的脂肪仍然可以存活,不过存活率可能较低[33]。因此,必须认识到,有时脂肪移植需要分期进行,如果有放疗史,最终效果可能欠佳。

吸脂术

标准的吸脂术不仅能减少局部脂肪堆积,还能起到改善轮廓过渡的作用(图 22.3)。患者触摸皮瓣的边缘,常有台阶感。此时,可以通过轻柔的吸脂,抚平边角。另外,在皮瓣的侧方,也可以通过吸脂,改善与侧胸壁的过渡。局部仅需注射含肾上腺素的 1% 利多卡因溶液,无须肿胀麻醉。不管哪种情况下需要吸脂,都必须牢记,用负压吸脂(SAL),游离皮瓣体积会迅速缩小。因此,一不留神,就会矫枉过正。

皮肤修整

就技术而言,修整被覆皮肤的难度并不大,难在既要效果好,又要不增添瘢痕。乳房再造术后,最常需要修整被覆皮肤部位是侧胸部,这里是乳房与胸壁的衔接处。如果患者乳房大而下垂,这个问题就更加突出。通常在乳房切除术中,同期用 Wise 法去除多余的皮肤。不过,这可能会影响保留皮瓣的血供[34]。因此,如果初次手术有意做得保守,保留的皮肤就会比较多,通常需要后续手术修整。一个简单的矫正方法是切除外侧猫耳,切口设计类似于 Wise 去皮法的外侧延伸。

另一个关于被覆皮肤的常见问题是,切除乳房的时候,在垂直方向去皮不够。采用标准的乳房缩小术或上提固定术,垂直方向的组织则经常切得过多。缝合、上提固定腺体,可以减轻皮肤张力。不过,过矫效应仅能维持几个月,很快皮肤就会重新变得松弛。如果乳房切除术选择垂直术式,就不会有这样的过矫效果。术后保留皮瓣的张力过大,会进一步影响本来就很脆弱的皮瓣血供。因此,为谨慎起见,初次手术通常故意不矫正下垂问题,留待后期修整。矫正方式相当直接,一般只切除垂直部分皮肤,不改变乳头乳晕复合体的位置。

假体

大多数女性选择自体组织再造乳房,不愿意使用假体。

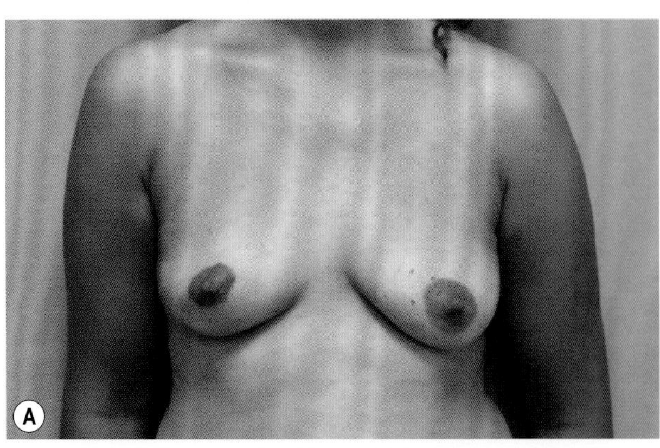
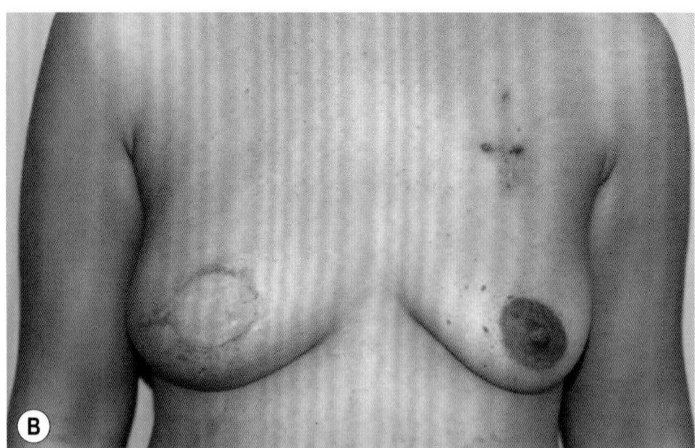
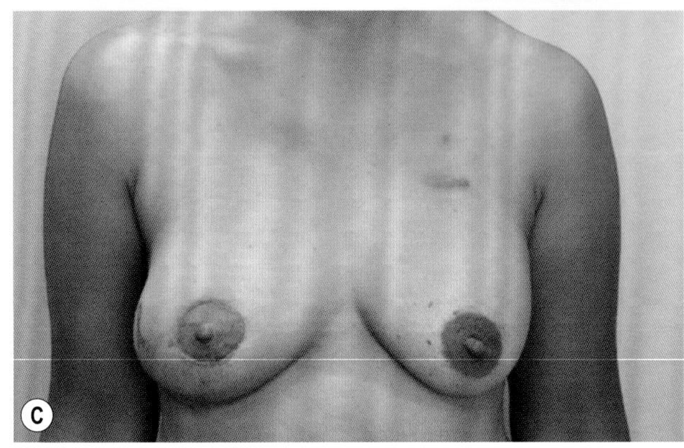

图 22.3 (A)因左侧乳癌、计划切除双侧乳房的患者术前照片;(B)双侧 DIEP 皮瓣再造后,患者抱怨乳房太大、侧面臃肿;(C)乳头乳晕重建和吸脂术后,乳房变小,侧面观也有改善
Courtesy of Liza Wu, MD, FACS.

其实,假体在增加乳房整体体积、改善大的轮廓畸形、和增加中央突度等方面,能起到特殊作用(图 22.4)。在乳房再造中选择假体所需遵循的原则,与其他适用假体的情况相同。体形偏瘦的患者,选择解剖型乳房假体,术后形态可能更自然。如果假体小于 250ml,选择解剖型还是标准圆形假体,效果一般不会有显著差异。不过,圆形假体更软,效果可能更好。目前盐水假体已经很少被使用。放疗后选择毛面假体,可以降低包膜挛缩的风险[35,36]。至于假体的外观,无论凸度多少,体积越小,基底直径越短。如果置入假体的目的是纠正再造后双侧乳房的整体体积差异,低凸假体可能更合适,因为它的基底直径较宽,内容物分布相对均匀。如果是为了改善中央突度,高凸假体可能更理想。术中腔穴不可分离过广,防止术后假体移位。从技术角度,作者倾向于在胸大肌下置入假体,这样无须从肌肉分出血管蒂,假体底盘接触的是未经手术的组织表面。如果受区血管选择乳内动脉,分离腔穴时需远离血管部位,防止意外损伤。沿既往手术瘢痕入路,可以分离到达胸大肌下平面。但是,标准的乳房下皱襞切口通常才是最佳入路,暴露充分,容易解剖,假体置入也方便。

脂肪坏死

如果脂肪坏死范围小,可以直接切除。但是,乳房上极

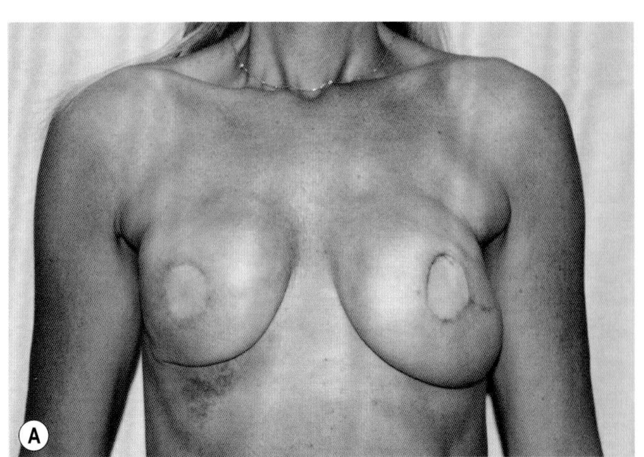
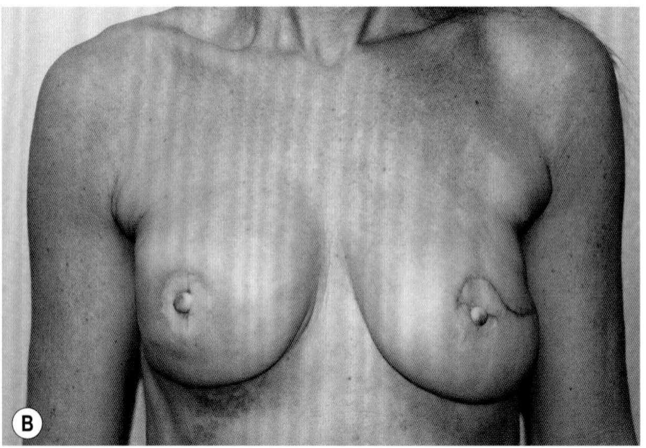

图 22.4 (A)因左侧乳腺癌导致双侧乳房不对称的患者接受左侧 DIEP 术后即刻,左侧乳房大于未手术的右侧乳房,不过患者喜欢左侧;(B)乳头乳晕重建和右侧胸大肌下假体隆乳术后,患者对容量校正的结果总体表示满意。如果经左侧环乳晕切口行乳房上提固定术,预计效果会更好。但是,患者本人不接受额外的瘢痕

的大范围坏死很难通过切除的方式达到修复目的，还会遗留明显的轮廓畸形和制造新的明显瘢痕。当然，切除术后的轮廓畸形也可以通过脂肪移植修复。不过，需要多次手术。还有个替代方案，可以选择常规吸脂、超声吸脂或能量剥离[37]。具体步骤是，插入细的套管，在脂肪坏死区内往多方向钻孔。打出来多个小洞之后，脂肪坏死区域会变软，正常组织也会逐渐长入。随着时间推移，一切都会改善。这与高尔夫球场给草坪挖孔透气的做法有些类似。

改善对称度的乳房上提固定术 / 缩小术

一般情况下，乳房上提固定或缩小手术应遵循标准流程。例如，有蒂部设计规范的垂直型或 Wise 型皮肤切除术。此处应牢记的技术要点是，如果在再造侧作调整，不必套用完整的一般流程。例如，在标准的上方蒂垂直切口乳房上提固定术中，通常会将乳房中央的腺体折叠，埋在乳头乳晕复合体下，以增加乳房的突度，形成更显年轻态的圆锥状乳房。用游离皮瓣再造的乳房很难达到这样圆锥状的效果。不过，如果患者对乳房形态还算满意，只希望改善双侧对称度，就无须追求锥形凸起，应避免采用标准的乳房上提固定术式。

供区腹壁疝

很少有著作会用专门章节介绍供区腹壁疝。其实，腹壁疝很难处理。因此，作者认为，它值得花篇幅讨论。腹壁疝常发生在弓状线以下。在弓状线以上的腹直肌后鞘，在切取皮瓣的过程中未遭破坏，保持很高的强度，因此术后出现疝的风险很低。在弓状线以下，所有能提供保护的腹壁筋膜都在腹直肌前方，切取 DIEP/ 保留肌肉的游离 TRAM 皮瓣的时候都会受到破坏。由于腹壁筋膜变得薄弱，术后很难一期拉拢缝合疝区。此时，应置入补片。生物补片适用于感染伤口，很少用于干净创面，可能是因为价格不菲[38,39]。因此，作者建议使用合成补片。腹壁疝的缺损多在皮肤切口下方或附近，因此，如果缺损部位能衬垫完好的筋膜，闭合处的强度就有了双层牢靠保证，补片也得以完全覆盖。经原有的横向切口瘢痕，很容易处理腹壁疝。先连续切开疝囊，进入腹膜前间隙。疝囊可能在腹直肌上方，也可能在它下方。在这一平面找到适当的位置，缝入补片，补片表面用筋膜覆盖。如有必要，用“组织结构分离”技术，游离两侧的腹外斜肌，使筋膜向中线前移，以加强腹壁支持。

术后护理

术后一般无须特别护理。作者建议，术后几周内可以戴有支撑力的胸罩，但是胸罩不能过紧、造成压迫。如果在二期修整的同期，行乳头乳晕重建（详见第 27 章），患者不能穿紧身塑形衣，以免压迫重建的乳头乳晕。几乎所有修整手术都可以在门诊手术室完成。作者在术前常规告诉患者，快则 1~2d，慢则 1 周内，就可以恢复工作。大部分术区一开始会有感觉缺失（无痛），因此，患者能够很好地耐受恢复过程。最重要的是，我们叮嘱患者要保持耐心。如果用脂肪移植或吸脂术的方式修整，术后至少要等待 3 个月，疗效才能完全显现。如果届时有不满，可以进一步修整。

结果、预后及并发症

大多数女性患者只需要接受一次修整手术，就可以完成所有的重建流程。修整手术通常包含乳头乳晕重建。术后一般极少出现并发症，不过，也不应忽视。在少数情况下，脂肪移植术后会出现脂滴囊肿或脂肪坏死，原因主要是局部脂肪过量注射。脂滴囊肿摸起来比较硬，不过能通过吸脂解决。如果脂肪移植区有脂肪坏死，可以参照前文描述的方法处理。脂肪移植术后最常见的并发症是体积不足或效果不佳。脂肪移植通常有大约 50% 的吸收率，因此需要多次移植，才能达到理想的效果[31]。体积或位置不对称，可能是因为以往对初始畸形矫正过度或不足。同样，这可以通过另外的手段修整。假体置入后的并发症与普通隆乳术差不多。不过，放疗可能会增加包膜挛缩的风险。对于假体感染和挤压变形，应采取保守治疗。

二次手术

绝大多数患者经历过一次修整手术，就对效果很满意。与假体乳房再造相比，自体组织乳房再造的一个主要优点在于，时间越久，再造的乳房看起来越自然。因此，随时间推移，患者一般都会越来越满意[24]。尽管如此，也有患者术后多次复诊，持续修整。值得一提的是，有计划的分期脂肪移植，通常能取得相当良好的疗效。如果乳房太小，一般需要 3~5 次脂肪移植，才能达到所要的效果。如果患者反复寻求计划外的修整，必须提醒其注意，偶尔也有患者抱怨不休。此时，手术医生应提高警惕，需谨慎确认医患双方对畸形的认知能否达成一致以及手术能否成功解决问题。乳房切除和再造手术，能在很大程度上影响患者对自我形象的认知。有时候，有意延长修整手术的间隔时间，不仅可以让再造的乳房逐渐趋于自然，而且可以让患者对手术结果有充分的心理调适过程。最后，与其他手术类似，如果一直修整，患者一直不满意，就不能忽视其他医生的意见，可以考虑转诊。就算不能找到新的治疗方案，至少可以让患者更安心，打消继续手术的念头。

参考文献

1. Teimourian B, Adham MN. Louis Ombredanne and the origin of muscle flap use for immediate breast mound reconstruction. *Plast Reconstr Surg*. 1983;72:905–910.
2. Maxwell GP. Iginio Tansini and the origin of the latissimus dorsi musculocutaneous flap. *Plast Reconstr Surg*. 1980;65:686–692.
3. Radovan C. Breast reconstruction after mastectomy using the temporary expander. *Plast Reconstr Surg*. 1982;69:195–208.
4. Freeman BS. Subcutaneous mastectomy for benign breast lesions

with immediate or delayed prosthetic replacement. *Plast Reconstr Surg*. 1980;65:371–372.

5. Georgiade GS, Riefkohl R, Cox E, et al. Long-term clinical outcome of immediate reconstruction after mastectomy. *Plast Reconstr Surg*. 1985;76:415–420.
6. Noone RB, Murphy JB, Spear SL, Little JW 3rd. A 6-year experience with immediate reconstruction after mastectomy for cancer. *Plast Reconstr Surg*. 1985;76:258–269.
7. Snyderman RK, Guthrie RH. Reconstruction of the female breast following radical mastectomy. *Plast Reconstr Surg*. 1971;47: 565–567.
8. Olivari N. The latissimus flap. *Br J Plast Surg*. 1976;29:126–128.
9. Bostwick J 3rd, Nahai F, Wallace JG, Vasconez LO. Sixty latissimus dorsi flaps. *Plast Reconstr Surg*. 1979;63:31–41.
10. Hartrampf CR, Scheflan M, Black PW. Breast reconstruction with a transverse abdominal island flap. *Plast Reconstr Surg*. 1982;69: 216–225.
11. Grotting JC, Urist MM, Maddox WA, Vasconez LO. Conventional TRAM flap versus free microsurgical TRAM flap for immediate breast reconstruction. *Plast Reconstr Surg*. 1989;83:828–841, discussion 842–844.
12. Blondeel N, Vanderstraeten GG, Monstrey SJ, et al. The donor site morbidity of free DIEP flaps and free TRAM flaps for breast reconstruction. *Br J Plast Surg*. 1997;50:322–330.
13. Fujino T, Harashina T, Enomoto K. Primary breast reconstruction after a standard radical mastectomy by a free flap transfer. Case report. *Plast Reconstr Surg*. 1976;58:371–374.
14. Codner MA, Nahai F. The gluteal free flap breast reconstruction. Making it work. *Clin Plast Surg*. 1994;21:289–296.
15. Shaw WW. Superior gluteal free flap breast reconstruction. *Clin Plast Surg*. 1998;25:267–274.
16. Allen RJ, Tucker C Jr. Superior gluteal artery perforator free flap for breast reconstruction. *Plast Reconstr Surg*. 1995;95:1207–1212.
17. Boustred AM, Nahai F. Inferior gluteal free flap breast reconstruction. *Clin Plast Surg*. 1998;25:275–282.
18. Elliott LF, Beegle PH, Hartrampf CR Jr. The lateral transverse thigh free flap: an alternative for autogenous-tissue breast reconstruction. *Plast Reconstr Surg*. 1990;85:169–178, discussion 179–181.
19. Hartrampf CR Jr, Noel RT, Drazan L, et al. Ruben's fat pad for breast reconstruction: a peri-iliac soft-tissue free flap. *Plast Reconstr Surg*. 1994;93:402–407.
20. Elliott LF, Hartrampf CR Jr. The Rubens flap. The deep circumflex iliac artery flap. *Clin Plast Surg*. 1998;25:283–291.
21. Coleman SR, Saboeiro AP. Primary breast augmentation with fat grafting. *Clin Plast Surg*. 2015;42:301–306. *Dr. Coleman is widely considered to be one the pioneers of fat grafting. In this paper, he discusses the use of fat grafting for a wide variety of breast procedures including efficacy, technique and safety.*
22. De Angelis R, Tavilla A, Verdecchia A, et al. Breast cancer survivors in the United States: geographic variability and time trends, 2005-2015. *Cancer*. 2009;115:1954–1966.
23. Wilkins EG, Alderman AK. Breast reconstruction practices in north america: current trends and future priorities. *Semin Plast Surg*. 2004;18:149–155.
24. Hu ES, Pusic AL, Waljee JF, et al. Patient-reported aesthetic satisfaction with breast reconstruction during the long-term survivorship Period. *Plast Reconstr Surg*. 2009;124:1–8. *There is a large body of literature on short-term results of breast reconstruction; however, very little literature is available on the long-term results. This is an excellent paper looking at the difference in satisfaction rates between autologous and alloplastic reconstruction in the long term.*
25. Mirzabeigi MN, Wilson AJ, Fischer JP, et al. Predicting and managing donor-site wound complications in abdominally based free flap breast reconstruction: improved outcomes with early reoperative closure. *Plast Reconstr Surg*. 2015;135:14–23. *This is a large retrospective review of donor site complications using free tissue transfer from the abdomen. It characterizes the donor site complications and quantifies the impact these complications have on the healthcare system. It presents data to support early secondary closure of delayed wound healing and dehiscence.*
26. Padoin AV, Braga-Silva J, Martins P, et al. Sources of processed lipoaspirate cells: influence of donor site on cell concentration. *Plast Reconstr Surg*. 2008;122:614–618.
27. Smith P, Adams WP Jr, Lipschitz AH, et al. Autologous human fat grafting: effect of harvesting and preparation techniques on adipocyte graft survival. *Plast Reconstr Surg*. 2006;117: 1836–1844.
28. Rohrich RJ, Sorokin ES, Brown SA. In search of improved fat transfer viability: a quantitative analysis of the role of centrifugation and harvest site. *Plast Reconstr Surg*. 2004;113:391–395, discussion 396–397. *Much controversy exists on the proper technique involved in fat graft harvest, preparation and placement. This article discusses some of the existing data and presents some new data to suggest that many techniques and harvest sites are likely equivalent.*
29. Small K, Choi M, Petruolo O, et al. Is there an ideal donor site of fat for secondary breast reconstruction? *Aesthet Surg J*. 2014;34: 545–550.
30. Ozsoy Z, Kul Z, Bilir A. The role of cannula diameter in improved adipocyte viability: a quantitative analysis. *Aesthet Surg J*. 2006;26: 287–289.
31. Gabriel A, Champaneria MC, Maxwell GP. Fat grafting and breast reconstruction: tips for ensuring predictability. *Gland Surg*. 2015;4:232–243. *While much of the existing data remains controversial, this article summarizes well many articles which have sought to answer the question as to how to best harvest, process and place fat grafts.*
32. Del Vecchio DA, Del Vecchio SJ. The graft-to-capacity ratio: volumetric planning in large-volume fat transplantation. *Plast Reconstr Surg*. 2014;133:561–569. *This is a well thought out article presenting data on how to think about the volume of fat graft relative to the overlying envelope. The data presented perhaps offers more clarity on the volume of fat necessary to achieve the desired result while minimizing complications.*
33. Garza RM, Paik KJ, Chung MT, et al. Studies in fat grafting: Part III. Fat grafting irradiated tissue–improved skin quality and decreased fat graft retention. *Plast Reconstr Surg*. 2014;134:249–257.
34. Lin IC, Bergey M, Sonnad SS, Serletti JM, Wu LC. Management of the ptotic or hypertrophic breast in immediate autologous breast reconstruction: a comparison between the wise and vertical reduction patterns for mastectomy. *Ann Plast Surg*. 2013;70(3):264–270. *Often, the existing skin envelope is mismatched with the volume of the free flap, or there is significant ptosis which requires correction. This article disccusses how to best manage envelope changes at the time of mastectomy.*
35. Wong CH, Samuel M, Tan BK, Song C. Capsular contracture in subglandular breast augmentation with textured versus smooth breast implants: a systematic review. *Plast Reconstr Surg*. 2006;118:1224–1236.
36. Liu X, Zhou L, Pan F, et al. Comparison of the postoperative incidence rate of capsular contracture among different breast implants: a cumulative meta-analysis. *PLoS ONE*. 2015;10:e0116071. *This is a metanalysis of the existing data comparing capsular contracture rates using smooth versus textured breast implants. Based upon this article, there is good evidence to support the use of textured implants to lower the risk of developing capsular contracture.*
37. Hassa A, Curtis MS, Colakoglu S, et al. Early results using ultrasound-assisted liposuction as a treatment for fat necrosis in breast reconstruction. *Plast Reconstr Surg*. 2010;126:762–768. *Fat necrosis is an unfortunate complication of autologous reconstruction as it can bother patients tremendously to feel a firm mass after surviving breast cancer. This paper offers evidence to support the use of ultrasound-assisted liposuction to successfully treat these areas and is usually successful in one to two sessions.*
38. Ibrahim AM, Vargas CR, Colakoglu S, et al. Properties of meshes used in hernia repair: a comprehensive review of synthetic and biologic meshes. *J Reconstr Microsurg*. 2015;31:83–94. *This article discusses different types of mesh which can be used for hernia repair. This review article summarizes existing data and discusses the risks and benefits of synthetic versus biologic mesh.*
39. Le D, Deveney CW, Reaven NL, et al. Mesh choice in ventral hernia repair: so many choices, so little time. *Am J Surg*. 2013;205:602–607, discussion 607.

第 23.1 章

肿瘤切除乳房整形手术

Maurice Y. Nahabedian

简介

肿瘤切除乳房整形手术已被乳腺癌女性患者广泛了解和接受，其定义如下：先依据肿瘤学原则，对局部肿瘤做扩大切除，再运用整形外科学的原则，通过即刻一步法或两步法修复肿瘤切除术后的继发缺损。这样做的优势在于可以在放疗之前完成修复。随着人们对乳腺癌生物学特性的理解不断加深，对患者的生存质量和术后满意度越来越重视，目前已有不少整形外科修复手段可供选择，肿瘤切除乳房整形手术已变得安全、易行、有效。

肿瘤外科的历史可以追溯到保乳手术。保乳手术的出现，是因为当时有部分乳腺癌女性患者不希望在处理肿瘤的时候切除乳房。在肿瘤整形外科出现之前，保乳术后的乳房往往会出现变形、不对称等情况，在放疗之后畸形更明显。很多患者对此不满意，要求修复形态。修复的手段包括乳房缩小术、假体置入以及放疗后的组织重塑等，但术后并发症发生率较高。常见的并发症有延迟愈合、脂肪坏死和包膜挛缩等。理想的治疗方法是在原术区去除瘢痕和受损组织，然后用局部皮瓣，例如背阔肌肌皮瓣，延期修复缺损。

与标准的保乳手术不同，在肿瘤切除乳房整形手术中，切缘范围以及切除的组织量一般会超出乳房肿块切除术或乳房象限切除术的标准。通常切缘扩大 1~2cm 不等，切除量 100~300cm[3]。乳房再造一般采用即刻一步法或两步法的方式，常用手段包括组织重塑、组织移位和组织替代。这些内容将在第 23.2 章和第 23.3 章中详细介绍。

肿瘤切除乳房整形手术的安全性和有效性

肿瘤切除乳房整形手术的适应证和病例选择标准相当重要。医生需遵从肿瘤外科的原则，并利用合适的整形外科技术进行修复。考虑到肿瘤切除乳房整形手术的安全性和有效性，医生必须合理选择患者，且患者需同意手术方案。医生在术前需将重要信息告知患者，内容涵盖局部复发率、长期存活率、供区问题、后续治疗手段以及随时间推移可能出现的效果变化。肿瘤外科医生和整形外科医生如果能妥善应用这些原则，将有效提高肿瘤切除乳房整形手术的接受度和成功率。

为确保肿瘤切除乳房整形手术的安全性，医生需合理选择外科技术，并注重细节。如果乳腺组织重塑后发现切缘阳性，将会面临二次手术、乳房变形或需要乳房切除的风险，因此，确保切缘干净尤其重要。如果乳腺肿瘤切除后，切缘安全性尚存疑问，可以考虑两步法修复再造，即在切除手术后关闭创面，暂不实施正式的再造手术[1]。将标本送病理检查，通常在 1~2 周后拿到病理结果，然后根据结果行最终的修复再造。如果手术切缘病理结果不明，则肿瘤复发的相对风险将增高 15 倍[2]。切缘阳性一般与肿瘤的大小（T3>T2>T1）以及组织亚型（分叶型 > 导管型）有关[3]。浸润性小叶癌的女性患者，切缘阳性的风险可能更高。这些患者如果在术前接受乳房影像学检查，医生就能通过乳腺结构的异常提前预判手术的风险[4]。

由于肿瘤体积越大，切缘阳性的风险越大，距边缘 1~2cm 广泛切除，比距边缘仅 1~2mm 切除安全性更佳。比较肿瘤整形切除术和标准的乳腺四分区象限切除术，可以发现，切缘距肿瘤边缘越远，切缘阳性的发生率越低[5]。肿瘤切除乳房整形手术中，由于腺体切除量增加，切除边界更广，二次切除的可能性更小，乳房切除率也更低[6]。总之，局部乳房切除术后即刻重建，安全性一般没有问题。但是，如前所述，如果切缘状态存疑，通常应考虑延期再造手术。

部分乳房切除术后畸形的即刻修复再造

目前，部分乳房切除术后缺损的再造基于两种不同的理念：组织移位和组织替代。组织移位的方法包括局部组织重塑、乳房缩小术和乳房上提固定术。组织替代的方法包括局部皮瓣和来自身体各部位的远位皮瓣。这些方法各有不同的适应证，也存在各不相同的具体流程辅助临床决策[7,8]。具体介绍可参见后续章节。选择哪种技术，通常要依据乳房的体积和缺损的大小。一般来说，本身乳房偏小的女性更适用于组织替代的方案，例如局部皮瓣、背阔肌肌皮瓣、侧胸皮瓣等；本身乳房偏大的女性则更适用于组织移位的方案，例如利用邻近组织重塑、乳房缩小术和乳房上提固定术。

乳房缩小术

业界公认的将整形理念融入肿瘤手术并引领潮流的先驱是 Melvin J. Silverstein[4]。1982 年，他用乳房缩小术即刻修复了 1 例乳腺纤维腺瘤切除后的乳房缺损[9]。该方法的有效性已被后续临床研究证实[7-11]。乳房缩小术有多种设计，包括短瘢痕法或倒 T 法。蒂部设计应基于肿瘤切除的位置。例如，外侧缺损需要蒂在内侧的皮瓣修复。同期行健侧乳房缩小术，也经常用于双侧对称度的调整。术后肿瘤学结果相当不错，5 年的局部复发率为 9.4%，生存率为 95.7%，无转移生存率为 82.8%[10]。患者对乳房外观的满意率达 82%。肿瘤性乳房缩小术的并发症包括局部肿瘤复发、脂肪坏死、外形异常、伤口延迟愈合、乳头感觉丧失 / 血运障碍、乳头色素丢失、切口瘢痕和乳房不对称[12]。

邻近组织重塑

对于局部乳房切除术后的缺损，邻近组织重塑可能是最常用的再造方法。因为实施切除手术的肿瘤外科医生一般都有能力通过多种组织移位的方式来关闭创面。如果组织量充足，用组织移位的方法可以在关闭缺损的前提下，最大限度减少变形。Veronesi 等引入了广泛切除节段性实质组织及表面皮肤的理念[13]。肿瘤如果位于外侧，手术多采用放射状切口。Amanti 等还介绍了另一种瘢痕更隐蔽的乳晕缘切口入路手术[14]。切口线沿乳头乳晕复合体周边走行，瘢痕相对不明显。Silverstein 引入了平行四边形切口和蝠翼状切口乳房上提固定术[9]。利用平行四边形切口，使切除范围更广，同时还能维持乳房的正常外形。蝠翼状切口乳房上提固定术通常适用于居乳腺中央、邻近乳头乳晕复合体的肿瘤。Clough 等报道了乳房缩小上提固定 - 乳腺肿物切除术[10]。该术式尤其适用于乳房下极肿瘤的切除和修复，与标准的乳腺肿物切除术相比，能最大限度地避免乳头乳晕复合体往下方移位。

局部和远位皮瓣

局部和远位皮瓣都属于组织替代手术的范畴。基于乳房体积或切除范围的考虑，如果采用组织移位的方式，达不到修复的要求，应改用组织替代手术。具体而言，有多种方法可供选择，例如游离或带蒂的肌皮瓣、穿支皮瓣等。而选用或不选用某项技术，多取决于整形医师的能力范围。

部分乳房切除术后缺损的即刻再造中，最常用的是背阔肌肌皮瓣[15-17]。它能有效用于乳房上方、外侧与下方畸形的修复。背阔肌皮瓣的获取，可以经后外侧胸部切口或在腔镜下进行[17]。微型皮瓣是背阔肌皮瓣的一种变异形式[15,16]，优点是能根据缺损的大小，按需切取相应体积的肌肉。通常经乳房前外侧加长切口入路切取皮瓣，经此切口既可以切除乳腺肿瘤，又可以采集皮瓣。

用背阔肌肌皮瓣进行再造可以取得良好的效果。Kat 等对 30 名患者进行了回顾研究，发现皮瓣的总体存活情况和整体美学效果均令人满意[18]。Losken 等回顾了 39 例在内镜下获取背阔肌肌瓣的案例，有 12 名患者(31%)出现供区并发症，有 7 例血清肿，还有皮肤坏死、淋巴水肿、伤口裂开、瘢痕增生、长期窦道形成等。

微型皮瓣也能成功用于再造。Rainsbury 认为，如果肿瘤位于乳房中央、上内和上外象限，切除后缺损范围占乳房总体的 20%~30%，则可以用该皮瓣进行再造，这扩大了保乳手术和肿瘤切除乳房整形手术的适用范围[17]。Gendy 等应用背阔肌微型皮瓣对 89 名接受肿瘤切除乳房整形手术的女性患者实施修复再造，效果优于保留皮肤的乳房切除术后即刻再造[16]，术后并发症更少(8% vs. 14%)，手术干预更少(12% vs. 79%)，乳头乳晕复合体的感觉缺失保留在 98%(译者注：此处参考所引用文献的原文翻译，章节原文疑似有误)，活动受限更少(54% vs. 73%)，美学效果更佳(视觉模拟评分：83.5 vs. 72)。

部分乳房切除术后、用穿支皮瓣进行再造的做法，越来越受关注。可供利用的皮瓣已有三种：胸背动脉穿支皮瓣(TDAP)、侧胸皮瓣和肋间穿支皮瓣[19]。胸背动脉穿支皮瓣是脂肪皮瓣，完整保留了背阔肌，皮瓣的血供源于胸背动静脉的穿支血管。侧胸皮瓣是筋膜皮瓣，灌注血管源于侧胸、腋、或胸背动静脉。肋间穿支皮瓣往往通过肋间穿支动静脉供血，血管基底部沿腋前线的下方走行。上述皮瓣常作为带蒂皮瓣移转，也可以作为游离皮瓣移转。

上述皮瓣取得了令人振奋的临床应用效果。Levine 和 Allen 提出了选用穿支皮瓣的"决策流程"[19]：首选胸背动脉穿支皮瓣，次选侧胸皮瓣，最后是肋间穿支皮瓣。术中需根据血管的质量作最终决定。Munhoz 等应用侧胸皮瓣对

34 名女性患者实施部分乳房再造[20]，皮瓣的并发症包括局部坏死(3 例，8.8%)，其中 2 例为脂肪坏死，另 1 例坏死的原因是感染，供区并发症包括血清肿(5 例，14.7%)和伤口裂开(3 例，8.8%)。随访时间平均 23 个月，88% 的女性患者对效果表示满意。

参考文献

1. Patel KM, Hannan C, Gatti M, et al. A head to head comparison of quality of life and aesthetic outcomes following immediate, staged-immediate, and delayed oncoplastic reduction mammaplasty. *Plast Reconstr Surg*. 2011;127:2167–2175. *This paper describes the advantages of waiting 1–2 weeks following the partial mastectomy before definitive reconstruction. This ensures a clear margin and obviates the possibility of mastectomy.*
2. Schnitt SJ, Abner A, Gelman R, et al. The relationship between microscopic margins of resection and the risk of local recurrence in patients treated with breast conserving surgery and radiation therapy. *Cancer*. 1994;74:1746–1751. *One of the first studies to review local recurrence associated with extensive intraductal carcinoma managed with local excision and radiotherapy. It was demonstrated that BCT, in all patients with uninvolved margins, was a reasonable option for local control.*
3. Chapgar AB, Martin RC, Hagendoorn LJ, et al. Lumpectomy margins are affected by tumor size and histologic subtype but not by biopsy technique. *Am J Surg*. 2004;188:399–402.
4. Moore MM, Borossa G, Imbrie JZ, et al. Association of infiltrating lobular carcinoma with positive surgical margins after breast-conservation therapy. *Ann Surg*. 2000;231:877–882. *This study attempts to assess oncologic safety of lumpectomy based on tumor type. The incidence of positive margins was greater with infiltrating lobular carcinoma compared with the infiltrating ductal carcinoma.*
5. Kaur N, Petit JY, Rietjens M, et al. Comparative study of surgical margins in oncoplastic surgery and quadrantectomy in breast cancer. *Ann Surg Oncol*. 2005;12:539–545. *This study compares 30 patients following quadrantectomy with 30 patients following oncoplastic surgery. It was demonstrated that oncoplastic surgery adds to the oncologic safety of breast-conserving treatment because a larger volume of breast tissue can be excised with a wider negative margin.*
6. Giacalone PL, Roger P, Dubon O, et al. Lumpectomy vs. oncoplastic surgery for breast-conserving therapy of cancer. A prospective study about 99 patients. *Ann Chir*. 2006;131:256–261.
7. Kronowitz SJ, Feledy JA, Hunt KK. Determining the optimal approach to breast reconstruction after partial mastectomy. *Plast Reconstr Surg*. 2006;117:1–11. *The authors compared the results of immediate and delayed oncoplastic procedures using a tissue rearrangement, reduction mammaplasty, and flap techniques. It was demonstrated that immediate repair with tissue rearrangement and reduction had a lower risk of complications and better aesthetic outcomes than immediate repair with a latissimus dorsi flap.*
8. Losken A, Styblo TM, Carlson GW, et al. Management algorithm and outcome evaluation of partial mastectomy defects treated using reduction or mastopexy techniques. *Ann Plast Surg*. 2007;59:235–242. *This manuscript describes a treatment algorithm based on patient selection, diagnosis, tumor margins, and recurrence rates for management of the partial mastectomy defect. Reduction mammaplasty proved to be an excellent option in women with moderate to severe mammary hypertrophy.*
9. Anderson BO, Masetti R, Silverstein ML. Oncoplastic approaches to the partial mastectomy: an overview of volume displacement techniques. *Lancet Oncol*. 2005;145–157.
10. Clough KB, Lewis JS, Couturaud B, et al. Oncoplastic techniques allow extensive resections for breast-conserving therapy of breast carcinomas. *Ann Surg*. 2003;237:26–34. *In a prospective study of 101 patients, oncoplastic techniques and contralateral breast surgery allows for an extensive tumor resection resulting in favorable oncologic and aesthetic outcomes. Oncoplastic surgery is useful in extending the indications for breast-conserving therapy.*
11. Munhoz AM, Montag E, Arruda EG, et al. Critical analysis of reduction mammaplasty techniques in combination with breast conservation surgery for early breast cancer treatment. *Plast Reconstr Surg*. 2006;117:1091–1103.
12. Spear SL, Pelletiere CV, Wolfe AJ, et al. Experience with reduction mammaplasty combined with breast conservation therapy in the management of breast cancer. *Plast Reconstr Surg*. 2003;111: 1102–1109.
13. Veronesi U, Luini A, Galimberti V, et al. Conservation approaches for the management of stage I/II carcinoma of the breast: Milan Cancer Institute trials. *World J Surg*. 1994;18:70–75. *In this study from the Milan Cancer Institute, from 1973 to 1988, the authors demonstrated that reducing the extent of surgery from quadrantectomy to lumpectomy increases the risk of local recurrence by nearly three times, as does withdrawing radiotherapy.*
14. Amanti C, Moscaroli A, Lo Russo M, et al. Periareolar subcutaneous quadrantectomy: a new approach in breast cancer surgery. *G Chir*. 2002;23:445–449.
15. Losken A, Schaefer TG, Carlson GW, et al. Immediate endoscopic latissimus dorsi flap. *Ann Plast Surg*. 2004;53:1–5.
16. Gendy RK, Able JA, Rainsbury RM. Impact of skin sparing mastectomy with immediate reconstruction and breast sparing reconstruction with miniflaps on the outcomes of oncoplastic breast surgery. *Br J Surg*. 2003;90:433–439. *This study compares 57 skin sparing mastectomy patients with 49 oncoplastic surgery patients demonstrating that oncoplastic surgery with latissimus dorsi miniflaps had more favorable outcomes based on postoperative complications (14% vs 8%); further surgical interventions (12% vs 79%); nipple sensory loss (2% vs 98%); restricted activities (54% vs 73%); and cosmetic outcome by panel assessment.*
17. Rainsbury RM. Breast sparing reconstruction with latissimus dorsi miniflaps. *Eur J Surg Oncol*. 2002;28:891–895.
18. Kat CC, Darcy CM, O'Donoghue JM, et al. The use of the latissimus dorsi flap for the immediate correction of the deformity resulting from breast conserving therapy. *Br J Plast Surg*. 1999;52:99–103.
19. Levine JL, Soueid NE, Allen RJ. Algorithm for autologous breast reconstruction for partial mastectomy defects. *Plast Reconstr Surg*. 2005;116:762–767. *The authors describe the use of lateral thoracic flaps in the reconstruction of partial mastectomy defects with an emphasis on appropriate patient selection, algorithms, and technique.*
20. Munhoz A, Montag E, Arruda EG, et al. The role of the lateral thoracodorsal fasciocutaneous flap in immediate conservative breast surgery reconstruction. *Plast Reconstr Surg*. 2006;116: 1699–1710.

第 23.2 章

乳房缩小术和乳房上提固定术在部分乳房再造中的应用

Albert Losken, Alexandra M.Hart

概要

- 保乳手术的生存率与非保乳手术相当，而且能保持体形，提高生活质量，降低生理发病率，所以应用越来越广泛；
- 保乳术后外观欠佳的情况并不少见，这通常和乳房形状、肿瘤大小、肿瘤位置和术后放疗有关；
- 如果患者术后存在外观不佳的潜在风险，或标准乳房肿瘤切除术导致乳房畸形或明显不对称，应进行部分乳房再造。

简介

患者表现 / 选择

乳房较大或松垂的乳腺癌女性患者术后乳房外观欠佳的风险较高。对于这类患者，全乳再造往往比较困难。随着乳房切除术后局部缺损再造的普及，该类患者群体受益良多[1]。鉴于这些患者的乳房外形特点以及部分切除后残余乳房的组织量相对较大，乳房缩小术和乳房上提固定术是比较理想的修复方式。这种做法在过去 10 年中逐渐普及，已被证实是乳腺癌患者一种安全、可靠的选择[2-5]。

假设患者拟行保乳治疗，则采用肿瘤性缩乳术的主要目的是最大限度减少外观不佳的可能性。有了肿瘤性乳房缩小术，保乳术的适应证范围就能有所扩大，能纳入一些以往不适合接受保乳手术的女性患者。

肿瘤整形的目的是：

1. 避免保乳术后畸形；
2. 扩大保乳术的适应证范围，避免不必要的乳房切除术；
3. 保持乳房外形与对称度，并改善下垂症状；
4. 最大限度切除肿瘤，减少局部复发。

据报道，由于乳房外形、肿瘤大小、肿瘤位置和术后放疗等因素，女性在保乳术后外观不佳的概率高达 20%（图 23.2.1）[6]。传统观念认为，乳房较大的女性不适合保乳手术，因为术后安全性低，并发症多，美学效果差。巨乳症女性放疗后后遗症明显，远期来看，双乳对称性差。此外，由于放射剂量分布不均，辐射诱导的纤维化程度在乳房较大的女性中更为明显[7,8]。晚期放射性纤维化有 36% 发生于乳房较大的患者，3.6% 发生于乳房较小的患者。另外，乳房较大的女性往往需要更高的放射治疗剂量，从而导致并发症，对外观产生不利影响。

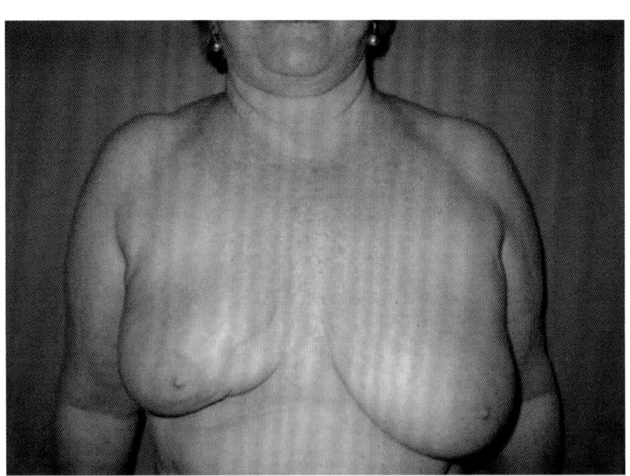

图 23.2.1 接受保乳手术的 42 岁女性患者，术中从内下象限被切除 20g 肿瘤组织。后续放疗 2 年后，患侧乳房的外形和大小均出现异常

对于乳房较大的女性，保乳术后的美学效果也会降低[9]。Clarke 等人在一份早期报告中指出，与 D 罩杯患者 50% 的满意度相比，保乳术后 A 罩杯患者满意度达 100%[10]。肿瘤位于中央或下象限的女性，由于肿瘤位置的原因，术后美学效果较差，尤其在皮肤组织被过度切除的情况下。与位于

其他象限的肿瘤相比，下象限肿瘤切除术后，乳房的美观度会降低 50%。过去，靠近乳晕的中央型乳腺肿瘤一直是保乳术的禁忌证，但依然能够用肿瘤整形技术行修复再造。在预测形态不良的可能性时，肿瘤与乳房的比率也是重要的影响因素之一。一般情况下，乳房切除部分超过 20% 时很可能会导致美学效果不佳[11]。

除了美学考虑之外，选择肿瘤整形技术还有助于解决肿瘤问题。现在，肿瘤较大或接受过新辅助化疗都被认为是利用肿瘤整形技术行保乳手术的合理适应证[12,13]。其他适应证还包括当外科医生考虑标准切除术可能切缘阴性时，根据最初的病理学或乳腺影像学结果，判断是否需要扩大切除。与标准切除术相比，肿块切除联合肿瘤整形技术有助于控制切除的边界(表 23.2.1)[9,14,15]。

表 23.2.1　肿瘤切除乳房整形手术的适应证

美学原因	肿瘤学原因
肿瘤 / 乳房比率高(>20%)	对切缘的安全性存在疑虑
肿瘤所在位置：中央、下方、内侧	需要扩大切除
乳房过大	不适合全乳房切除术联合再造(例如年龄、乳房大小)
肿瘤较大	患者希望接受保乳治疗
患者希望乳房变小	
乳房明显下垂或不对称	

手术方法

乳房重塑手术中，缩小组织缺损或提升乳房可改善乳房对称性和矫正放射治疗的不良影响。理想情况下，乳房缩小术中切除的标本内，可以包含肿瘤。对于中等至较大甚至下垂的乳房，切除肿瘤后保留足够的乳房组织，用于重塑外形。Masetti 等描述肿瘤切除乳房整形手术的四步设计法：①按照普通乳房缩小 / 上提固定术的设计，标记皮肤切口和组织切除范围；②切除后重塑组织；③重新定位乳头；④矫正对侧乳房，以提高对称度[16]。对于乳房较小、肿瘤位于下方、内侧或外侧象限的女性，垂直皮肤切口是合理的选择(图 23.2.2)。这种方法相对容易，因为肿瘤通常会作为内侧和外侧设计的一部分被切掉。

一般来说，Wise 模型的缩乳设计最通用，可用于再造乳房任何部位的部分乳房切除术后缺损。为保证乳头血运，选用的带蒂皮瓣类型取决于外科医生的个人倾向、患者的乳房大小和形状以及乳房缺损的位置。例如，乳房下极的带蒂皮瓣，可以用于修复除下极以外任何部位的乳房缺损(图 23.2.3)。有关带蒂皮瓣的创新应用通常是通过延长传统皮瓣的蒂部，或通过使用二次去表皮的真皮腺体蒂行自体组织填充术，修复乳房缺损。

与其他任何手术一样，为取得良好的效果，术前设计必不可少。由于术中有两个团队同时操作，团队之间的沟通至关重要。术前有良好的设计和妥善的标记，同样很关键。此外，与乳腺外科医生一起回顾患者的照片有助于预测缺损的部位和大小以及缺损相对于乳头和皮肤的关系。任何术前已有的不对称都要进行记录，以帮助医生判断每侧乳房切除的组织量。需在 Wise 模型标记的区域内进行切除，尽量不干扰事先拟定的乳头蒂。切除后需检查缺损形成的腔隙，评估缺损位置，及其与乳头、残余乳房组织的相对关系。然后在缺损腔隙内，采集额外的样本，用于石蜡病理检查。在样本上，用金属夹标记位置，以便定位和癌症预后监测。修复再造的目标包括：①保留性能良好的乳头；②修复缺损；③减小和重塑乳丘。通过去上皮和腺体剥离的方法，形成乳头和皮肤腺体蒂。一旦确定如何修复缺损部位，即切除剩余组织并重塑乳丘。少数情况下，可以利用原本要切除的组织，制成额外的真皮腺体蒂或腺体蒂，将自体组织旋转后，填充缺损。

肿瘤整形方法非常适用于乳房本来偏大、且肿瘤位于下象限的情况。可以采用象限切除术，切除象限内的皮肤和乳腺实质，再用上部或上内侧蒂重塑乳房。患者乳房中等大小、肿瘤位于下极时，如有必要，可以通过常用的垂直切口，连同皮肤一并切除。将蒂设计在上方，折叠软组织，重塑乳房形态。同时，健侧行垂直切除乳房缩小术(图 23.2.2)。对于上象限的肿瘤，只要切除后的缺损位于皮下，就可以进行修复(肿块切除术型)。自体局部组织填充技术，已成为修复死腔和保持形状的普遍术式。采用下蒂或内侧蒂，可在不损害乳头活力的情况下，安全切除位于乳房上半球的肿瘤。当残留组织不足以在上极维持所需的丰满度时，需要对软组织重新塑形。然而，当乳房上半部皮肤也需要切除时，这样的重塑技术是不够的。外侧或外上象限缺损，可以用内上蒂皮瓣，行软组织重塑。这种修复方式更适用于肿块切除后的缺损修复，当皮肤与肿瘤一起切除时，应用就比较困难。对于乳房中等下垂的女性，上、内侧皮瓣可以往下延伸至乳房下皱襞，作为自体组织，旋转后填充外侧空腔。接着，以常规方式扇形折叠垂直的柱状组织，以保持外形。如果在 Wise 模型标记的上方去除组织，通常需要皮瓣修复。在巨乳症女性患者中，即使肿瘤位于 Wise 模型标记的上方，仍可用下蒂皮肤替代缺失的乳房皮肤，进行修复再造。

过去，中央部位的肿瘤一直是保乳术的相对禁忌证。然而，随着肿瘤切除乳房整形手术在巨乳症女性中的应用，肿瘤和乳头乳晕复合体可以被扩大切除，并用多种技术修复重建。类似巨乳缩小技术，可以用倒 T 法重塑乳房突度。随后，视情况选择合适的技术重建乳头。如果肿瘤位于更上方或外侧，也可以选择椭圆形切除乳房皮肤、乳头和软组织的中央部分，并镜像对健侧乳房行缩小手术，以获得对称的效果。第三种选择是在皮肤腺体蒂上保留皮岛，旋转后修复中央缺损，以保留外形和行乳头重建。术前根据乳房大小，在乳房上标记倒 T 形或垂直切口线，皮岛由下方或内侧转入(图 23.2.4)。

至于保乳术后的修复再造，还可以选用乳房上提固定术[17]。如果选用双环法乳房固定术，可以通过乳晕缘切口切除部分乳房，这对于在乳房上部或外侧节段性分布的肿瘤适用。蝠翼式乳房固定术涉及乳头乳晕复合体中央或邻近乳房深部病变的全层切除。采用 2 个类似的半圆形切口，

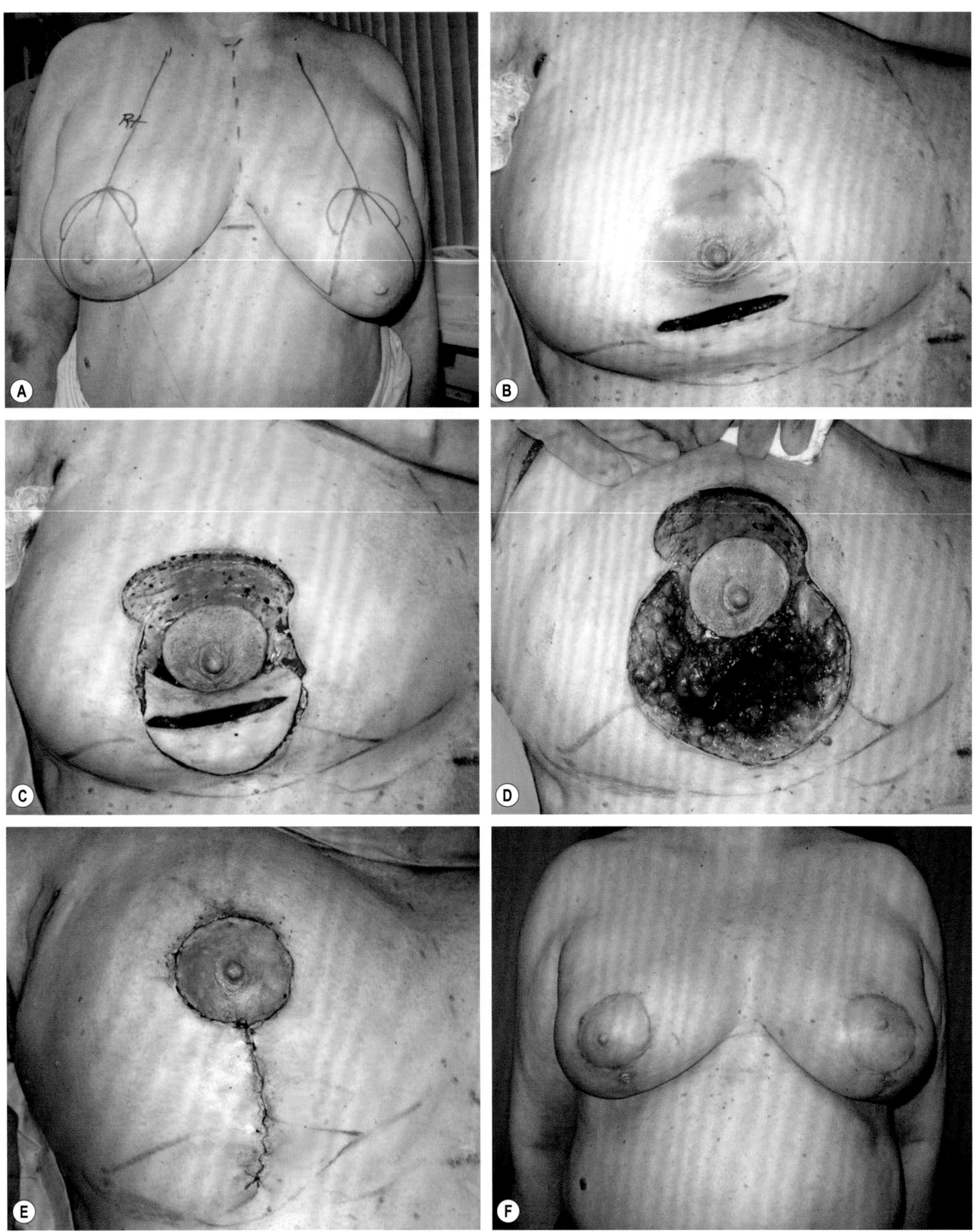

图 23.2.2 (A~F) 53 岁女性患者，乳房不对称，乳房下极浸润性导管癌。行乳房肿块切除术(65g)，肿瘤位于缩乳手术的切除标本内，额外送检 30g 组织，并且行上蒂乳房上提固定术。在健侧行类似手术，去除约 110g 组织量。早期结果显示，乳房的对称性和形状都有改善

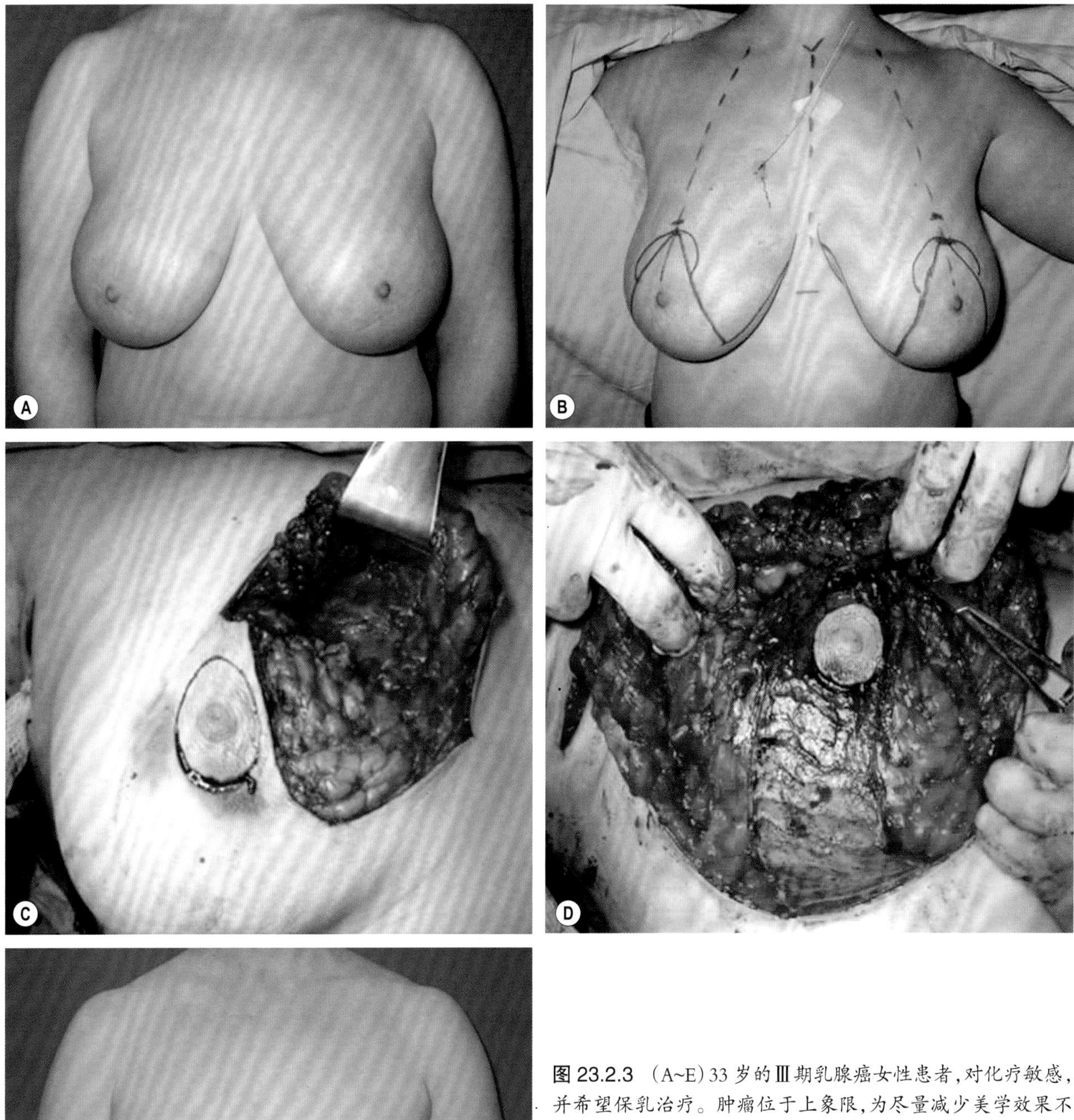

图 23.2.3 （A~E）33 岁的Ⅲ期乳腺癌女性患者，对化疗敏感，并希望保乳治疗。肿瘤位于上象限，为尽量减少美学效果不佳的可能性，切除了 100g 乳房肿块，同时行双侧乳房缩小术。左侧去除的组织量，包括送检标本，总重 250g，右侧 150g。用下蒂法复位乳头，修复缺损。右侧乳房放疗后 1 年，双乳对称度良好

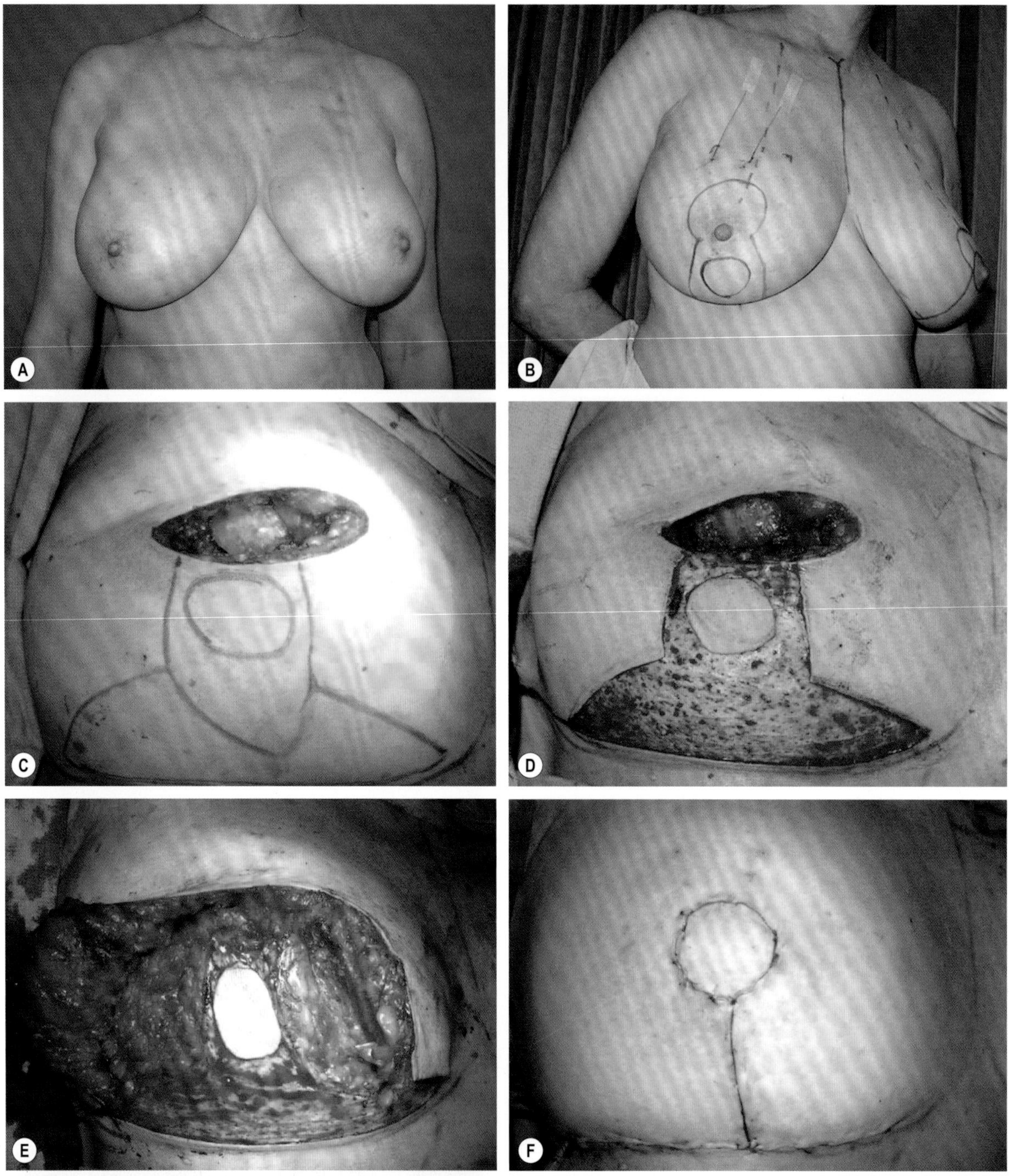

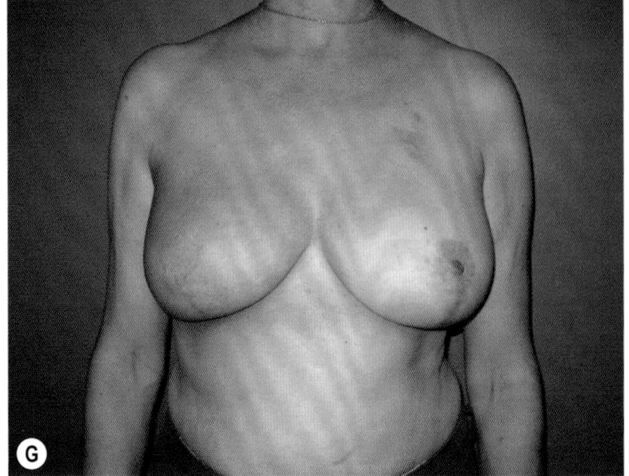

图 23.2.4 (A~G)该患者不接受保留皮肤的乳房切除联合乳房再造手术。尽管肿瘤位于乳晕下，仍选择保乳手术。因为肿瘤距乳头乳晕太近，行部分乳房切除术的同时，还切除了乳头乳晕复合体。选择下蒂皮瓣，在适当的位置设计皮岛，以代替乳头乳晕。G 为放疗结束后 9 个月，乳头乳晕复合体重建之前的外观

在乳晕两侧均有成角的翼状切口设计，这让乳腺组织得以推进，闭合缺损。为了对称，通常在对侧行类似的镜像切除。对于较大的象限切除后缺损，特别是如果位于乳头上方，可以采用蝠翼式乳房固定术或椭圆形切口，在肿瘤切除的同时，保留或改善下垂乳房的形状和高度。这样可以切除足够的乳房皮肤和组织，以改变乳房的大小和乳头的位置，因此，偶尔需要类似的对侧提升术，以实现改善双侧对称度的目的。

如果接受肿瘤切除乳房整形手术，通常所有患者都要采用相同的技术，缩小健侧乳房，以达到双侧对称的目的。此外，如果患者适用于保乳手术，且有多个区域需要切除，只要有足够的残余组织，就可以用相似的方式行组织重塑。对侧乳房的大小，通常控制在比患侧小 10% 左右的范围，因为要考虑到患侧乳房术后放疗造成的纤维化。如果存在不对称的情况，只有不到 10% 的患者可能需要在完成放疗后对健侧乳房行小幅修整。

优势

尽管使用肿瘤切除乳房体积缩小技术的初衷是改善外观，但术后效果表明它还有其他优势。已被证实的是，肿瘤整形术扩大了保乳手术的适应证，例如肿瘤大于 4cm、局部晚期癌症和术前接受过新辅助化疗[12]。此外，晚期乳腺癌患者也能用这一技术行保乳治疗。

在行肿瘤性乳房缩小术的患者中，切除的组织量显著更多。Clough 等已证实，在超过 101 例这类手术患者中，平均标本重量达到 222g[3]。近期一项 meta 分析表明，与传统单纯保乳术 50g 左右的切除量相比，这些患者的平均切除量超过 200g[9]。扩大切除可以提高切缘肿瘤的清除率。尽管缺乏两组患者的随机对照数据，回顾性研究显示，肿瘤整形组切缘阳性的发生率显著低于单纯保乳组。Kaur 等进行了一项前瞻性试验，对单纯象限切除术（n=30）和象限切除结合修复再造术（n=30）进行比较。结果显示，肿瘤再造组的肿瘤切除组织量更大（200g vs. 118g；P=0.16），切缘阳性率更低（16.7% vs. 43.3%；P=0.5）[15]。还发现，导管原位癌（DCIS）在单独象限切除术组中更普遍。这在一定程度上，能够解释出现前述差异的原因。Giacalone 等开展了一项类似的前瞻性对比研究，比较单纯象限切除术（n=43）和象限切除结合修复再造（n=31）。作者发现，在肿瘤整形组中，67% 切缘距离肿瘤边缘≥5mm；而在单纯象限切除组中，42% 的患者切缘≥5mm（P=0.3）[4]。Losken 等的研究表明，选择肿瘤切除乳房整形手术，切缘阳性率更低（24.1% vs. 41.0%；P=0.01），手术再切除率降低（12.0% vs. 25.9%；P=0.01），切缘距离肿瘤边缘更远（4.3mm vs. 2.8mm；P=0.01）[14]。近期一项 meta 分析显示，侵袭性和原位乳腺癌的切缘阳性率从单纯保乳组的 21% 降低到肿瘤整形组的 12%[9]。这对癌症复发的长期影响还有待观察。

对于巨乳症的女性患者而言，与其保留皮肤乳房切除术（SSM）联合即刻再造，不如选择更为易行的乳房缩小术[14]。与传统全乳房再造手术相比，肿瘤性乳房体积缩小术后并发症的发生率更低（22% vs. 50%），而且没有供区并发症，住院时间更短（0.87d vs. 3.5d），额外手术操作更少（2.5 vs. 5.8）。此外，患者随访报告显示，当保乳术联合使用肿瘤切除乳房整形手术时，患者的生活质量和自尊心均得以改善[18]。考虑到乳房缩小术会带来许多功能和心理上的优势，女性对体形的满意度增加，术后穿着性感服装的意愿增强，在伴侣那里能维持良好的女性形象，选择肿瘤切除性乳房体积缩小手术就不足为怪了[19]。

采用这种方法，还允许对同侧和对侧乳腺组织进行额外的采样。偶尔，从中能发现其他乳腺病变。通过切除额外的乳腺组织，可以降低潜在的癌症风险[20]。

手术时机

肿瘤性乳房缩小术最好在肿瘤切除时、放疗前进行。在初始切除术中维持乳房的形态，比放疗后再修复再造更容易。根据作者自己的经验，与放射治疗后行缩小手术相比，放射治疗前应用肿瘤切除性乳房体积缩小技术，能显著减少并发症的发生率（21% vs. 57%；P<0.001）[21]。Kronowitz 等[22]也得到了相似的结果（24% vs. 50%）。即刻再造的主要顾虑是可能出现切缘阳性。一旦出现就需行再次切除手术。如果切缘状况不确定，可以考虑两步法再造术（图 23.2.5），推迟再造过程，直至确认切缘阴性。这样在即刻再造的时候，就能确保切缘阴性。不过，缺点是需要 2 次手术。我们的做法是，选择合适的患者，辅以空腔采样，以将切缘阳性率最小化。根据我们的临床经验，在肿瘤缩小手术失败的病例中，切缘阳性风险较高的女性患者通常小于 40 岁、患有广泛型导管原位癌[23]。其他可能降低切缘阴性率的因素是浸润性小叶癌、既往化疗或多病灶肿瘤。

对某些患者而言，修复再造前最好能确认切缘情况。术前乳腺影像（即核磁共振、超声或乳腺钼靶）通常有助于确定肿瘤范围，以指导切除方式的选择。术中空腔采样，是另一种减少切缘阳性率和再次切除率的方法。在肿瘤切除术中，将各切缘送病理检查，可以最大程度减少再次切除的可能性。采用这一技术，Cao 等发现，首次切除术后切缘阳性的患者中，有 60% 最终切缘状态为阴性[24]。导致切缘假阳性的潜在因素包括墨水渗入标本裂缝（由墨水过量引起）、肿瘤脆性导致肿瘤内渗入墨水以及用于 X 线照片和回缩伪影的标本处理。其他术中确认步骤包括对浸润性癌的标本行放射学检查或术中冰冻病理切片。

切缘阳性的处理

如果在乳房整形术中，最终病理结果显示肿瘤标本的切缘阳性，并且肿瘤周围的其他实质未被切除干净，通常有两种选择：行全乳房切除术或再次切除术。当应用肿瘤整形技术，广泛切除肿瘤后切缘仍呈阳性时，根据病变性质，通常需要行全乳房切除术，而不是再次切除。全乳房切除后再造术几乎没有缺点，因为健侧已行改善对称性的手术

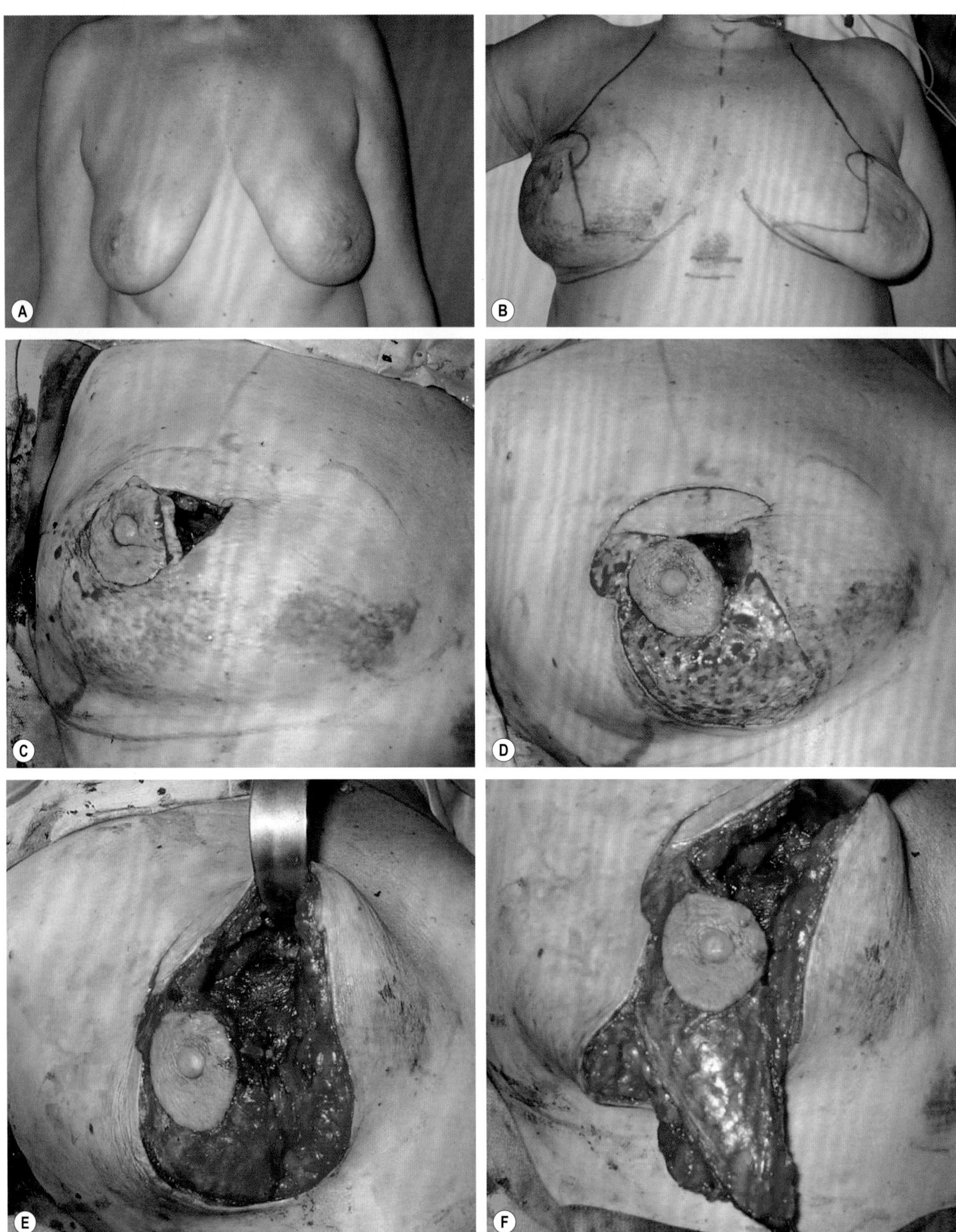

图 23.2.5 （A~I）40 岁女性，乳房中等大小且下垂，希望能保留乳房。因右乳内侧为导管原位癌，考虑到肿瘤安全性的因素，决定行两步法再造术，直至确定切缘阴性。术中右乳内侧切除 50g 组织。设计上外侧蒂皮瓣，一直延伸到胸壁，然后将皮瓣旋转，充填至内侧缺损处，对内、外侧柱进行折叠。为提高双侧乳房对称度，切除 65g 健侧乳房组织。结果显示，放射治疗后双侧乳房的水肿程度及大小都有差异。术后 1 年，双侧乳房外形和对称度良好

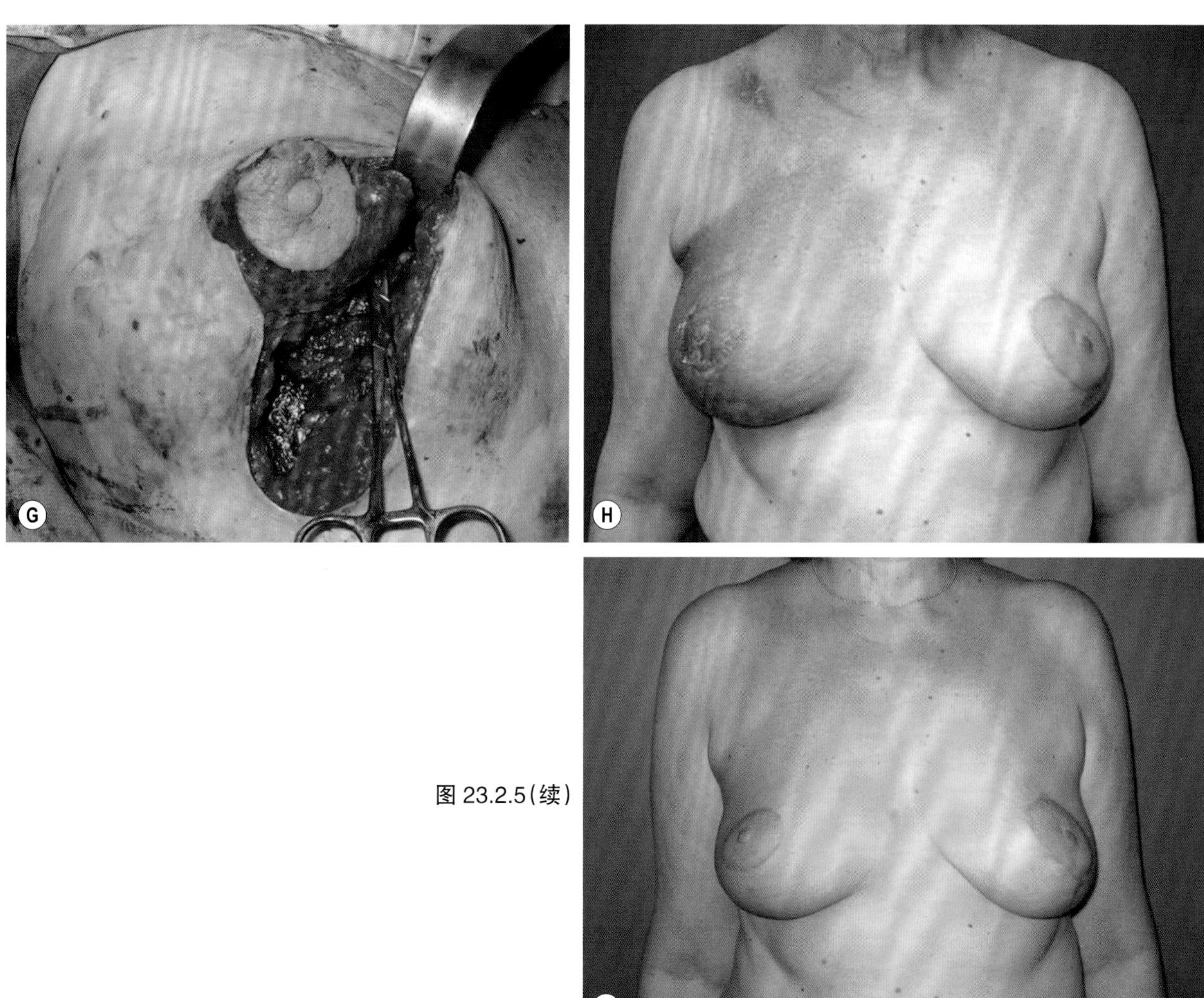

图 23.2.5（续）

（图 23.2.6）。此时，皮肤的切除也已完成，再造较小的乳房变得更为容易。当肿根据患者的情况，如果需要再次切除，需要肿瘤外科医生和再造外科医生联合手术，因为初次手术可能已经改变了腔隙的结构。如果能在初次切除术中，妥善修整腔隙，有助于再次切除，以及指导术后监测，或决定是否需要加用放疗。

效果

重要的是，肿瘤切除乳房整形手术的并发症不应干扰辅助治疗的开展。一项 meta 分析显示，肿瘤整形组的平均并发症发生率为 16%，并且辅助治疗的开展未受影响[9]。额外的手术操作必然会增加并发症的发生，其中大部分都比较轻微。一些大样本的系列研究报告了并发症的发生率，如伤口愈合延迟（3%~15%）、脂肪坏死（3%~10%）和感染（1%~5%）[18,21,22]。在一项迄今样本量最大（n=540）的肿瘤切除乳房整形手术研究中，并发症发生率为 16%[5]。作者发现，肿瘤患者因严重并发症需要手术干预的比率约 3%。在单纯保乳手术的报道中，并发症极少被提及。但是，一项单纯保乳手术的大样本研究（n=714）报道显示，并发症的发生率达 24%[25]。尽管实际比率可能更高，但尚无研究表明肿瘤整形术后的并发症会对患者的肿瘤治疗造成负面影响。选择肿瘤整形技术时，要选择合适的技术，筛选合适的患者，以尽量减少并发症的发生率。处理远期并发症，有时需要二次手术干预。这通常与美学效果、放疗后的变化或肿瘤复发有关。

提高术后乳房的美观度，是越来越多选择肿瘤切除乳房整形手术的主要驱动力之一。肿瘤切除乳房整形手术的适应证大多与预测高风险患者和尽量减少不良美学效果有关。不过，这一手术并不能预防或逆转放射治疗的影响。鉴于大多数患者都需要接受放射治疗，且不良效果会持续存在，需要对辅助治疗后乳房外形和对称性的变化进行长期评估。Iwuchukwu 等回顾了肿瘤切除乳房整形手术的文献，总结术后外观不佳的发生率为 5%~14%[26]。最近有一项旨在评价美学效果和患者满意度的 meta 分析，发现单纯应用保乳术的患者，总体满意度为 80%，而接受肿瘤性乳房缩小术的患者，总体满意度为 90%。患者不满意与术后并发症和乳房不对称有关[25]。在肿瘤整形组，满意度 90% 可以理解，因为治疗的都是自主选择的、美学效果差的高危患

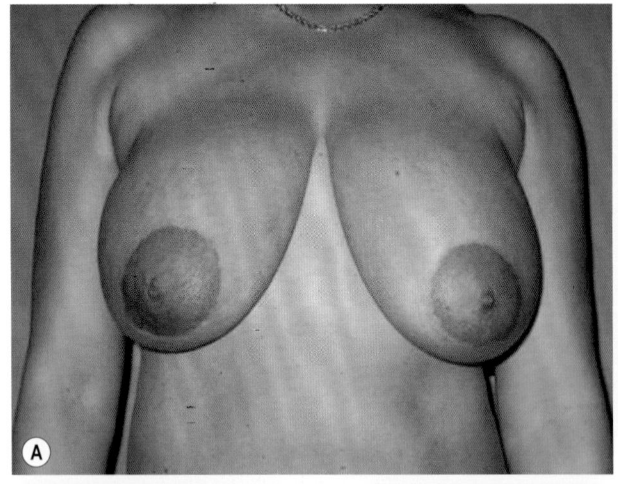

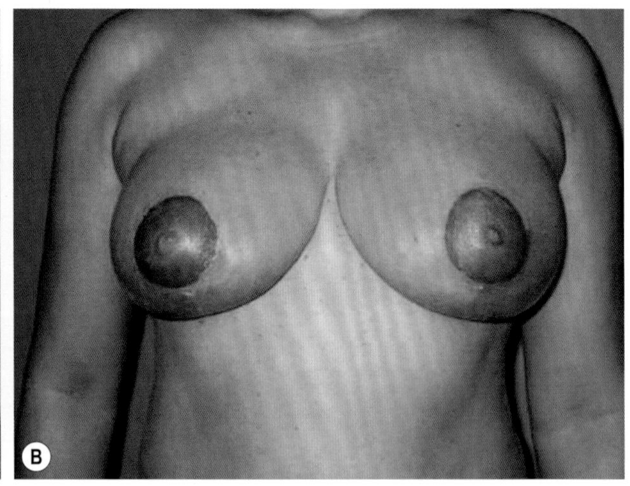

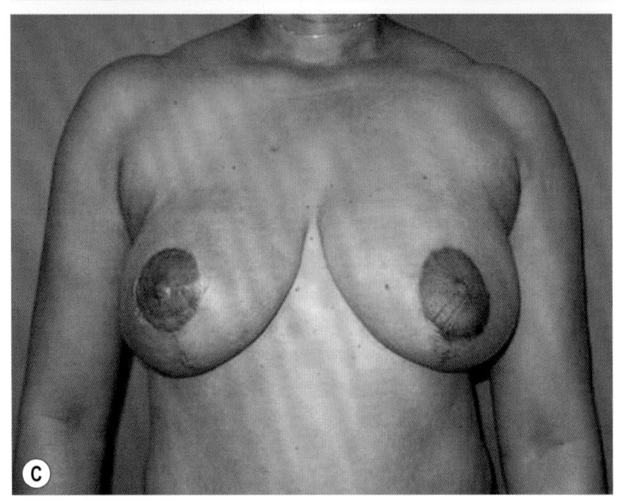

图 23.2.6 (A~C)43 岁女性，右侧乳腺癌患者，用肿瘤切除性乳房体积缩小手术行部分修复再造。肿块切缘阴性，但是，在右侧额外切除的组织中发现导管原位癌。术中决定行右侧保留皮肤的乳房切除术，同期行背阔肌肌皮瓣联合假体置入的乳房再造手术

者。通过即刻再造，可以纠正肿瘤切除手术后继发的组织缺损。但是，放射治疗的不良反应会持续存在，尽管可能不太明显。

局部复发率是一项重要的评价指标。大部分综述文献显示，随访时间中等(最长为 4.5 年)，局部复发率从每年 0~1.8% 不等[27]。精算的 5 年局部复发率在 8.5%~9.4%。为进一步评价肿瘤学结果，需要更长期的研究。迄今为止，相关研究中样本量最大为 540 例，在高肿瘤 / 乳房体积比率的女性中，应用肿瘤切除乳房整形手术，能取得令人满意的最终结果，5 年并发症发生率(16%)较低，1 年(97.7%)和 5 年(90.3%)时美学效果良好，5 年局部复发率(6.8%)和总生存率(92.9%)都能令人接受。根据我们自己的一项研究，导管原位癌和浸润性癌患者接受肿瘤切除乳房整形手术，5 年同侧乳腺肿瘤控制率分别为 91% 和 93%[28]。

二次手术不常见，通常是为了矫正远期大小或形状的偏差。尽管肿瘤切除乳房整形手术能最大限度降低外观不佳的可能性，放射治疗的影响还是会持续存在，并随时间的推移，影响外观变化。在大多数情况下，建议在放射治疗结束后至少 1 年再考虑修复手术。即使急性放射性变化(例如红斑、皮肤破损、烧伤)和组织水肿已经消退，也必须保护原有的组织平面和血供。如有可能，应将修复降至最低限度，因为乳房仍然受过放疗，同样有相关风险。

术后护理监测

术后护理监测最初与额外的组织重塑操作、瘢痕形成以及乳腺结构破坏有关，这些问题可能会影响筛查和发现乳腺癌复发。这种目的有其合理性，坚持适当的监测和加强学科间沟通将减少这些情况的发生。术后监测有 3 种主要方式：体格检查、钼靶检查和组织病理检查。重要的是，团队的所有成员都应了解各种手术要素。因为复发率的差异可能取决于再造的类型和技术的选择。在作者任职的机构，有一项研究证实，与单独接受保乳术的患者相比，对于接受肿瘤性乳房缩小手术、修复局部乳房的患者，钼靶也是一项敏感的筛查工具[29]。在平均时长为 6 年的随访期间，两组的定性钼靶结果相似。但是，与保乳组相比，肿瘤整形组的钼靶稳定时间相对有延长的趋势，分别为 25.6 个月和 21.2 个月。这意味着肿瘤整形组的患者可能需要更长的时间，才能在钼靶检查中发现疑似为恶性病变的征象。该发现的临床意义有待观察。想要钼靶阅片准确，医生需要熟悉随时间推移，组织变化在影像资料中的表现，并应将不同时间的钼靶结果相互比对来看。在为这些患者设计最合适的监测方案时，需要考虑这些数据。

随着技术的进步，超声、核磁等其他影像学技术可能会

更加普及。微小钙化和脂肪坏死区易于识别，尚未发现它们能对术后监测造成干扰。尽管常规组织取样不推荐用于筛查，临床有任何疑虑时，都需要考虑针吸细胞学检查、穿刺活检或手术活检，以排除恶性肿瘤的可能。接受部分乳房再造的患者可能会增加组织取样量。根据作者的系列研究，在平均时长为 7 年的随访期内，肿瘤整形组有 53% 的患者，单纯保乳术组有 18% 的患者需要持续对组织取样。相反，Piper 等的一份报告显示，在术后 5 年内，保乳手术组与肿瘤整形组中年龄相仿的女性，因钼靶检查结果异常而需要活检的人数和活检率并无显著差异[30]。尽管这些结果通常都是良性，再造术后的额外瘢痕在临床上还是可能会引起怀疑。这就是部分乳房再造术后，患者需要更多活检的原因。

结论

处理乳房肿块切除术与象限切除术导致的继发组织缺损时，或者分别由两个团队合作和一位外科医生治疗时，细节有所不同，但原则一致。使用肿瘤切除性乳房体积缩小技术的优势已经被充分证实，并将在未来继续获得普及和接纳。乳腺癌女性患者除了已有的众多选择之外，从此又多了一个更易接受的新方法。需要针对手术的结果，就功能、肿瘤学和美学等方面作批判性评价，以建立安全有效的实践指南，最大限度地提高肿瘤学安全性。

参考文献

1. Losken A, Hamdi M. Partial breast reconstruction: current perspectives. *Plast Reconstr Surg*. 2009;124:722–736.
2. Chakravorty A, Shrestha AK, Sanmugalingam N, et al. How safe is oncoplastic breast conservation? Comparative analysis with standard breast conserving surgery. *Eur J Surg Oncol*. 2012;38:395–398.
3. Clough KB, Lewis JS, Couturaud B, et al. Oncoplastic techniques allow extensive resections for breast-conserving therapy of breast carcinomas. *Ann Surg*. 2003;237:26–34.
4. Giacalone PL, Roger P, Dubon O, et al. Comparative study of the accuracy of breast resection in oncoplastic surgery and quadrantectomy in breast cancer. *Ann Surg Oncol*. 2007;14:605–614.
5. Fitoussi AD, Berry MG, Famà F, et al. Oncoplastic breast surgery for cancer: analysis of 540 consecutive cases [outcomes article]. *Plast Reconstr Surg*. 2010;125:454–462.
6. Matory WE Jr, Wertheimer M, Fitzgerald TJ, et al. Aesthetic results following partial mastectomy and radiation therapy. *Plast Reconstr Surg*. 1990;85:739–746.
7. Zierhut D, Flentje M, Frank C, et al. Conservative treatment of breast cancer: modified irradiation technique for women with large breasts. *Radiother Oncol*. 1994;31:256–261.
8. Brierley JD, Paterson IC, Lallemand RC, et al. The influence of breast size on late radiation reaction following excision and radiotherapy for early breast cancer. *Clin Oncol (R Coll Radiol)*. 1991;3:6–9.
9. Losken A, Dugal CS, Styblo TM, et al. A meta-analysis comparing breast conservation therapy alone to the oncoplastic technique. *Ann Plast Surg*. 2014;72:145–149.
10. Clarke DH, Lê MG, Sarrazin D, et al. Analysis of local-regional relapses in patients with early breast cancers treated by excision and radiotherapy: experience of the Institut Gustave-Roussy. *Int J Radiat Oncol Biol Phys*. 1985;11:137–145.
11. Cochrane RA, Valasiadou P, Wilson AR, et al. Cosmesis and satisfaction after breast-conserving surgery correlates with the percentage of breast volume excised. *Br J Surg*. 2003;90:1505–1509.
12. Regaño S, Hernanz F, Ortega E, et al. Oncoplastic techniques extend breast-conserving surgery to patients with neoadjuvant chemotherapy response unfit for conventional techniques. *World J Surg*. 2009;33:2082–2086.
13. Clough KB, Acosta-Marín V, Nos C, et al. Rates of neoadjuvant chemotherapy and oncoplastic surgery for breast cancer surgery: a French national survey. *Ann Surg Oncol*. 2015;22:3504–3511.
14. Losken A, Pinell-White X, Hart AM, et al. The oncoplastic reduction approach to breast conservation therapy: benefits for margin control. *Aesthet Surg J*. 2014;34:1185–1191.
15. Kaur N, Petit JY, Rietjens M, et al. Comparative study of surgical margins in oncoplastic surgery and quadrantectomy in breast cancer. *Ann Surg Oncol*. 2005;12:539–545.
16. Masetti R, Pirulli PG, Magno S, et al. Oncoplastic techniques in the conservative surgical treatment of breast cancer. *Breast Cancer*. 2000;7:276–280.
17. Anderson BO, Masetti R, Silverstein MJ. Oncoplastic approaches to partial mastectomy: an overview of volume-displacement techniques. *Lancet Oncol*. 2005;6:145–157.
18. Veiga DF, Veiga-Filho J, Ribeiro LM, et al. Quality-of-life and self-esteem outcomes after oncoplastic breast-conserving surgery. *Plast Reconstr Surg*. 2010;125:811–817.
19. Hart AM, Pinell-White X, Egro FM, et al. The psychosexual impact of partial and total breast reconstruction: a prospective one-year longitudinal study. *Ann Plast Surg*. 2015;75:281–286.
20. Munhoz AM, Gemperli R, Filassi JR. Occult carcinoma in 866 reduction mammaplasties: preserving the choice of lumpectomy. *Plast Reconstr Surg*. 2011;128:816–818.
21. Egro FM, Pinell-White X, Hart AM, et al. The use of reduction mammaplasty with breast conservation therapy: an analysis of timing and outcomes. *Plast Reconstr Surg*. 2015;135:963e–971e.
22. Kronowitz SJ, Kuerer HM, Buchholz TA, et al. A management algorithm and practical oncoplastic surgical techniques for repairing partial mastectomy defects. *Plast Reconstr Surg*. 2008;122:1631–1647.
23. Losken A, Styblo TM, Carlson GW, et al. Management algorithm and outcome evaluation of partial mastectomy defects treated using reduction or mastopexy techniques. *Ann Plast Surg*. 2007;59: 235–242.
24. Cao D, Lin C, Woo SH, et al. Separate cavity margin sampling at the time of initial breast lumpectomy significantly reduces the need for reexcisions. *Am J Surg Pathol*. 2005;29:1625–1632.
25. Waljee JF, Hu ES, Newman LA, et al. Correlates of patient satisfaction and provider trust after breast-conserving surgery. *Cancer*. 2008;112:1679–1687.
26. Iwuchukwu OC, Harvey JR, Dordea M, et al. The role of oncoplastic therapeutic mammoplasty in breast cancer surgery–a review. *Surg Oncol*. 2012;21:133–141.
27. Spivack B, Khanna MM, Tafra L, et al. Margin status and local recurrence after breast-conserving surgery. *Arch Surg*. 1994;129:952–957.
28. Eaton BR, Losken A, Okwan-Duodu D, et al. Local recurrence patterns in breast cancer patients treated with oncoplastic reduction mammaplasty and radiotherapy. *Ann Surg Oncol*. 2014;21:93–99.
29. Losken A, Schaefer TG, Newell M, et al. The impact of partial breast reconstruction using reduction techniques on postoperative cancer surveillance. *Plast Reconstr Surg*. 2009;124:9–17.
30. Piper M, Peled AW, Price ER, et al. Mammographic changes after oncoplastic reduction mammoplasty. *Ann Plast Surg*. 2015; doi:10.1097/SAP.0000000000000484.

第 23.3 章

带蒂游离皮瓣在肿瘤切除乳房整形手术中的应用

Moustapha Hamdi and Jana Van Thielen

概要

- 保乳手术适用于大多数早期乳腺癌；
- 肿瘤切除乳房整形手术的多学科联合治疗是保乳手术的金标准；
- 带蒂皮瓣适用于肿瘤 / 乳腺体积比率较高的患者；
- 对于符合适应证的患者，可以用带蒂皮瓣局部乳房再造术替代乳房切除术；
- 利用带蒂皮瓣行部分乳房再造时，至关重要的一点是矫枉过正；
- 保留肌肉的背阔肌皮瓣或穿支皮瓣，都是皮瓣技术的首选；
- 为达到双侧乳房对称的远期效果，可能需要行脂肪移植和对侧乳房重塑。

简介

- 保乳手术联合肿瘤切除和放疗，是乳腺癌治疗中的重要组成部分。患者的生存率与单纯乳房切除术相当；
- 象限切除术或部分乳房切除术提供了更广泛、安全的切除边界，有效降低了局部肿瘤复发率；
- 为避免保乳术后乳房形态出现异常，大部分实施象限切除的病例，都需要行部分乳房再造；
- 所有需要部分乳房再造的病例，均应采用多学科联合治疗的方法；
- 中小体积的乳房行部分乳房再造时，局部皮瓣最为常用；
- 利用带蒂穿支皮瓣行部分乳房再造，不仅能提供足够的体积支持，还能尽量减少供区并发症的发生。

历史回顾

乳腺部分切除术包括象限切除术和肿块切除术。在象限切除术中，广泛切除肿瘤周围 1~2cm 甚至更多的健康组织，包括腺体表面的皮肤及其下深筋膜，以保证肿瘤周边手术切缘的干净。在乳房肿块切除联合放疗的乳腺癌患者中，5 年复发率要高于象限切除联合放疗的患者(8.1% vs. 3.1%)[1]。已有研究证实，切除体积 <60cm[3]会增加 45 岁以下女性局部复发的相对风险[2]。

象限切除或肿块切除与部分乳房再造的组合，即所谓的“肿瘤整形外科”，被认为是当今乳腺癌手术治疗的一大进步。肿瘤整形外科于 1993 年问世，专注于肿瘤切除和乳房美观的恢复，即通过部分乳房再造技术，最大限度地减少潜在乳房畸形的发生[3]。“肿瘤整形外科”一词的具体含义，取决于相应的学科背景[4]。在整形外科领域，它指代的是应用局部或远位皮瓣等组织替代技术修复大面积乳房切除术后的组织缺损。

基础科学

对于早期浸润性乳腺癌患者而言，乳房部分切除术联合放疗，即保乳手术联合乳房放射治疗，已取代改良乳房全切术，成为医生倾向于选择的治疗方法。在Ⅰ期或Ⅱ期乳腺癌患者中，部分乳房切除术联合放疗的 5 年生存率与单纯乳房切除术相比无统计学差异[5,6]。诊断为早期浸润性乳腺癌的女性，乳房肿瘤切除联合放疗的结果与改良根治术相同[7]。

需要指出的是，对于接受保乳手术联合放疗的患者而言，手术切缘的肿瘤病理结果对局部复发率影响最为显著。在手术切缘存在导管原位癌的患者中，有 40%~82% 的再切除标本可检测出残余导管原位癌。检出率与切缘距离肿瘤边缘的距离有关：相距 1mm，约 41% 存在肿瘤残留；相距 1~2mm，概率为 31%；相距 2mm，降为 0[5]。最近有一项 meta 分析得出的结论是，切缘范围广泛时，效果明显优于切缘范围较小的情况[8]。

Losken 等在最近的 meta 分析中指出，与单纯保乳手术 (21%) 相比，肿瘤切除乳房整形手术后的切缘阳性率更低 (12%)[9]。

局部肿瘤复发的风险取决于以下因素：肿瘤边界、肿瘤细胞的组织学分级、放射治疗和患者年龄。大多数局部复发都发生在最初的肿瘤切除部位(57%~88%)或同一乳房象限内(22%~28%)。一般情况下，在肿瘤切除术后结合放疗的前 10 年内，复发率为每年 1.4%。乳腺癌复发的治疗方法通常是乳房切除术[10]。因此，目前更推荐切除范围更广的手术方式，即肿瘤及周边更多正常组织(象限切除术或部分乳房切除术)一同切除。但是，这样可能会破坏乳房的美学形态。

部分乳房再造已经成为越来越多患者的首选方案。采用该技术，可以在保证肿瘤安全性的前提下，行局部切除术，避免了广泛切除联合即刻再造术后并发症发生率更高的风险。

本章讨论了局部皮瓣在部分乳房再造中的应用。

诊断 / 患者表现

采用部分乳房切除术还是全乳切除术治疗乳腺癌，是由肿瘤治疗原则来决定的。如果两种治疗方案在肿瘤治疗效果上相同，应让患者积极参与决策过程，以最大限度地提高患者对治疗的满意度。

某些情况下，保乳手术可能比全乳房切除术更适合，尤其是乳腺癌早期的患者，因为术后大部分乳房组织得以保留。而且，保乳手术比乳房切除术创伤更小。大多数早期乳腺癌(T1 和 T2 期伴或不伴淋巴结转移)适用于保乳手术；然而，也有例外。已知的禁忌证是复发概率高的患者，尤其是那些多病灶的患者、妊娠或有胶原血管病的患者、既往有放射治疗史的患者[11]。相对禁忌证是继发乳腺癌(*BRCA* 突变)风险高的患者和术后美学效果差的患者，例如肿瘤 / 乳房比率高、肿瘤位于内侧和下方以及需要切除乳头和乳晕复合体。

10%~30% 的患者对部分切除加放疗后的乳房外观不满意[12]。尽管原因可能不同，但促使患者在部分乳房切除术后寻求矫正手术的原因多是双侧乳房体积差异、乳房轮廓畸形和乳头位置不正[13]。小体积(A 或 B 罩杯)乳房切除 15%~20% 以上的乳腺实质以及较大的乳房切除 30% 以上，都将造成体积缺失和双侧不对称。此外，放射治疗使乳房皱缩，先引起乳房水肿和皮肤红斑，后造成软组织纤维化、回缩、被覆皮肤萎缩、色素沉着、色素脱失和毛细血管扩张。放疗的远期影响难以预测，但似乎会在放疗后 1~3 年趋于稳定[14,15]。

撰写本章不是为了扩展保乳术的适应证，而是为了阐明部分乳房再造的复杂性，优化再造手术的设计，并指出在乳腺癌整形手术中应用局部皮瓣的重要性。

患者选择

乳腺癌整形手术的成功取决于肿瘤的大小、癌肿的位置以及为达到切缘干净的效果所需切除组织相对于乳房整体的体积比率。在局部肿瘤扩大切除后部分乳房再造的病例中，肿瘤切除乳房整形手术的价值尤其突出。

整形技术的选择取决于多种因素，包括扩大切除的范围、手术时机的选择、乳房的大小、肿瘤的位置以及患者的意愿。

再造类型

部分乳房再造的技术有两种基本类型：组织移位和组织替代。

1. 组织移位是指将较大的局部乳房皮瓣推进、旋转或移位到较小的组织缺损区，重新进行组织分布。手术包括对全层厚度的乳腺腺体组织段行剥离推进，以填充死腔。组织移位手术与乳房上提固定 - 缩小术结合应用时，可以达到最佳的体积效果，同时瘢痕也不明显。对于中型、大型或下垂的乳房，将要切除的肿瘤设计在乳房缩小的标记范围内，则利用残留的乳房组织，足以重塑正常的乳房突度[16]。

2. 组织替代的技术难度更高，用于小至中等大小的乳房，或肿瘤 / 乳房比率较大，残余的乳房组织不足以用于重塑或修复缺损的患者。用非乳房区域的局部或远位皮瓣行组织替代，既能补充腺体组织的缺损，也能补充再造乳房的皮肤缺损[17]。

采用组织移位技术能避免供区损伤，但可能会造成真皮腺体蒂的血供障碍，也可能需要健侧乳房附加手术来改善对称度。并且，能用于缺损修复和乳房再造的组织量比较有限。

利用组织替代技术，可以维持乳房的原有大小和形状，且不需要对健侧乳房附加手术，但手术时间较长，需要熟练的手术技巧，并且皮瓣和供瓣区可能出现相关并发症。

再造时机

部分乳房切除术后的再造，包括延期再造、即刻一步法再造或两步法再造。在延期再造中，放射治疗结束后至少需等待 6 个月 ~1 年再考虑手术，以充分评估乳房畸形状态，并制订合适的再造计划。即刻一步法再造的目标是，在保证切缘安全的前提下，行肿瘤切除并同时完成部分乳房再造。两步法部分乳房再造术实际上是一种两步即刻手术方法，通常在知道病理报告结果，确定肿瘤切除边缘足够或必须重新切除至切缘干净之后，再进行乳房再造(几天内)，最终的美学效果与即刻再造相似[18]。

与延期乳房再造相比，即刻乳房再造具有许多优点。例如，由于保留了三维的乳房被覆皮肤，最终的美学效果更好。保乳术后即刻再造的目的，本质上是在不改变肿瘤安全性的前提下获得更好的美学效果。医生的目标应该是重塑患侧乳房，为达到更好的对称性，可以同时对健侧乳房进行调整。放射治疗前的即刻再造也是首选，因为在放疗前可以对乳房组织更好地进行塑形，降低并发症的发生率，并改善最终的美学效果。在决定部分乳房切除术后该用哪种方法进修复缺损时，首先要明确的是肿瘤切除后是否需要修复手术。如果有必要，下一步就要选择手术方法。如果患侧有足够的残余组织来重塑乳房，通过对健侧乳房缩小术的方式恢复双侧乳房的对称性通常是最好的选择。如果没有足够的残余组织用于乳房重塑，就必须添加新的组织。如果缺损不算大，可以动员局部组织，应用简单的技术，例如腋窝区域的旋转或易位筋膜皮瓣，或是基于皮肤、皮下脂肪和上极乳房实质的复合皮瓣。如果缺损太大，仅靠局部组织无法修复，则需要局部带蒂皮瓣、远位带蒂皮瓣或游离皮瓣(图 23.3.1)。

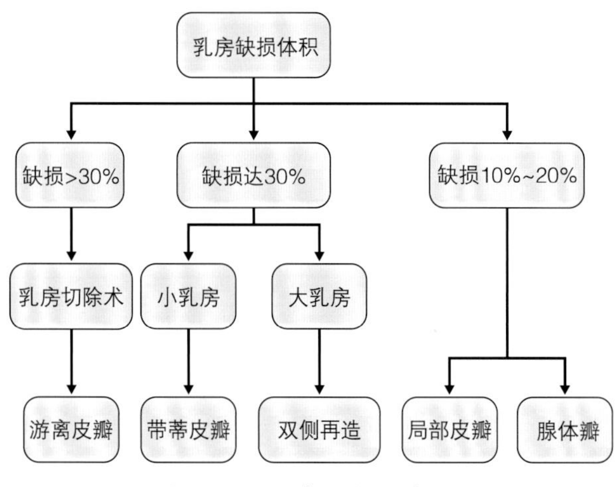

图 23.3.1 乳房再造：决策过程

乳腺外科和整形外科医生必须对乳房的解剖结构、生理功能以及外在形态有透彻的理解。应用肿瘤整形技术的外科医生，在设计象限切除手术、实施切除术和进行乳房再造时，都应考虑美学因素[19]。此外，为了获得令人满意的美学效果，手术医生必须具备乳房解剖标志、乳房比例和形态的相关知识。

患者及其乳房的术前评估必须规范而详细。拟行保乳手术时，术前检查必须评估乳房皮肤、弹性、厚度、瘢痕以及乳房上的明显标记，如文身、妊娠纹、不规则轮廓线和既往的乳房手术痕迹。通过触诊明确乳房有无肿块或腺体异常。此外，乳头检查和详细的乳房感觉记录都必不可少。乳房外形、下垂等级和乳房大小是手术治疗成功的决定因素。

必须详细记录乳房基底宽度、乳头乳晕复合体宽度、乳头高度以及胸乳线、乳头至中线和乳头至乳房下皱褶的距离[19]。所有术前存在的乳房不对称情况都应告知患者。不同的体形、皮肤松弛度和脂肪分布是手术决策过程中的重要参考因素。

治疗 / 手术技术

处理较大乳房的巨大缺损时，可以将部分乳房切除术改为乳房缩小手术。皮肤切口和腺体实质切除的方案，可遵循乳房缩小成形术和乳房上提固定术的模型来设计。设计方案可向外侧或内侧旋转，以纳入缺损区域。蒂部设计与肿瘤位置及乳腺血供情况相关。术前皮肤切口的设计至关重要，以确保在以保证切缘安全为目的的后续乳房切除术中，这一切口能被包含在拟切除的皮岛内[6,16]。肿瘤治疗性的乳房缩小手术有个相对禁忌证，即肿瘤 / 乳房体积比率过大。导管原位癌患者也应慎用肿瘤治疗性的乳房缩小手术，因为与浸润性癌相比，此类患者肿瘤切缘多呈阳性，往往需要再次扩大切除或行挽救性乳房切除术[20]。

当保乳术再造需要采用组织替代技术时，主要根据外科医生的经验以及乳房缺损大小与剩余乳房大小的比例来决定使用哪种术式。使用乳房以外来源的局部皮瓣可以提供肿瘤切除后或象限切除后修复所需的额外体积。然而，这对于手术的要求更高，且会涉及供区和皮瓣的相关并发症。

乳房外侧小的组织缺损，可以用局部旋转皮瓣或胸外侧皮瓣修复。尤其对于肥胖患者而言，胸外侧皮瓣更常用。尽管如此，在腋淋巴结清扫的患者中，大部分筋膜皮瓣都不可靠。

背阔肌或肌皮瓣乳房再造的方法广受整形医生的青睐[21]。然而，带蒂穿支皮瓣，能使外科医生以最小的供区损伤修复较大的缺损。穿支皮瓣包含皮肤及皮下组织，优点是能提供足够的被覆组织，且不牺牲肌肉和运动神经的支配，并最大限度地降低血清肿的发生率。

皮瓣的分类及血管解剖

背阔肌皮瓣具有恒定的解剖结构[22]。背阔肌的血供源自肩胛下动脉的终末支(图 23.3.2)。肩胛下动脉在分为旋肩胛动脉和胸背动脉之前，走行约 5cm。胸背动脉直径 2~4mm，沿腋后部走行 8~14cm 后，由背阔肌的肋骨面穿入。胸背动脉发出 1~2 支至前锯肌，1 支至皮肤。胸背束(动脉、神经和 1~2 支静脉)分支可分为外侧(垂直)和内侧(水平)分支。外侧支沿着与肌肉纤维平行的方向走行，在肌肉游离缘内侧 1~4cm，发出穿支血管供应皮肤。较小的内侧支以 45° 角分叉，并向内侧走行。在肌肉的起始处也有确切的血液供应。由来自肋间动脉和腰动脉的穿支血管，供应肌肉和被覆皮肤[22,23]。

2002 年更新的 Gent 共识推荐，根据主要滋养动脉分类(图 23.3.3)[24]，最常用于部分乳房再造的带蒂穿支皮瓣有：

- 胸背动脉穿支(TDAP)皮瓣；
- 前锯肌动脉穿支(SAAP)皮瓣；
- 肋间动脉穿支(ICAP)皮瓣；
- 腹壁上动脉穿支(SEAP)皮瓣。

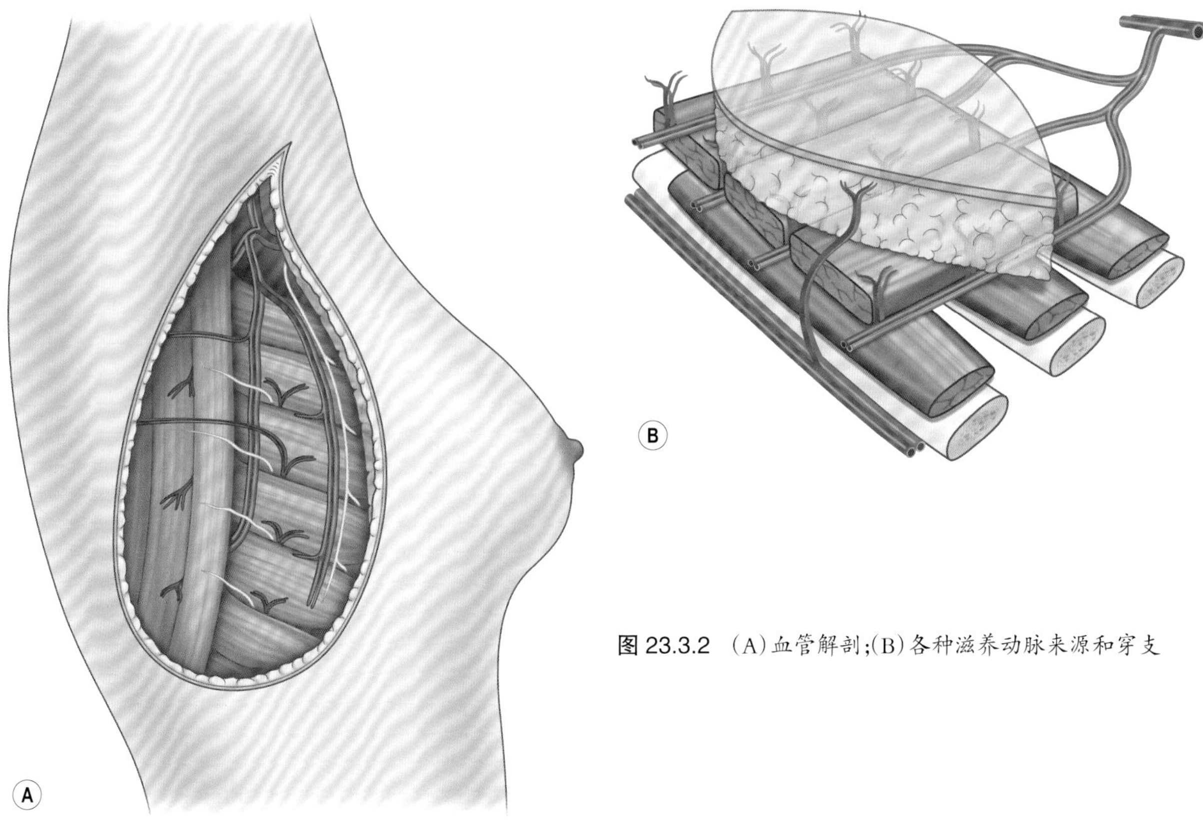

图 23.3.2　(A)血管解剖;(B)各种滋养动脉来源和穿支

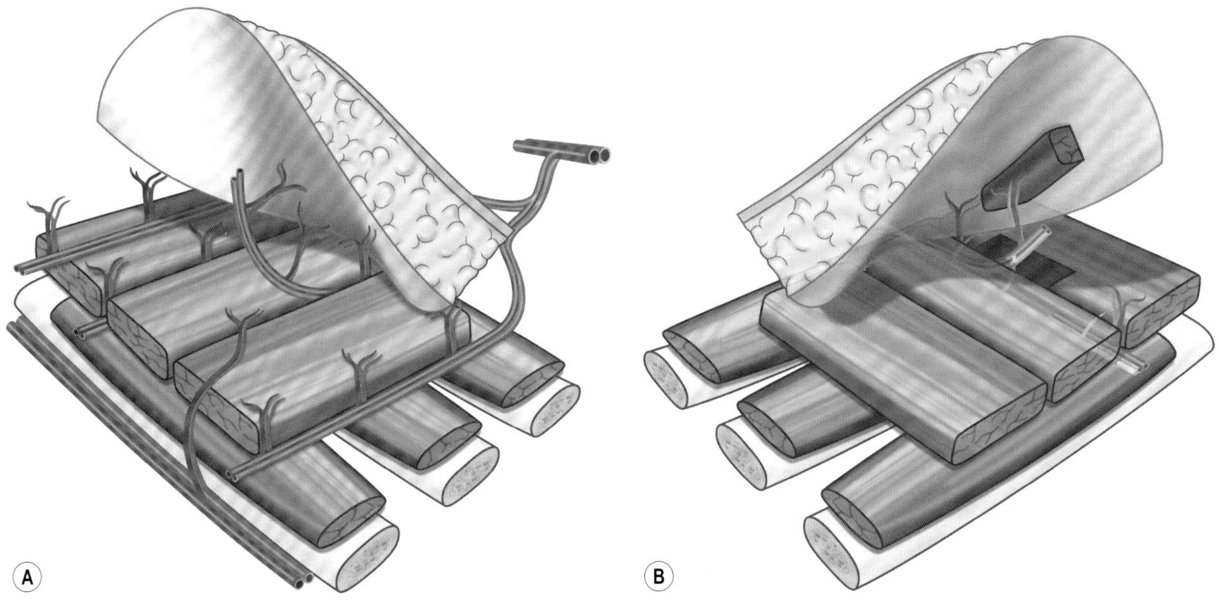

图 23.3.3　皮瓣的分类:(A)胸背动脉穿支(TDAP)皮瓣;(B)TDAP MS-Ⅰ型皮瓣

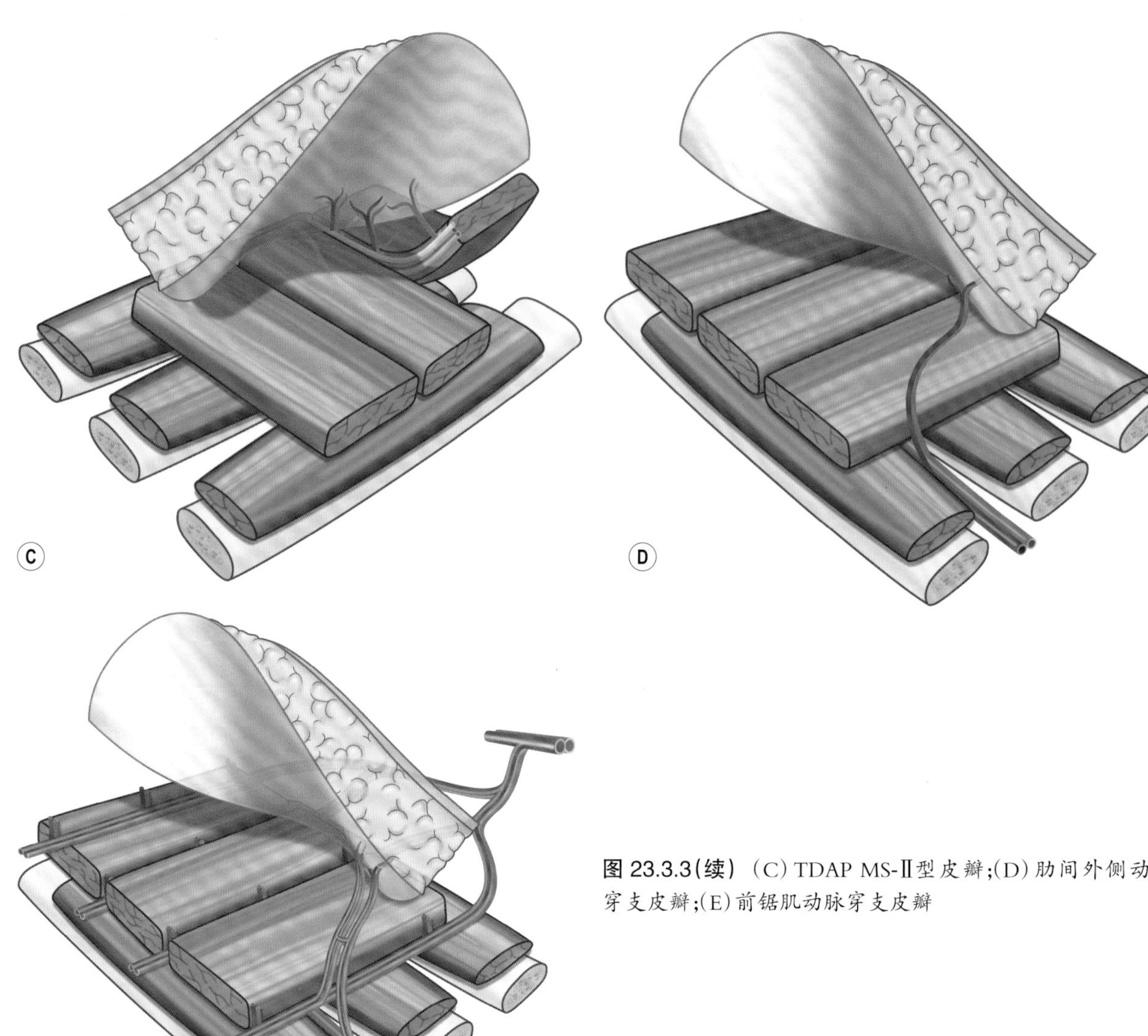

图 23.3.3(续) (C) TDAP MS-Ⅱ型皮瓣;(D) 肋间外侧动脉穿支皮瓣;(E) 前锯肌动脉穿支皮瓣

胸背动脉穿支(TDAP)皮瓣

胸背动脉穿支皮瓣的血供基于胸背血管降支(垂直)或水平支发出的穿支血管。有尸体解剖研究报道,垂直支有2~3根肌皮穿支血管[25,26]。近端穿支从腋后壁远端8~10cm和肌肉前缘后方2~3cm,斜行进入皮下层。第二穿支位于距第一个穿支远端2~4cm处。偶尔,来自胸背动脉的直接皮穿支在肌肉前缘绕行,这使得皮瓣采集更加容易。

由于存在解剖变异,切取胸背动脉穿支皮瓣时,可能不一定能找到可靠的穿支血管[27]。基于这些情况,外科医生必须意识到这一点,并提前准备在术中改变掀起整个皮瓣的做法,改用保留肌肉的胸背动脉穿支皮瓣。

胸背动脉穿支皮瓣分类如下[28]:

- 不包含肌肉成分的胸背动脉穿支皮瓣(图 23.3.3A);
- TDAP-MS-Ⅰ型,其中一小段肌肉(4cm×2cm)与穿支血管的背部相连。肌肉节段能保护穿支血管免受过度牵拉,并能在皮瓣定位中提供更多的自由度(图 23.3.3B);
- TDAP-MS-Ⅱ型,适用于存在多个较小穿支血管的情况。皮瓣内包含一个较大的肌肉节段,沿着背阔肌前缘,宽度可达5cm,连同胸背血管的降支包含在内,以确保皮岛具有足够的血供(图 23.3.3C)。

肋间动脉穿支(ICAP)皮瓣

肋间动脉穿支皮瓣的血供基于肋间血管发出的穿支动脉。肋间血管在主动脉和胸廓内血管之间形成一个通道,可以分为四段:椎段、肋间段、肌间段和腹直肌段[29]。

肋间动脉穿支皮瓣分类如下:

- 肋间背动脉穿支(DICAP)皮瓣,血供基于肋间血管椎段发出的穿支血管;
- 外侧肋间动脉穿支(LICAP)皮瓣,血供基于肋间段发出的穿支血管(图 23.3.3D);
- 肋间前动脉穿支(AICAP)皮瓣,营养穿支血管来自肌肉段或腹直肌段。

肋间段最长(12cm),且发出 5~7 根肌皮穿支,因此在再造中非常重要[30]。

乳房手术常常涉及肋间后动脉穿支,血供源于肋间血管的肋段。最大的穿支最常见于第 6 肋间,距背阔肌前缘 0.8~3.5cm[31]。血管蒂具有足够的长度,因此,可以在无张力的情况下,将皮瓣旋转 180°。术中无须分离至肋沟。可将肋间神经包含在皮瓣内,形成肋间动脉穿支 - 感觉皮瓣。

对于较小的缺损,肋间后动脉穿支可设计在胸壁外侧;对于中、大型缺损,皮岛的远端可达后胸部区域,设计方式与背阔肌皮瓣类似[32]。

肋间前动脉穿支皮瓣覆盖上腹部,因此,最终瘢痕将隐藏在胸罩带下。供区宽度最多达 6cm(术前应通过夹捏试验来确认),可以直接,或以反向腹壁成形术的方式关闭供区切口。肋间前动脉穿支和腹壁上动脉穿支皮瓣的优点是,患者在整个手术过程中,都可以保持仰卧位。这些皮瓣最常用于乳房内下象限缺损的修复。

前锯肌动脉穿支(SAAP)皮瓣

前锯肌动脉穿支皮瓣的血供,基于胸背动脉分支至前锯肌和肋间穿支之间的连接血管(图 23.3.3E)。穿支血管并不恒定(21%)[30]。当在背阔肌前缘前方发现口径合适的穿支血管,通过在筋膜内及肌纤维内行血管蒂的剥离,可以追踪到其滋养血管——前锯肌分支血管。

腹壁上动脉穿支(SEAP)皮瓣

腹壁上动脉穿支皮瓣的血供,基于腹壁上动脉浅支或深支发出的穿支血管。相应的穿支皮瓣分别命名为腹壁上浅动脉穿支皮瓣和腹壁上深动脉穿支皮瓣。如上所述,腹壁上动脉穿支皮瓣与肋间前动脉穿支皮瓣具有相似的适应证[33];但是,前者血管蒂更长,能够以较小的张力移转到缺损部位。带蒂的腹壁上动脉穿支皮瓣只适用于特定的病例,因为它消除了今后需要行乳房切除术、并利用腹部组织行自体乳房再造(DIEP 皮瓣、腹壁浅动脉穿支皮瓣、TRAM 皮瓣)的可能性。

带蒂皮瓣的适应证

带蒂皮瓣的主要用途是,在需要进行组织替代时,行部分乳房再造(即刻或延期)。当然,还适用于其他一些用途,例如:

- 乳房再造术中,部分 / 全部游离皮瓣坏死,需要补救;
- 乳房切除术后乳房再造,需要联合假体置入;
- 自体组织隆乳;
- 肩、背、胸壁组织缺损。

带蒂皮瓣的禁忌证

局部穿支皮瓣的切取,需要专业的手术技术,以及对该区域解剖结构的充分了解。如果手术医生经验不足,可以选择其他再造方式,先熟悉穿支皮瓣的切取。例如,腹壁下动脉深穿支皮瓣、臀上动脉穿支皮瓣或横行股薄肌肌皮瓣。因为这些皮瓣的供血穿支更粗大,数目更多,便于选择。

缺损区域的入路可能受限,尤其是位于内下象限的缺损,那些基于腋部血管供血的带蒂穿支皮瓣很难到达。然而,对于这类缺损,肋间前动脉穿支或腹壁上动脉皮瓣却是理想的选择。

既往有腋窝或胸部手术史、胸背动脉蒂受损的患者,非常适合进行肋间后动脉穿支皮瓣,但不适用于背阔肌皮瓣或胸背动脉穿支皮瓣。既往存在瘢痕和这一区域的放射损伤,也会限制局部带蒂穿支皮瓣的应用[28]。当部分乳房切除术后接受放疗的患者,出现严重的乳房畸形时,最佳选择是全乳房切除术,外加自体组织皮瓣游离移植。

皮瓣设计

皮瓣选择

在腋窝、背部、前胸和上腹等区域,可以根据受区的位置、外科医生的手术偏好以及解剖和手术方面的适应证,从胸背 - 前锯肌、肋间、或腹壁上血管供血的带蒂皮瓣中进行选择[34]。

带蒂胸背动脉穿支皮瓣是部分乳房再造的理想选择,尤其当缺损位于上或下外侧象限时。对于乳房外侧和下部的缺损,肋间后动脉穿支皮瓣是胸背动脉穿支皮瓣的良好替代方法(图 23.3.4)。不过,胸背动脉穿支皮瓣的蒂更长,旋转弧度更大,可到达除内下方象限以外的大部分乳房区域(图 23.3.5)。

术前穿支血管定位

术前对穿支血管定位结合正确的皮瓣设计,是手术成功的关键。为确定胸背穿支血管的位置,需要在设计的皮瓣区域内行单向多普勒(8Hz)超声探查,以测出其位置。超声多普勒应用方便,且成本低,但缺点是会产生假阳性和假阴性的信号,且提供的血管解剖信息并不详细。这是由于胸背血管作为背景信号,容易与穿支血管混淆,误导判断。为避免这种干扰,检查时体位需与术中体位一致,即侧卧位,肩关节外展 90°、肘关节屈曲 90°。此外,利用多排螺旋 CT,可以准确定位穿支血管(图 23.3.4C)[35]。

术前标记

标记最好在术前 1d 进行。评估乳房大小、肿瘤大小和位置以及最终缺损大小。选择肿瘤切除的切口时,要兼顾肿瘤学和美学的角度。设计用于部分乳房再造的胸背动脉穿支皮瓣时,应将穿支(1 根或多根)血管的近端部分(如可行)包含在内,皮瓣方向可以顺应皮纹方向、胸罩线方向,甚至根据患者的偏好选择水平方向。侧胸和背部的皮肤松弛情况和脂肪含量,可以通过夹捏试验评估。皮瓣的面积取决于对缺损修复的需求,平均值为 20cm × 8cm。首先,在患者直立位时作皮肤标记,通过触诊确定背阔肌前缘并标记。然后,

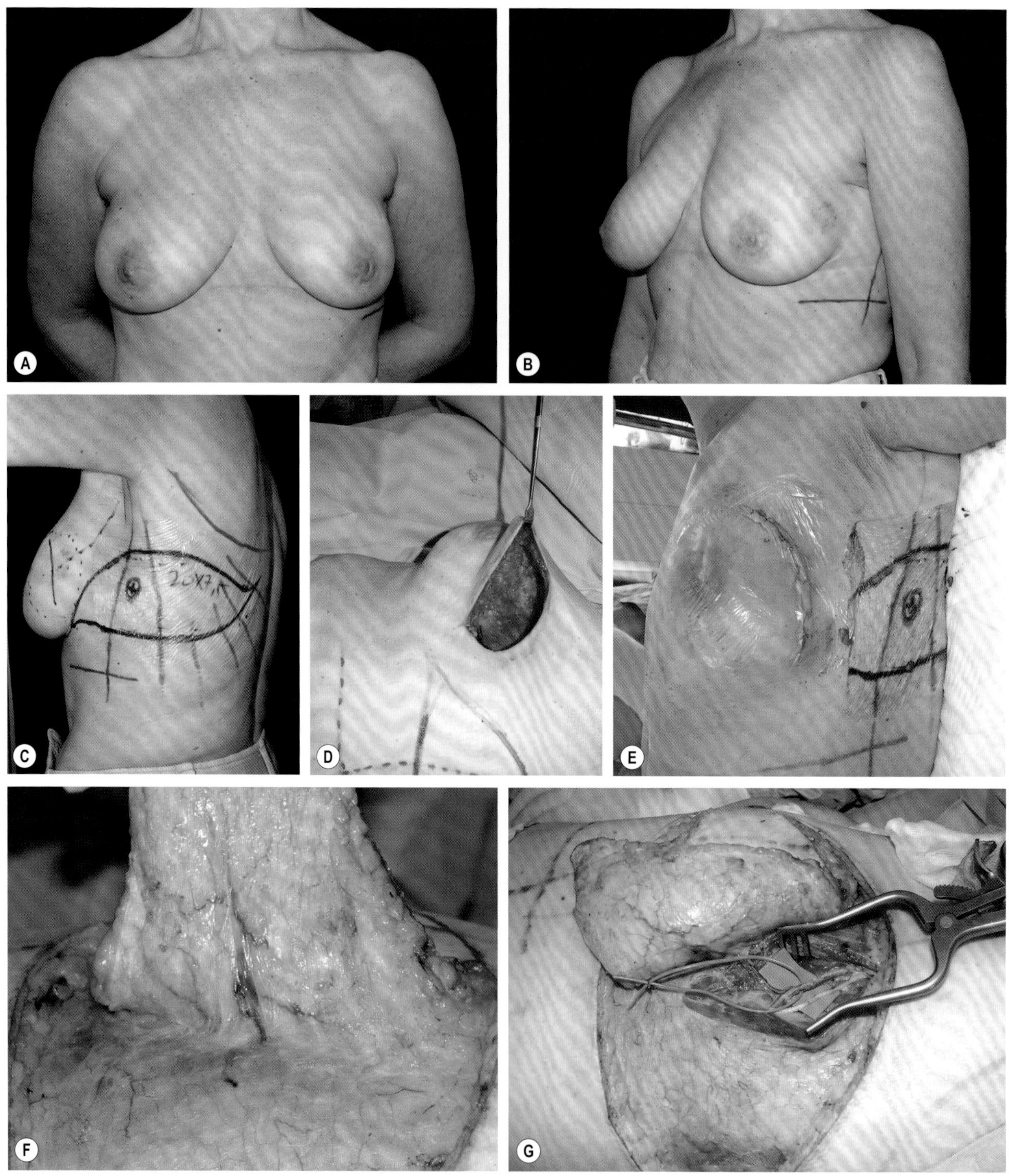

图 23.3.4 患者因左乳外上象限的肿瘤行象限切除术。切除的样本重 195g。再造采用基于单根穿支、完全去上皮的胸背动脉穿支皮瓣。(A,B)术前照片;(C)皮瓣设计。术前使用多排螺旋 CT 定位优势穿支血管;(D,E)行象限切除术后,即刻闭合切口,以便术中更换体位;(F)在筋膜上剥离,直至找到主要的穿支血管;(G)劈开背阔肌,将穿支血管游离至其主干处

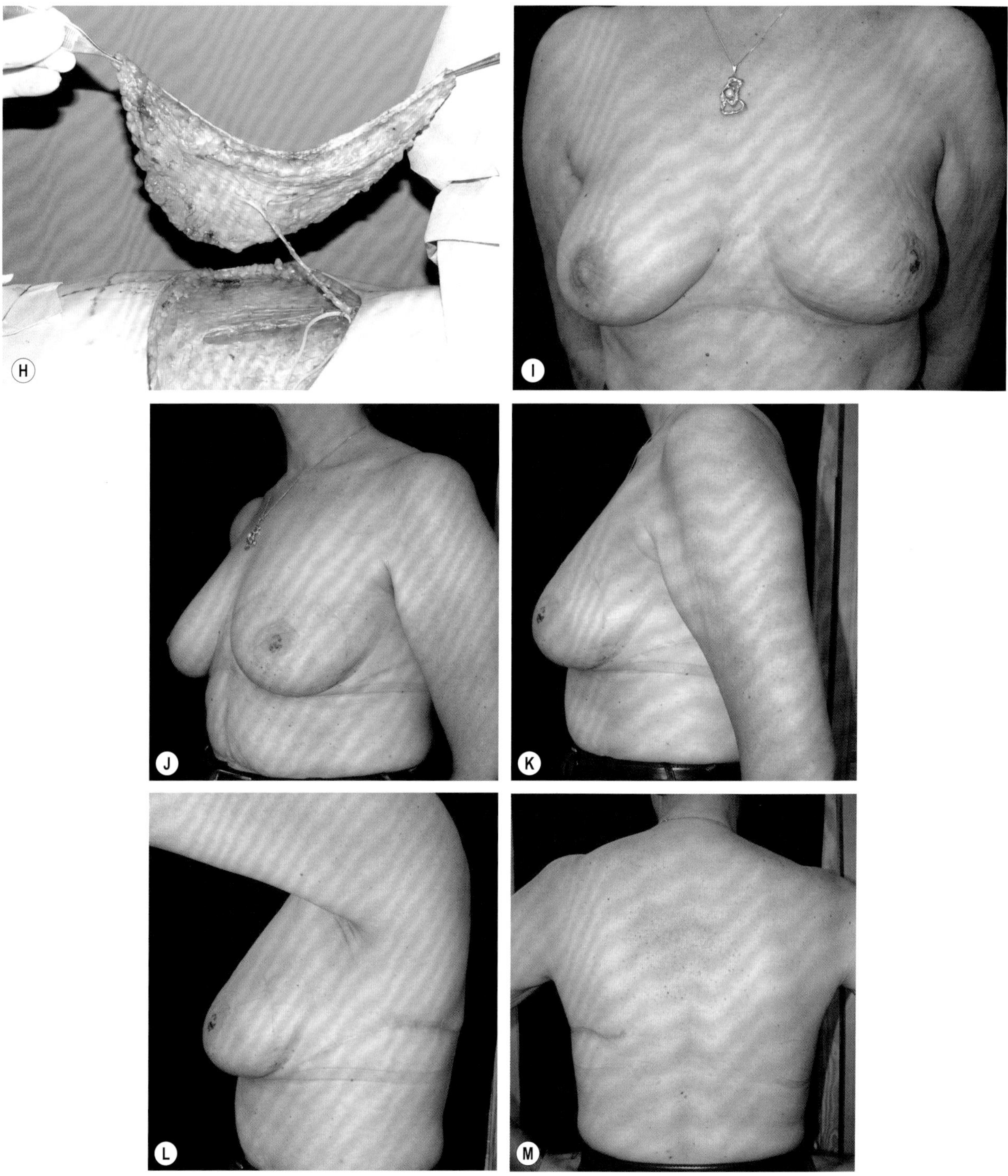

图 23.3.4(续) (H)胸背动脉穿支皮瓣的血供基于单根穿支血管;(I)皮瓣穿过劈开的背阔肌,胸背神经得以保留;(J~M)术后 18 个月的再造效果和供区外观

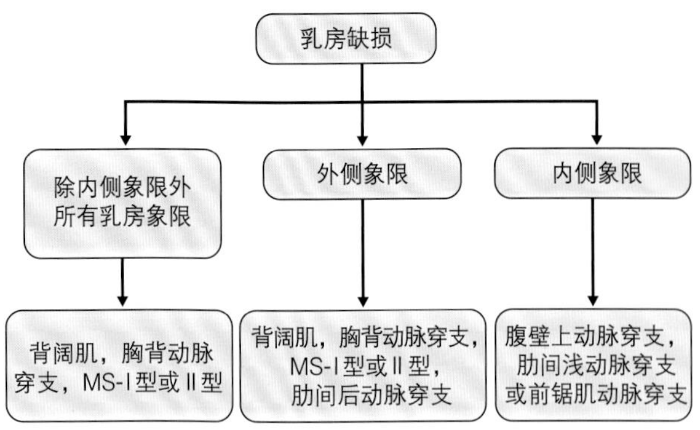

图 23.3.5 用于部分乳房再造的带蒂穿支皮瓣选择

患者侧卧位，同术中一样，再造侧朝上，进行穿支血管的探查和标定以及侧胸部位皮瓣的设计。皮岛设计通常延伸并超过背阔肌前缘范围，以将可能存在的肌前穿支血管包含在内。皮瓣的近端边界接近乳房下皱襞(图 23.3.4C)。如果缺损部位偏向内侧，则皮瓣的设计应更偏向远端，向背部延伸。肋间后动脉穿支皮瓣采用相同的设计方式，但更靠前，朝向乳房。肋间前动脉穿支皮瓣或腹壁上动脉穿支皮瓣通常沿肋骨走行，设计在乳房下皱襞的下方。

手术技巧

患者先取仰卧位，行肿瘤切除术(图 23.3.4D，E)。在乳房肿瘤切除术/象限切除术中，当确定切缘干净之后，将指示物放置在肿瘤切除创面内，以指导术后放射治疗的定位。如果继续用胸背动脉穿支皮瓣、肋间后动脉穿支皮瓣或前锯肌动脉穿支皮瓣修复，患者需改为侧卧位，并再次消毒，手术操作与典型的背阔肌皮瓣移转相同。如果行肋间前动脉穿支皮瓣/腹壁上动脉穿支皮瓣修复，患者保持原仰卧体位即可。

皮瓣的采集从皮肤切口开始。胸背动脉穿支皮瓣通常采用后方入路，向下切开至背阔肌筋膜上平面，手术刀向外倾斜，以将尽可能多的组织包含在皮瓣内。手术从背部向腋窝区进行。在放大镜下进一步精确解剖，直至穿支血管可见(图 23.3.4F)。如果穿支血管有明显的搏动，并且口径适宜(>0.5mm)，则沿其走行继续剥离，直至胸背血管蒂。如果需要较长的血管蒂，可以将胸背血管分离至肩胛下血管的分支处，将其纳入皮瓣当中。如果穿支走行在肌肉内，则沿肌纤维的方向进行解剖，并仔细保留途中遇到的神经(图 23.3.4G)。在肌肉内，对所有穿支血管的侧支都要结扎。如果术中发现两根穿支血管，在不损伤肌纤维的前提下，可以将它们都包含在皮瓣内(图 23.3.4H)。

在穿支血管管径不足的情况下，皮瓣可以仅纳入附着在穿支血管壁上的一小块背阔肌，形成保留肌肉的背阔肌皮瓣。对于这种皮瓣而言，最重要的一点是保留对肌肉的神经支配，以免损害肌肉功能。当该皮瓣用在乳房内侧区域时，这种改良也很有用，因为能保护穿支血管，防止产生不当的张力。

随皮瓣采集的继续，皮肤切口继续向腋窝和背阔肌外侧延伸。前向进行解剖至皮瓣完全脱离供区部位，仅与血管蒂相连。将血管蒂小心穿过此前分离好的腋-侧胸部皮下隧道，至乳房受区部位。在此过程中，需避免血管蒂撕脱(图 23.3.4I)。在供区逐层缝合三个解剖层次，并留置引流管。患者改仰卧位。

在缺损区域最终闭合之前，可以将皮瓣部分或完全去上皮(取决于受区部位的皮肤保留情况)，并相应地折叠，使再造的乳房更加突出，但应在无张力的状态下进行。

在解剖肋间后动脉穿支皮瓣的过程中(图 23.3.6)，采用从乳房侧方延伸到 背阔肌前部游离缘的前方入路。在前锯肌内解剖穿支血管，直至其位于肋沟处的主干，通常无须进一步剥离。

术后护理

术后，应当监测穿支皮瓣。在相对制动期间，给予低分子量肝素治疗。通常住院至拔除引流管，一般 3~5d。手臂45° 外展，1 周内限制伸展。物理疗法通常在术后 1 周开始。大多数患者需要接受 9~14 次肩部理疗。采用带蒂穿支皮瓣治疗的保乳患者，康复过程较短[6]。

如过患者情况与适应证相符，可在再造术后 6 周起，行乳房区域的辅助放疗。然而，根据我们的经验，大多数患者首先要接受持续 6 个月的辅助化疗。如果需要化疗，通常从术后 3 周开始。

结果、预后及并发症

并发症

利用局部带蒂穿支皮瓣行部分乳房再造术后的供区损伤已然很小，很少出现血清肿。一旦出现，主要采取保守治疗。仅当供区边缘在张力下缝合时，才会出现伤口裂开的情况。这也是一种不常见的并发症，通常只需护理即可。来自一项近期研究的数据表明，血清肿在 MS TDAP Ⅱ型皮瓣中的发生率为 5.5%，而在穿支皮瓣中的发生率为 0。其他术后并发症包括伤口裂开(4%)、感染(2%)和血肿(2%)[36]。

皮瓣的部分或全部坏死非常罕见，必须排除凝血疾病或其他医学疾病和状况。如果出现可触及(部分)脂肪坏死，可能需要通过切除和一期缝合或局部皮瓣修复来治疗。如果坏死范围太大，应考虑行乳房切除术和全乳房再造[36]。

瘢痕不美观、皮瓣挛缩和体积丢失等并发症相对常见，可能需要二次手术治疗。此外，用皮瓣再造的方式修复乳房缺损，可能会出现“插入”现象。这在放射治疗后似乎略有改善。由于放射治疗影响的不确定性，难以预测用带蒂穿支皮瓣行乳房再造的远期效果。

最后，一些用胸背动脉穿支皮瓣行部分乳房再造术的患者早期会出现前肢抬高和被动外展功能的减退，但随着时

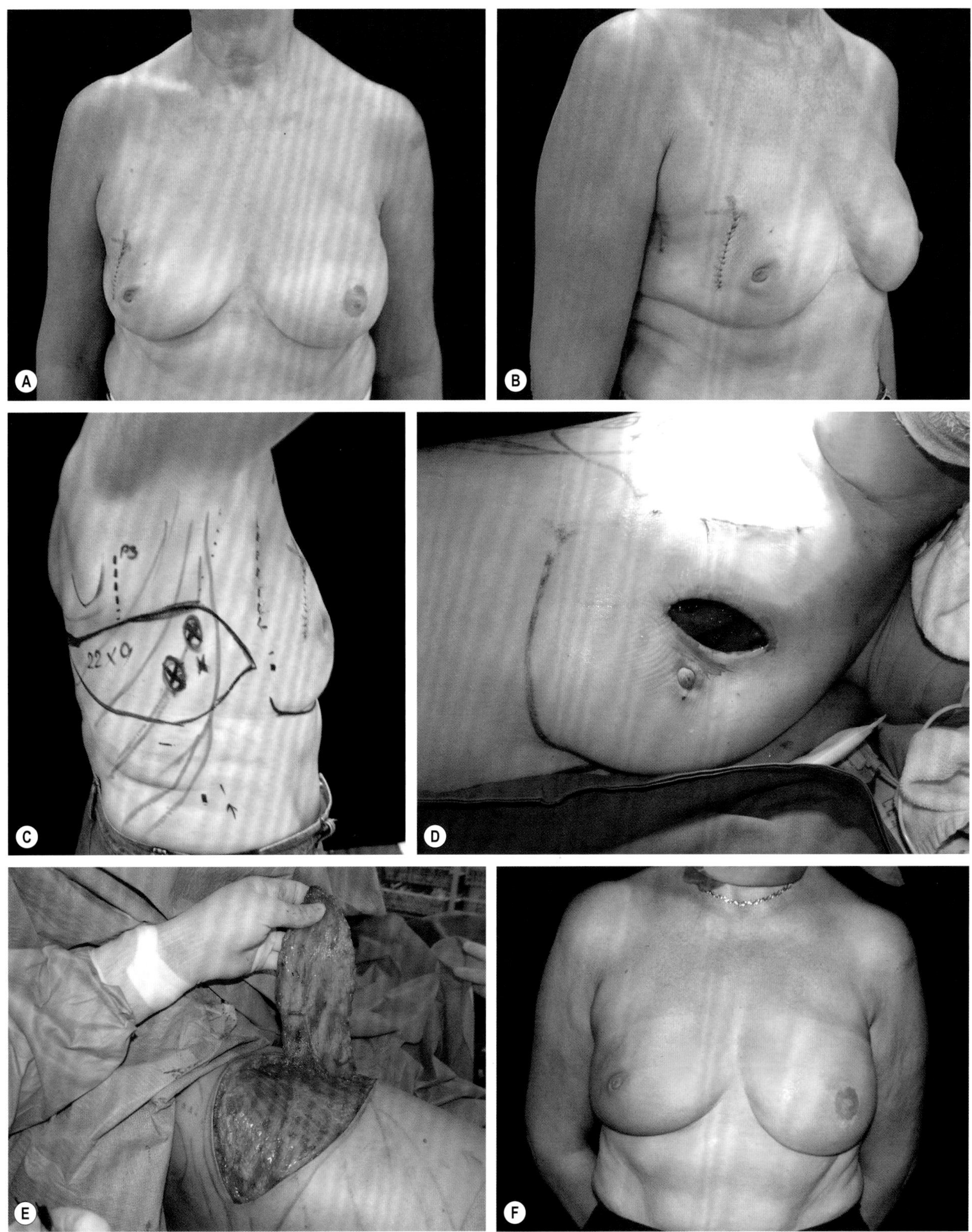

图 23.3.6　患者 59 岁，右侧外上象限乳腺癌，入院后行象限切除术及部分乳房再造。2 年前，该患者已经接受过左侧乳房切除术，并利用 DIEP 皮瓣，行即刻乳房再造术。(A，B) 术前照片；(C) 设计 22cm × 9cm 的皮瓣，并标记穿支血管位置；(D) 象限切除术后的组织缺损；(E) 术前找到的一根肋间动脉穿支血管和一根肋间外侧动脉穿支血管。皮瓣还包含肋间神经。将皮瓣的上皮完全去除，并行自身折叠，以修复缺损；(F~H) 术后照片

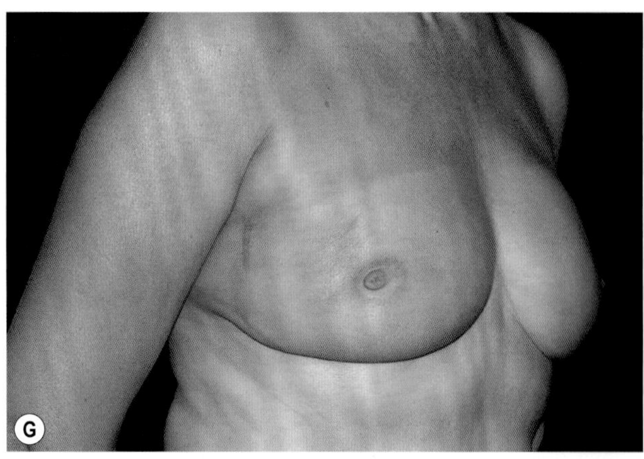

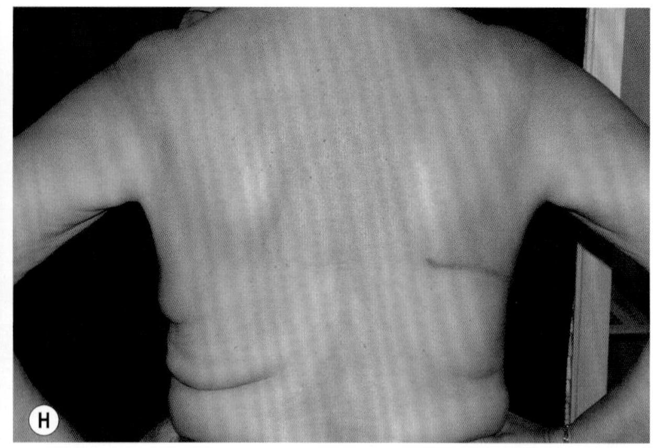

图 23.3.6(续)

间的推移,都会逐渐恢复[37]。

预后

肿瘤切除乳房整形手术的肿瘤安全性问题,已引起不少关注。

最近有一项 meta 分析表明,肿瘤切除乳房整形手术的肿瘤安全性值得肯定,肿瘤复发率(4%)低于单纯的保乳手术(7%)[9]。肿瘤性的乳房缩小成形术后,切缘多为阴性,如果肿瘤复发,最常发生在术前肿瘤所处的象限内,而不是组织移位后所在的位置[20]。如前所述,如果存在导管原位癌,应谨慎使用肿瘤切除乳房整形手术。

文献中报道,肿瘤切除乳房整形术后的局部复发率从 0 至 7% 不等[36]。

肿瘤学随访

肿瘤切除乳房整形术后的肿瘤学随访依然很重要。术中对实质组织重新塑形,以及术后瘢痕形成或脂肪坏死,都并不少见,因此,在影像学检查中可能有疑似肿瘤复发的表现。为排除肿瘤复发的可能(高达 25%),有时需要进行细针穿刺活检、直接穿刺活检或切除活检[38]。额外的乳房重塑操作似乎并不影响乳房对 X 线的敏感度。其影像学变化与单独保乳治疗后的变化相似[39]。

二次手术

根据我们的经验,手术能取得稳定的远期效果(图 23.3.7)。不过,由于两侧乳房老化过程不同,可能会出现不对称。与放疗侧相比,非放疗侧会变得更为松垂。另一方面,放疗侧可能会出现整个乳房的萎缩。当乳房不对称变得明显时,可考虑单纯脂肪移植或联合健侧乳房重塑。

脂肪移植技术,可以单独或更多地联合其他再造方案,用于治疗肿瘤切除后的乳房缺损。目前,适用范围还在扩大。与以往观点相反,脂肪移植术被证明是一种安全、可靠的方法,可将自体脂肪组织转移至乳房轮廓变形的区域[40]。

脂肪注射填充乳房,可显著改善局限性乳房肿块切除术后较小的组织缺损。在切除较大肿瘤之后,首选前文所述的组织替代技术,行部分乳房再造。不过,自体脂肪移植

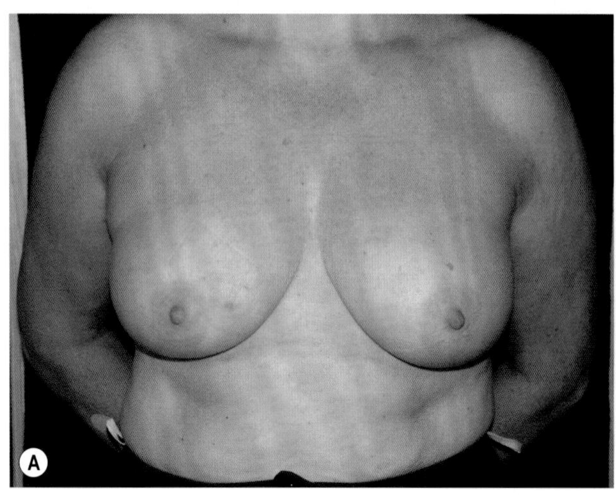

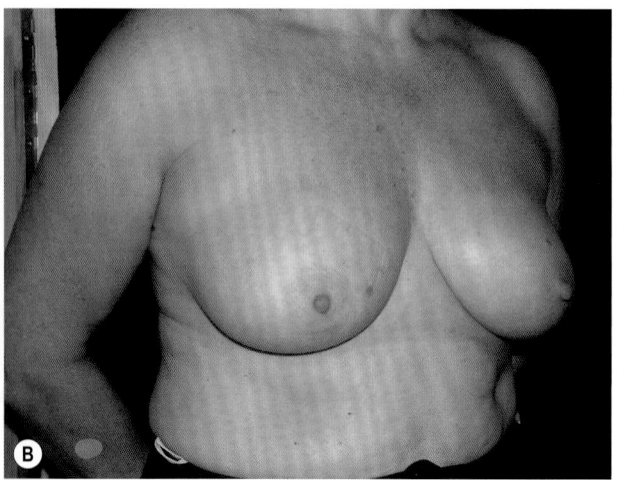

图 23.3.7 (A~J)一名 65 岁患者,利用带蒂前锯肌动脉穿支皮瓣,行部分右侧乳房再造。(A~C)术前照片

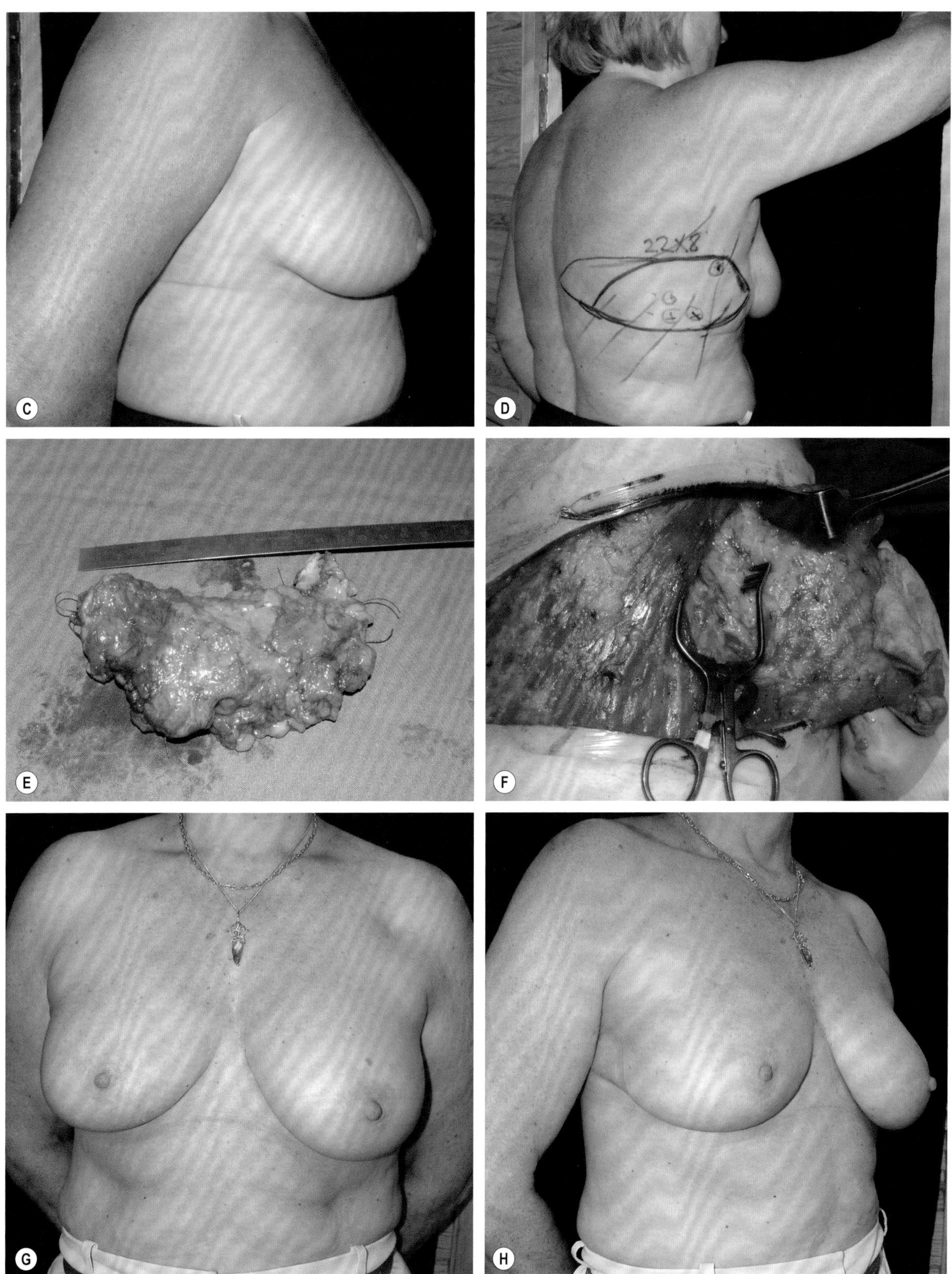

图 23.3.7（续）（D）设计 22cm × 8cm 的皮瓣，并标记穿支血管位置；（E）乳房象限切除的标本（120g）；（F）皮瓣血供基于前锯肌和肋间穿支血管之间的交通支；（G~J）术后 3 年的再造效果及供区外观

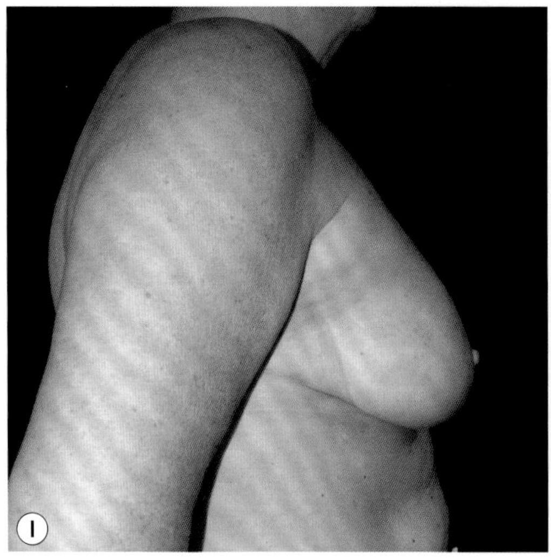

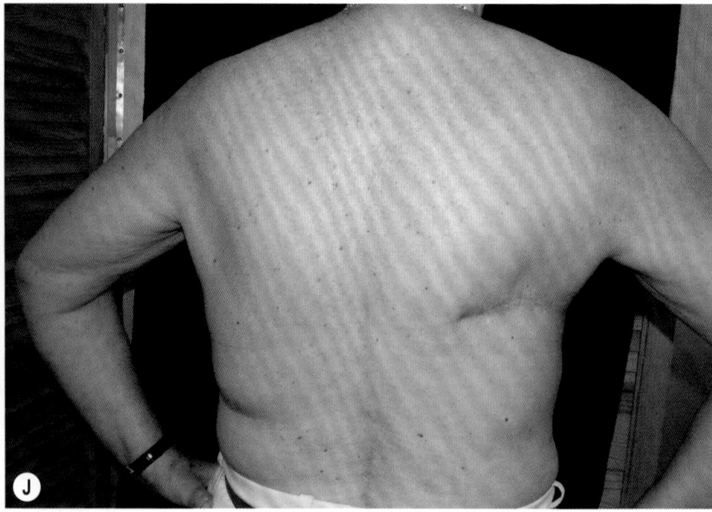

图 23.3.7（续）

仍然是改善最终效果的有效辅助手段。脂肪注射主要与保乳治疗同期应用，以减少双侧乳房的体积差异，且能增加内上方的丰满度，以获得美丽的乳沟形态，或矫正乳房隆起和形状。不过，脂肪移植还是最常用于二期手术，修复脂肪坏死或皮瓣挛缩导致的体积、突度或轮廓异常。研究还证实，脂肪移植能有效治疗放射后的乳房皮肤萎缩。这一作用可能由移植到皮肤内的脂肪细胞中所含的干细胞所介导。该技术的主要缺点是耗时久，加长了手术时间，尤其是在医生经验不足和需要分期应用的情况下。已经有人提出了关于乳腺肿瘤安全性和随访监测的问题。然而，最近一项 meta 分析表明，无论是否移植自体脂肪，肿瘤发生率都没有差异[41]。不过，对于脂肪移植后的脂肪坏死，如果在影像学上有阳性表现，就可能需要进行活检，以排除肿瘤复发的可能性。

参考文献

1. Veronesi U, Cascinelli N, Mariani L, et al. Twenty-year follow-up of a randomized study comparing breast-conserving surgery with radical mastectomy for early breast cancer. *N Engl J Med*. 2002;347:1227–1232.
2. Vicini FA, Recht A. Age at diagnosis and outcome for women with ductal carcinoma-in-situ of the breast: a critical review of the literature. *J Clin Oncol*. 2002;20:2736–2744.
3. Clough KB, Kroll SS, Audretsch W. An approach to the repair of partial mastectomy defects. *Plast Reconstr Surg*. 1999;104:409–420.
4. Brown IM, Wilson CR, Doughty JC, et al. The future of breast surgery: a new sub-speciality of oncoplastic breast surgeons? *Breast*. 2004;13:82.
5. Patani N, Khaled Y, Al Reefy S, et al. Ductal carcinoma in-situ: an update for clinical practice. *Surg Oncol*. 2011;20:e23–e31.
6. Hamdi M, Wolfli J, Van Landuyt K. Partial mastectomy reconstruction. *Clin Plast Surg*. 2007;34:51–62.
7. McCready D, Holloway C, Shelley W, et al. Surgical management of early stage invasive breast cancer: a practice guideline. Breast Cancer Disease Site Group of Cancer Care; Ontario's Program in Evidence-Based Care. *Can J Surg*. 2005;48:185–194.
8. Dillon MF, Hill AD, Quinn CM, et al. A pathologic assessment of adequate margin status in breast-conserving therapy. *Ann Surg Oncol*. 2006;13:333–339.
9. Losken A, Dugal C, Styblo T, et al. A meta-analysis comparing breast conservation therapy alone to the oncoplastic technique. *Ann Plast Surg*. 2014;72:145–149.
10. Osborne MP, Borgen PI, Wong GY, et al. Salvage mastectomy for local and regional recurrence after breast-conserving operation and radiation therapy. *Surg Gynecol Obstet*. 1992;174:189–194.
11. Song HM, Styblo TM, Carlson GW, et al. The use of oncoplastic reduction techniques to reconstruct partial mastectomy defects in women with ductal carcinoma in situ. *Breast J*. 2010;16:141–146.
12. Audretsh WP. Reconstruction of the partial mastectomy defect: classification and method. In: Spear SI, Willey SC, Robb GL, et al., eds. *Surgery of the Breast: Principles and Art*. Philadelphia: Lippincott-Raven; 2006:179–216.
13. Beahm EK. Breast-conserving therapy: decision-making and anticipating the Unfavorable Aesthetic Result. In: Losken A, Hamdi M, eds. *Partial Breast Reconstruction: Techniques in Oncoplastic Surgery*. St. Louis: QMP Inc.; 2009:104.
14. Fehlauer F, Tribius S, Höller U, et al. Long-term radiation sequelae after breast-conserving therapy in women with early-stage breast cancer: an observational study using the LENT-SOMA scoring system. *Int J Radiat Oncol Biol Phys*. 2003;55:651–658.
15. Slavin SA, Love SM, Sadowsky NL. Reconstruction of the radiated partial mastectomy defect with autogenous tissues. *Plast Reconstr Surg*. 1992;90:854–865.
16. Anderson BO, Masetti R, Silverstein MJ. Oncoplastic approaches to partial mastectomy: an overview of volume-displacement techniques. *Lancet Oncol*. 2005;6:145–157.
17. Kronowitz SJ, Kuerer HM, Buchholz TA, et al. A management algorithm and practical oncoplastic surgical techniques for repairing partial mastectomy defects. *Plast Reconstr Surg*. 2008;122:1631–1647.
18. Kronowitz SJ. Immediate versus delayed reconstruction. *Clin Plast Surg*. 2007;34:39–50.
19. Peters KK, Losken A. Applied anatomy and breast aesthetics: definition and assessment. In: Losken A, Hamdi M, eds. *Partial Breast Reconstruction: Techniques in Oncoplastic Surgery*. St. Louis: QMP Inc.; 2009:86.
20. Eaton B, Losken A, Okwan-Duodu D, et al. Local recurrence patterns in breast cancer patients treated with oncoplastic reduction mammoplasty and radiotherapy. *Ann Surg Oncol*. 2014;21:93–99.
21. Losken A. Endoscopic latissimus dorsi flap reconstruction. In: Losken A, Hamdi M, eds. *Partial Breast Reconstruction: Techniques in Oncoplastic Surgery*. St. Louis: QMP Inc.; 2009:359.
22. Griffin JM. Latissimus dorsi musculocutaneous flap. In: Strauch B, Vasconez LO, Hall-Finley EJ, et al., eds. *Grabb's Encyclopedia of Flaps*. Vol. 3. 3rd ed. Philadelphia: Lippincott Williams & Wilkins/Wolter Kluwer; 2009:1026.
23. Johnson D. Latissimus dorsi muscle. In: Standring S, ed. in chief. *Gray's Anatomy: The Anatomical Basis of Clinical Practice*. 40th ed. London: Churchill Livingstone Elsevier; 2008:810–811.
24. Blondeel PN, Van Landuyt K, Hamdi M, et al. Perforator flap terminology: update 2002. *Clin Plast Surg*. 2003;30:343–346.
25. Angrigiani C, Grilli D, Siebert J. Latissimus dorsi musculocutaneous flap without muscle. *Plast Reconstr Surg*. 1995;96:1608–1614.
26. Spinelli HM, Fink JK, Muzaffar A. The latissimus dorsi perforator-based fasciocutaneous flap. *Ann Plast Surg*. 1996;37:500–506.
27. Hamdi M, Van Landuyt K, Hijjawi JB, et al. Surgical technique in

pedicled thoracodorsal artery perforator flaps: a clinical experience with 99 patients. *Plast Reconstr Surg*. 2008;121:1632–1641.

28. Hamdi M, Van Landuyt K. Pedicled perforator flaps in breast reconstruction. In: Spear SI, Willey SC, Robb GL, et al., eds. *Surgery of the Breast: Principles and Art*. Philadelphia: Lippincott-Raven; 2006:833–844.
29. Hamdi M, Van Landuyt K, de Frene B, et al. The versatility of the inter-costal artery perforator (ICAP) flaps. *J Plast Reconstr Aesthet Surg*. 2006;59:644–652.
30. Hamdi M, Spano A, Van Landuyt K, et al. The lateral intercostal artery perforators: anatomical study and clinical application in breast surgery. *Plast Reconstr Surg*. 2008;121:389–396.
31. Losken A, Hamdi M. Partial breast reconstruction: current perspectives. *Plast Reconstr Surg*. 2009;124:722–736.
32. Munhoz AM, Montag E, Arruda E, et al. Immediate conservative breast surgery reconstruction with perforator flaps: new challenges in the era of partial mastectomy reconstruction? *Breast*. 2011;20:233–240.
33. Hamdi M, Van Landuyt K, Ulens S, et al. Clinical applications of the superior epigastric artery perforator (SEAP) flap: anatomical studies and preoperative perforator mapping with multidetector CT. *J Plast Reconstr Aesthet Surg*. 2009;62:1127–1134.
34. Hamdi M. Pedicled perforator flap reconstruction. In: Losken A, Hamdi M, eds. *Partial Breast Reconstruction: Techniques in Oncoplastic Surgery*. St. Louis: QMP Inc.; 2009:387.
35. Hamdi M, Van Landuyt K, Van Hedent E, et al. Advances in autogenous breast reconstruction: the role of preoperative perforator mapping. *Ann Plast Surg*. 2007;58:18–26.
36. Hamdi M. Oncoplastic and reconstructive surgery of the breast. *Breast*. 2013;22:S100–S105.
37. Hamdi M, Decorte T, Demuynck M, et al. Shoulder function after harvesting a thoracodorsal artery perforator flap. *Plast Reconstr Surg*. 2008;122:1111–1117.
38. Losken A, Schaefer TG, Newell M, et al. The impact of partial breast reconstruction using reduction techniques on postoperative cancer surveillance. *Plast Reconstr Surg*. 2009;124:9–17.
39. Mendelson EB. Evaluation of the postoperative breast. *Radiol Clin North Am*. 1992;30:107–138.
40. Spear SI, Wilson H. Fat injection to correct contour deformities in the reconstructed breast. In: Spear SI, Willey SC, Robb GL, et al., eds. *Surgery of the Breast: Principles and Art*. Philadelphia: Lippincott-Raven; 2006:960.
41. Agha R, Fowler A, Herlin C, et al. Use of autologous fat grafting for breast reconstruction: a systematic review with meta-analysis of oncological outcomes. *J Plast Reconstr Aesthet Surg*. 2015;68:143–161.

第24章

乳房脂肪移植

Henry Wilson，Scott L. Spear，Maurice Y. Nahabedian

概要

- 自体脂肪移植可成功矫正轻度至中度再造乳房的轮廓畸形；
- 脂肪移植可以安全有效地适用于多种乳房再造；
- 有多种特定的脂肪收集和处理技术可供选择；
- 脂肪移植用于隆乳是有效的，但在美容整形外科技术选择上所扮演的角色尚待确定；
- 脂肪移植已成为乳房再造和塑形手术普遍采用的技术。但是，对于某些适应证的把握上仍存在争议；
- 如果严格遵循操作常规，脂肪移植术的并发症轻且少见；
- 外部预扩张和脂肪源性干细胞有望用于将来改善效果并解决棘手的治疗问题。

简介

自体脂肪移植在女性乳房手术中的应用已有很长的历史，并一直以来存在许多争议。过去10年，已经有大量的临床数据和科研论文证明了这些风险和优势[4-24]。尽管缺乏高质量的公开数据，并且对最佳技术的意见仍存在分歧，但自体脂肪填充在女性乳房手术中的应用仍得以继续发展。与整形外科中众多其他基础方法一样，脂肪移植技术的理念也很简单：将脂肪从不需要的地方去除的同时，将其应用于其他需要改善轮廓形态的部位。当然，为了更具说服力，这项技术必须具备可靠性，以避免供区或受区承受不必要的手术风险。

本章回顾了当前自体脂肪移植在乳房修复再造中的用途，其适应证包括填充形态不佳的乳房以及对切除术后的乳房（无论是否接受过放射治疗）进行再造。而另一个适应证是在保乳治疗后纠正乳房轮廓异常。自体脂肪已被用于乳房切除术后全乳房的再造，而无须置入假体或移植皮瓣[25]。脂肪移植还被用于纠正先天性乳房异常，如Poland综合征，漏斗胸和胸廓发育不全等。类似地，自体脂肪也可用于纠正除癌症治疗之外的后天性乳房畸形，例如隆乳假体去除后或其他乳房手术后可能发生的继发畸形。本章最后分析了关于使用自体脂肪移植进行初次隆乳的争议[5,10,26-30]。

在上述列出的适应证中，有些适应证的接受度会比其他更好，其中所涉及的问题包括费用、效果、早期的手术风险、对乳腺癌诊治的干扰以及增加成瘤风险的可能性。脂肪移植术作为乳房切除术后其他乳房再造术的补充，是最广为接受的应用领域，因为它具有很好的风险可预测性，被许多外科医生广泛采用，且没有负面报道。

2005年，有作者报告了应用自体脂肪移植技术纠正37例患者再造乳房形态的情况[4]。在47个接受治疗的乳房中，大多数（85%）获得了改善，只有8.5%的术区发生严重并发症（1例蜂窝组织炎和3例脂肪坏死）。根据这些结果，脂肪注射被认为是“改善自体组织或假体置入乳房再造术后美学效果的安全有效手段”。

最近，其他回顾性研究也发现类似的满意效果和较低的并发症发生率。在Missana等[6]2007年的回顾性研究中，在应用脂肪移植治疗的74例再造乳房中，效果优秀者占86.5%，良好者占13.5%。唯一的并发症是其中5例发生了脂肪坏死。2009年，Kanchwala等[9]报告了110例乳房再造患者的脂肪移植术，发现85%的患者效果优秀，除“轻微的轮廓不规则”外，没有发生其他并发症。2009年，Delay等[10]报告了880例患者，这些患者经过10年的治疗，均接受了乳房美容手术和重建手术，在绝大多数患者中均取得了良好的效果，并发症方面包括3%的脂肪坏死和不足1%的感染。这些文献均未发现脂肪移植与新发或复发性乳腺癌的发生有任何相关性，并且乳房X线检查的异常仅限于钙化，有经验的放射科医生很容易便可将其与肿瘤的钙化区分开。

对脂肪移植原理的认识是针对各种适应证正确使用该技术的基础。因此，本章将详细讨论乳房一般轮廓畸形的治疗方法，并指出脂肪移植的适应证。乳房切除术后行乳房再造所造成的轮廓畸形比较普遍，而自体脂肪移植由于技术相对简单、成本较低、效果持久，已成为矫正此类畸形的主要方法[4,5,10]。作者建议外科医生在考虑将脂肪移植技术用于更具争议性的乳房肿块切除术后畸形或美容性隆乳手术之前，应优先考虑将其应用于矫正乳房切除术后再造所形成的轮廓畸形。

历史回顾

自体脂肪移植技术是欧洲外科医生于 19 世纪末期开创的[1]，最早的病例是 Czerny 于 1895 年采用自体脂肪瘤移植再造乳房缺损[2]。在整个 20 世纪初期，Lexer 和其他作者陆续报告了脂肪移植在乳房手术中的应用。这些研究者还从微观角度研究了移植脂肪的变化，并提出了一些实用的技术指导原则，例如考虑到吸收的体积而建议超量移植。尽管如此，脂肪移植直到 20 世纪 80 年代才开始真正流行。因当时整形外科医生广泛开展吸脂手术而使大量供体脂肪的获取变得更为容易。

自体脂肪移植应用于正常乳房的隆乳是有争议的，因为乳房具有潜在的癌变机率。美国整形外科医师协会(ASPS)于 1987 年发表了代表立场性的文章，反对使用自体脂肪进行隆乳，随后的争议一直持续。 而作出这个判断的理由是，许多移植脂肪被认为发生坏死后可导致瘢痕和钙化，这使 X 线对乳腺癌的检测难以准确判断。

尽管已证实瘢痕和钙化也可由其他的乳房外科手术所造成，但先前已开始逐渐流行的乳房自体脂肪移植手术在此次打击中仍几乎停滞。仅少数实践者在不被认可的情况下继续在乳房手术中坚持尝试应用该项技术[3]。直到 2005—2007 年，几位作者发表了他们的经验，包括脂肪源性干细胞在乳房组织放疗部位的潜在修复作用，这项技术才从之前阴影中走出来。从那时起，人们对该技术重新有了兴趣，并不断有新的报告发表出来。ASPS 在 2009 年发布了一个针对在乳房和其他组织中使用自体脂肪移植的研究，认为这项技术在很大程度上是安全的，但尚缺乏足够的科学验证。

基础科学 / 疾病进程

脂肪细胞相对脆弱，与皮肤、肌肉或骨骼不同，脂肪缺乏凝聚力，这也许就是许多早期实践者使用真皮脂肪移植物的原因。当脂肪附着于真皮上时，由于可以将其缝合到所需位置，因此操作起来更为容易。然而，在血运重建之前，氧弥散仍然是一个问题。因此，这种移植物必须体积很小，最适合应用于缺损较小且血管丰富的颅面部。

通过抽吸获取的自体脂肪，其移植使用的是液态脂肪，这使得脂肪可以通过最小的切口获取和移植。从理论上讲，它允许以精确的量将其精准注入所需的区域。从供区部位的获取到受区的重新分布，在处理过程中涉及几个必需的步骤。每个步骤都可能会导致潜在的脂肪细胞损伤和操作失误，因此对手术技术的重视至关重要。

干细胞和放射性畸形

脂肪干细胞(ADSC)最早在 20 世纪 20 年代就被首次报道，早期的研究集中在哪些细胞能够在移植中存活并成为新的宿主脂肪细胞，从而有助于理解脂肪移植的过程，并提高其存活率。最近，脂肪干细胞在受损组织上的再生特性被发现，它们对放射线诱发的损伤具有潜在而神奇的治疗效果[31]。随着放射治疗被越来越多地应用于侵袭性适应证的乳房治疗，从业者将越来越多地面对此类畸形。

放射性损伤是乳房重建外科医生遇到的最具挑战性的问题之一。放射性损坏造成乳房组织的毛细血管床减少，表现出组织相对缺氧。临床表现是急性损伤(放射性皮炎)，随后出现皮下纤维化和皮肤色素沉着。不同的患者表现出这些反应的程度及其解决方案的差异性很大。放疗后常见的问题包括广泛性纤维化、乳房肿瘤切除术后缺损处的瘢痕挛缩、假体周围的包膜挛缩和持续性皮肤色素过度沉着，偶尔还可能发生放射性坏死，导致慢性创面。

在传统的再造方法中，很少有能很好解决以组织损伤为首要问题的技术。解决方案的重点通常是采用置换技术，如用皮瓣替代乳房切除术后组织萎缩和缺损，或去除假体周围的挛缩包膜。而脂肪干细胞的应用前景在于能够逆转放射性损伤的组织纤维化[31]。未来可能会为乳房再造带来更全面的解决方案，例如包含脂肪干细胞的生物材料[13]和脂肪移植，联合外部负压软组织扩张技术[25]。目前，只有研究机构可使用增加脂肪干细胞含量的脂肪移植物，但用传统技术收获和处理的脂肪移植物也同样包含一定量的干细胞。

诊断 / 患者表现

患者在先前的乳房再造或整形手术后出现轮廓变形、乳房发育不良或先天性不对称(如管型乳房或 Poland 综合征)患者可选择脂肪移植进行隆乳。更多潜在的乳房切除术后患者，可能会在将来希望通过脂肪移植进行整体的乳房再造。

患者选择

自体脂肪移植可恢复畸形区域的正常轮廓。这些畸形通常发生于皮瓣或假体再造乳房，也可出现在假体置入隆乳术后(表 24.1)。以下是关于具体适应证的讨论，并附有各自的案例。

表 24.1 脂肪移植的特殊适应证

明确适应证：安全有效	有效但安全性不可靠[a]	安全但有效性尚未证实
皮瓣边缘"台阶"样畸形 脂肪坏死导致的凹陷 乳房切除术后皮瓣不平整 隆乳皮瓣体积不足 皮瓣再造中的放射性损伤 假体边缘显形（乳房再造） 假体皱褶（乳房再造）	乳房肿块切除或放射治疗术后畸形 美容性隆乳[b] 用于修复畸形的隆乳（不平整或视觉可见的畸形）	作为单一方法行乳房一期再造[c]

[a] 需要详细的知情同意书和本机构内部审查委员会批准

[b] 正在临床试验评估中[25,32,33]

[c] 正在临床试验评估中[25]

假体再造后的轮廓畸形

通过假体再造乳房，因覆盖组织菲薄，故可显示出清晰的假体边界（图 24.1）和可见的皱褶（图 24.2），通过脂肪移植可以有效地修饰这两方面的问题。此类患者通常体形偏瘦长，皮下脂肪相对较少，或者是行乳房切除术时皮瓣被乳腺外科医生修的过于菲薄。如果假体置入较大的囊袋中，非常容易移动，可能会在假体和胸壁之间的界面处形成不自然的"沟槽"。当患者仰卧时，假体的侧向移动会让"沟槽"在内侧更加突显。此类畸形可能需要更换假体规格，同时进行囊膜缝合，用脱细胞真皮基质强化包膜以及脂肪移植（见图 24.4）。在瘦长体形的美容患者中也会遇到此类畸形，尤其是在将假体置于乳腺下平面时。

皮瓣再造后的轮廓畸形

皮瓣再造乳房时，皮瓣的边界是凹陷的常见部位，通常发生在皮瓣边缘与切缘组织衔接的"台阶"处。畸形通常是由于皮瓣直接覆盖胸壁肌肉或骨骼所形成。这种"台阶"样畸形常发生在用于充填乳房切除术后缺损的皮瓣边缘，或由于再造组织边缘的脂肪坏死（图 24.3、图 24.4）。皮瓣固有的畸形，例如皮瓣内的脂肪坏死区域，或 TRAM 皮瓣中的脐周部位，也是常见的适应证，该种畸形可能发生在皮瓣内或边界处。

放射部位假体置入后或皮瓣再造后的轮廓畸形

放射性损伤患者的乳房轮廓畸形通常继发于乳房切除行假体或皮瓣乳房再造术后，如上文放射性损伤部分所述，放射线加剧了乳房畸形。除了由放射线引起的组织纤维化，皮肤改变或包膜挛缩外，这些畸形还包括"台阶"样畸形或

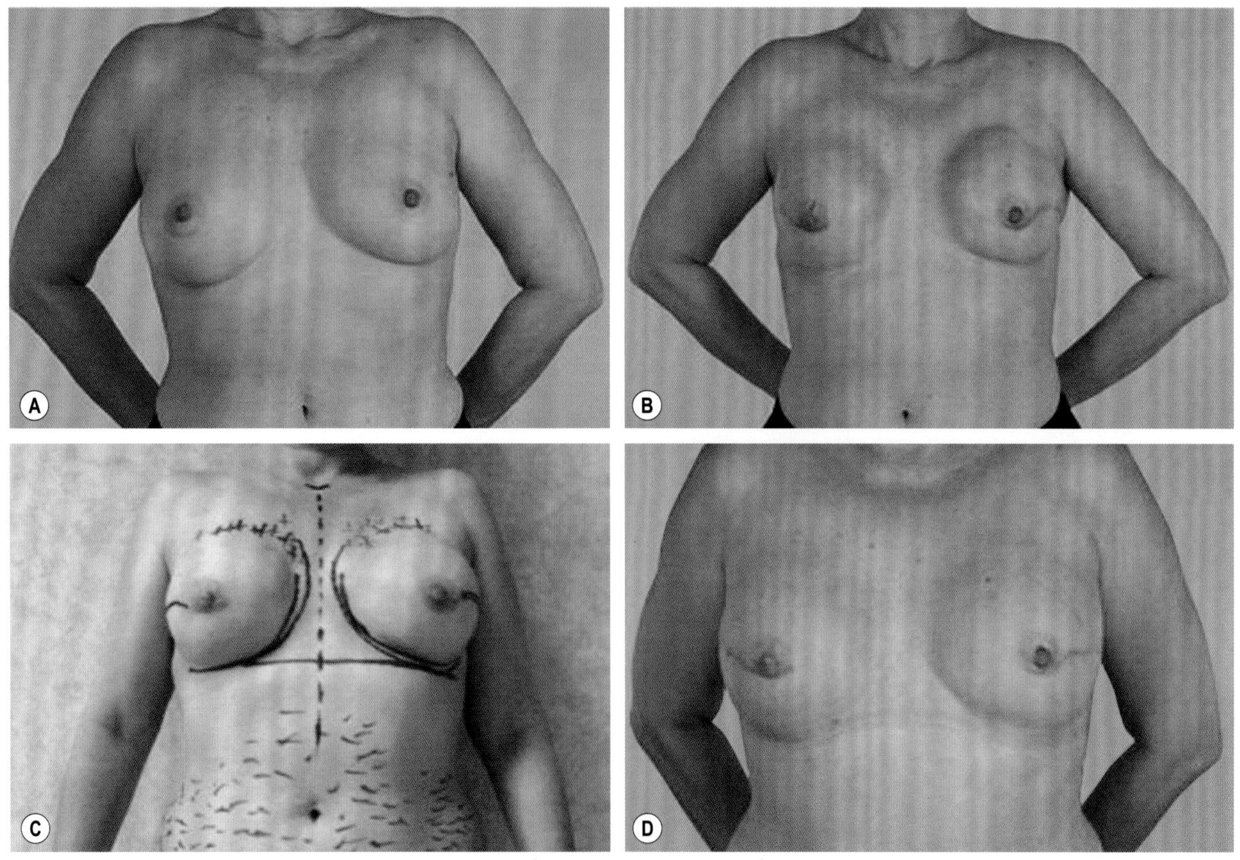

图 24.1 55 岁患者接受双侧保留乳头的乳腺切除术。（A）术前观；（B）用组织扩张器和脱细胞真皮基质再造后的术后观，显示了假体周围典型的边缘轮廓畸形；（C）术前标记；（D）用脂肪移植修饰边缘，并将组织扩张器替换为永久性假体，术后 3 个月的结果

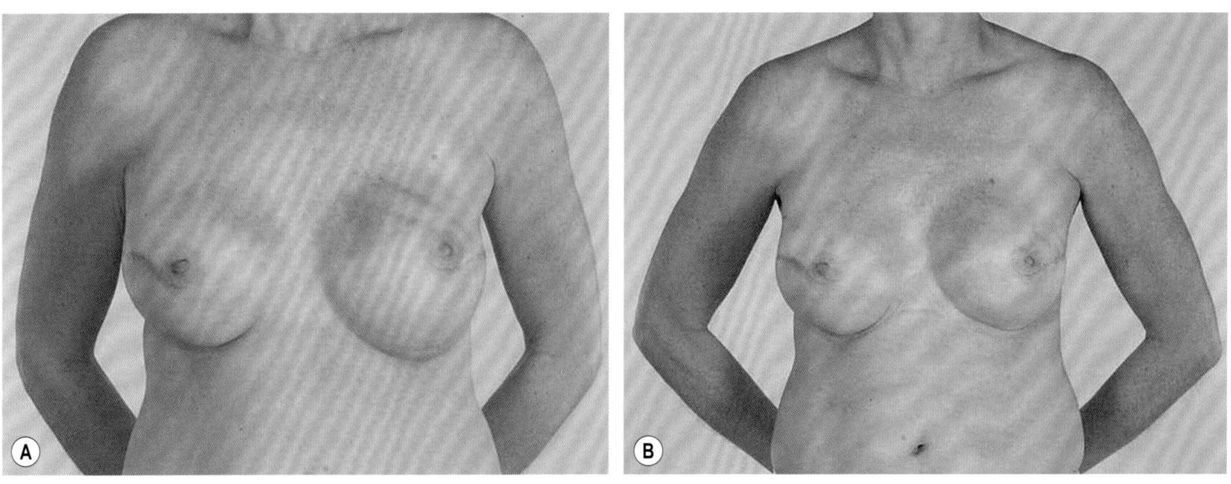

图 24.2 (A)双侧假体置入乳房再造,两侧可见上边界,左侧可见明显波纹;(B)双侧乳房上极脂肪移植(右 80cc,左 50cc)和左侧下方囊膜缝合术后 6 个月的结果。注意两侧假体轮廓和左侧波纹的改善

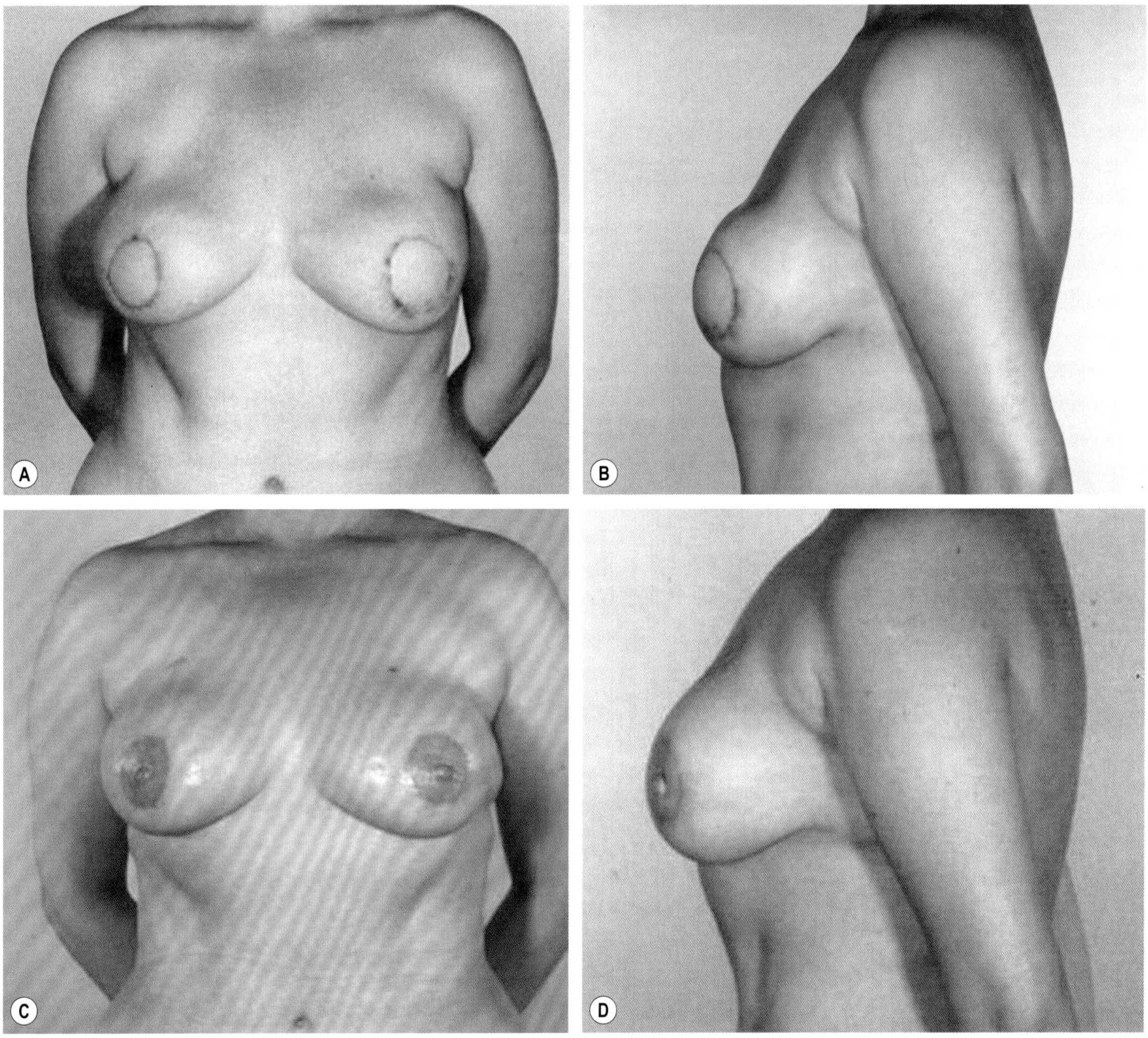

图 24.3 (A,B)45 岁患者,在使用带蒂 TRAM 皮瓣行双侧即刻乳房再造后出现的“台阶”样畸形;(C,D)在双侧乳头重建术后 11 个月,向两侧上极分别移植 120cc 脂肪

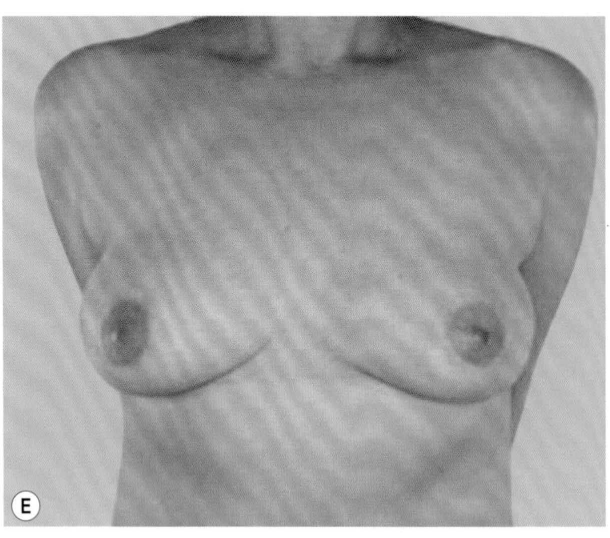

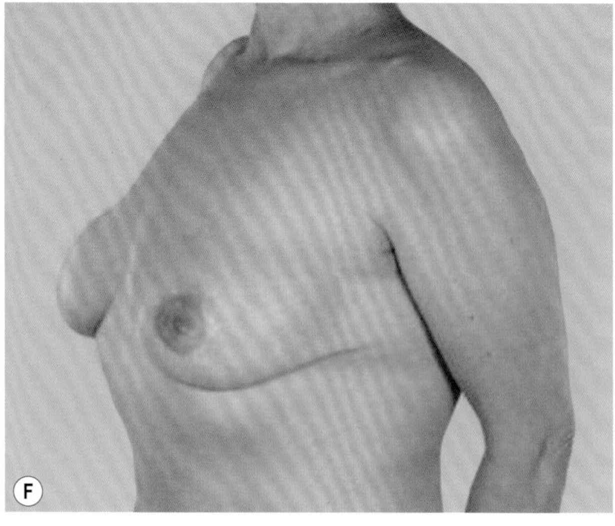

图 24.3(续) (E,F)同一患者脂肪移植修复双侧上极皮瓣"台阶"样畸形 7 年后

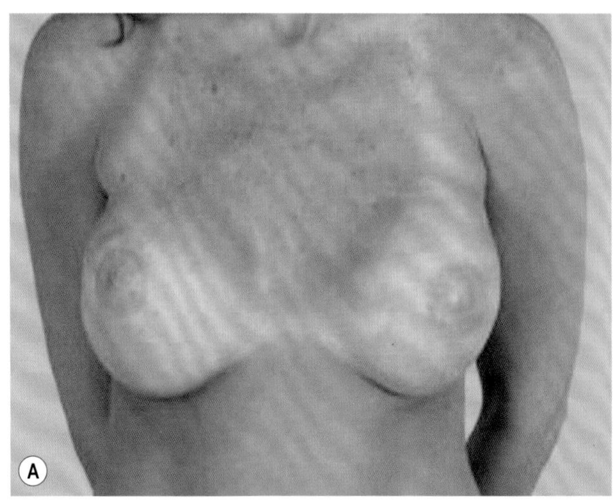

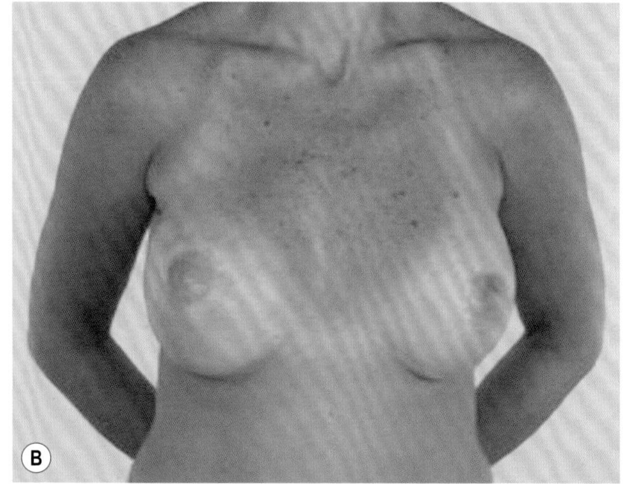

图 24.4 33 岁双侧"台阶"样畸形(左侧最明显)的患者接受自体脂肪注射。(A)术前观,背阔肌皮瓣和假体联合行双侧乳房再造术后 2 年;(B)同一患者行左上极(170cc)和右上极(50cc)自体脂肪移植术后 3 年

皮瓣内在畸形(图 24.5、图 24.6)。如在放射治疗前进行乳房再造,发生的并发症往往是最难以纠正的[34],这些并发症包括体积减少、脂肪坏死、伤口愈合延迟和纤维化。虽然脂肪移植作为其他乳房再造方法的辅助手段在经验上有很大程度的帮助,但当单独研究脂肪移植对放疗后乳房的作用时,证据却尚不清楚且缺乏说服力。辐射会带来更多的风险、干扰和问题。风险包括增加感染和手术部位无法愈合的可能。干扰包括难以在辐射纤维化严重的受区部位为脂肪创造足够的移植空间,而问题则是由于缺乏皮肤弹性和缺乏血供丰富的移植受区,不利于脂肪移植存活。

文献回顾表明,在放射环境中进行脂肪移植的经验直到最近才得到总结。2007 年,Rigotti 等[31]详细介绍了相关案例,这些案例显示干细胞辅助自体脂肪移植可显著改善包膜挛缩和假体外露风险。2009 年,据 Delay 等[10]报道,脂肪移植可以改善乳房切除术后放射性损伤的皮肤质地,有助于自体组织再造或允许在既往可能视为禁忌的区域内使用假体再造。Serra-Renom 等[35]在 2009 年报道了一种创新的方法,用于乳腺切除术后放射治疗区域的乳房再造。作者报告了 65 例患者,他们分 3 个阶段进行了再造:组织扩张器置入、永久性假体置换和乳头重建。在每个阶段,平均移植 150cc 自体脂肪,以增加再造乳房的体积。作者报告了极好的结果,没有包膜挛缩或其他并发症的发生。他们的结论是,脂肪移植可通过改善皮肤质地和增加乳房的皮下组织容量来增强再造效果。

乳房切除术后畸形

当切除量为乳房体积的 10%~15% 时,通常可以获得令人满意的美学效果[36]。然而,由于二次切除或部分医生和患者希望避免因复发而进行后期的乳房切除术时,实际切除的百分比通常可能会更高。如果在肿块切除术中采用肿瘤切除乳房整形技术可能会获得非常好的对称性,但这一方法并未得到普遍应用。因此,肿块切除术结合放射治疗可获得高于 30% 的良好美学效果(图 24.7)[37]。脂肪移

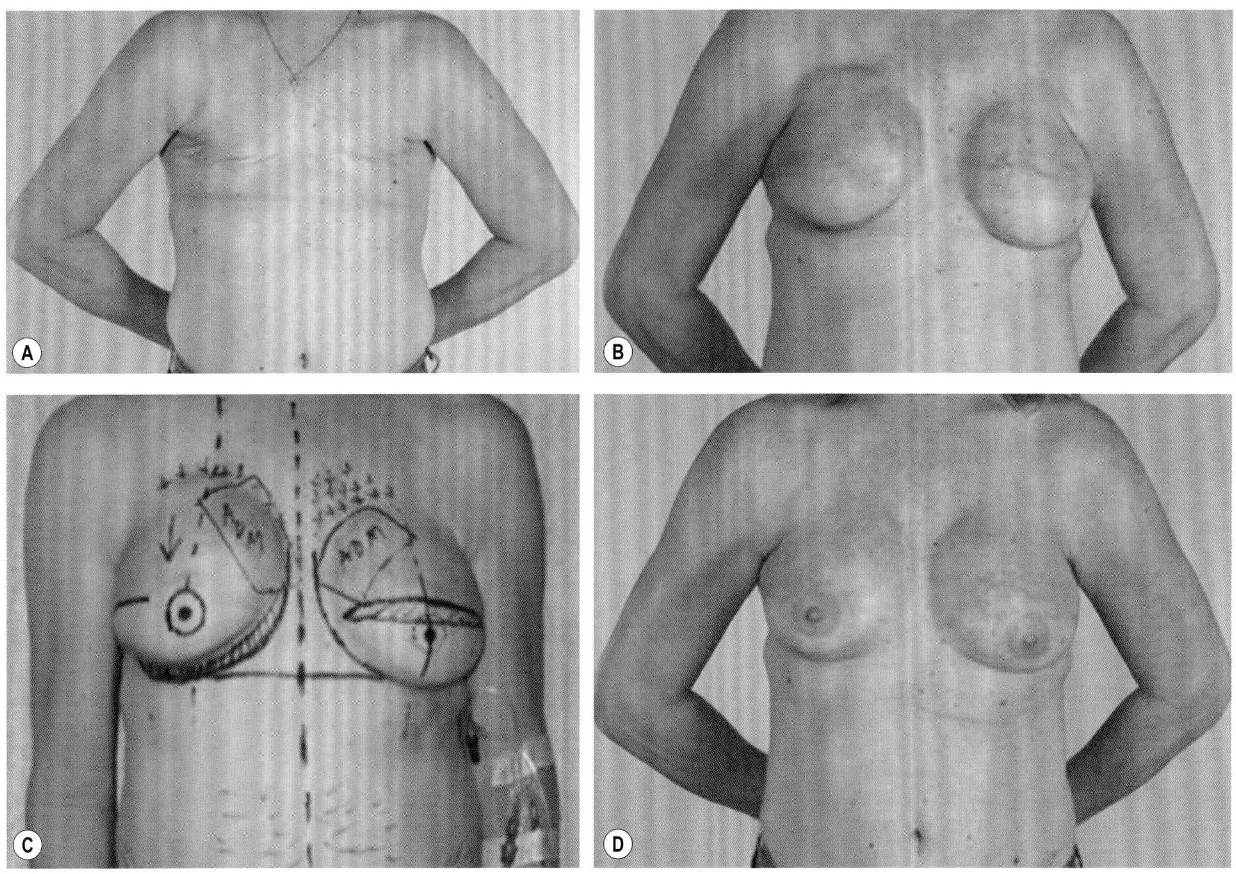

图 24.5　51 岁患者，双侧分别经改良根治性乳房切除术，术后双侧均有放疗史。(A)患者术前观与(B)用背阔肌皮瓣和组织扩张器进行双侧乳房再造后 3 个月；(C)行双侧扩张器取出假体置换、乳头再造以及联合应用脂肪移植和脱细胞真皮基质纠正双侧上极轮廓畸形之前的术前观；(D)术后 5 个月

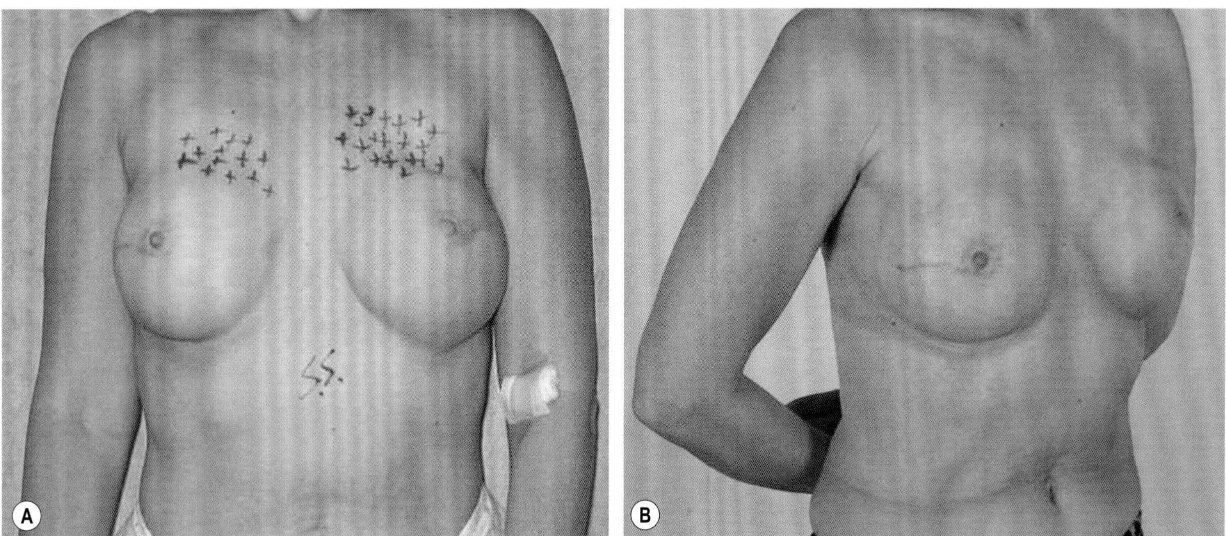

图 24.6　55 岁患者，在行双侧保留乳头的乳房切除术以及随后的组织扩张器和假体再造手术 2 年前有左乳腺肿块切除和放射史。分别行 35cc(右)和 85cc(左)自体脂肪注射纠正双侧上极轮廓畸形(A，B)。(C，D)术后 1 年

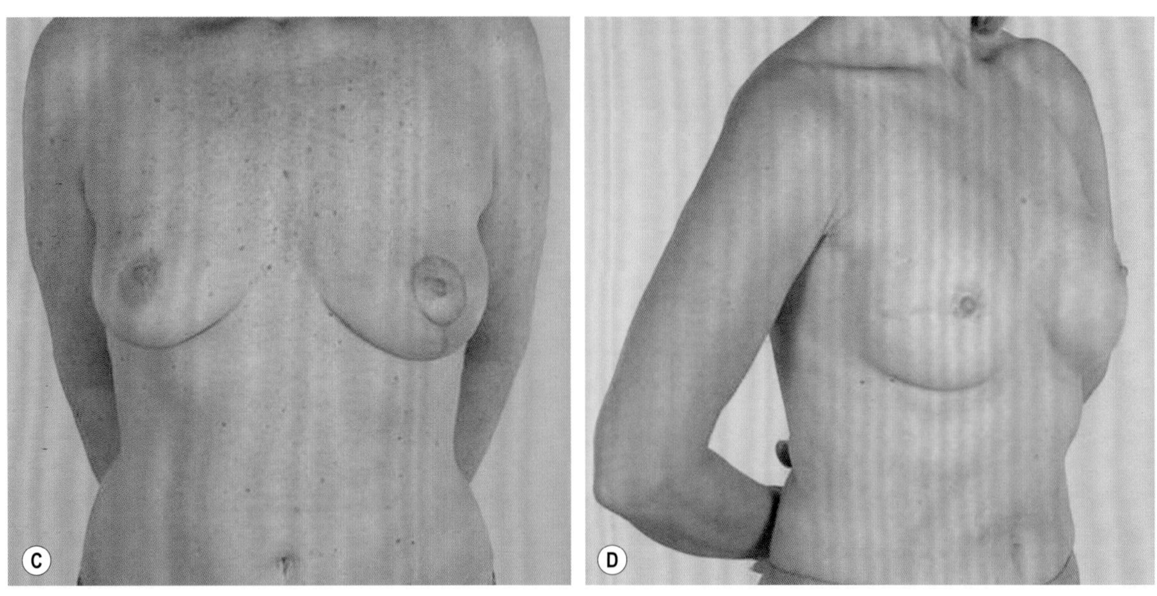

图 24.6(续)

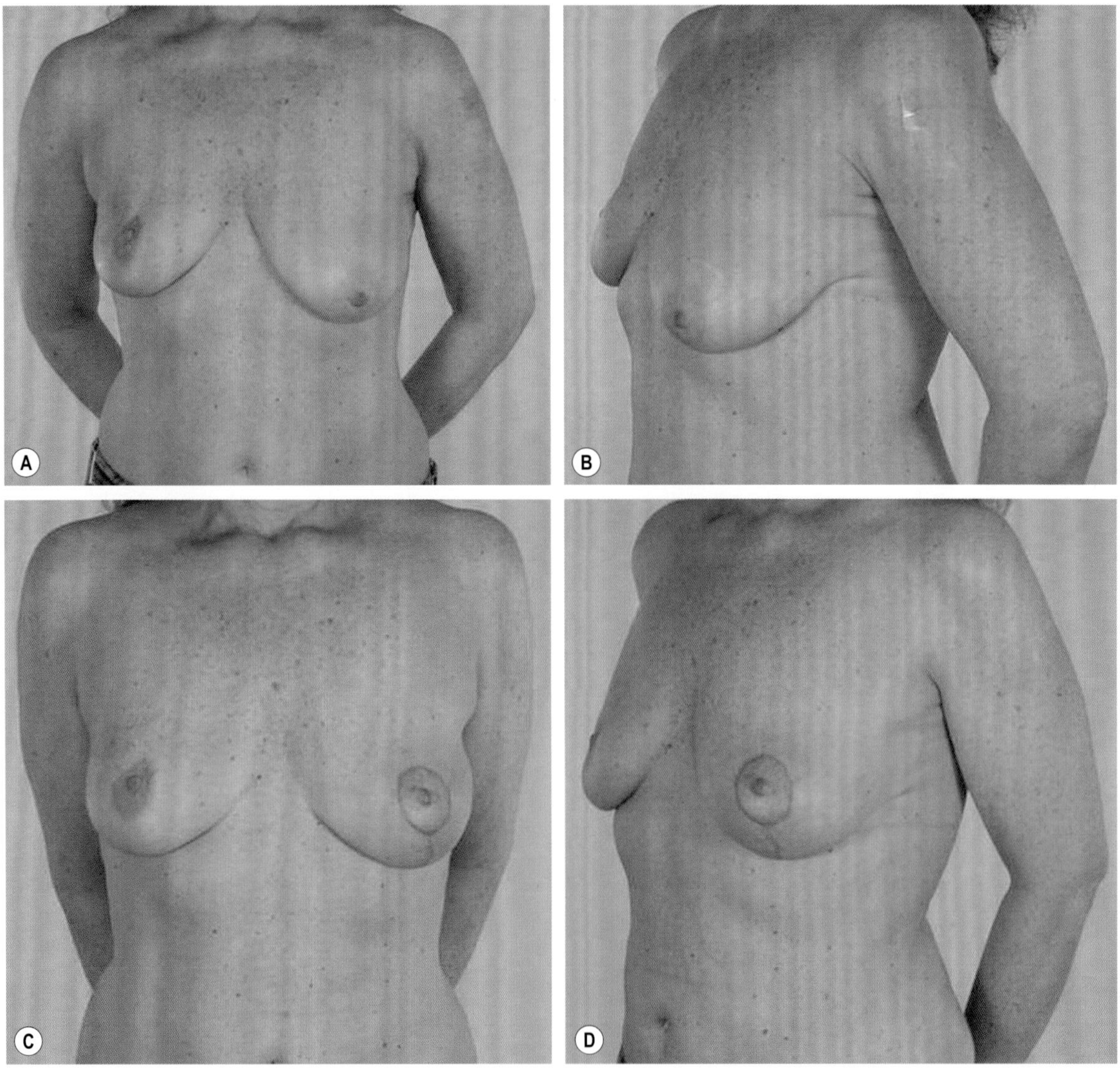

图 24.7 保乳治疗后右侧乳房轮廓畸形。(A,B)术前观;(C,D)术后 2 个月,因右乳肿瘤切除术后组织缺损行右乳脂肪移植和左乳悬吊术。从斜视图上可以清楚地看到右乳房轮廓得到改善

植用于解决肿块切除术后缺陷的设想非常吸引人。因为对大多数患者来说，没有其他更合适的技术，而且缺少的组织通常全部或部分是脂肪。在放疗背景下，假体置入效果并不好，而皮瓣则通常是用来修复乳房切除术后全部或次全缺损的最好选择。纤维化、感染和对移植物的不利环境，使得脂肪移植用于放射治疗后乳房缺损的修复成为争议。对于监控和检测这些患者局部乳腺癌复发的关注也日益增强。

关于自体脂肪移植用于再造肿瘤切除术后乳房畸形的文献很少。Rigotti[31]在 2007 年详细介绍了脂肪干细胞在乳房整形中的应用，并发表了一张令人印象深刻的照片。照片显示，患者经放射治疗的乳房肿瘤切除术后缺损，通过富集干细胞的脂肪注射得到了显著改善。Delay 等[10,38]在 2009 年报告的 42 例患者表明，脂肪移植在保乳手术所造成的中度畸形的治疗中是有价值的。作者警告，围绕脂肪移植的医疗 - 法律环境是有风险的，但是，他们使用了一个非常严格的协议，包括详细的术前和术后影像学检查，由受过专门训练的放射科医生以及多学科团队进行患者管理。Delay 建议，在使用脂肪移植再造经放射治疗的肿瘤切除术后缺损之前，医生需完成脂肪移植技术的“学习曲线”[10]。

在乳房切除术或肿块切除术时，需评估即刻进行脂肪移植的可行性。Biazus 等[14]在乳腺肿瘤切除后和放疗前立即对 20 例患者行皮下和实质层自体脂肪注射。平均移植量为 121cc，通常是切除标本体积的 2 倍。共有 19 名患者被归为 BIRAD 2 型和 BIRAD 3 型。在大多数病例中，至少随访 1 年，美学结果被评定为好或非常好。

外伤或手术所致的后天性乳房畸形通常未接受辐射。这些患者可能不必实施假体置入矫正，但又不适合做皮瓣手术，有些人可能已经尝试过假体置入而不愿意再次实施。对于这些患者，脂肪移植使得自体矫正时最大程度减小并发症发生率成为可能。

先天性畸形

就乳房整形术来说，FDA 认为某些非乳房切除术的乳房畸形，与癌症治疗后所致的乳房畸形，两者具有可比性。一些先天性和后天性乳房畸形应该采取与乳房切除术或保乳治疗后畸形相似的治疗方法。这些畸形包括 Poland 综合征、漏斗胸、胸部发育不良、管状乳房和乳房严重不对称。其中一些患者可以通过其他技术进行整体或部分治疗，但在没有其他理想解决方案的情况下，脂肪移植成为了帮助解决问题的重要手段。这一点已在管状乳房相关畸形的治疗中被证实[5]。同样的情况也在纠正假体置入术后乳房上极的胸壁畸形方面得到了证实[4]。

Poland 综合征导致胸肌缺失和乳腺发育不良。如有背阔肌存在，则背阔肌瓣转移联合假体置入是较好的再造方案[39]。术后可能发生锁骨下凹畸形，可通过脂肪移植解决。其他的脂肪移植适应证包括乳房假体置入术后再造效果不理想，通常是由于胸大肌缺失而导致乳房侧面轮廓畸形。Poland 综合征引起的畸形也可以单独用脂肪移植实现完全再造[10]，但通常需要多次移植。

胸部发育不良的特征是胸肌和胸骨位置正常，但胸壁单侧凹陷，乳房发育不良，乳头乳晕复合体上移[40]。治疗方法通常是单纯假体置入，但可能会出现继发畸形，脂肪移植可起到良好的辅助矫正效果（图 24.8）。

管状乳房畸形的特征是具有收缩环，通过收缩环形成组织疝，导致乳头乳晕复合体增大，乳腺基底部狭窄，乳腺下皱褶抬高以及 1 个或多个乳房象限的发育不全。治疗方法取决于临床表现，并可能导致继发畸形，脂肪移植可以起到很好的辅助效果。管状乳房也可单独采用脂肪移植治疗，且效果卓著[5,10]。

单纯性隆乳

自体脂肪移植用于单纯性隆乳或许是最具争议的操作。虽然有效性和安全性是所有治疗方法都会涉及的问题，但在这里，这些问题被放大了。在有效性方面，这些患者通常很容易通过假体置入进行矫正。手术效果是可靠和确定的，可通过 1~2h 的手术将女性乳房体积扩大 200~500cc（1~2 个罩杯），相关风险已为众人所知，文献描述到位，专业

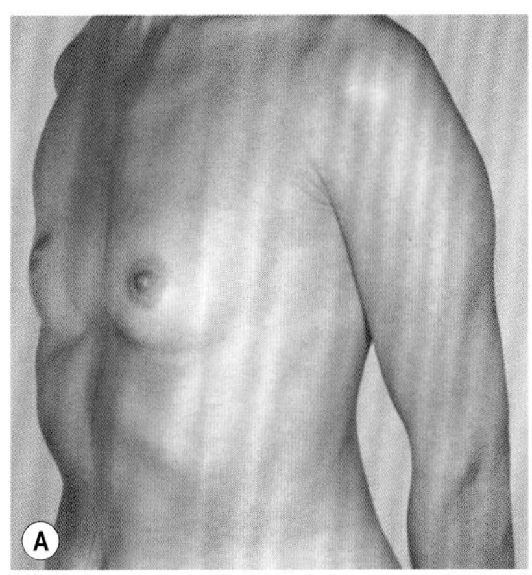

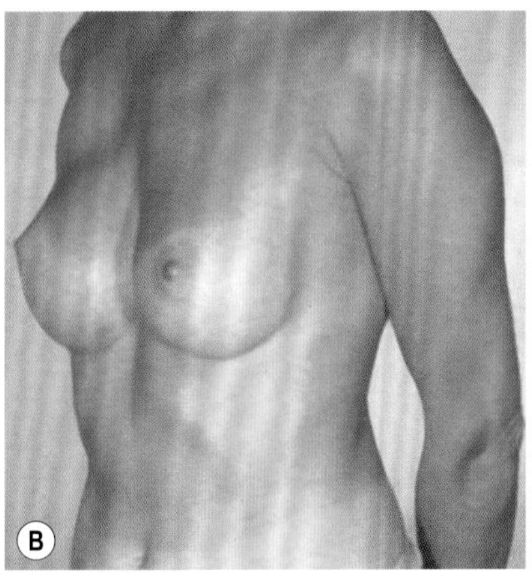

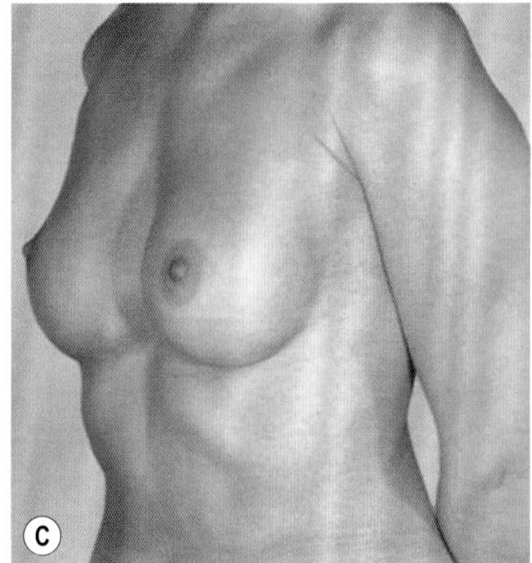

图 24.8　（A）胸部发育不良患者术前观；（B）胸部发育不良患者行双侧隆乳术后观；（C）右乳上极分别进行 2 次脂肪注射（140cc 和 150cc，相隔 14 个月）2 年后的情况

定义准确。然而，对于自体脂肪填充隆乳术，手术的效果、可靠性和确定性都相对较低。作者通常向患者介绍，将乳房增大 1/2~1 个罩杯只是一种希望或想法，而这一结果显然还取决于许多因素。脂肪存活率是关键，但如何保证这种存活率仍在研究中。确定最佳的脂肪隆乳候选方案与技术同样重要。需要获取何种类型的脂肪，如何进行制备、注射在哪个部位以及适用于哪种类型的乳房，都是重要的问题。关于安全的问题同样重要，这些女性没有患过乳腺癌，但她们有罹患乳腺癌的潜在风险，脂肪移植后的影像学改变，可能造成对乳腺癌影像诊断的混淆或干扰。理论上，脂肪移植还可能加速或诱发年轻高危女性乳腺癌。尽管如此，将脂肪从腹部或大腿等部位移植到乳房等更理想部位的理念仍然非常有吸引力，学术意识强的外科医生正在研究它，商业意识强的外科医生则正在营销它，而许多患者对此也非常感兴趣。

所有非癌症患者在接受自体脂肪移植时均要面对安全问题，而这一问题在纯美容患者身上体现得尤为尖锐，因为这类患者的适应证属于非必需手术（可做可不做的选择性手术），其他可供选择的治疗方法又能达到很好的效果，因此自体脂肪移植对这类患者的正常健康状态基线造成干扰的风险也要远远大于接受过癌症治疗的患者。由于后者已不存在正常的健康状态，因此也不存在健康状态被干扰的问题。作者对单纯性脂肪移植隆乳术的经验不多，其中大部分是在一项经本机构内部审查委员会批准的临床对照科研项目中获得的[32]。在此次科研项目之前，我们从一小部分病例中获得的经验是不统一的。其中一部分患者在视觉上有较显著的乳房增大，增幅可达 1 个罩杯（图 24.9、图 24.10）；而另一部分患者，尽管医生需要花费数小时进行脂肪的获取和处理以及在乳腺的不同层次进行脂肪移植，仍没有获得明显的长期效果（图 24.11）。

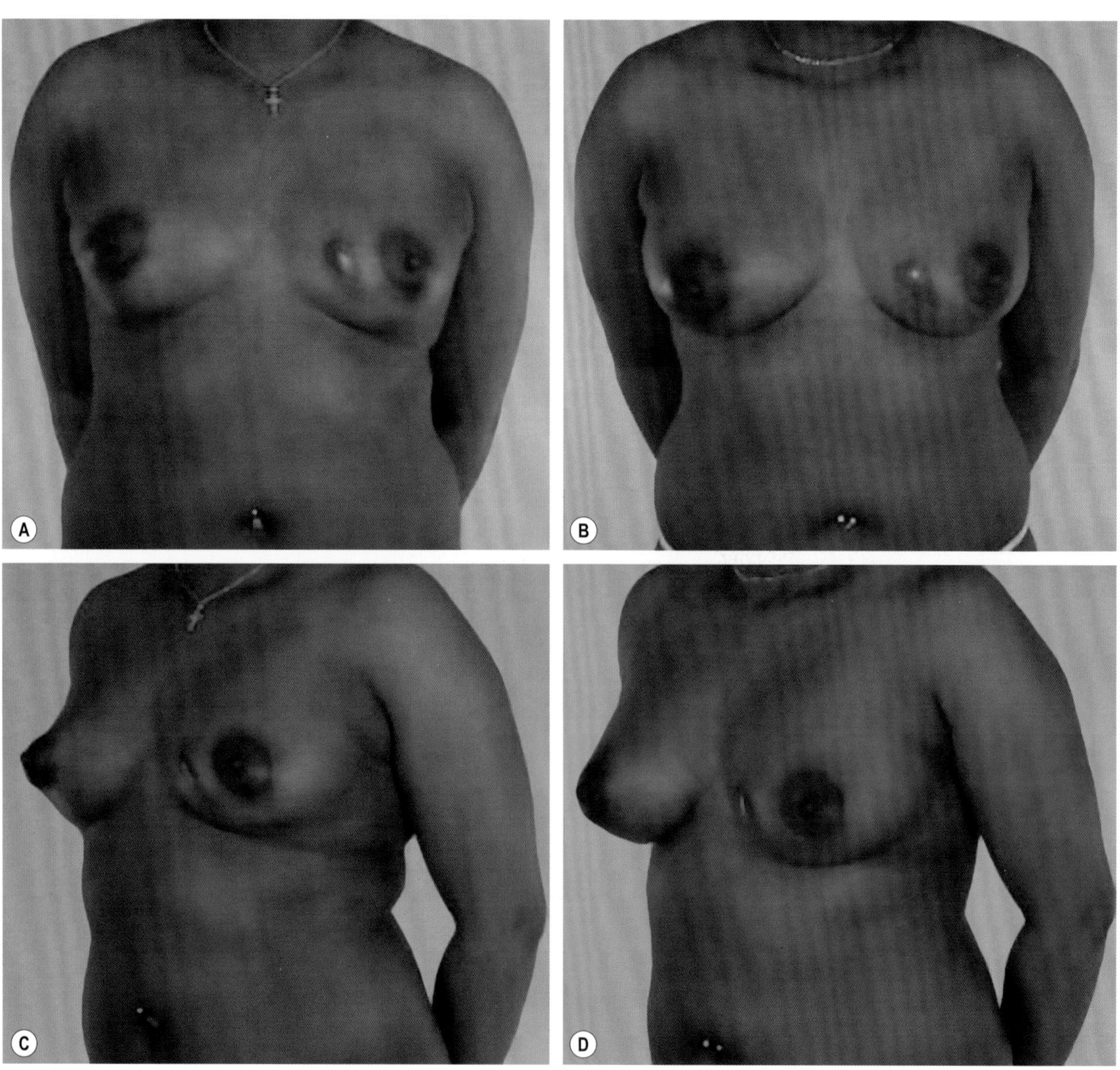

图 24.9 进行自体脂肪移植隆乳后增加约 1 罩杯大小的患者。（A，C）术前观；（B，D）在每侧乳房进行 1 次 300cc 脂肪移植 1 年后的术后观

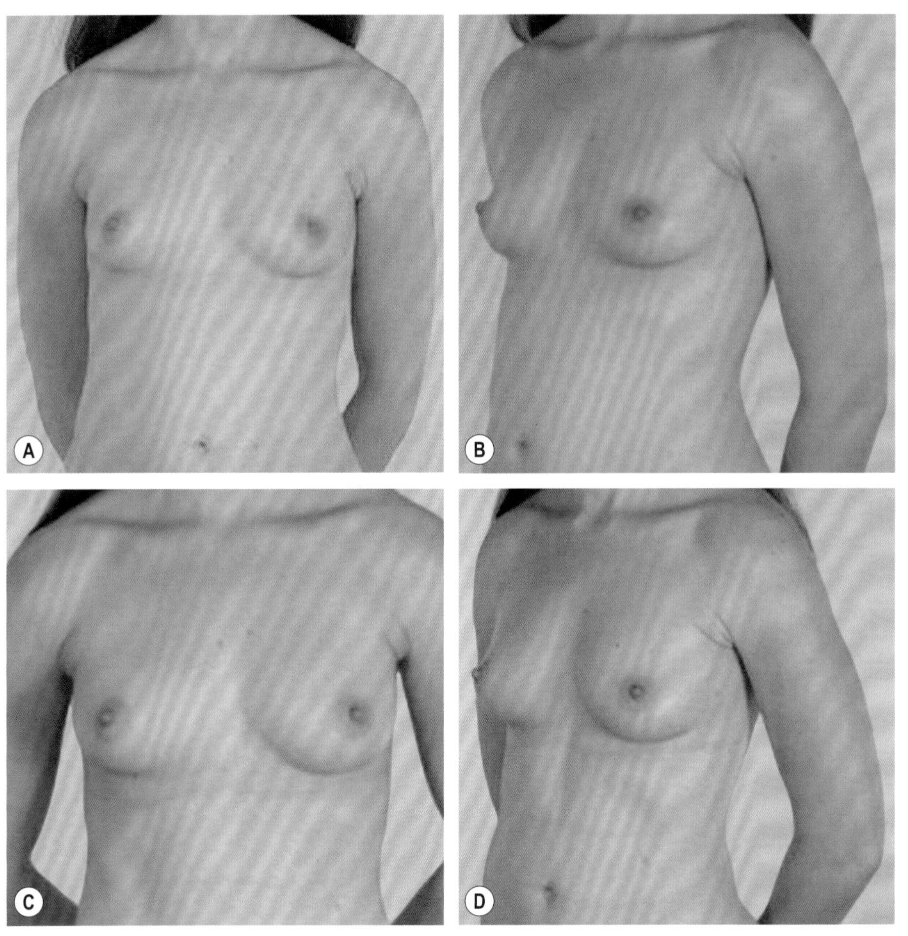

图 24.10　35 岁接受自体脂肪移植隆乳治疗的患者。(A,B) 术前观;(C,D) 术后 6 个月观。每侧 280cc,分别如下:胸肌内 50cc,乳腺下平面 100cc,皮下平面 130cc

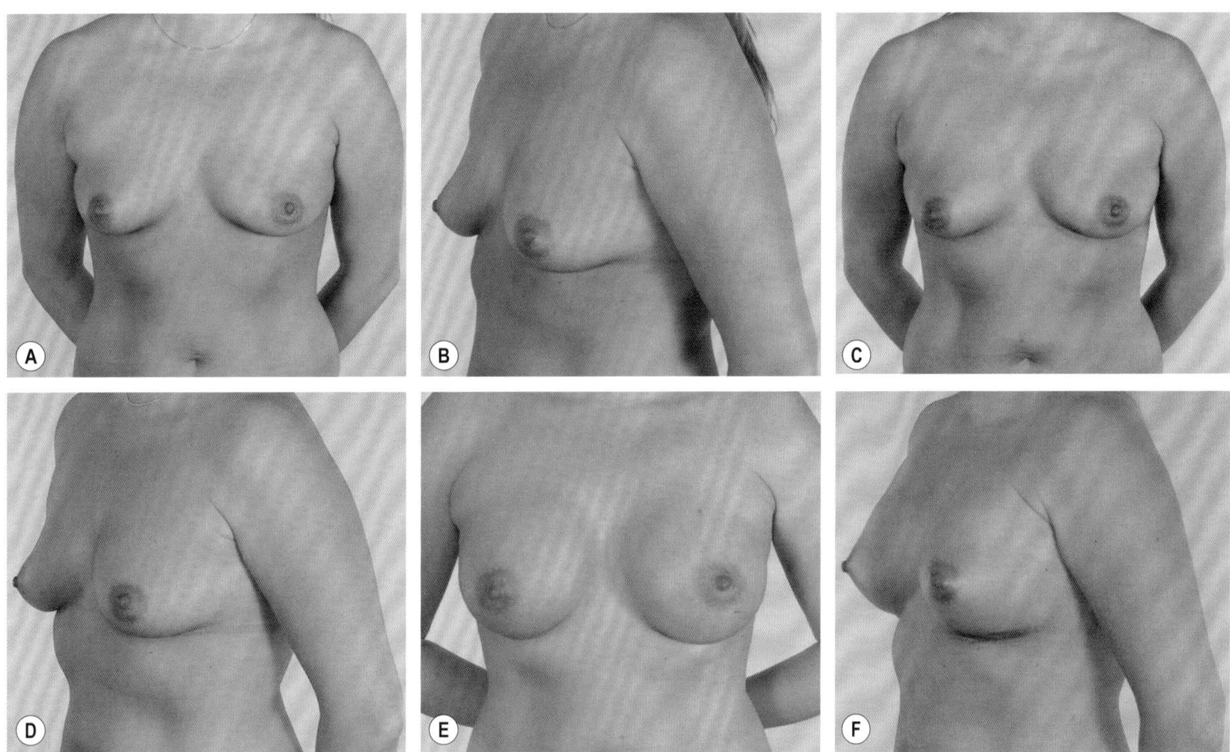

图 24.11　(A) 术后效果不满意的脂肪移植隆乳患者的术前正位观;(B) 术前斜位观;(C) 每侧乳房 165cc 自体脂肪移植术后 1 年正位观;(D) 脂肪移植术后 1 年斜位观;(E) 339cc 硅胶假体置入术后 1 年正位观;(F) 假体置入术后 1 年斜位观

在 2007 年发表的回顾性评论中，Zheng 等人对 66 例中国患者进行了平均 37 个月的脂肪移植隆乳术后随访。使用 3mm 套管针连接低负压（–0.5atm）真空泵收集脂肪，用生理盐水漂洗，然后在离心机中以 600rpm（26g）转速离心 2min，分离中间层用作移植。用单孔 3mm 注脂针通过 2 个注射部位（乳晕缘和乳房下皱襞）进行移植注射，平均每个乳房注射 174cc 脂肪（皮下 101cc；腺下 73cc）。其中 28 例接受了 1 次治疗，21 例接受了 2 次治疗，17 例接受了 3 次治疗。结果由 3 名独立的整形外科医生进行判断，28 例（42.4%）有显著改善，24 例（36.4%）有改善，14 例（21.2%）无改善。患者自我评价结果中，27 例（40.9%）非常满意，26 例（39.4%）满意，13 例（19.7%）不满意，仅 11 例（16.7%）出现脂肪坏死或囊肿形成，但均未影响乳房的最终轮廓。

在 2008 年发表的另一项纯美容性脂肪注射隆乳的研究中，Yoshimura 等人采用旨在增加移植脂肪中脂肪干细胞百分比的方案治疗了 40 名日本患者。使用直径为 2.5mm（内径）的套管针和常规吸脂机采集脂肪组织，然后将采集的一半脂肪洗涤并垂直静置（25% 的患者），或在 700g 的离心力下持续离心 3min，未洗涤（75% 的患者）。另一半脂肪吸出物用于分离基质血管成分，并与待移植脂肪混合，该过程需 90min，目的是增加移植脂肪中干细胞的含量。随后，采用 150mm 长的 18G 套管针注射到 4 个移植部位（2 个在乳晕缘，2 个在乳房下皱襞），将脂肪“分布在乳腺上方、四周和下方以及胸肌中”。手术时程平均需要 4h，每个乳房平均移植 273cc 脂肪。结果通过胸围的增加来评估，6 个月时胸围增加值在 4~8cm，对应于每个乳房的体积增加 100~200cc，或者“2~3 个罩杯”大小。作者认为，“几乎所有”的患者对他们的乳房增大效果感到满意，但没有具体量化，也没有一个独立的小组主观判断结果。核磁共振检查发现 2 例囊肿，钼靶摄影发现 2 例 24 个月时有轻微钙化。

2008 年，Zocchi 和 Zuliani 报告了 181 例脂肪移植隆乳。他们将制备的脂肪注射到腺体后和腺体周围皮下平面。使用一次性 2mm 单孔套管针，用 60cc 注射器产生的负压进行脂肪收集，将注射器直立在一个特殊的振动台上，通过振动进行脂肪的分层。然后使用特殊的 2mm 套管针将脂肪重新植入到上述的乳房平面中：1 个软质的 27cm 长的套管针，用于乳腺下平面；1 个硬质的 25cm 长的套管针，用于皮下平面。在每个乳房中平均注射 325cc 或 375cc 脂肪（他们的文章中报告了 2 个不同的数字），并在一些患者中使用外部乳房扩张装置（BRAVA，Miami，FL）。作者指出，有些患者不遵从外部扩张，但没有透露具体数字。对美学结果进行评定，38 例（23%）满意；128 例（72%）良好；10 例（6%）一般，5 例（3%）不满意。外科医师判定满意的为 23 例（13%），良好的为 123 例（69%），一般的为 25 例（12%），不满意的为 10 例（6%）。作者指出，1 年后可维持平均 55% 的移植体积，但未说明测量的方法。作者也未量化并发症，只提及是“最小的和暂时的”，部分患者发现了微钙化。虽然本研究报告的患者例数相对较多，但大多是非正式的病例报告。

很少有关于脂肪移植隆乳术的高质量数据发表[8]。为了更好地研究这个问题，美国已经开始了 8 项临床试验。在迈阿密[25]、华盛顿特区[32]和新奥尔良[33]的研究方案中，已经进行了以美容增效为目的的自体脂肪移植。Spear 和 Pittman[42]发表了一份对 10 名单纯采用脂肪移植隆乳女性患者的前瞻性评估报告，平均脂肪注射量为右侧乳房 236cc，左侧乳房 250cc。平均体积变化为 85cc（右）和 98cc（左），留存率分别为 36% 和 39%。结果采用 3D 成像和核磁共振容积测量进行评估。乳腺 X 线摄片显示 50% 的女性 BIRAD 评分为 2 分或更高。

脂肪移植隆乳患者需具有较低的罹患乳腺癌的危险因素。此外，最好排除良性乳腺疾病病史。他们还必须有足够的供区，以提供至少 2 次吸脂。如果患者年龄在 40 岁以上，建议将术前核磁共振和术前乳房 X 线检查作为基础检查项目。最后，必须与患者坦诚地讨论脂肪移植对癌症筛查的潜在影响，并应包括在详细的知情同意书内。此外，作者建议外科医生应在本机构内部审查委员会的监督下进行自体脂肪移植隆乳手术。

全乳房再造

对于乳房脂肪移植的倡导者来说，下一个挑战是全乳房的自体脂肪注射再造。作者未曾从事此项工作，但对乳腺癌根治术或先天性乳房缺失患者来说，脂肪移植全乳房再造是可行的。参与临床试验的研究人员在各种研讨会和网站上报告了相关病例[25]。Khouri 等[24]最近报道了 488 名女性患者的 616 侧乳房采用外部扩张联合自体脂肪移植的经验。其中，430 侧乳房单纯应用脂肪移植再造，平均每次脂肪移植 225cc。非放射治疗组的注射数为 2.7 次，放射治疗组为 4.8 次。并发症包括 5 例气胸和 20 例感染。良性结节见于 12% 的非放疗后乳房和 37% 的放疗后乳房。术后患者乳房形态正常且柔软，感觉正常。

治疗 / 手术技术

应使用尽可能多的可用信息分析缺陷或畸形，包括术前照片、对侧正常乳房资料、原始手术记录和病理报告。后者在再造肿瘤切除后的缺损时尤为有价值，因为它通常包含切除标本的重量，为评估计划移植的脂肪体积提供参考。必须获得知情同意。评估拟移植脂肪的体积有助于明确供区获取的脂肪量。

患者应取站立位做手术标记（图 24.12）。此时，因头顶照明产生的阴影，轮廓不规则的区域可以最清楚地被看到。弥补了患者处于仰卧位时，头顶明亮的手术灯会掩盖缺损阴影的问题。手术医生需预估移植所需的脂肪量并标记合适的供区。在脂肪获取和处理后，根据术者习惯，采取适合畸形区域的修复方式进行移植。凹陷以交叉的方式采用多个隧道处理（图 24.13、图 24.14），而脊状和波纹状畸形则采用平行于凹陷的多个长隧道填充效果最好（图 24.15）。因脂肪坏死或放射性损伤而遗留大量瘢痕的凹陷区域可采用具有切割边缘的专用套管针作瘢痕松解（图 24.16）。在使用这些

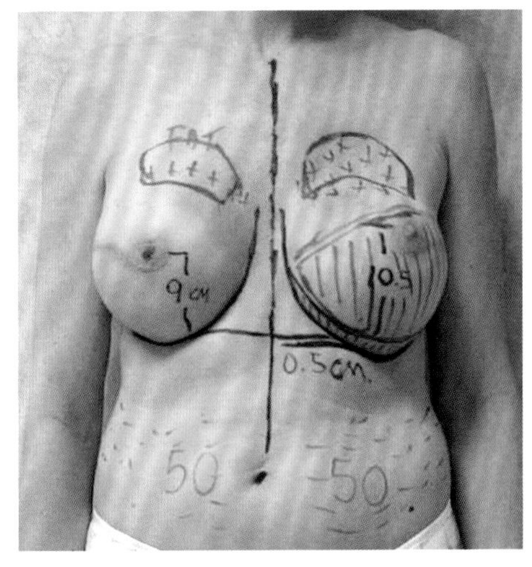

图 24.12 与图 24.2 相同患者的术前标记。自体脂肪移植的区域由蓝色轮廓表示，每个乳房上方都有“+”号，同时标记的还有患者左侧囊膜缝合区域

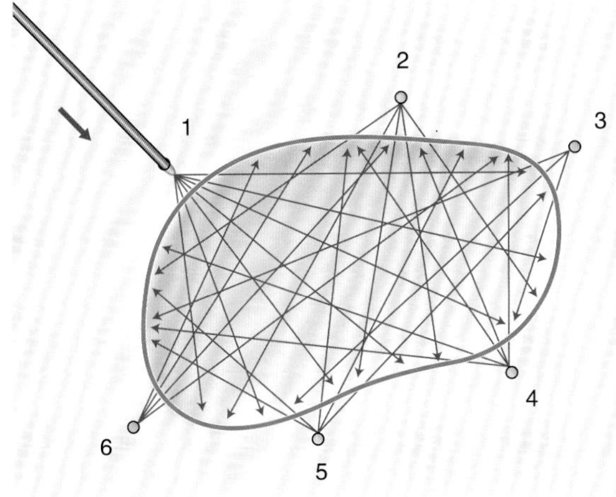

图 24.13 用粗线标出缺损区域边界的俯视图。在一个典型的小的轮廓畸形中采取多个纵横交错的隧道，在外围有 6 个独立的注入点(1~6)。每个隧道沿其长度可移植不同量的脂肪，这取决于该区域的总体需求以及各个注射隧道内需移植的脂肪量

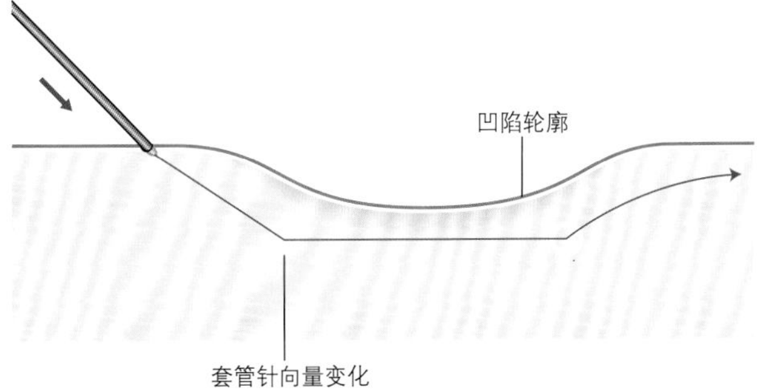

图 24.14 从侧面观察的典型轮廓凹陷，套管针位于邻近注射部位左上方。需注意的是，套管针穿过缺陷底部时，必须做方向上的改变，需要依靠硬质套管针，有时可同时松解深面的牵拉瘢痕组织

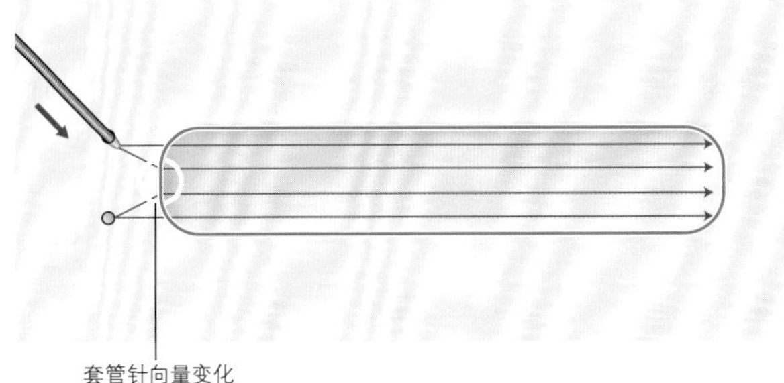

图 24.15 用于治疗纵向凹陷(如皮瓣或假体边缘)的多个纵向隧道。注意隧道向量改变，确保从最少的注射部位内进行多个平行隧道注射

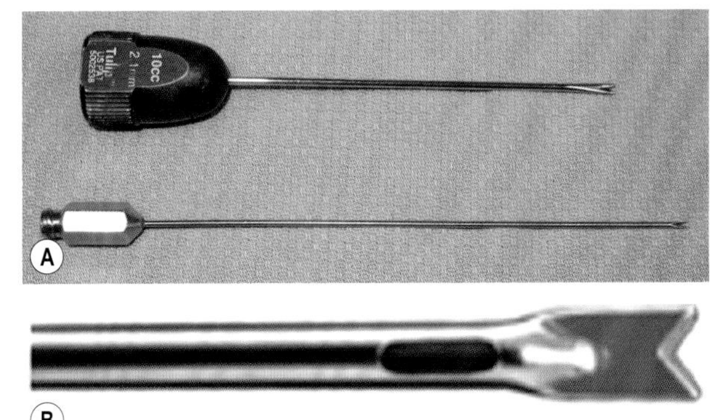

图 24.16 (A,B)V 形剥离器

©Tulip, Byron Medical, with permission.

器械时务必小心，以免损伤下方的假体，并保护皮瓣蒂部重要血管免受损伤。

可选择多个位置作为脂肪移植注射位点。对于肿块切除术后缺损，可能只需 4~8 个点，对于隆乳手术，可能需多达 20 个点。采用一个连接在 3ml 注射器上的钝性套管针在退针时注入少量脂肪。套管针从每个注射部位以放射状重复通过，目的是在多个水平上交织形成网状结构。对隆乳患者来说重要的是，在移植注射过程中，应尽量保持在皮下层，而不是在乳房实质内，另外，还可注射到乳腺下、胸大肌内和胸大肌下平面，以获得额外增加的体积。要点是套管针退出过程中正确的均匀的注射移植脂肪。当达到目标体积时，注射部位用胶带封闭，并在乳房上覆盖敷料。

关于获取和加工脂肪的注意事项

理想的脂肪供区，就是要能获取足够的移植脂肪。腹部、臀部和大腿是常选的供区。尚无研究显示，不同部位的脂肪在移植后的存活率存有差异。因此，供区的选择可基于手术的方便和患者偏好[43]。

使用含稀释肾上腺素的溶液进行标准的吸脂前浸润和组织肿胀，以最大程度地减少出血。大多数术者使用 3mm 的多孔套管针来收集拟移植于乳房的脂肪。随后，通过去除油脂、血液和肿胀液来提纯抽吸出的脂肪。最简单的方法

是让注射器静置 10~15min(图 24.17)[44]。使用专业的注射套管针将处理过的脂肪注入(图 24.18)到预定的受区部位。马里兰州的 Sydney Coleman 最早报告了这类手术的具体操作流程,下面将详细介绍其方法,随后介绍其他操作方法。

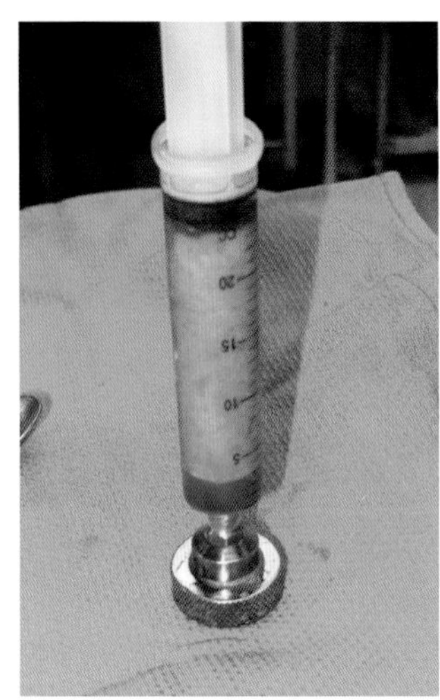

图 24.17 直立注射器静置。注意脂肪下方的水层和上方的油层

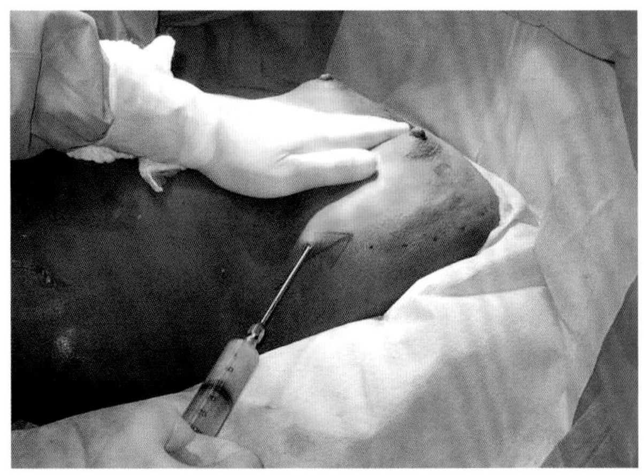

图 24.18 将加工过的脂肪通过注射移植到患者体内,用于隆乳

在临床上,基质血管成分混合脂肪开始得以应用。从本质上讲,这涉及脂肪的酶处理,以增加脂肪干细胞的浓度。基质血管成分的优势是提高了整体脂肪存活率,可接近 80%,而不是传统的 40%~60%[20,45]。体外研究证明,乳房中的祖细胞在存在基质血管成分时可显示细胞生长的增强[46,47]。临床研究评估了乳房再造和自体脂肪移植环境下的肿瘤发生情况,显示活检率为 7.4%,无局部复发[48]。

Coleman 技术

Coleman 提倡使用他设计的套管针,它由 1 个钝头和 2 个相邻的孔组成(图 24.19)。可连接到 10ml 的注射器上,当外科医生的无名指和小指放在柱塞上向后拉时,会使其产生适度的抽吸力。当套管针进入到脂肪采集部位时,套管针的刮除作用和负压的结合可将脂肪吸入注射器内。注射器吸满后,将其与套管针断开连接,用无菌帽封闭 Luer 接头,然后取下柱塞。注射器的开口端可以采用 Tegaderm(3M 透气贴膜)密封,以确保在柱塞移除后注射器内容物的无菌性[49]。将注射器放入小型离心机的无菌套筒中(图 24.20),当加入其他注射器并配平后,离心机以 3 000rpm 的速度旋转 3min。

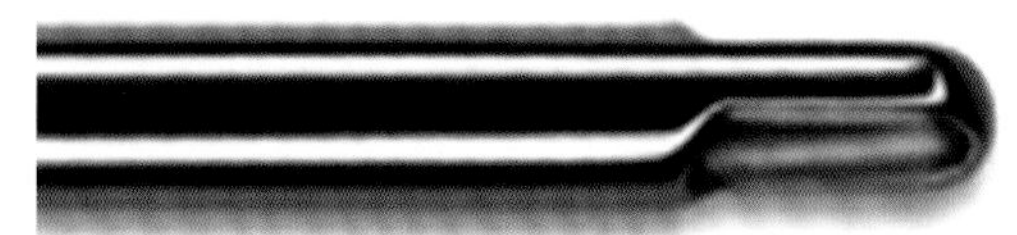

图 24.19 Coleman 抽吸套管针

©Byron Medical, with permission.

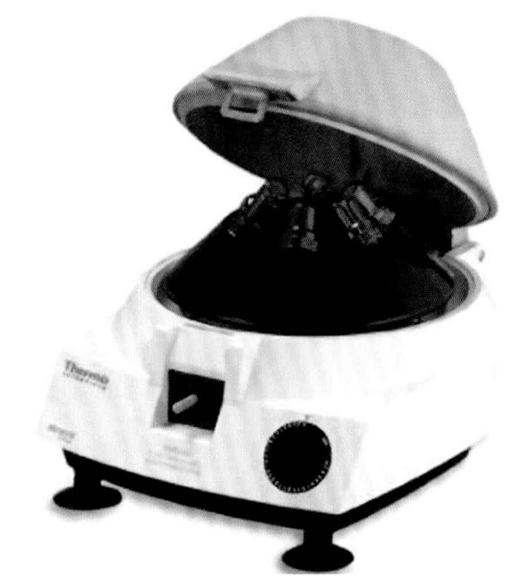

图 24.20 小型离心机

Photo courtesy of Thermo Fisher Scientific, Inc. Reprinted with permission.

离心后,注射器内容物按密度分层。倒出上层油脂,再用 Telfa(Kendall)的吸收芯子去除残留油滴,完全去除上层油脂(因抽吸而破裂的脂肪细胞)。底部最稠密的一层包含血液和肿胀液,只需短暂取下无菌帽,使其排出即可去除。使用 Luer-to-Luer 接头(图 24.21),将准备好的脂肪分装转移至 3ml 注射器中,以备受区部位注射。

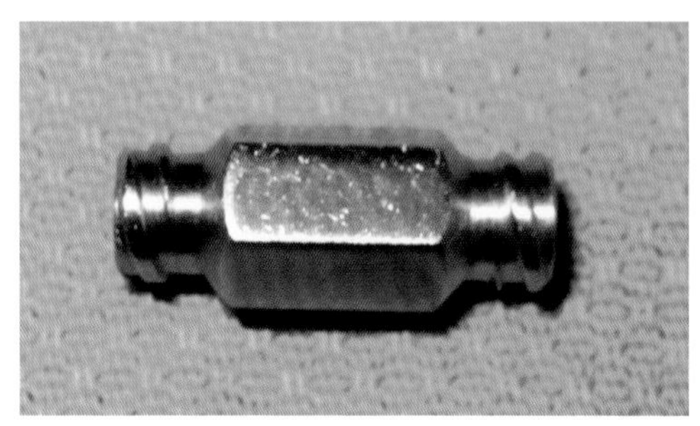

图 24.21 Luer-to-Luer 接头

©Tulip, Byron Medical, with permission.

其他方法

Coleman 方法的质疑者提出，使用小型注射器和两孔吸脂套管针费时且不必要。因此，其他医生尝试使用更大容量的注射器和多孔吸脂管（可从加利福尼亚州圣地亚哥的 Tulip Medical Products 获得）[50,51]，或携带集脂器的改良吸脂装置以及带有多孔（10~12 个）的套管针以加快吸脂过程。过滤脂肪的简单方法是使用可消毒的常规厨用过滤器（图 24.22）去除水层和油层，或将注射器直立放置以使各层如上所述分离。然后将脂肪快速（以防止干燥）转移到大注射器内（使用无菌勺或手术刀柄），然后将其分装到较小的 3cc 或 1cc 注射器内（使用 Luer-to-Luer 或三向连接器），以用于回植患者体内。

目前，脂肪的收集和提纯可通过专用系统实现商业化，该系统可简化步骤，为所需的设备提供“一站式采购”。这些系统，可从 LipiVage（图 24.23），Lipokit（图 24.24、图 24.25）和 Cytori（图 24.26）获得，有望节省大量的时间。这些系统提供了标准化和简便化的操作，可以避免从不同的供应来源拼凑所需仪器设备。但缺点是它们大多数尚未经大样本验证，且成本较高。

注射技术

进行注射时使用的套管针与获取脂肪时使用的不同。通常情况下，注射套管针是带有单孔的钝针，用于精确的脂肪移植（图 24.27），并且有多种型号，具有不同的长度和灵活性。套管针同样具有 Luer 连接装置，便于安装到装有移植脂肪的注射器上。如果存在瘢痕并需要松解时，可以选择使用利头的套管针（参见图 24.16）。使用 11 号刀片破皮，形成 2mm 的切口，插入注射套管针，并将该注射针穿入预定的脂肪移植区域。在拔出套管针的同时，给予注射器柱塞缓慢而均匀的压力，将所形成的细小的圆柱形脂肪移植到套管针走行的通道中。

退针过程中需要熟练掌握均匀的单手脂肪推注技术。一些术者使用Ⅳ号延长管从技术上将该过程分离成两部分，助手专注于柱塞压力，术者专注于均匀缓慢的退针过程[28]。脂肪制备技术也可能对均一的脂肪移植产生影响。高速离心机产生的压缩或结缔组织团块的存在可能对移植脂肪均匀地通过注射套管针造成影响。上述原因导致一些术者更倾向于使用其他制备技术，如开放式过滤可以去除抽吸出的结缔组织团块；低速离心技术（Spingraft）可以使脂肪压缩得

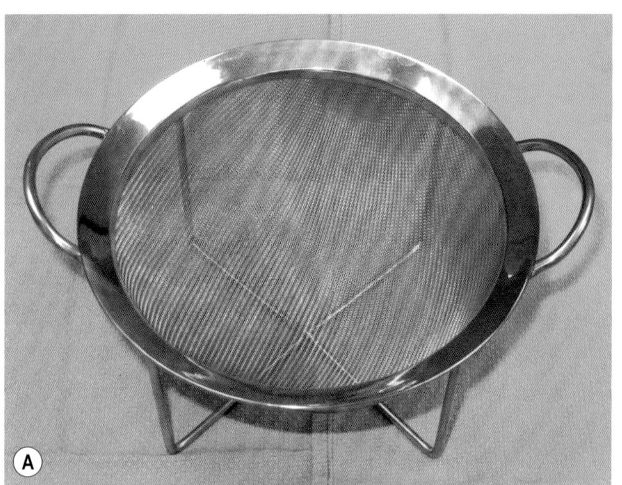

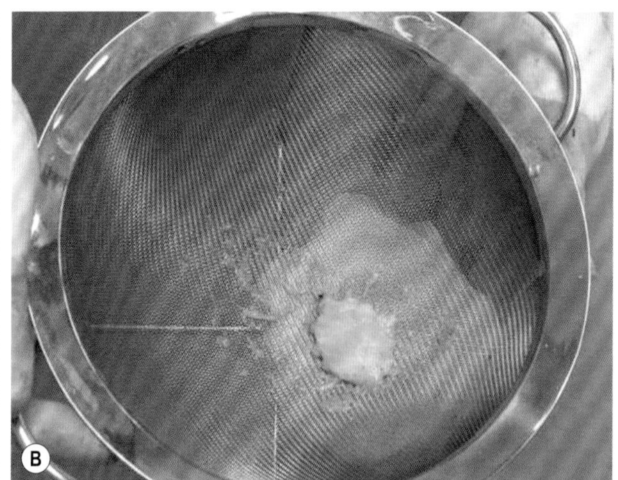

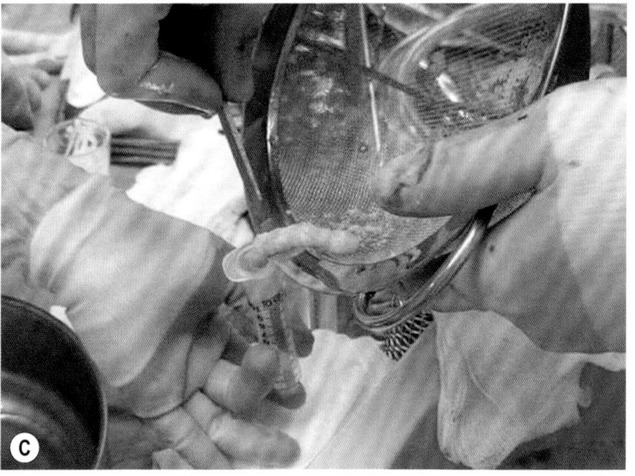

图 24.22　（A）可消毒的厨用过滤器；（B）过滤和洗涤后的脂肪备用，注意在纱网下面垫以折叠纱布，帮助吸收脂肪内水分；（C）将准备好的脂肪转移到 10cc 注射器中进行注射

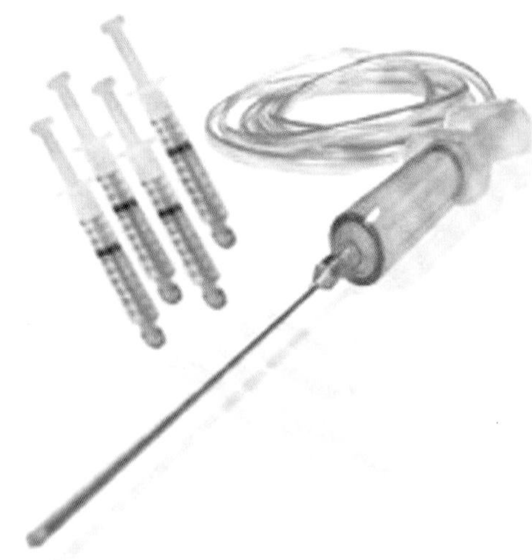

图 24.23 LipiVage 脂肪获取系统
©Genesis Biosystems, with permission.

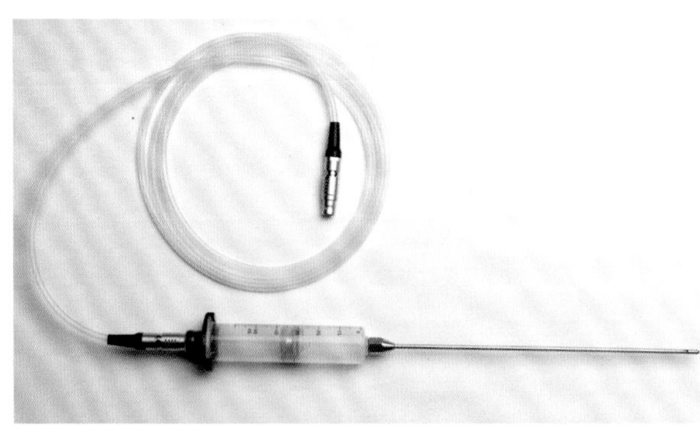

图 24.24 带有吸脂管的 Lipokit 60cc 注射器
©Medi-Khan, with permission.

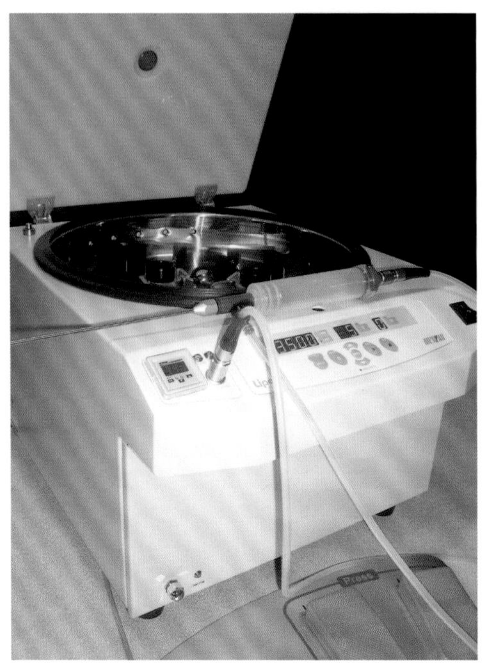

图 24.25 Lipokit 离心机
©Medi-Khan, with permission.

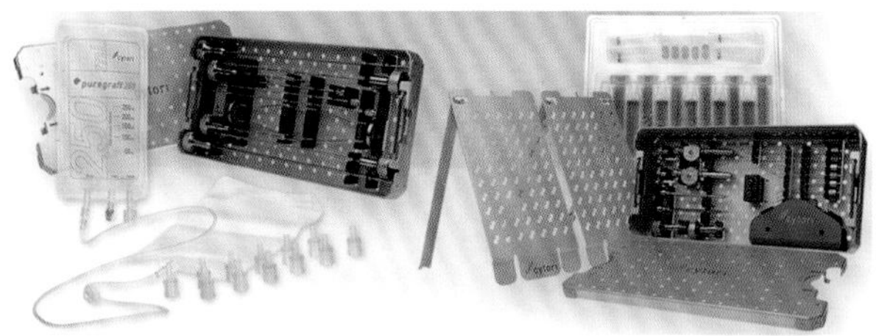

图 24.26 Cytori Puregraft 250 套装
©Cytori Therapeutics Inc, with permission.

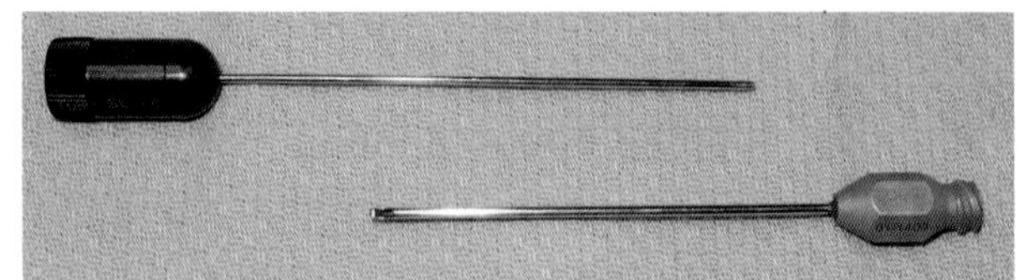

图 24.27 Tulip(1.4mm)和 Byron(2mm)的注射套管针
©Byron Medical, with permission.

不太紧密。移植时所增加的推注压力虽然可以清除套管针内的脂肪团块,但也会导致局部团块状脂肪的过量移植。因此,最好通过停止注射后再清除堵塞的步骤来避免此类情况的发生[52]。

本章的第一作者(S. L. Spear)在乔治敦进行的自体脂肪隆乳的临床试验中所使用的协议内容如下:低压真空抽吸与 3 孔吸脂套管针联合使用,从选定部位获取脂肪;将脂肪转移到 10cc 注射器中进行离心;然后从注射器顶部倾倒出油脂;从注射器底部将水性成分排出。使用乳晕缘和乳房下皱襞的切口和单孔 2mm 套管针做脂肪移植,脂肪可移植到 3 个平面:皮下、乳腺下和胸大肌内。移植到上述平面脂肪的确切体积因患者而异。

Brava 设备

Brava 设备(Brava LLC, Miami, FL)最初是作为外部乳房组织扩张器研发的,其目标是非手术性隆乳[53]。该装置由两个刚性聚氨酯半球形穹顶组成,分别放置在每个乳房表面,并在其外围装有充满硅胶的圆环囊(图 24.28)。小型泵可在球罩内部保持 20mmHg 的负压,如果单独使用该设备,每日需要连续佩戴 10h,至少连续佩戴 10 周。理论上可以保证增加 1 个罩杯的体积,且可长久保持。但体积持久增加的有限性和较差的顺应性限制了其更广泛的使用。

另一方面,由于组织肿胀,该装置可造成乳房暂时性增大,其增大程度可能超过预期。这实际上是由构成乳房的软组织支架扩展所造成的,并被认为对脂肪移植物的存活有益。当使用自体脂肪移植隆乳或乳房再造之前使用该装置(对于此类适应证,仅需要 3~4 周),可以增加移植脂肪的移植量和移植的存活率。目前正在进行这些作用的量化研究[32,33],初步的结果是令人鼓舞的[30]。如果此项技术被证明是有效的且可重复的,则可以使自体组织移植的乳房再造手术变成理想的微创手术。

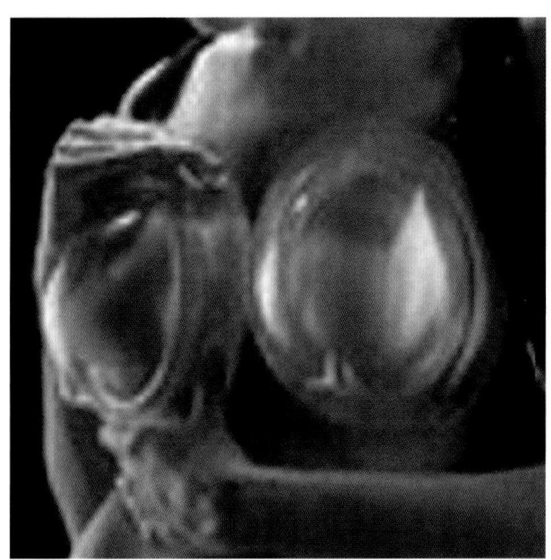

图 24.28　BRAVA 设备
©BRAVA LLC，with permission.

术后护理

采用精细缝线或胶带闭合 2mm 的皮肤切口，在移植部位表面覆盖棉垫后穿着宽松的支持性胸衣。冷敷可减轻肿胀，并鼓励患者在 1 周内尽量减少上肢活动。供区部位穿着吸脂术后的塑身衣。

急性肿胀可持续 1~2 周，甚至可能持续数月。如果肿胀消失后轮廓畸形仍然存在，我们建议至少等待 6 个月后再尝试下一次移植。体格检查和影像学随访遵循与其他乳房手术相同的时间表。

提示与要点

- 在早期实践中，建议在做需要全身麻醉的其他手术时，同时对再造的轮廓畸形行脂肪移植；
- 确保基本的设备和器械运行良好，价格便宜，并掌握入门的基本方法。
- 如果在处理过程中对脂肪进行离心处理，可减少过度移植的发生；
- 适当调整患者的期望很重要。可能需要进行不止一次的移植，才可能产生满意的效果。

结果、预后及并发症

患者结果

结果如图 24.1~ 图 24.11 所示，列出了每种适应证。

移植物存活

早期的术者使用游离脂肪块移植，考虑移植脂肪块会被大量吸收，曾尝试了多种措施来防止这种情况发生，例如脂肪携带筋膜移植[54]，或将移植物切成小块[55]。早期报道的脂肪移植存活率为 25% ~50%，因此早期的术者倡导超量移植[56,57]。即使如今已采用现代脂肪注射移植技术，仍沿用超量移植的理念，但尚未对超量的程度达成共识。

脂肪移植成活率因吸脂、提纯和移植的方法而异。相对于不同受区，成活率也有所不同，移植到血供良好的肌肉中，脂肪存活率要高于移植到相对缺氧的环境，如 TRAM 皮瓣脂肪坏死导致乳房轮廓凹陷的矫正。近期，有作者报告了在乳房中进行超量脂肪移植的情况，如 Emmanuel Delay 报道，在脂肪移植再造乳房过程中，他预计再吸收率为 30%，并主张超量移植量为 40%。Kanchwala 等则提出超量移植的量不应超过 10%，以避免脂肪坏死和随后的钙化。这些作者凭个人经验得出了在轮廓畸形修复中脂肪超量移植的大概范围。此外，制备方法也很重要，经过洗涤和过滤处理后的脂肪比离心后脂肪需要更多的移植量。在获得明确的研究数据之前，个人经验尤为重要。建议术者尽早建立自己明确的超量移植经验，根据采用的技术和受区床的质量，获得“应该进行多少量的超量移植”的“感觉”。非放射治疗过的轮廓畸形再造尤其需要这种经验。

并发症

任何外科手术都有风险，女性乳房的自体脂肪移植也不例外。严重并发症少见，文献中报道的并发症通常是由缺乏训练的医师操作时发生的[58,59]。然而，即使操作得当，也会发生某些并发症，其发生的可能性需在知情同意书中充分体现。

乳房 X 线检查异常[60-65]主要表现在未行乳房切除术的患者中。脂肪移植隆乳术后，最常见的异常是钙化。钙化以粗或细的微钙化的形式出现，被认为是脂肪坏死的结果。通常，经验丰富的放射技师可以轻易地将它们与可疑病灶区域分开，而不需要活检。乳腺 X 线摄片还可以检测出油性囊肿，体格检查也可以触及。建议在进行自体脂肪移植乳房之前进行术前乳房 X 线摄片，以便在以后出现任何异常时进行比较。关于对乳腺癌排查的干扰，美国整形外科医师协会脂肪移植特别工作组在其 2009 年的报告中给出结论：“根据对少量病例的有限研究，未发现脂肪移植对乳腺癌检测的干扰；但是，需要更多的研究观察来进一步确认”[8]。

脂肪坏死性囊肿或油性囊肿发生在包囊性液化坏死区。它们可以是多个、小的，有时也可以是较大的。手术切除是有效的治疗方法。其发生发展可能与不恰当的移植脂肪技术有关，或者是试图将超量脂肪移植到某一特定区域所致[66,67]。Delay 在 880 例患者治疗经验的报告中提出，约 15% 的患者在乳房 X 线摄片上可观察到油性囊肿的形成[10]。

感染可能发生在脂肪注射后，通常表现为疼痛肿胀伴红斑、皮温增高，有时还会伴有发热。感染的影响是可变的，相关报道既有移植脂肪被吸收[4]，也有对结果无影响[10]，但曾有文献报道，患者有脓肿形成，且伴有脓毒症[68]。

持续肿胀时间如果超过 2 个月，可能预示着脂肪坏死或脂肪坏死性囊肿的形成。随着移植脂肪量的增加，这两种并发症的发生率都会增高。随访观察是最好的方法，早期的影像学检查可能显示非特异性炎症。如果怀疑有囊肿，可行超声检查。

肿瘤风险在理论上是可能的。脂肪干细胞的促进组织再生（如促血管生成）的特性可能增加患者未来罹患乳腺癌的风险。在美国整形外科医师协会脂肪移植专项工作组一项针对 283 例以美容和再造为目的进行乳房脂肪移植患者的研究中，确定了 2 例乳腺癌病例[8]。一例发生在未移植脂肪的乳房区域，另一例发生在可能接受脂肪移植的区域，但在诊断或治疗方面并没有延误[5]。只有进一步的研究才能确定脂肪移植与乳腺癌发生之间的关系；在此之前，肿瘤的风险仍被归类为未知。

二次手术

脂肪移植可能需要重复进行，通常情况下这也是有必要的（图 24.29）。最近一项对 110 例接受脂肪移植以改善乳房轮廓畸形的患者进行的回顾性研究发现，55％的患者需要 1 次以上的手术才能获得令人满意的矫正效果[9]。在恶劣的移植条件下（如局部放疗），预计可能需要更多次的手术[31]。根据患者的目标，可能还需要结合其他的方法。为确保脂肪移植效果，单个乳房中单次手术的实际移植量是有限制的。限制的移植量因患者而异，但在接受过外部预扩张的患者中通常会更高。

结论

随着临床技术的不断改进和脂肪移植研究的深入，女性乳房的自体脂肪移植手术将继续深化和推广。已确定的适应证包括各种方法再造乳房后所产生的轮廓畸形。术者不再争论脂肪移植是否有效，而开始讨论更具争议的适应证问题，如隆乳或全乳房再造。下一个 10 年很可能会看到更多关于这些适应证的更为成熟的治疗方案以及对脂肪干细胞潜在治疗能力方面的进一步认识。

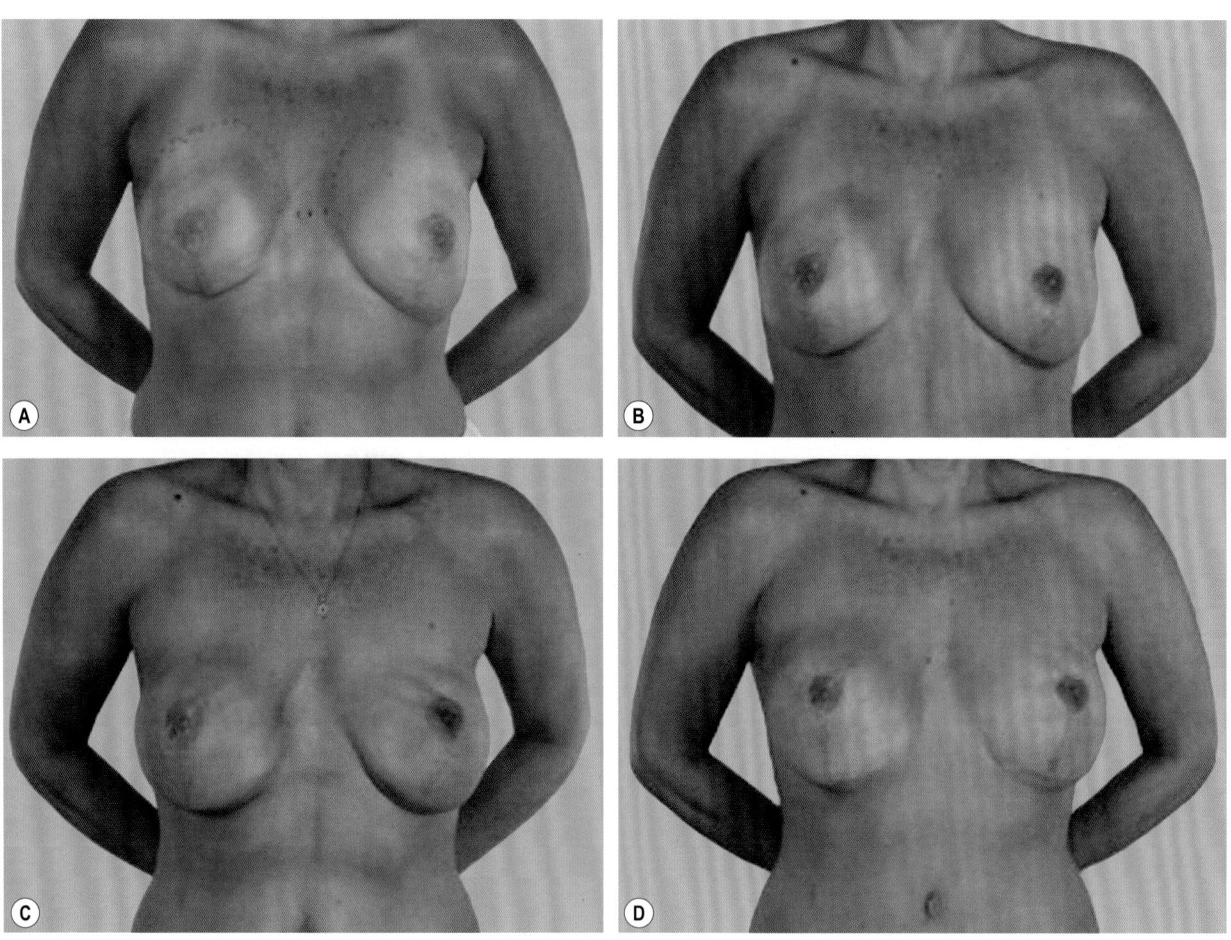

图 24.29 49 岁患者在双侧保留乳头的乳房切除术和组织扩张器再造术后接受了多次自体脂肪移植。（A）在用组织扩张器进行双侧乳房即刻再造术后 9 个月；（B）同一患者在双侧组织扩张器取出，替换成 560cc 硅胶假体，并将脂肪移植到乳房上极术后 3 个月，脂肪移植量：右侧 80cc，左侧 40cc；（C）双侧更换为 650cc 硅胶假体，并将 75cc 脂肪移植到双侧乳房上内侧和下内侧象限术后 4 个月；（D）双侧乳房瘢痕修复和双侧乳房上极 35cc 脂肪移植术后 9 个月

参考文献

1. Billings E, May JW. Historical review and present status of free fat graft autotransplantation in plastic and reconstructive surgery. *Plast Reconstr Surg*. 1989;83:368–381.
2. Czerny V. Plastischer ersatz der brustdruse durch ein lipom. *Zentralblatt fur Chirurg*. 1895;27:72.
3. Drever JM. Lipocontouring in breast reconstructive surgery. *Aesthetic Plast Surg*. 1996;20:285–289.
4. Spear S, Wilson H, Lockwood M. Fat injection to correct contour deformities in the reconstructed breast. *Plast Reconstr Surg*. 2005;116:1300–1305. *This article helped initiate the recent resurgence in interest in fat grafting to the breast and remains a good overview of real-world results and typical complications.*
5. Coleman SR, Saboeiro AP. Fat grafting to the breast revisited: safety and efficacy. *Plast Reconstr Surg*. 2007;119:775–785. *This comprehensive review with impressive results furthered the call to legitimize fat grafting to the breast and reverse the ASPS's 1987 condemnation of the practice.*
6. Missana MD, Laurent I, Barreau L, et al. Autologous fat transfer in reconstructive breast surgery: indications, technique and results. *Eur J Surg Oncol*. 2007;33:685–690.
7. Spear S. Fat for breast: where are we? *Plast Reconstr Surg*. 2008;122:983–984.
8. Gutowski K. Current applications and safety of autologous fat grafts: a report of the ASPS Fat Graft Task Force. *Plast Reconstr Surg*. 2009;124:272–280. *The ASPS Fat Graft Task Force reports the results of a critical appraisal of the current literature on indications for autologous fat grafting and the risks associated with it.*
9. Kanchwala SK, Glatt BS, Conant EF, et al. Autologous fat grafting to the reconstructed breast: the management of acquired contour deformities. *Plast Reconstr Surg*. 2009;124:410–418.
10. Delay E, Garson S, Tousson G, et al. Fat injection to the breast: technique, results, and indications based on 880 procedures over 10 years. *Aesthetic Surg J*. 2009;29:360–376.
11. Illouz Y, Sterodimas A. Autologous fat transplantation to the breast: a personal technique with 25 years of experience. *Aesthetic Plast Surg*. 2009;33:706–715.
12. Mizuno M, Hyakusoku H. Fat grafting to the breast and adipose-derived stem cells: recent scientific consensus and controversy. *Aesthetic Surg J*. 2010;30:381–387. *An accessible current review article covering complications and ADSCs.*
13. Levi B, Ko SH, Longaker MT. Commentary (fat grafting to the breast and adipose-derived stem cells: recent scientific consensus and controversy). *Aesthetic Surg J*. 2010;30:387–389.
14. Biazus JV, Falcao CC, Parizotto AC, et al. Immediate reconstruction with autologous fat transfer following breast-conserving surgery. *Breast J*. 2015;21:268–275.
15. Jung HK, Kim CH, Song SY. Prospective 1-year follow-up study of breast augmentation by cell-assisted lipotransfer. *Aesthet Surg J*. 2016;36:179–190.
16. Massa M, Gasparini S, Baldelli I, et al. Interaction between breast cancer cells and adipose tissue cells derived from fat grafting. *Aesthet Surg J*. 2016;36:358–363.
17. Pinell-White XA, Etra J, Newell M, et al. Radiographic implications of fat grafting to the reconstructed breast. *Breast J*. 2015;21:520–525.
18. Sinno S, Wilson S, Brownstone N, et al. Current thoughts on fat grafting: using the evidence to determine fact or fiction. *Plast Reconstr Surg*. 2016;137:818–824.
19. Strong AL, Cederna PS, Rubin JP, et al. The current state of fat grafting: a review of harvesting, processing, and injection techniques. *Plast Reconstr Surg*. 2015;136:897–912.
20. Tissiani LA, Alonso A. A prospective and controlled clinical trial on stromal vascular fraction enriched fat grafts in secondary breast reconstruction. *Stem Cells Int*. 2016;2016:2636454.
21. Vergara CS, Fontdevila J, Descarrega J, et al. Oncological outcomes of lipofilling breast reconstruction: 195 consecutive cases and literature review. *J Plast Reconstr Aesthet Surg*. 2016;69:475–481.
22. Rubin JP, Coon D, Zuley M, et al. Mammographic changes after fat transfer to the breast compared with changes after breast reduction: a blinded study. *Plast Reconstr Surg*. 2012;129:1029–1038.
23. Khouri RK, Eisenmann-Klein M, Cardoso E, et al. Brava and autologous fat transfer is a safe and effective breast augmentation alternative: results of a 6-year, 81-patient, prospective multicenter study. *Plast Reconstr Surg*. 2012;129:1173–1187.
24. Khouri RK, Rigotti G, Khouri RK, et al. Tissue-engineered breast reconstruction with Brava-assisted fat grafting: a 7-year, 488-patient, multicenter experience. *Plast Reconstr Surg*. 2015;135: 643–658.
25. Khouri RK. *Breast reconstruction and augmentation with Brava enhanced autologous fat micro grafting. ClinicalTrials.gov study Identifier NCT00466795.*
26. Bircoll M. Cosmetic breast augmentation utilizing autologous fat and liposuction techniques. *Plast Reconstr Surg*. 1987;79:267–271.
27. Zheng DN, Li QF, Lei H, et al. Autologous fat grafting to the breast for cosmetic enhancement: experience in 66 patients with long-term follow up. *J Plast Reconstr Aesthet Surg*. 2008;61:792–798.
28. Yoshimura K, Sato K, Aoi N, et al. Cell-assisted lipotransfer for cosmetic breast augmentation: supportive use of adipose-derived stem/stromal cells. *Aesthetic Plast Surg*. 2008;32:48–57.
29. Mu D, Luan J, Mu L, et al. Breast augmentation by autologous fat injection grafting: management and clinical analysis of complications. *Ann Plast Surg*. 2009;63:124–127.
30. Del Vecchio DA, Bucky LP. Breast augmentation using pre-expansion and autologous fat transplantation – a clinical radiological study. *Plast Reconstr Surg*. 2010;126:68–69.
31. Rigotti G, Marchi A, Galie M, et al. Clinical treatment of radiotherapy tissue damage by lipoaspirate transplant: a healing process mediated by adipose-derived adult stem cells. *Plast Reconstr Surg*. 2007;119:1409–1424. *A landmark article reporting on the efficacy of ADSCs at reversing radiation damage to the breast.*
32. Spear SL. *A prospective study of autologous fat grafting for breast augmentation. ClinicalTrials.gov study Identifier NCT00663156.*
33. Khoobehi K, Sadeghi A. *Autologous fat grafting to the breast. ClinicalTrials.gov study Identifier NCT00775788.*
34. Kronowitz SJ, Robb GL. Breast reconstruction with postmastectomy radiation therapy: current issues. *Plast Reconstr Surg*. 2004;114: 950–960.
35. Serra-Renom JM, Del Olmo JM, Serra-Mestre JM. Fat grafting in post mastectomy breast reconstruction with expanders and prosthesis in patients who have received radiotherapy: formation of new subcutaneous tissue. *Plast Reconstr Surg*. 2010;125:12–18.
36. Cochrane RA, Valasiadou P, Wilson AR, et al. Cosmesis and satisfaction after breast-conserving surgery correlates with the percentage of breast volume excised. *Br J Surg*. 2003;90:1505–1509.
37. Fitoussi AD, Berry MG, Couturaud B, et al. Management of the post-breast-conserving therapy defect: extended follow-up and reclassification. *Plast Reconstr Surg*. 2010;125:783–791.
38. Delay E, Gosset J, Toussoun G, et al. [Efficacy of lipomodeling for the management of sequelae of breast cancer conservative treatment]. *Ann Chir Plast Aesthet*. 2008;53:153–168.
39. Van Aalst JA, Phillips JD, Sadove AM. Pediatric chest wall and breast deformities. *Plast Reconstr Surg*. 2009;124:38e–49e.
40. Spear SL, Pelletiere CV, Lee ES, et al. Anterior thoracic hypoplasia: a separate entity from Poland syndrome. *Plast Reconstr Surg*. 2004;113:69–77.
41. Zocchi ML, Zuliani F. Biocompartmental breast lipostructuring. *Aesthetic Plast Surg*. 2008;32:313–328.
42. Spear SL, Pittman T. A prospective study on lipoaugmentation of the breast. *Aesthet Surg J*. 2014;34:400–408.
43. Rohrich RJ, Sorokin ES, Brown SA. In search of improved fat transfer viability: a quantitative analysis of the role of centrifugation and harvest site. *Plast Reconstr Surg*. 2004;113:391–397.
44. Pu LL, Coleman SR, Cui X, et al. Autologous fat grafts harvested and refined by the Coleman technique: a comparative study. *Plast Reconstr Surg*. 2008;122:932–937.
45. Choi M, Small K, Levovitz C, et al. The volumetric analysis of fat graft survival in breast reconstruction. *Plast Reconstr Surg*. 2013;131:185–191.
46. Chatterjee S, Lailberte M, Blelloch S, et al. Adipose-derived stromal vascular fraction differentially expands breast progenitors in tissue adjacent to tumors compared to healthy breast tissue. *Plast Reconstr Surg*. 2015;136:414e–425e.
47. Kamat P, Schweizer R, Kaenel P, et al. Human adipose-derived mesenchymal stromal cells may promote breast cancer progression and metastatic spread. *Plast Reconstr Surg*. 2015;136:76–84.
48. Kaoutzanis C, Xin M, Ballard TN, et al. Outcomes of autologous fat grafting following breast reconstruction in post-mastectomy patients. *Plast Reconstr Surg*. 2014;134(4S–1):86–87.
49. Colwell AS, Borud LJ. Corrections to letters. *Plast Reconstr Surg*. 2008;121:701–702.
50. Katz AJ, Hedrick MH, Llull R, et al. A novel device for the simple and efficient refinement of liposuctioned tissue. *Plast Reconstr Surg*. 2001;107:595–597.
51. Ihrai T, Clough KB, Nos C, et al. The fat trap: a simple method for harvesting large amounts of adipose tissue during liposuction. *Plast Reconstr Surg*. 2010;126:206e.

52. Smith P, Adams WP, Lipschitz AH, et al. Autologous human fat grafting: effect of harvesting and preparation techniques on adipocyte graft survival. *Plast Reconstr Surg*. 2006;117: 1836–1844.
53. Khouri RK, Schlenz I, Murphy BJ, et al. Nonsurgical breast enlargement using an external soft-tissue expansion system. *Plast Reconstr Surg*. 2000;105:2500–2512.
54. May H. Transplantation and regeneration of tissue. *Pennsylvania Med J*. 1941;45:130.
55. Schorcher F. Fettgewebsverplanzung bei zu kleiner. *Brust Munchen Med Wochenscrift*. 1957;99:489.
56. Lexer E. Fatty tissue transplantation. In: *Die Transplantationen*. Part 1. Stuttgart: Ferdinand Enke; 1919:265.
57. Peer LA. The neglected free fat graft. *Plast Reconstr Surg*. 1956;18: 233–250.
58. Hyakusoku H, Ogawa R, Ono S, et al. Complications after autologous fat injection to the breast. *Plast Reconstr Surg*. 2009;123:360–370.
59. Walden J. Reply: complications after autologous fat injection to the breast. *Plast Reconstr Surg*. 2009;124:326–327.
60. Carvajal J, Patiño J. Mammographic findings after breast augmentation with autologous fat injection. *Aesthet Surg J*. 2008;28:153–162.
61. Valdatta L, Thione A, Buoro M, et al. A case of life-threatening sepsis after breast augmentation by fat injection. *Aesthetic Plast Surg*. 2001;25:347–349.
62. Cheung M, Houssami N, Lim E. The unusual mammographic appearance of breasts augmented by autologous fat injection. *Breast*. 2000;9:220–222.
63. Kneeshaw PJ, Lowry M, Manton D, et al. Differentiation of benign from malignant breast disease associated with screening detected microcalcifications using dynamic contrast enhanced MRI. *Breast*. 2006;15:29–38.
64. Pierrefeu-Lagrange AC, Delay E, Guerin N, et al. Radiological evaluation of breasts reconstructed with lipomodeling. *Ann Chir Plast Aesthet*. 2006;51:18–28.
65. Helvie MA, Wilson TE, Roubidoux MA, et al. Mammographic appearance of recurrent breast carcinoma in six patients with TRAM flap breast reconstructions. *Radiology*. 1998;209:711–777.
66. Castelló J, Barros J, Vázquez R. Giant liponecrotic pseudocyst after breast augmentation by fat injection. *Plast Reconstr Surg*. 1999;103:291–293.
67. Erol O, Agaoglu G, Uysal A. Liponecrotic pseudocysts following fat injection into the breast. *Plast Reconstr Surg*. 2010;125:168e–170e.
68. Talbot SG, Parrett BM, Yaremchuk MJ. Sepsis after autologous fat grafting. *Plast Reconstr Surg*. 2010;126:162e–164e.

第25章

乳房再造术中的放疗相关问题

Elizabeth Stirling Craig, Steven Kronowitz

概要

- 放疗是乳腺癌综合治疗的重要组成部分，在特定乳腺癌患者人群中已证实在降低局部复发和改善长期生存率方面有效；
- 放疗对短期和长期并发症发生率、美学效果和患者满意度的负面影响增加了这些患者乳房再造的难度；
- 经放疗辐射的皮肤和软组织易导致伤口愈合延迟，往往造成美学效果不佳和再造失败；
- 在为将要接受乳房再造的患者制订治疗计划时，必须了解并考虑乳腺癌放疗方案和具体策略；
- 必须充分考虑乳腺癌患者在放疗条件下的乳房再造手术、策略和技术，以优化结果。

简介

尽管过去10年美国乳腺癌的发病率不断上升，但早期发现和更有效的治疗使乳腺癌的死亡率稳步下降。放疗是乳腺癌综合治疗的重要组成部分，在特定乳腺癌患者中已显示出降低局部复发和改善长期生存的优势。然而，放疗对短期和长期并发症发生率、美学效果和患者满意度的负面影响均对整形外科医生在计划和执行已接受或可能需要放疗的患者的乳房再造方面构成了重大挑战。在这种情况下，了解具体乳腺癌的放疗方案和策略对疾病管理、尽量减少并发症和最大限度地提高美学效果至关重要。同样，了解放疗对特定乳房再造技术、患者情况和手术时机的影响对于为患者进行手术设计、教育患者和达到最佳结果至关重要。本章讨论了乳腺癌患者计划和实施放疗以及实施再造手术时的这些重要的注意事项。

乳腺癌患者放疗

2014年版美国国家综合癌症网络（NCCN）指南推荐对乳腺癌局部复发风险高的女性，尤其是肿瘤边缘距切缘较近的（<1mm），T3或T4期肿瘤或腋窝淋巴结4个或以上阳性的患者行乳房切除术后的胸壁和淋巴结放疗。直到最近，有1~3个阳性淋巴结的女性患者才被推荐接受各种方案的辅助放疗。NCIC-CTG MA.20临床试验调查了1 832名女性患者（其中85%有1~3个阳性淋巴结），这些妇女接受了保乳、辅助化疗或内分泌治疗，并接受了全乳放疗。参与者随后被随机分组接受单独的全乳放疗或联合区域淋巴结放疗。接受额外淋巴结放疗的患者的无瘤间歇期和总体生存期显著改善。虽然这些数据来源于接受保乳手术的女性，但人们可以根据其结果推测这一疗法对乳房切除术后患者同样有益。因此，新的NCCN推荐指南提出可以对乳房切除术后有1~3个阳性淋巴结的女性患者行淋巴结放疗。

区段乳房切除术的保乳患者可将辅助性全乳房放疗作为其标准治疗的一部分，除非是孕妇、既往接受过胸壁或乳房放疗，或年龄大于70岁且激素受体阳性的患者。不接受放疗的乳腺癌患者与行辅助放疗的患者相比，前者的局部复发的风险高3倍，死亡的相对风险为1.086，即死亡率增加8.6%。

局部晚期乳腺癌是用于描述临床Ⅲ期乳腺癌的统称，它是指未经筛查患者中缓慢进展的被忽视的原发性肿瘤，或在筛查间期快速增殖的侵袭性高级别肿瘤。理解肿瘤生物学和分子亚型对于为所有乳腺癌，特别是局部晚期乳腺癌提供靶向、有效的治疗是至关重要的。炎性乳腺癌是局部晚期乳腺癌中最具侵袭性的亚组，局部复发和远处转移风险更高。该患者人群从包括新辅助化疗、手术、放疗和内分泌治疗的综合治疗中获益最大。只要治疗反应良好，新辅助化疗往往是必要的，此项治疗可使这些癌症转化为可切除的肿瘤或允许保乳治疗的状态[1]。在这种情况下,应根据化疗前的肿瘤特征提出辅助治疗(尤其是放疗)的意见,而非肿瘤缓解后的情况。建议大多数(甚至所有)局部晚期乳腺癌患者接受胸壁和淋巴结池的辅助放疗。

全乳腺放疗目标是乳腺、皮下组织、胸壁、瘢痕,有时还包括引流管经过的区域。基于CT扫描的治疗计划有助于完成45~50Gy的目标剂量,同时尽量减少对心脏和肺部的辐射。传统的放疗技术包括采用内侧和外侧射线束切线成角技术,以减少周围结构在射线下的暴露。以前用楔形块、屏蔽块和补偿器来改变射线束的强度,减少热点和冷点;目前这些防护技术在很大程度上已被调强辐射治疗(IM RT)技术所取代。调强放疗通过使用动态多叶准直器遮蔽不同的射束以调节多个射束的强度来完成3D适形治疗。该技术可提供高精度放疗,并缩短治疗时间[2]。

淋巴结放疗需要在前文所述的NCCN建议的基础上制订额外计划。在标准乳腺和胸壁照射时偶尔会覆盖下腋窝淋巴结(Ⅰ级);然而,Ⅱ级、Ⅲ级和内乳(内乳)淋巴结通常照射不到[3]。T3或更高原发疾病的患者,或有4个或4个以上淋巴结阳性的患者,行Ⅰ或Ⅱ级腋窝淋巴结清扫术后,在Ⅲ级(锁骨上)区域疾病复发的风险最高,因此患者应接受有针对性的锁骨上放疗[3]。然而,在治疗锁骨上区域时,肺尖部会接受全剂量辐射,这一点应参考之前的治疗计划,以避免双倍剂量辐射。

现有文献对内乳淋巴结放疗是有广泛争论的。尽管在丹麦和加拿大不列颠哥伦比亚省进行的临床试验表明,当治疗1~3个阳性淋巴结患者的内乳淋巴结时,总生存期延长,但许多放射肿瘤学家认为内乳淋巴结转移是罕见的,治疗的优势尚缺乏依据[3]。内乳淋巴结的治疗可以通过超宽切线布置或使用额外的电子场完成,但均存在重大风险[2]。使用超宽切线技术的问题是照射至肺的基础辐射剂量较大。使用单独的电子束放疗内乳淋巴结是避免使用超宽切线技术的一种替代方法,但需要一个平坦的表面,穿透的深度有限,因此在即刻乳房再造的情况下较难获得必要的剂量。使用电子束向内乳淋巴结提供足够的辐射剂量,同时又要避开关键结构,如乳房再造相关部分(组织扩张器、假体或皮瓣)、肺实质,或对侧乳腺,是非常具有挑战性的[2]。

在某些情况下,如炎性乳腺癌患者或局部复发风险最高的患者(年龄<50岁、淋巴结阳性、淋巴血管浸润,或肿瘤边缘接近),可额外给予10~16Gy的放射剂量照射肿瘤床、瘢痕或整个胸壁。这类剂量可以通过光子、电子或不太常用的内照射输送。关于提供辐射增强的最佳的方法仍存在争议。增强治疗通常与广泛纤维化相关,故影响美观[2]。

为了尽量减少剂量相关纤维化和美观影响,最近出现了低分割和加速全乳腺辐射作为放疗的新策略。

加速部分乳腺照射(APBI)涉及使用更大的每日单次剂量来治疗肿块切除范围和周围2cm的边缘,以达到生物等效的总剂量。APBI的优点是保护了剩余的乳腺组织,并提供了缩短必要治疗时间周期的每日加速剂量。虽然在理论上,人们担心使用这种技术时,远离瘤腔的隐匿性癌灶可能得不到治疗,局部复发的风险会增加;然而,只有不到4%的复发发生在远离瘤腔的部位[4]。介导输送APBI的几种技术包括组织间内照射治疗、球囊内照射治疗、3D适形放疗和术中放疗,目前所有这些技术仍由于Ⅲ期临床数据有限而处于试验阶段。放疗肿瘤学组(RTOG)0413/国家乳腺和肠道外科辅助治疗项目(NSABP)B-39是一项前瞻性、随机的Ⅲ期试验,比较了APBI与传统全乳放疗。在获得这些结果之后,美国放疗和肿瘤学会(ASTRO)已发布了APBI的患者选择指南(表25.1)[4]。

表 25.1 加速部分乳腺照射(APBI)的 ASTRO 指南

	合适	警示	不适合
年龄(岁)	≥60	50~59	<50
乳腺癌1/2突变	不存在	—	存在
肿瘤大小(cm)	≤2	2.1~3	>3
T期	T1	T0或T2	T3~4
边缘	阴性至少2mm	接近(<2mm)	阳性
级别	任何	—	—
淋巴管间隙受累	无	有限/局灶	广泛
雌激素受体状态	阳性	阴性	—
多中心	仅单中心	—	目前
多病灶	单灶	临床单灶总尺寸2.1~3cm	临床多灶性或显微镜下多灶性>3cm
组织学	浸润性导管、黏液性、管状或胶样	浸润性小叶癌	—
单纯导管原位癌	不允许	≤3cm	>3cm
广泛导管内部分	不允许	≤3cm	>3cm
相关小叶原位癌	允许	—	—
N级	pN0(i−,i+)	—	pN1、pN2、pN3
淋巴结手术	前哨淋巴结活检或腋窝淋巴结清扫	—	未执行
新辅助治疗	不允许	—	如需用

Reproduced with permission from Moran MS, Rowe BP. Accelerated Partial Breast Irradiation and Hypofractionated Whole Breast Radiation. Oncology & Hematology Review (US). 2011;07(01):31.

大分割全乳腺放疗需要在较短的时间内输送较高的每日分次剂量,以达到与传统全乳腺放疗生物等效的总剂量。当前,传统的放射疗法都是以每日小分割的方式进行,以利用肿瘤细胞和正常组织之间对分割大小的敏感性差异达到效果。然而,最近的报告发现与此矛盾的证据。报告表明,正常组织和肿瘤细胞对分次剂量的敏感性相似,因此无须延长治疗(提供每日小的分次剂量)。随着对更短治疗方案需求的增加,出现了比较大分割方案与传统全乳腺放疗,特别是在局部复发控制和长期毒性方面的临床研究。FAST试验是一项随机试验,目的是比较常规放疗与两种大分割方案

(30Gy/5 次和 28.5Gy/5 次)。在获得足够的Ⅲ期临床数据之后,美国放疗和肿瘤学会已经发布了大分割放疗的患者选择指南(表 25.2)。

表 25.2　大分割标准 [a]

1. 50 岁以上
2. 保乳手术治疗的病理分期为 T1~2N0
3. 未进行全身化疗
4. 在沿中心轴的乳腺内,最小剂量不低于处方剂量的 93%,最大剂量不高于处方剂量的 107%(±7%)(通过 2D 治疗计划计算,无异质性校正)

[a] 此外,患者还应适合接受保乳治疗(未妊娠、无某些胶原血管疾病史、既往未接受过乳腺放疗、无多中心疾病)

Reproduced with permission from Moran MS, Rowe BP. Accelerated partial breast irradiation and hypofractionated whole breast radiation. Oncology & Hematology Review (US). 2011;07(01):31.

尽管放疗的精确度不断改善,但辐照皮肤和软组织仍然极易出现伤口延迟愈合,伤口抗裂强度降低是其美学效果不佳和再造失败的首要原因[2]。辐射有急性和慢性副作用,受总剂量和每次剂量的影响。急性毒性是在日常放疗过程中由于 DNA 损伤而发生的可逆性损伤,表现为皮肤红斑和脱屑。由于 DNA 损伤,自由基被释放出来,会干扰正常组织自我修复的能力。然后通过炎症级联反应诱导转化生长因子 -β(transforming growth factor-β,TGF-β)释放,产生成纤维细胞分化、调节细胞外基质和血小板聚集等长期效应。随着血小板聚集,它们会释放更多的 TGF-β,进而引发 TGF-β 的持续更多的释放,从而促成了晚期放射损伤特征性的慢性纤维化状态[2]。在生理学上,放疗后皮肤的最佳手术时间是急性反应消退到发生广泛纤维化之间的时间窗。

放疗患者的乳房再造与设计

乳房部分切除术后缺损的修复

肿瘤切除乳房整形技术的发展极大地改变了部分乳房切除术和全乳放疗患者的美学效果。随着美国人群变得越来越肥胖,只要有富余的剩余乳腺组织和扩大的乳房肿块切除术遗留的缺损,就可通过肿瘤切除乳房整形及乳房缩小术得到修复。这对许多既希望保留乳房,又希望缩小乳房的巨乳患者是有利的。除美容优势外,患有巨乳症的患者行肿瘤切除乳房整形及乳房缩小术还有助于进行全乳腺放疗,而不影响后期肿瘤转归[5]。此外,最近的研究表明,与接受组织扩张器再造和自体组织再造的患者相比,接受肿瘤切除性乳房缩小术的肥胖患者术后并发症更少[5]。因此,保乳手术日益增多,更广泛的局部切除术也被归入了乳房部分切除术范畴[6]。

在辅助放疗前采用修复技术是乳腺癌患者的理想情况;然而,该患者人群有几个重要的考虑因素。Kronowitz 等人发表和描述的管理策略为保乳患者的决策过程提供了一个有用的指南(图 25.1)[6]。

对于部分乳房切除术加辅助放疗后进行乳房再造的患者,再造方法在很大程度上取决于畸形的范围、畸形在乳房上的位置以及乳房的剩余大小。这些患者的优点是再造方法不受限于切缘状况或重复切除的风险,因为这些患者已经获得了阴性切缘。但是,组织接受过辐射(部分或整个乳房),并且存在上次切除遗留的切口,这两个因素都会影响组织的柔韧性、伤口愈合,甚至可能影响皮肤腺体蒂的设计和/或皮肤切除的形式。此外,以局部组织重新排列或皮肤腺体蒂修复放疗后部分乳房切除术的缺损有 50% 的并发症风险。乳房较小(A 或 B 罩杯)的患者不适合进行肿瘤切除乳房整形及乳房缩小术,而使用局部非放疗区域的胸背动脉穿支皮瓣或背阔肌肌皮瓣行软组织缺损填充的效果最好[6]。虽然这些皮瓣提供了额外的血供并改善了伤口愈合,但与即刻再造相比,这些较大范围手术的美学效果往往较差,因为即刻再造避免了携带转移的皮岛和与周围经辐照的乳房皮肤相比的拼接色差。如果患者畸形明显,需要从别处转移完整皮瓣,医生更倾向于行全乳切除术和全乳房再造,而不是部分修复。

对于乳房部分切除术的患者,术前状况决定了理想的乳房再造方案。尽管如此,医生还需要考虑几个重要因素。最重要的变量是肿瘤边缘的状态。尽管延期再造直至确认切缘阴性应该是最可靠的,但大多数患者切缘阳性的风险较低(<5%),延期再造将增加一次本可能避免的手术[6]。然而,由于切缘阳性风险较高和有进一步切除的可能,患有多病灶疾病的患者确实会因延期再造而受益。

乳房部分切除术后缺损的即刻再造技术与延期部分乳房再造术中使用的技术相似,但前者提供了更好的美学效果,可保持未放疗乳房的颜色、质地和伤口愈合能力。再造的类型将根据缺损的位置、剩余乳房的大小和切除乳房皮肤的预计而有所不同。一般情况下,肿瘤大小与乳房体积比适中的大乳房用缩小术式技术进行再造,使用皮肤腺体蒂上提并相应地缩小乳头与乳房。这就是 Kronowitz 等人提出的部分乳房切除术后缺损区再造的手术及相应的皮肤腺体蒂的设计方法(图 25.2)[6]。局部组织重新排列通常用于中等体积乳房的再造,适用于伴有轻度下垂或小缺损,可进行乳房重新塑形而不改变乳头位置或缩小乳房体积的情况。根据缺损的范围和部位,将剩余的乳腺实质从周围区域动员到缺损部位,尽量减少畸形。行乳房切除术时,皮肤通常从下方的乳房组织上剥离,并保持胸壁下方的连接,以保持血液供应。然后将被覆皮肤重新覆盖在重新塑形的乳房上[6]。局部组织重塑是有限度的,尤其是在剩余乳腺组织极少的情况下。应告知患者其局限性,并考虑继续进行全乳房切除术和全乳房再造术。

作为多学科治疗方法的一部分,选择接受保乳手术的患者将接受辅助放疗。目前尚无临床证据表明部分乳房切除术缺损的即刻修复会影响辅助治疗;但是,在选择最佳再造方案时,考虑肿瘤放射学因素是很重要的。建议对整个乳房进行全乳房放疗,并对肿瘤床腔进行额外增强治疗。乳房

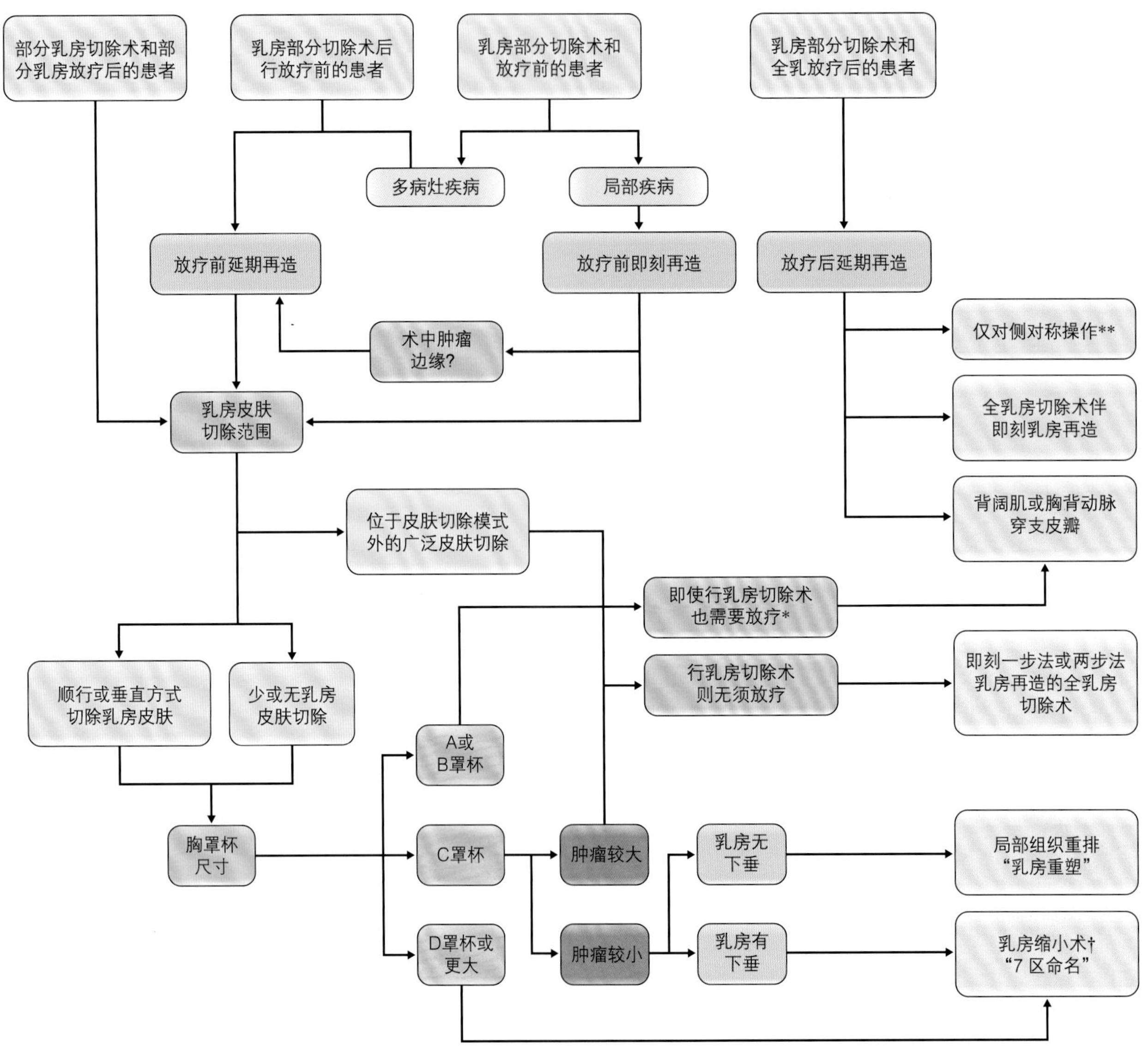

图 25.1 基于放疗的肿瘤切除术设计方案

Redrawn with permission from Kronowitz SJ, Kuerer HM, Buchholz TA, Valero V, Hunt KK. A management algorithm and practical oncoplastic surgical techniques for repairing partial mastectomy defects. Plast Reconstr Surg. Dec 2008;122(6):1631-1647.

较大的患者在使用全乳辐射时可能会带来挑战，与中度乳腺患者相比，全乳辐射的剂量不均匀性可能性更高[7]。因此，这些患者的最佳选择是使用乳房缩小技术对乳房部分切除术缺损进行即刻再造，以缩小乳房的总体体积，并改善剂量均匀性[7]。在这些即刻修复的病例中，瘤床需要用不透射线的夹子适当标记，因为瘤床在复位过程中可能发生移位，因此难以进行辅助放疗的定位。另一方面，计划进行部分乳房放疗的患者不应该考虑立即进行乳房再造，因为这种方法会影响辅助治疗。然而，术中部分乳腺放疗的出现可能使立即修复成为这些患者更可行的选择[6]。

全乳切除术后再造

乳房切除术后，涉及整个乳房和/或乳头的乳房再造通常需要多次手术。在需要乳房切除术后放疗的患者中，该类手术的最佳时机和技术存在争议，也存在许多挑战。在确定最佳再造方法之前，充分了解辅助治疗计划至关重要，尤其是对于需要辅助放疗的患者。

与延期再造相比，即刻乳房再造已被证明对心理健康有益，降低了总成本，并获得了更好的美学效果。决定乳腺

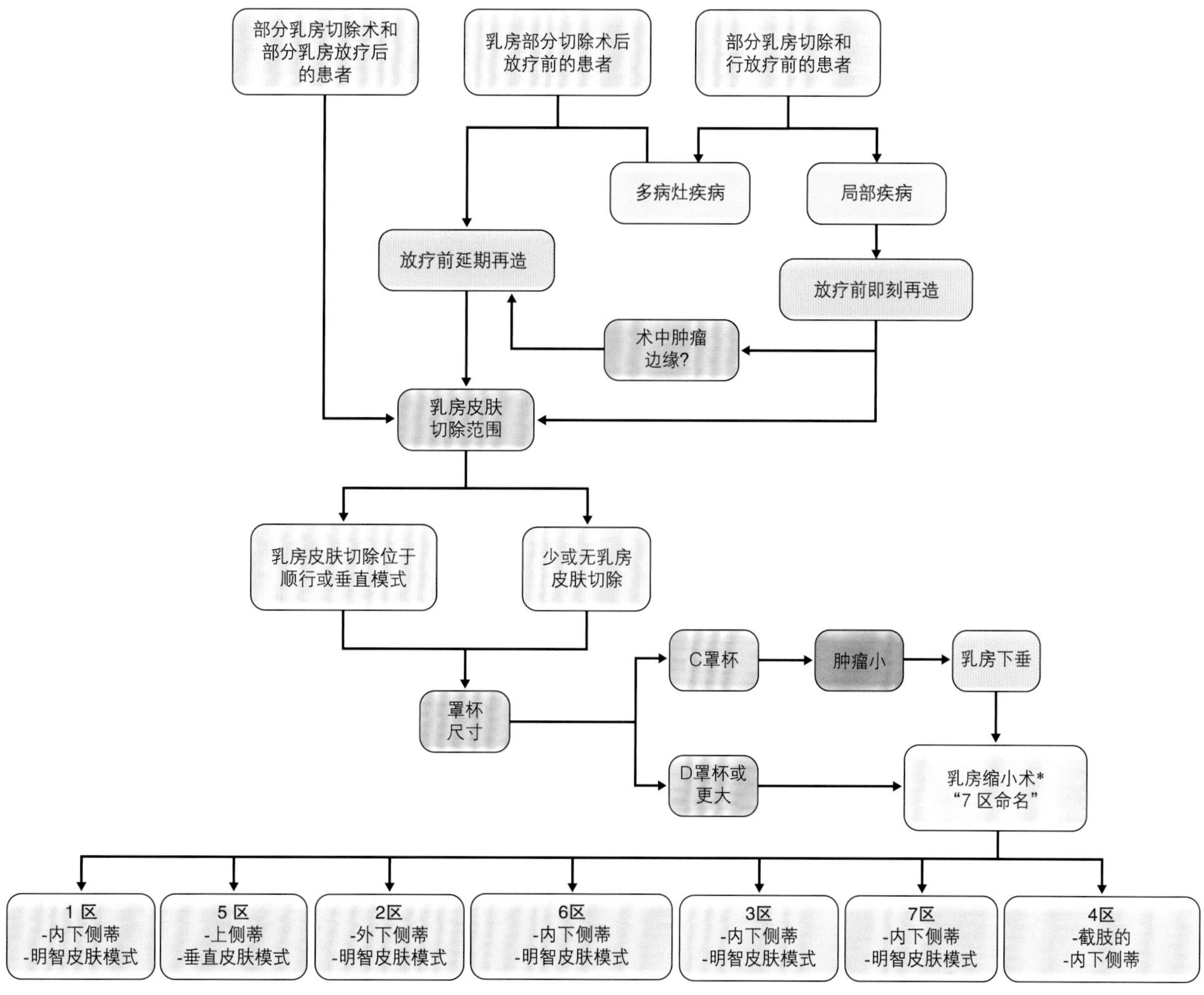

图 25.2　缺损区和皮肤蒂

Redrawn with permission from Kronowitz SJ, Kuerer HM, Buchholz TA, Valero V, Hunt KK. A management algorithm and practical oncoplastic surgical techniques for repairing partial mastectomy defects. Plast Reconstr Surg. Dec 2008;122(6):1631-1647.

癌患者是否适合即刻再造的主要因素是患者是否需要辅助放疗。放疗是美学效果不佳和并发症风险增加(如包膜挛缩、脂肪坏死、感染、血清肿和再造失败)的唯一最重要的预测因素。如前所述,肿瘤的大小和腋窝淋巴结的受累情况共同决定了局部复发的风险和是否需要辅助放疗。乳房切除术前成像通常可用于估计肿瘤大小;然而,前哨淋巴结活检是必要的,用以评估是否有淋巴结受累。最近,人们开始考虑在乳房切除术前对肿瘤分期为 T2 期或 T2 期以上、淋巴结受累状态不明的患者进行前哨淋巴结活检(也就是所谓的"分期前哨淋巴结活检")。明确淋巴结受累或不受累可决定是否进行即刻再造。然而,由于额外手术风险和相关潜在并发症、成本增加和患者不便[8],分期前哨淋巴结活检的优势仍需要权衡。

Steven Kronowitz 首创的"分期前哨淋巴结活检"的一种替代方法是两步法再造术[9]。这种方法可能需要接受辅助放疗的患者在乳房切除后立即放置组织扩张器。使用组织扩张器有助于保留乳房切除术的皮肤和乳房体积,用于后期最终再造,并作为"占位器",直到取得最终病理学报告。如果最终病理报告表明需要辅助放疗,可以计划使用假体或自体组织进行最终再造。如果内乳淋巴结将包括在放疗方案中,扩张器通常在照射前排空,以便对乳房和胸壁的内侧部分进行充分的放射剂量测定。然而,并不是所有机构都治疗内乳淋巴结,因此,可能没有必要在照射前缩小扩张器。内部带有金属端口的组织扩张器尚未显示会影响放疗计划,所以适用于两步法再造术。放疗结束后,扩张器应迅速重新充盈,以保留之前扩张的乳房被覆组织量。一旦照射皮肤有足够的时间愈合和恢复,则计划使用假体或自体组织进行最终再造。两步法提供了即刻再造的美学优势,又不影响进行辅助治疗的能力。但是,与未经照射的组织扩张器相比,经照射的组织扩张器的并发症发生率确实较高,应就相关风险和紧急情况下获取医疗护理帮助的可能性对患者进行适当的告诫。

在符合辅助放疗适应证的患者中通过置入假体或自体组织进行即刻确定性再造的方案，已被证明会导致较差的美学效果，并且在某些情况下会影响放疗的效果。对放疗方案的不当调整会导致肺实质和心脏的剂量偏高或靶区的剂量不足[3]。然而，这些发现的临床意义尚不清楚。评价使用组织扩张器进行二期乳房再造结局的研究一致表明，在辐射环境中，伤口愈合并发症、包膜挛缩和美学效果不佳的发生率较高。在该人群的一项回顾性分析中，作者指出在乳房切除术后放疗条件下使用放疗区组织扩张器的并发症发生率为45.4%，永久性假体移除率为30%[10,11]。辐照假体发生Ⅲ级和Ⅳ级包囊挛缩的频率是非辐照假体的2倍。既往有放疗史（如既往保乳治疗）的患者发生并发症和需要取出假体的风险也较高[10]。一项针对482名进行假体再造的患者的研究发现，既往放疗和乳房切除术后放疗对患者满意度均有负面影响（分别为$P<0.001$和$P=0.002$）[10,11]。

最近，脱细胞真皮基质被发现对辐射组织扩张器患者的移植具有潜在的保护作用。在Seth及其同事的回顾性综述中，无脱细胞真皮基质覆盖的辐照扩张器并发症发生率是有脱细胞真皮基质覆盖的辐照扩张器的3倍[8]。在Craig及其同事进行的一项包括1 376例组织扩张器再造的大型研究中，有脱细胞真皮基质覆盖的辐照组织扩张器血清肿发生率较高（13.6% vs 10.9%，$P<0.001$），但取出率较低（11.4% vs. 20.4%，$P=0.001\ 2$）。在被机体机化过程中，脱细胞真皮基质与较高的血清肿和感染率相关。但是，如果早期发现并适当治疗，结合到体内的脱细胞真皮基质可以在防止假体取出中起到保护作用，其机理是形成了一道血管化的屏障[11]。然而，在得出明确的结论之前，还需要在这方面进行进一步的研究。

考虑到放疗照射过的扩张器行再造的相关风险，有医生尝试在置入假体后再行辅助放疗。然而，这种策略也与高手术修复率、包膜挛缩和假体损失相关[11]。此外，接受新式辅助化疗且在乳房切除术后4~6周接受辅助放疗的患者在如此短的时间窗内进行二期再造是一个非常大的挑战。适合在乳房切除术的同时行直接置入假体再造的少数特定患者更适宜接受辅助放疗。然而，既往研究结果表明，与接受标准两步法再造的患者相比，直接置入假体再造患者本身具有更高的伤口愈合问题风险和更高的二次修整率。因此，在直接置入假体再造患者中使用辅助放疗可能会放大人群的二次修整率。自体脂肪移植最近已被应用于改善放疗＋假体乳房再造的结果。Panettiere等人对接受了放疗＋假体置入的患者进行了病例对照研究。比较61例接受脂肪移植的患者和41名未接受脂肪移植患者（对照组）的结局，发现接受脂肪移植的患者的美学评分显著优于对照组患者[12]。尽管在乳房切除术患者中脂肪移植具有美学优势，但将干细胞注射到之前患有癌症的乳房中的理论风险仍然存在。在乳腺癌患者中脂肪移植的安全性是有争议的，应该告知患者该策略的潜在风险和关于该方法的可用肿瘤学数据缺乏的情况。

需行辅助放疗的患者的乳房再造金标准是延期自体再造术。可选择的供区包括但不限于背阔肌肌皮瓣、DIEP皮瓣、股深动脉穿支（PAP）皮瓣、上部横形股薄肌（TUG）肌皮瓣、臀上、下动脉穿支（SGAP/IGAP）皮瓣和腰动脉穿支（LAP）皮瓣。过去，人们出于对可能出现的放射性皮瓣血栓和脂肪坏死的担忧，会在放疗后才进行自体再造。此外，即刻自体皮瓣再造理论上可像注满后扩张器一样干扰放疗计划，且没有扩张器那样“放空”的灵活性。然而，来自Crisera及其同事的最新数据发现，在肿瘤环境中即刻游离皮瓣乳房再造是安全的[13]。另外，近期研究比较DIEP皮瓣再造后放疗组和未放疗组的结果显示，使用皮瓣后放疗其美学效果是得到改善的，在脂肪坏死、体积损失、皮瓣损失或伤口愈合率方面与非放疗组无统计学差异[14-17]。

放疗对自体即刻再造结果影响的关键因素是如何实施放疗计划。为了预测这些乳腺癌患者的实际结果，必须考虑和理解放疗计划。例如，如果内乳淋巴结或内侧乳房是治疗的目标，且该区域也是皮瓣吻合的位置，那么该区域的治疗将可能导致皮瓣血栓形成，并导致组织体积缩小和脂肪坏死。然而，并不是所有的医疗机构的放疗都包括内乳淋巴结，也不是所有的外科医生都使用乳内动脉作为皮瓣的受体血管。选择在目标放疗区域以外的受体血管有助于限制这些辐射诱导的皮瓣变化，并优化这类患者的实际结局。

对于接受标准延期自体游离皮瓣再造的患者，最终再造的最佳时机仍存在争议。从生理学上讲，从放射性损伤急性期消退到开始广泛纤维化之间的窗口期是理想的；然而，在临床上通常很难确定这个窗口期在何时。不同医疗机构在放射技术、随访时间和全身治疗方面的差异限制了充分确定再造最佳时机的能力。MD安德森癌症中心的研究者在2001年进行了一项回顾性调查，比较了即刻TRAM皮瓣再造后放疗组与非放疗组的并发症发生率。急性皮瓣并发症如皮瓣血栓形成或失败在2个皮瓣组间无明显差异，晚期并发症如脂肪坏死和体积损失在放疗组发现明显高于非放疗组[18]。然而，正如前面所强调的，MD安德森的放疗计划特别注意包括内侧乳腺和内乳淋巴结，这也解释了在TRAM皮瓣放疗组中体积损失发生率较高的原因。一般情况下，延期自体游离皮瓣再造术被认为最早在患者完成放疗后6~9个月就能安全进行；然而，这种乳房再造技术的时机和使用应根据个体情况而定。

延期带蒂皮瓣自体再造术，如背阔肌肌皮瓣再造术，因为无须担心辐射诱导受体血管损伤，理论上可以用于早于6个月的患者。对于游离皮瓣供体部位没有可用自体组织的患者或被认为不适合游离皮瓣再造的患者，带蒂背阔肌肌皮瓣再造仍然是改善乳房外形和美观的一种有价值的选择，尤其是在基于假体的放疗后再造中[3]。2011年，Selber率先描述了用于乳房再造的背阔肌的微创获取方法[19]。自那时起，该技术的后续研究已显示出较好的结果，包括相关感染、伤口愈合延迟和包膜挛缩率较低。然而，使用这些技术有一个重要的学习曲线，且这些策略成为每个整形外科医生的技能之前尚需进行进一步的研究。

在最近的一项评价患者对各种乳房再造技术满意度的研究中，患者报告自体再造术明显优于基于假体的再造术，并且前者比后者的效果更持久[20,21]。鉴于在美国进行的乳房再造术中，超过 80% 是基于置入乳房假体的再造，这一发现令人震惊。此外，接受假体再造术的女性的满意度评分比接受保乳治疗的患者低 8.6 分。毫无疑问，再造过程中自体组织的柔软度，即使像保乳治疗中那样接受辐照，也比假体的手感更受患者喜欢。背阔肌肌皮瓣再造获得了与保乳治疗相似的患者满意度评分，对于有放疗史的瘦弱患者也是一个很好的选择[21]。鉴于这些结果，乳腺癌患者应接受关于自体和假体乳房再造术的效果持久性和美学效果的教育。

结论

放疗是综合治疗和减少特定乳腺癌患者局部复发的重要手段。然而，辐射对近期和远期并发症率、美学效果和患者满意度的影响对再造外科医生提出了重大挑战。了解放疗方案对于最大程度减少并发症和改善美学效果至关重要。

参考文献

1. Smith BD, Smith GL, Haffty BG. Postmastectomy radiation and mortality in women with T1–2 node-positive breast cancer. *J Clin Oncol*. 2005;23:1409–1419.
2. Kane GM. Therapeutic radiation: principles effects, and complications. In: Neligan PC, Gurtner GC, eds. *Plastic Surgery*. Vol. 1. 3rd ed. Principles. New York: Elsevier Saunders; 2013:654–675. *Comprehensive explanation of the physics and treatment plans for radiation therapy as it applies to breast cancer patients.*
3. Kronowitz SJ, Robb GL. Radiation therapy and breast reconstruction: a critical review of the literature. *Plast Reconstr Surg*. 2009;124:395–408. *A summary of the literature on radiation therapy and its impact on breast reconstruction outcomes.*
4. Moran MS, Rowe BP. Accelerated partial breast irradiation and hypofractionated whole breast radiation. *Oncol Hematol Rev*. 2011;7:31.
5. Tong WM, Baumann DP, Villa MT, et al. Obese women experience fewer complications after oncoplastic breast repair following partial mastectomy than after immediate total breast reconstruction. *Plast Reconstr Surg*. 2016;137:777–791.
6. Kronowitz SJ, Kuerer HM, Buchholz TA, et al. A management algorithm and practical oncoplastic surgical techniques for repairing partial mastectomy defects. *Plast Reconstr Surg*. 2008;122:1631–1647. *Well-organized outline of how to approach oncoplastic reduction with regards to patient selection and surgical technique.*
7. Lentz RB, Craig ES, Ross CC, et al. Does the left hand know what the right hand is doing? What plastic surgeons need to know about radiation therapy techniques. *Plast Reconstr Surg*. 2012;130:772e–773e. *Explanation of the common hurdles radiation oncologists face with treating breast cancer patients and its impact on outcomes.*
8. Seth AK, Hirsch EM, Fine NA, et al. Utility of acellular dermis-assisted breast reconstruction in the setting of radiation: a comparative analysis. *Plast Reconstr Surg*. 2012;130:750–758.
9. Kronowitz SJ. Delayed-immediate breast reconstruction: technical and timing considerations. *Plast Reconstr Surg*. 2010;125:463–474. *Well-organized summary of the commonly used delayed-immediate breast reconstruction approach to patients at risk for needing radiation therapy.*
10. Spear SL, Clemens MW, Dayan JH. Considerations of previous augmentation in subsequent breast reconstruction. *Aesthet Surg J*. 2008;28:285–293.
11. Clemens MW, Kronowitz SJ. Current perspectives on radiation therapy in autologous and prosthetic breast reconstruction. *Gland Surg*. 2015;4:222–231.
12. Panettiere P, Marchetti L, Accorsi D. The serial free fat transfer in irradiated prosthetic breast reconstructions. *Aesthetic Plast Surg*. 2009;33:695–700.
13. Crisera CA, Chang EI, Da Lio AL, et al. Immediate free flap reconstruction for advanced-stage breast cancer: is it safe? *Plast Reconstr Surg*. 2011;128:32–41.
14. Makmur L, Lim J, Lim TC. Radiation therapy in immediate breast reconstruction with DIEP flap. *Plast Reconstr Surg*. 2003;112:920–921.
15. Clarke-Pearson EM, Chadha M, Dayan E, et al. Comparison of irradiated versus nonirradiated DIEP flaps in patients undergoing immediate bilateral DIEP reconstruction with unilateral postmastectomy radiation therapy (PMRT). *Ann Plast Surg*. 2013;71:250–254.
16. Taghizadeh R, Moustaki M, Harris S, et al. Does post-mastectomy radiotherapy affect the outcome and prevalence of complications in immediate DIEP breast reconstruction? A prospective cohort study. *J Plast Reconstr Aesthet Surg*. 2015;68:1379–1385.
17. Chatterjee JS, Lee A, Anderson W, et al. Effect of postoperative radiotherapy on autologous deep inferior epigastric perforator flap volume after immediate breast reconstruction. *Br J Surg*. 2009;96:1135–1140.
18. Baumann DP, Crosby MA, Selber JC, et al. Optimal timing of delayed free lower abdominal flap breast reconstruction after postmastectomy radiation therapy. *Plast Reconstr Surg*. 2011;127:1100–1106.
19. Selber JC. Robotic latissimus dorsi muscle harvest. *Plast Reconstr Surg*. 2011;128:88e–90e.
20. Alderman AK, Hu E, Atisha D, et al. Surgical outcomes of breast reconstruction: comparison of autogenous tissue and expander/implant techniques. *Expert Rev Pharmacoecon Outcomes Res*. 2007;7:385–391.
21. Atisha DM, Rushing CN, Samsa GP, et al. A national snapshot of satisfaction with breast cancer procedures. *Ann Surg Oncol*. 2015;22:361–369.

第 26 章

乳腺癌相关淋巴水肿的手术治疗

Jaume Masià, Gemma Pons, Elena Rodríguez-Bauzà

概要

- 乳腺癌相关淋巴水肿(BCRL)是手术或放疗后同侧手臂淋巴回流受阻的结果;
- 接受乳腺癌治疗的女性中,高达 21% 会发生乳腺癌相关淋巴水肿。这种致残性慢性疾病对患者的生活质量有很大的影响,并且会导致严重病态外观;
- 影像技术的进步使人们得以更好地理解淋巴系统的解剖和病理生理,对超显微外科技术的掌握使人们有机会在特定的病例中修复功能失调的淋巴系统;
- 虽然到目前为止,仍没有最佳的治疗方法,但再造术和切除或乳房体积缩小技术(主要是吸脂术)的使用在大多数情况下能够改善患者的生活质量。

要点

- 术前评估确定适合行乳房再造或缩小手术的患者;
- 吲哚菁绿(ICG)淋巴造影是评价淋巴系统活力的第一步;
- 其他成像技术有助于确定每位患者的最佳手术方法:
  - 淋巴显像有助于确定淋巴水肿的类型,并了解患肢中仍有多少淋巴结保持活力;
  - MR- 淋巴造影术提供了整个肢体的 3D 再造,并显示了浅表和深层的淋巴系统;
  - 当计划进行自体淋巴结移植时,尤其要从腹壁下部获取移植物时,CT 血管造影术对于最大程度降低供区并发症发生率至关重要;
  - 术中 ICG- 淋巴造影术提高了切取供区淋巴结的精确度;
  - 对于淋巴管功能较好的患者,根据其腋窝血管的特点,可行淋巴 - 静脉吻合(LVA)或 LVA 联合自体淋巴结移植术(ALNT);
  - 在术前评估中,如果患者缺乏功能完好的淋巴管,且脂肪和纤维化组织有大量非凹陷性淋巴水肿,唯一有效的方法是乳房缩小术,尤其是 H.Brorson[3] 描述的振动吸脂术。

简介

在西方国家,乳腺癌是淋巴水肿的最常见病因[1]。多年来,淋巴水肿的治疗一直以保守的物理和药物治疗为主。这些治疗往往比较耗时,难以定期进行,而且很烦琐,这些弊端导致了患者依从性和满意度不高[2]。自 20 世纪初以来,人们先后提出了几种手术方法,试图对这些保守的疗法进行改进,或提供更有效的替代疗法。这些手术方法被称为缩小术或重建术。而缩小技术,如 Brorson 的吸脂术[3],旨在减少肥大的脂肪和纤维组织,以改善以肢体肥大为特征的中晚期淋巴水肿。而重建技术,如自体血管化淋巴结转移(ALNT)[4]、衍生淋巴静脉技术[5]及淋巴旁路术,旨在改善或恢复受损淋巴系统的功能。

然而,淋巴水肿手术治疗的标准化方案至今仍未确立。在本章中,作者描述了淋巴水肿的外科治疗方法,强调了术前评估的重要性。

历史回顾

20 世纪以来,为了治疗肢体的淋巴水肿,人们发明了包括乳房缩小术和再造术在内的各种外科手术方法[2,7]。

乳房缩小术的方法

1912 年，Charles 发表了第一篇关于淋巴水肿外科手术治疗的报告[8]。该方法包括切除阴囊的大量皮肤及皮下组织，并使用中厚皮片移植修复创面。几年后，Sistrunk（1927）和 Thompson（1967）应用类似技术治疗乳腺癌术后产生的上肢淋巴水肿[7]。然而，这些手术具有极大的破坏性，术后疼痛、并发症、感染和淋巴瘘很多见。

将吸脂术用于治疗淋巴水肿的报道早在多年前便已出现。Brorson[3]做了该类患者术后随访的前瞻性研究，发现总体效果良好，并将其作为首选手术方法。吸脂术可有效减少四肢难治性淋巴水肿的体积，但存在损伤残留淋巴管的潜在风险。此外，术后仍需要接受包括穿着弹力塑身衣及其他装置在内的终身操作。

再造方法

皮瓣移入

1950 年，Harold Gilles 报道了第一例通过二期手术将手臂的皮瓣和皮下组织转移到受累的腹股沟来治疗下肢淋巴水肿的病例[9]。"皮瓣移入"的概念是淋巴 - 脂肪组织移植的创新，即移植淋巴结及其周围的脂肪组织，从而为淋巴结提供必需的营养。1966 年，Goldsmith[10]报道了大网膜移植的有效性，但由于高死亡率和不可预测的结果，这种方法逐步被淘汰。

淋巴管淋巴分流术

Baumeister 和 Siuda[6]报道过应用大腿内侧区域的健康淋巴管复合移植物转移治疗上肢淋巴水肿的方法。然而，供区巨大的组织缺损不可忽视。

几年后，Campisi 等[11]报道了在近端和远端淋巴管束之间移入静脉移植物以绕过阻塞区域的方法。术中，将多个淋巴管插入到静脉移植物的远侧断端并缝合固定，而锁骨上区域的淋巴管则与移植物的另一端吻合。

淋巴静脉分流术

随着显微外科手术的发展，外科医生们看到了一个充满希望的新世界。Laine 于 1963 年以大鼠为模型研究，首次提出了淋巴静脉分流术的概念。Yamada[12]以狗为模型做了类似的实验，并应用该技术治疗患者的下肢淋巴水肿。在 20 世纪 70 年代，O'Brien 等[13]报道了应用同样的方法治疗淋巴水肿的临床经验。还有许多其他作者对该技术进行了改进，并报告了他们的临床经验[7]。

在过去的几十年里，显微外科器械的技术进步使得超显微外科技术得以发展。这些技术的目标是吻合直径为 0.3~0.8mm 的微小血管。Koshima 报道了首例超显微外科的淋巴静脉转流术[5]。

O'Brien 和 Koshima 工作的不同之处是 ICG- 淋巴造影技术和超显微手术器械及 12-0 和 13-0 的缝线的提升。

微血管淋巴结转移

Becker 等[4]报道了将包括腹股沟淋巴结在内的复合软组织移植到患肢腋窝和 / 或肘部，治疗上肢淋巴水肿。

淋巴管再生的概念有待完善，因为人们对该技术的可重复性和可预测性的认知仍然不足，同时还受到其他因素的影响，如腋窝淋巴结的解剖位置、供区的选择以及影响生理性淋巴结内分流。需要进一步的研究来认识和理解相关的机制。

基础科学 / 疾病过程

淋巴水肿可由淋巴管的内在缺陷（原发性淋巴水肿）或淋巴系统外在损伤因素（如手术切除淋巴结）引起。在乳腺癌相关淋巴水肿中，淋巴水肿是淋巴流出阻力的机械性增加和淋巴管内压力的升高所致。由此产生的淋巴管扩张，可能导致瓣膜功能不全，这是淋巴返流障碍，尤其是出现皮肤淋巴返流（"真皮淋巴返流"）的机制[14]。

淋巴管壁纤维化，腔内聚集纤维素样血栓，将堵塞剩余的淋巴管。自发性淋巴静脉分流有可能形成。组织学上，在淋巴水肿初期，淋巴管近端的内皮细胞和平滑肌细胞受损。淋巴管闭塞和平滑肌细胞变性可能从肢体近端开始[15]。

近年来关于乳腺癌相关淋巴水肿的研究表明，腋窝淋巴结清除后引起淋巴引流受阻的机制解释过于简单[16]。现已明确，与淋巴水肿相关的其他因素还包括肥胖、通道破坏和淋巴系统解剖的变异等。

诊断 / 患者表现

淋巴水肿经典的诊断标准是基于临床评估和淋巴显像的辅助检查。如今，诊断标准和制定治疗计划时，已将 ICG- 淋巴管成像检查加入临床评估[17]。

手术治疗成功的关键是术前确定患者仍有功能性淋巴系统。这些患者是淋巴重建手术的潜在适用人群。

准确的临床评估后，再使用诊断成像技术进行评估，以确定淋巴系统的功能和形态特征，从而为每位患者提供最佳治疗方案。

临床评估

详细的既往史对于评估淋巴水肿的原因及其远期病程至关重要。淋巴水肿的病程分两个阶段——凹陷性和非凹陷性水肿阶段。非凹陷性水肿代表疾病的晚期阶段，其特征是严重的纤维化和脂肪组织增生。询问肢体急性炎症反复发作的前驱症状（如蜂窝织炎或丹毒）也很重要。结合既往史，临床评估时根据国际淋巴水肿学会推荐的标准来确定淋巴水肿的分期(表 26.1)[18]。

表 26.1 国际淋巴水肿学会(ISL)分期

ISL 分期	临床表现
0/ⅠA	亚临床状态,仅有淋巴转运障碍没有明显水肿
Ⅰ期	有积液表现,随肢体升高而减弱,可能伴凹陷
Ⅱ期	仅肢体抬高很难减轻水肿,出现凹陷,除了在此晚期因为纤维化出现不会
Ⅲ期	淋巴淤滞性橡皮肿不伴凹陷,出现萎缩性皮肤表现(如棘皮,脂肪沉积,疣状增生)

Reproduced with permission from Masia J, Pons G, Nardulli ML. Combined surgical treatment in breast cancer-related lymphedema. J Reconstr Microsurg. 2016;32:16-27.

临床检查还包括测量预定解剖层面所在的肢体周长和收集影像学资料。测量方法有很多种,容量法是最精确的;而周长测量是最简单和最基本的方法。自 2012 年第 2 届欧洲超显微外科会议以来,学界一致认为应从尺骨茎突至肘部外侧髁,直至肩部,每隔 4cm 测量 1 次(图 26.1)。

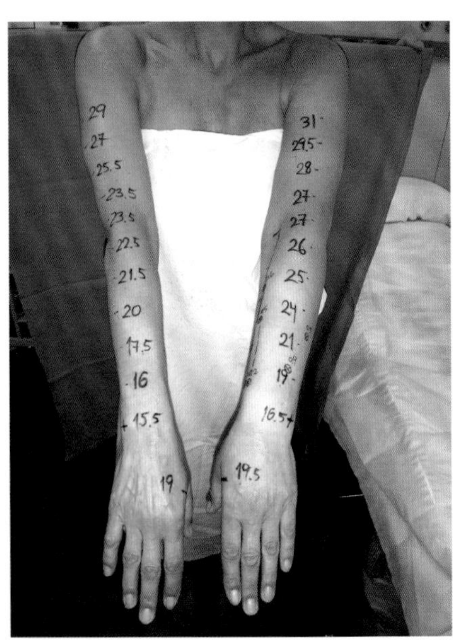

图 26.1 一位 45 岁女性Ⅱ期淋巴水肿患者的手臂周长测量。测量从尺骨茎突至肘部外侧髁,直至肩部,每隔 4cm 测量 1 次

影像学诊断技术

影像学诊断是确定每位患者的最佳治疗策略和评估术后改善程度的必要技术。我们的评估方案包括吲哚菁绿(ICG)淋巴造影术、淋巴闪烁造影术(LS)、磁共振(MR)淋巴造影术及特定情况下的计算机断层扫描(CT)血管造影术。

吲哚菁绿淋巴造影术(ICG-淋巴造影术)

ICG-淋巴造影术是作者所在医疗机构在首诊期间作为诊断性检查的基本方法。医生会根据结果决定进一步的影像学检查。

该方法在双手Ⅱ和Ⅳ指间指蹼皮下注射 0.1~0.2ml 吲哚菁绿染料。注射后,染料被有功能的淋巴管捕获和转运,可在显示器上实时显示为荧光束。完整的检查情况会被记录在案(图 26.2)。

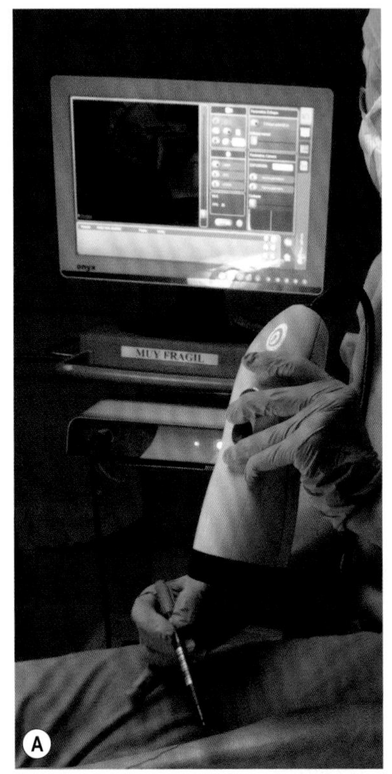

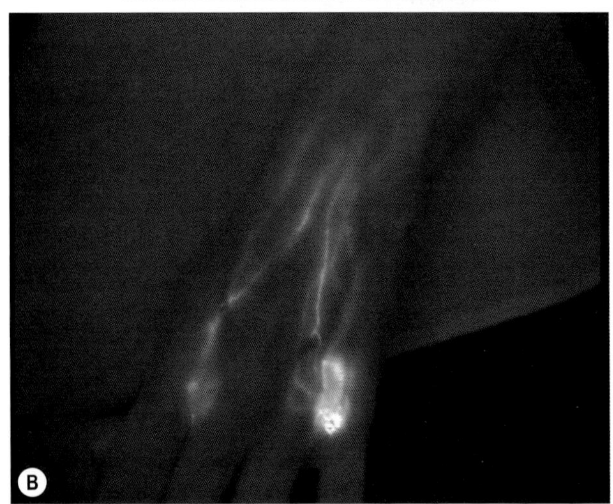

图 26.2 ICG-淋巴造影术。(A)ICG 被红外摄像系统捕获;(B)功能性淋巴管可在显示器上显示为荧光通道

ICG-淋巴造影术具有双重意义,临床评估价值很大。首先,注射后能立即反映造影剂上升至腋窝的速度,5min 后显示造影剂储存的位置,从而评估淋巴真皮返流的情况。其次,它能提供淋巴系统受损程度的有价值术前数据。不仅提供了淋巴管数量和外观的相关信息,还显示了功能性淋巴管

的准确位置及其转运能力。该信息在术前评估过程中至关重要。因为具有功能性淋巴管的患者才是 LVA 手术的潜在候选者。

该方法的局限性在于只能显示距皮肤表面 2cm 以内的淋巴管。因此，作者在术前评估时将 ICG- 淋巴造影术与 MR- 淋巴造影术相结合。这尤其适用于拟接受淋巴重建术的患者。

医生应在 LVA 手术前 1d 或手术当天在手术室完成术前评估。MR- 淋巴造影术可将淋巴管标记在患者的皮肤表面，是淋巴系统的“地图”。术前标测需在 MR- 淋巴造影术结果的基础上完成，详见下文(图 26.3)。

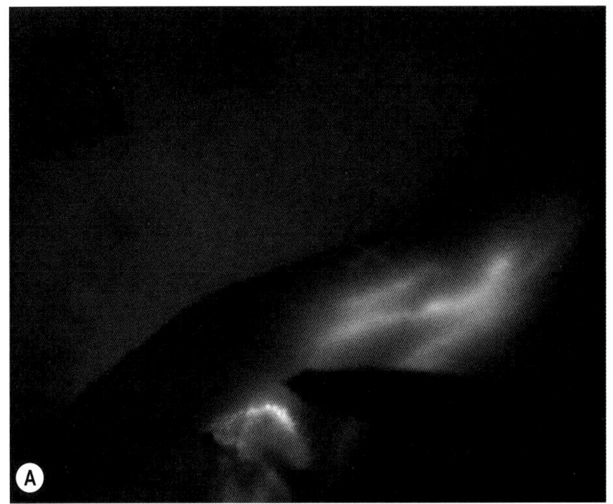

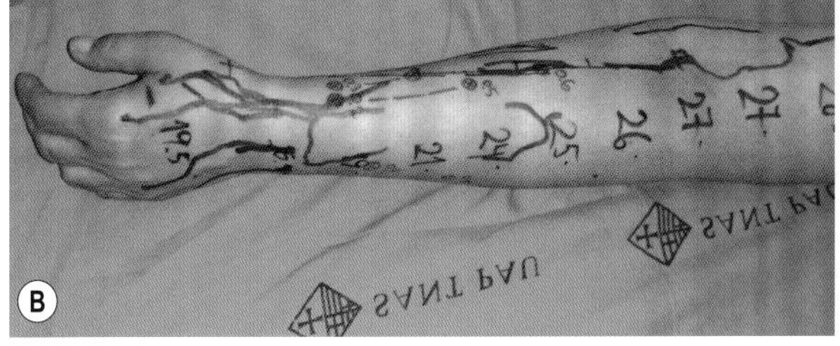

图 26.3　(A)经 IGC- 淋巴显影观察到的淋巴管；(B)因有显影剂而得以描绘在患者皮肤上(红色标记)

ICG- 淋巴造影术在 ALNT 手术中也是至关重要的。它有助于了解供区肢体的淋巴分布。作者通常采用腹股沟浅表淋巴结作为腋窝手术的淋巴结供区。在 ALNT 手术中，通过 ICG- 淋巴造影术定位引流下肢的淋巴结(LN)，并将其从移植物中排除。该方法有助于降低医源性下肢淋巴水肿的风险。

淋巴闪烁造影术

淋巴闪烁造影术是一种标准化成像检查，可对淋巴系统的功能进行全面评价。还为术后评估提供了对比信息。在 40min 内拍摄整个手臂、腋窝和肝脏的图像。在注射后 60、120 和 180min 进一步采集图像并进行分析。评价的主要参数包括示踪剂路径、示踪剂在腋窝出现的时间、是否存在主要淋巴潴留区、淋巴结的显示以及是否存在真皮返流。如果腋窝处无示踪剂摄取，可选用自体淋巴结移植至腋窝区域。腋窝区域有功能性淋巴结的患者则不需选择腋窝淋巴结转移。

尽管有这些优点，但淋巴闪烁造影术并不能提供淋巴系统的详细形态和功能的信息，这些还须通过 ICG- 淋巴造影术和 MR- 淋巴造影术来完善。

MR- 淋巴造影术

为了规避 ICG- 淋巴造影术的局限性，作者使用 MR- 淋巴造影术以获得整个肢体的三维重建影像。它可以显示浅表和深部淋巴系统。作者通过 MR- 淋巴造影术获得了更多的信息，以便选择手术方法。所得的数据不仅可以评估肢体的淋巴系统，还有助于为 LVA 选择最适合的淋巴管。如果这些淋巴管位于真皮返流区的远端，将是淋巴管阻塞的特征。在 LVA 手术前，为每个淋巴管选择两个坐标点，并标记在皮肤上。结合 ICG- 淋巴造影术和 MR- 淋巴造影术的信息，以定位最有可能成功进行 LVA 的有收缩力的血管(图 26.4)。

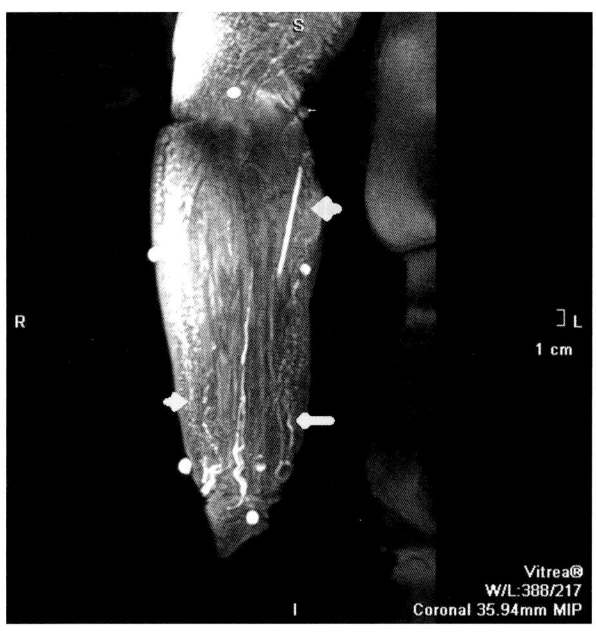

图 26.4　术前三维冠状磁共振淋巴造影显示了一位右上肢淋巴水肿患者许多迂曲的淋巴管(黄色箭头所示)

计算机断层扫描血管造影

在计划选择 ALNT 时应进行 CT 血管造影术。它已成为研究腹部供区和最大限度减少下肢潜在供区病损率的重要手段。

鉴于血管的解剖变异较大，该技术通常用于腹部皮瓣转移再造乳房时定位腹部穿支血管，也可用于定位淋巴结。

最头侧和最外侧的腹股沟淋巴结常被选用。一是它们富含上腹部皮下或髂外皮下血管系统，二是这种方法降低了继发性医源性淋巴水肿的风险。

CT 血管造影术用于确定拟在 LN 移植物中采集的腹股沟浅淋巴结的数量和位置，并评估 LN 血管蒂(腹壁下或旋髂浅血管),以使用精确坐标确定其管径、走行和准确解剖位置,如前所述的腹部穿支皮瓣(图 26.5)[19]。

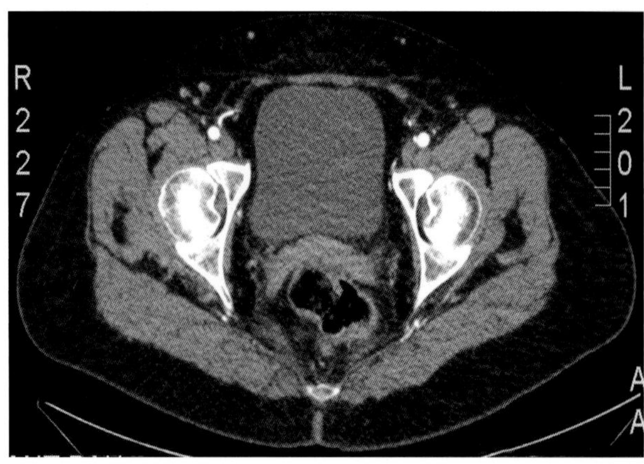

图 26.5 CT 扫描血管造影轴视图显示右侧浅表腹股沟淋巴结以及血供丰富的浅层旋髂血管

患者选择

乳腺癌相关淋巴水肿治疗的关键是患者的选择。无论临床分期或病程如何,对每位患者进行个体化治疗都是至关重要的。完备的术前评估将有助于确定有效的治疗方案以及保证治疗的成功率。术前临床评估和 ICG- 淋巴造影术、淋巴闪烁造影术、MR- 淋巴造影术的结果在决策中具有不可估量的价值。根据目前的经验,作者提出了一套治疗原则——BLAST(巴塞罗那淋巴水肿手术治疗规则)(图 26.6):

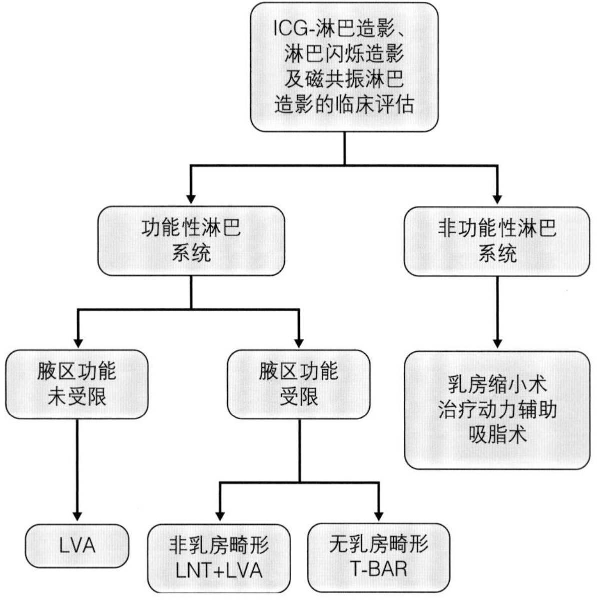

图 26.6 巴塞罗那淋巴水肿手术治疗原则(BLAST)
Masià J, Pons G, Rodríguez-Bauzà E. Barcelona Lymphedema Algorithm for Surgical Treatment in Breast Cancer-Related Lymphedema. J Reconstr Microsurg. 2016;32:329-335.

- 如果没有功能性淋巴管存在的证据(ICG 评估 -/淋巴 MRI-),并且淋巴水肿为晚期和非凹陷性的,可根据 Brorson 技术选择乳房缩小方法,如吸脂术。
- 如果没有功能性淋巴管存在的证据(ICG 评估 -/ 淋巴 MRI-),并且存在凹陷性淋巴水肿,则进行强化康复治疗,以重新评估乳房缩小技术的可能性。
- 如果有功能性淋巴管存在的证据(ICG 评估 + 和 / 或淋巴 MRI+),作者将根据腋窝的临床特征选择淋巴重建技术:
- 如果腋窝区域状态良好,则在患肢进行 LVA;
- 如果腋窝区域出现损伤迹象(如放射性皮炎、大量的组织纤维化),则在纤维组织松解后在腋窝采用 ALNT,并辅以患肢的 LVA;
- 如果患者乳房发育不全,并要求乳房再造,可选择腹部穿支皮瓣(DIEP 皮瓣或腹壁浅动脉皮瓣)中包含淋巴结的 ALNT,并在患肢远端进行 LVA。作者称该手术为"T-BAR"(全乳房解剖复位)。

治疗 / 手术技术

淋巴 - 小静脉吻合术(LVA)

LVA 术在患肢做 2cm 的皮肤切口,以便定位和解剖功能性淋巴管并将其与真皮下静脉吻合。该手术的目的是将淋巴直接导入到静脉血流,而不经过胸导管。淋巴管和微静脉血管的直径均小于 0.8mm,因此,该技术被称为"超显微手术"。考虑到使用高倍显微镜和特定超显微器械和缝线,手术时间长,手术需在全身麻醉下进行,以避免患者不适。

淋巴造影术和 MR- 淋巴造影术的结果有助于定位最有功能的淋巴管,这些管道可与浅部小静脉吻合。手术前应将这些淋巴管标记在患者皮肤上(图 26.7)。

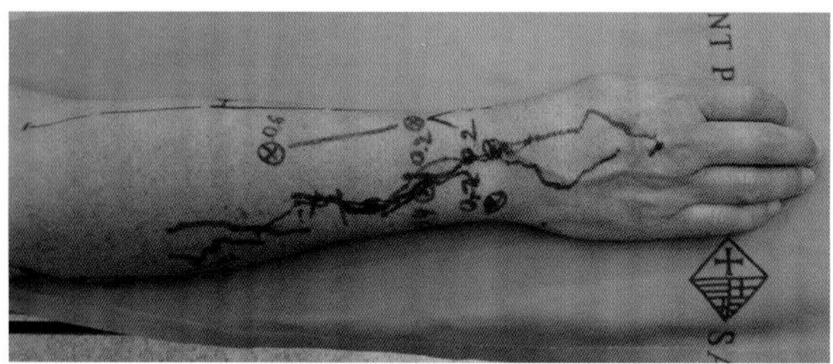

图 26.7 术前经 ICG- 淋巴显影(绿色标记所示)以及磁共振淋巴显影(红色标记所示)共同标记的一位 44 岁右上肢淋巴水肿的女性患者

最先探查的淋巴管是淋巴造影术和 MR- 淋巴造影术这两种技术探测的重合点,而且位于患肢近端。这种方式如果吻合成功,就能从肢体远端收集更多的淋巴液。然而,大部分功能性的淋巴管都位于手腕和手臂远端 2/3 处,因为近端淋巴管通常更容易受损。

术中,在手术区皮下注射少量局麻药和肾上腺素以减少出血，作 2~3cm 的皮肤切口。仔细解剖淋巴管，随后使用 11-0 或 12-0 缝线将其与口径相似的真皮下小静脉做端端或端侧吻合。吻合后，在切口远端约 2cm 处注射 0.1~0.2ml 的专利 V 蓝色染料。染料通常被吸收到功能性淋巴管中，可以观察到淋巴的转运，并可验证吻合的通畅性（图 26.8、图 26.9）。

自体淋巴结移植

该手术为包含非危险供区淋巴结（3~6 个淋巴结）的血管化游离组织瓣移植，代替前期手术切除或损伤的腋窝淋巴结。

最常选用的供区是带旋髂浅血管的腹壁下组织及其淋巴结。该部位作供区损伤较小，手术瘢痕较隐蔽，最终效果令人满意。其他供区包括颏下、锁骨上区或对侧胸背动脉区域。术前行 CT 血管造影术，评估该区域浅表淋巴结及其血管蒂的位置。作者还检查了供区深部淋巴结的数量和分布，以确保拟移植的淋巴结切取后不影响下肢正常的淋巴引流。

ICG- 淋巴造影术可定位下肢引流的淋巴结（LN）。术前下肢趾间隙注射 ICG，定位小腿的淋巴系统，以降低包含相关 LN 的移植物切除后引起医源性下肢淋巴水肿的风险（图 26.10）[20]。

在掀起皮瓣前（切开皮肤前），作者在腹股沟皱襞上方和下方潜在引流区域，做 2~3 个点的皮内注射，注射物为 0.1~0.2ml 的 ICG 和 0.2~0.4ml 的 2.5% 专利蓝 V 染料（Guerbet，Roissy-Charles-de-Gaulle，France），以提高浅表淋巴管的可视性。

为了降低血清肿的风险，对皮肤 - 脂肪 -LN 移植物中除用于吻合以外的微小淋巴管和血管侧支进行精确的分离、夹闭和烧灼。

淋巴结移植物包括了一个约 8cm × 4cm 的皮岛以及来自旋髂浅血管系统的血管化脂肪组织，仔细游离其血管蒂直至股血管。淋巴结周围的脂肪组织和移植物内的皮岛能用

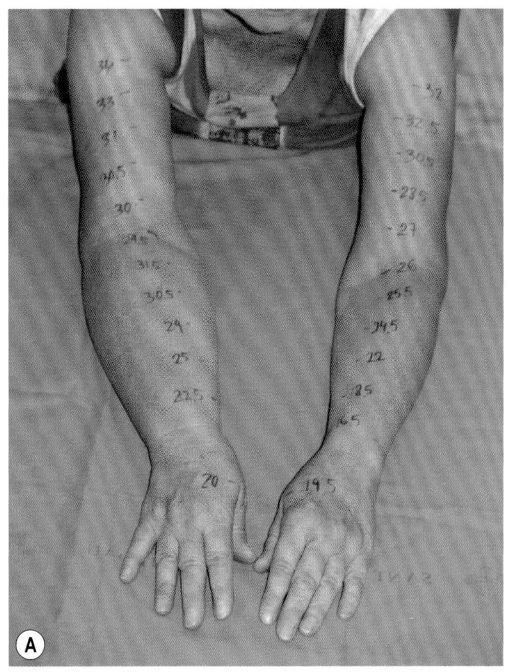

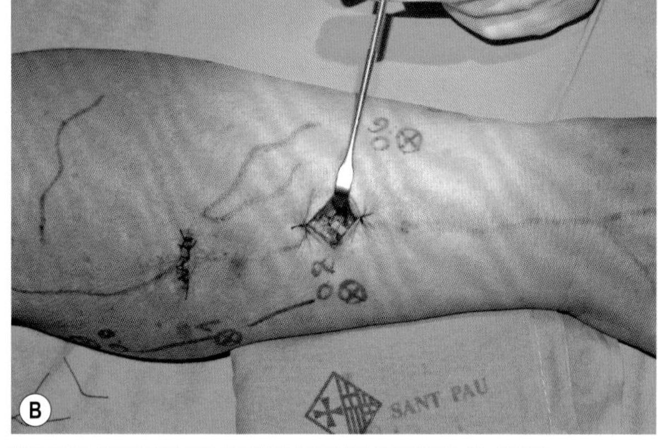

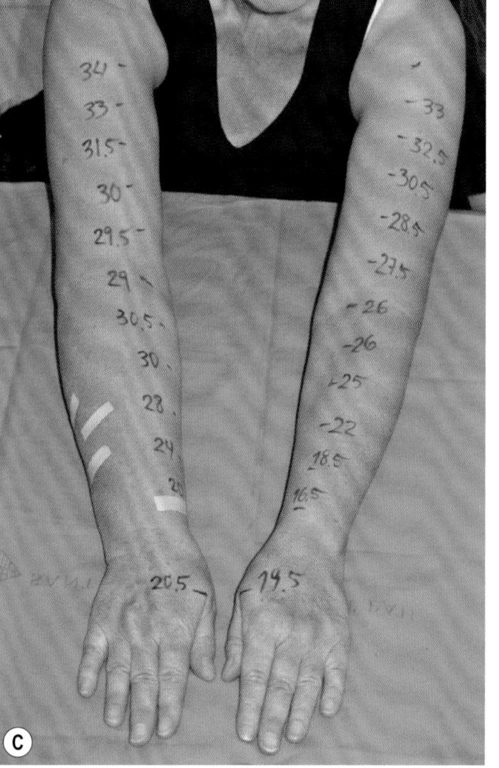

图 26.8　一位 55 岁的右上肢淋巴水肿女性患者行淋巴 - 小静脉吻合术。（A）术前标记；（B）术中观；（C）术后标记

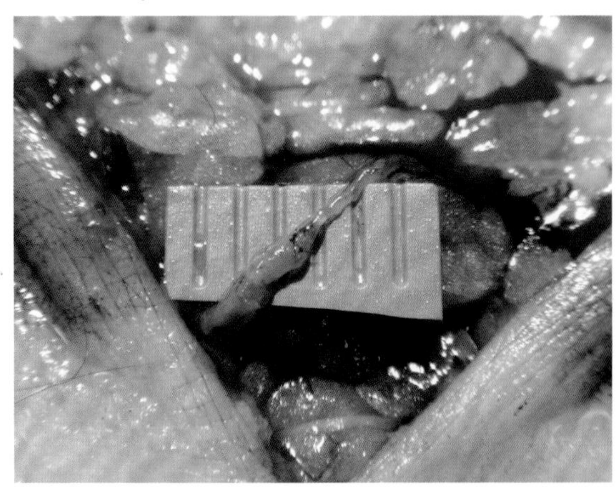

图 26.9 淋巴管远端残留部和小静脉近端做端端吻合术中观。可见淋巴液从吻合处向静脉流通

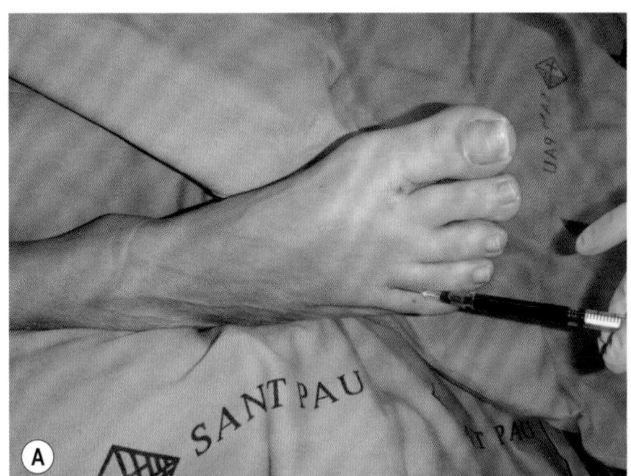

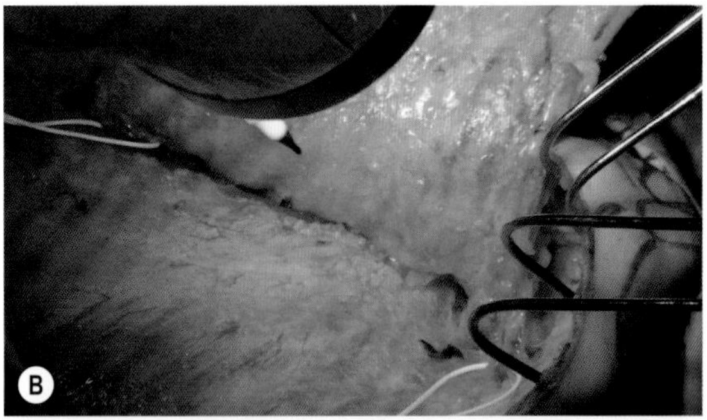

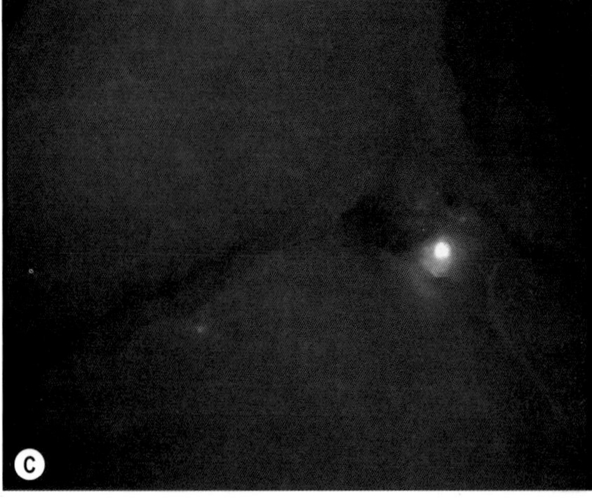

图 26.10 (A~C)下肢逆向显影以避免供区淋巴水肿

于替代腋窝区域的纤维化组织，也有助于通过生理性淋巴 - 静脉分流作用促进淋巴吸收[14]。皮岛也使术后监护更容易(图 26.11)。

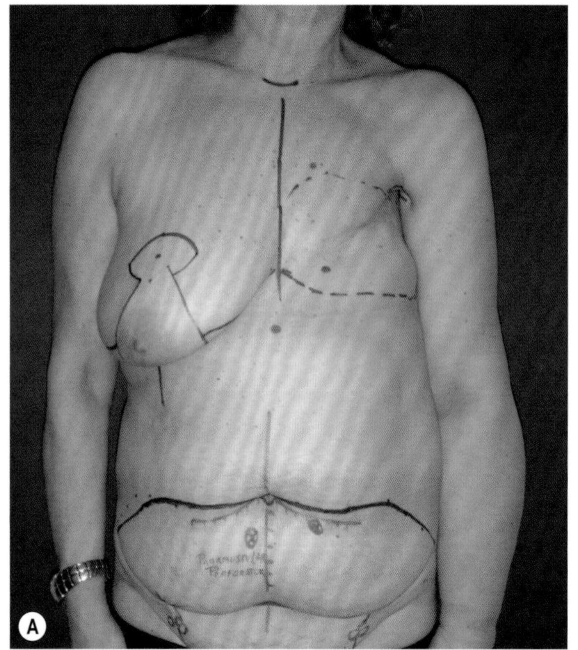

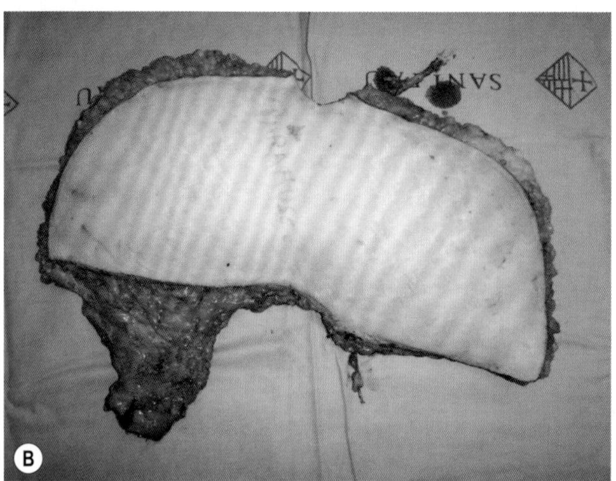

图 26.11 (A)术前标记一位 57 岁行全乳房解剖结构重建术的女性患者的皮瓣及其营养血管;(B)显示 DIEP 皮瓣深面以及包含淋巴结的皮下脂肪瓣

一旦移植物分离切取完毕，在闭合供区伤口之前，应用组织黏合剂封闭离断的小淋巴管(图 26.12)。供区最好使用连续的螺旋倒刺线行褥式缝合以利于加强分离腔壁的对合和避免死腔，从而消除形成血清肿的潜在因素。供区留置引流管，直至引流量小于每日 15ml。使用泡沫绷带进行 2 周的加压包扎。

淋巴结移植的受区部位通常是腋窝，在清除腋窝纤维化组织后，通常将支配淋巴结移植物的血管与旋肩胛血管的分支作吻合。

手术操作的重点是将移植的淋巴结置于腋窝顶点处，因为此区域是手臂返流淋巴管汇聚的主要部位。

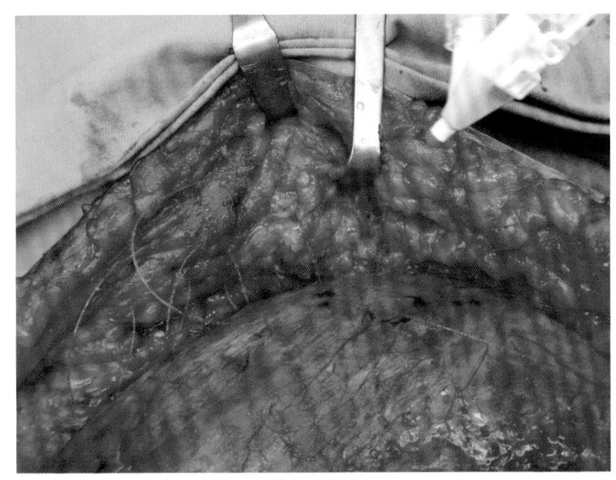

图 26.12 供区使用快翎线缝合闭合死腔

如果在腋窝的纤维组织游离过程中发现了来自手臂的良好的淋巴管，则可以与移植的皮肤 - 脂肪 -LN 移植物的输入淋巴管进行淋巴管 - 淋巴管吻合。另一要点是将移植物上血供丰富的脂肪组织置于腋窝近端健康的脂肪组织中，以改善生理性 L-V 通路。该手术还可以改善腋窝因之前的清扫术或放疗而遭破坏的腋前线的轮廓[21]。作者为采用腹部游离皮瓣同时处理淋巴水肿和自体乳房再造，则需切取包含淋巴结的双血管化的复合腹部皮瓣（DIEP 皮瓣 / 腹壁浅动脉皮瓣），必要时甚至行淋巴管间吻合。这被称为 T-BAR（全乳房解剖结构重建）概念，前文已经提到（图 26.13）。

吸脂术

吸脂术可有效减少四肢难治性淋巴水肿的体积。

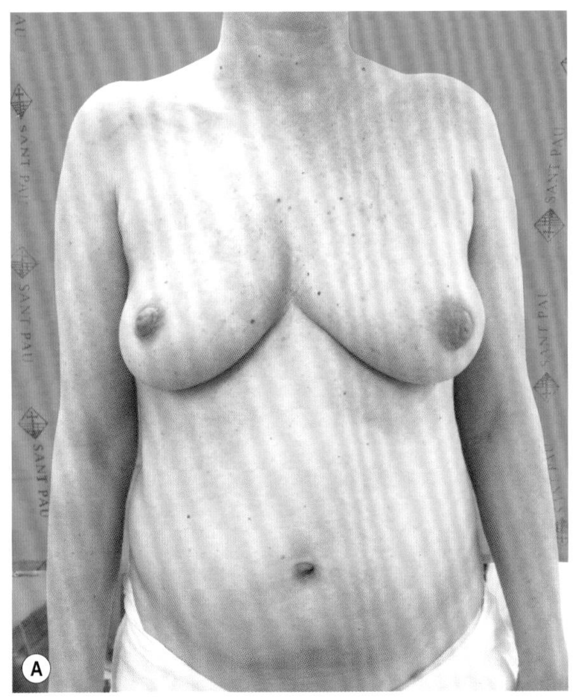

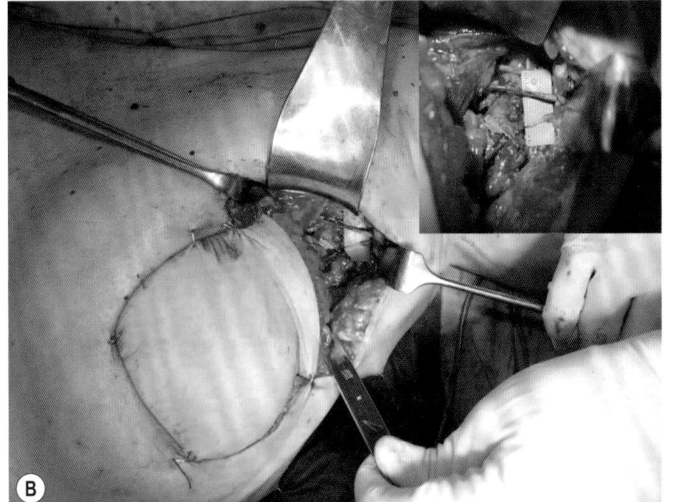

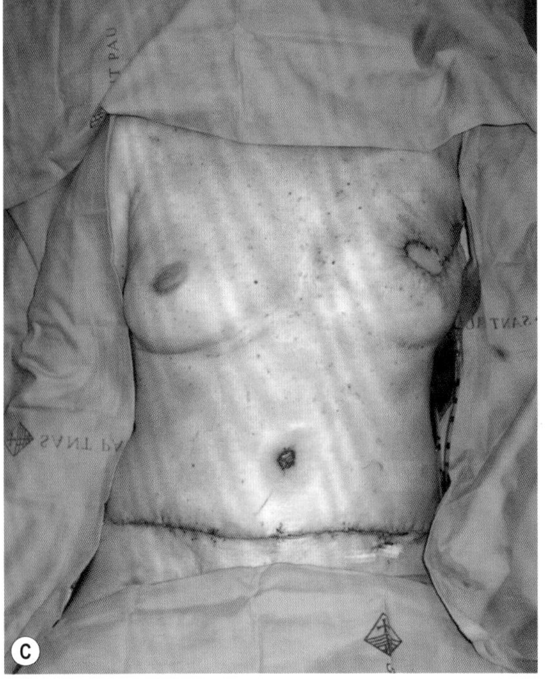

图 26.13 T-BAR（全乳房解剖结构重建）。（A）一位 49 岁行腹部穿支皮瓣即刻乳房再造术的女性患者；（B）上肢淋巴管和腹股沟区移植来的淋巴结输入管做淋巴管间吻合；（C）术后即刻观

振动套管使得操作更便捷，目前吸脂术多采用电动辅助吸脂术。术中可使用止血带以尽量减少失血。医生可根据 Brorson 介绍的技术来进行吸脂术[3]。这种吸脂术是环吸式的，从手腕逐步达肩部，尽可能彻底清除多余的脂肪。作者通常使用的抽吸管长度为 15cm 和 25cm，直径为 3mm 和 4mm。

止血带远端的手臂吸脂完成后，在手术区域上施以定制的无菌压力袖套，以止血并减少术后水肿。取下止血带，向上牵拉压力袖套至近端，压迫上臂近端部分。切口不做缝合以通过袖套引流渗出液（图 26.14）。值得注意的是，这种疗法应该只用于那些愿意终身穿着压力服的患者。这类服装由健侧手臂为模板定制的两套袖套和手套组成。

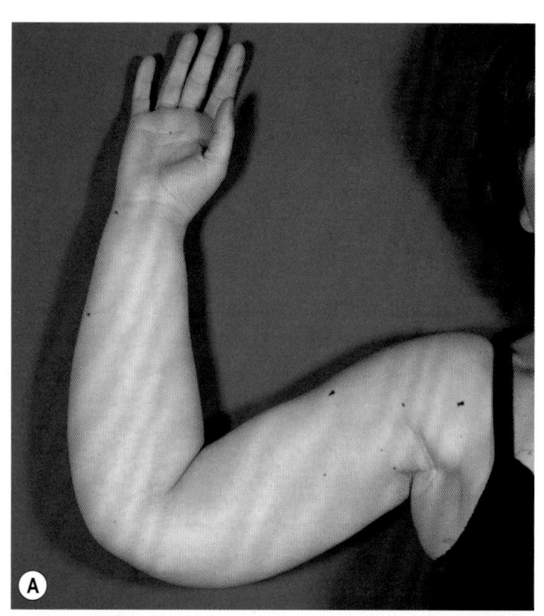

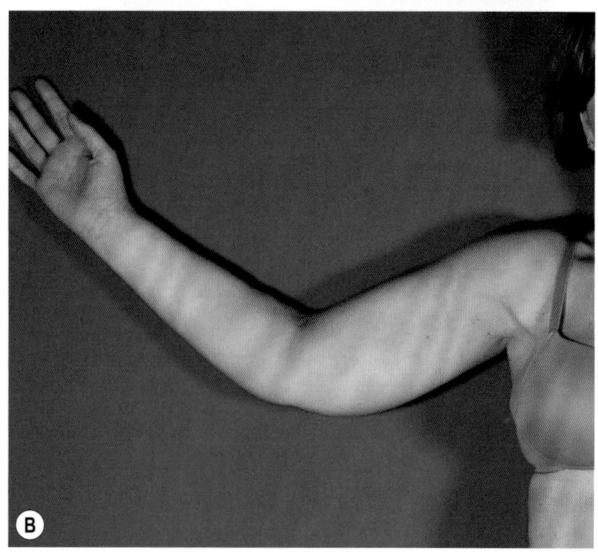

图 26.14 一位 55 岁晚期非凹陷性淋巴水肿女性患者，采用 H. Brorson 法吸脂术祛除了 670cc 多余脂肪组织。(A) 术前观；(B) 术后 4 年观，效果稳定

术后护理

静脉 - 淋巴管吻合术

术后即刻阶段（前 48h），每 2h 轻轻按摩 LVA 部位以促进引流。抬高患肢和减少活动量也是重要的治疗方法。术后第 3 日，患者可开始通过手捏橡胶球进行肌肉等长收缩运动。第 15 日，患者可以开始每周 3 次的游泳或水操康复训练，并持续 1 年。根据患者的个人情况，建议按摩推拿促进淋巴引流至少 1 年，前 6 个月每周 2 次，后 6 个月每周 1 次。

自体淋巴结转移

术后第 3 日，用手捏橡胶球开始进行肌肉等长收缩练习。第 15 日，建议按摩推拿促进淋巴引流，并持续 1 年，前 6 个月每周 2 次，后 6 个月每周 1 次。按摩推拿时的引流方向应指向移植的淋巴结，以刺激新淋巴管的再生。术后 1 个月，患者可以开始每周 3 次的游泳或水操康复训练，并持续 1 年。根据患者对治疗的反应，前 6 个月可选择穿着轻型压力衣。

吸脂术

术后即刻阶段，手臂穿好压力袖套和手套，放在一个大枕头上，保持与心脏齐平。这些压力衣在手术后 3d 取下，更换第二套，而第一套则清洗并晾干。每 2 日重复 1 次，共 2 周。2 周后，每日更换压力衣。因为压力衣缩水后会增加压迫的力量，所以压力衣的清洗很重要。终身使用这种压力衣是维持吸脂效果的前提。

结果、预后及并发症

结果及预后

尽管各种显微外科手术都有助于降低淋巴水肿的严重程度，但人们尚未就最佳治疗方案或效果达成共识。迄今被描述过的疗效包括肢体体积减小和 / 或主观症状改善，如疼痛或沉重感[8]。目前仍未出现个性化的治疗方案，大多数团队还是对不同阶段淋巴水肿的患者都采用相同的治疗方法。

根据作者治疗淋巴水肿 10 多年的经验，通过个体化治疗，遵循 BLAST 规则，可客观改善淋巴水肿程度和主观症状。当然，这取决于淋巴系统的损伤程度。

研究发现，应对患者进行严格的术前评估，再选择治疗方法。遵循这一原则，在淋巴水肿的早期进行显微外科手术治疗，能获得最佳效果。因为，LVA 和 ALNT 应用的先决条件是，淋巴水肿的肢体仍有一定的淋巴功能，哪怕是最低限度的功能，才能获得手术效果。术前评估确定重建显微外科技术的适应证，即患肢中无严重组织纤维化且淋巴系统残留一定功能的患者。相反，那些肢体以纤维化为主，且淋巴系统没有残留功能的患者应选择减脂手术（如吸脂术）。

手术并发症

尽管 LVA 是一种微创手术，几乎无并发症，但也有一些副作用或轻微并发症的报告，如血流逆行的可能，这在术后 48h 内可自行逆转。

ALNT 可能与淋巴结供区的某些并发症和发病率相关。

受区并发症，包括 LN 移植物的动脉血管化和静脉回流障碍，需共同遵循显微外科游离组织移植的处理原则。

ALNT 手术的特殊并发症主要影响淋巴结供区。血清肿是 LN- 移植物供区常见的并发症，主要是因为该区域遗留的死腔。喷洒组织黏合剂有一定作用。为避免切取 LN- 移植物后遗留供区死腔，可用带倒刺的单股线进行连续螺旋缝合，闭合供区死腔。

建议供区伤口留置引流管，直到引流量小于每日 15ml，并在术后第 1 个月使用可重复使用的紧身服。尽管采取了这些预防措施，如果血清肿仍然发生，则须定期行经皮穿刺抽吸术，并增加局部压迫治疗，直至血清肿完全消退。

必须注意，为了降低医源性淋巴水肿的风险，只能切取位于股血管表面和外侧的淋巴结。术前，可通过对供区部位行 CT 扫描定位血管，并通过 ICG- 淋巴造影进行评估，标记必须保留的淋巴结，确保术中不会切取下肢引流的淋巴结。紧靠髂前上棘上方和下方的皮内注射行专利 V 蓝染料，用于评估拟切取的目标淋巴结功能。

二次手术

术后第 1 个月、第 1 年的每 3 个月、之后每年 2 次的肢体周长测量，临床评估验证术后改善的效果。

术后 12 个月复查肢体淋巴闪烁造影术（LS）。操作和分析方法与术前检查相同。与术前检查相比，LS 能证明淋巴引流功能是否改善。LS 还能通过观察发现受区存活的移植淋巴结和新的淋巴引流，以证明 ALNT 的有效性。LS 还可通过一些间接证据评估 LVA 的通畅性。例如，它可以显示由于示踪剂进入血液循环而导致的皮肤返流减少或 LVA 部位示踪剂的消失。

术后 1 年复查 ICG- 淋巴造影。方法与术前检查相同。术后的 ICG- 淋巴造影术可评价手术后的淋巴引流功能是否改善。此外，当计划进行二次 LVA 手术时，有助于评估 LVA 的通畅性并选择新的功能性淋巴管。因为 ICG- 淋巴造影术只能显示浅表（深度 <2cm）移植淋巴结的功能，ALNT 术后，ICG- 淋巴造影术可联合术后 LS 检查。

如果术后评估发现多余的脂肪组织持续存在，且无积液，可以在增厚区域行选择性吸脂术。

参考文献

1. DiSipio T, Rye S, Newman B, et al. Incidence of unilateral arm lymphoedema after breast cancer: a systematic review and meta-analysis. *Lancet Oncol*. 2013;14:500–515.
2. Mehrara BJ, Zampell JC, Suami H, et al. Surgical management of lymphedema: past, present, and future. *Lymphat Res Biol*. 2011;9:159–167.
3. Brorson H. Liposuction in lymphedema treatment. *J Reconstr Microsurg*. 2016;32:56–65.
4. Becker C, Assouad J, Riquet M, et al. Postmastectomy lymphedema: long-term results following microsurgical lymph node transplantation. *Ann Surg*. 2006;243:313–331.
5. Koshima I, Inagawa K, Urushibara K, et al. Supermicrosurgical lymphaticovenular -anastomosis for the treatment of lymphedema in the upper extremities. *J Reconstr Microsurg*. 2000;16:437–442.
6. Baumeister R, Siuda S. Treatment of lymphedemas by microsurgical lymphatic grafting: what is proved? *Plast Reconstr Surg*. 1990;85:64–74.
7. Suami H, Chang DW. Overview of surgical treatments for breast cancer-related lymphedema. *Plast Reconstr Surg*. 2010;126:1853–1863.
8. Charles RH. *Elephantiasis Scroti*. London: Churchill; 1912.
9. Gilles H. The lymphatic wick. *Proc R Soc Med*. 1950;43:1054–1056.
10. Goldsmith HS. Long term evaluation of omental transposition for chronic lymphedema. *Ann Surg*. 1974;180:847–849.
11. Campisi C, Boccardo F, Tacchella M. Reconstructive microsurgery of lymph vessels: the personal method of lymphatic-venous-lymphatic (LVL) interpositioned grafted shunt. *Microsurgery*. 1995;16:161–166.
12. Yamada Y. Studies on lymphatic venous anastomosis in lymphedema. *Nagoya J Med Sci*. 1969;32:1–21.
13. O'Brien BM, Mellow CG, Khazanchi RK, et al. Long-term results after microlymphaticovenous anastomoses for the treatment of obstructive lymphedema. *Plast Reconstr Surg*. 1990;85:562–572.
14. Mortimer PS. The pathophysiology of lymphedema. *Cancer*. 1998;83:2798–2802.
15. Koshima I, Kawada S, Moriguchi T, et al. Ultrastructural observations of lymphatic vessels in lymphedema in human extremities. *Plast Reconstr Surg*. 1996;97:397–407.
16. Mortimer PS, Rockson SG. New developments in clinical aspects of lymphatic disease. *J Clin Invest*. 2014;124:915–921.
17. Masia J, Pons G, Nardulli ML. Combined surgical treatment in breast cancer-related lymphedema. *J Reconstr Microsurg*. 2016;32:16–27.
18. International Society of Lymphology. The diagnosis and treatment of peripheral lymphedema: 2013 consensus document of the International Society of Lymphology. *Lymphology*. 2013;46:1–11.
19. Masia J, Clavero JA, Larrañaga JR, et al. Multidetector-row computed tomography in the planning of abdominal perforator flaps. *J Plast Reconstr Aesthet Surg*. 2006;59:594–599.
20. Viitanen TP, Mäki MT, Seppänen MP, et al. Donor site lymphatic function after microvascular lymph node transfer. *Plast Reconstr Surg*. 2012;130:1246–1253.
21. Stamp GF, Peters AM. Peripheral lymphovenous communication in lymphoedema. *Nucl Med Commun*. 2012;33:701–707.

第 27 章

乳头乳晕复合体重建

Edward H. Davidson，Francesco M. Egro，Kenneth C. Shestak

概要

- 乳房再造患者的乳头乳晕复合体重建有多种方法，包括局部牵出皮瓣、皮肤/组织复合移植、文身或者几种方法联合；
- 乳房切除术后乳头重建成功的关键在于重建乳头和乳晕的位置、突度和色泽；
- 文身技术的进步使得在门诊的无创操作就可以获得非常自然的乳晕外观，虽然缺少乳头突度，但随着3D文身技术的应用，患者可以获得一个非常逼真的乳头；
- 为了重建一个有突度的乳头，可以进行对侧乳头组织移植、其他部位的组织移植和局部牵出皮瓣，后者代表了当前最新的技术；
- 随时间推移，局部皮瓣重建乳头突度会降低，因此在重建之初需要过矫，重建乳头不能产生自然的勃起，在假体的覆盖组织比较薄或在放疗后的情况下，重建效果不太理想；
- 目前，没有任何技术可以恢复乳头乳晕复合体的性感觉或哺乳功能。

简介

乳头乳晕复合体的重建完成了最接近原始乳房的形态修复，被认为是许多女性对抗乳腺癌的最后一战。有些患者仅在乳房再造后就满足于穿衣时的外观，可能不选择乳头乳晕复合体重建。在那些要求乳头乳晕复合体重建的患者中，可以选择局部皮瓣、植皮、文身或以上几种方法的组合。虽然有文献报道称，在乳房再造的同时即可进行乳头乳晕复合体重建，但更常采用的方法是延期到再造乳房的最终形态稳定后再进行乳头乳晕复合体重建，以确保正确和对称的位置。如果在肿瘤学方面是安全的，保留乳头乳晕复合体的乳房切除术通常能达到更好的审美效果。医生必须提醒患者，目前所有的乳头乳晕复合体保留和重建技术都不能赋予其自然的性感觉或哺乳功能。本章主要探讨女性乳房切除术后乳头乳晕复合体重建，但本文所述的注意事项和方法也可应用于其他情况下的乳头乳晕复合体重建，包括烧伤、外伤、先天性无乳头（乳头发育缺失）以及术后乳头缺失。在这方面，男性患者和女性患者是一样的。

诊断/患者表现

一般注意事项

女性乳头乳晕复合体的解剖结构在形态、大小、方向和颜色方面与它们所在的乳房一样各不相同。然而，乳房和乳头乳晕复合体之间的自然解剖比例都是相似的，乳晕/乳房和乳头/乳晕比值分别为1∶3.4和1∶3[1]，乳头乳晕复合体的传统审美位置为乳房下皱襞上方乳房最突出部位[2]。男性乳头位置和乳晕直径的解剖学参数如下：乳头位置距离胸骨切迹20cm，距离锁骨中线点18cm；乳头到乳头距离21cm，乳晕直径2.8cm[3]。或者可以使用基于患者身高和胸围的方法来定位男性乳头乳晕复合体位置[4]。调整乳头乳晕复合体的位置非常困难，因此，符合美学标准的乳头乳晕复合体重建必须注重位置、突度和色泽。

与双侧乳头重建相比，在单侧乳头重建时，外科医生和患者可以研究对侧乳头的位置、基底直径和突度，以帮助重建手术的设计和选择。在双侧重建时，外科医生在患者的协助下确定乳头乳晕复合体的位置，而无须如此烦琐，忽略乳房切除术的瘢痕，借助心电图导联垫，在外科医生引导调整和解释下，位置同前述参数，由患者自行决定。单侧重建也可使用对侧乳头乳晕复合体移植或对侧乳头移植，特别是当原本的乳头乳晕复合体相对较大时[5]。

乳头乳晕复合体重建通常会延迟到再造乳房形态稳定时，最好是乳房再造后 3~4 个月[6]。一些作者提出在即刻一步法乳房再造同时进行乳头乳晕复合体重建[7]，值得注意的是，这种方法仅限于即刻自体皮瓣移植再造，而不是皮瓣血供不稳定的假体置入再造。此外，我们认为，应避免在扩张器 / 假体置换时进行乳头乳晕复合体重建，因为乳头重建部位可能存在伤口愈合问题，导致假体取出，造成较高的假体取出率。

相关文献已经介绍了许多乳头乳晕复合体重建方法，有些方法已经被载入史册，其余的方法仍在继续改进，并被现代外科医生所掌握。目前，乳头重建大多采用局部牵出皮瓣，组织移植（乳头移植）应用较少，这些皮瓣可以形成一个突出的乳头。但更逼真形态的关键在于乳头，特别是乳晕的颜色。因此，乳晕重建时通常使用文身技术，尤其适于采用局部皮瓣乳头重建后供区切口直接闭合，可将切口瘢痕隐藏在重建乳晕内。一个漂亮的文身可以呈现一个具有合适形态、大小和颜色的乳晕。

目前，乳头重建的最佳形式是通过保留乳头的乳房切除术保留患者原有的乳头。自该技术问世以来，与重建方法相比，其先天的无可比拟的美学效果，使得这种方法广受欢迎。

乳头缺如的病因也会影响重建的方法。精心地选择患者和评估组织，与良好的手术判断相结合是至关重要的。例如，在烧伤后或放疗后重建乳头，组织移植的结果可能比局部皮瓣更可靠[8,9]。同样，如果覆盖在假体上的皮瓣过薄，那就不可能为移植提供受区或局部皮瓣，甚至会破坏假体的包裹，导致重建失败。鉴于此，文身，尤其是 3D 文身可能是一个更为谨慎的选择。

治疗 / 手术技术

文身

乳头和 / 或乳晕文身的优点在于，它是一种基本上无创的门诊操作。效果可能不同，但对于熟练的操作者，可以使乳头和乳晕看起来非常自然[10-12]。这种方法已经从使用绘画的乳液发展到使用更接近天然皮肤的色素凝胶悬液，后者更接近皮肤的自然色泽并能产生皮肤纹理的错觉[6,13]。文身前使用酒精消毒皮肤，应用和对侧乳晕颜色相近的色素，文身后短期口服抗生素，外用抗生素软膏，可以获得更好的效果。由于色素脱色，我们的经验是，文身后 1 年左右往往需要再次着色。

如果夹捏试验显示，皮肤组织缺乏，特别是有假体置入、瘢痕较多或经过放疗，这种乳头乳晕复合体重建方法是一个特别好的选择。文身的缺点是没有乳头突度，因此，传统上这种方法用来重建乳晕和给乳头着色。文身可以在乳头重建之前或之后进行，取决于医生的偏好。

最新的 3D 文身技术运用光和影的艺术原理，在二维表面上产生深度。3D 技术本质上与传统的乳头乳晕复合体文身相反，不使用较暗的内圈来产生乳头的外观，而是使用较暗的边框产生较浅的内圈。此边界在下面加厚以产生阴影效果。乳晕是根据患者选择的直径和颜色产生的，通常在乳房再造术后 3 个月进行，单侧再造需要大约 45min。将艺术文身而非医学文身应用到乳晕重建，采用专业的机械速度、针型和调色，也预示着文身持久性的改善（图 27.1）[14]。

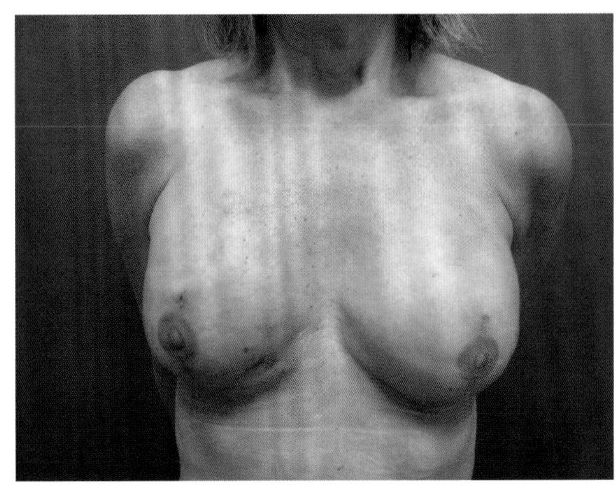

图 27.1 3D 文身可以产生乳晕的自然外观和乳头突出的错觉

组织移植重建乳头乳晕复合体

虽然目前不是乳头重建的一线治疗方法，但复合移植仍然占有一席之地。最常用的方法是对侧乳头移植，这种方法遵循了相同移植物替代的原则。尽管已有研究报告称，供区乳头的勃起和感觉功能不受乳头移植的影响[15]，但许多患者和外科医生仍然不愿意冒牺牲健侧乳头形状和功能的风险。但 Zenn 和 Garofalo 最近的报告指出，在肥大或巨大乳头的情况下，尤其是在放疗或覆盖组织较薄、局部皮瓣被排除的情况下，这可能是一个特别有吸引力的选择[5]。

许多皮肤供区可以用于乳晕重建，已有文献报道的供区包括对侧乳晕、大腿、腹股沟、阴唇、眼睑、耳后皮肤和口腔黏膜以及睾丸皮肤进行男性乳头乳晕复合体重建。大腿和腹股沟皮肤被认为更适合深色乳晕，耳后皮肤、眼睑皮肤和口腔黏膜更适合较浅的乳晕。尽管如此，这些部位的皮肤移植可能会导致皮肤色素过度沉着或随时间推移产生的色素减退（后者更为常见）。还有一点非常重要，对于供区皮肤有病变的患者，植皮重建乳晕应用有限[16-23]，取而代之的是乳晕文身重建。

局部皮瓣

Hartrampf 于 1984 年提出了采用局部真皮脂肪瓣形成突出乳头的概念，这是真正意义上最早的鳐鱼形皮瓣（图 27.2）[24]。迄今位置有许多局部皮瓣技术，包括星形皮瓣（图 27.3）[26]、鱼尾形皮瓣（图 27.4）[27]、H 形皮瓣[28]、钟形皮瓣[29]、C-V 形皮瓣[30]和箭形皮瓣等[31]，其中多数是鳐

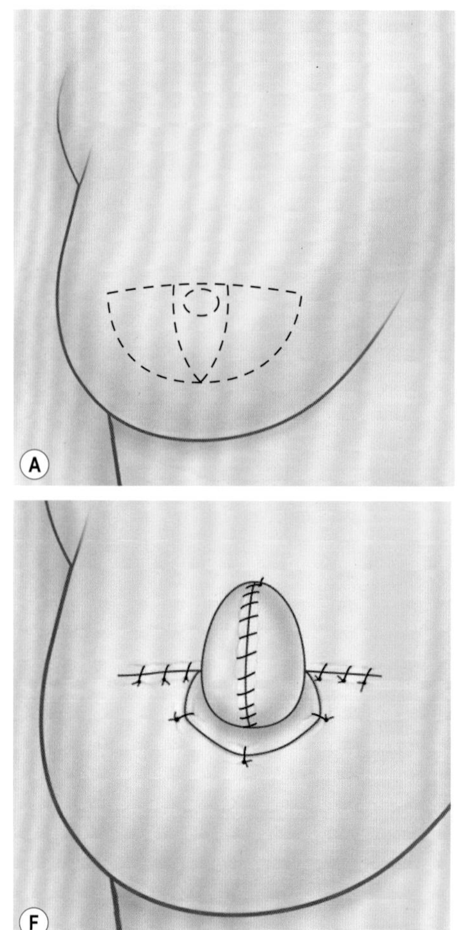

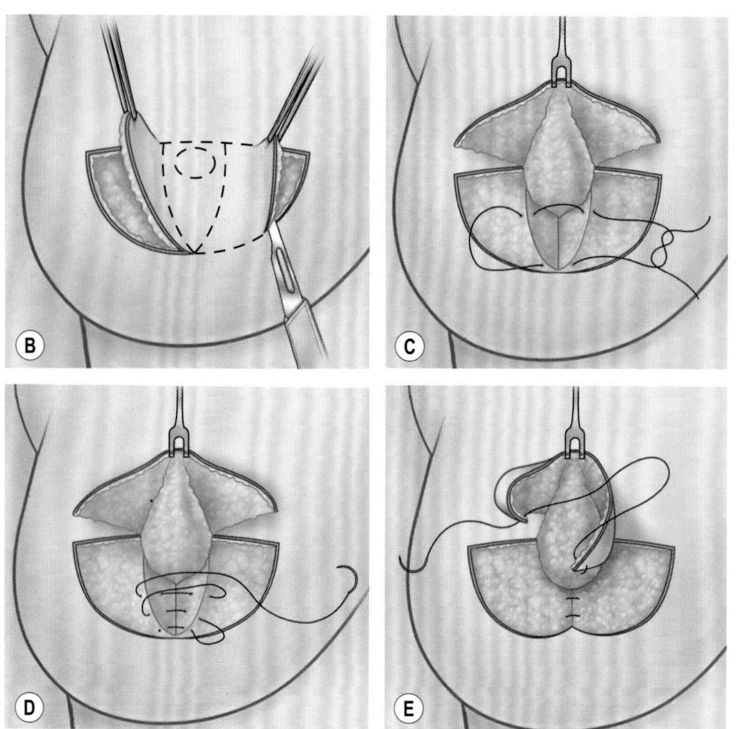

图 27.2 鳐鱼形皮瓣(Hartrampf设计)。所有牵出皮瓣(图 27.3~图 27.5)都是该方法的衍变。(A)皮瓣的设计。底部高于内切圆;两翼是侧面的延伸;(B)翼部在真皮最深处向中央核心游离,留下一层真皮;(C)中心点在 4~7mm 深度处游离(厚度取决于所需乳头的大小);(D)两侧翼和中芯类似于鳐鱼。中心供区在脂肪层缝合关闭;(E)两侧翼包裹住中芯提起的脂肪组织;(F)皮瓣闭合后通常需要在设计线下方的真皮上植皮

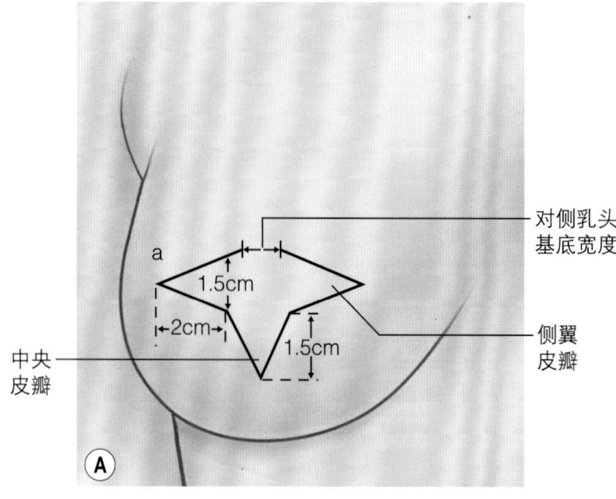

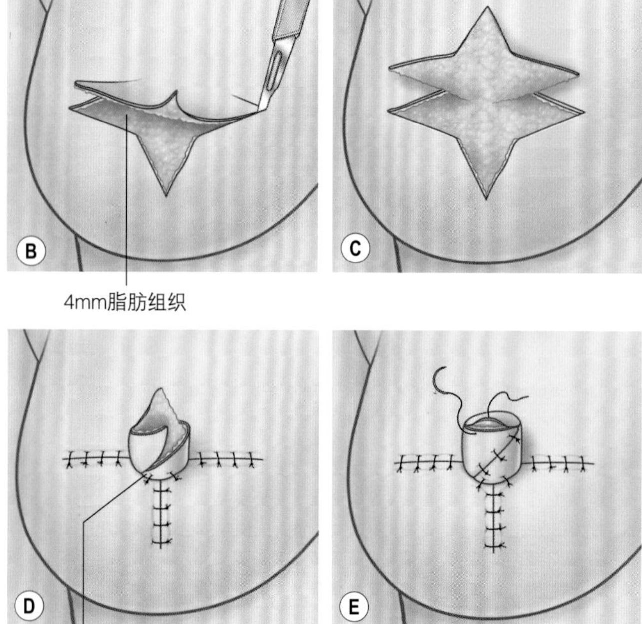

图 27.3 改良星形皮瓣或 C-V 形皮瓣。一种鳐鱼形皮瓣的衍生,可直接关闭供区。(A)皮瓣设计。侧翼皮瓣和中央皮瓣的大小如图所示;(B)游离掀起外侧和中央皮瓣,带有 1mm 厚的脂肪层;(C)皮瓣底部中芯有 5mm 厚的脂肪;(D)侧翼在中央核周围盘绕并移入;(E)中央皮瓣帽状盖在重叠的侧翼顶部。侧方皮瓣和下方皮瓣的供区直接关闭

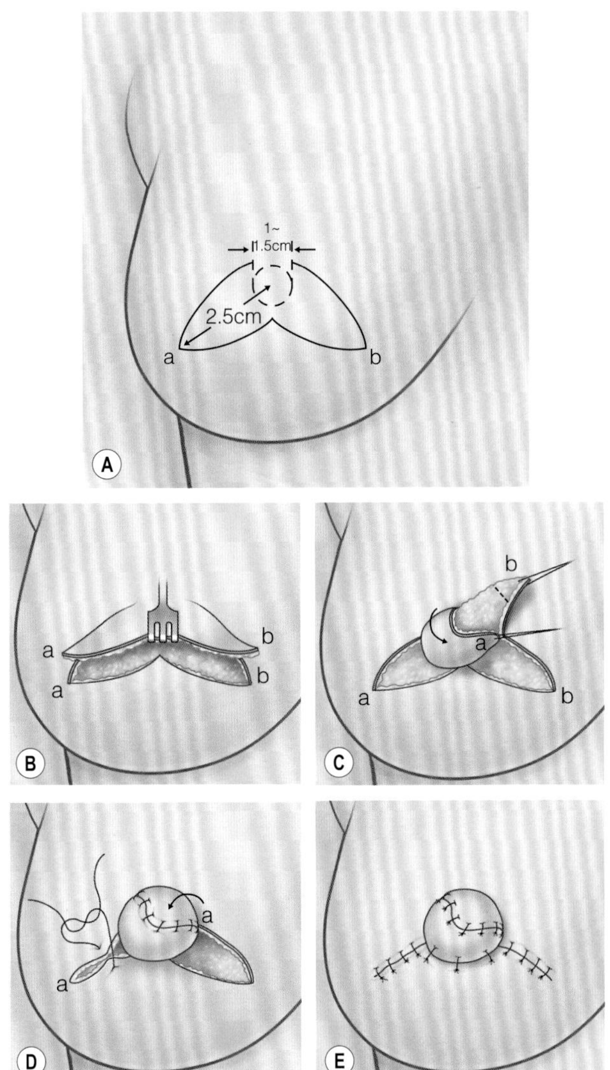

图 27.4　鱼尾皮瓣。也是鳐鱼形皮瓣的衍变。有一个中央蒂，但不同于改良的星形皮瓣，鱼尾皮瓣没有“帽”覆盖乳头的顶部。(A)一个圆圈，是皮瓣的底部。翼的长度是可变的，但大多数情况下，它们的长度是 2.5cm；(B)掀起皮瓣，携带 1~2mm 厚的脂肪组织；(C)皮瓣向中心点掀起，中心点周围携带 3~5mm 厚的脂肪组织；(D)皮瓣相互交叠包绕；(E)直接闭合供区。有时，重建的乳头的最前面的部分无法关闭，每日外用软膏，7~10d 愈合。这比过度折叠或过度收紧皮瓣要好。

鱼形皮瓣技术的衍变或衍生[25]。这些皮瓣都是通过真皮下血管网获得血供，都面临着长久维持乳头突度的挑战，因此都需要“矫枉过正”。对供区而言，皮瓣大小要保证供区能直接缝合，否则就要借助皮肤移植来修复供区。

重建设计

对于单侧乳头重建，术前设计从研究对侧乳头的位置和突度开始。患者站在全身镜前，参照健侧乳头位置，在再造乳房上贴上心电图导联电极片，中心金属片位于乳头位置，这种方法也可以很好地展示乳头的突度。放置铅垫后，从固定的标志，如胸骨中线和胸骨切迹进行测量。重要的是要认识到乳头的理想位置可能与患者健侧乳房上的位置略有不同，这取决于再造乳房的大小、突度和在胸廓上的位置。如果患者选择的位置不够美观，向患者指出并进行纠正。双侧再造也是同样方法。

单侧乳头重建中的皮瓣设计应尽可能大些(长轴的宽度)，使重建乳头比患者的健侧乳头大 40%，以弥补由于愈合时发生的收缩而导致的突度降低。重建乳头的突度取决于设计、所选皮肤厚度和质量。因此，背阔肌肌皮瓣是重建完美突度乳头的最理想方法。

先前再造乳房上的切口及其对真皮下血供的潜在影响也会影响设计和方法选择。

方法选择

优点和缺点

在每个临床案例中，方法的选择应考虑到血供和审美。鳐鱼形皮瓣(见图 27.2)可以形成较大的乳头，但通常需要植皮来封闭供区。星形皮瓣(图 27.3)更容易实现供区的一期闭合。然而，这个方法的缺点是，当供区闭合时，乳头突度会变小，乳房轮廓会轻微变平。形成明显突出的乳头意味着侧方切口的长度可能会超出理想的乳晕的范围。尽管如此，此方法在一期乳头重建中有着极其广泛的应用，其可靠性也使其成为作者(Ken Shestak)选择的乳头重建方法。

类似的鱼尾皮瓣(图 27.4)也允许供区一期闭合。当理想的乳头位置位于或紧邻乳房切除术后的瘢痕时，穿过瘢痕的血供不可靠，可以改变皮瓣之间角度的鱼尾皮瓣就成为术者的首选方法。因此，鱼尾皮瓣没有“帽”，而且由于皮瓣过度折叠会损害其血液供应，重建乳头的最前面的部分往往会因此而保持开放愈合。另一些术者则描述了在星形皮瓣中如何成功利用前次手术的瘢痕；如果乳头重建的预期部位被垂直的乳房切除术后的瘢痕所分离，则将星形皮瓣的蒂部设计在内侧或外侧，其两个侧切口与瘢痕相邻，横向的中心皮瓣落在垂直瘢痕内。另一种情况，如果选定的乳头重建部位有一条水平瘢痕，则皮瓣蒂部位于瘢痕的下方或上方，其两个侧切口与瘢痕相邻，垂直的中心切口包含瘢痕[32]。在设计皮瓣时，只要有可能，最好选择蒂部位于上方的皮瓣，因为这些皮瓣看起来更美观，当患者向下看时，看不到乳头上的切口。

作者报道了应用 Bell 皮瓣、改良星形皮瓣或带全厚皮肤的鳐鱼形皮瓣重建后乳头和乳晕突度的对比研究。当患者健侧乳头突度≤ 5mm 时，采用 Bell 皮瓣或改良星形皮瓣都能取得好的手术效果。当患者健侧乳头过突时，Bell 皮瓣优于改良星形皮瓣。当患者乳头突度 >5mm 时，采用鳐鱼形皮瓣和全厚皮片移植进行乳头重建。采用鳐鱼形皮瓣和星形皮瓣可以获得和保持最佳的远期乳头突度。重建后的乳头在前 3 个月出现明显的突度降低，6 个月后趋于稳定。使用 Bell 皮瓣时，双侧重建乳头的突度显著减少，因此作者不推荐将这种术式用于所有患者[33]。

有人提出了一些辅助性的方法来维持局部皮瓣重建后乳头的突度。目前已经有了将耳软骨、肋软骨、脱细胞真皮基质、羟基磷灰石和自体脂肪移植等应用于临床的报道，取得了不同程度的术后效果[34-39]。在作者看来，所有这些都是经历了瘢痕收缩和随时间推移突度降低后的补救工作。

尽管对远期突度的影响很难确定，大多数外科医生会提倡使用窗孔（“甜甜圈”）状或支架状敷料作为术后护理的一部分，以保护 / 支撑重建的乳头[40-42]。

作者首选的乳头乳晕复合体重建方法是基于局部皮瓣的乳晕缘逆向双皮瓣（图 27.5）[43]，也是鳐鱼形皮瓣衍生出的一种牵出皮瓣。类似于 Hammond 等人[44]所描述的乳晕缘鳐鱼形皮瓣。首先设计一个与对侧乳房的乳头乳晕复合体相似的双圆，并分割成 2 个逆向的皮瓣，较大的那

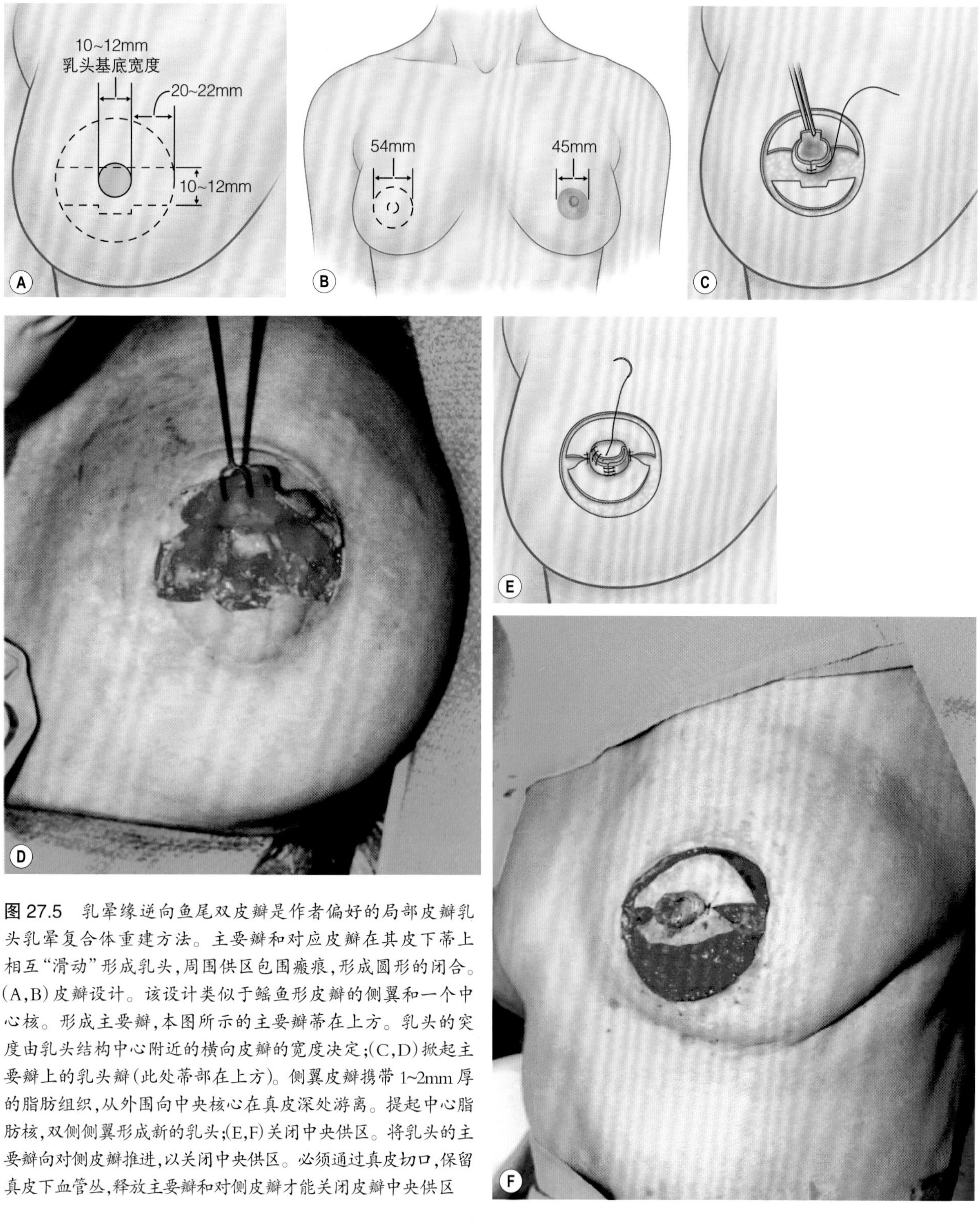

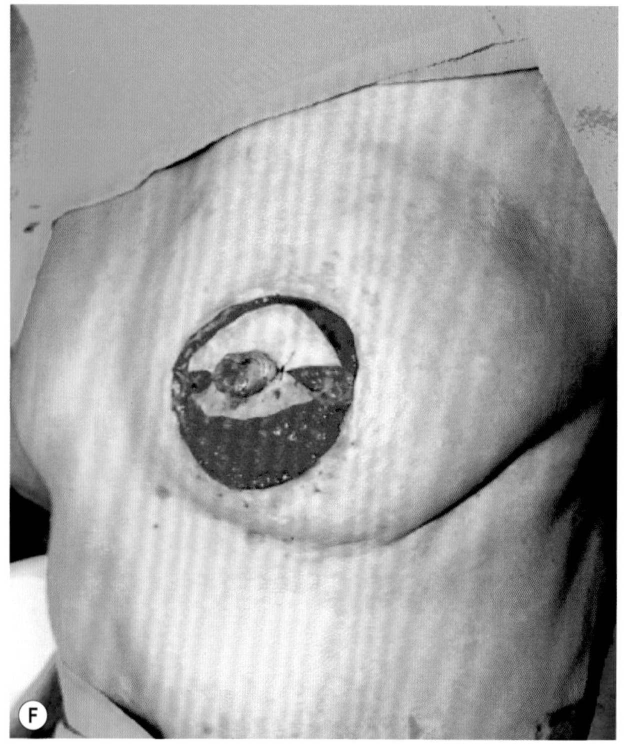

图 27.5 乳晕缘逆向鱼尾双皮瓣是作者偏好的局部皮瓣乳头乳晕复合体重建方法。主要瓣和对应皮瓣在其皮下蒂上相互“滑动”形成乳头，周围供区包围瘢痕，形成圆形的闭合。(A,B) 皮瓣设计。该设计类似于鳐鱼形皮瓣的侧翼和一个中心核。形成主要瓣，本图所示的主要瓣蒂在上方。乳头的突度由乳头结构中心附近的横向皮瓣的宽度决定；(C,D) 掀起主要瓣上的乳头瓣（此处蒂部在上方）。侧翼皮瓣携带 1~2mm 厚的脂肪组织，从外周向中央核心在真皮深处游离。提起中心脂肪核，双侧侧翼形成新的乳头；(E,F) 关闭中央供区。将乳头的主要瓣向对侧皮瓣推进，以关闭中央供区。必须通过真皮切口，保留真皮下血管丛，释放主要瓣和对侧皮瓣才能关闭皮瓣中央供区

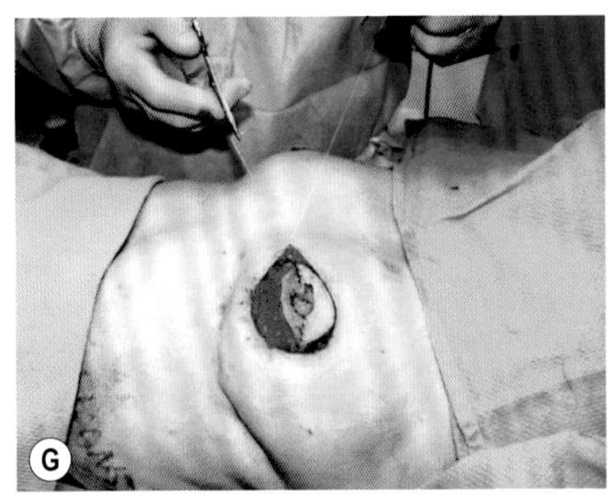
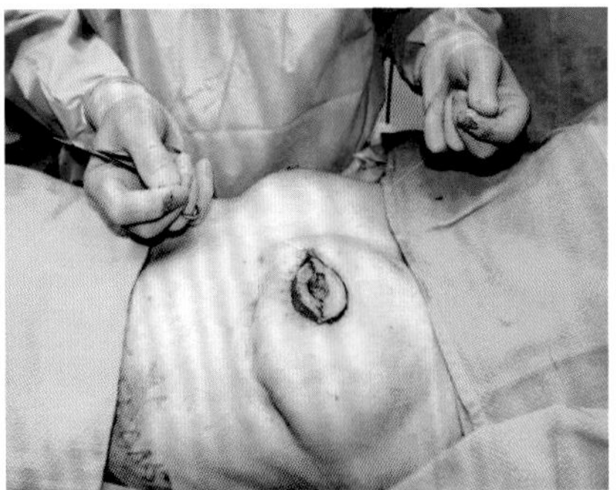
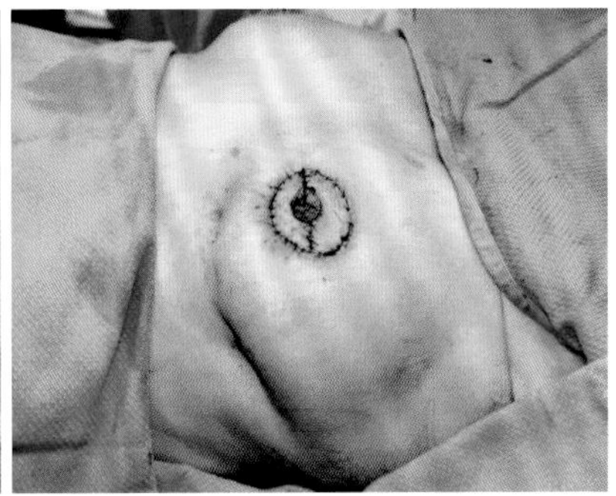

图 27.5(续) (G)用荷包缝合关闭剩余的周围皮瓣供区,用单股线缝合皮肤。随后用文身掩饰所有切口

个皮瓣形成乳头结构。尽可能将较大皮瓣的蒂部设计在上方。于真皮下游离掀起中央的乳头皮瓣和内外侧皮瓣,携带 1~2mm 厚的脂肪组织。当分离到乳头的中心区域时,在乳头的真皮深处保留较厚的皮下脂肪组织(4~5mm)(图 27.5A,图 27.5B)。在主要瓣和对向皮瓣的边缘(事先标记的乳晕轮廓线处)切开,仅切开真皮而保留真皮下血管网(图 27.5C,图 27.5D),以闭合中央供区。形成的 2 个真皮下血管网为蒂的推进皮瓣,很容易向彼此推进。只对乳头瓣做皮下游离(图 27.5E,图 27.5F)。主要瓣、对向皮瓣和外周的乳房皮肤均没有被游离(这是区别于 Hammond 等所描述的方法的关键点)[44]。解剖简单,操作快速。在皮瓣中央供区闭合后,在设计的乳头位置处进行一次小的去上皮手术,提供一个很好的平台来插入乳头,这可能有助于突度的维持。周围供区进行荷包缝合(图 27.5G)。其独特的优势是,所有的切口瘢痕都包含在乳晕缘内,因此可以通过文身完全掩饰。乳头突度可以一直保持,效果与鳐鱼形皮瓣相当(图 27.2)。这是自体组织移植再造方法中最容易操作的,但最好在假体置入再造完成,仔细评估皮瓣后实施。当乳房切除术后皮瓣较薄时,较简单的 C-V 形或鱼尾皮瓣可能更安全可取。

在假体置入乳房再造,而不是在自体组织移植再造乳房上做乳头乳晕复合体重建时,如果覆盖软组织过薄,应用此类皮瓣方法,必须谨慎,因为这种情况存在危及假体的风险。因此,外科医生须做好修复覆盖组织和行假体置换的准备。局部皮瓣在放疗后乳头重建中的效果也不尽如人意。

医生必须在术前告知患者,使用这些方法形成的乳头是持续性突起而不是间歇性勃起,这些皮瓣也没有性感觉。事实上,即使是更有风险的皮瓣,如采用前臂内侧皮神经岛状皮瓣,尽管据报道恢复了感觉,但并不能恢复性感觉[45]。

保留乳头乳晕复合体

预防优于治疗,同样,乳头乳晕复合体的保留也优于重建。如果在肿瘤学上是安全的,可将乳晕乳头通过后期移植进行保存,或行保留乳晕乳头的乳房切除术,这样可以达到再造乳房最佳的美学效果。

Millard 首先报道了乳房切除术时切除乳头乳晕复合体,并把乳头乳晕复合体保存在腹股沟、臀部或腹部,然后在重建后转移到乳房的病例[46]。即使在肿瘤学上是安全的,但反复切除和移植造成的色素和突度的损失,使美学效果欠佳,这个方法已很少采用。乳头乳晕复合体在低温保存方面的最新尝试仍未证实可行[47]。

保留乳头的乳房切除术作为乳房切除术的最新进展,已被证明能改善乳腺癌治疗中的再造和美学效果[48]。在分析女性选择保留乳头的乳房切除术或乳头乳晕复合体重建的原因时,保留乳头的乳腺切除术显得具有更明显的心理优势[49]。

这一领域的下一个模式转变可能是乳头乳晕复合体的组织工程,尽管目前这种方法还处于初级阶段[50]。

结论

乳头乳晕复合体重建需要综合考虑位置、色泽和突度。乳头乳晕复合体重建有许多方法可供患者和外科医生选择,方法的选择取决于审美和需要的组织量。文身赋予了重建更逼真的感觉,特别是最新的 3D 文身技术,可能最终在许多情况下取代组织移植和局部皮瓣,正如本文所述,在组织过薄和/或放疗后的情况下有独到的优势。然而,在缺乏有效的组织设计或乳头乳晕复合体保存的临床技术的情况下,组织移植和局部皮瓣仍然是重建一个真实的、可以保持突度的乳头的主要方法。恢复重建乳头乳晕复合体的性感觉和哺乳功能还需要更多新方法。

参考文献

1. Hauben DJ, Adler N, Silfen R, et al. Breast–areola–nipple proportion. *Ann Plast Surg*. 2003;50:510–513. *This anatomic study elegantly describes the anatomic geometry of the nipple areola complex. This may serve as a guide to reconstruction.*
2. Regnault P. Breast ptosis. Definition and treatment. *Clin Plast Surg*. 1976;3:193–203. *This is a landmark article classifying ptosis based on nipple position. Understanding of this is fundamental to NAC reconstruction in the context of its relation to the underlying breast.*
3. Beckenstein MS, Windle BH, Stroup RT Jr, et al. Anatomical parameters for nipple position and areolar diameter in males. *Ann Plast Surg*. 1996;36:33–36.
4. Shulman O, Badani E, Wolf Y, et al. Appropriate location of the nipple-areola complex in males. *Plast Reconstr Surg*. 2001;108: 348–351.

5. Zenn MR, Garofalo JA. Unilateral nipple reconstruction with nipple sharing: time for a second look. *Plast Reconstr Surg*. 2009;123:1648–1653. *This case series of over 50 patients is an excellent guide to the indications and techniques for nipple sharing.*
6. Farhadi J, Maksvytyte GK, Schaefer DJ, et al. Reconstruction of the nipple-areola complex: an update. *J Plast Reconstr Aesthet Surg*. 2006;59:40–53. *This is a comprehensive review that illustrates well the commonly adopted local tissue flaps in NAC reconstruction.*
7. Hudson DA, Skoll PJ. Single-stage, autologous breast restoration. *Plast Reconstr Surg*. 2001;108:1163–1171.
8. Neale HW, Smith GL, Gregory RO, et al. Breast reconstruction in the burned adolescent female (an 11-year, 157 patient experience). *Plast Reconstr Surg*. 1982;70:718–724.
9. Motamed S, Davami B. Postburn reconstruction of nipple-areola complex. *Burns*. 2005;31:1020–1024.
10. Spear SL, Convit R, Little JW 3rd. Intradermal tattoo as an adjunct to nipple-areola reconstruction. *Plast Reconstr Surg*. 1989;83:907–911.
11. Spear SL, Arias J. Long-term experience with nipple-areola tattooing. *Ann Plast Surg*. 1995;35:232–236.
12. Wong RK, Banducci DR, Feldman S, et al. Pre-reconstruction tattooing eliminates the need for skin grafting in nipple areolar reconstruction. *Plast Reconstr Surg*. 1993;92:547–549.
13. Masser MR, Di Meo L, Hobby JA. Tattooing in reconstruction of the nipple and areola: a new method. *Plast Reconstr Surg*. 1989;84: 677–681.
14. Halvorson EG, Cormican M, West ME, et al. Three-dimensional nipple-areola tattooing: a new technique with superior results. *Plast Reconstr Surg*. 2014;133:1073–1075. *This is the definitive description of modern 3D tattooing of the NAC.*
15. Edsander-Nord Å, Wickman M, Hansson P. Threshold of tactile perception after nipple-sharing: a prospective study. *Scand J Plast Reconstr Surg Hand Surg*. 2002;36:216–220.
16. Gruber RP. Nipple-areola reconstruction: a review of techniques. *Clin Plast Surg*. 1979;6:71–83.
17. Adams WM. Labial transplant for correction of loss of the nipple. *Plast Reconstr Surg*. 1949;4:295.
18. Cronin TD, Upton J, McDonough JM. Reconstruction of the breast after mastectomy. *Plast Reconstr Surg*. 1977;59:1–14.
19. Schwartz AW. Reconstruction of the nipple and areola. *Br J Plast Surg*. 1976;29:230–233.
20. Broadbent TR, Woolf RM, Metz PS. Restoring the mammary areola by a skin graft from the upper inner thigh. *Br J Plast Surg*. 1977;30:220–222.
21. Brent B, Bostwick J. Nipple-areola reconstruction with auricular tissues. *Plast Reconstr Surg*. 1977;60:353–361.
22. Gruber RP. Method to produce better areolae and nipples on reconstructed breasts. *Plast Reconstr Surg*. 1977;60:505–513.
23. Adams WM. Labial transplant for correction of loss of the nipple. *Plast Reconstr Surg*. 1949;4:295.
24. Hartrampf CR Jr, Culbertson JH. A dermal-fat flap for nipple reconstruction. *Plast Reconstr Surg*. 1984;73:982–986. *A classic article from which all other pull-out flap designs have been derived.*
25. Little JW 3rd. Nipple-areola reconstruction. *Clin Plast Surg*. 1984;11:351–364.
26. Anton MA, Eskenazi LB, Hartrampf CR Jr. Nipple reconstruction with local flaps: star and wrap flaps. *Semin Plast Surg*. 1991;5(1):67–78.
27. McCraw JB *Fish-tailed flap for nipple reconstruction*. Presented at the Aesthetic and Reconstructive Surgery of the Breast Symposium, sponsored by Manhattan Eye, Ear and Throat Hospital, New York City, May 30, 1992.
28. Hallock GG, Altobelli JA. Cylindrical nipple reconstruction using an H flap. *Ann Plast Surg*. 1993;30:23–26.
29. Eng JS. Bell flap nipple reconstruction – a new wrinkle. *Ann Plast Surg*. 1996;36:485–488.
30. Losken A, Mackay GJ, Bostwick J 3rd. Nipple reconstruction using the C-V flap technique: a long-term evaluation. *Plast Reconstr Surg*. 2001;108:361–369.
31. Guerra AB, Khoobehi K, Metzinger SE, et al. New technique for nipple areola reconstruction: arrow flap and rib cartilage graft for long-lasting nipple projection. *Ann Plast Surg*. 2003;50:31–37.
32. Gurunluoglu R, Shafighi M, Williams SA, et al. Incorporation of a preexisting scar in the star-flap technique for nipple reconstruction. *Ann Plast Surg*. 2012;68:17–21.
33. Shestak KC, Gabriel A, Landecker A, et al. Assessment of long-term nipple projection: a comparison of three techniques. *Plast Reconstr Surg*. 2002;110:780–786. *A retrospective review of 68 patients and their nipple projection following reconstruction by either skate, modified star, or Bell flaps.*
34. Tanabe HY, Tai Y, Kiyokawa K, et al. Nipple-areola reconstruction with a dermal-fat flap and rolled auricular cartilage. *Plast Reconstr Surg*. 1997;100:431–438.
35. Heitland A, Markowicz M, Koellensperger E, et al. Long-term nipple shrinkage following augmentation by an autologous rib cartilage transplant in free DIEP-flaps. *J Plast Reconstr Aesthet Surg*. 2006;59:1063–1067.
36. Garramone CE, Lam B. Use of AlloDerm in primary nipple reconstruction to improve long-term nipple projection. *Plast Reconstr Surg*. 2007;119:1663–1668.
37. Nahabedian MY. Secondary nipple reconstruction using local flaps and AlloDerm. *Plast Reconstr Surg*. 2005;115:2056–2061.
38. Evans KK, Rasko Y, Lenert J, et al. The use of calcium hydroxylapatite for nipple projection after failed nipple-areolar reconstruction: early results. *Ann Plast Surg*. 2005;55:25–29.
39. Bernard RW, Beran SJ. Autologous fat graft in nipple reconstruction. *Plast Reconstr Surg*. 2003;112:964–968.
40. Papay FA, Lucas A, Hutton D. A simple postoperative stent dressing after nipple-areola reconstruction. *Plast Reconstr Surg*. 1997;99:1787–1788.
41. Hyman JB, Newman MI, Gayle LB. Composite syringe dressing after nipple-areola reconstruction. *Plast Reconstr Surg*. 2005;116:340–341.
42. Liew S, Joseph D, Cordeiro PG. Nipple-areolar reconstruction: a different approach to skin graft fixation and dressing. *Ann Plast Surg*. 2001;47:608–611.
43. Shestak KC, Nguyen TD. The double opposing periareola flap: a novel concept for nipple areola reconstruction. *Plast Reconstr Surg*. 2007;119:473–480. *This is the authors' preferred technique for local pull-out flap reconstruction of the NAC.*
44. Hammond DC, Khuthaila D, Kim J. The skate flap purse-string technique for nipple areola complex reconstruction. *Plast Reconstr Surg*. 2007;120:399–406.
45. Bertelli JA, Pereira Filho OJ, Ely JB. Sensitive areolar reconstruction using a neurocutaneous island flap based on the medial antebrachial cutaneous nerve. *Plast Reconstr Surg*. 1992;104: 1748–1750.
46. Millard DR Jr, Devine J Jr, Warren WD. Breast reconstruction: a plea for saving the uninvolved nipple. *Am J Surg*. 1971;122: 763–764.
47. Nakagawa T, Yano K, Hosokawa K. Cryopreserved autologous nipple-areola complex transfer to the reconstructed breast. *Plast Reconstr Surg*. 2003;111:141–147.
48. Endara M, Chen D, Verma K, et al. Breast reconstruction following nipple-sparing mastectomy: a systematic review of the literature with pooled analysis. *Plast Reconstr Surg*. 2013;132:1043–1054. *A systemic review outlining the success and safety of nipple-sparing mastectomy. This surgical breakthrough can avoid the need for NSM altogether.*
49. Didier F, Arnaboldi P, Gandini S, et al. Why do women accept to undergo a nipple sparing mastectomy or to reconstruct the nipple areola complex when nipple sparing mastectomy is not possible? *Breast Cancer Res Treat*. 2012;132:1177–1184. *This article explores the relative benefits of NAC reconstruction and nipple-sparing mastectomy and identifies a clear benefit of the latter.*
50. Cao YL, Lach E, Kim TH, et al. Tissue-engineered nipple reconstruction. *Plast Reconstr Surg*. 1998;102:2293–2298.

第 28 章

先天性乳房畸形

Francesco M. Egro, Edward H. Davidson, James D. Namnoum, Kenneth C. Shestak

概要

- 先天性乳房畸形是一个相对常见的疾病，在青春期和青少年期都会给患者及其父母带来心理负担。
- 乳房畸形表现为单侧或双侧，常为独立的畸形；少数情况下伴随其他器官的畸形。它们可以被概略地归类为“发育不全”和“过度发育”所致的疾病。
- 需要对疾病进行精确诊断并精心计划手术，以优化治疗效果、最大程度降低疾病对患者和其父母的社交和性心理影响。

简介

先天性乳房畸形是一个相对常见的疾病，在青春期和青少年期都会给患者及其父母带来心理负担。这些畸形可能引起焦虑、抑郁、同伴排斥和性心理障碍。这对患者的社会心理发育、参与学校活动和社交生活都有重大的影响。乳房畸形可表现为单侧或双侧，常作为孤立的畸形，少数情况下伴随其他器官的畸形。它们可以被概略地归类为“发育不全”和“过度发育”所致的疾病(表 28.1)[1]。每一种情况的治疗都是一项独特的挑战，需要在个案的基础上加以考虑。手术矫正取决于畸形的类型，手术决策涉及时机和术式的选择，目的是优化功能和美学结果，并最大程度的满足患者的心理需求。本章节讨论最常见的几种乳房畸形以及手术治疗的方法。

表 28.1　先天性发育不良和增生性乳房畸形汇总

发育不良	过度发育
乳腺发育不全和无乳腺	男性乳腺发育
无乳头和无乳腺	少女乳腺增生
结节型乳房畸形	巨型纤维腺瘤
Poland 综合征	多乳头畸形
前胸部发育不全	多乳房畸形

胚胎学

乳房是一个特异化了的顶端分泌腺，在胚胎发育的第 5 周开始发育。线状外胚层脊(亦称“乳腺脊”或“乳线”)由 15~20 个在胚胎腹面两侧可见的胚芽发育而成，从腋窝延伸到腹股沟区(图 28.1)。在第 7 周，这些胚芽中的一些会发生凋亡，只在第 4 或第 5 肋间隙留下一对实体芽(初生乳腺芽)。外胚层嵴的不完全退化导致沿着乳腺嵴发育异位多余乳头

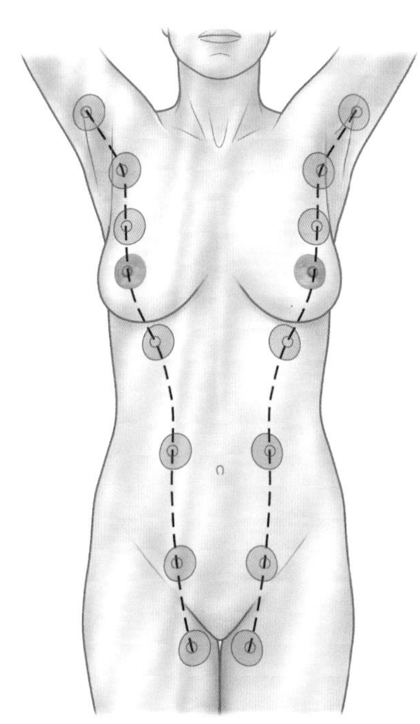

图 28.1　乳房嵴或乳线

Reproduced with permission from Standring S. (ed.) Gray's Anatomy. 40th edn. London: Churchill Livingstone, Elsevier; 2008.

(多乳头)或乳腺组织(多乳房)。外胚层初生乳腺芽穿入其下的中胚层,第12周形成次级乳腺芽,并最终形成乳腺小叶。在第5个月,乳腺脊穿透下面的中胚层,向发育的乳房发送15~20个上皮分支。乳晕也在5个月左右发育。在孕3个月期间,这些上皮分支在胎盘性激素的影响下发育成原始导管,形成乳导管及其分支。乳导管汇合进入乳窝,乳窝变成乳头,在婴儿期开始通过乳晕向外突出[2]。乳房实质包含在浅筋膜内,其浅筋膜与腹部浅表的Camper筋膜是连续的。浅筋膜由表层(覆盖乳房实质的外层)和位于胸大肌和锯齿前肌深筋膜上的深层(乳房实质的后边界)组成。深层是由从乳房真皮延伸到胸深筋膜的Cooper悬吊韧带穿透的,最后加入2层表浅筋膜[3]。汗腺、皮脂腺和顶腺在妊娠中期形成。只要雌激素保持低水平,乳房组织以与身体其他部分相同的速度生长。随着青春期雌激素水平的增加,出现了一系列的形态学变化,这是由Tanner分类描述的[4]。Ⅰ期(青春期前)指乳头高度突起于胸壁。Ⅱ期指乳房和乳头突起于胸壁,乳晕直径也增加。Ⅲ期指乳房和乳晕持续增大。Ⅳ期指乳晕和乳突高于乳丘的高度。最后,Ⅴ期指成熟乳房的外观,乳头高度的增加和乳晕的消退。大多数女性在16~18岁时达到第Ⅴ阶段[2]。

发育不良疾病

乳腺发育不全和缺失

乳腺可以是部分发育(发育不良的)或未发育(缺失),可能是单侧或双侧的,独立的或与胸肌缺陷相关。乳房不对称可以通过各种手术方法来处理,包括使用假体置入隆乳(最常见的是置入胸大肌下平面[5])、肌皮瓣(如背阔肌肌皮瓣)移植,或最近兴起的自体脂肪移植技术,乳房缩小成形术,或对侧较大乳房的乳房悬吊术,或者以上几种术式的联合。有时在假体置入之前,需要使用组织扩张器来扩展被覆皮肤。轻微的畸形可以通过脂肪移植矫正。手术的最佳时机取决于畸形程度以及对生理、心理的影响。如果可能的话,最好在乳房完全发育之后(通常在18岁)再手术[1,5,6]。最简单、最易成功的方法是乳房缩小成形术和乳房悬吊术,如图28.2和图28.3所示。

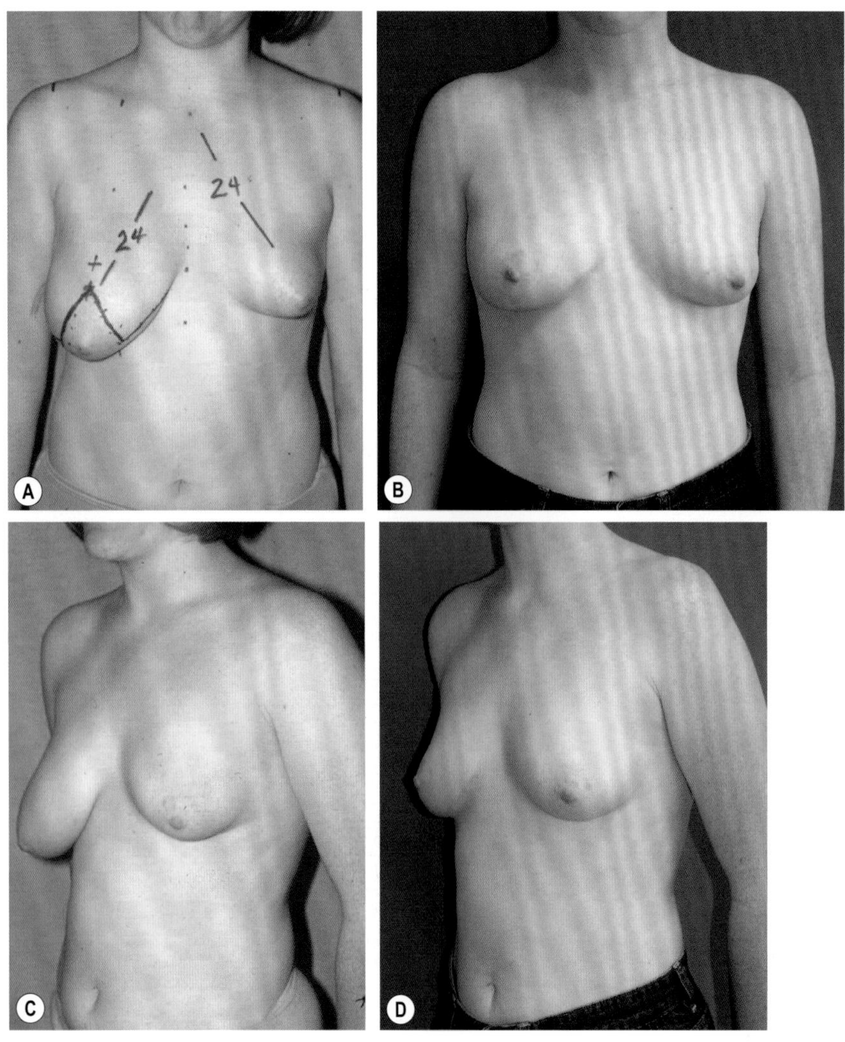

图28.2 一位单侧乳房肥大所致乳房不对称患者接受右侧乳房缩小成形术。(A,C)术前;(B,D)术后5年外观

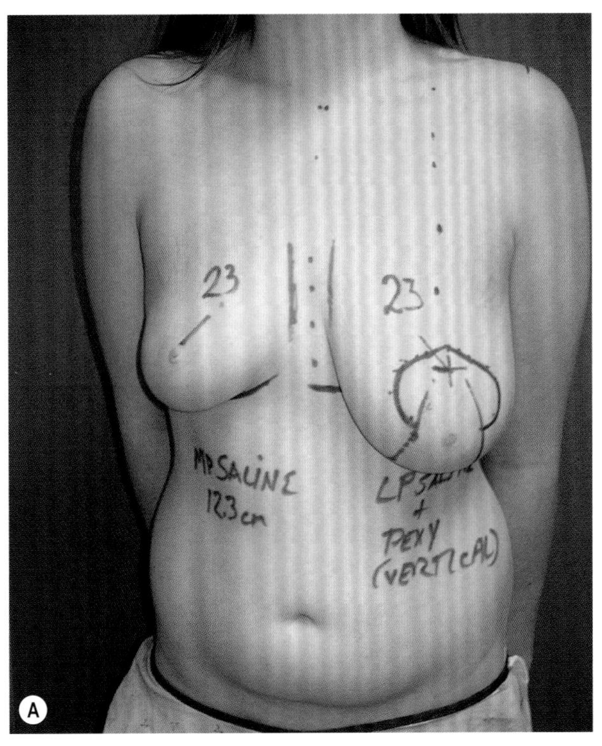

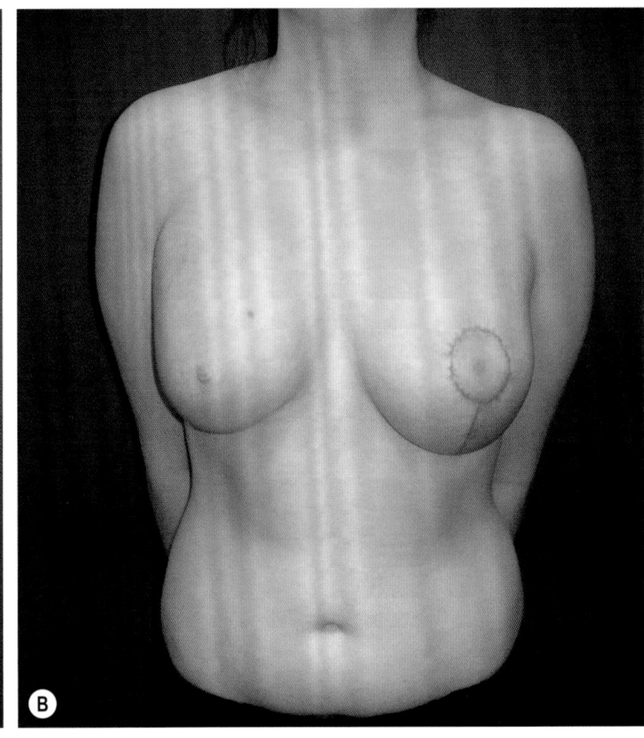

图 28.3　因右侧乳腺发育不全和左侧乳腺过度发育导致乳房不对称的女性(A)术前和(B)术后 4 个月照片。她接受了右侧部分胸肌下假体(360cc 光面盐水假体)隆乳术和左侧带 5cm 直径的乳头转位的上部皮肤腺体垂直蒂乳房悬吊术

乳头和乳房缺失

乳头缺失被定义为乳头乳晕复合体的缺失，通常合并乳房缺失，它被定义为包括乳头乳晕复合体和乳腺腺体在内的整个乳房单位的缺失。乳头和乳房缺失可能是家族性的(常染色体显性遗传)。可能是单侧或双侧的，独立发病或者与其他罕见综合征(如头皮 - 耳 - 乳头综合征、Al-Awadi/Raas-Rothschild 综合征和 Poland 综合征)合并发生[7]。因此，需要对患者仔细检查，以排除其他外胚层异常。虽然确切的病因不明，但甲状旁腺相关激素的缺陷可能是乳腺脊异常退化的诱因[8]。1965 年，基于和乳房缺失的关系，Trier 提出了一种乳头缺失的分类标准。第 1 类包括双侧乳头缺失合并先天性乳房缺失，第 2 类描述的是单侧畸形，第 3 类描述双侧乳房缺失不合并其他畸形[7]。手术方法取决于乳头乳房缺失的情况。乳房再造的方法类似于乳房发育不良或者乳房缺失的处理方法。在乳头乳晕复合体和乳房腺体缺失的情况下，要先进行乳房再造，再进行乳头重建。乳头和乳晕复合体的重建可以采用多种技术，包括小的局部皮瓣、皮肤移植、软骨移植、脱细胞真皮基质和 / 或乳头乳晕复合体文身[1,6]。

管状乳房畸形

管状乳房畸形是指一类乳房形状异常，通常出现在青春期，特征是具有一个缩窄基底的“高张力的乳房下皱襞”、在垂直和水平的方向紧缩的被覆皮肤、相对的乳腺发育不全和不对称、乳头乳晕复合体直径的扩大和通过乳头乳晕复合体的乳房实质组织的疝出以及最常见的乳房不对称。人群的确切发病率还不确定，大多数外科医生认为这种情况并不少见[9]。DeLuca Pytell 等学者的研究显示，乳房不对称的女性中，88.8% 可诊断为管状乳房畸形，而乳房对称的女性中管状乳房只占 7%[9]。确切的病因仍在争议中，但有两个假设已被提出。2003 年，Mandrekas 等提出了缩窄环理论：浅筋膜在乳头乳晕复合体周围层增厚结果形成一个收缩环，这个收缩环使得乳房下段实质不会扩张，而是会聚集到乳头乳晕复合体，并通过缺失的筋膜疝出[3]。第二种假说由 Costagliola 在 2013 年提出，他认为畸形是由多种原因造成的，首先是由于乳房乳晕复合体先天性结构薄弱和弹性的缺失，其次是由于发生在乳房生长期的雌激素(水平推力)和孕酮(垂直推力)之间的激素失衡[10]。已经有多种分类方法被提出来用以描述畸形的程度[10-13]。最常用的是 Grolleau 在 1999 年提出的 von Heimburg 分类法简化版本(图 28.4)。Ⅰ型表现为下内侧象限发育不良；Ⅱ型表现为下内外侧 2 个象限发育不全；Ⅲ型表现为乳房所有 4 个象限发育不良[12]。

Rees 和 Aston 于 1976 年描述了其中一种早期矫正管状乳房畸形的方法，他们提倡通过放射状切开来扩大缩窄的乳房基底[14]。1983 年，Teimourian 和 Adham 描述的方法为先在胸肌下隆乳，接着将甜甜圈状的乳晕缘去表皮后缝合，再在乳晕下方楔形切除 4 块乳房组织并缝合关闭腔隙，达到减少疝出的乳房组织和乳晕大小的目的[15]。1987 年，Dinner 和 Dowden 倡导采用全层皮肤切口将乳房下皮瓣转位，重建乳房中心、皮下组织和乳房实质组织，释放导致乳房畸形的皮肤索带[16]。1992 年，Scheepers 和 Quaba 在更换为永久性假体前进行扩张器的超量扩张[17]。1998 年，Ribeiro 等通过

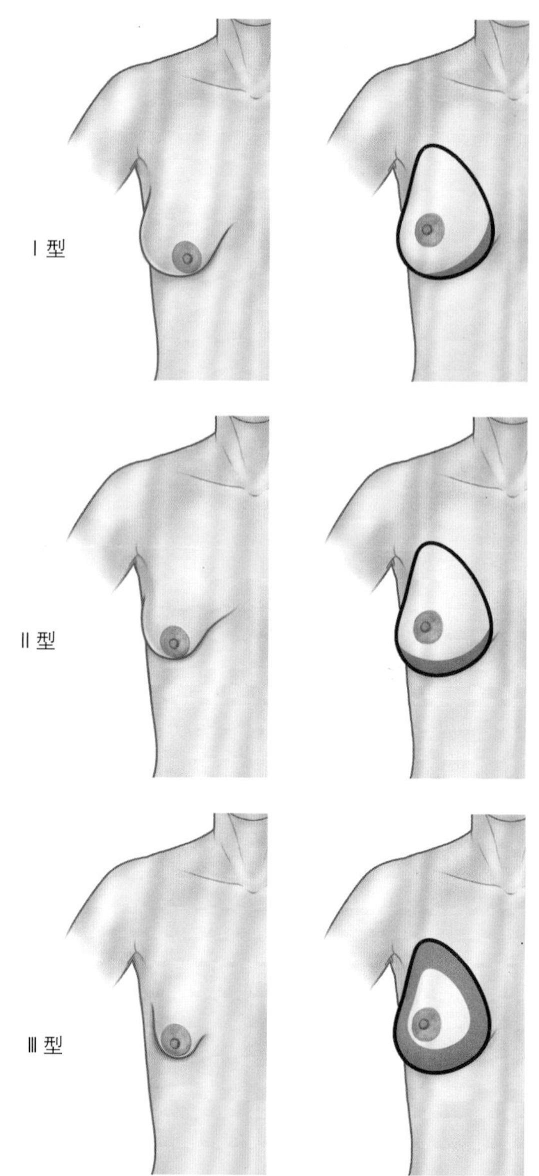

图 28.4 Grolleau 的管状乳房畸形分类法：Ⅰ型乳房下内侧象限发育不良；Ⅱ型乳房双下象限发育不良；Ⅲ型乳房所有 4 个象限发育不良

Redrawn after Grolleau JL et al. Breast base anomalies: treatment strategy for tuberous breasts, minor deformities, and asymmetry. Plast Reconstr Surg. 1999;104(7):2040-2048.

水平横断乳腺实质，向内或向外展开乳腺瓣，以重新排列建立乳房下极[18]。Mandrekas 等在 2003 年报道了和 Ribeiro 及其同事们相似的方法，不同之处在于将收缩带垂直地分离开，并且通过重新排列 2 个乳腺柱或者通过将假体放置在乳腺下平面来获得体积的增加[3]。2007 年，Pacifico 和 Kang 报道的重点在于缩小乳晕，真皮下分离组织，假体放置在乳腺深面，而不切断收缩带[19]。不久前，Kolker 和 Collins 描述了他们的乳晕缘切口手术入路，步骤包括解剖至新的乳房下皱襞；腺体不完全切开；胸肌下假体置入以及乳房悬吊技术[20]。最近 Coleman 和 Saboeiro 报道了脂肪移植应用的潜力，将自体脂肪组织（每侧 370~380cc）注入皮下组织和胸肌内，以改善乳房轮廓外观[21]。

尽管技术上有变化，但外科医生普遍主张使用乳晕缘甜甜圈式（双环）切口行乳房悬吊术并调整乳晕的大小，接着分离和部分或全部离断收缩带。其余的组织瓣被重新排列以重建下极，并且可以置入一个假体来增加乳房的体积。对于严重的病例，通常采用两步法，即先放置组织扩张器，然后再置入假体。图 28.5 所示患者进行了Ⅲ型双平面乳腺离断手术，在胸大肌下放置假体。

文献报道的并发症主要来源于小规模病例系列，包括复发、不对称、延迟愈合、瘢痕、感觉丧失和假体置入相关并发症，其中最常见的是包膜挛缩和假体位置不佳[22]。Mandrekas[3]（病例 11 人）以及 Pacifico 和 Kang[19]（病例 11 人）报告无并发症。Kolker 和 Collins[20]最近的报道（病例 26 人）并发症发生率 7.8%，其中包膜挛缩占 3.9%，乳房位置不佳占 3.9%。患者的满意度和美学结果从“良”到“优”不等。Mandrekas[3]报告的患者满意度和外科医生满意度均为 100%。其他研究证实，患者满意度及美学结果为优秀的病例占总数的 75%，良好的占 25%[19]。

Poland 综合征

Poland 综合征是一种罕见的先天性畸形，发病率为 1/7 000~1/100 000[8]。来自伦敦 Guy 医院的一名病理学家在 1841 年首次描述该疾病，并以解剖学家 Alfred Poland 的名字命名。然而，该疾病的病情特点最初是由 Lallemand 在 1826 年描述的。

Poland 综合征的特点是不同程度的胸部和同侧上肢异常，包括以下部分或全部：乳腺缺如或发育不全，乳头缺失，胸大肌或小胸肌缺失，邻近的肌肉和可能的肋软骨缺失，肋骨畸形和上肢畸形（例如并指、短指、或肢体细小）。最明显的畸形通常是女性和男性的肢体畸形，女性的乳腺过小。女性的乳房畸形程度不一，从轻度发育不全到缺如。典型的乳房畸形的特征是乳腺实质缺失，乳房下皱襞较高和一个位置异常和发育不良的乳头乳晕复合体。

Poland 综合征的病因不明，通常认为是由锁骨下动脉及其分支发育不全引起的，大约发生在妊娠第 4 周和第 6 周。这导致了影响胸大肌发育的内乳动脉的血管损害和 / 或肱动脉分支的损害，而可能导致上肢畸形[8]。Poland 综合征与各种病理状态和综合征有关，包括乳腺癌和其他恶性肿瘤[23,24]；肾异常，也包括 Mobius 综合征和 Klippel-Feil 综合征[25]；值得注意的是，曾有人报道过家族聚集现象。

Foucras 等[26]引入了一种分类来界定 Poland 综合征的严重程度：

1 级：由胸大肌发育不全构成的轻度畸形。女性表现为轻微乳腺发育不全和不对称。男性表现为轻微胸壁畸形，乳头乳晕复合体小而位置较高。没有发现骨骼异常。

2 级：由胸大肌发育不全构成的中度畸形。女性有显著乳房不对称、发育不全或不发育。患者表现中度胸壁畸形，乳头乳晕复合体发育不全或者缺失。

3 级：严重畸形包括完全肌肉和乳腺发育不全以及其他

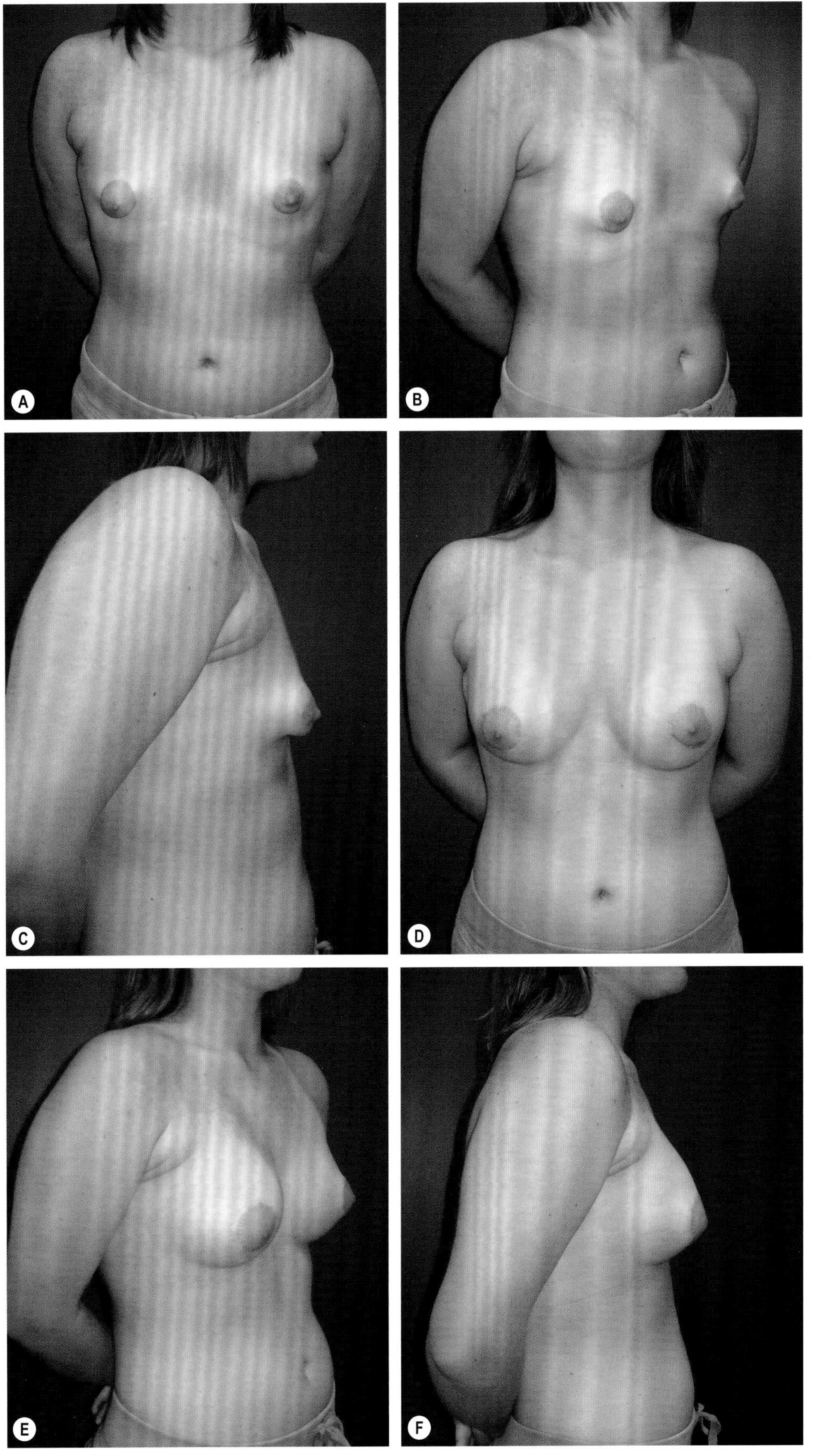

图 28.5　一位 18 岁女性患有双侧管状乳房畸形，(A~C) 术前和 (D~F) 术后 2 年的随访照片，她接受了胸大肌下假体置入的Ⅲ型双平面隆乳术

胸壁肌肉的发育不全和胸壁畸形。这导致严重的胸壁不对称。乳头乳晕复合体也有发育不良或缺失。

外科手术的主要目的是获得乳房的对称性。这可以通过矫正骨畸形、解决软组织缺损和再造乳房来实现。通常建议对成人实施一期手术，对儿童实施2期手术，尤其是在需要重建胸壁的情况下。最好的手术时机是在近20岁的时候。但是手术可以在11~12岁以后进行，以帮助患者恢复自信，健全社交和性心理的成长。再造方案通常包括如下组合：胸廓的重塑（例如骨移植或人工补片）、组织扩张（随后置入假体）或将假体（成形的、圆形的或定制的）置入双平面（如果胸肌正常）、自体脂肪移植、对侧乳房悬吊术或缩小术、自体游离或带蒂肌瓣转移。常用的组织瓣包括背阔肌肌皮瓣、TRAM皮瓣、DIEP皮瓣和臀上、下动脉穿支皮瓣[6,8,22]。带蒂背阔肌肌皮瓣的再造，无论是否联合假体置入，都被认为是治疗中、重度胸壁缺损和乳房发育不全或不发育的主要手术方法。其优势包括皮瓣容易切取、利用与胸大肌相似的组织替换、手术过程与显微外科相比相对简单。在过去，男性倾向于使用定制的硅胶假体置入，而不是自体皮瓣。然而，这种术式的并发症发生率很高，尤其是血清肿和假体错位或移动。近来，它已经被自体脂肪移植所取代（通常需要分两步实施）。对于女性来说，两步法再造术更好，首先是组织扩张，然后是自体组织瓣（如背阔肌肌皮瓣），置入或不置入假体；或者用人工补片代替皮瓣覆盖[6,8,22]。

文献中报告的并发症主要与再造过程本身相关。置入假体可能出现包膜挛缩、假体变形、假体破裂、假体移动和血清肿形成等问题[22]。Rocha等描述了罕见的并发症，包括假体再造后肋骨软化吸收、壁层心包膜暴露、纵隔移位等现象[27]。组织瓣再造可能发生皮瓣部分或全部坏死。单侧乳房再造术后乳房不对称很常见。这可以后续通过对同侧或对侧乳房进行二期修整手术来加以改进[22]。

前胸壁发育不全

前胸壁发育不全是一种与Poland综合征不同的罕见疾病，表现为肋骨向后移位，单侧前胸壁凹陷，同侧乳腺发育不全，乳头乳晕复合体上移，而胸骨和胸大肌正常。手术治疗方法包括使用解剖型假体隆乳术。背阔肌肌皮瓣再造通常不考虑，因为胸大肌是存在的，这为假体提供了被覆组织[28,29]。

增生性疾病

男性乳腺发育

男性乳腺发育是最常见的儿童增生性疾病之一，有65%的青春期男孩会受影响[30]。该疾病是指男性乳腺组织的良性增生。它最初的特点是导管和细胞间质增多，通常不需要手术就能自行改善。男性乳腺发育超过1年者，其上皮增生消退表现为广泛纤维化、透明质化，故需要手术治疗。在正常的男性发育中，雄性性腺组织产生的雄激素拮抗雌激素促进乳腺组织增殖的作用。男性乳腺发育是激素波动的典型反映，此时雌激素相对占优势。在许多情况下，这一现象是生理性的，在正常发育的3个阶段都很常见：新生儿期，母体雌激素经胎盘循环到新生儿体内，导致新生儿雌激素水平较高；青春期，血浆的雌二醇较睾酮水平较高会导致这一问题；老年期，这一问题是由于外周循环中的睾酮减少和睾酮芳香化为雌激素所致。然而，虽然男性乳腺发育本身并不是一个病理过程，但它可以反映肿瘤等潜在疾病引起的性激素失衡（睾丸、垂体、肾上腺）、副肿瘤性疾病（结肠、肺和前列腺）、性腺机能减退、Klinefelter综合征、特发性和药物继发性疾病（螺内酯、地高辛、酮康唑）、甲状腺疾病、肉芽肿、肾衰竭、肾上腺疾病（库欣综合征，类固醇21-羟化酶缺乏症）、肌强直性营养不良、药物成瘾、艾滋病毒、吸食大麻、肝病和酗酒等问题。青少年最常见的病因是特发性，在40岁以上的患者中则主要是由于药物的作用。考虑到不同的病因，手术只有在确定男性乳腺发育不是一个潜在的病理表现时才可以进行。因此，患者需要进行内分泌和放射学检查（图28.6）。

对于男性乳腺发育的严重程度，目前有几种不同的分类方法。Webster[31]提出的分类基于发育组织的类型：Ⅰ型仅有腺体组织发育；Ⅱ型发育组织混合有脂肪和腺体组织；Ⅲ型为单纯的脂肪组织发育。Simon等[32]根据组织和皮肤冗余程度进行分类：Ⅰ型表现为无皮肤多余的轻微乳房增大；Ⅱ型表现为中度乳腺增大，无皮肤富余（Ⅱa）或轻微皮肤富余（Ⅱb）；Ⅲ型表现为乳房肥大皮肤冗余造成乳房下垂。最有参考价值的可能是Rohrich等[30]提出的分类。他们根据增生的腺体与纤维组织的比例和乳房下垂程度（皮肤冗余）进行分类。Ⅰ度表现为轻微乳房肥大（<250g）没有乳房下垂，增生组织主要为腺体组织（ⅠA）或纤维组织（ⅠB）；Ⅱ度表现为中度乳房肥大（250~500g）无乳房下垂，腺体组织为主（Ⅱa）或纤维组织为主（Ⅱb）；Ⅲ度表现为重度乳房肥大（>500g）伴有Ⅰ度乳房下垂；Ⅳ级表现为重度肥大（>250g），伴有Ⅱ度或Ⅲ度乳房下垂。

对于没有基础病理改变，乳房肿大持续1年以上（最好大于2年）的患者，可以考虑男性乳腺发育的外科治疗。手术的目标是去除多余的乳腺组织和尽量减少瘢痕。手术方法有多种，包括直接切除和吸脂辅助的脂肪切除，主要取决于发育的程度。Courtiss提出了一个重大突破的方法，即采用吸脂术作为主要治疗方式，手术切除作为辅助方法。这显著降低了手术后轮廓异常和不对称性的发生率[33]。Rohrich等提倡使用超声辅助吸脂作为一线术式，来治疗所有的男性乳腺发育。如果过多的皮肤或乳房组织持续存在，作者主张在6~9个月后进行二期切除，特别是Rohrich Ⅲ级和Ⅳ级乳腺发育的患者[30]。Lista和Ahmad报道了用动力辅助吸脂术结合穿透技术来切断乳腺纤维腺体组织的真皮下附着[34]。Prado和Castillo描述了使用动力辅助的关节镜下软骨剃刀作为穿透技术的替代[35]。其他作者主张采用去除或不去除皮肤的乳房皮下切除术或乳腺核切除术，入路分别为半圆形乳晕缘入路（SimmonsⅠ度）、乳腺下入路（SimmonsⅠ度）、环乳晕入路（Simmons Ⅱ度）或倒T形切口（Simmons Ⅲ度）[36]。最近，有医生通过将乳头乳晕复合体真皮腺体带进行移位来

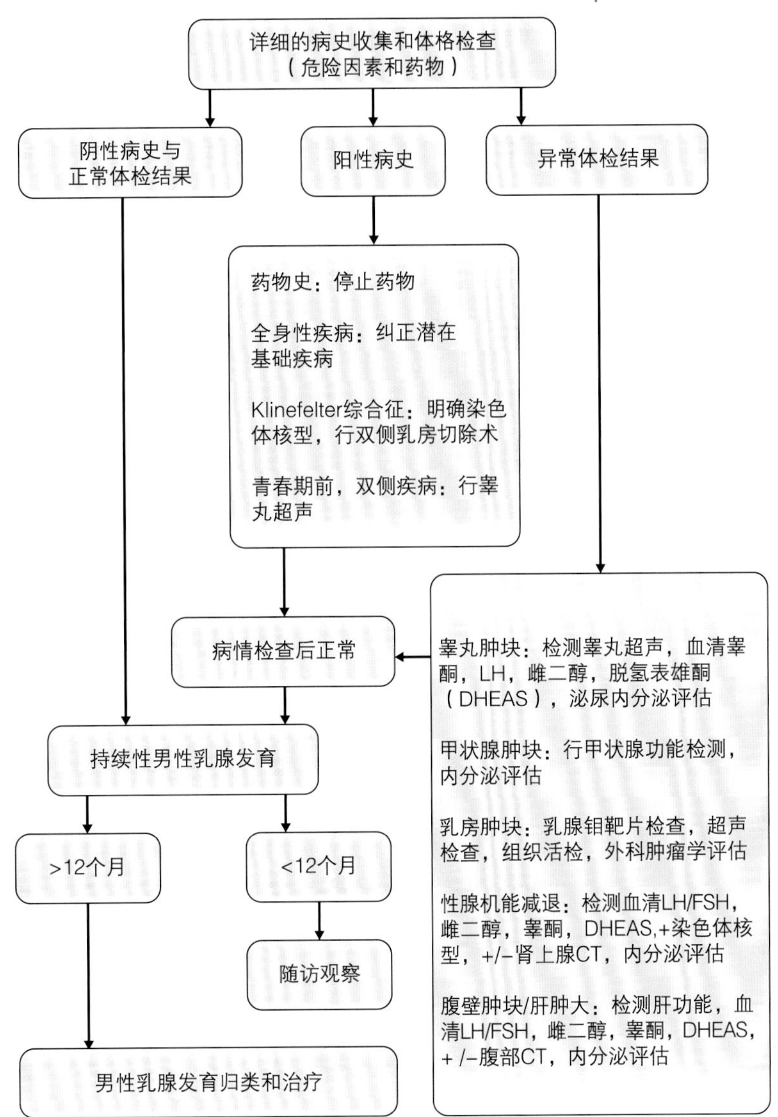

图 28.6 基于病因学的男性乳腺发育的诊疗流程图

Redrawn from Rohrich RJ, Ha RY, Kenkel JM, Adams W. Classification and management of gynecomastia: defining the role of ultrasound-assisted liposuction. Plast Reconstr Surg. 2003;111:909-923.

治疗严重的乳腺发育，或者更少的情况下将乳头乳晕复合体进行全厚植皮重新定位[37]。当不确定是否需要切除皮肤时（Ⅲ度和Ⅳ度），最好先进行积极的吸脂术，在二期再进行被覆皮肤的修整。

文献报道常见的并发症包括切除不足、过度切除、复杂的瘢痕和血肿。其他不常见的并发症包括伤口裂开、皮肤富余、血清肿、感染、部分乳头坏死、疼痛和乳头感觉丧失[36]。据 Rohrich 等的报道，86.9% 接受过超声辅助吸脂治疗的男性患者不需要额外的手术，其余 13.1% 的患者（均为Ⅲ度和Ⅳ度）接受了皮肤和乳房的分期切除[30]。吸脂术的主要优势是能够增加可去除的乳房体积，而不增加瘢痕。虽然研究显示了较高的美学结果，最近 Ridha 等在一项包含 74 名患者的队列研究中得出，只有 62.5% 的患者感到“满意”或“非常满意”，并且所有组（单纯吸脂术、单纯手术切除或联合吸脂）术后满意度只有轻微程度的提高[38]。因此，男性乳腺发育的外科治疗是在仔细评估患者并与其深入讨论期望值之后作出的决定。虽然有各种方法被报道，但还没有一项技术得到外科学界的普遍接受。

少女乳腺过度发育

少女乳腺过度发育（又称青少年乳腺过度发育、青少年巨乳症或巨乳症）是一种罕见的状态，出现单侧或双侧乳房迅速、过度的增大，通常发生在青少年女性身上。患者通常有典型的巨乳症状（胸罩勒痕、皮疹、肩部和颈部疼痛）伴随着乳房柔软、皮肤变薄、静脉扩张和真皮断裂纹。这种疾病已经有单发和家族性的报道，但其病因尚不清楚，最流行的理论是终末器官对正常循环水平的雌激素超敏。此类患者体内雌激素水平测量与对照组相比未显著升高[39]。因此，受体超敏反应可能是由于受体密度增加、受体信号传导或与雌激素受体结合的另一种不明复合体所致[40]。少女乳腺过度发育是排他性的诊断，其他如乳腺叶状肿瘤、少女纤维腺瘤、纤维囊性疾病和内分泌疾病必须排除在外。

Dancey 等提出了一种基于体重指数、青春期状态以及诱发药物存在与否的乳腺过度发育症分类方法：1a 型指体重指数 >30 的患者的特发性、自发性、过度乳房发育；1b 型表现为体重指数 <30 的患者的特发性、自发性、过度乳房发育；2a 型表现为青春期内源激素分泌失衡引起的乳房过度生长；2b 型表现为怀孕期间发生的内源激素分泌失衡引起的乳房过度生长；3 型表现为药物诱导的过度乳房生长[41]。

少女乳腺过度发育的标准治疗方法是手术切除。早期发现和诊断是减少手术切除范围及其相关并发症的关键。乳房缩小成形术是最常见的手术方式，包括多余乳腺的切除和带蒂乳头乳晕转移或者游离移植。这种技术的优点是能保留哺乳的能力和更好的美学和心理效果。药物治疗也是一种方法，但是受到了副作用的限制。文献报道的药物包括他莫昔芬、去甲甾酮、醋酸甲羟孕酮、丹那唑和溴隐亭[40]。

巨大纤维腺瘤

巨大纤维腺瘤是一种通常出现在青春期的、良性的、单侧的、生长迅速的乳腺肿块。与青春期女性乳腺过度发育一样，巨大纤维腺瘤是由于乳腺组织对正常水平雌激素的反应过度所致。乳腺组织活检证实了这一诊断。巨大纤维腺瘤的标准治疗方法是乳房缩小成形术。手术时机取决于快速增长期的起始时间。该术式的设计方案是将纤维腺瘤纳入切除范围，并在蒂部中保留最大量的正常乳腺组织，以保持乳房丰满。可在第二次手术时实现双乳对称，包括对侧乳房缩小术或延期的乳房悬吊术和 / 或隆乳术。

多乳头畸形

多乳头畸形（又称附属乳头、额外乳头或第三乳头）是一种良性疾病，表现为额外的乳头或乳头乳晕复合体，是胎儿乳房嵴未能消退的结果。因此，它们位于乳线上（见图 28.1），从腋窝延伸到耻骨区域。该疾病发病率高达 5.6%，虽然通常只是单发，但也有家族性病例的报告。在罕见的情况下，多乳头畸形可能与肾脏异常有关，这需要进一步的检查（尿液分析和超声）。手术切除是一种治疗方法。青春期前应切除沿乳线的色素性病变；青春期后，因为乳腺相关腺体组织的生长，尤其是女性可能需要更广泛的组织切除。乳头乳晕复合体可以很容易地通过梭形切口去除[8,28]。

多乳房畸形

多乳房畸形（也称附属乳房、额外乳房、多乳综合征或副乳）是一种良性疾病，新生儿发生率为 1%~2%，表现为沿乳线排列的多出的乳房和乳头乳晕复合体（最常见的是位于腋窝）。该疾病多为单发，但也见于家族病例。在罕见的情况下可以与肾异常有关，这需要进一步的检查。与通常在出生时即可识别的多乳头畸形不同，多乳房畸形直到青春期或怀孕期时激素刺激额外乳腺组织发育时才容易被发现。治疗方法是手术切除多余乳腺并和一期闭合切口[8,28]。

结论

本章概述了最常见的先天性乳房畸形及其手术治疗方法。需要对疾病进行精确诊断并精心计划手术，以优化治疗效果、最大程度降低疾病对患者和其父母的社交和性心理影响。对这类患者的治疗，整形外科医生必须选择最合适的手术方法和手术时机，并取得患者家属的配合。这些情况的多样性和异质性考验了外科医生在乳房整形学方面的知识、经验和技能。手术让外科医生能够为治疗意愿强烈的年轻人实施治疗，并在患者人生的重要时期对其进行长期随访，这对于术者而言也是一种回报。

参考文献

1. Sadove AM, van Aalst JA. Congenital and acquired pediatric breast anomalies: a review of 20 years' experience. *Plast Reconstr Surg*. 2005;115:1039–1050.
2. Lemaine V, Simmons PS. The adolescent female: breast and reproductive embryology and anatomy. *Clin Anat*. 2013;26:22–28.
3. Mandrekas AD, Zambacos GJ, Anastasopoulos A, et al. Aesthetic reconstruction of the tuberous breast deformity. *Plast Reconstr Surg*. 2003;112:1099–1109.
4. Marshall WA, Tanner JM. Variations in pattern of pubertal changes in girls. *Arch Dis Child*. 1969;44:291–303.
5. Dreifuss SE, Macisaac ZM, Grunwaldt LJ. Bilateral congenital amazia: a case report and systematic review of the literature. *J Plast Reconstr Aesthet Surg*. 2014;67:27–33.
6. Kulkarni D, Dixon JM. Congenital abnormalities of the breast. *Womens Health (Lond)*. 2012;8:75–88.
7. Trier WC. Complete breast absence. Case report and review of the literature. *Plast Reconstr Surg*. 1965;36:431–439.
8. Latham K, Fernandez S, Iteld L, et al. Pediatric breast deformity. *J Craniofac Surg*. 2006;17:454–467. *This article provides a solid review of the most common congenital breast disorders describing the diagnosis, work-up, and management. It also provides key references related to congenital breast disorders.*
9. DeLuca-Pytell DM, Piazza RC, Holding JC, et al. The incidence of tuberous breast deformity in asymmetric and symmetric mammaplasty patients. *Plast Reconstr Surg*. 2005;116:1894–1901.
10. Costagliola M, Atiyeh B, Rampillon F. Tuberous breast: revised classification and a new hypothesis for its development. *Aesthetic Plast Surg*. 2013;37:896–903.
11. von Heimburg D, Exner K, Kruft S, et al. The tuberous breast deformity: classification and treatment. *Br J Plast Surg*. 1996;49:339–345.
12. Grolleau JL, Lanfrey E, Lavigne B, et al. Breast base anomalies: treatment strategy for tuberous breasts, minor deformities, and asymmetry. *Plast Reconstr Surg*. 1999;104:2040–2048. *This article presents the most commonly used classification of tuberous breast deformity.*
13. Meara JG, Kolker A, Bartlett G, et al. Tuberous breast deformity: principles and practice. *Ann Plast Surg*. 2000;45:607–611.
14. Rees TD, Aston SJ. The tuberous breast. *Clin Plast Surg*. 1976;3:339–347.
15. Teimourian B, Adham MN. Surgical correction of the tuberous breast. *Ann Plast Surg*. 1983;10:190–193.
16. Dinner MI, Dowden RV. The tubular/tuberous breast syndrome. *Ann Plast Surg*. 1987;19:414–420.
17. Scheepers JH, Quaba AA. Tissue expansion in the treatment of tubular breast deformity. *Br J Plast Surg*. 1992;45:529–532.
18. Ribeiro L, Canzi W, Buss A Jr, et al. Tuberous breast: a new approach. *Plast Reconstr Surg*. 1998;101:42–52.
19. Pacifico MD, Kang NV. The tuberous breast revisited. *J Plast Reconstr Aesthet Surg*. 2007;60:455–464.

20. Kolker AR, Collins MS. Tuberous breast deformity: classification and treatment strategy for improving consistency in aesthetic correction. *Plast Reconstr Surg*. 2015;135:73–86.
21. Coleman SR, Saboeiro AP. Fat grafting to the breast revisited: safety and efficacy. *Plast Reconstr Surg*. 2007;119:775–787.
22. Nahabedian MY. Breast deformities and mastopexy. *Plast Reconstr Surg*. 2011;127:91e–102e.
23. Havlik RJ, Sian KU, Wagner JD, et al. Breast cancer in Poland syndrome. *Plast Reconstr Surg*. 1999;104:180–182.
24. Ahn MI, Park SH, Park YH. Poland's syndrome with lung cancer. A case report. *Acta Radiol*. 2000;41:432–434.
25. Sugarman GI, Stark HH. Mobius syndrome with Poland's anomaly. *J Med Genet*. 1973;10:192–196.
26. Foucras L, Grolleau-Raoux JL, Chavoin JP. [Poland's syndrome: clinic series and thoraco-mammary reconstruction. Report of 27 cases]. *Ann Chir Plast Esthet*. 2003;48:54–66.
27. Rocha RP, Daher PF, Pinto EB, et al. Complication after breast implantation in Poland syndrome. *Aesthet Surg J*. 2008;28: 589–593.
28. van Aalst JA, Phillips JD, Sadove AM. Pediatric chest wall and breast deformities. *Plast Reconstr Surg*. 2009;124(1 suppl):38e–49e.
29. Spear SL, Pelletiere CV, Lee ES, et al. Anterior thoracic hypoplasia: a separate entity from Poland syndrome. *Plast Reconstr Surg*. 2004;113:69–79.
30. Rohrich RJ, Ha RY, Kenkel JM, et al. Classification and management of gynecomastia: defining the role of ultrasound-assisted liposuction. *Plast Reconstr Surg*. 2003;111:909–925. *This article provides a strong review of the etiology, pathophysiology, diagnosis, and treatment of gynecomastia. Furthermore, it offers a clear algorithm of the evaluation and treatment of gynecomastia based on a classification developed by the authors.*
31. Webster JP. Mastectomy for gynecomastia through a semicircular intra-areolar incision. *Ann Surg*. 1946;124:557–575.
32. Simon BE, Hoffman S, Kahn S. Classification and surgical correction of gynecomastia. *Plast Reconstr Surg*. 1973;51:48–52.
33. Courtiss EH. Gynecomastia: analysis of 159 patients and current recommendations for treatment. *Plast Reconstr Surg*. 1987;79:740–753.
34. Lista F, Ahmad J. Power-assisted liposuction and the pull-through technique for the treatment of gynecomastia. *Plast Reconstr Surg*. 2008;121:740–747.
35. Prado AC, Castillo PF. Minimal surgical access to treat gynecomastia with the use of a power-assisted arthroscopic-endoscopic cartilage shaver. *Plast Reconstr Surg*. 2005;115:939–942.
36. Lanitis S, Starren E, Read J, et al. Surgical management of gynaecomastia: outcomes from our experience. *Breast*. 2008;17: 596–603.
37. Murphy TP, Ehrlichman RJ, Seckel BR. Nipple placement in simple mastectomy with free nipple grafting for severe gynecomastia. *Plast Reconstr Surg*. 1994;94:818–823.
38. Ridha H, Colville RJ, Vesely MJ. How happy are patients with their gynaecomastia reduction surgery? *J Plast Reconstr Aesthet Surg*. 2009;62:1473–1478.
39. Ryan RF, Pernoll ML. Virginal hypertrophy. *Plast Reconstr Surg*. 1985;75:737–742.
40. Hoppe IC, Patel PP, Singer-Granick CJ, et al. Virginal mammary hypertrophy: a meta-analysis and treatment algorithm. *Plast Reconstr Surg*. 2011;127:2224–2231. *This article offers a thorough meta-analysis examining published case reports and presents a cumulative algorithm for the diagnosis and treatment of virginal mammary hypertrophy.*
41. Dancey A, Khan M, Dawson J, et al. Gigantomastia – a classification and review of the literature. *J Plast Reconstr Aesthet Surg*. 2008;61: 493–502. *This article presents a classification of virginal mammary hypertrophy based on the cause, management, and prognosis of the disease.*